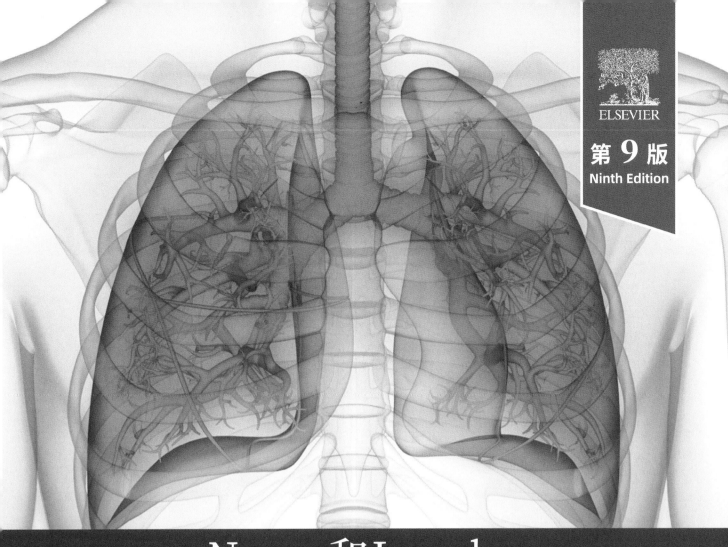

ELSEVIER

第9版
Ninth Edition

Nunn和Lumb

应用呼吸生理学

Nunn and Lumb's
Applied Respiratory Physiology

主编 [英] 安德鲁·B. 伦布（Andrew B. Lumb）

[英] 卡罗琳·R. 托马斯（Caroline R.Thomas）

主审 陈荣昌 施焕中

主译 张骅 刘岗

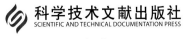

科学技术文献出版社
SCIENTIFIC AND TECHNICAL DOCUMENTATION PRESS

·北京·

图书在版编目（CIP）数据

Nunn和Lumb应用呼吸生理学 : 第9版 / （英）安德鲁·B. 伦布（Andrew B. Lumb），（英）卡罗琳·R. 托马斯（Caroline R. Thomas）主编；张骅，刘岗主译. -- 北京：科学技术文献出版社，2024. 6. -- ISBN 978-7-5235-1438-2

Ⅰ．R332

中国国家版本馆 CIP 数据核字第 202456GF87 号

著作权合同登记号 图字：01-2023-5726

中文简体字版权专有权归科学技术文献出版社所有

Elsevier (Singapore) Pte Ltd.
3 Killiney Road,
#08-01 Winsland House I,
Singapore 239519
Tel: (65) 6349-0200; Fax: (65) 6733-1817

Nunn和Lumb应用呼吸生理学（第9版）

策划编辑：危文慧　　　　责任编辑：张　蓉　危文慧　　　　责任校对：张永霞　　　　责任出版：张志平

出　版　者	科学技术文献出版社	
地　　　址	北京市复兴路15号　邮编 100038	
编　务　部	（010）58882938，58882087（传真）	
发　行　部	（010）58882868，58882870（传真）	
邮　购　部	（010）58882873	
官 方 网 址	www.stdp.com.cn	
发　行　者	科学技术文献出版社发行　全国各地新华书店经销	
印　刷　者	北京地大彩印有限公司	
版　　　次	2024 年 6 月第 1 版　2024 年 6 月第 1 次印刷	
开　　　本	889×1194　1/16	
字　　　数	831千	
印　　　张	28.25	
书　　　号	ISBN 978-7-5235-1438-2	
定　　　价	256.00元	

主译简介

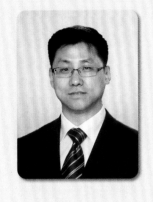

张　骅

医学博士，主任医师，教授，硕士研究生导师

【学术任职】

中国医师协会介入医师分会超声专业委员会胸部介入学组副主任委员，世界内镜医师协会呼吸内镜协会理事，中国中医药信息学会青年医师分会常务理事，中国医药教育协会介入微创治疗专业委员会呼吸介入学组常务委员，中国残疾人康复协会ICU学组委员，中国非公立医疗机构协会体外生命支持专业委员会委员，中国研究型医院学会过敏医学专业委员会科学普及学组委员，北京中医药学会肺系病专业委员会常务委员，北京整合医学学会介入诊疗转化医学分会常务委员，北京中西医结合学会第一届重症医学专业委员会委员；中国科学技术出版社（暨科学普及出版社）科技/科普专家；《临床肺科杂志》编委。

【专业特长】

擅长介入呼吸病学、呼吸危重病学。

【学术成果】

主持、参与科研项目9项；发表SCI收录论文4篇，在中国科技论文统计源期刊、核心期刊发表论文共90余篇；作为第一主编于北京大学医学出版社出版专著《肺部疾病超声诊断临床解析》《新冠肺炎典型病例临床解析》《支气管内超声临床应用病例解析》，作为第一主译出版专著"Ferri临床诊疗指南"系列丛书（16个分册），作为主译出版专著《戴维森实用内科学手册（第3版）》，参编专著《消化科病例分析：入门与提高》（人民卫生出版社出版）。

主译简介

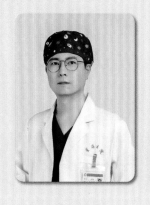

刘　岗

医学硕士，主任医师（麻醉学、重症医学），苏州工业园区某医院麻醉科主任

【学术任职】

苏州市中西医结合学会麻醉专业委员会、疼痛专业委员会委员；苏州工业园区先进工作者，党外知识分子代表人士；《医学参考报—疼痛学专刊》编委；丁香园论文写作、医学英语版块版主，丁香达人，多家公众号和社会媒体的特约撰稿人和讲课嘉宾。

【专业特长】

擅长麻醉学、危重症医学、疼痛学。

【学术成果】

发表论文数十篇，多篇论文在全国性年会上壁报展出和获奖；作为主译、副主译、编者出版有关麻醉学、呼吸病学、急诊医学、康复医学、疼痛学等领域的专著共20余部。

译者名单

主　审

　　陈荣昌　施焕中

主　译

　　张骅　刘岗

副主译

　　罗玲　苏俊　黄勇　方年新　孙思庆　王楠

编写秘书

　　阮志强

译　者（按姓氏笔画排序）

　　于　佳　大连医科大学附属第二医院
　　才万龙　北大荒集团牡丹江医院
　　马炜全　南方医科大学第三附属医院
　　王　冲　首都医科大学附属北京胸科医院
　　王　丽　广西中医药大学第一附属医院
　　王　楠　郑州大学第二附属医院
　　王　鹏　宝鸡高新医院
　　王开金　重庆医科大学附属璧山医院（重庆市璧山区人民医院）
　　王志勇　天津市第三中心医院
　　亢　锴　咸阳市第一人民医院
　　方年新　南方医科大学第十附属医院（东莞市人民医院）
　　孔祥龙　长沙市第一医院（中南大学湘雅医学院附属长沙医院）
　　冉雪梅　重庆医科大学附属璧山医院（重庆市璧山区人民医院）
　　冯春婷　广东医科大学
　　刘　岗　苏州工业园区某医院
　　刘　杰　唐山市工人医院

刘　鹏　山东中医药大学附属医院大学城院区

刘红梅　河南省人民医院

刘凯雄　福建医科大学附属第一医院

刘彦飞　天津市第三中心医院

安荣成　浙江省人民医院（杭州医学院附属人民医院）

阮志强　杭州市妇产科医院

孙　莉　成都市第三人民医院

孙思庆　南京市第二医院（南京中医药大学附属南京医院）

苏　俊　杭州市妇产科医院

苏海荣　中国人民解放军战略支援部队特色医学中心

李　平　南阳市第一人民医院

李　刚　通用医疗三二〇一医院

李　萌　天津市第三中心医院

李子广　蚌埠医学院第二附属医院

李云雷　乐清市人民医院

李爱民　山西医科大学第一医院

李晨曦　南昌大学玛丽女王学院

杨　姣　昆明医科大学第一附属医院

杨　淋　重庆大学附属江津医院（重庆市江津区中心医院）

杨小艳　石河子大学第一附属医院

肖　奎　中南大学湘雅二医院

张　欣　哈尔滨医科大学附属第四医院

张　骅　北京市和平里医院

张　钰　无锡市第九人民医院

张　颖　杭州市第七人民医院

张龙举　遵义市第一人民医院（遵义医科大学第三附属医院）

张盛鑫　复旦大学附属儿科医院厦门医院

陆霓虹　昆明市第三人民医院

陈　侠　乐清市第三人民医院

陈俊文　湖北医药学院附属襄阳市第一人民医院

欧阳暾　广西中医药大学第一附属医院

罗　春　重庆医科大学附属大学城医院

罗　玲　重庆大学附属肿瘤医院

周　芸　杭州市妇产科医院

周　朕　黄石市中心医院

周琳婧　西安交通大学第一附属医院

赵　鑫　上海市第六人民医院金山分院

胡婷婷　杭州市妇产科医院

南　勇　浙江省人民医院（杭州医学院附属人民医院）

柳　威　湖南省人民医院（湖南师范大学附属第一医院）

洪作佩　暨南大学附属口腔医院（佛山市顺德区大良医院）

祝筱茜　重庆大学附属肿瘤医院

徐艺辉　南方医科大学

高　亭　咸阳市中心医院

唐　飞　安徽省胸科医院

黄　勇　深圳市第三人民医院（南方科技大学第二附属医院）

黄孝娴　云南大学附属医院

黄明淋　锦州医科大学

韩　平　临沂市人民医院

程国玲　阜阳市第二人民医院

谭建龙　湖南省人民医院（湖南师范大学附属第一医院）

翟　哲　哈尔滨医科大学附属第四医院

潘春熹　广西壮族自治区人民医院

薛世民　西安交通大学第一附属医院榆林医院

原书序言

很荣幸受邀为本部里程碑式著作 *Nunn and Lumb's Applied Respiratory Physiology*（*Ninth Edition*）作序。毫无争议，近50年来本书一直是执业医师或对呼吸领域感兴趣的医师、科研工作者和学生的教学和参考来源。1969年，John Nunn 博士担任编辑并出版了 *Nunn's Applied Respiratory Physiology* 开创性的第1版，并在更新了第4版之后，将火炬传递给了 Andrew B. Lumb 博士，Andrew B. Lumb 博士秉持了优秀的传统，并在第5至第8版中增加了新内容。如今，第9版 *Nunn and Lumb's Applied Respiratory Physiology* 也已出版，本书由 Andrew B. Lumb 博士和 Caroline R. Thomas 博士共同完成。

有人认为，有效的教学方法就是："说你所想，及时反馈，反复实践。"本书作者遵循了这一方案，在每章开始时列出要点，在结尾处使用摘要小结来强化读者对内容的理解。此外，他们还使用了大量清晰易记的图形和图表。为解释基本的生理学机制，作者常使用电气或流体静力学模型来帮助理解，我认为这是本书价值斐然的要素之一。

继任作者们传承了前几版编写的逻辑顺序，对旧版进行了改进，以第一部分的基本原理为出发点，完成了第二部分应用生理学，最后扩展到第三部分肺部疾病生理学。第一部分从解剖学开始阐述呼吸，经过呼吸力学、肺循环和气体交换，再到细胞内呼吸过程，最后论述了肺部的非呼吸功能。第二部分讨论了几种特定的临床情况，包括妊娠、小儿、睡眠、极端气压、麻醉和空气污染等。第9版的第十五章所述肥胖内容是十分优质且实用的补充。肥胖已成为发达国家的流行病，微创手术期间的肥胖患者通气管理目前是一个重要的临床问题。第三部分介绍了肺部疾病生理学，包括从呼吸衰竭到肺部手术等一系列非常重要的临床议题。特别值得注意的是关于急性肺损伤和呼吸支持的最新章节，该领域发展十分迅速，本书清晰、简洁地介绍了其最新进展。

呼吸生理学是个难点，我常告诉学生，真正的答案远非想象中的那么简单。然而，在麻醉临床实践中，我们每天被迫就如何管理不同患者的气道、气体交换和呼吸力学做出重要决定，本书可帮助我们完成许多复杂的临床决策。我要感谢并祝贺 Andrew B. Lumb 博士和 Caroline R. Thomas 博士所做出的卓越贡献。

Peter Slinger

Professor of Anesthesia，University of Toronto

刘孜卓译；刘岗，张骅校

原书前言

在过去的 50 年里，*Nunn's Applied Respiratory Physiology* 已成为一本著名的呼吸教材，详细讲述了呼吸生理学基本原理，并指导生理学家和临床医师将其应用于临床实践。John Nunn 博士主编了第 4 版之后，于 1991 年荣休，因此需要一位新的作者来接替。作为 John Nunn 博士在 Harrow 临床研究中心的最后一位研究员，Andrew B. Lumb 博士很荣幸被选为继任者，而今，Andrew B. Lumb 博士也已更新了 4 个版本，并选择了下一位继任者，其在保持该书基本风格的同时，承上启下、继往开来。身为痴迷于生理学的临床执业医师，第 9 版的编者在对基础呼吸生理学进行全面、清晰、逻辑严谨描述的同时，再次将本书的重点放在生理学理论与临床应用的广泛结合之上。此种理论与实践相结合的方式不仅在各类专科医师中颇受好评，同时也有助于具有科研背景的读者进一步了解呼吸生理学的实际应用。第三部分的临床章节对所提及的肺部疾病，并不限于全面综述，而是提供其相关生理变化的详细描述，并简述其临床特点和治疗方法。

在本书中，因认识到现在可轻松地进行在线检索，参考文献数量减少了约 1/3。所留参考文献都是历史性或开创性论文，或是近期的高质量出版物。重要参考文献均在每章后面的参考文献列表中以粗体字标识，这些重要文献提供了相关主题的最新杰出评述，并阐述了对争议主题产生重大影响的研究。

从上一版以来，呼吸生理学的进展不胜枚举。空气质量对肺部影响的认识不断发展，污染给全球带来的对健康负担的认知也在深入。第二十章已更新了该内容，并列出了新的全球污染水平指南。在临床实践中有关高氧危害的认识越来越多，其生理机制在第二十五章中详述。目前有许多关于该主题的最新文献，例如，危重症患者的氧合水平和死亡率呈"U"形曲线（见图 25.6）。除此之外，在麻醉期间健康人群肺部人工通气的最佳策略仍有争议，该策略的生理效应（如最近关注的驱动压具有潜在破坏性）在第二十一章中已经更新。术中使用的通气策略在预防术后肺部并发症中的作用亦越来越明显。

随着全球肥胖问题日盛，严重肥胖对呼吸系统的影响在本版中整理为新的一章。第十五章涵盖肥胖对呼吸的可预测方面（如大量的胸壁和腹内容物对肺力学和肺容量的影响）和不太可预测方面（包括肥胖患者激素水平对呼吸控制的影响）。除此之外，还涵盖了肥胖儿童的肺发育影响，这可能导致肺发育异常，包括气道和气体交换组织生长不均衡。

　　首先，感谢在本书编纂期间，Elsevier 向我们施以援手，也要感谢我们的同事，是他们帮助我们获取了那些超出但又接近自身专业领域的学科知识。其次，我们感谢 Peter Slinger 教授在序言中对我们的赞誉，还要感谢 B. Oliver 博士、J. Black 博士、K. McKay 博士和 P. Johnson 博士授权使用图片。最后一点也很重要，那就是感谢一路走来家人给予的鼓励，感激他们长期对我们工作起来物我两忘和离群索居的容忍。Andrew B. Lumb 博士的女儿 Jenny 在 5 岁时经常会好奇地问爸爸整天在书房里忙些什么，终于有一天晚上，她自信满满地对我们多年的工作进行了总结："不就是人活一口气嘛"。那么本书的其他内容又讲了些什么呢？

Andrew B. Lumb and Caroline R. Thomas

Leeds 2019

刘孜卓译；刘岗，张骅校

原书献词

致 Lorraine、Emma 和 Jenny。

Andrew B. Lumb

致 Simon、Martha 和 Ted。

Caroline R. Thomas

中文版序言 1

在诊治疾病过程中，临床医师始终需要思考的问题包括病因、病理生理学改变、导致患者症状的相关因素和决定患者预后的最主要因素，从而选择最佳的检查和治疗方案。这些思考离不开对病理生理学的理解。应用生理学是联动病理生理学与临床实践的桥梁，通过相应的检查和监测，可判断患者病理生理学异常的类型与程度，从而支持临床上对患者进行恰当的评估、诊断及鉴别和治疗决策。对于呼吸病学的专科医师，或者需要使用机械通气的相关专科医师，应用呼吸生理学是不可缺少的知识背景。例如，对肺部疾病患者，分析其功能损害的类型和程度，考虑其对应的病理生理学机制，对疾病的诊断与评估十分重要。又例如，对于需要机械通气的患者，评估和考虑导致呼吸困难和（或）气体交换功能障碍的机制，是病因诊断和合理选择呼吸支持技术的重要考虑。此外，机械通气过程中，胸膜腔压力的变化对循环系统的影响等，也是需要应用呼吸生理的知识来帮助理解，才能实现呼吸机的合理使用。可以说，如果缺乏应用呼吸生理的知识，则很难成为一名优秀的呼吸专科医师。

1969 年出版的本书第 1 版名称是 *Applied Respiratory Physiology：With Special Reference to Anaesthesia*，读者受众主要是麻醉医师，原因在于麻醉医师经常需要处理与呼吸相关的问题，书中内容紧密联系临床，受到各科医师的追捧。从第 2 版开始其内容便覆盖了更加全面的应用呼吸生理学内容，成为呼吸疾病、麻醉、急诊等专科医师的重要参考书。随后本书不断更新，至今已经是第 9 版，且更新了相当多的内容和最新的研究进展。作者通过理论结合实践，深入浅出地论述了呼吸生理的基础知识、呼吸生理的应用、不同疾病的呼吸生理变化，图文并茂、可读性强，对临床工作有极好的指导作用。

很高兴看到我国的青年学者能在临床、科研工作之余，认真细致地完成了 *Nunn and Lumb's Applied Respiratory Physiology*（*Ninth Edition*）翻译工作，并将其出版。这将对我国的各级医师了解国外最新的应用呼吸生理学进展，并将其融入临床工作中，促进诊疗水平的提高，造福病患者，有重要的价值。

没有医疗技术的突然进步，只有先进的医疗技术突然被发现。每天坚持学习，持之以恒，才能跟上医学发展的脚步，终有一天，你会突然发现曾经棘手的问题不再困难，

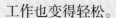

工作也变得轻松。

　　希望《Nunn 和 Lumb 应用呼吸生理学（第 9 版）》能成为各位读者的良师益友。

前中华医学会呼吸病学分会主任委员

前广州呼吸健康研究院院长

现任深圳市呼吸疾病研究所所长

中文版序言 2

医学科学研究实质上并非高深莫测，只要注重专业规范和细节，就必定能够在相关领域成就一番事业。不可否认，我国现阶段的医学科学水平与欧美国家相比，还有较大差距，因此拓宽视野极为重要。说起 Richard W. Light，许多呼吸科医师未必都很了解，但说到 Light 标准，那就不会陌生了。这位大佬还在当见习医师时就于 1972 年发表了威震四海的 Light 标准，该标准迄今仍然是鉴别诊断渗出液和漏出液的"黄金标准"，其权威性无可动摇。Light 于 2009 年被美国胸科协会（American Thoracic Society，ATS）授予杰出成就奖（The 2009 recipients of the ATS Distinguished Achievement Awards），该奖每年只给一名在呼吸医学领域做出卓越贡献的呼吸科医师授奖，可见其分量之重。我感触最深的是，Light 基本上只考虑在自己专业领域的杂志发表文章，而不在乎我们今天为之发狂的影响因子。Light 给我们带来的启示：做自己喜欢的工作，依着自己的工作兴趣干活。

第 9 版 *Nunn and Lumb's Applied Respiratory Physiology* 由英国学者 Andrew B. Lumb 博士和 Caroline R. Thomas 博士共同主编完成。该书在对基础呼吸生理学进行全面、清晰、逻辑分明描述的同时，将重点放在生理学理论与临床应用的广泛结合之上。由张骅、刘岗医师携来自国内数十家高校附属医院、教学医院具有硕博学位的呼吸与危重症医学科、麻醉科、重症医学科、急诊科、胸外科等相关科室的同道，历时两年翻译了此书，倾注了各位医者的智慧与辛劳，其科学严谨的态度、公正客观的精神、卓越高效的工作贯彻始终。

其实于 1977 年出版的第 2 版 *Nunn's Applied Respiratory Physiology*，在改革开放后的 20 世纪 80 年代就传入我国，是我国老一辈呼吸病学家的重要参考用书，1983 年我国学者陈毓槐等历经艰辛将第 2 版 *Nunn's Applied Respiratory Physiology* 翻译成中文，极大地促进了当时的呼吸病学的进展。但随着时间的流逝，此书未能及时再版再译，便慢慢淡出了读者的视线。但在我国著名的医学论坛丁香园上一直是被大家推荐的经典著作，也是一直被呼吁再次翻译的经典著作，从 1969 年第 1 版的 11 个章节到目前第 9 版的 35 个章节，说明了呼吸生理学的巨大进展，今天能将此书翻译出版，是我们广大医务工作者的幸事。

　　伟大领袖毛主席曾说："世界是你们的，也是我们的，但归根结底是你们的。"在日常的工作中必定会遇到各种意想不到的困难，成事者必定是那些坚韧不拔的人。这个世界从来就不曾亏欠过任何人，有人之所以得不到梦寐以求的东西，最核心的原因就是其努力程度不够或者个性有缺陷。日出江花红胜火，春来江水绿如蓝，我衷心祝愿本书的年轻审译者们在未来的岁月里学以致用，努力开创属于自己的一片新天地，也衷心祝这本书的出版为我国呼吸病学的研究和发展，带来新的动力和契机。

首都医科大学附属北京朝阳医院呼吸与危重症医学科

中文版前言

呼吸生理学是每位临床医师必须掌握的重要科目，对呼吸生理学一知半解，很难成为优秀的临床医师。但是，目前医师们在医学院所学到的呼吸生理学知识有限，为临床工作打下的基础十分薄弱，学得的大量内容也并没有很好地应用于临床，同时，大量与救治患者密切相关的生理学问题也没有恰当地融入课程。因此，为克服这种脱节，迫切希望能有本能将"呼吸生理学"与"应用"紧密结合的教材。

《Nunn 和 Lumb 应用呼吸生理学（第 9 版）》就是这么一本将"呼吸生理学"与"应用"结合起来的、具有近 60 年历史的教材。它主要立足于两方面，第一是解释呼吸生理学与疾病和治疗最相关的内容；第二是介绍与临床呼吸生理最紧密相关的文献并加以评述。毫无疑问，原著作者将理论结合实践，深入浅出地论述了呼吸生理学的基础知识、呼吸生理学的应用、不同疾病的呼吸生理学变化，内容丰富翔实，图文并茂，指导性强。

本书的译者团队是来自国内数十家高校附属医院、教学医院具有硕博学位的骨干学者，有呼吸与危重症医学科、麻醉与围术期医学科、重症医学科、急诊科、胸外科等相关科室的同道，按照统一的审译、版式、内容规范，制定了英文图书翻译审校四大原则（查遗补漏、纠错更正、规范用语、通顺润色），努力做到"信、达、雅"。这些来自五湖四海的专家，为了一个共同的目标走到一起，"博观约取，厚积薄发""山不让尘，川不辞盈""不訾微芒，造炬成阳"。医学科学探索从来就不高深莫测，我们"筚路蓝缕，栉风沐雨""桑榆非晚，柠月如风""朝乾夕惕，功不唐捐"，注重专业规范和细节，崇尚工匠精神，团队现已有世界经典"Ferri 临床诊疗指南"系列丛书 16 个分册及世界四大内科学之一的《戴维森实用内科学手册（第 3 版）》译作，甚幸。

"青衿之志，履践致远。" *Nunn and Lumb's Applied Respiratory Physiology（Ninth Edition）* 非高年资医师难以理解，不少理论在国内是首次出现，且本书多次再版，语言精练，句子艰涩难懂，逻辑关系错综复杂，很多概念、行文习惯及表达方式都与以往不同，阅读难度高于 GRE 考试，对翻译工作挑战极大，若译著有不妥之处，还请各位同道批评指正。此项工作让我们认识到中英医学领域的差距，体会到英国医学家的物我两忘、开拓进取、持之以恒的精神。回首一年半的译审工作，在各位同道的不懈努力下，我们"大道行思，取则行远"，务实求真，坚守虚心、同心、全心、踏实、务实的原则，迎难而上，克服重重困难，部分稿件审校多达 10 余次，怀念我们一起热烈争论如何翻译更为准确的场面，感动于我们为某段话或某词语的翻译如何做到"信、达、雅"一起挑灯夜战的精神，珍藏克服重重困难而完成译文的那一份喜悦！对该部世界经典著作，译著虽不敢说尽善尽美，但足以说无愧我心。

"盛年不重来，一日难再晨；及时当勉励，岁月不待人。"未来的日子里，继往开来，未来属于脚踏实地的实干者，属于毫不懈怠的创新者，属于搏击风浪的弄潮者。

"和光同尘，与时舒卷"，成事者必定是那些坚韧不拔的人，"一路芳华，共耀星辰"，既然选择了远方，那么便只顾风雨兼程。让我们一路追梦，深情感恩伟大的新时代，以及各位同道、各位朋友对我们的真诚帮助。流动的是时光，流走的是岁月，沉淀下来的是记忆。

感谢 Elsevier 及原作者对我们翻译团队的信任、授予我们翻译此书的机会，以及在翻译过程中给予的持续帮助。由于原著较多地方晦涩难解，为便于理解，译著提供了大量的译者注，其中对名词的解释，大多参考了专业资料，在此一并感谢。本书是各位译者的心血结晶，他们查阅多方资料补充而成的译者注是本书价值斐然的要素之一，据此而言，本书不只是本译著，更是沟通中英医学知识的桥梁。

译著包含了原著各位作者的工作成果，在此谨向原著作者致敬。出版社在该书策划、组织、编译过程中给予了大量具体的指导，其为作者、读者无私奉献的精神始终激励着我们。本译著更是倾注了团队各位老师们的智慧与辛劳，其科学严谨的态度、公正客观的精神、卓效高效的工作贯彻始终，也感谢我们的亲友和同事给予的支持、理解和帮助。

愿开卷有益！

书中如有谬误，将在下方二维码中更新修正！

译者团队

2023 年 8 月 8 日

张骅，刘岗

目　录

第一部分

基本原理

1

第一章 呼吸道功能解剖学

要点

◆除作为气体进出肺的通道，鼻、口和咽还有其他重要功能，包括言语、吞咽和保护气道。

◆从气管开始，气道约分为23级，末端为肺腺泡（约30 000个），每个肺腺泡所含肺泡超过10 000个。

◆理想的肺泡壁结构既要对气体交换的物理阻碍最小，同时也要足够坚固，可耐受作用于肺部的巨大机械力。

本章并非对呼吸解剖学的全面介绍，而是专注那些与理解功能最相关的方面。呼吸肌将在第五章介绍。

一、口、鼻和咽

呼吸可经口也可经鼻，其共同气道汇于口咽部。经鼻呼吸是常态，相比经口呼吸，经鼻呼吸有两大优势：鼻毛可过滤颗粒物，鼻还可更好地湿化吸入气体。通过鼻中隔和鼻甲，鼻黏膜和气体的接触增加，这就加大了可供蒸发的黏膜表面积，并产生湍流，从而使鼻腔湿化十分高效（译者注：湍流会使空气在鼻腔内部产生旋涡，增加空气与黏膜的接触面积，同时提高湿化效率）。然而，对气流阻力而言，经鼻呼吸可能高于经口呼吸，特别是息肉、腺样体或鼻黏膜充血阻塞鼻腔时。鼻腔阻力增加时可引起被迫经口呼吸，许多儿童和成年人即使在静息时也只能经口或部分经口呼吸。随着正常成年人运动强度增加，每分通气量增加，当每分通气量达到约35 L/min时，才开始经口呼吸。引导气体进入鼻腔还是口腔，是通过软腭、舌和唇的自主协同作用实现的。要理解这些功能，最好结合正中矢状面图像（图1.1）。

图1.1A显示了经鼻呼吸的正常位置：嘴唇紧闭使嘴闭合，舌紧贴硬腭。软腭游离于咽后壁。图1.1B显示了用力张口呼吸，如在未捏鼻子时用嘴吹气。由于用力张口呼吸时腭帆张肌〔译者注：腭帆张肌（tensor veli palatini）起自蝶骨角棘至翼突根部之间的骨面、蝶骨舟状窝、咽鼓管软骨外侧板和咽鼓管膜板等处的肌肉。肌纤维向前下方移行成小腱，绕过翼突钩，分散止于腭腱膜。具有紧张腭肌，扩大咽鼓管的作用〕和腭帆提肌〔译者注：腭帆提肌（levator veli palatini）起自颞骨岩部基底面和颈动脉管外口前面的肌肉，肌纤维行向前下方入咽，止于腭腱膜。具有提升腭帆，开大咽鼓管咽口的作用〕收缩，软腭紧张、僵硬，向上、向后拱起，靠在一束被称为帕萨万特嵴〔译者注：帕萨万特嵴（passavant ridge）是位于口腔咽部的一个解剖结构，其是一条横向的肌肉脊，位于软腭上面的咽顶部，隔离了口腔和鼻腔。在

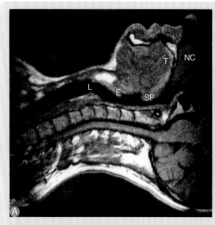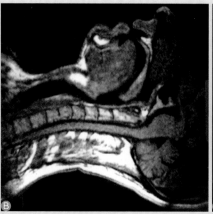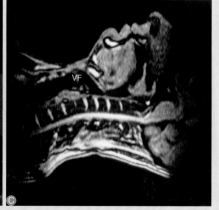

A. 正常经鼻呼吸，唇舌遮挡口腔气道；B. 刻意经口呼吸，软腭向上和向后运动遮挡鼻气道；C.Valsalva 动作，受试者刻意尝试呼气对抗闭塞的气道。扫描图 A 和图 B 用了 45 s，因此看不到吸气和呼气之间的解剖学差异。笔者十分感谢 Bellamy 教授作为受试者。E: 会厌；L: 喉；NC: 鼻腔；SP: 软腭；T: 舌；VF: 声带。

图 1.1 MRI 显示正常受试者咽部正中矢状面

吞咽过程中，帕萨万特嵴起着重要作用，协同软腭升起，帮助阻止食物和液体进入鼻腔，确保它们只进入食道〕的咽上缩肌上，而帕萨万特嵴又与软腭一起形成腭咽括约肌（译者注：可起到控制口腔和咽喉之间通路的作用，从而形成一个阻止空气进入鼻腔的阻塞器，使空气只能经口腔进入）。同时需注意，咽鼓管（Eustachian管）开口位于腭咽括约肌上方，只有受试者捏鼻呼气时（译者注：通过此可克服软腭阻力），咽鼓管才能充气。随着用力张口呼吸时口腔压的升高，常迫使软腭像活瓣一样紧贴在咽后壁（从而阻止空气进入鼻腔）。腭咽括约肌和软腭（有活瓣样作用）的联合效应较强，在 >10 kPa（100 cmH$_2$O）的口腔压力下仍可轻松起效。

图1.1C显示了Valsalva动作期间阻塞呼吸道。气道可在多个部位闭塞（嘴唇闭合、舌抵住前部硬腭、腭咽括约肌紧闭、会厌与咽后壁接触、声带闭合），在图的中线处可见声带。

吞咽时，腭帆张肌和腭帆提肌收缩，闭塞鼻咽通道。舌骨下肌、茎突咽肌和腭咽肌收缩，抬高喉头2~3 cm，使其接近会厌下方。此外，两侧的杓状会厌襞靠近，完全闭塞喉部入口，这种极其有效的喉保护使其能够承受吞咽过程中产生的高达80 kPa（800 cmH$_2$O）的咽部压力。

可通过常规X线片及图1.1所示的MRI或声学测量估算上气道横截面积。在咽声反射测量中，设备产生持续100 ms的单个声脉冲，并沿受试者的气道传播。记录声波从气道反射回来的时间和频率，然后将横截面积表示为沿气道传播距离的函数，据此计算横截面积（图1.2）。咽声反射测量与气道MRI扫描相关性良好，该技术现已充分发展并应用于临床，如估测睡眠呼吸障碍患者的气道大小（见第十四章）。

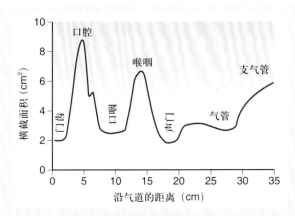

图1.2　经口呼吸时气道横截面积的正常声波反射模式

二、喉

为了在进食和向鳃灌水等活动中保护气道，肺鱼进化出喉。尽管保护气道很重要，但喉还有许多其他功能，完成这些功能都需要一定程度喉闭合。

（一）说话

声襞（带）位置、张力和质量（译者注：质量指的是声带的厚度和密度。更重的声带有更大的惯性，它们会振动得更缓慢，从而产生低音；而较轻的声带容易改变振动速度，会振动得更快，从而产生高音）的变化都影响发声（译者注：发声，即在气流的作用下，喉部产生语音声源的行为）。通过旋转环状软骨，环杓后肌可开放声带，而环杓侧肌和杓斜肌收缩则闭合声带（译者注：由此可通过控制声带的开闭来调整音量和音调）。当声带接近闭合时，呼吸肌产生5~35 cmH$_2$O的气道正压，随后通过轻微打开声襞将正压释放，从而产生声波（译者注：即发音）。环甲肌收缩使环状软骨和杓状软骨向后倾斜，这样就使得它们相对于甲状软骨向后移动。环甲软骨和杓状软骨的向后移动使声襞拉长50%，从而增加声襞张力，而甲杓肌则将杓状软骨向前拉向甲状腺，缩短和松弛声襞。声襞拉紧导致声带产生横向和纵向共振，可能形成复杂的声波。甲杓肌的深层纤维组成声带肌，通过对声襞张力和质量的细微调节，声带肌可对音调进行精细控制。声襞质量可影响发声，让人印象深刻的例子是喉黏膜发炎，由此导致声音嘶哑或者完全不能发声。

（二）用力闭合

排出性用力（译者注：指在某些生理过程或动作中，人们会有意或无意地产生排出气体的行为。这些动作可能包括打喷嚏、咳嗽或排便等，它们需要用力将气体或物质从身体内部排出。在这些情况下，呼吸可能会被自愿地中断或调整，来适应这些特殊的生理需求）不仅需要更紧密地闭合喉部（即所谓的用力闭合），还需要锁定胸廓，这样可固定来自肋骨的上臂肌肉起点，从而增加可传递到手臂的力量。除了前面所述的能简单闭合声带，具有强大括约肌作用的杓会厌肌及其延续（即杓斜肌和杓横肌）能使杓状会厌襞紧密贴合，从而关闭喉的入口。整个过程（即用力闭合、锁定胸廓、声带的简单闭合，以及杓状会厌肌和其延续部分关闭喉的入口）喉部能够承受的最大胸腔压力常至少为12 kPa（120 cmH$_2$O）。突然解除阻塞对有效咳嗽至关重要（见第42页），这时通过喉部的气流线速度接近声速。

喉肌可参与控制气道阻力，尤其是在呼气时，而声带在这一方面的功能将在第五章中描述。

三、气管支气管树

虽有研究已描述过几种不同的人类支气管树分支模型，但精确且完整的模型仍不明确。Weibel模型仍是最有用且最被广泛接受的模型，其把连续的各级气道从气管（0级）到肺泡囊（23级）进行编号。这种"规律的二分法"模型假设每个支气管规律地分成两个大小大致相等的子支气管。因此，可粗略地假设每一级的气道数是上一级的两倍，并且每一级的气道数约等于2的n次方，其中n为本级气道级数。该公式表示的气道级数：1（2^0）个气管、2（2^1）个主支气管、4（2^2）个叶支气管、16（2^4）个段支气管，以此类推。然而，在实际中，这种数学关系不太可能成立，因为支气管长度不定，成对的子支气管通常大小不等，并且可能出现三分叉。

使用CT进行气道分支的三维重建显示，至少在前6级气道中确实存在"规律的二分法"体系。超过前6级，同一研究表明某些支气管和气道的第8级在终止后出现三分叉（译者注：即前6级气道的分支是二分叉的，第7到第8级之间，部分支气管和气道可能出现了三叉分支，但相对罕见，从第9级开始，可看到更多的三分叉）。表1.1描述了呼吸道中各级气道的特征。

（一）气管（0级）

成年人气管的平均直径为1.8 cm，长度为11 cm。气管前面为一排"U"形软骨（译者注：国内教材一般认为气管软骨通常是"C"形的），通过气管后含气管肌的纤维膜，这些软骨与后面的气管肌相连（图1.3）。气管颈段不受胸腔内压变化的影响，但其极易受到颈部压力影响，如颈部肿瘤或血肿引起的高压。约4 kPa（40 cmH₂O）的外部压力就足以闭塞颈部气管。在胸腔内，气管会因胸膜腔内压升高（如在咳嗽时）而受压，这时由于气管直径减小可增加气流线性流速，故提高了分泌物的清除效率（见第43页）。

表 1.1　气道的结构特点

		分级	数量	平均直径（mm）	分布区域	软骨	肌肉	营养	部位	上皮细胞
气管		0	1	18	双肺	"U"形	连接"U"形软骨的开口末端			
主支气管		1	2	12	单肺					
叶支气管	传导气道	2↓3	4↓8	8↓5	肺叶	不规则形状	螺旋带	支气管循环	位于动脉血管旁的结缔组织鞘内	柱状纤毛上皮
段支气管		4	16	4	肺段					
小支气管		5↓11	32↓2000	3↓1	次级小叶					
细支气管、终末细支气管		12↓14	4000↓16 000	1↓0.7			强螺旋肌带		直接位于肺实质内	立方形上皮
呼吸性细支气管	腺泡气道	15↓18	32 000↓260 000	0.4	肺腺泡	无	肺泡间肌束			肺泡间为立方形到扁平上皮
肺泡管		19↓22	520 000↓4 000 000	0.3			肺泡间隔薄肌带	肺循环	形成肺实质	肺泡上皮
肺泡囊		23	8 000 000	0.2						

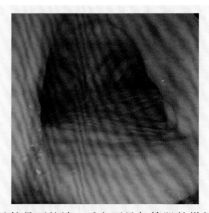

前方可见软骨环的嵴，后方可见气管肌的纵纤维，这些气管纵向平滑肌纤维在隆突处分叉，并向下延伸到左右主支气管。可以看到右主支气管与气管夹角较小，其管腔清晰可见，说明误吸异物为何易进入右肺。

图 1.3　硬质支气管镜所见正常气管（见第 372 页）

（二）主支气管、叶支气管和段支气管（1～4级）

气管的分叉不对称，右主支气管较粗，与气管长轴夹角较小。因此，异物更易进入右主支气管。主、叶和段支气管管壁有牢固的软骨支撑，主支气管软骨呈 "U" 形，但再向下的各级支气管软骨呈不规则形和螺旋形，软骨间为支气管肌肉。前4级支气管非常有规律，可以单独命名（图1.4），第3级支气管管道的总横截面积最小（图1.5）。

这些支气管完全受胸膜腔内压变化的影响，当胸膜腔内压超过管腔内压约5 kPa（50 cmH₂O）时，管壁会塌陷。若用力呼气时，较大支气管管壁塌陷，呼气峰流速就会受限（见图3.7）。

（三）小支气管（5～11级）

从直径3.5 mm（第5级）逐渐下降到1 mm（第11级），小支气管约7级。在最小的真支气管水平以下（译者注：支气管可以分为两类，即真支气管和终末细支气管。真支气管是指具有软骨支持的气道分支，其壁内的软骨环或弧形结构可帮助维持气道的通畅性。它们属于较大的支气管分支，比较靠近气管和主支气管。在该上下文中，最小的真支气管指的是在支气管分支中最细小、最末端的真支气管，靠近肺泡的区域，往往直径较小，常只有几毫米左右，它们的功能是将气体输送到肺泡，从而实现气体交换），支气管紧邻肺动脉分支，位于一个含有肺淋巴管的鞘内，这些淋巴管可因含过多的水肿液而扩张，引起早期肺水肿影像学上特征性的 "袖套征" 改变。由于这些气道不直接连接肺实质，因此不受直接牵拉影响，其开放依赖于气道壁内的软骨和跨壁压力梯度，通常情况下，跨壁压力梯度（气道内压与胸腔内压的差）均为正压。在正常受试者中，即使用力呼气升高了胸腔内压，该压力梯度也很少逆转，用力呼气时，小支气管的腔内压迅速上升到肺泡压的80%以上（译者注：用力呼气时，肺部的压力增加，导致肺泡内的气体被推向细小的支气管和气道，这会导致小支气管内的腔内压力迅速上升，可能接近并超过了肺泡内压力），依然超过小支气管壁外（胸腔内）压力。

（四）细支气管（12～14级）

内径约1 mm的第11级气道后，气道结构发生重要变化，该级以下的气道壁软骨消失，软骨不再是维

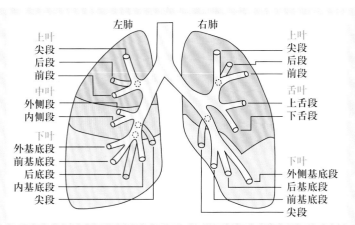

红色：上叶；蓝色：下叶；绿色：右肺中叶。图中标记了 19 个主要肺段。

图 1.4　肺叶和支气管肺段

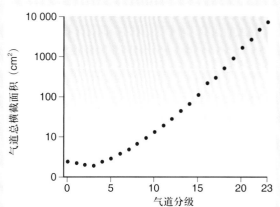

注意 3 级气道（从叶支气管至段支气管）横截面积最小。横截面积在较小的气道中非常大，肺泡管的总横截面积接近一平方米。

图 1.5　不同分级气道的总横截面积

持气道开放的因素。然而，第11级之后的气道直接走行于肺实质内，肺实质的弹性回缩力就像帐篷的牵引绳一样可保持气道开放。因此，第11级以后的气道直径主要受肺容积影响，因为肺容积越大，保持气道开放的力越大。反之，肺容积减少时，气道闭合（见第三章）。在随后的几级气道中，细支气管数量的增加速度远快于细支气管直径的减少（表1.1）。因此，在到终末细支气管前，总横截面积始终增加，到终末细支气管时，其横截面积约是大支气管面积的100倍（图1.5）。因此，正常情况下，这些较小气道（直径为2 mm）的气流阻力可忽略不计。然而，当细支气管强螺旋肌收缩时（其机制见第三章和第二十八章），细支气管阻力会非常高。细支气管到终末细支气管的气道称为传导气道，传导气道的营养来自支气管循环，因此受全身动脉血气的影响。再远端更小的气道被称为腺泡气道，其代谢依赖于肺循环。

（五）呼吸性细支气管（15～18级）

远直至最小的细支气管，其气道功能仅是传导和湿化。该级气道以远，气道功能逐渐从传导过渡到气体交换。在第4级呼吸性细支气管（译者注：呼吸性细支气管的级与整个气道的级不一样，呼吸性细支气管的级是在呼吸性细支气管上重新分级，即呼吸性支气管的第4级分支相当于整个气道的第18级分支），气管壁上肺泡数量逐渐增加。与细支气管一样，呼吸性细支气管走行于肺实质中，然而呼吸性细支气管有明显的环绕肺泡管和肺泡壁开口的带状肌层。后续行进时，各级呼吸性细支气管直径相似（约0.4 mm）。

（六）肺泡管（19～22级）

肺泡管起源于终末呼吸性细支气管，与终末呼吸性细支气管（即第18级气道，也就是第4级呼吸性细支气管）不同的是，除了壁肺泡（约20个）开口外，肺泡管没有其他壁。肺泡隔由一系列形成肺泡管管壁并含有平滑肌的环组成。肺泡管及其直接连接的肺泡约容纳35%的肺泡气体。

（七）肺泡囊（23级）

最后一级气道叫肺泡囊，与肺泡管的区别在于它们是盲端。据估计，每个肺泡囊约有17个肺泡，约占肺泡总数的一半。

（八）肺腺泡

指由第1级呼吸性细支气管形成的肺区域，包括

单个终末细支气管远端的呼吸性细支气管、肺泡管和肺泡囊（图1.6；译者注：该图涉及第三方版权，详图请见英文原版）。肺腺泡代表了上述15～23级气道，但实际上单个肺腺泡内的气道级数变化很大，在终末细支气管以下可有6～12个分级。一个人的肺大约含有30 000个肺腺泡，每个肺腺泡的直径约3.5 mm，包含超过10 000个肺泡。由于静息呼吸时，肺腺泡内的气体运动是弥散而不是潮式通气，故从功能角度考虑，单个肺腺泡等同于肺泡。因此，肺腺泡的形态测量尤为重要，特别是测量肺腺泡起点与最远端肺泡间的路径长度，这在人类中为5～12 mm。

（九）呼吸道上皮细胞

在吸入的空气到达肺泡前，必须对其进行"调节"，即加温和加湿，并去除空气中的颗粒、病原体和刺激性化学物质。这些任务由呼吸道上皮细胞及其上覆的气道衬液层完成（见第十一章）。为实现这些功能，呼吸道上皮含多种细胞。

1. 纤毛上皮细胞

纤毛上皮细胞在呼吸道上皮细胞中最丰富。在鼻、咽和较大的气道中，纤毛上皮细胞呈假复层，逐渐变为支气管中的单层柱状细胞、细支气管中的立方形细胞，最后进一步变薄，与Ⅰ型肺泡上皮细胞融合（见下文）。纤毛上皮细胞由基底细胞或分泌细胞分化而来（见下文），其特点是每个细胞大约有300根纤毛（见第156页）。气道分泌细胞与纤毛细胞的比例在远端气道下降，从气管中两种细胞数大致相等降至细支气管中的近3/4（译者注：气道中的分泌细胞通常被称为棒状细胞，也称为克拉拉细胞。这些细胞位于气道上皮层中，尤其在小气道中较为常见。它们主要在气道的黏膜层中分泌黏液，以帮助保护气道免受外部颗粒物、病原体和刺激物质的侵害。此外，它们还可能参与气道表面的免疫和炎症调节）。

2. 杯状细胞

杯状细胞在气管中的密度约为6000个/mm²，它们负责产生除最小传导气道以外的所有气道厚层黏液（见第156页）。

3. 气道腺体

黏膜下腺体主要位于气管和较大的支气管中，远端气道内，无论腺体大小还是数量均下降。腺体包含多根分支导管，最终汇聚成一根开口于气道的终末导管，腺体还含有位于腺泡的浆液细胞和更靠近集合管

的黏液细胞。浆液细胞内的膜结合囊性纤维化跨膜传导调节因子在肺内最高（见第二十八章）。

4. 基底细胞

基底细胞位于柱状细胞下方，形成假复层外观，在细支气管及以下气道中则不存在。它们是产生新的上皮细胞和杯状细胞的干细胞。

5. 肥大细胞

肺内包含大量肥大细胞，肥大细胞位于气道上皮细胞下方和肺泡隔中。有的还游离在气道管腔中，可通过支气管灌洗来提取。它们在支气管收缩中的重要作用见第二十八章。

6. 棒状细胞（之前称为克拉拉细胞）

这些无纤毛的细支气管上皮细胞位于终末细支气管的黏膜中〔译者注：棒状细胞的名字源于它们的形状，外形类似烟斗（club）〕，在无基底细胞时，它们可能会转变为上皮细胞。棒状细胞具有代谢活性，能分泌具有抗氧化和免疫调节功能的棒状细胞分泌蛋白。

7. 神经上皮细胞

神经上皮细胞遍布支气管树，但在终末细支气管中数量较多。它们可能单独或成簇作为神经上皮小体而存在，其在成年人肺中的功能尚不确定。胎肺组织中，大量的神经上皮细胞可能具有控制肺发育的作用。体内其他部位的类似细胞分泌多种胺和肽类物质，如降钙素、胃泌素释放肽、降钙素基因相关肽和血清素等。

四、肺泡

根据身高和总肺容积不同，正常人肺泡数为2.7亿～7.9亿个（平均约4亿个）。肺泡的大小取决于肺容积，在呼气至功能残气量（functional residual capacity，FRC）时，由于重力作用，肺上叶的肺泡较大。而吸气至肺总量时情况相反，据估计，这时每立方毫米的肺泡数，肺尖有32个，而肺底为21个。在功能残气量时，单个肺泡的平均直径为0.2 mm，肺泡总表面积约130m²。

肺泡隔

肺泡隔的张力部分由胶原蛋白和弹性蛋白纤维产生，但更多的来自气-液界面的表面张力（见第12页）。这些张力使肺泡隔通常呈扁平状，使肺泡呈多面体而不是球形。肺泡隔上有小孔，称为肺泡孔〔译者注：肺泡孔（alveolar pore），又称Kohn孔，相邻

肺泡之间相通的小孔，直径10～15 μm。一个肺泡可有一个或数个肺泡孔，能均衡肺泡内气体的容积和压力。在某个终末细支气管或呼吸性细支气管阻塞时，肺泡孔起侧支通气作用，防止肺泡萎缩，但肺感染时，病原菌也可通过肺泡孔扩散〕（图1.7；译者注：该图涉及第三方版权，详图请见英文原版），其提供肺泡间的侧支通气。侧支通气也发生在小细支气管和邻近肺泡之间（Lambert通道），以及细支气管间的Martin通路。侧支通气在肺气肿患者（见第312页）和某些其他种类的哺乳动物（见第291页）中更明显。

在肺泡壁侧，毛细血管内皮和肺泡上皮紧密贴合，几乎没有间隙，因此从气体到血液的总距离约为0.3 μm（图1.8，图1.9；译者注：图1.8和图1.9涉及第三方版权，详图请见英文原版）。这可被视为毛细血管的"功能"侧，气体交换在这一侧更有效。毛细血管的另一侧（可被认为是"服务"侧）通常厚度超过1～2 μm，并有一个可识别的间隙，内含有弹性蛋白、胶原纤维和神经末梢，以及偶见游离的多形核细胞（即中性粒细胞）和巨噬细胞。毛细血管两侧的区别具有相当大的病理生理学意义，因为功能侧往往不受水肿液和纤维化的影响（见第二十九章）。

纤维支架

形成肺结构的结缔组织支架有3种相互连接的纤维：

- 从肺门沿气道长轴走行的轴向螺旋纤维。
- 起源于脏层胸膜向内走行至肺组织的外周纤维。
- 间隔纤维：网格状的间隔纤维可形成肺泡隔的篮状结构，同样也有网络状的肺毛细血管穿插其中。

因此，毛细血管不断地从纤维支架的一侧穿行到另一侧（图1.7），纤维始终位于毛细血管的厚侧（或服务侧），而另一侧凸入肺泡腔。图1.8中毛细血管的左侧是纤维侧。现认为整个纤维支架的结构完整性被认为是由每根纤维的张力维持的，称为张拉整体结构，无论是一根还是多根纤维受损，都可能会导致肺泡隔解体，改变相邻的肺泡形状，最终引起肺气肿。

这种复杂结构的形状如何随着呼吸变化仍不清楚。可能通过增加肺泡管的大小、扩张肺泡或复张塌陷的肺泡等方式来增加肺容量。毫无疑问，从残气量到肺总量，肺容积增加约5倍（见第20页），这3种机制都起了作用。最新使用新成像技术的研究表明，在不同的肺容积下，肺泡大小变化微小，但（功

能性）肺泡数量变化很大，这表明肺复张是增加肺容积的主要机制。构成纤维支架的弹性蛋白和胶原蛋白的分子结构均参与调节肺泡的大小，肺泡扩大时，胶原蛋白不再形成低肺容积时的螺旋形或"之"字形（图1.10），而是恢复了其舒展形态。

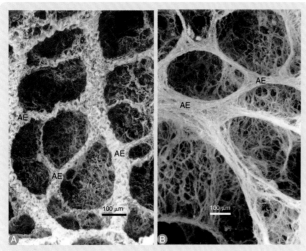

A. 低肺容积状态；B. 完全膨胀状态。注意图 A 显示低肺容积时胶原蛋白呈折叠"之"字形。

图1.10　低肺容积和完全膨胀时大鼠肺胶原纤维网电镜图

（Photograph from Professor Ohtani. Reproduced by permission of Archives of Histology and Cytology）

在细胞水平，由基底膜构成肺泡隔的支架，其为血-气屏障提供了足够的强度来承受施加在肺组织上的巨大力。基底膜的中心是一层Ⅳ型胶原，即致密层，厚约50 nm，由多层菱形矩阵胶原分子基质组成（译者注：矩阵通常是指一个矩形阵列，其中包含多行和多列的元素）。在致密层的每侧，通过众多统称为层粘连蛋白的蛋白质，胶原层附着在肺泡或内皮细胞上，目前已知层粘连蛋白有7种亚型。层粘连蛋白并非简单的结构分子，其与膜蛋白和细胞内细胞骨架的相互作用很复杂，可协助调节细胞形状、通透性等。基底膜的这些功能很重要，当毛细血管跨壁压力梯度>3 kPa（30 cmH$_2$O）时，可能会破坏内皮和（或）上皮，而基底膜往往保持完整，有时可成为血液和气体之间仅剩的分隔。

五、肺泡细胞类型

（一）毛细血管内皮细胞

肺毛细血管内皮细胞是全身循环内皮细胞的延续，除含有细胞核的部位有隆起外，肺毛细血管床厚度只有0.1 µm（图1.8）。电镜显示，细胞质扁平部分除了小液泡（小窝或质膜小泡）外，没有细胞器，这些小液泡可相连基底膜（译者注：从而与细胞外部环境联系）、毛细血管管腔（译者注：可能与物质的运输、交换及细胞和血液之间的相互作用有关）或完全包含在细胞质中（译者注：这可能涉及一些细胞内部的生物化学过程）（图1.9）。内皮细胞间为松散连接，有5 nm宽，这些松散连接允许相当大的分子通过，肺淋巴中的白蛋白浓度约为血浆中的一半。在正常情况下，巨噬细胞可自由通过这些连接，多形核白细胞也可在趋化作用下通过这些连接（见第328页）。

（二）肺泡上皮细胞：Ⅰ型

Ⅰ型肺泡上皮细胞覆盖在肺泡内，形成约0.1 µm厚的薄层，但细胞核所在部位会增厚。与内皮细胞一样，除小液泡外，Ⅰ型肺泡上皮细胞细胞质扁平部分无细胞器。每个上皮细胞覆盖几条毛细血管，并通过紧密连接（间隙约1 nm）连接成一个连续薄层，在图1.7中这些紧密连接可看作蜿蜒穿过肺泡隔的细线。这些连接的紧密性对于防止大分子物质（如白蛋白）逃逸到肺泡，从而维持胶体渗透压梯度，避免肺水肿至关重要（见第319页）。然而，巨噬细胞可自由通过，多形核白细胞在趋化作用下也可能通过这些紧密连接。图1.9显示被肺泡衬液覆盖的Ⅰ型细胞。Ⅰ型细胞是终末细胞，在体内不分裂。

（三）肺泡上皮细胞：Ⅱ型

Ⅱ型肺泡上皮细胞是Ⅰ型肺泡上皮细胞的干细胞。Ⅱ型肺泡上皮细胞呈圆形，位于肺泡隔的交界处，但不是气体交换膜的一部分。Ⅱ型肺泡上皮细胞有大细胞核和微绒毛（图1.11；译者注：该图涉及第三方版权，详图请见英文原版）。细胞质中含有特征性的、储存表面活性物质的纹状嗜锇细胞器（见第14页）。Ⅱ型细胞可分泌细胞因子并促进肺部炎症，因此也参与肺部防御机制。Ⅱ型肺泡上皮细胞能抗氧毒性，在长时间暴露于高浓度O$_2$后，往往会取代Ⅰ型肺泡上皮细胞。

（四）肺泡巨噬细胞

肺富含吞噬细胞，这些细胞从循环系统中自由穿过间质间隙、肺泡上皮细胞之间的缝隙，进入肺泡衬液的表面（图1.12；译者注：该图涉及第三方版权，详图请见英文原版）。在体外，巨噬细胞有强大的生存及吞噬能力，也是体内肺泡内宿主防御的主要组成部分，在对抗感染和清除小灰尘颗粒等异物方面有积极作用。它们含有多种破坏性的酶，且可能产生活性氧（见第二十五章），这些都是高效的杀菌剂，但这些酶和活性氧又可能会反过来损害宿主。死亡的巨噬细胞释放的胰蛋白酶可能会损伤α1-抗胰蛋白酶缺乏患者的肺组织。

六、肺血管

（一）肺动脉

虽肺循环与体循环的血流量大致相同，但肺动脉压和肺血管阻力通常只有体循环的1/6。肺动脉中膜厚度约为相应大小体循环动脉的一半。较粗的肺血管中膜主要由弹性组织组成，而较细的肺血管中膜主要由平滑肌组成，评判粗细的标准是直径约1 mm。在结缔组织鞘中肺动脉毗邻相应的气道。表1.2列出了肺动脉树分支的构架，我们可以将其与Weibel的气道方案比较（表1.1）。

（二）肺小动脉

当肺动脉内径<100 μm时，便成为肺小动脉。与体循环中的相应血管完全不同，肺小动脉几乎不含肌肉组织，仅由一层薄薄的弹性组织将内皮与血液分隔。在结构上，肺小动脉和肺小静脉无本质区别。

正常时，直径25～50 μm的肺小动脉形成动静脉吻合。通常情况下肺动静脉吻合关闭，只在心排血量增加（如运动，见第174页）或缺氧反应时才开放。肺动静脉吻合对肺作为循环内的过滤系统具有临床意义（见第155页）。

（三）肺毛细血管

肺毛细血管往往从更大的血管（肺后微动脉）突然发出，在一个或多个肺泡壁上形成致密的网络，而毛细血管间的间隙大小与毛细血管本身相似（图1.7）。在静息状态下，约充盈了75%的毛细血管床，但肺的重力依赖部分毛细血管床充盈的比例更高。肺泡的膨胀减少了毛细血管床横截面积，增加了血流阻力（见第六章）。一个毛细血管网并不局限于一个肺泡，而是穿梭于各个肺泡间，在到达小静脉前毛细血管网要穿过多个肺泡隔。这显然能提高气体交换效率。从功能的角度来看，考虑整个肺微循环比只考虑毛细血管更方便。肺微循环指肺内无肌层血管的血液循环，从直径为75 μm的小动脉开始，穿过毛细血管床，延续

到直径为200 μm的小静脉。微循环的特殊作用将在第十一章和第二十九章中描述。

表1.2　人肺动脉分支的大小

级	数目	平均直径（mm）	累计容积（mL）
17	1	30	64
16	3	15	81
15	8	8.1	85
14	20	5.8	96
13	66	3.7	108
12	203	2.1	116
11	675	1.3	122
10	2300	0.85	128
9	5900	0.53	132
8	18 000	0.35	136
7	53 000	0.22	138
6	160 000	0.14	141
5	470 000	0.086	142
4	1 400 000	0.054	144
3	4 200 000	0.034	145
2	13 000 000	0.021	146
1	300 000 000	0.013	151

注：与气道（表1.1）相反，血管的分支是非对称的，不是二分关系，血管按支分组，而非像表1.1的气道是按级分组的。

资料来源：Modified from Singhal S, Henderson R, Horsfield K, et al. Morphometry of the human pulmonary arterial tree. *Circ Res.* 1973；33：190-197.

（四）肺小静脉和肺静脉

肺毛细血管的血液回流到肺小静脉（结构与小动脉几乎相同）中。事实上，当逆行灌注离体猫肺时（译者注：逆行灌注时，血液会被导入动脉系统，通常情况下，氧合的血液从肺毛细血管进入肺静脉，然后返回到心脏，但在逆行灌注实验中，血液会从肺静脉进入肺动脉，与正常的生理流向相反），Duke获得了满意的气体交换。肺静脉不与肺动脉伴行，而是与肺动脉有一定距离，而是靠近分隔肺段的隔膜。

（五）支气管循环

传导气道（从气管到终末细支气管）及伴行的血管从体循环的支气管循环获取营养。因此，支气管循环提供了吸入气体加温、加湿所需的热量，同时，呼吸道上皮细胞的冷却会导致支气管动脉舒张及血流

增加。约1/3支气管循环的血液回流至体循环静脉系统，其余回流至肺静脉，构成某种形式的静脉血掺杂（见第93页）。在血管生成能力方面，支气管循环也不同于肺循环，肺血管在病变时自我重塑非常有限，而支气管血管与其他体循环动脉一样，可大量生成血管。因此，大多数肺部肿瘤（见第三十章）的血液供应来自支气管循环。

（六）肺淋巴管

肺泡隔内未见淋巴管，但小淋巴管起始于肺泡和肺泡外间隙交界处。支气管和肺血管周围有发达的淋巴系统，可容纳多达500 mL的淋巴液并向肺门引流。11级气道以远，淋巴管位于气道和血管周围的潜在间隙内，这一潜在间隙使得淋巴、气道和血管与肺实质分隔开。肺水肿时，该间隙因淋巴液增多而膨胀，构成胸部X线片上特征性的"蝴蝶影"。在肺门，淋巴回流到几组气管支气管淋巴腺，再回流到胸膜下浅淋巴丛的分支。通常来自左肺的大部分淋巴液流入胸导管，而来自右肺的淋巴液流入右淋巴导管。但是，肺淋巴管也常跨越中线，独立回流入对侧相应的颈内静脉和锁骨下静脉交界处。

（周琳婧译；王志勇，刘红梅，苏俊，阮志强，刘杰，罗玲，刘岗，王楠校对）

------ 参考文献 ------

扫码查看

关键词

呼吸道解剖；传导气道；气体交换；肺泡结构；肺血管系统。

摘要

• 除作为气体进出肺的通道外，鼻、口、咽还有其他重要功能，包括言语、吞咽和保护气道等。

• 气道从气管开始，约分为23级，末端为肺腺泡（约30 000个），每个肺腺泡所含肺泡超过10 000个。

• 理想的肺泡壁结构既要对气体交换的物理阻碍最小，又要足够坚固，可耐受作用于肺部的巨大机械力。

小结

• 上呼吸道包括口腔、鼻和咽，负责将空气送入喉部。经口还是经鼻呼吸，由咽肌（尤其是舌和软腭的肌肉）控制。当常见病致鼻塞时，必须经口呼吸，此外，为减少高流速时的呼吸阻力，在过度通气时（如运动时），也需经口呼吸。

• 过滤大颗粒吸入物及湿化吸入的气体是上气道的重要功能，经鼻呼吸时更有效。

• 喉有许多生理作用，包括部分闭合声襞或用力闭合喉来控制呼气流速，用力闭合时（如咳嗽时），声带完全闭合，胸腔内压升高。喉还可通过对声襞位置和张力的精细控制来帮助发声（喉音）。为实现高度变化的气流适宜的通过声襞，需要呼吸肌和喉肌间的良好协调。

• 传导气道是从气管到终末细支气管的所有气道，约14级。气道直径随着气道分级而减小，从气管到终末细支气管，直径约从18 mm减少到1 mm，随着气道数量增加，气道横截面积增加，气体流速降低。约到第11级气道（直径为1 mm的小气道），气道的完整性由气道壁的软骨维持，自此以远，气道的开放取决于气道周围肺组织的弹性。

• 传导气道被呼吸道上皮细胞覆盖，呼吸道上皮细胞负责进一步湿化吸入气体，并清除和处理吸入的颗粒和化学物质。上皮细胞主要由纤毛细胞组成：上气道为假复层细胞，大气道为柱状细胞，细支气管为立方形细胞。含分泌细胞的黏膜下腺分布于较大的气道，而可产生黏液的杯状细胞分布于整个气道。上皮中的其他细胞有基底细胞（其他细胞类型的干细胞）、肥大细胞和功能不确定的非纤毛上皮细胞（棒状细胞）。

• 肺腺泡是肺内气体交换的区域。因此，"腺泡气道"包括了所有管壁上有肺泡的气道，包括呼吸性细支气管、肺泡管和每个气道终止的肺泡囊。从终末细支气管起，腺泡气道内覆盖的立方形上皮细胞逐渐变薄，与肺泡的（扁平）上皮细胞（即肺泡I型上皮细胞）相连续。

• 胶原蛋白和弹性蛋白的纤维支架维持着腺泡的结构，轴向纤维沿气道相互连接，外周纤维从脏层胸膜延伸到肺组织，间隔纤维则形成肺泡结构本身。这种纤维的篮状结构多处受力，因此当一个小区域受损时，就会出现大孔，如肺气肿中所见。

• 成年人肺约有4亿个肺泡，静息肺容积时，肺泡平均直径为0.2 mm，总表面积为130 m^2。肺泡包含I型上皮细胞、II型上皮细胞和肺泡巨噬细胞，I型上皮细胞在气体交换区，II型上皮细胞在肺泡角，可产生表面活性物质，还是I型上皮细胞的干细胞，肺泡巨噬细胞负责清除肺泡中的吸入颗粒。气体交换的肺泡区域，上皮细胞和肺毛细血管内皮细胞都非常薄，此处称为肺泡毛细血管屏障的"功能侧"。细胞器和大部分间质间隙位于肺泡的"服务侧"，"服务侧"无显著的气体交换。

• 肺血管分支模式与其相应的气道模式相似，与体循环血管不同的是，肺血管几乎没有肌肉组织。肺毛细血管在肺泡壁周围形成密集的网络，纵横交错地穿过间隔，凸入肺泡，其"功能侧"暴露在肺泡气体中。

• 支气管循环与肺循环相互独立，支气管循环起源于体循环，供应传导气道，其部分静脉回流到右侧体循环，部分直接回流入肺静脉。

第二章　弹性回缩力和肺容积

要点

◆肺的内向弹性回缩力拮抗胸壁的外向弹性回缩力，二者的平衡决定了静态肺容积。
◆肺泡表面张力显著促进肺的弹性回缩，而表面活性剂可降低表面张力，但其机制尚不清楚。
◆顺应性是指单位压力梯度变化时肺容积的变化，可测量肺、胸廓或二者共同的顺应性。
◆可测各种静态肺容积，其结果受多种生理和病理因素影响。

在所含空气排空前，离体肺一直都趋于收缩。与之相对，在打开胸廓时（如胸外科手术打开胸廓造成气胸），胸廓常扩张到比功能残气量大1 L的容积。因此，在一个气道开放且无空气流动（如呼气或吸气末）、未用力的受试者中，肺的内向弹性回缩力与胸廓的外向弹性回缩力完全平衡。

肺为被动运动，完全由外力决定。自主呼吸时，外力由呼吸肌产生，而人工通气时的外力通常来自气道和环境间的压力梯度。无论自主呼吸还是人工通气，肺的运动都受到呼吸系统物理阻抗的调控，这种阻抗或阻碍来源种类较多，其中最重要的几点如下：

· 肺组织和胸壁的弹性阻力。
· 肺泡气-液界面表面张力的阻力（译者注：表面张力会对气体交换产生一定阻力，会导致气体在肺泡表面的移动变得困难，从而增加了肺泡表面吸气和呼气所需的压力）。
· 气体流经气道的摩擦阻力。
· 胸部组织变形产生的摩擦阻力（黏弹性组织阻力）。
· 与气体和组织移动相关的惯性阻力。

后3种形式的阻抗属于非弹性阻力或呼吸系统阻力，具体内容见第三章。气体在气道内流动时会产生这3种阻力，而克服这种"摩擦"阻力所做的功会以散热形式丢失。

前两种形式的阻抗属于"弹性"阻力，是在肺内无气体流动时测量的。克服吸气时弹性变形（弹性阻力）所做的功被储存为势能，是自主和人工呼吸时呼气的主要能量来源。

本章讨论肺和胸壁的弹性阻力，两者将分述后再综述。当呼吸肌完全放松时，弹性阻力决定了静息呼气末肺容积或功能残气量，因此本章还将分述肺容积。

一、肺的弹性回缩力

肺顺应性定义为单位跨壁（肺泡和胸膜腔之间）压力梯度变化所引起的肺容积变化值。顺应性通常以L/kPa或mL/cmH$_2$O为单位表示，正常值为1.5 L/kPa（150 mL/cmH$_2$O）。另外，硬肺顺应性较低。

根据测量方法，顺应性可描述为静态和动态（见第23页）。静态顺应性是在可行情况下，使肺尽可能长时间保持固定容积后测量的，而动态顺应性通常是在正常节律呼吸过程中测量的。弹性回缩力是顺应性的倒数，以kPa/L为单位，硬肺弹性回缩力高。

（一）引起肺弹性回缩力的性质

多年来，人们一直认为肺的回弹完全是因肺实质中黄色弹性蛋白纤维被拉伸导致。1929年，von Neergaard（见第三十五章：呼吸生理学的历史中的"肺力学"）发现，相比于充满空气肺的正常值，完全充满水和浸没水中的肺弹性回缩力要小得多，其由此得出正确结论，大部分"弹性回缩力"是由表面张力作用于肺泡衬里巨大的气/水界面引起的（译者注：当肺完全充满水并浸没在水中时，就消除了肺泡内外的气-液界面，因此表面张力的效应就被消除。这就是为什么在这种情况下，肺的弹性回缩力会显著降低。也就是说，当肺充满空气时，表面张力会在肺泡的气-液界面产生，这会增加肺的弹性回弹力。但是，当肺充满水并浸在水中时，由于没有气-液界面，表面张力的效应被消除，所以肺的弹性回弹力会减小）。

气/水界面的表面张力往往会产生一种减少界面面积的力。由于气泡表面处于张力状态，气泡内气体压强总是高于周围气体压强。尽管肺泡内气体通过气道与外部相连，但在这方面，肺泡类似于气泡，即肺泡内气体压强总是高于周围气体压强。根据Laplace

方程，气泡内压强高于周围压强的量，取决于液体表面张力和气泡的曲率半径：

$$P = \frac{2T}{R}$$

其中，P代表气泡内压强（dyn/cm^2），T代表液体表面张力（dyn/cm），R代表气泡半径（cm）。在相关的SI单位中（见附录A），压强为帕斯卡（Pa），表面张力为牛顿/米（N/m），半径为米（m）。

图2.1A（左侧），显示单个半径为0.1 mm的典型肺泡。假设肺泡衬里液的正常表面张力为20 mN/m（20 dyn/cm），肺泡内压强为0.4 kPa（4 cmH$_2$O），较功能残气量时正常的肺泡跨壁压稍小一些（译者注：在功能残气量状态下，正常的肺泡跨壁压为5~10 cmH$_2$O）。若肺泡衬里液具有与水相同的表面张力（72 mN/m），肺就会非常僵硬（顺应性较差）。

图2.1A（右侧），右肺泡半径仅0.05 mm，Laplace方程表明，若肺泡表面张力相同，右肺泡压强是左肺泡的两倍，气体趋于从较小肺泡流向较大肺泡，由此可导致肺不稳定，与实际相悖。与肺泡压类似，理论上肺泡衬里液的回缩力（表面张力）在低肺容积时增

加，在高肺容积时减少，但这与观察到的正好相反。von Neergaard很清楚这些悖论，他认为，肺泡衬里液表面张力一定远低于简单液体性质的预计值，并且其值受多种因素影响，呈多变性。一项30年后的研究证实了von Neergaard的观点，肺泡提取液的表面张力远低于水，且其变化与界面面积（肺泡面积）成正比。图2.1B显示了在含肺泡提取液的槽中移动浮动杆的实验。当杆向右移动时，表面膜（译者注：即在液体或固体表面上形成的另一种物质的薄层，在此处，表面膜指肺泡内壁上的液体薄层）收缩（肺泡缩小），表面张力就会发生变化（图2.1B右图）。在表面膜扩张（肺泡扩张）过程中，表面张力增至40 mN/m，接近于血浆的表面张力值，但在肺泡收缩过程中，肺泡表面张力下降到19 mN/m，低于任何其他体液的值。在肺泡扩张和收缩时，肺泡内压强和肺泡表面积间的曲线不同，描述形成一个环。

相关变化的结果很重要。与肥皂液的气泡相反，随着肺泡曲率半径的减小，肺泡内压强趋于降低。如图2.1C所示，与左侧肺泡相比，右侧肺泡直径较小，右侧肺泡表面张力比左侧肺泡低得多。气体倾向于从较大的（左侧）肺泡流向较小的（右侧）肺泡，从而保持肺泡的稳定。

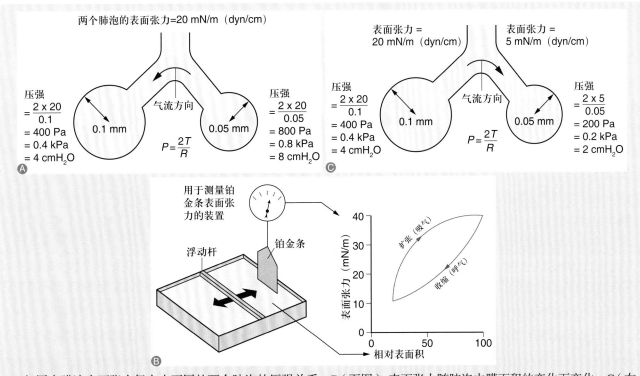

A. 相同内膜液表面张力但大小不同的两个肺泡的压强关系；B（下图）. 表面张力随肺泡内膜面积的变化而变化；C（右上图）. 当考虑到表面活性物质引起表面张力的可能变化时，两个不同大小肺泡的压强关系。

图2.1　表面张力和肺泡跨壁压

（二）肺泡表面活性剂

肺泡衬里液的低表面张力及其对肺泡半径的依赖，是因为存在一种称为表面活性剂的表面活性物质。约90%的表面活性剂为脂质，其余为蛋白质和少量碳水化合物。脂质多为磷脂，其中70%~80%的脂质是二棕榈酰磷脂酰胆碱（dipalmitoyl phosphatidyl choline，DPPC），二棕榈酰磷脂酰胆碱是降低表面张力的主要成分。具有疏水性的脂肪酸通常是直的，彼此平行位于气相中，分子另一端亲水，位于肺泡衬里液内。因此分子被限制在肺泡表面，作为除垢剂，其降低表面张力与界面浓度成正比。

按重量计，约2%的表面活性剂为表面活性蛋白（surfactant protein，SP），标记为A~D四种类型。对于稳定表面活性剂单分子层，SP-B和SP-C是至关重要的小蛋白（见下文），先天性缺乏SP-B会导致严重的进行性呼吸衰竭，而SP-C的遗传异常会导致后期肺纤维化。SP-A及较小程度的SP-D参与调控表面活性剂的释放，可能也有预防肺部感染的作用（见下文）。

1. 表面活性剂的合成

表面活性剂无论合成还是释放，都由肺泡上皮Ⅱ型细胞完成（见第8页）。板层小体（见图1.11）储存表面活性剂，在高容积肺充气、通气频率增加或内分泌刺激下，通过胞吐作用释放至肺泡。释放后，表面活性剂最初形成晶格结构的管状髓磷脂，后重组为单层或多层表面膜。这种转化为功能性的表面活性剂，主要依赖SP-B和SP-C发挥作用（见后文）。肺泡表面活性剂半衰期为15~30 h，多数由Ⅱ型肺泡细胞重吸收再利用。SP-A在调控肺泡中的表面活性剂方面起重要作用，其激活Ⅱ型肺泡细胞的SP-A表面受体，负反馈调节表面活性剂的分泌，并增加表面活性剂成分的再摄取。

2. 表面活性剂的作用

如图2.1所示，为维持肺泡稳定性，表面活性剂必须随吸气和呼气而变化来改变肺泡表面张力。如图2.1B，针对其较为简单解释是，呼气时肺泡表面积减小，表面活性剂分子堆积得更密集，因此降低表面张力的作用更大。事实上，该过程相对较为复杂，目前阐明甚少。经典的解释是"挤出"假说，即当挤压表面活性剂单层时，较不稳定磷脂被挤出该层，使得

降低表面张力作用最大的稳定分子二棕榈酰磷脂酰胆碱的数量增加（译者注：较不稳定的磷脂分子会形成不规则的结构，从而影响表面活性剂分子与其之间的相互作用。因此，当表面活性剂单层被压缩时，较不稳定的磷脂分子被挤出该层，相对稳定的二棕榈酰磷脂酰胆碱分子数量相应增加，使得表面活性剂分子更容易与其周围的稳定磷脂分子相互作用，从而起到提高稳定分子二棕榈酰磷脂酰胆碱数量和降低表面张力的效果）。体内表面活性剂中的磷脂也以单层和多层形式存在，在肺泡某些区域，随着呼吸周期中肺泡大小的变化，单层和多层表面活性剂层可能会交替存在。表面活性剂的功能完全取决于SP-B（一种可结合到磷脂单层的小疏水性蛋白）和SP-C（一种具有疏水性中心的较大蛋白，可跨越脂质双层）。当肺泡缩小（呼气时）且压缩表面膜时，SP-B分子可能被挤出脂质层，这就改变了脂质层的表面性质。然而，SP-C作为肺泡增大（吸气时）表面膜重新形成的储库，其释放可能有助于稳定脂质双分子层。

3. 表面活性剂的其他作用

肺渗出也受到表面力（含表面张力）的影响。表面张力使肺泡压强高于肺泡衬里液的压强。由于大部分肺部毛细血管压大于肺泡压（见第319页），这两个因素均促进渗出，血浆蛋白渗透压拮抗这一趋势。因此，表面活性剂通过降低表面张力减小部分压力梯度，有助于防止渗出。

表面活性剂在肺免疫中也起着重要作用。表面活性剂中的脂质成分具有抗氧化活性，可减轻各种原因造成的肺损伤，抑制某些淋巴细胞群，理论上可保护肺免受自身免疫损伤。体外研究表明，SP-A或SP-D可结合多种肺部病原体结合，如病毒、细菌、真菌、卡氏肺囊虫和结核分枝杆菌。表面活性剂的基因多态性与某些呼吸道疾病的严重程度有关，例如，编码SP-B基因的单核苷酸多态性影响了患者流感后出现严重肺部症状的可能性。通过特异性表面受体，SP-A和SP-D均可激活肺泡中性粒细胞和巨噬细胞，并增强巨噬细胞在肺部炎症过程中的吞噬作用。

（三）解释肺弹性回缩力的其他模型

几十年来，将Laplace定律运用于有表面活性剂内衬的肺泡，有助于理解健康肺和疾病肺的肺弹性回缩力（见第三十五章：呼吸生理学的历史中的"肺

力学"）。但是，这种肺泡稳定性的"气泡模型"并未普遍接受，有证据表明，实际情况更为复杂。反对"气泡模型"的论据包括如下几点。

• 理论上，若肺泡的内膜液是一个连续的液体层，相邻肺泡就不该出现不同的表面张力。

• 当表面活性剂分子层在37℃被压缩时（呼气时），尽管加入的表面活性剂蛋白可降低，但依然会形成多层的、干燥表面活性剂的"堆积漂浮物"。

• 肺泡形状并不像只有单个入口的完美球体，而是可变多面体，其壁有肺毛细血管凸起（图1.7）。

目前又有研究者提出了两种截然不同的其他模型。

形态学模型：Hills模型认为，内覆肺泡的表面活性剂会导致"不连续"液体覆层。基于表面活性剂的物理化学性质，该模型显示，表面活性剂磷脂直接吸附于上皮细胞表面，形成多层表面活性剂的"堆积漂浮物"（图2.2）。这些"堆积漂浮物"导致部分上皮细胞表面不易湿润，其又与液体池交错。由表面活性剂干燥区和液体区相互作用所产生的表面力，理论上足以维持肺泡稳定性（译者注：表面力指的是当两种不同物质的表面接触时发生的各种相互作用力，如表面张力、静电吸引力、静电排斥力、范德华力等。在这个句子中，表面活性物质干燥区域和液体区域之间所产生的表面力其实指的应该是表面活性物质中干燥区域和液体区域之间表面张力的作用力量，这是一种比较重要的表面力，这种表面力会使表面活性物

质形成不同的层次，包括形成"堆积漂浮物"，从而可促进肺泡内的稳定性）。表面活性剂的"堆积漂浮物"可有多层，且随着每次呼吸形成和分散，其功能几乎肯定取决于SP-B和SP-C。

泡沫模型：Scarpelli开发了不同的、用于显微镜检制备肺组织的技术。通过使肺组织保持在比之前研究更自然的状态（包括肺容积接近正常），他认为在体内，肺泡入口、肺泡管和呼吸性细支气管都有气泡膜。该模型提示，每个肺小叶可视为一系列相互连接但又封闭的气泡，这就形成了一个稳定的"泡沫状结构"。据估计，当气泡膜足够薄时，对气体扩散的阻力极小，这是气体在单个肺泡小叶运动的正常机制（见第6页）。

显然需要更多的研究来验证或反驳这些模型。

（四）跨壁压力梯度和胸膜腔内压

跨壁压力梯度是胸膜腔内压力和肺泡压力的差值（译者注：压力梯度是约定俗成的说法，真正梯度是压强）。肺泡内压力总是大于周围间质内的压力，除非肺泡容积已减至零。如图2.3所示，随着肺容积的增加，跨壁压力梯度稳步增加。若是严重气胸，从肺泡到胸膜腔的压力梯度可衡量整体呼吸系统（包括肺泡、肺组织和胸膜）跨壁压力梯度。此外可用食管压来表示胸腔压力，但在该概念的理解和技术操作上都有困难。本章末尾讨论了技术上困难，而图2.4显示了一些概念理解上的困难。

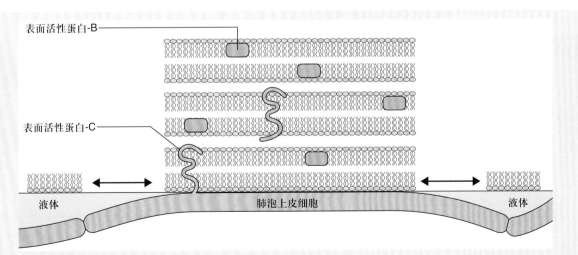

表面活性蛋白-B

表面活性蛋白-C

液体　　　　　　肺泡上皮细胞　　　　　　液体

多层的、不易湿润的表面活性剂的"堆积漂浮物"与液体池交错分布。为改变每次呼吸时肺泡内的表面张力，磷脂双层内的表面活性蛋白（SP-B）或跨越脂质双层的表面活性蛋白（SP-C）均有助于每次呼吸时表面活性剂"堆积漂浮物"的形成和扩散。

图2.2　肺泡表面活性剂的形态学模型

（From Webster NR，Galley HF. Anaesthesia Science. Oxford：Blackwell Publishing；2006. With permission.）

除非达到肺总量，肺上部的肺泡体积总大于下部。如图2.4A所示，上部肺泡越扩张，跨壁压力梯度就越大，从上到下，每下降3 cm垂直高度，跨壁压力梯度稳步下降约0.1 kPa（或1 cmH₂O）。因为胸膜腔通常是中空的，所以胸膜腔内压严格来说并不正确；

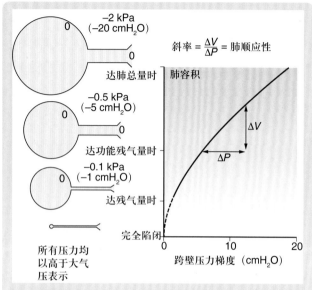

正常潮气量范围内，这种关系几乎是线性的。随肺泡容积的下降，小气道口径也会相应减少。闭合容量时，气道开始关闭，残气量时气道大量关闭。图中数值是在直立体位测得的，且随压力的下降而变化。图中未显示闭合肺泡的开放压力。

图2.3　肺容积与跨壁压力梯度（肺泡和胸膜腔内压差）的关系

此外，胸膜腔内压在整个胸膜腔内也不恒定。更确切地说，人们应将图2.3中所示的关系运用于肺的各水平层，每个水平层都有自己的肺容积，因此也应有自己的跨壁压力梯度，其胸膜腔内压力也取决于每个水平层的跨壁压力梯度。跨壁压力梯度对肺功能的诸多方面都有重要影响，因此水平分层的跨壁压力梯度在肺功能的许多特征（如气道关闭、通气/血流比，从而影响气体交换）上形成区域性差异。相关问题的详细研究见第三章和第七章。

乍一看，可能认为胸膜腔负压可导致血液和组织液中析出的气体积聚。实际上，溶解在血液和组织中的气体分压总和始终小于1 atm（大气压），见表25.2，这使得胸膜腔没有气体。

（五）肺弹性阻力的时间依赖性

若将离体肺迅速充气并维持在新的充气容积下，充气压力会从初始值呈指数级下降，几秒后降至较低水平。该现象在完整人体中（无论是健康受试者还是人工通气的患者）也会出现，吸气暂停期间都易观察到（见第22页）。从广义上讲，容积变化除以跨壁压力梯度的初始变化相当于动态顺应性，而容积变化除以跨壁压力梯度的最终变化（即稳定后测量）相当于静态顺应性。因此静态顺应性将大于动态顺应性，其增大值取决于特定肺弹性回缩力的时间依赖程度（译者注：因为肺的弹性回缩力特征是随着时间变化的，

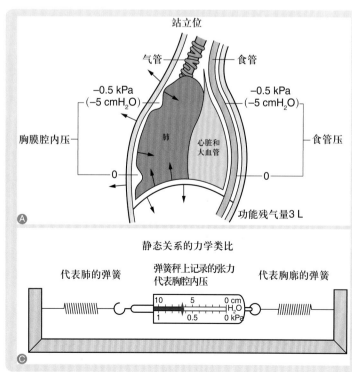

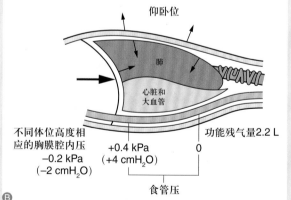

此时的肺容积即功能残气量。图 A 和图 B 表示高于环境（大气）压力的那部分压力，箭头为弹性回缩力方向。图 B 中红箭头为腹部脏器移位。图 C 中两个弹簧张力相同，并在弹簧秤上显示。仰卧位时可出现：①功能残气量下降；②胸膜腔内压升高；③心脏的重量使食管压超过胸膜腔内压。

图2.4　胸膜腔内压：静息呼气末时的静态关系

当压力梯度变化时，肺组织的压缩和膨胀是逐渐发生的，这意味着在肺组织受到初始压力梯度变化时，其需要一定的时间来达到最终的压力平衡状态。所以在测量动态顺应性时，肺可能还没有完全适应新的容积，弹性回缩力特征也还没有完全稳定下来，因此此时测得的顺应性比较小。而在测量静态顺应性时，肺已经稳定在新的容积下，弹性回缩力特征已经相对稳定了，因此此时测得的顺应性比较大）。已证明呼吸频率可影响正常受试者的动态肺顺应性，在肺部出现疾病时频率依赖性更突出（译者注：在正常情况下，快速浅表呼吸导致的快速气流变化可能会影响肺泡的弹性回缩力特性，从而引起动态顺应性变小。即呼吸频率升高时，尤其当肺泡充气和排空的时间非常短时，肺泡还来不及完全适应新的容积，因此动态顺应性变得更小。而当患有肺部疾病时，例如，在慢性阻塞性肺疾病或支气管哮喘等疾病中，气体流动受限，肺泡的弹性回缩力特性变化。此时，即使慢性阻塞性肺疾病或支气管哮喘患者呼吸频率正常，但由于肺泡的弹性回缩力特性已发生变化，动态顺应性也比正常情况下更具频率依赖性，也就是说，肺泡不再能够快速适应新的容积，此时，肺泡弹性回缩力特性可受到更大的影响，导致动态顺应性更易在增高的呼吸频率影响下变小）。

滞后现象

若肺先缓慢充气，然后缓慢放气，充气时静态点的压力-容积曲线与放气时不同。两条曲线形成一个环，随着潮气量增加环逐渐变宽（图2.5）。换言之，图2.5中的环意味着在充气时充气压（译者注：即克服跨壁压力梯度的压力）需超过预期，而在放气时弹性回缩力低于预期，这类似于老化的橡胶或聚氯乙烯，两者在应力下都不易变形，但一旦变形，又都不易恢复原来形状。这种现象在所有弹性物体中多少都存在，称为弹性回缩力迟滞。

（六）肺弹性回缩力时间依赖性的原因

对肺弹性回缩力的时间依赖性有许多可能的解释，不同情况下，其相对重要性可能有所不同。

表面活性剂活性的变化：在前文中已进行相关解释，在肺容积较大和吸气时（与同等肺容积下的呼气时相比），肺泡衬液的表面张力更大（图2.1B）。这可能是在完整肺中观察到滞后现象的最重要原因（图2.5）。

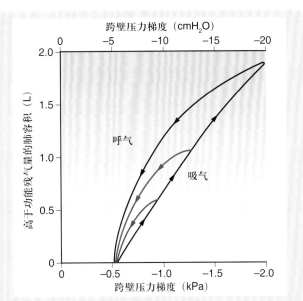

注意吸气和呼气曲线形成一个环，潮气量越大，环越宽，这些环是典型的弹性回缩力滞后现象。对于一个特定的肺容积，呼气时肺的弹性回缩力总是小于吸气时在相同的肺容积下扩张肺所需的跨壁压力梯度。

图2.5　静态下，肺容积与跨壁压力梯度（零气流时，高于大气压的食道内压力）关系图

应力松弛：若弹簧的长度固定增加，所产生的张力一开始先达到最大，后呈指数下降至恒定值（译者注：应力松弛是材料在持续外力作用下，总的变形值保持不变，而由于徐变变形渐增，弹性变形相应渐减，从而使材料内的应力随时间而逐渐降低的过程），这是弹性物体的固有属性，称为应力松弛。胸部组织也有应力松弛，这些"黏弹性"特性造成了显著的静态和动态顺应性间的差异，并且是肺阻力的一个重要组成部分（见第27页）。肺胶原蛋白的褶皱结构（图1.10）可能也是应力松弛的一个原因，从离体肺取组织条后将其拉伸时也显示应力松弛。

气体再分布：若肺的功能单位充盈时间常数*都相同（*时间常数被用来描述肺单元的指数充盈和排空。一个时间常数是达到肺单元最大充气或充气的63%所需的时间，见附录E），气体的分布应与充气速度无关，当肺停止充气时，也不应有气体再分布现象。然而，若肺的不同区域时间常数不同，则吸入气体的分布将取决于充气速率，且当充气停止时，会发生气体再分布（气体摆动样运动），这个问题将在第84页详细讨论，但目前我们可把肺泡区分为快反应肺泡和慢反应肺泡（此处肺泡指功能单位，而不是解剖实体）。快反应肺泡具有低气道阻力和（或）低顺应性（或两者兼有），慢反应肺泡具有高气道阻力和（或）高顺应性（图2.6B）（其实应该由两者的乘积来决定）。相关特性意味着快反应肺泡时间常数较短，并可在短时间充气过程中优先被充满。顺应性较低的肺泡优先充盈可导致整体肺跨壁压力梯度更高。缓慢或持续的充气增加了气体从快反应肺泡向慢反应肺泡的再分布，分布方式由不同肺功能单位的顺应性所决定，随后充气停止时，总跨壁压较低，且无气体再分布。图2.6B所示快反应肺泡和慢反应肺泡间的极端差异仅适用于病变肺，正常的肺中不存在这种差异。因此，气体再分布不太可能是健康受试者的主要因素，但对气道疾病患者来说可能很重要。

肺泡复张：在某个肺容积下，部分肺泡趋于陷闭，仅在更大的肺容积且高于其关闭时的跨壁压力梯度下才重新开放。尽管需更高压力打开肺单元，但肺泡复张的过程可合理解释早期描述的时间依赖性现象，现有的某些证据表明，功能残气量时，健康肺确实会发生肺泡复张。

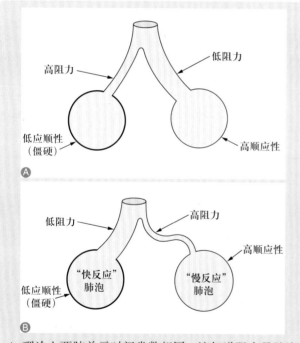

A. 理论上两肺单元时间常数相同，该气道阻力是肺泡顺应性的倒数，无论如何充气，气流优先进入顺应性最好的肺泡，静态/动态顺应性相等，但该情况在正常人中也可能永远不会实现；B. 呼吸系统疾病患者的典型状态。有快反应肺单元和慢反应肺单元。如果充气速度快，肺泡顺应性和气道阻力之间的倒数关系会使吸入气优先输送到僵硬的肺泡，而吸气末暂停允许气体从快反应肺单元重新分布到慢反应肺单元。

图2.6　静态和动态顺应性不同的肺单元示意

（七）影响肺顺应性的因素

肺容积：重要的是要记住，顺应性与肺容积有关。通过将功能残气量位时的顺应性除以功能残气量从而得出比顺应性（译者注：比顺应性是单位肺容量的顺应性，用于比较不同大小个体肺组织的弹性阻力。功能残气量位的比顺应性正常值约为0.08 L/cmH_2O），来排除肺容积这个因素的影响，无论男女老少（包括新生儿），正常情况下人类比顺应性几乎恒定。无论是个体肺内，还是物种间，顺应性和肺容积间的关系都是如此。大动物的肺泡间隔更厚，含更多胶原蛋白和弹性蛋白，使肺泡直径更大，从而降低了肺泡扩张所需压力（即升高了顺应性）。因此，大象肺泡顺应性比老鼠的高。

体位：肺容积会随体位而改变，因此顺应性也会变化（见第20页）。然而，仰卧位胸膜腔内压力的测量存在问题（译者注：仰卧位时下肺部中的气体和血液分布情况不同于直立位，测量胸膜内压的精度和可靠性会受到影响，所以仰卧位进行顺应性测量时，需要注意这个问题），如果考虑到这一点，体位改变似乎不太可能对比顺应性产生任何显著的影响。

肺血容量：肺血管床可显著影响肺的硬度。任何原因引起的肺静脉充血都与顺应性降低相关。

年龄：随着年龄增长，肺顺应性略有增加，考虑是由肺胶原蛋白和弹性蛋白结构或微结构分布的变化引起的。这两种变化都会降低肺组织的弹性阻力，但变化的微结构分布也扩大肺气腔，从而减少表面力，减轻组织弹性阻力逐步丧失对肺顺应性的影响。

支气管平滑肌张力：动物研究表明，输注足以导致气道阻力加倍的醋甲胆碱，会降低动态顺应性50%。气道阻力增加可能会降低整体顺应性，或者说支气管收缩可能增强肺弹性回缩力的时间依赖性，减少动态但可能不会减少静态顺应性（图2.6）。小气道及其周围肺泡间的相互依赖性也会影响气道阻力（见第27页）。

疾病：某些肺部疾病中，肺压力–容积关系发生重要变化，这些将在第3部分"肺部疾病生理学"中描述。

二、胸廓弹性回缩

胸廓（thoracic cage）由骨性胸廓（ribcage；译者注：thoracic cage和ribcage都有胸廓的意思，但英文中thoracic cage包括ribcage和膈肌，而中文均为胸廓的意思，且目前解剖学及胸心外科学均未统一此词，故此处ribcage译为骨性胸廓以资区别）和膈肌组成。两者均含有肌肉结构，只有在使用肌肉松弛药（简称肌松药）放松肌肉时才可视为弹性结构（译者注：这是因为除非是使用肌松药等的特殊情况，否则肌肉完全放松并不容易实现。因为在正常情况下，肌肉都处于张力状态，以维持人体正常姿态和运动需要）。已在假定的放松受试者中，绘制了松弛状态下的压力-容积曲线，但是否完全实现了松弛，现在受到怀疑。例如，呼气末仰卧位时，为防止腹腔内容物将膈肌推向头侧，膈肌未完全松弛，而是保持静息张力。

胸廓顺应性定义为（大气和胸膜内腔间）单位压力梯度变化下的肺容积变化量，单位与肺顺应性相同。但很少对胸廓顺应性进行测量，其数值约为2 L/kPa（200 mL/cmH_2O）。

影响胸廓顺应性的因素

解剖学因素包括肋骨和肋软骨的骨化，这可解释随年龄增长，胸壁顺应性逐渐降低的现象。肥胖甚至病理性皮肤病变也可有明显的影响，尤其前胸部皮肤疤痕（如烧伤）可能损害呼吸。就顺应性而言，松弛的膈肌只能传递来自腹部的压力，这种压力可能在肥胖和腹部胀气等情况下增加（见第十五章）。另外，体位也具有较大的影响，这在与功能残气量相关的下文中进行了讨论。与仰卧位相比，坐位时胸廓顺应性增加了30%，而俯卧位时肋骨和膈肌的弹性降低，呼吸系统的总静态顺应性降低了60%（译者注：弹性是指材料在外力作用下变形，外力卸除后能恢复原状的特性）。

三、肺加胸廓的压力-容积关系

顺应性类似于电容，在呼吸系统中，肺和胸廓的顺应性是串联关系。因此，系统的总顺应性遵循串联电容的相同关系，肺顺应性和胸廓顺应性对应的倒数相加即为系统总顺应性的倒数，因此

$$\frac{1}{总顺应性} = \frac{1}{肺顺应性} + \frac{1}{胸廓顺应性}$$

仰卧位肌松患者的典型静态值（L/kPa）是

$$\frac{1}{0.85} = \frac{1}{1.5} + \frac{1}{2}$$

不考虑顺应性，而考虑其倒数-弹性回缩力，则关系就简单多了，具体如下。

总弹性回缩力 = 肺弹性回缩力+胸廓弹性回缩力

那么相应值（kPa/L）是

$$1.17 = 0.67 + 0.5$$

肺泡、胸腔内和环境之间的压力关系

无论是自主呼吸、间歇正压通气还是其他，肺泡/环境压力梯度始终是肺泡/胸腔内（或跨壁）压力梯度和胸腔内/环境压力梯度的总和。实际值取决于顺应性、肺容积和体位，图2.7中显示了直立、清醒且放松的受试者，在无气体流动时的静态典型值。

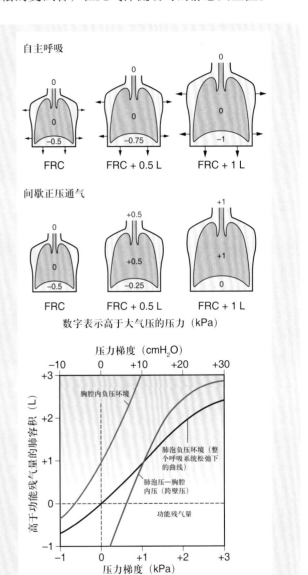

无论是间歇正压通气还是自主呼吸，完整胸部的跨壁压力梯度对肺容积的曲线都相同。然而，由于自主呼吸时肌肉的作用，在这两种通气方式中，胸腔内与环境的压差不同。无论什么时候：肺泡／环境压力差＝肺泡／胸膜腔内压差＋胸腔内／环境压差（适当注意压差的符号）。FRC：功能残气量。

图2.7　直立位且清醒受试者完整胸部的静态压力-容积曲线

四、静态肺容积

某些肺容积（特别是功能残气量）由弹性回缩力决定，因此对各种静态肺容积及其细分，从功能残气量入手分析较方便（图2.8）。

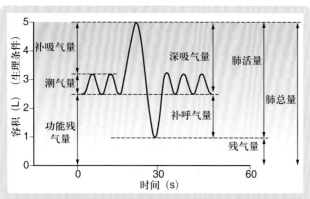

"肺量计曲线"表示可通过简单肺量计法测量的肺容积。它们是潮气量、补吸气量、深吸气量、补呼气量和肺活量。残气量、肺总量和功能残气量不能通过观察肺量计来测量，其测定需要进一步的方法。

图2.8　1990年John Nunn博士的静态肺容积

肺总量（total lung capacity，TLC）：系最大吸气末时肺部气体量。当吸气肌产生的最大力量被抗阻扩张的力平衡时，会产生肺总量。令人相当惊讶的是，最大吸气末时也会强烈激活呼气肌（即主动呼气）。

残气量（residual volume，RV）：最大呼气后剩余的容积。在年轻人，残气量由呼气肌产生的最大力与对抗肺容积减少的弹性回缩力间的平衡所控制。然而，老年受试者中，小气道陷闭将阻止深呼气。

功能残气量：系正常呼气末的肺容积。

在肺总量、残气量和功能残气量的框架内，图2.8显示的其他容量和容积是不言自明的。"容量（capacity）"通常指的是由多个"容积（volume）"组成的度量。

（一）影响静态肺容积的因素

影响功能残气量和其他肺容积的因素很多，因此需要在本章中专门列出一节阐述。

体型：功能残气量和其他肺容积与受试者身高呈线性相关。

性别：相同身高下，女性功能残气量较男性低约10%，且用力肺活量较小，其原因系男性体脂少，胸部肌肉更多。

年龄：用力肺活量、功能残气量和残气量都随着

年龄的增长而增加，但增长速度不同，同时其他肺容积也相应变化，如图2.9所示。功能残气量平均每年增加约16 mL。

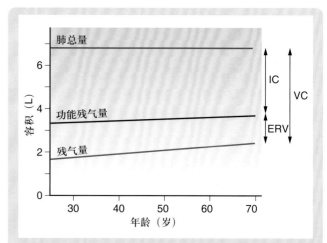

变化最大的是残气量，其增加降低了补呼气量（ERV）和肺活量（VC），而深吸气量（IC）基本不变。

图2.9　随年龄变化的静态肺容量
（Janssens JP，Pache JC，Nicod LD. Physiological changes in respiratory function associated with ageing. Eur Respir J. 1999；13：197-205.）

体位：从直立位（坐位）变为仰卧位，可使功能残气量显著降低（图15.2），这些变化是由于仰卧位时腹腔内容物对膈肌的压力增加，使膈肌向头端移动，进而导致胸腔容积减少引起的。图2.10和表2.1显示了不同程度的身体倾斜和其他体位对功能残气量的影响。这些图和表2.1列出了受试者（身高1.70 m）的功能残气量标准值，仰卧位和直立位报告的平均差值为500～1000 mL。

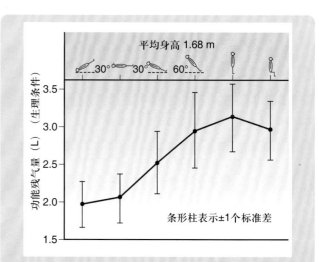

图2.10　不同体位下，John Nunn博士和他的同事们对功能残气量的测定

表2.1　体位对呼吸功能某些方面的影响

体位	功能残气量（L）（BTPS）	胸式呼吸 [a]（%）	第1秒用力呼气量（L）（BTPS）
坐位	2.91	69.7	3.79
仰卧	2.10	32.3	3.70
仰卧（双臂向上）	2.36	33.0	3.27
俯卧	2.45	32.6	3.49
侧卧	2.44	36.5	3.67

注：数据来自 13 名 24 ～ 64 岁的健康男性。BTPS，生理条件。
[a] 胸式呼吸所占呼吸的比例。

资料来源：From Lumb AB, Nunn JF. Respiratory function and ribcage contribution to ventilation in body positions commonly used during anesthesia. Anesth Analg. 1991；73：422-426.

肥胖：肥胖对肺容积的影响见第188页。

种族：即使考虑到年龄和身材，世界上不同种族之间的肺容积也不同。造成这些差异的原因包括地理位置、儿童时期的饮食和活动水平，所有这些都会影响肺发育。越来越多的全球移民和种族间的混血现象，导致现在难以将种族作为正常肺容积差异的一个因素。

当试图确定个体受试者肺容积的正常值时，须考虑迄今为止描述的所有因素，例如，年龄在25～65岁、处于直立位的白种人男性，其功能残气量的预测正常值可根据以下公式计算：

$$功能残气量 = （5.95 × 身高）+（0.019 × 年龄）-（0.086 × BMI）-5.3$$

其中功能残气量单位是L、身高单位是m、年龄单位是年、体重指数（body mass index，BMI）单位是kg/m^2。在测量肺容积时，这种计算是例行的，通常报告结果以预测值的百分比来表示，即个体实测的肺容积除以个体的计算正常值，多种呼吸道疾病的诊断都取决于该百分比结果（见第二十八章），因此，就"采用哪种公式是正确的"达成一致至关重要。将预测公式应用于适应人群之外将是一个实际问题，例如，使用基于25～70岁白种人受试者值的公式来预测75岁非白种人受试者的正常值，结果会误导。此外，对于常见的呼吸系统疾病，使用不同的预测公式会导致人群患病率差异较大，因为诊断这些疾病取决于肺容积。将肺容积实测值与正常预测值进行比较的其他方法如下。

- 与正常下限（lower limit of normal，LLN）值比较，正常下限是参考人群的后5个百分位值，即低

于该值的人群占参考人群的5%，若测定值低于正常下限，表明该值出现临床提示诊断的重要异常。

- z分数是指个体结果与个体结果所在的参考群体平均值间的标准差数目。例如，$z=-1.72$表示个体结果低于参考群体均值的1.72倍标准差。与百分比预测相比，z分数是一个更好的衡量个体结果与参考人群相比异常程度的方法。z分数为-1.64时与正常下限相同。

- 肺功能测定肺龄（spirometric lung age），将不健康患者的实际肺功能结果转换为具有相同人口统计特征的理论上健康患者的假设年龄。因此，在任何肺容积受损的患者中，其结果是肺龄大于他们自己的实际年龄。计算"肺龄"主要用于鼓励吸烟者戒烟，然而作为一种结果表达方式，不能认为其经过统计学验证。

（二）高于闭合容量的功能残气量

在第三章中，解释了肺容积降低到一定程度以下，如何导致气道陷闭，以及重力依赖区相对或绝对的通气不足。气道陷闭效应变得明显时的肺容积称为闭合容量。闭合容量随着年龄增长而增长，直立位且大约在70～75岁时（译者注：经查文献是66岁）闭合容量等于功能残气量，而仰卧位时，44岁时闭合容量就会等于功能残气量（图2.11；译者注：该图涉及第三方版权，详图请见英文原版）。这是动脉PO_2随增龄而下降的一个主要因素（见第138页）。

五、顺应性的测量原则

顺应性是通过肺容积变化除以相应压力梯度的变化来衡量的，测量这两个值时不能有气流。测量肺顺应性时，相应需要测量的压力梯度是肺泡/胸膜内（或胸腔内）的压力梯度，而测量总呼吸系统顺应性时，需要测量的压力梯度是肺泡/环境的压力梯度。对胸廓顺应性的测量较少，但其相应的压力梯度，是在呼吸肌完全放松时，测量胸膜内/环境中的压力梯度。

肺容积可用肺量计、体积描记器或从呼吸速度描记图中获得的流速积分来测定。静态压可用简单水压计测量，目前更多使用电子传感器。胸膜腔内压通常是测量食管压，对于直立位的受试者，不同高度测得的食管压不同。压力随球囊下降而上升，其变化大致符合肺比重（0.3 g/mL）。通常球囊置入食管的深度距离鼻腔32～35 cm，此深度为测量时不因口腔压

力、气管及颈部活动影响的最高点。肺泡压等于无气流时口腔压，不可直接测量。

（一）静态顺应性

嘱清醒受试者从功能残气量位吸入已知体积的空气，随后闭合气道并松弛肌肉。然后，测量各种压力梯度，并与功能残气量时的静息值比较。实际上，较难确保呼吸肌松弛，但所测得的肺顺应性是有效的，因为静态肺泡/胸膜腔内压差不受任何肌肉活动的影响。

给予肌松药的受试者则无肌松困难，只需记录气道压力和呼吸容积，就很容易测定整个呼吸系统的静态顺应性。然而，由于仰卧位食管压力解释的不确定性（图2.4），肺顺应性的结果也有不确定性。因此，对于静态顺应性，直立体位时测量肺顺应性更准确，而对于麻醉肌松患者（通常是仰卧位）测量总呼吸系统顺应性则更准确。

（二）动态顺应性

测量动态顺应性是在有节律的呼吸时进行的，但顺应性是在无气流时（通常是在吸气末和呼气末的"无流速"点）测量压力和容积来计算的。通常的方法是同时将测得的压力梯度和呼吸容积标记作为*x*坐标和*y*坐标，以此创建压力-容积环。如图2.12A所示，在所形成的环路中，无"流速点"在环上显示为水平位（译者注：无流速点是指无气流进出肺的一个测量点，此时测量记录环上的点是水平的，表示在该点流速为零，也就是吸气末和呼气末。此时无气体进出肺，因此压力和容积的变化由肺本身组织的弹性特点所决定，可通过连接吸气末和呼气末的点形成一条直线，计算该直线的斜率可得出呼吸系统的顺应性），动态顺应性是这些无"流速点"连线的斜率。

（三）顺应性的自动测量

自主呼吸且清醒的患者，由于需要放置食道球囊，因此测量肺顺应性很困难。另一方面，麻醉或重症监护下间歇正压通气的患者中，测量总顺应性要则容易得多。现在许多呼吸机和麻醉监测系统都可常规测量气道压力和潮气量，这样就可以显示压力-容积环（图2.12A），从中可连续地逐次呼吸中计算呼吸系统的总动态顺应性。当间歇正压通气期间没有气体流动时（吸气和呼气结束时），气道压等于肺泡压。此时，呼吸机记录的气道压等于肺泡压和大气压之差，从而可推算出总顺应性（译者注：因为呼吸机记

录的气道压就是高于大气压的那部分气道压，所以其等于肺泡压力与大气压之差）。

某些呼吸机还可测量静态顺应性。呼吸机以患者的正常潮气量对肺充气，然后给予吸气末暂停，当气道压力下降到平台期后持续300 ms，然后结束吸气末暂停，整个吸气末暂停为0.5～2.0 s（图2.12B）。然后根据平台期输送的容积和记录的压力来计算静态顺应性，也易于同动态顺应性进行比较。

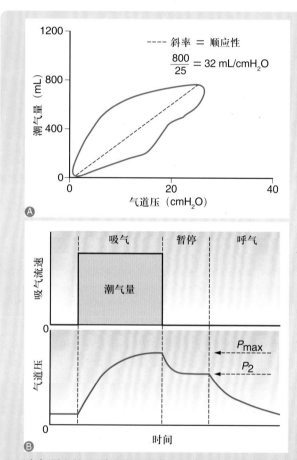

A. 动态顺应性，同时测量潮气量和气道压创建压力-容积环。在呼气末和吸气末流速为零、曲线水平时，气道压力和肺泡压力相等，所以压力梯度是肺泡压力和大气压力之差，因此，呼吸系统的总顺应性是压力-容积环上呼气末和吸气末这些点之间连线的斜率，注意，该患者的顺应性明显降低；B. 静态顺应性，吸气末暂停后，记录平台压（P_2）及潮气量，便可轻易得出静态顺应性，此操作不仅可以评估呼吸系统的静态顺应性，还可通过直接地记录吸气暂停前的压降（$P_{max}-P_2$）和吸气流速来评估呼吸系统阻力（见第35页）。

图2.12　间歇正压通气时自动测量顺应性

六、静态肺容积的测量原理

肺活量、潮气量、补吸气量和补呼气量都可用简易的肺功能仪测量（图2.8）。肺总量、功能残气

量和残气量均包含一个无法通过简易肺量计测量的部分，即残气量本身。然而，如果测量出其中一个容积（最常见的是功能残气量），则很容易导出其他容积。用简易肺量计（图2.8）可以测量肺活量、潮气量、吸气储备量和呼气储备量。总肺容量、功能残气量和残气量都包括一个无法通过简单的肺量计测量的部分（残气量）。然而，如果测量出其中一个容积（通常是功能残气量），那么其他容量可以很容易地推导出来。

功能残气量的测量

有3种技术可用，第1种是通过呼吸100%的氧祛氮。祛除的总氮量为收集的呼出容积乘以氮浓度。例如，收集了4 L氮气，初始肺泡氮气浓度为80%，那么初始肺容积为5 L。

第2种方法是使用示踪气体（如氦气）洗入。例如，将50 mL氦气注入肺部，当呼出气中氦气浓度为1%，则肺容积为5 L。由于氦的血液溶解度较低，因此可用于此法。为使该技术准确，测量必须迅速，否则氦气在组织和血液中溶解会带来误差。

第3种方法是使用人体体积描记仪。使受试者处于一个完全封闭的气密箱内，并尝试通过堵塞的人工气道呼吸。记录口腔处肺泡压力的变化，并将其与体积描记仪内压力变化所引起的肺容积微小变化比较，基于玻意耳定律来计算肺容积。

第3种方法是唯一可测量陷闭在气道远端肺内气体的功能残气量技术。

（高亭，李晨曦译；刘凯雄，王志勇，周朕，刘岗，王楠校）

———————— 参考文献 ————————

扫码查看

关键词

弹性回缩力；表面张力；表面活性剂；顺应性；弹性阻力；肺容积。

摘要

• 肺的向内弹性回缩力拮抗胸壁的外向弹性回缩力，二者的平衡决定静态肺容积。

• 肺泡表面张力显著增加肺的弹性回缩，而表面活性剂可降低表面张力，但其机制尚不清楚。

• 顺应性是指单位压力梯度变化时肺容积的变化，可以测量肺、胸廓或两者共同的顺应性。

• 可测各种静态肺容积，其结果受多种生理和病理因素影响。

小结

• 肺和胸壁都有弹性特性，当肺与胸壁分离时，肺会收缩，将空气从肺内排出，胸壁也会以类似的量扩张。无气体流动时，这两种相反力的平衡决定了肺容积。肺的弹性回缩力部分来自肺实质的弹性蛋白分子，也有部分来自肺泡内气/水界面的表面力。

• 若无肺泡和小气道中的表面活性剂，则肺的表面张力会迅速使全肺塌陷，根据肺泡容积的不同，表面活性剂不同程度地降低表面张力。表面活性剂90%是磷脂、10%是蛋白质，由Ⅱ型肺泡上皮细胞产生，其机制知之甚少。表面活性蛋白起到了组织磷脂分子排列成层的作用，还具有抗氧化作用和结合吸入的病原体等其他功能。

• 呼吸系统的弹性回缩力有时间依赖性，即如果压力或容积保持不变，其随后的弹性回缩力会与初始值不同，这就产生了迟滞后现象，即压力-容积图的充气和呼气曲线不同，形成一个环。造成时间依赖性的原因包括表面活性剂或肺弹性蛋白的分子变化，以及气体在不同顺应性肺区域之间的再分布。

• 顺应性定义为单位压力变化下的肺容积变化，可测量肺、胸壁或两者总顺应性。肺顺应性需要测量肺泡和胸膜腔间的压差（跨壁压），胸壁顺应性需要测量胸膜腔和大气间的压差。动态顺应性是在正常潮气量呼吸时测量的，而静态顺应性是在肺维持恒定压力几秒钟后测量的，两者之间的差异反映了呼吸系统的时间依赖性。影响肺顺应性的因素包括肺容积、体位、年龄和疾病。

• 静态肺容积定义为无气体流动时不同阶段的肺内气体量。静态肺容积包括残气量（最大呼气后的肺容积）、功能残气量（正常潮气量呼吸后的肺容积）、潮气量（正常呼吸时进入肺的容积）和肺总量（最大吸气后的肺容积）。其他术语可以从这些容积中推导出来，包括肺活量（肺总量-残气量）、补呼气量（功能残气量-残气量）和补吸气量（肺总量-功能残气量）。

• 静态肺容积受体位影响，例如，与直立位相比，仰卧时因腹腔内容物的压力使膈肌向头侧移动，减少了胸部容积，使功能残气量减少。影响肺容积的其他因素包括受试者的身高、性别、年龄和种族，在计算个体的"正常"预测值时，必须考虑所有这些因素。肥胖和肺部疾病也会影响肺容积。

• 需要在流速为零时测量顺应性，同时记录肺容积和肺内压。动态顺应性的测量可以通过计算压力-容积环上流速为零点间的（压力和容积）梯度来完成，这在某些呼吸机上是自动完成的。静态顺应性要求肺充气并保持不同的容积，所以更难测量，但同样，某些呼吸机能够自动测量，可分别测量肺和胸壁顺应性，无论测量肺还是胸壁顺应性，则需要测量胸膜腔内压，这需要使用食管球囊测量，所以这是一项非常规的有创性操作。

• 某些静态肺容积可以用对流速积分的肺量计或呼吸速度描记器来测量，但那些涉及残气量的静态肺容积指标需要用示踪剂稀释法或体积描记技术来测量无法呼出的气体容积。

第三章　呼吸系统阻力

要点

◆气道内气流是层流和湍流的混合，气道越小，越倾向于层流。
◆呼吸系统阻力包括气道内的气流阻力，以及肺和胸壁组织的变形阻力。
◆通过神经、体液和细胞机制，平滑肌控制小气道直径。
◆吸气或呼气阻力增加时，呼吸系统可快速代偿。

无气流时，呼吸系统弹性阻力仅由众多肺充气阻抗中的2个成分构成（见第二章）。本章主要讨论剩下的阻力成分，统称为非弹性阻力或呼吸系统阻力。大部分非弹性阻力来自气体流动的摩擦阻力和胸部（肺及胸壁）的变形阻力，小部分来自气体与组织的惯性阻力和胸腔内气体的压缩。与克服弹性阻力不同，克服非弹性阻力所做的功不能储存为可回收的势能，而是以热能的形式耗散或丢失。

一、气流和阻力的物理学原理

气体从高压区流向低压区。与电流类似，气体流速取决于压力差和气流阻力（图3.1）。压力差与气体流速的精确关系取决于气流性质（层流、湍流或是两者的混合）。虽然将层流和湍流视为两种独立的气流形式有助于理解，但呼吸道内通常是层流和湍流的混合。虽然有些不同的重要注意事项，但管道内流体的基本考虑也类似于气流（见第六章）。

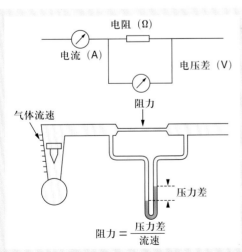

阻力是单位流速对应的压力差，气流（假设为层流）阻力类似于电阻。气体流速对应电流（A），气体压力对应电压差（V），气流阻力对应电阻（Ω），泊肃叶定律对应欧姆定律。

图3.1　气流和电流类比

（一）层流

当气体沿着无分支的直管道层流时，是以一系列同心圆柱体的形式流动，各圆柱体间相互滑动，外围圆柱体静止，而中心圆柱体流动最快，前突的锥形体呈抛物线（图3.2A）。

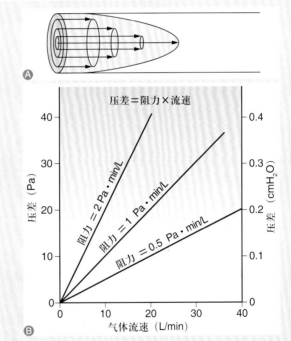

A. 层流中，气体沿直管流动，形成一系列同心圆柱体，中心圆柱体流动最快，而外围圆柱体理论上是静止的，这导致管道内形成一个"锥形前沿"的气体流速；B. 气体流速与压力差呈线性关系。直线的斜率表示阻力（1 Pa=0.01 cmH$_2$O）。

图3.2　层流

前突的锥形前沿意味着部分新鲜气体可以先行到达管道末端，但这时进入管道的气体量仍少于管道本身的容积。因此，对呼吸道而言，当潮气量小于气道容积（解剖无效腔）时，仍可能有明显的肺泡通气，这在高频通气时更明显（见第358页）。同理，层流清除解剖无效腔内的气体相对低效。

理论上，靠近管壁的气体静止，气流与管壁间的摩擦力可忽略不计。因此，气道或管壁的物理学特性不应影响层流阻力。同样，层流时，管道外围（即层流外周）采样的气体成分可能不能代表沿管道中心前进（即层流中心）的气体。更复杂的是，层流需要一个临界长度（即所谓的入口长度）才能在管道内形成特征性的锥形前进模式，而入口长度与管道的直径和流体的雷诺数有关（见后文）。

量化关系

层流时，气体流速与管道压力差成正比（图3.2B），因此，该常数被定义为气流阻力：

$$\Delta P = 气体流速 \times 阻力$$

这里 ΔP = 压力差

哈根-泊肃叶方程量化了无分支、直管道中的气体流速：

$$气流速度 = \frac{压力差 \times \pi \times 管道半径^4}{8 \times 管道长度 \times 气体黏性}$$

综合两个方程，得到：

$$阻力 = \frac{8 \times 管道长度 \times 气体黏性}{\pi \times 管道半径^4}$$

该公式中，管道半径需要四次方说明气道狭窄会造成重大影响。管径恒定时，黏性是影响层流的唯一气体相关因素。氦气密度低但黏性接近空气，因此氦气不会改善层流气体流动（见第27页）。

哈根-泊肃叶方程中，单位必须一致。在厘米-克-秒单位体系中（见附录A），dyn/cm^2（压强），mL/s（流速）和cm（长度和半径），与黏性单位泊（$dyn \cdot s/cm$）兼容。在国际单位体系中，压强单位是kPa，黏性单位是$N \cdot s/m^2$。但在实际工作中，仍然习惯于用cmH_2O表示气压，L/s表示流速，因此阻力通常仍以$cmH_2O \cdot s/L$表示。

（二）湍流

高流速，尤其是通过分支或者不规则管道时，会破坏前面描述的气体有序流动。气体不规则流动，并在其沿管道的常规前行流动上互相叠加，湍流时的方形前端则代替了层流时的锥形前端（图3.3A）。气流阻力高时几乎总是湍流。

方形前端意味着进入管道的气体量尚未达到管道总容积前，就没有新鲜气体能够到达管道末端。相比层流，湍流清除解剖无效腔内气体的效率要高，而且在管道外围即可能获得最佳的代表性气体样本。相比层流，湍流时管壁与流体间的摩擦力更重要。

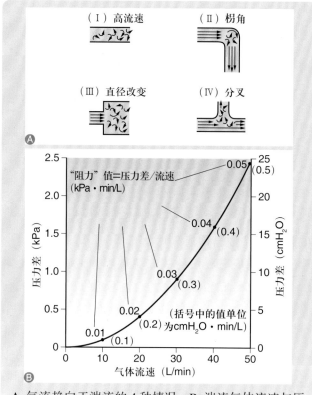

A. 气流趋向于湍流的4种情况；B. 湍流气体流速与压力差的平方律关系。注意按层流计算的"阻力"值在湍流中无意义。

图3.3 湍流

量化关系

驱动压与气体流速间的关系与前述层流主要有3个重要不同点，具体如下。

· 驱动压与气体流速的平方成正比。

· 驱动压与气体密度成正比，与气体黏性无关。

· 理论上，所需驱动压与管道半径的5次方成反比（范宁方程）。

驱动压和气体流速的平方律如图3.3B所示。阻力等于压力差除以气体流速，与层流时阻力恒定不同（译者注：即层流时压力差与流速呈线性关系），湍流时阻力随气体流速成比例增加。阻力单位$cmH_2O \cdot s/L$只适用于完全层流时。完全或部分湍流时，可用以下量化阻力的方法。

二常数法：该方法将阻力分为两部分，一部分为层流阻力，一部分为湍流阻力。然后将前述关于层流的简单方程扩展如下。

$$压力差 = K_1（气体流速）+ K_2（气体流速）^2$$

K_1代表层流部分哈根-泊肃叶方程的因子，而K_2代表湍流时对应方程的因子。

指数法n：在非常大的流速范围内，上述方程可简化为以下的单项表达式，且几乎无精度损失。

压力差 = K（气体流速）^{n}

n的取值范围从1（纯层流）到2（纯湍流），n值是流体性质的有用指标。正常人的呼吸道常数K为0.24、n为1.3，气流的压力差如下。

压力差（kPa）= 0.24（气体流速）$^{1.3}$

图形法：在线性坐标或对数坐标上，常方便地将"阻力"表示为压力差与气体流速的关系图。对数坐标的优点是无论层流、湍流还是两者的混合流动，图形通常为一条直线，而这条线的斜率表示上述方程的n值。

（三）雷诺数

对于无分支的长直管道，气流性质可以用雷诺数值来预测，其等于下面的表达式导出的无量纲量（译者注：无量纲量是指没有具体单位的物理量，其数值只表示相对大小，而不涉及具体的度量值，是物理学和工程学中使用的一种测量方式，用于消除单位的影响，比较不同对象或现象间的差异。在物理学中，常用的无量纲量包括比例因子、相对值、无因次数等），具体如下。

$$\frac{气体线性速度 \times 管道直径 \times 气体密度}{气体黏度}$$

影响雷诺数的气体性质是密度和黏度的比值。雷诺数小于2000时，主要是层流；雷诺数大于4000时，主要是湍流；雷诺数为2000～4000是两者的混合。雷诺数也会影响入口长度（即形成层流所需的距离），其推导如下。

入口长度 = 0.03 × 管道直径雷诺数

因此，雷诺数较低的气体，即使是湍流，其气流阻力也较小，而且在经过分叉、拐角和障碍物后，也能很快变成层流。

表3.1显示了患者可能吸入的某些混合气体与空气的比值。可吸入气体的黏度差别不大，但密度差异可能很大。

表 3.1　临床常用气体/混合气体的物理特性

	与空气的黏度比值	与空气的密度比值	密度/黏度比值
氧气	1.11	1.11	1.00
70%氧化亚氮/30%氧气	0.89	1.41	1.59
80%氦气/20%氧气	1.08	0.33	0.31

二、呼吸系统阻力

（一）气道阻力

气道阻力源于气道的摩擦阻力。对于健康个体，小气道的摩擦阻力占总气道阻力的很小部分，因为在第8级气道分支后，小气道总横截面积会增加到非常大（图1.5），因此总气道阻力主要取决于较大的气道。

与前述理论管道相比，气道内气流更加复杂，并呈现出层流和湍流不断变化的混合状态。随气道分级增加，气体流速和气道直径，以及由此得到的雷诺数都在下降，都从气管时的最大值一直降到肺腺泡起始部（第15级）时接近零。另外，气道间还不断分支，分支间的气道虽然长度不一但近似直线。最后，大直径气道中，单个气道的长度通常小于入口长度（译者注：入口长度即形成层流所需的距离，由于小于入口长度，因此形成不了层流）。由于这些纯物理因素，因此大概到第11级气道才开始出现层流。传导性气道以湍流为主，有2个现实意义。首先，与层流相比，湍流时气道衬里的物理特性对摩擦阻力的影响更大，因此改变气道衬液黏稠度对摩擦阻力影响重大（见第156页）。其次，含氦气的混合气体（低雷诺数）更利于克服增加的大气道阻力，而对小气道疾病如哮喘的益处较小。

（二）组织阻力

1955年，人们发现部分呼吸功用于克服组织变形的阻力，并于几年后在麻醉和肌肉松弛患者上测得该阻力，并称之为呼吸阻力的黏弹性或"组织"成分。图3.4显示了D'Angelo等首先提出的组织阻力的"弹簧和阻尼器"模型。在这里，阻尼器代表组织阻力的阻性阻力（阻性阻力指的是与组织变形和运动有关的阻力，可描述为组织对外部应变施加的阻力，即黏弹性阻力），而弹簧代表组织阻力的弹性阻力（即顺应性倒数，指组织在受到外部压力时产生的回弹或回复力）。充分证据表明，对人类来说，左侧阻尼器主要代表气道阻力，中间的弹簧代表呼吸系统的静态弹性阻力（即肺组织和胸壁顺应性的倒数），右侧串联的弹簧和阻尼器代表动态弹性阻力或动态顺应性。如图所示，上横杆向上移动表示吸气肌收缩或施加充气压引起肺容积增加。随着肺容积快速增加，右侧弹簧被拉长，而阻尼器的活塞则缓缓上升（导致整个系统表现出较高的弹性阻力，弹簧表示肺组织的弹性阻力特性，肺容积迅速变化时，反应较快，说明弹性阻力迅速上升。而阻尼器则表示黏弹性阻力，阻尼器的活塞上升速度相对较慢，也就是说黏弹性阻力变化较慢，这种情况下，弹簧和阻尼器共同作用，反映了组织阻力的阻性阻力和弹性阻力在快速肺容积变化时的不同变化）。适当的时候（一般是吸气后2~3 s），右侧弹簧恢复到原始长度，因此不再对压力-容积关系有任何影响（即吸气开始后2~3 s，呼吸系统的动态弹性阻力不再随时间变化，只保持了由中间弹簧引起的静态弹性阻力）。因此，右侧弹簧代表了时间依赖性的弹性阻力。而吸气末，（活塞使右侧）弹簧仍处于紧张状态，两个弹簧共同作用导致了高弹性阻力，其倒数即为动态顺应性（译者注：即呼吸系统在吸气末对于快速变化的体积仍然有较高的弹性阻力）。如果肺吸气暂停数秒，且右侧阻尼器的活塞也运动完毕，则右侧弹簧就不再施加任何张力，总弹性阻力就下降至由中间弹簧所产生的弹性阻力。此时弹性阻力的倒数即为静态顺应性，因此静态顺应性大于动态顺应性。图3.4所示只是一个简化的展示，还可以添加更多的组件，然而该模型仍与实验结果很相符（译者注：右侧的弹簧和阻尼器串联在一起，描述了呼吸系统出现快速肺容积变化时的行为。在该模型中，弹簧代表时间依赖性的弹性阻力成分，而阻尼器代表与肺容积变化速率相关的阻力成分。整个模型的弹性阻力由弹簧和阻尼器的组合效应决定，表现出与压力-容积关系相关的顺应性特性）。

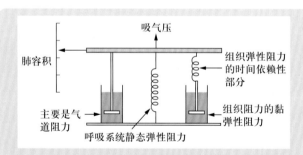

横杆上移表示肺吸气，弹簧表示弹性阻力（顺应性的倒数），阻尼器表示阻性阻力。因为有黏弹性组织阻力，右侧串联的弹簧和阻尼器的变化具有时间依赖性。

图3.4 D'Angelo等的弹簧和阻尼器模型

弹簧-阻尼器串联模型表示顺应性随时间变化是多因素的。健康人体中，气体重分布对此影响微乎其微，主要原因是组织内的黏弹性流动阻力。在麻醉的健康受试者中，组织阻力约为呼吸系统阻力的一半，且似乎其很大程度上不受呼气末压力或潮气量的影响。组织阻力来源于肺和胸壁组织，且有相当比例来

自胸壁。常常低估胸壁组织阻力的大小与重要性，尤其在有肺部疾病时，因此很明显，区分气道阻力和整个呼吸系统中的胸壁组织阻力很重要。组织阻力的单独测量将在后文阐述。

（三）呼吸系统阻力中的惯性阻力

呼吸气体、肺脏和胸廓都有相当大的质量，因此具有惯性，改变气流方向时就有阻力，这类似于电感（译者注：电感描述电流对磁场的响应。电流通过线圈时，会在线圈周围产生磁场，而这种磁场又会影响电流的行为。因此，电感可以看作是电流对磁场变化的一种阻抗）。惯性阻力很难测量，但是电感和惯性阻力随频率增加而增加。因此，尽管惯性阻力在正常呼吸频率下可忽略，但高频通气时可能很明显（见第三十二章）。

三、影响呼吸阻力的因素

对于正常肺，呼吸阻力主要由小气道和细支气管直径的变化来控制，该变化预计只会改变呼吸阻力的气道阻力，但是动物实验表明支气管平滑肌收缩也会改变组织阻力。现认为气道与肺实质相互影响，气道收缩时，其周围弹性组织变形，足以改变其黏弹性。气道直径可因物理挤压（由于正常的跨腔压力逆转导致气管塌陷）或者气道壁平滑肌收缩而减小。

（一）容积相关的气道塌陷

1. 肺容积对呼吸阻力的影响

肺容积减少时，所有含气成分（包括气道）的容积成比例减少。因此，若其他因素（如支气管张力）不变，气道阻力是肺容积的反函数（图3.5），并且肺容积与能达到的最大呼气速率存在同向关系（见后文）。从这些曲线很难量化气道直径。因此使用气道传导率描述气道阻力更为方便，其是（气道）阻力的倒数，单位通常是L/（s·cmH_2O）。比气道传导率是单位肺容积的气道传导率，即气道传导率与肺容积直线的斜率。因为考虑到肺容积对气道阻力的重要影响，所以比气道传导率是支气管张力的有用指标。

2. 气体陷闭

低肺容积时，由于气道直径和跨壁压较小，更易发生流速相关的气道塌陷（见后文）。呼气时气道塌陷引发"活瓣"效应，气体陷闭于塌陷气道远端，增加残气容积和功能残气量。因此增加肺容积通常可减少气道阻力，并有助于防止气体陷闭。为此，对自主呼吸的受试者，防止气体陷闭最简便的方法是给予持

续气道正压，而对使用呼吸机的肌松患者，可设置呼气末正压（见第三十二章）。许多阻塞性气道疾病患者养成了通过缩唇呼气增加呼气阻力的习惯，或者提前停止呼气来保持肺容积在功能残气量之上（内源性呼气末正压，见第360页），这两种方法都有增加气道跨壁压的作用，从而减少气道阻力并防止气体陷闭。

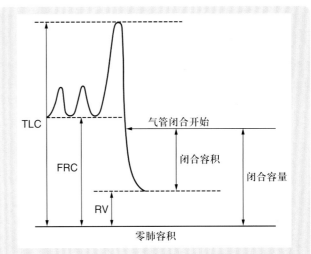

本例为青年男性，闭合容量小于功能残气量。RV：残气量；TLC：肺总量。

图3.6　显示闭合容积和闭合容量关系的肺量图

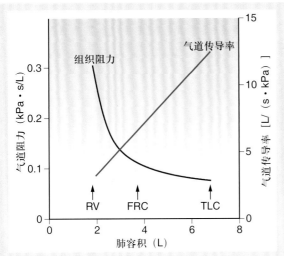

阻力曲线是双曲线。比气道传导率（sGaw）是气道传导率直线的斜率。FRC：功能残气量；RV：残气量；TLC：肺总量。

图3.5　直立位时，气管阻力、传导率与肺容积的函数关系

3. 闭合容量

除了图3.5所示肺容积对气道阻力的整体影响外，还有重要的区域性差异。这是因为肺重力依赖区的气道和肺泡总是小于肺尖部（除在肺总量位或者零重力状态时，此时各区域的气道和肺泡大小相同）。随着呼气时肺容积逐步降低到残气容积，有一个重力依赖区气道开始闭合的临界点，此时的肺容积被称为闭合容量。另一个术语"闭合容积"，等于闭合容量减去残气容积（图3.6）。闭合容量随年龄线性增加，在年轻人中闭合容量小于功能残气量，但在仰卧位44岁和直立位75岁时闭合容量增加到与功能残气量相等（译著注：经查文献直立位应该是66岁）（见图2.11）。

当功能残气量＜闭合容量时，部分气道（常位于重力依赖区）闭合，相应肺泡的血液就无法进行气体交换，造成分流（见第93页），这必将增加肺泡/动脉氧分压差。当志愿者（尤其闭合容量更高的老年受试者）呼气至功能残气量以下时，可见此现象。气道陷闭区域的血液分流，是随年龄增加（见第138页）与体位变化（见第236页）时氧分压降低的最主要原因。

（二）流速相关气道塌陷

若胸膜腔内压足够高于气道压，则所有的气道均可塌陷。软骨性气道相当抗压，但即使如此，在5～7 kPa（50～70 cmH$_2$O）的外部压力下或者其内部的气体流速足够高时软骨性气道也可被压塌。11级以远的气道没有抵抗形变的骨性结构（见表1.1），而是依赖环绕的肺组织的弹性回缩力牵拉气道壁来开放气道。跨壁压差逆转可导致这些气道塌陷，相对于软骨性气道，压闭这些无软骨性气道的压差就要小得多。

呼气时高流速就可能逆转跨壁压差。正常呼吸的所有阶段，气道内正压须始终高于胸腔内负压，故气道始终开放。最大用力呼气时，胸腔内压力升高并远超大气压，从而形成正压和高速气流。当气体沿气道流动时，气道压力逐渐下降，在某个点上，气道内压等于胸腔内压。在这个点（等压点）上，小气道仅能靠包绕它们的肺实质的弹性回缩力来维持开放。而大气道则通过其骨性结构维持开放。在等压点的近端气道，跨壁压力差逆转，在某点上这些逆转的跨壁压力差可能会大于气道开放的力量，导致气道塌陷，这种效应也会受到肺容积影响（见前文），随着肺容积减少，等压点逐渐向小气道近端移动。

最好的展示流速相关塌陷的方法是流速-容积曲线。图3.7展示了肺容积（横坐标）与瞬时气体流速（纵坐标）间的关系，时间没有直接标明。图3.7A的小环显示了功能残气量之上正常的潮气量下的流速容积关系，两端气体流速均为零。箭头代表环的轨迹。用力呼气末时，黑色方块表示残气量。曲线下半部分显示了用力吸气至肺总量（黑色圆点）的过程。一共有4条呼气曲线，每条曲线的呼气努力和呼气峰值流速不同。在一定范围内，呼气努力越强，产生的峰值流速越大。然而，无论呼气努力的程度大小，所有呼气曲线末端的形态都相同，这部分曲线的流速受到气道塌陷的限制，也是由肺容积（横坐标）决定峰值流速的那部分。越努力呼气，气道塌陷越重，气道塌陷后则流速恒定。图3.7B显示在测量呼气峰值流速之前用力吸气很重要。对于肺部疾病，流速-容积曲线可帮助确定气道阻塞的位置，图3.8展示了部分例子。

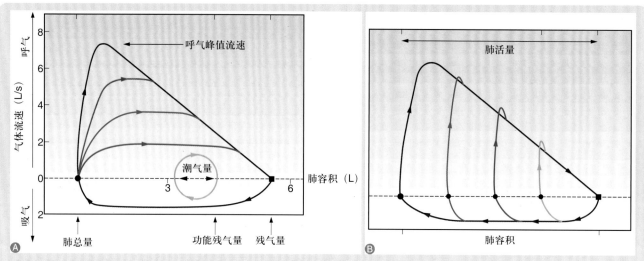

瞬时气体流速为纵坐标，肺容积为横坐标。A.图中小黄环显示了正常潮气量时的流速-容积环。此外，还显示了从肺总量开始四种不同程度的用力呼气，一定范围内，呼气峰流速与呼气努力有关，但在呼气后期，无论呼气努力多大，所有呼气曲线的终末形态都相同，此时气道塌陷限制了流速；B.不同肺容积时用力呼气的效应。无论呼气努力多大，环上的小尖峰可能代表与呼吸努力无关的从塌陷气道中排出的气体。

图 3.7　正常流速-容积曲线（环）

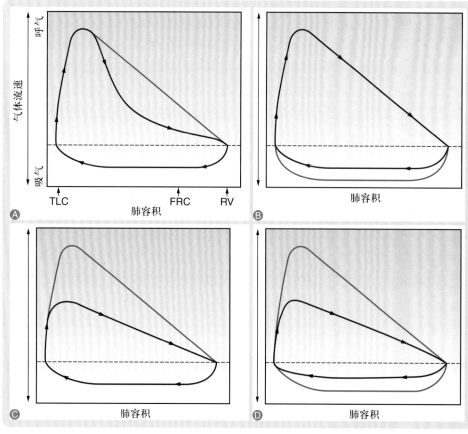

无论什么情况，正常环（图3.7）显示为蓝色。A.小气道阻塞性疾病，如慢性阻塞性肺病，由于小气道过早关闭呼气曲线内凹；B.非固定部位的胸外梗阻，吸气曲线扁平，呼气曲线正常；C.非固定部位的胸内梗阻，吸气曲线正常，但呼气曲线早期显示流速限制；D.固定性大气道梗阻，无论位于胸内还是胸外，都会限制吸气相和呼气相的流速。FRC：功能残气量；RV：残气量；TLC：肺总量。

图 3.8　异常流速-容积曲线（环）

四、气道直径的肌肉控制

在第二十八章描述的一系列气道疾病中，小气道是气道阻塞的主要部位。控制小支气管和细支气管肌张力涉及4个机制，具体如下。

- 神经通路。
- 体液（通过血液）控制。
- 直接的物理和化学效应。
- 局部细胞机制。

尽管将这些机制视为独立机制非常方便，但实际上它们紧密联系，特别是在疾病状态下。正常时，神经调控最主要，在某些情况下，直接刺激和体液调控也起作用。细胞（尤其是肥大细胞）机制，虽正常情况下对气道直径影响很小，但气道疾病时就非常重要。

（一）神经通路

1. 副交感神经系统

该系统在控制支气管张力方面非常重要，激活后可完全闭合小气道。迷走神经既含传入神经纤维又含传出神经纤维，传出神经节则在小支气管壁内。传入神经纤维的信号来自支气管上皮紧密连接下的受体，该受体能对直接作用于受体（迷走神经C纤维）的有害刺激、快适应感受器的刺激（见第43页）或细胞机制（肥大细胞脱颗粒等）释放的细胞因子做出反应。传出神经释放乙酰胆碱（ACh），作用于M_3毒蕈碱受体，引起支气管平滑肌收缩，同时也刺激M_2结前毒蕈碱受体，负反馈抑制乙酰胆碱的释放。一系列复杂的第二信使参与乙酰胆碱引起的平滑肌收缩（见后文）。刺激反射弧的任何部分都会引起支气管收缩。正常情况下，平滑肌有一定的静息张力，因此，当为控制心率而降低迷走神经张力时，也可能导致一定程度的支气管扩张。迷走反射不是简单的单突触反射，因为中枢神经系统对迷走反应有相当大的调节作用，这反映了大脑控制肺疾病气道高反应性上的潜在效应。

2. 交感神经系统

与副交感神经系统相反，肺部交感神经系统数量少，尚未证实在人体有非常重要的作用。实际上，气道平滑肌不太可能有任何直接的交感神经支配，尽管某些物种的交感神经可能抑制胆碱能神经传递。

3. 非胆碱能副交感神经

气道还有第3种既非肾上腺素能又非胆碱能的自主神经控制系统，这是人体中唯一可能舒张支气管的神经通路，尽管其确切作用仍不确定。其传出神经纤维通过迷走神经到达气道平滑肌，可引发慢（数分钟）而持久的支气管舒张。神经递质是舒血管肠肽，通过促进一氧化氮（NO）产生而舒张气道平滑肌。与对舒张血管平滑肌的作用充分了解不同，NO如何舒张气道平滑肌尚不清楚。由于某种形式的细胞表面相互作用激活了鸟苷酸环化酶，产生环磷酸鸟苷和肌肉舒张，因此NO似乎无需进入细胞就能舒张气道平滑肌（译者注：NO其实既可以在细胞外起效，又可以进入细胞内起效）。NO舒张支气管作用也参与调控静息气道张力，但尚不清楚NO是由局部细胞产生的，还是由非胆碱能副交感神经和舒血管肠肽介导释放的。

（二）体液控制

尽管交感神经的作用微乎其微，但支气管平滑肌上有丰富的β_2-肾上腺素受体，其对循环中的肾上腺素高度敏感，激活的β_2-肾上腺受体通过后续复杂的第二信使系统发挥作用（见后文）。基础水平的肾上腺素可能不会影响支气管平滑肌张力，但在运动时或交感神经的"应激反应"中，该机制能发挥作用。也有少数α-肾上腺素受体激活后可收缩支气管，但临床意义可能不大。

（三）物理和化学效应

如前所述，直接刺激气道上皮可激活副交感神经，收缩支气管。已知可收缩支气管的物理因素包括喉镜对上呼吸道的机械性刺激，以及气管或支气管异物。吸入颗粒物、水的气溶胶或仅仅是冷空气，都可能使支气管收缩，吸冷空气还可用作简易的激发试验。许多化学刺激也可使支气管收缩，包括低pH液体（如胃酸）及气体（如二氧化硫、氨、臭氧和二氧化氮）。

（四）局部细胞机制

肺内炎症细胞（肥大细胞、嗜酸性粒细胞、中性粒细胞、巨噬细胞和淋巴细胞等）在肺部感染和炎症中的作用见第二十八章、第三十章和第三十一章。多种病原体都能刺激这些炎症细胞，但前述的物理因子也可直接激活某些炎症细胞。一旦激活炎症细胞，产生的细胞因子可放大炎症反应，释放收缩支气管的各种炎症介质（表3.2）。正常个体也会产生炎症介质，但气道疾病患者通常具有"高反应性"，因此更易出现支气管痉挛的症状。

表3.2 气道炎症中参与改变支气管平滑肌张力的介质

来源	支气管收缩		支气管舒张	
	介质	受体	介质	受体
肥大细胞和其他促炎细胞	组胺	H_1	前列腺素E_2	EP
	前列腺素D_2	TP	前列环素（PGI_2）	EP
	前列腺素F_{2a}	TP		
	白三烯C_4、D_4、E_4	$CysLT_1$		
	血小板活化因子	PAF		
C纤维	缓激肽	B_2		
	P物质	NK_2		
	神经激肽A	NK_2		
	降钙素基因相关肽	CGRP		
内皮和上皮细胞	内皮素	ET_B		

五、药物对气道平滑肌的作用

（一）β_2-激动剂

非特异性β-肾上腺素受体激动剂（如异丙肾上腺素）是首个广泛用于治疗哮喘的支气管扩张药。然而，由于认为对心脏β_1-受体的激动效应增加了哮喘急性发作的病死率，不久就研发出β_2-受体特异性药物（如沙丁胺醇）。其后，又研发出目前广泛用于哮喘治疗的长效β_2-受体激动剂（如沙美特罗），可每天用药一次。除舒张气道平滑肌外，β_2-激动剂还可抑制炎性细胞因子及大部分支气管收缩介质的分泌（见表3.2），甚至增加表面活性物质释放。但β_2-激动剂相关的争议持续至今，对炎症细胞的影响和下调β_2-受体都有潜在危害，且某些应用长效β_2-激动剂患者的病死率令人担忧。

β_2-受体

现已明确β-肾上腺素受体功能特性的分子基础，含有413个氨基酸，7个跨膜螺旋（图3.9）。激动剂结合位点位于蛋白质的疏水核心内，而该疏水核心又位于细胞膜脂质双分子层内，这会影响药物与结合位点的相互作用，即更亲脂的药物能在脂质双分子层中形成储库，从而可与受体结合位点反复相互作用，比亲水性药物的疗效更久。受体有激活或失活两种形式，当细胞内第三环与三磷酸鸟苷和G_s蛋白的α亚基结合时，受体激活。β_2-受体激动剂可能不会显著改变蛋白结构构象，但通过简单直接地稳定已激活的受体，使其更长时间地保持激活状态而使激活形式占

优势。

β_2-受体激活G-蛋白，G-蛋白进而激活腺苷酸环化酶，转化腺苷三磷酸（adenosine triphosphate，ATP）为环磷酸腺苷（cyclic adenosine monophosphate，cAMP）。通过抑制细胞内钙库释放钙并激活蛋白激酶A，cAMP磷酸化许多参与肌动蛋白-肌球蛋白相互作用的调节蛋白，从而舒张肌细胞。

人类有两个β_2-受体基因，共有18种基因多态性，从而产生了大量可能表型。对这些表型的研究还在继续，个体间不同β_2-受体表型的临床表现或治疗反应不同，但不同β_2-受体表型对哮喘总患病率的影响似乎微不足道。

（二）磷酸二酯酶抑制剂

激活β_2-受体产生的cAMP，又被细胞内磷酸二酯酶（phosphodiesterase，PDE）快速水解，抑制PDE可延长β_2-受体激动导致的平滑肌舒张。目前已发现11个PDE亚型，肺内有PDE3、PDE4和PDE7亚型，但目前用于治疗哮喘的PDE抑制剂（如茶碱）缺乏不同亚型的特异性。由于缺乏特异性，目前的PDE抑制剂的不良反应多，进而限制了其临床应用。最新研究发现PDE抑制剂（主要抑制PDE4）在肺部具有显著抗炎作用，且抗炎作用的血药浓度低于支气管扩张作用的血药浓度。这提出了使用PDE4特异性抑制剂（如罗氟司特）治疗气道疾病的可能性，但由于不良反应常见，临床结果令人失望。

（三）抗胆碱能药物

胆碱能受体

激动M_3乙酰胆碱受体也可以激活G_q蛋白，进而激活磷脂酶C，磷脂酶C刺激产生肌醇三磷酸，然后肌醇三磷酸与肌浆网受体结合，导致细胞内钙库释放钙离子。细胞内钙离子升高，激活肌球蛋白轻链激酶，磷酸化部分肌球蛋白链，这样就激活肌球蛋白ATP酶并启动了肌动蛋白和肌球蛋白间的横桥连接。肌醇三磷酸激酶将肌醇三磷酸转化为无活性的肌醇二磷酸。介导速激肽、组胺和白三烯受体收缩支气管（表3.2）的其他介质，作用机制也相似，即与G蛋白磷脂酶C复合物连接后生成肌醇三磷酸。

目前认为肌醇三磷酸和cAMP信号通路间存在诸多分子间相互作用。G_q蛋白激活磷脂酶C也可释放细胞内的二酰甘油，进而激活另一种膜结合酶，即蛋白激酶C。蛋白激酶C可磷酸化多种蛋白质，包括G-蛋

白和$β_2$-受体本身（图3.9），导致受体与G-蛋白解偶联，并下调转导通路。

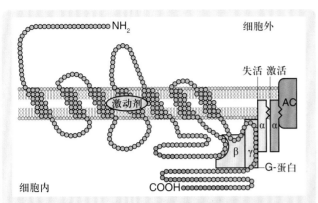

根据G-蛋白α亚基是否与腺苷酸环化酶（AC）结合，受体分为激活和失活状态。激动剂与第3、5跨膜结构域的3个氨基酸残基结合，从而使受体G-蛋白复合物稳定在激活状态。$β_2$-肾上腺素受体胞内C-末端区域（绿色）易被细胞内激酶磷酸化，导致受体失活和下调。

图3.9　$β_2$-肾上腺素受体激活的分子机制

作用于气道的抗胆碱能药物分短效（如异丙托溴铵）和长效（如噻托溴铵）两类。与治疗哮喘相比，抗胆碱能药物治疗慢性阻塞性肺疾病更有效（见第二十八章），因为只有在慢性阻塞性肺疾病中，增强的副交感神经活性才被认为导致了症状。抗胆碱能药物对M_2受体和M_3受体亲和力相似，然而两种受体对气道平滑肌的作用相反。因此不同个体、不同疾病状态间的M_2和M_3受体相对数量，可以解释不同个体间抗胆碱能药物疗效的差异。

（四）白三烯拮抗药

即使对非哮喘者，白三烯也能强效收缩支气管，因此广泛研究了白三烯拮抗药是否有治疗潜力。炎症细胞通过激活磷脂酶A_2启动该通路，最终产生3种白三烯（表3.2，图3.10）。在肺部，它们都通过气道平滑肌细胞上的单一受体（$CysLT_1$）起作用（激活与受体相连的G蛋白），通过前述的G-蛋白–肌醇三磷酸系统收缩平滑肌。除收缩支气管外，白三烯还有其他广泛作用，尤其可通过嗜酸性粒细胞趋化作用放大炎症反应。

从作用机制推测，$CysLT_1$受体拮抗剂（如孟鲁司特、扎鲁司特）不能有效治疗急性支气管收缩（运动诱发除外），但在炎症细胞激活白三烯通路时有效。因此，白三烯拮抗药最可能用于预防慢性哮喘支气管痉挛，但在哮喘治疗中的地位仍不确定。

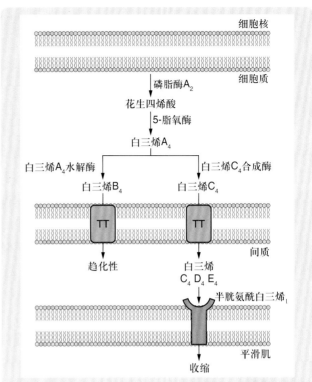

炎症介质刺激下，磷脂酶A_2催化核膜中的磷脂产生花生四烯酸。白三烯B_4和白三烯C_4通过特定的跨膜转运蛋白（TT）出胞。间质中非特异性肽酶将白三烯C_4转化为白三烯D_4和白三烯E_4，白三烯C_4、白三烯D_4、白三烯E_4均可刺激$CysLT_1$受体，强烈收缩支气管。

图3.10　肺部的白三烯通路

六、呼吸阻力增加的代偿

动物研究中，在PCO_2升高前，对阻力负荷几乎无代偿，PCO_2升高后可刺激通气并克服阻力。人体相关反应则更为复杂。

（一）吸气阻力

吸气阻力增加的正常反应是增加吸气肌力量，而又几乎不改变功能残气量，根据阻力增加的程度，可能动用辅助肌。

吸气阻力增加有两种重要代偿机制。一种是立即起效，甚至在阻力增加的首次呼吸即起效。吸气肌肌梭似乎能感受到吸气肌未缩短至预期量，其传入冲动随后增强了前角运动神经元池的活动。这是肌梭典型的伺服反应（见第61页），而肋间肌含大量肌梭。这种由脊髓水平介导的肌梭反射不被全身麻醉抑制（见第243页）。

清醒状态下，除脊髓反应，还有脑桥上区域（可能在大脑皮层）会进一步刺激通气。即使吸气负荷明显增加，该"行为"反应也能代偿通气，防止PCO_2

变化。若证实该兴奋反应主要由皮层活动维持，就能解释为何生理睡眠期间可能无法代偿阻力负荷增加（见第十四章）。

代偿呼气阻力增加而伴随的胸膜腔内压下降，对心血管系统影响显著，可致"奇脉"（吸气时收缩压下降超过10%）。"奇脉"的严重度间接反映了气道阻塞（如哮喘急性发作）的严重度。

（二）呼气阻力

清醒或麻醉状态下，≤1 kPa（10 cmH₂O）的呼气阻力通常不激活呼气肌。事实上，这种增加的呼气阻力是由吸气肌代偿的。受试者增大吸气努力，直到达到（新的、增大的）肺容积（功能残气量），这时增大的弹性回缩力足以代偿呼气阻力的增加（图3.11）。在该过程中，可能需要通过调节梭内肌纤维以增加膈肌纤维长度来代偿呼气受阻，将功能残气量重置到较高水平，根据增加的功能残气量增加吸气张力。清醒受试者通常只在呼气阻力＞1 kPa（10 cmH₂O）时才激活呼气肌。

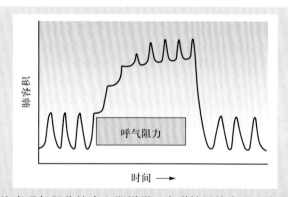

注意吸气肌收缩力立即增强，在弹性回缩力足以克服呼气阻力之前，吸气连续增强。

图3.11 麻醉患者呼气阻力突然增加时代偿反应的肺量图

（From Nunn JF, Ezi-Ashi TI. The respiratory effects of resistance to breathing in anaesthetised man. Anesthesiology. 1961；22：174-185.）

由于患者代偿呼气阻力急剧增加的能力非凡，因此动脉PCO₂多正常。但这些（代偿）机制在维持肺泡通气效率同时也生理后果严重。与其他肌肉一样，呼吸肌也会疲劳，这是呼吸衰竭的主要原因之一。因此，呼吸阻力增加的患者PCO₂升高，总是说明病情严重。此外，当呼气阻力急剧增加（而动用呼气肌时）时，胸腔内压也会升高，从而阻碍静脉回流，降低心排血量，甚至可能发生晕厥（见第390页）。

七、呼吸黏性阻力和闭合容量的测量原理

（一）呼吸系统黏性阻力

同时测量气体流速和驱动压差可确定黏性阻力。就呼吸道而言，主要难在测量口腔和肺泡间的压力差。由于呼吸系统阻力的不同组成部分术语不同、测量方法也不同，这就会产生问题（表3.3）。无论什么情况，必须单独测量设备阻力，并从受试者呼吸系统黏性阻力测值中减去设备阻力。

由于肺容积的变化和方法上的差异，呼吸系统总黏性阻力正常值并不恒定。健康男性受试者常见值见表3.3。

1. 压力 – 流速技术

第二章中详述了如何同时测量潮气量和胸腔内压（食管压）来获得肺动态顺应性（图2.12）。为避免在测定肺动态顺应性时压力受气流阻力影响，需要在零气流流速下测量压力。通过减去克服弹性阻力所需压力，该装置也可测定气流阻力（图3.12）。压力曲线中阴影区域表示克服气流阻力所需压力差，压力差大小与气体流速有关。

胸腔–口腔压差和呼气容积可以显示为以*x*和*y*为坐标轴的环。图2.12A显示如何从该环中流速为零的点推导出动态顺应性。环的面积是克服气流阻力所做功的函数。

由于需要使用食管球囊，该技术具有微创性，但可连续测量阻力。通过测量胸腔内压，排除了胸壁阻

表3.3 呼吸系统各部分的黏性阻力

	口腔和咽	喉和大气道	直径＜3 mm 的小气道	肺泡和肺组织	胸壁	合计
各部分值（kPa·s/L）	0.05	0.05	0.02	0.02	0.12	0.26
气道黏性阻力	人体体积描记仪阻断术					0.12
肺黏性阻力	压力流速技术					0.14
呼吸系统黏性阻力	振荡气流技术，吸气末阻断术					0.26

注：蓝色区域表示每种黏性阻力的组成部分，而黄色框中文字说明了测量不同阻力的方法。

力，就可获得肺阻力的测量值（即气道阻力加上肺组织阻力）。

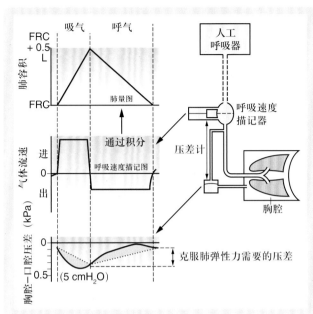

通过对呼吸流速描记图的流速积分可方便地获得肺量图。在压力曲线中，虚线表示无肺黏性阻力的假想患者预计应当出现的压力变化。顺应性的推导：将测量的压差减去克服肺弹性阻力需要的压差（绿色区域）就得到克服肺阻力的压力差，将这个压力差再除以呼吸速度描记器显示的流速（的积分，即容积差）得出顺应性。需要注意的是，呼吸速度描记图比肺量图能敏感地发现流速为零。FRC：功能残气量。

图 3.12　通过同时测量气流流速和胸腔 – 口腔压差来计算肺阻力和动态顺应性

2. 振荡气流技术

在该技术中，对气道施加高频振荡气流，测量由此产生的压力和流速改变。应用交流电理论可以推导并连续测量气道阻力值（译者注："交流电理论"是指对电流和电压随时间周期性变化的电路稳态行为进行数学分析。这里"交流电理论"指的是将类似的概念应用于气道阻力的测量，高频振荡气流施加到气道上。测量所产生周期性的压力和气流变化，并通过交流电理论的原理，持续推导出气道阻力）。该技术可测量总呼吸阻力，可在整个肺活量通气（译者注：肺活量通气是指短暂增加气道压，开放塌陷肺泡，并应用高于肺泡临界闭合压的呼气末正压稳定肺泡，从而改善顺应性和气体交换的方法）期间使用，并将阻力显示为肺容积的函数，推导出比气道传导率。

3. 体积描记仪

吸气时，肺泡压低于环境压力，根据玻意耳定

律，肺泡气体扩张。在体积描记仪上，呼吸时身体位移的增加会被记录为压力的增加。通过测量流速和压力变化，可直接推导出气道阻力，该方法要求受试者进行"浅快"呼吸或小潮气量呼吸。尽管有这些要求，体积描记术总的来说是无创的，并可同时测量功能残气量，但测量的气道阻力结果可能并不一致。

4. 阻断技术

若使用单个压力计测量口腔和肺泡压力，可通过瞬间阻断压力计远端的气道实现。该方法假设当阻断气道时口腔压等于肺泡压。然后，根据测量阻断前流速及口腔（阻断前）和肺泡（阻断结束时）间的压差，来确定阻力。为避免干扰受试者的呼吸模式，阻断时间必须足够短，但为使气道压力达到平衡，阻断时间又必须足够长。实践中，为了兼顾此矛盾，阻断时间为50～100 ms，可在整个呼吸周期中反复测量。该技术适合测量正常肺的阻力，但在气道疾病患者中在阻断时间内是否能完全达到平衡值得怀疑。阻断技术测量的是气道阻力，不包含组织阻力。

5. 吸气末阻断

该法现已广泛用于测量呼吸系统的组织阻力，只能用于人工机械通气并精确控制呼吸周期的麻醉肌松受试者。恒定吸气流速的吸气后阻塞气道0.5～3 s，然后被动呼气。为防止吸气暂停时的偏差，可取多次连续测量的平均值。有研究对33次呼吸中气体流速、跨肺压（P_L）、食管压和肺容积的平均变化进行了记录（图3.13；译者注：该图涉及第三方版权，详图请见英文原版）。在阻塞气道前即刻，P_L 达到 P_{max} 值，P_{max} 值由弹性和非弹性阻力共同决定。气道阻塞后，无论跨肺压（P_L）还是食管压，压力下降分为两个阶段。阻塞后即刻，P_L 迅速下降到 P_1，$P_{max}-P_1$ 称为阻断阻力，与前述的阻断法一样，$P_{max}-P_1$ 反映气道阻力。

在第二阶段，从 P_1 到 P_2 压力下降较慢，这代表由于黏弹性行为，组织顺应性不再随时间变化，因此 P_1 到 P_2 的压力衰减代表组织阻力的效应：

$$组织阻力 = \frac{P_1-P_2}{吸气流速}$$

实践中，压力信号可转换成数字形式，由计算机分析计算出3种压力。

压力记录部位决定测量的组织阻力成分。图3.13记录了跨肺压（气道压减去食管压），可以单独计算肺组织阻力。同时记录了食管压，就可以计算胸廓组

织阻力。

最后，通过测量气道与大气的压力差可计算总呼吸阻力，具体如下。

$$呼吸系统阻力 = \frac{P_{max} - P_2}{吸气流速}$$

呼吸机目前就是应用该技术计算呼吸系统阻力。第二章所介绍的为计算静态顺应性而进行的吸气末暂停（图2.12B），也可测量P_{max}和P_2，由此计算呼吸系统阻力（图3.13）。

（二）测量闭合容量

闭合容量是在肺的重力依赖区检测到气道闭合时的最大肺容积（见第29页）。测量在呼气相进行，基于肺的上部和下部示踪气体浓度不同原理来测量。可以通过从残气位（此时肺重力依赖区气道开始闭合）开始吸入示踪气体来测量闭合容量（图3.14）。示踪气体优先分布到上肺。在最大限度吸气达肺总量后，患者缓慢呼气，同时在口腔处测量示踪气体浓度。当肺容积达到闭合容量，肺重力依赖区气道开始闭合，示踪气体浓度上升（Ⅳ期），超过肺泡平台期（Ⅲ期）。该技术可用于自主呼吸、意识清醒的受试者，也可用于人工控制通气肌肉松弛的受试者。合适的示踪气体为^{133}Xe或100%氧气（以氮气浓度下降来测量）。

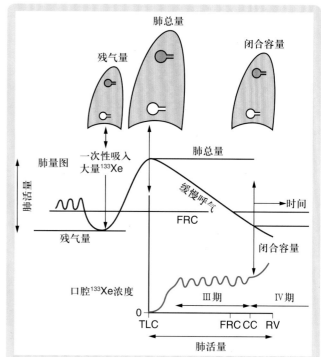

在肺容积接近残气位时一次性吸入大量示踪气体，由于气道闭合，示踪气体只能分布到气道仍然开放的肺泡（如图中阴影部分所示）。呼气相，无效腔气体冲出后，示踪气体浓度恒定。当那些一开始就未接收示踪气体的气道闭合后，呼出气中的示踪气体浓度上升，从平台期（Ⅲ期）进入上升期（Ⅳ期）。FRC：功能残气量；CC：闭合容量；RV：残气量；TLC：肺总量。

图3.14　使用示踪气体（如^{133}Xe）测量闭合容量

（黄勇，张金山，王志勇译；张钰，刘鹏，王志勇，孙思庆，刘凯雄，刘彦飞，黄勇，马炜全，罗玲，刘岗校）

―――――――― 参考文献 ――――――――

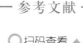

关键词

非弹性阻力；层流；湍流；驱动压；流速；闭合容量。

摘要

• 气道内气流是层流和湍流的混合，气道越小，越倾向于层流。

• 呼吸系统阻力包括气道内的气流阻力，以及肺和胸壁的变形阻力。

• 通过神经、体液和细胞机制，平滑肌控制小气道直径。

• 吸气或呼气阻力增加时，呼吸系统可快速代偿。

小结

• 管道内气流可以是层流、湍流或两者的混合。层流时，气体在管道内以系列同心圆柱体形式流动，在管道内流速剖面形成一条抛物线，外层靠近管壁的气流，理论上是静止的。气体黏性会影响其流动，但层流时，气体与管壁的摩擦阻力可忽略不计。湍流时，气流不规则，气体与管壁间的摩擦力显著增加，气体密度也影响其流速。正常潮气量下，气流在前10级左右的气道内为湍流，但随着气道横截面的增加，气体流速降低，气流更易变为层流。

• 气体进出肺的阻力既来自气道中的气流阻力，又来自肺和胸壁结构抵抗呼吸变形的组织阻力。组织阻力几乎占呼吸系统总阻力的一半。惯性阻力是阻力的最后一个组成部分，描述了随呼吸运动气体和组织必须要克服惯性，大多数情况下惯性阻力可忽略不计，但在高频人工通气时有重要意义。

• 湍流还是层流，主要取决于气体流动的管道直径，气道也不例外。气道阻力的变化大多数发生在小气道，小气道管壁缺少软骨支撑，因此依靠肺组织弹性保持开放。影响气道直径的因素有被动（如肺容积和保持其开放的跨壁压力差）和主动（包括控制气道平滑肌活动的众多生理系统）之分。

• 气道塌陷是气道阻力增加特别常见的原因。容量相关性气道塌陷与气道直径直接受肺容积影响有关，当肺容积低于闭合容量时小气道开始闭合。闭合容量通常小于功能残气量，但随着年龄增加或由于肺部疾病，两者越来越接近，在正常肺容积下

气道即可塌陷。用力呼气时会发生流速相关性气道塌陷，此时胸腔内压超过大气压，且沿气道某处的胸腔内压超过气道压，因此气道将会闭合。气道塌陷很容易在流速-容积曲线上观察到。

• 气道直径的神经控制主要通过副交感神经系统，迷走神经有其传入和传出纤维。气道中的异物刺激、吸入冷空气/刺激性污染物时，副交感神经系统通过释放乙酰胆碱并激活M_3胆碱能受体，反射性收缩支气管。一旦受到刺激，M_3受体激活G_q蛋白，G_q蛋白进而又激活磷脂酶3产生肌醇三磷酸，从而引起气道平滑肌肌浆网释放钙离子。

• 体液控制气道直径主要通过循环中肾上腺素作用于气道平滑肌上丰富的β_2-肾上腺素受体。β_2-受体的作用机制现已明确，涉及激动剂与蛋白核心结合，使受体稳定在激活状态。激活状态下，β_2-受体刺激相连的G_s蛋白，激活腺苷酸环化酶，产生cAMP，cAMP抑制细胞内钙的释放，并降低肌动蛋白-肌球蛋白收缩单位的钙敏感性。

• 诸多药物通过这些机制舒张支气管平滑肌。吸入或静脉注射β_2-肾上腺素受体激动剂（如沙丁胺醇、沙美特罗）是最常见的，根据它们与蛋白质结合时间的长短分为短效或长效。这些药物也凸显了β_2-肾上腺素受体基因多态性，基因多态性也一定程度影响了β_2-肾上腺素受体激动剂临床使用。在某些情况下，吸入性胆碱能受体阻滞剂（如异丙托溴铵）也是有效的支气管扩张药，也分为长效或短效。磷酸二酯酶抑制剂抑制cAMP水解，从而延长内源性支气管舒张分子的作用。

• 人类能非常高效地克服呼吸阻力的增加。在吸气阻力增加的首次呼吸时，肌梭传入冲动到脊髓，反射性增强吸气。可能作为一种行为反应，意识清醒个体除了脊髓反射外，呼吸中枢的驱动也会增加。呼气阻力增加会导致功能残气量增加，直至高肺容积时弹性回缩力大到足以克服呼气阻力。

• 测量呼吸系统阻力需要同时记录气体流速和驱动压差。有多种测量技术，如动态压力-流速测量、在极短的气流中断期间记录气体流速和压力、或体积描记仪（测试时受试者做浅快呼吸动作）技术。每种测量方法包含的呼吸系统总阻力的组成部分并不一致，因此每种方法测量的结果会不同。

第四章　呼吸控制

要点

◆通过相互连接的神经元振荡，延髓的呼吸中枢系统产生呼吸节律。

◆脑桥协调了中枢神经系统中许多影响呼吸调控的区域。

◆肺和膈肌中的刺激性和牵张感受器共同参与呼吸中枢的一系列反射作用，从而影响呼吸活动。

◆对二氧化碳分压变动引起的pH变化，中枢化学感受器可迅速做出反应，增加通气量以应对升高的$PaCO_2$。

◆外周化学感受器主要位于颈动脉体，当PaO_2的降低时可兴奋呼吸，从而增加通气量。

在孕早期，胎儿脑干就发育形成了一个"呼吸中枢"，可不间断的产生有节奏的呼吸活动。在整个生命过程中，受试者大多没有意识到这种由化学和物理反射紧密结合控制的行为。此外，当需要时，呼吸可能（在一定限度内）完全被自主调控，或被吞咽、打喷嚏、呕吐、打嗝或咳嗽等非自主、无节律的行为打断。呼吸控制系统很复杂，其可以自动调节呼吸肌动作，以适应不断变化的姿势、讲话、自主活动、运动和无数其他改变呼吸需求或影响呼吸肌性能的环境的需求。

一、呼吸节律的起源

早期尝试采用解剖学方法寻找呼吸控制部位，包括切除或刺激动物脑干的特定区域（见第三十五章"通气控制"部分）。随着精确成像技术的发展，使正常人体的呼吸区域得以定位，证实了过去许多动物实验的结果。

（一）"呼吸中枢"的解剖定位

呼吸模式由大脑中的延髓产生，其可协调各种自主和非自主呼吸运动。如图4.1所示，延髓内外有许多神经元连接，其功能将在后文介绍。延髓中的呼吸神经元集中在两个解剖区域，即腹侧呼吸组和背侧呼吸组，它们间联系众多（图4.2），而背侧呼吸组又与孤束核关系密切，孤束核是第Ⅸ和Ⅹ对颅神经的内脏传入神经的终点（图4.2）。主要负责吸气与呼气切换的背侧呼吸组大多由吸气神经元组成，同时上运动神经元的神经冲动传递到脊髓对侧的吸气前角细胞。

腹侧呼吸组由一系列呼吸神经元组成，具体如下。

• 尾腹侧呼吸组，包括后疑核（主要控制呼气，在上位运动神经元的作用下，传递神经冲动到对侧

的呼气肌）及旁疑核（主要控制对侧吸气肌的收缩力）。

• 头腹侧呼吸组，主要由疑核组成，参与喉、咽、舌的气道扩张功能。

• 前包钦格复合体，中枢模式发生器（central pattern generator，CPG）的解剖位置（译者注：前包钦格复合体位于头段和中段腹侧呼吸组之间，即相当于疑核头端平面有一个含各类呼吸性中间神经元的过渡区，其中含有呼气神经元、吸气神经元和跨时相神经元，目前认为该部位是呼吸节律起源的关键部位。而神经元网络模式学说认为延髓内存在中枢吸气活动发生器神经元，这些神经元的活动引起延髓吸气神经元的渐增性放电，继而兴奋吸气肌的运动神经元，引起吸气过程，还增强吸气切断机制神经元等的活动）。

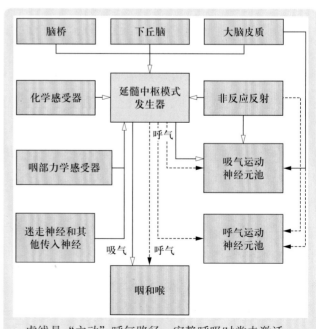

虚线是"主动"呼气路径，安静呼吸时常未激活。

图4.1　延髓中枢模式发生器的传入和传出连接

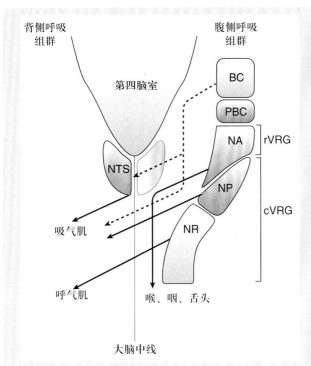

为清晰起见，左侧仅显示背侧呼吸组，右侧仅显示腹侧呼吸组（ventral respiratory group，VRG）。VRG 由包钦格复合体（BC）和前包钦格（PBC）复合体组成，头侧 VRG 区域（rVRG）包括疑核（NA），足侧 VRG 区域包括旁疑核（NP）和后疑核（NR）。呼气活动为主的区域用蓝色表示，吸气活动为主的区域用棕色表示。交叉的纤维在图中显示成穿越中线的纤维。虚线是抑制吸气神经元的呼气通路。NTS：孤束核。

图 4.2　延髓呼吸神经元组织的背侧视图

• 包钦格复合体（位于面神经后核内），具有广泛的呼气功能（译者注：包钦格复合体位于延髓腹外侧呼吸组的嘴端，面神经后核腹内侧邻近区域的一群神经元，是一群呈呼气递增的群γ-氨基丁酸能的呼气神经元，受长串电刺激，可产生吸气抑制）。

（二）中枢模式发生器

与心脏不同，没有单一的"起搏"神经元负责触发呼吸。但存在一种起搏系统，其中相关的神经元组产生规律的神经元活动爆发。触发呼吸至少与起搏系统群内六组神经元的复杂相互作用相关，这些分布于整个延髓（但主要集中在前包钦格复合体区域）的神经元可识别放电模式。神经元组包括早期吸气神经元、增强型吸气神经元（Iaug）（译者注：增强型吸气神经元在吸气早期开始放电，放电频率逐渐增高，在吸气后期达峰值，在第一呼气相仍然持续放电的呼吸神经元）、后期吸气中间神经元（假定的"关闭开关"神经元）（译者注：后期吸气中间神经元在呼吸

周期的晚期吸气阶段活跃。这些神经元被认为是"关闭开关"神经元，通过抑制吸气神经元来结束吸气阶段并开始呼气阶段，在调节呼吸周期的时间和频率方面起着重要作用）、早期呼气递减神经元、增强型呼气神经元（译者注：增强型呼气神经元在第二呼气相放电，频率逐渐增高，末期达峰值）和后期呼气（吸气前）神经元。典型的放电模式及其产生的肌肉群活动如图4.3所示。由此产生的呼吸周期可分为3个阶段，具体如下。

• 吸气阶段：突然激活吸气神经元，Iaug神经元逐渐兴奋，导致向吸气肌（包括咽扩张肌）放电触发吸气。但咽扩张肌在吸气开始前不久就已开始收缩，可能是被后期呼气（吸气前）神经元激活所致的。

• 后吸气或呼气阶段Ⅰ：其特点是Iaug神经元放电减少，因此向吸气肌的运动放电减少。早期呼气递减神经元也会减弱喉内收肌活动。因此，该阶段代表被动呼气，吸气肌张力逐渐降低，而喉部在这时起到最初限制呼气流速的作用（见第56页）。

• 呼气阶段Ⅱ：吸气肌处于静止状态，若需要将激活呼气增强神经元，以产生呼气肌活动的逐渐增加。

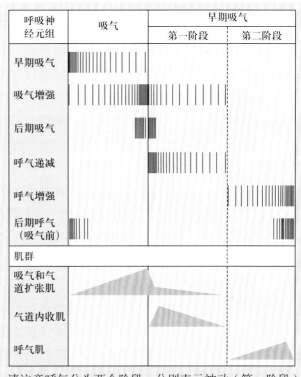

请注意呼气分为两个阶段，分别表示被动（第一阶段）和主动（第二阶段）呼气。

图 4.3　中枢模式发生器的呼吸神经元组的放电模式和相应的呼吸肌群活动

改变自发神经元活动增加/减少的速度，以及下一组神经元的激活时机，使呼吸模式有无限可能。例如，在仰卧位平静呼吸时，早期呼气神经元会缓慢地减少活动，而增强型呼气神经元仅短暂激活，导致呼气几乎完全是被动的。而当运动后或每分通气量超过40 L/min时则相反，呼气立即变为几乎完全主动。

实际上，许多这样的节律生成网络并行存在，所以即使广泛的脑干损伤也很难消除呼吸节律。

中枢模式产生的细胞机制

由于特定的膜特性，同时还具有神经递质参与的兴奋和抑制反馈机制，故呼吸神经元能自发产生兴奋性电活动。实际上，无论抑制性还是兴奋性神经递质，都具有双重作用：递质释放后，通过直接激活周围的其他神经元，扩大神经递质的信号传递范围，并通过影响神经元膜上的离子通道，调节单个神经元的自发电活动，例如，减慢动作电位沿树突传播的速度。

与心脏组织产生节律类似，呼吸中枢节律也与多种类型的钠、钾和钙离子通道的共同作用有关。例如，单个Iaug神经元中，细胞膜缓慢去极化，产生自发放电。然后，这些细胞通过兴奋性突触后电位"激活"其他Iaug细胞，逐渐增强Iaug活性。随后，逐渐激活钙依赖性钾通道并使细胞复极，从而"关闭"Iaug呼吸组。激活其他细胞组（如增强型呼气神经元），将激活Iaug神经元上抑制性突触后电位，从而超极化神经元并抑制下一波吸气活动。图4.3所示的所有呼吸神经组均有类似的膜效应。

（三）参与中枢模式发生器和呼吸控制的神经递质

图4.4汇总了这些神经递质。中枢模式既需要兴奋性也需要抑制性神经递质。兴奋性氨基酸（通常是谷氨酸）激活几种不同的受体，这些受体分为两类：快起效离子通道的N-甲基-D-天冬氨酸（N-methyl-D-aspartate，NMDA）受体，以及需要G蛋白介导效应而慢起效的非NMDA受体。抑制性神经递质包括甘氨酸和γ-氨基丁酸（γ-aminobutyric acid，GABA），分别通过特定的甘氨酸受体和GABA$_A$受体超极化神经元，从而抑制其活性。

神经调节物质可影响中枢模式发生器输出，但不参与节律生成。呼吸神经调节物质数量众多，其中许多具有几种受体亚型。在正常呼吸中它们的确切

作用尚不清楚，但无论是对正常还是异常呼吸，都具有重要意义。例如，已知外源性阿片类药物显著抑制人类呼吸运动（见第51页），表明呼吸中枢存在阿片受体，但阿片受体拮抗剂纳洛酮对静息状态下正常受试者的呼吸无影响。而其他神经调节物质（包括乙酰胆碱），则通过毒蕈碱和烟碱受体介导中枢化学感受器的呼吸效应。由于受体亚型众多，血清素（5-羟色胺）对呼吸的许多效应相互矛盾。通过NMDA和非NMDA受体，神经调节剂谷氨酸不仅介导了脑桥对中枢模式发生器的效应，还参与了肺牵张感受器和外周化学感受器对呼吸模式的影响。P物质也能兴奋呼吸，通过激活外周化学感受器导致潮气量增加。可能最终都通过共同的细胞内信号通路，这些不同的神经调节物质对中枢模式发生器神经元起作用，在该信号通路中，蛋白激酶A和C的活性会影响GABA、甘氨酸，以及谷氨酸递质相关的钾和氯通道活性。

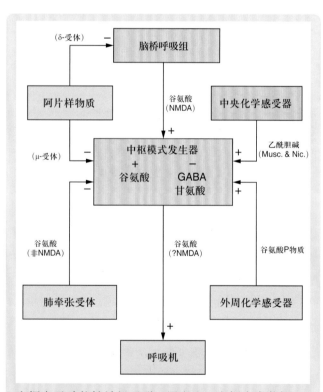

方框表示功能性神经元群（译者注：方框应为黄框），粗体表示对呼吸中枢的其他影响（译者注：粗体应为蓝框）。参与神经传导的物质若已知，则在括号内显示最可能的受体亚型。"+"表示兴奋呼吸，"–"表示抑制呼吸。正常静息状态下，许多所示连接可能不会被激活。NMDA：N-甲基-D-天冬氨酸。

图4.4　呼吸中枢的神经递质和神经调节物质

（四）呼吸中枢传出通路

脑干的呼吸运动神经元汇集到两个独立的区域，

分别负责控制吸气肌或呼气肌活动（图4.1）。在上运动神经元与下运动神经元前角细胞的连接处，复杂的呼吸控制仍然在中枢模式发生器神经元中持续。前角细胞上负责支配呼吸肌的有三组上运动神经元。第一组上运动神经元来自延髓的背侧和腹侧呼吸组，与中枢模式发生器的吸气和呼气输出有关；第二组涉及自主呼吸控制（言语、呼吸体操等）；第三组涉及非自主非节律性呼吸控制（吞咽、咳嗽、打嗝等）。每组上运动神经元各自占据脊髓内特定的解剖位置。呼吸肌的神经元控制将在第五章描述。

[译者注：呼吸体操是一种起源于古代，通过特定的呼吸练习和动作来加强呼吸肌肉，提高肺功能，增强呼吸能力的锻炼方法，各种文化和传统都有类似的练习。例如，印度的瑜伽和中国的气功都包含了有助于呼吸和O_2输送的呼吸练习。现代呼吸体操也可以用于治疗和预防呼吸道疾病，如哮喘、支气管炎、肺气肿等。呼吸体操和呼吸训练间的区别并不明显，都涉及通过特定的呼吸练习来加强呼吸肌肉，提高肺功能和呼吸能力。然而，呼吸体操可能更强调结合身体动作和姿势的练习，以达到全面改善呼吸系统的目的。例如，某些呼吸体操可能包括扩展肺部容量的伸展动作，或者强调通过不同体位来促进O_2输送，这些练习可能在瑜伽、气功或其他身心锻炼中找到。]

二、中枢神经系统与呼吸中枢的联系

（一）脑桥

毫无疑问，脑桥上的部分神经元，其活动与不同的呼吸阶段同步，现称之为脑桥呼吸组（pontine respiratory group，PRG）。在以前被称为"呼吸控制中心"，人们认为其中三组神经元（吸气、呼气和跨时相）（译者注：phase-spanning neuron，即跨时相神经元，是指脑干中与呼吸周期相关的节律性放电神经元。包括在吸气相开始放电，至呼气相早期结束，或于呼气相开始放电，至吸气相早期结束的神经元），参与控制呼吸周期的切换。现不再认为脑桥呼吸组是呼吸节律产生的必要因素，然而其通过多突触途径影响中枢呼吸神经元，确实有助于精细控制呼吸节律，如肺容积到多大时终止吸气。许多中枢传入通路进入脑桥呼吸组，这些通路连接着下丘脑、皮质和孤束核。这些连接表明，脑桥参与调节许多中枢神经系统活动（包括皮层控制、外周感觉信息，如气味、温度，以及内脏/心血管输入）的呼吸效应。

（二）大脑皮层

由于动脉血气分压变化，呼吸不仅可自主中断，呼吸运动模式也可在一定范围内改变。这对于说话、唱歌、嗅闻、咳嗽、排出性用力（如打喷嚏和咳嗽等）和进行呼吸功能测试等行为至关重要。

呼吸的自主变化很常见，而且有时还能对抗呼吸的化学调节。例如，当PCO_2低于窒息阈值（见第46页）时，有意识的呼吸驱动可以很好地维持受试者过度通气后的呼吸。对运动的通气应答通常发生在运动真正开始之前（见第175页），而焦虑、疼痛或恐慌等行为反应也会极大地改变呼吸模式。当受试者集中注意力在呼吸上时，如使用生理性咬嘴或使用呼吸面罩时，呼吸模式也会有微小变化。

除自主意识能改变呼吸模式，还有许多其他脑桥上的反射也会干扰呼吸，如打喷嚏、咀嚼、吞咽、发声和咳嗽。言语进程中呼吸的反射控制很复杂。交谈时，为避免生化紊乱，呼吸频率和潮气量必须接近正常。此外，为使讲话更易被理解，必须在适当的语义间（如句子之间）行允许吸气的停顿。为实现该目的，对即将到来的言语，大脑会进行复杂的评估，选择适当的呼吸深度，防止笨拙的卡顿，这在大声朗读时更易实现，此时88%的呼吸发生在适当的语义停顿时，而在自然口语时该数字仅为63%。

（三）Ondine's Curse（翁丁咒语）综合征（原发性肺泡低通气综合征）

1962年，Severinghaus和Mitchell报告了3名有长时间呼吸暂停的患者，即使清醒时也是如此，但他们可以按指令呼吸，根据德国传说中对该情况的第一次描述，将其称为"Ondine's curse（翁丁咒语）"综合征。传说水中女仙Ondine被其凡人丈夫抛弃后，她剥夺了他所有的自主功能，要求他记得呼吸。一旦睡着忘记呼吸，他就会死亡。在成年人中，原发性肺泡通气不足是许多疾病的特征，包括慢性脊髓灰质炎和脑卒中，特点包括在没有肺部病变的情况下PCO_2升高、二氧化碳/通气应答曲线斜率下降和呼吸暂停期。阿片类药物过量也有类似情况［译者注：Ondine's curse综合征是一种由呼吸中枢调节机制紊乱导致的中枢性睡眠呼吸暂停综合征，主要表现为睡眠状态时出现的二氧化碳潴留、低氧血症及呼吸暂停。该命名来源于德国的一个古老传说，女神Ondine的惩罚会在夜间降临到那些犯了错误的人身上。Ondine's curse综合征分为原发性和继发性，前者又称先天性中枢性低通气综合征，病因未明，大多见于婴儿，也可发生于成年人；后者可由延髓病变所致，见于中枢神经系统手术、外伤、感染、卒中等。原发性肺泡低通气综合征（primary alveolar hypoventilation syndrome）的定义为无明显神经肌肉疾病或通气功能障碍而出现的慢性低氧和高碳酸血症，其病因未明，睡眠时加重。目前认为其发病机制是呼吸控制系统存在代谢性缺陷，但也有报道少数患者存在神经病理改变。该病主要累及20～50岁的男性，有时男性儿童也发病〕。

也用Ondine's curse综合征来描述罕见的先天性中枢性低通气综合征，即婴儿在自主呼吸控制方面先天永久性缺陷，导致其睡眠时呼吸暂停和通气不足。该疾病是由编码转录调节蛋白PHOX2B的基因缺陷引起的，患儿感知呼吸二氧化碳的斜方体后核神经元存在结构缺陷（见第44页）（译者注：斜方体后核是中枢呼吸核团中关键的二氧化碳化学感受器，监测体内CO_2/H^+变化从而调节呼吸的深度和速度）。这些孩子对运动也会有异常的呼吸反应，而且，正如德国传说描述的那样，其心脏控制和体温调节也存在异常。尽管异常如此严重，但夜间无创通气和膈肌起搏可以让许多这样的患儿过上几乎正常的生活。

三、呼吸中枢的外周输入和非化学反射

（一）上呼吸道反射

1. 鼻

水、氨或香烟烟雾等刺激物可能会引起呼吸暂停（潜水反射的一部分）（见第218页）。与咳嗽不同，刺激性喷嚏是不由自主的。

2. 咽

在激活咽扩张肌方面，压力性机械感受器作用关键（见第56页）。证据充分表明，咽部局部麻醉会损害其活动，而刺激咽部可引起支气管扩张、高血压、心动过速和下气道黏液分泌。

3. 喉

喉部有密集的感觉神经分布，包括支配声门下区的喉返神经和支配声门上区的喉上神经内侧支。大多数反射产生于声门上区，因为切断喉上神经内侧支后几乎能抑制所有反射。有三组感受器：机械感受器响应跨壁压力或喉部运动变化（尤其当气道阻塞时），增加咽扩张肌活动；冷觉感受器位于声带表面，其激

活通常会抑制呼吸，该反射在成年人中的重要性尚不确定，但激活这些感受器也可能引发易感个体的支气管收缩（见第二十八章）；激惹感受器对蒸馏水、香烟烟雾和吸入麻醉剂等许多物质产生反应，这些刺激物还能以类似的方式直接激活喉部机械感受器，引起咳嗽、喉部闭合和支气管收缩。

4. 咳嗽反射

咳嗽反射可能是由喉、气管、隆突或主支气管内的化学或机械刺激引起的。很难确定哪个部位受到了刺激而引起了咳嗽。对于化学刺激，喉可能不那么重要，因为（阻断部分喉神经功能的）喉上神经阻滞对抑制柠檬酸吸入刺激引发的咳嗽几乎无效，并且在心肺移植后的患者中，通常吸入强效的刺激剂蒸馏水只会导致轻微或根本不会导致咳嗽（见第381页）。个体可以有意识地启动或部分抑制咳嗽，但其反射很复杂，包括3个主要阶段，具体如下。

- 吸气阶段：吸入足以呼气的空气量。
- 压缩阶段：包括在声门闭合的情况下用力呼气。咳嗽过程中，胸部、动脉血和脑脊液的瞬时压力变化可能高达40 kPa（300 mmHg）。
- 呼气阶段：声门打开，使呼气流快速通过呼吸道。

在呼气阶段，气道最窄部分（通常是大支气管、气管和喉，见图1.5）气流速度最大，该区域被称为"阻塞点"。这些湍流的高速气体，增加了气体和气道衬液之间的剪切力，将液体从气道壁带走，快速移动到咽部。尽管大气道有软骨支持，但人们认为咳嗽瞬时产生的胸内高压还是会压迫大气道，而且这种气道收窄会进一步加快气体流速，使之远高于自主用力呼气所能达到的流速水平。所达到的气流速度，以及咳嗽的效能，高度依赖于吸气阶段的吸气量大小（图4.5）。最后，单次吸气后出现一系列稍小的排气阶段，称为"一串连续的咳嗽"，这种情况很常见，并且可能比通过单次大容量咳嗽清除分泌物更有效。

5. 呼气反射

与咳嗽相似，呼气反射起源于喉部，认为是为了防止误吸。与咳嗽不同的是，当喉部受到刺激时，立即在当时的肺容量位发生呼气反射（气体压缩和排出），没有吸气相。区别咳嗽和呼气反射很重要——咳嗽反射开始时可观察到深吸气，但喉入口处有固体或液体时，咳嗽开始时的大吸气无益。

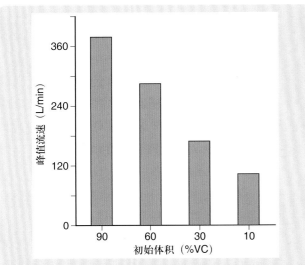

更大的气流速度将提高咳嗽清除气道分泌物的效率，因此从较高的肺容积进行咳嗽更高效。

图4.5　初始肺容积［以受试者肺活量的百分比（％）表示］对自主咳嗽时峰值流速的影响

（Modified from reference 15, The Journalof Physiology © 2012 The Physiological Society. With permission）

（二）肺反射

1.肺牵张感受器及其相关反射

肺部存在着许多不同类型的感受器，对收缩或舒张，以及机械或化学刺激敏感，主要由迷走神经传导，尽管交感神经也有一些纤维分布。慢适应牵张感受器主要存在于气道而非肺泡，主要感受气管-支气管平滑肌变化［译者注：慢适应感受器（slowly adapting receptor，SAR）的定义为恒量刺激时，冲动减少不多或减少极为缓慢的感受器。肺扩张反射的感受器位于气管到细支气管的平滑肌中，由有髓A类神经纤维支配，属慢适应感受器］。肺舒张会刺激慢适应牵张感受器，这被称为"慢适应"，因为当肺保持膨胀时，它们能够维持放电速率，因此充当肺容量感受器的一种形式。相反，快适应牵张感受器位于黏膜表层，感受潮气量、呼吸频率或肺顺应性变化［译者注：快适应感受器（rapidly adapting receptor，RAR）的定义为存在于呼吸道上皮及平滑肌内，恒量刺激时，冲动迅速减少的感受器。适于传递快速变化的信息］。在疼痛和化学敏感度方面，快适应牵张感受器也不同于慢适应牵张感受器，其对广泛的化学刺激、机械刺激和炎症介质做出反应。

目前对这些感受器如何将组织中的机械变化转化为动作电位尚不清楚。假说包括邻近相关细胞释放介质来激活神经元上的感受器，或可能有离子通道直接

响应其物理形状的改变。所有这些感受器的传入神经汇聚在延髓的孤束核，在那里信号被调制和协调，然后多突触通路与呼吸中枢的其他区域进一步进行信息传递和交流。孤束核对传入信号的这种处理具有神经元可塑性，意味着这种调节可受到影响传入信号的外部环境的长期变化而改变。

1868年Hering和Breuer报道了充气和放气反射以后，肺牵张感受器相关反射备受关注（译者注：由肺扩张或缩小而反射地引起吸气抑制或强化效应。包括两部分，最常见为肺充气时引起吸气抑制效应，称肺充气反射；其次，为肺放气时所引起的吸气效应，也称肺放气反射，此反射在用力呼气时才发生。参考文献：朱家恺，黄洁夫，陈积圣.外科学辞典.北京：科学技术出版社，2003.）。Breuer虽是Hering教授的临床助理，但显然是在自我激励下完成的这项工作。然而作为维也纳科学院（Vienna Academy of Science）的成员，Hering以自己的名义发表了Breuer的结果，这也符合当时的习惯。Breuer的贡献在Hering的论文中有明确的表述，但他不是合著者。同年晚些时候，Breuer以自己的名义发表了一篇更全面的文章。

肺充气反射包括肺跨壁压力梯度增加（如肺持续充气）抑制吸气。通过阻碍呼气使吸入气保留在肺部，也可抑制吸气。

黑-伯反射（Hering-Breuer reflex）的意义在人类和实验动物之间似乎有所不同，人类反射很弱，但很容易在实验动物中证实（译者注：黑-伯反射，又称肺牵张反射，由肺扩张或萎陷所引起的反射性呼吸变化。吸气时，当肺扩张到一定程度，肺牵张感受器兴奋，发放冲动增加，经迷走神经中传入纤维到达延髓，使吸气切断机制兴奋，抑制吸气肌的收缩而发生呼气，呼气时则相反。这一反射起负反馈作用，使吸气和呼气不致过长，其和脑桥的调整中枢共同调节呼吸的频率和深度）。黑-伯反射在清醒的人体上并不明显，且研究证实双侧迷走神经阻滞的志愿者和双肺移植的患者，由于双肺完全"去神经"，呼吸模式是正常的（见第三十三章），但通过应用难以察觉的辅助通气，抑制对胸壁位置的意识感知后，呼吸模式会在生理范围内发生改变，表明存在迷走神经反馈机制。虽然存在黑-伯充气反射，但对成年人的功能意义很小，而认为新生儿和婴儿中广泛存在。

肺萎陷反射是在肺部发生萎陷时增强吸气，人类

也是如此。这些结果与肺萎陷会有反射性兴奋呼吸的假说一致，但人类的呼吸阈值高于其他哺乳动物。

2.Head's Paradoxical 反射

在Hering教授实验室工作的Head，描述了一种"肺充气反射"的逆转现象：即肺部突然充气时，个体可能会试图进行额外短暂的吸气，然后才发生呼吸暂停。这种短暂的吸气努力可能是对充气反射的一种生理响应。新生儿也可能会出现类似的反应，但尚不确定这种"喘息反射"是否类似于Head's paradoxical反射。所有麻醉医生都经观察到，在应用呼吸抑制剂后，气道压的突然升高通常会立即导致深的、喘息样吸气。

［译者注：Head's paradoxical反射是向肺部施加正压的缓慢深吸气，启动自发呼吸，通过刺激迷走神经（例如通过寒冷）引发的。麻醉结束时有时必须重复几次该反射，来产生持续的自发通气以利于安全拔管。］

（三）其他的肺传入机制

迷走神经C纤维伤害性感受器是游离的神经末梢，密集分布于支气管和肺毛细血管（译者注：伤害性感受器是背根神经节和三叉神经节中感受和传递伤害性冲动的初级感觉神经元的外周部分）。正常呼吸时通常不会激活，但氧化应激或肺部炎症等条件下，或在烟草烟雾等吸入刺激下会激活迷走神经C纤维伤害性感受器，引起所谓的肺化学反射，包括心动过缓、低血压、呼吸暂停或浅呼吸、支气管收缩和黏液分泌增加。现认为其引发"咳嗽冲动"，所以抑制它们对许多呼吸系统疾病都可能有益。

肺部也有高阈值Aδ受体，也认为属于伤害性感受器，但具体作用，尤其对人类的作用，尚不清楚。

（四）气道和肺外反射

1.膈神经传入

约1/3的膈神经神经元是传入性的，主要接收脊髓反射传入弧上肌梭和腱梭的感觉信息（见第61页），且某些传入神经元继续通过同侧脊髓到达脑干和躯体感觉皮层。实验性刺激膈传入纤维会减少呼吸传出活动，但刺激某些较小的传入纤维会效果相反。因此，膈神经传入纤维的生理作用仍不清楚，但不太可能对正常呼吸有任何影响。现认为膈神经传入的感觉信息对感知和补偿吸气负荷增加很重要，对决定屏气"临界点"也很重要（见第50页）。

2.压力感受器反射

最重要的动脉压力感受器位于颈动脉窦和主动脉弓周围，这些感受器主要调节循环，但动脉压大幅下降会导致过度通气，而在某些情况下，输注用于升高血压的血管升压素会导致低通气。这种压力呼吸偶联在幼年更为明显，而在成年人则与研究时的觉醒状态和受试者的身体健康有关。

3.肌肉骨骼系统传入

可能对正常的静息通气不起作用，但在运动引发的过度通气中有重要作用（见第十三章）。

四、二氧化碳对呼吸控制的影响

多年来，人们普遍认为只有呼吸中枢本身对二氧化碳敏感。但目前已知中枢和外周化学感受器都对二氧化碳敏感，其中中枢化学感受器反应占总通气应答的80%。由于依赖于细胞外pH（见后文），现将中枢化学感受器视为稳态$PaCO_2$和脑组织灌注的监测器，而更多地将外周化学感受器视为$PaCO_2$短时间和快速变化的监测器。

（一）中枢化学感受器的定位

动物研究表明，中枢化学敏感区位于延髓腹外侧面0.2 mm范围内，该区域现在被认为聚集着斜方体后核（retrotrapezoid Nucleus，RTN）神经元。斜方体后核区域的神经元是谷氨酰胺能神经元，并选择性连接附近的中枢模式发生器。在二氧化碳刺激下，中枢神经系统的许多其他区域神经活动增强，包括延髓的其他区域、脑桥中线、小脑和边缘系统小部分区域，但这些区域对呼吸控制的作用尚不清楚。

（二）作用机制

$PaCO_2$升高会导致细胞外液、脑脊液、脑组织和颈静脉PCO_2大致等幅升高，它们均比$PaCO_2$高约1.3 kPa（10 mmHg）［译者注：二氧化碳很容易通过血脑屏障进入大脑，进入大脑后，其会溶解在细胞外液中并转化为碳酸，从而增加细胞外液、脑脊液、脑组织和颈静脉中的PCO_2水平。且由于二氧化碳在组织中最高、动脉血中最低（因组织和液体与动脉血之间交换存在一定的滞后），因此它们的PCO_2水平通常比动脉血中的PCO_2水平高。这种差值在正常生理情况下是稳定的，约为1.3 kPa］。在脑脊液碳酸氢盐没有变化的情况下，脑脊液PCO_2短时间升高会导致脑脊液pH的下降。分隔血液和脑脊液的血脑屏障可透过二氧化碳，但氢离子不能透过，在这方面血脑屏障类似于PCO_2敏感电极的膜（见第125页）。无论是血脑屏障还是PCO_2敏感电极的膜，二氧化碳都会穿过屏障生成碳酸，然后碳酸电离，pH与PCO_2对数成反比。因此，制作氢离子传感器来检测PCO_2变化。

pH变化如何引起化学感受器神经元兴奋，其机制仍有争议。斜方体后核含有质子调节钾通道（TASK-2）的神经元，但最近的研究表明存在复杂的神经胶质相互作用，星形胶质细胞也具有化学敏感性。PCO_2的微小变化就可激活斜方体后核中的神经元，但随着高碳酸血症加重，附近的神经胶质细胞释放ATP，作用于P2Y$_1$嘌呤能受体以增强反应。

脑脊液代偿性碳酸氢盐位移

若脑脊液二氧化碳分压持续异常，通过碳酸氢根代偿，脑脊液pH会在数小时内逐渐恢复正常。这与慢性高或低碳酸血症患者血液pH部分恢复类似，及与之并行。脑脊液和血液中的碳酸氢盐浓度代偿性变化相似，提示有共同的机制。因此，尽管不能完全排除主动离子转移的可能性，但脑脊液中碳酸氢盐的移位可能仅仅是（顺浓度梯度）被动离子分布的结果。长时间人工通气所致的低碳酸血症和高海拔缺氧引发的低碳酸血症（见第193页）都可能继发脑脊液pH恢复正常。一旦低碳酸血症逆转，例如不再需要人工通气时，过度通气仍可能会持续数小时（译者注：当不再需要人工通气时，细胞外液中的碳酸氢根浓度会迅速升至正常水平，但通过血脑屏障的速度较慢，脑脊液、脑组织和颈静脉PCO_2的碳酸氢根浓度需要较长的时间恢复正常，所以过度通气仍可能会持续数小时）。脑脊液pH的代偿性改变不限于呼吸性碱中毒，也存在于慢性呼吸性酸中毒、代谢性酸中毒和代谢性碱中毒。如果脑脊液中的碳酸氢根浓度受到病理因素的影响，就会通气障碍。例如，颅内出血后患者可能会自发过度通气，这些患者的脑脊液pH和碳酸氢盐低于正常值。

（三）二氧化碳分压/通气应答曲线

随着$PaCO_2$的升高，呼吸深度和频率增加，直到数分钟后达到稳定的过度通气状态。该反应在通常研究的范围内是线性的，因此，可以用两个参数来定义：斜率和截距（见附录E），具体如下。

$$通气量 = S \times (PCO_2 - B)$$

其中S是斜率［L／（min·kPa）或L/

（min·mmHg）］，B是零通气时的截距（kPa或mmHg）。图4.6中的粗红线是一条典型的正常曲线，其截距（B）约为4.8 kPa（36 mmHg），斜率（S）约为15 L/（min·kPa）［（2 L/（min·mmHg）］。事实上，各个PCO_2/通气应答曲线的斜率和截距都有很大差异。个体间也存在昼夜节律变化，随着年龄的增长，截距减少，在激素、疾病或药物作用下，斜率也发生变化。图4.6中的虚线曲线显示了在吸入二氧化碳浓度可忽略不计时，改变通气量对$PaCO_2$的影响，该曲线是矩形双曲线的一部分。该曲线与正常PCO_2/通气应答曲线的交点，表示正常静息时的PCO_2和通气量，而正常PCO_2/通气应答曲线常通过改变吸入气体中二氧化碳浓度来绘制。

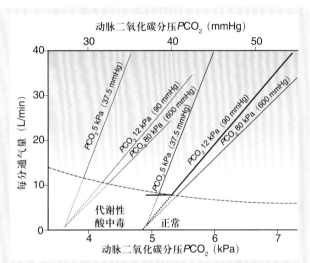

右侧（红色）组成的扇形曲线处于正常代谢酸碱状态（零碱剩余）。左侧（蓝色）组成的扇形曲线代表代谢性酸中毒。虚直线表示在基础代谢率下，零吸入CO$_2$，该通气量产生的PCO_2。虚线和任一条反应曲线间的交叉点表示不同的代谢酸碱状态和PO_2下的静息PCO_2和通气量。粗红色曲线为正常PCO_2/通气应答曲线。有关详细信息，请参阅文本。

图 4.6　不同PO_2值下，两组PCO_2/通气应答曲线的扇形图

当受试者主动过度通气，并将PCO_2降低到二氧化碳刺激呼吸的阈值以下时，会出现各种通气应答，从呼吸暂停到正常呼吸，甚至过度通气。图4.6显示了正常应答曲线（红色）在二氧化碳刺激阈值（虚线）以下的两种可能的延伸。第一个沿原曲线向下延伸，与x轴（零通气）相交的二氧化碳分压被称为呼吸暂停阈值（图4.6中的虚线）。若二氧化碳分压低于该点，可能会导致某些受试者呼吸暂停。第2种类型的延伸（显示在粗体红线上）是水平向左延伸，就像曲棍球棒一样，表示受试者在PCO_2降低的情况下仍继续呼吸的反应。静息通气时的动脉血气值通常在反应曲线水平向左侧延伸约0.3 kPa，支持曲棍球棒形反应曲线的观点［译者注：在经济学、营销和剂量-反应关系中，曲棍球棒形图是一种"刀片"接近零（贴着地面），然后图形向上转向一条长而几乎直的增长部分图形］。当低于二氧化碳刺激通气的阈值（曲棍球棒的角度）时（译者注：该角度表示了通气应答曲线在PCO_2值较低区域的斜率或倾斜度。在图上，二氧化碳分压/通气应答曲线向左水平延伸，这就像曲棍球棍的形状一样。这个角度所代表的就是在值低于刺激呼吸的阈值时，通气应答仍然持续的斜率。在这种情况下，即使缺乏二氧化碳的化学刺激，呼吸仍然会继续，而角度的大小反映了这种继续呼吸的程度），仍能呼吸且似乎不会出现低氧。几乎可以肯定这种对低PCO_2的可变通气应答源于皮层对呼吸的控制，可在缺乏化学驱动的情况下维持呼吸，尤其是在清醒时（译者注：这种二氧化碳分压/通气应答曲线的形状类似于曲棍球棒，因为其也从一个几乎平坦的"刀片"处急剧转向一个长"柄"，当低于呼吸阈值呼吸时的曲线部分相当于曲棍球棒的"刀片"，而大于呼吸阈值呼吸时的曲线部分相当于曲棍球棒的长"柄"）。

随着PCO_2升高，会达到最大通气刺激值，可能在13.3～26.7 kPa（100～200 mmHg）的范围内，超过该范围，会出现呼吸疲劳和二氧化碳麻醉（见第二十二章）。二氧化碳通气刺激逐渐减弱，直至在非常高的PCO_2下，通气量实际上降低到正常值以下，最终导致呼吸暂停。

PCO_2/通气应答曲线是整个呼吸系统对PCO_2升高的反应。除中枢化学感受器会降低对二氧化碳的敏感性外，整体反应还可能因呼吸肌无力或阻塞性、限制性肺部疾病而减弱。当应答减弱而寻找原因时必须考虑这些因素，其中弥漫性气道阻塞是最重要、最可能的因素。然而，PCO_2/通气应答曲线的斜率仍然是评估呼吸系统对二氧化碳的反应性和药物抑制最有价值的参数之一。

二氧化碳分压 / 通气应答的时间进程

如前所述，PCO_2升高后，初始通气应答极其迅速，数分钟内即会出现，大约能达到75%的最终通气应答。对于持续的高碳酸血症，每分通气量会继续增加直到达到稳定状态，在健康受试者中该状态至少可维持8 h。

五、氧对呼吸控制的影响

最初认为缺氧直接兴奋呼吸中枢来刺激呼吸，直到Heymans才确立低氧可通过兴奋颈动脉体（carotid body，CB）的外周化学感受器来刺激呼吸，且因此项成就获得了诺贝尔奖［译者注：颈动脉体（carotid body）定义为位于颈内、外动脉分权处后方的扁椭圆形小体。是化学感受器，能感受血液中氧分压和二氧化碳分压的变化，参与调节呼吸。其位于颈总动脉分支处的管壁的直径2～3 mm的扁平小体。主要由排列不规则的上皮细胞团或细胞索及其间的血窦组成］。

（一）外周化学感受器

外周化学感受器可监测动脉血的快速变化，可对PaO_2下降、$PaCO_2$升高或H^+离子浓度升高或灌注减少做出反应，而增加通气［译者注：外周化学感受器（peripheral chemoreceptor），包括颈动脉体、主动脉体及存在于肺动脉、锁骨下动脉等处的化学感受器。在动脉血氧分压降低、二氧化碳分压或氢离子浓度升高时受到刺激，冲动经窦神经和迷走神经传入延髓，反射性地引起呼吸加深、加快和血液循环的变化］。外周呼吸反应几乎完全由双侧成对的颈动脉体，而不是主动脉体负责。人类颈动脉体的体积约为20 mm^3，位于颈总动脉分叉附近。慢性缺氧（即使是间歇性的，如第十四章的"睡眠呼吸障碍"）可导致颈动脉体增生，在颈动脉内膜切除术后颈动脉体通常会消失（见后文）。

组织学显示颈动脉体含有大的窦状隙，灌注率很高，约是其代谢率所需的10倍，而其代谢率也很高。因此，动脉/静脉PO_2差很小，这符合其作为动脉血气体分压感受器的角色，也与它们的快速反应相符（其反应时间在1～3 s）。颈动脉体的主要特征是球细胞或Ⅰ型细胞，这些细胞与来自舌咽神经岩神经节胞体轴突的颈动脉窦神经末梢形成突触。已知能调节感受器传入放电的传出神经包括占球细胞神经末梢5%的颈上神经节前交感神经纤维。颈动脉体传入神经的放电率随着以下形式的刺激而增加。

低氧血症刺激源自PO_2降低而不是氧含量降低，PO_2至少需降低到正常值的一半。因此，贫血、碳氧血红蛋白血症或高铁血红蛋白血症几乎不能兴奋通气。下面详细描述低氧通气应答的量化。

只要是循环血液酸血症，都会刺激通气，其刺激强度与酸中毒性质无关。从定量上讲，PCO_2升高对外周化学感受器的刺激效应仅为中枢化学敏感区的1/6（见后文）。然而，一旦$PaCO_2$超过阈值，外周化学感受器的呼吸兴奋效应就会迅速发生。

例如，严重的全身性低血压引起的低灌注可刺激通气，可能是通过引起化学感受器细胞的"停滞性缺氧"来实现的〔译者注：停滞性缺氧（stagnant hypoxia）是指血液流经毛细血管时血流量不足以供应组织的情况，可能是全身性的或局部性的。主要原因包括体位原因导致血液无法畅通流向某些组织、休克、心脏供血不足、动脉截面缩小等〕。

血温升高会通过外周化学感受器刺激呼吸。此外，体温适度升高（1.4℃）可增强缺氧和CO_2的通气应答。

体外动物研究发现Ⅰ型细胞对葡萄糖浓度敏感，但体内意义尚不清楚。

众所周知，通过外周化学感受器，多种物质的化学刺激都会兴奋通气，这些物质可分为两类。第1类包括尼古丁、乙酰胆碱等刺激交感神经节的物质。第2类化学刺激物包括氰化物和一氧化碳等阻断细胞色素系统、阻止氧化代谢的物质。通过外周化学感受器刺激呼吸的药物将在后续章节中描述。

（二）外周化学感受器的作用机制

现一致认同氧敏感钾通道是Ⅰ型细胞低氧反应的机制，机体大多数对低氧反应的细胞也有类似的通道。在不同物种、不同组织甚至同一物种的不同环境中，不同类型的多种氧敏感钾通道发挥作用。低氧会抑制钾离子通道的活性，改变细胞膜电位，刺激钙离子通道开放，允许细胞外钙离子内流，从而刺激递质释放。钾通道对PO_2反应的分子机制尚不清楚，包括是否直接作用于该通道，或是否有其他缺氧诱导分子参与作用。潜在的作用因子如下。

• 活性氧（见第二十五章），既可由线粒体也可由还原型烟酰胺腺嘌呤二核苷酸磷酸（nicotinamide adenine dinucleotide phosphate，NADPH）氧化酶产生。

• 组织中胱硫醚γ-裂解酶产生的硫化氢（H_2S）气体，对胱硫醚γ-裂解酶基因敲除小鼠的研究发现，其对低氧的反应严重受损。进一步证据表明，通过注入

H_2S供体分子，能增强对低氧的反应，尽管其作用机制尚不清楚（译者注：H_2S供体分子是一种能够释放H_2S气体的化合物。通过向动物或细胞培养基中添加含有H_2S供体分子的溶液，可以提高H_2S的浓度，从而模拟体内H_2S的增加。这样的实验方法被用于研究H_2S在生理和病理过程中的作用机制）。

• 大多数细胞都有结构性表达的抗氧化酶血红素加氧酶，通过产生一氧化碳，抗氧化酶血红素与Ⅰ型细胞钾通道密切相关。一氧化碳可抑制颈动脉体的感知能力，但低氧时，血红素加氧酶受损，一氧化碳产量减少，导致H_2S生成增加。

这些分子相互作用都发生在Ⅰ型细胞的细胞膜附近，该区域同时有线粒体、钾离子通道和许多其他蛋白质。

颈动脉体内已鉴定出多种神经递质，但只有乙酰胆碱和ATP是Ⅰ型细胞和颈动脉窦神经元间的主要兴奋性递质分子。颈动脉体中还有许多其他分子，但这些分子似乎具有自分泌而非神经递质作用，因为它们释放到颈动脉体组织中，调节细胞对各种刺激的反应。示例如下。

• 多巴胺：Ⅰ型细胞中含量丰富，低氧时释放，通过突触前和突触后机制抑制神经递质的释放，有效"抑制"了低氧通气应答。低剂量输入可损害低氧通气应答和急性低氧血症时常见的血流动力学反应。

• ATP：除作为一种神经递质，还有调节颈动脉体刺激的作用。颈动脉体内ATP及其分解产物腺苷的累积似乎会导致Ⅱ型细胞进一步释放ATP，从而增强反应。轻度低氧时腺苷可能最重要，而重度低氧时则ATP可能最重要。

• NO：从含有神经型NO合酶（nitric oxide synthase，NOS）的神经元释放到颈动脉体中（见第73页），形成抑制颈动脉体的传出通路。一旦释放，通过影响血管张力，NO间接抑制颈动脉体活性，而通过抑制钙通道和对ATP的释放，直接负反馈抑制颈动脉体活性。有证据表明，这种颈动脉体调节系统的变化是导致某些疾病（如心力衰竭和睡眠呼吸障碍）氧敏感度改变的原因。

刺激的其他效应

除了众所周知的增加呼吸深度和呼吸频率外，刺激外周化学感受器还有许多其他效应，包括心动过缓、外周血管收缩、高血压、细支气管张力增加和肾上腺分泌增加。颈动脉体活性与交感神经传出间的相

互作用为肺部和心血管疾病之间的频繁联系提供了生理学关联。

（三）低氧通气应答时程

通过控制吸氧浓度，可降低动脉氧饱和度（通常在80%左右），然后将其维持在一个恒定的低氧水平。为区分缺氧和PCO_2对通气的影响，大多数研究使用等二氧化碳血症（译者注：等碳酸血症是指维持血液或组织中二氧化碳浓度恒定），即通过向吸入气体中添加二氧化碳，使受试者的肺泡PCO_2与对照（静息通气）水平相同。二氧化碳分压与缺氧在通气中的相互作用将在后面讨论。在中度持续低氧的情况下，通气应答呈三相反应，如图4.7所示，这3个阶段将分别描述。

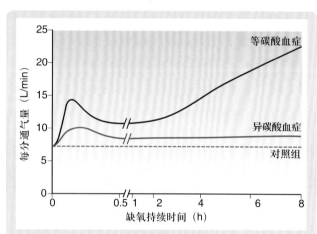

实际上无法连续、快速测量8 h的每分通气量和呼吸气体，因此结合三项研究的数据生成了本曲线。当$PaCO_2$水平恒定（译者注：等碳酸血症，即血液或组织中二氧化碳分压恒定），应答是三相的。当$PaCO_2$不受控制时（译者注：异碳酸血症，即血液或组织中二氧化碳分压不恒定），会抑制通气应答，因为低氧引起的过度通气降低了$PaCO_2$，从而降低了呼吸驱动。长期低氧对呼吸系统的影响见图16.3。

图 4.7 低氧（$SaO_2$80%）通气应答的时间进程

1. 急性低氧通气应答

这是通气首次直接快速增加。仅在体循环肺-颈动脉时间内（约6 s），急性低氧即可刺激通气，但大多数研究中，由于降低吸入氧浓度到肺泡氧分压、再到PaO_2降低间存在延迟，这种急性缺氧刺激通气应答似乎较慢。通气量持续增加5～10 min后反应达峰。

多因素影响急性低氧通气反应（acute hypoxia response of ventilation，AHVR）。不同个体、不同时

间、不同性别，以及女性月经周期的激素变化都会极大影响急性低氧通气应答，老年受试者急性低氧通气应答也有减弱。PCO_2正常时，少数其他方面正常的受试者可能测不到急性低氧通气应答。正常环境下，这或许并不重要，因为PCO_2对中枢化学感受器的兴奋作用会保证PO_2处于安全范围，但某些治疗性和异常的环境中（如在高海拔地区），缺乏急性低氧通气应答可能是危险的。

2. 低氧通气量下降

在急性低氧反应达峰后不久，每分通气量就开始下降，20～30 min后达到平台，但仍高于静息通气量（图4.7）。个体低氧性通气下降（hypoxic ventilatory decline，HVD）的程度与急性低氧反应相关——初始通气量增加越大，随后的下降就越大。虽未完全阐明，但低氧性通气下降的机制似乎是中枢介导的通气驱动变化，而非颈动脉体对低氧敏感度的下降。动物研究表明，低氧性通气下降是神经胶质细胞的相互作用介导的，类似于星形胶质细胞参与中枢pH反应性和颈动脉体中球细胞的作用方式，这些细胞间相互作用的神经递质可能是D-丝氨酸、谷氨酸和ATP。

3. 持续低氧反应

一旦低氧性通气下降结束，持续的等碳酸性低氧会导致通气量第二次缓慢上升，持续数小时（图4.7）。通气量的持续增加至少8 h，并在24 h内达到稳态。但持续低氧应答的物种差异使阐明人类的机制变得更加困难，最可能的解释是低氧对颈动脉体的直接效应，这可能是通过血管紧张素Ⅱ介导的（见第160页）。

只有从低海拔到高海拔地区后才会出现超过2～3天的低氧，其效应将在第十六章描述。

（四）渐进性低氧的通气应答

与维持恒定的低氧水平不同，这是在PaO_2进行性降低期间测量通气。再次通过控制吸入气浓度，在15 min内将肺泡PO_2降到5 kPa（40 mmHg），而在此期间通气量逐渐增加。在这种情况下，反应可能等同于急性低氧通气应答。如果将肺泡PO_2对每分通气量作图，则形成PO_2/通气应答曲线（图4.8）（译者注：应该是"动脉PO_2"而不是肺泡PO_2，即PaO_2对每分通气量作图，图4.8也显示的是PaO_2）。PaO_2/通气应答曲线近似矩形双曲线（见附录E），在高PaO_2（零低氧驱动）时通气量无限低；PaO_2接近4.3 kPa

时，理论上通气量无限大，曲线类似"C"形。图4.8显示了一个典型数据，但个体间差异很大。请注意，正常PaO_2和极高PaO_2间的通气量差异虽很小，但可以测量到。

对PaO_2的初始通气应答可表示为如下公式。

$$\frac{W}{PaO_2 - C}$$

其中，W是乘数（即系统的增益），部分取决于$PaCO_2$。这里提及的通气应答是假定$PaCO_2$不变，实际通气与高PaO_2下的通气量之差。

绘制通气量与氧饱和度的关系图，可克服通气与PaO_2间的非线性关系所带来的不便。至少氧饱和度降至70%时前，通气与氧饱和度关系曲线仍是线性的，斜率为负，这是一种简单的、无创性测量低氧通气应答的基础（见后文）。

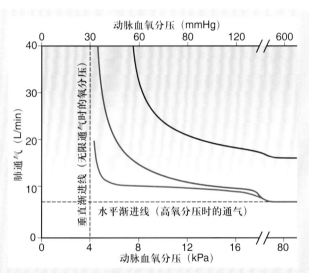

绿色曲线表示在等碳酸血症条件（PCO_2保持在静息值）下正常PaO_2/通气应答。为矩形双曲线型，高PaO_2时通气量无限小，PaO_2无限小时通气量无限大。当高碳酸血症和运动时，曲线都会向上移动（红线）。无论是未能控制$PaCO_2$（异碳酸血症）还是故意降低$PaCO_2$，低碳酸血症曲线都会下移（蓝线）。

图4.8　进行性低氧的通气应答

（五）外周化学感受器敏感度的医源性丧失

双侧颈动脉内膜切除术中，通常会切断颈动脉体神经，大多数患者会因此丧失了对急性低氧的通气应答，这也提供了证据表明颈动脉体对静息和轻度运动条件下的正常呼吸不是必需的。确实有证据表明，颈动脉分叉处常见的动脉粥样硬化可能会降低化学感受器的功能，而精细的、"保留神经"的颈动脉内膜切除术可增加对低氧的通气应答。

（六）中枢性低氧呼吸抑制

除影响外周化学感觉器，低氧也直接影响呼吸中枢。无论是缺血还是低氧血症，都抑制中枢呼吸神经元活性，重度延髓低氧都会导致呼吸暂停。若外周化学感受器失神经支配，当延髓PO_2下降到约1.7 kPa（13 mmHg）时，膈肌活动停止。更严重的低氧会导致呼吸以异常的模式恢复，这可能是由"喘息"中枢驱动，这种中枢低氧抑制通气的模式在新生儿中似乎特别明显，可能是出生后某种机制的残留，该机制用于阻止胎儿在子宫内尝试呼吸。

呼吸化学控制的整合

已完整地分别描述了呼吸化学控制的两个主要系统，但完整个体中，这两个系统的相互作用不可分开。例如，$PaCO_2$轻度刺激外周化学感受器（而主要兴奋呼吸中枢），低氧除通过（外周化学感受器的）颈动脉受体间接影响呼吸中枢，也可直接影响呼吸中枢。呼吸化学调控的总体示意图如图4.9所示。

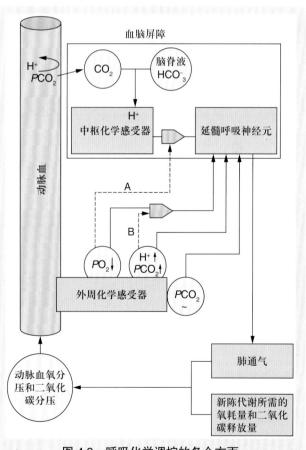

图4.9　呼吸化学调控的各个方面

最初，人们认为各种因素的相互作用是根据$PaCO_2$、PaO_2、pH等变化引起的个体效应的代数和。例如，最初认为低氧合并高碳酸血症，是二者效应的简单叠加，但现在意识到这是对复杂系统非常简化的看法。

（七）$PaCO_2$和pH对低氧通气应答的影响

$PaCO_2$升高时急性低氧通气应答增强，如图4.8中上方的红色曲线所示，其机制见图4.9中的虚线B。这种相互作用导致呼吸暂停时的通气应答大于单独考虑$PaCO_2$上升和PaO_2下降所预期的通气应答之和。

如图4.8中下方的蓝色曲线和图4.7中下方的绿色曲线所示，低碳酸血症抑制了急性和慢性低氧的通气应答。这是低碳酸血症降低了中枢化学感受器的驱动从而拮抗了低氧增加的化学感受器对中枢模式发生器的效应。低氧通气期间，若不尝试控制PCO_2，低氧引起的过度通气会立即引起低碳酸血症，该情况与异碳酸血症效应类似。虽然生理学家很少研究，但该情况很重要，因为在临床情况下会发生异碳酸血症。持续性低氧时，异碳酸血症可减弱但不能削除低氧通气应答的各个阶段（图4.7）。长期暴露在高海拔低氧环境中，该效应会一直持续到习服环境为止（见第194页）。

即使$PaCO_2$未升高，运动也能增强低氧的通气应答，这可能是由于乳酸酸中毒、$PaCO_2$波动（见第176页）、肌肉兴奋传入信号或儿茶酚胺分泌。图4.8上方的红色曲线（除表示$PaCO_2$升高会增强缺氧的通气应答外）也对应于氧耗量约为800 mL/min时的运动通气应答。值得注意的是，无论是$PaCO_2$升高还是运动，都显著增加正常PaO_2的曲线斜率，因此，即使正常PaO_2下，也将出现有的"低氧"驱动通气。运动时PaO_2通气应答增强似乎是整体通气应答的重要组成部分（见第十三章）。

（八）PaO_2和pH对中枢化学感受器反应的影响

外周化学感受器驱动对$PaCO_2$中枢通气应答增益效应，由图4.9中虚线（A）显示。典型的量效关系如图4.6所示，每个PaO_2值对应一个$PaCO_2$/通气应答曲线，低于该PaO_2值的曲线左移，而高于该PaO_2值曲线右移（译者注：也就是低于该PaO_2值的曲线斜率变大，而高于该PaO_2值的曲线斜率变小，但整个曲线的原点不变）。标有PaO_2 80 kPa的曲线表示通过吸入纯O_2完全消除了化学感受器的低氧通气驱动。

如图4.6中的蓝线所示，代谢性酸中毒左移整个扇形曲线。降低截距（呼吸暂停阈值），但每个PaO_2

值对应的通气曲线的斜率几乎不变。在不同PaO_2值下显示$PaCO_2$/通气应答曲线的扇形图是表示患者呼吸控制状态特别全面的方法，但不实用。

六、周期性呼吸

该术语描述了一种呼吸模式，其通气量有规律地消长。在新生儿中，周期性呼吸是正常的（见第170页），成年人中仅睡眠时可见，老年人和所有年龄段的高海拔地区的个人睡眠时发生更常见（见第197页）。周期性呼吸的原因尚不清楚，但可能涉及呼吸的化学调控异常、控制系统不敏感或中枢模式发生器中神经元组间相互作用异常。潮式呼吸是一种极端形式的周期性呼吸，低通气阶段会发生呼吸暂停，最常见于心力衰竭患者。呼吸控制和肺功能异常有助于发生潮式呼吸，但心力衰竭时缓慢循环时间促进了该呼吸模式的周期性反应和各原因间的相互作用。

七、屏气

通常在深吸一口气后有意识的尝试尽可能长时间屏住呼吸，是一个复杂的生理挑战。虽然最初很舒服，但在长短不一的时间后，呼吸冲动增加，出现非自主呼吸运动，在声门打开和屏气"中断"前就已经有呼吸不适和窘迫。多种因素影响屏气持续时间，具体如下。

（一）PCO_2和PO_2的影响

当吸空气后屏气，动脉和肺泡PCO_2的屏气临界点非常恒定，通常接近6.7 kPa（50 mmHg）。但这并不意味着PCO_2是唯一或主导因素，伴随的低氧血症可能更重要。预氧合可延迟低氧血症的发生，延长屏气时间，从而导致$PaCO_2$的屏气临界点升高。在不同氧合水平开始屏气，PCO_2和PO_2的屏气临界点关系如图4.10所示。

根据血气变化和个体反应的巨大差异，可以预测，处于O_2和CO_2通气应答曲线"平坦"段（译者注：即对O_2和CO_2通气应答不敏感）的受试者将能屏气更长时间。

（二）肺容积效应

屏气时间与屏气开始时的肺容积成正比，部分原因是肺容积对氧储备有重大影响。然而，除了氧储备，肺容积及其变化对屏气时间的影响还来自胸壁、膈肌和肺本身的传入神经介导的其他效应。双侧迷走神经和舌咽神经阻断后，以及意识清醒的受试者完全肌肉松弛后，可见屏气时间的延长，这些观察结果表明，导致屏气终止的大部分不适来自呼吸肌的不自主收缩受挫，这在屏气时是逐渐增加的。1954年，Fowler的实验轻松证明了不自主呼吸运动受挫对屏气的重大影响。在正常呼吸空气后，屏气到临界点。若将呼出的气体装入一个袋子并立即重新吸入，虽然证明PCO_2的上升和PO_2的下降未受影响，但明显缓解了不适。

过度通气和预吸氧后，可达到极长的屏气时间。曾报道的记录是14 min，当O_2从肺泡中清除而导致肺容积减少到残气量时，也会限制屏气时间。第205页描述了屏气潜水的生理学。

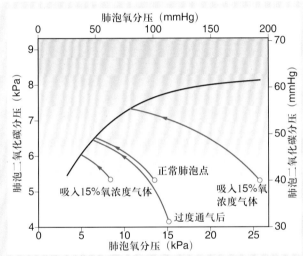

该曲线定义了从不同状态开始，在屏气临界点时肺泡内PO_2和PCO_2的值。图中显示了正常的肺泡点（译者注：即正常情况下未吸气也未屏气时肺泡内PO_2和PCO_2的正常值），弯曲的蓝色箭头显示屏气时肺泡气体分压的变化。通过屏气前吸入富氧气体，起点右移，若吸入氧浓度小于21%的混合气体，起点则左移。过度通气使代表肺泡气体的起点向右下移动。从起点到临界点曲线的箭头长度大致表明了屏气持续的时间。屏气前高浓度吸氧或过度通气，显然可以延长屏气时间，而吸纯氧同时过度通气后的屏气时间最长。

图4.10　屏气"临界点"曲线

八、药物对呼吸控制的作用

尽管特异性影响呼吸驱动的药物可能具有治疗潜力，但却极少有影响呼吸控制的药物被研发出来。参与正常呼吸控制的受体众多（图4.4），这意味着作用单一受体的药物可能对呼吸影响很小或不可预测，因此几乎没有临床应用。此外，所涉及的神经递质和神经调节物质广泛分布于整个中枢神经系统，因此其受体的激动剂或拮抗剂可能具有多种作用，可能导致难以接受的不良反应。

除药物外，还有许多其他因素会影响呼吸活动，因此当存在这些因素时，药物对患者个体呼吸的影响是复杂和不可预测的。例如，在全麻手术后苏醒的健康患者，疼痛、焦虑、应激和血生化的变化会刺激呼吸，而镇静、睡眠和残留的麻醉剂或镇痛剂往往会抑制呼吸。

（一）呼吸抑制剂

无论是单用还是与其他中枢神经抑制剂（如酒精）联合使用，任何抑制中枢神经系统活动的药物都可抑制呼吸。几乎所有的全麻药都可剂量依赖性性地减少通气（见第230页）。证据充分证明，明显抑制通气的两类特殊药物是阿片类镇痛剂和苯二氮䓬类药物。

1. 阿片类药物

图4.4显示呼吸中枢不仅有μ-阿片受体，还有δ-阿片受体。如前所述，这些受体在正常呼吸控制中的作用尚不清楚。动物研究表明，前包钦格复合体（图4.2）中的μ-受体可能参与正常的呼吸控制。人体相应的证据尚不明确。健康受试者使用非特异性阿片受体拮抗剂纳洛酮，对呼吸无影响。

μ-阿片受体激动剂（如吗啡）会剂量依赖性抑制呼吸，以减缓呼吸频率为特征，但潮气量也常减少。对低氧和高碳酸血症的通气应答也严重受损，消除了患者的生理安全机制，还抑制咳嗽反射。μ-受体部分激动剂（如纳布啡和丁丙诺啡）镇痛效能有上限效应，镇痛用量超过该上限后，其对通气的抑制较全激动剂小。临床上使用阿片类药物的镇痛作用大部分也是由μ-受体介导的，所以目前阿片类药物的呼吸抑制作用与其镇痛作用密不可分。不同阿片类药物的等效镇痛剂量显示出相似程度的呼吸抑制，但药物起效的快慢实际上会影响呼吸抑制的临床模式。快速起效的阿片类药物（如芬太尼）经静脉注射后，常会引发呼吸暂停，但当给予等效镇痛剂量的慢效药物吗啡时，呼吸暂停不常见，因为（缓慢起效）会出现高碳酸血症来拮抗呼吸抑制。女性受试者对阿片类药物引起的呼吸抑制更敏感。受试者对高碳酸血症的基线呼吸反应可能在一定程度上决定了他或她出现阿片类药物呼吸抑制的可能性。新生儿脑干中的阿片受体数量更多，可能表明内源性阿片类物质可在抑制胎儿宫内呼吸活动方面发挥作用，但给予外源性阿片类药物也更容易使新生儿呼吸暂停。虽然未直接研究，但间接证据表明，对阿片类药物引起呼吸抑制的易感性增加一直持续到儿童期，这可能会产生严重的后果（包括死亡），特别是术后肾功能衰竭、阿片类药物代谢改变或阻塞性睡眠呼吸暂停的儿童。

2. 苯二氮䓬类药物

通过直接结合γ-氨基丁酸A受体并增加内源性γ-氨基丁酸的抑制，苯二氮䓬类药物发挥作用。图4.4显示γ-氨基丁酸参与了呼吸中枢模式发生器，因此苯二氮䓬类药物影响呼吸就不足为奇了。肠外应用苯二氮䓬类药物（如咪达唑仑或地西泮）会剂量依赖性降低静息通气量，并降低低氧和高碳酸血症的通气应答。呼吸抑制的程度与药物对意识的影响密切相关。苯二氮䓬类拮抗剂氟马西尼可以逆转咪达唑仑导致的静息通气量减少，尽管受试者不再镇静，但对缺氧和高碳酸血症的通气应答仍可能异常。与阿片类药物不同，苯二氮䓬类药物的呼吸抑制作用似乎具有上限效应，除非同时摄入其他中枢神经系统抑制剂（通常是酒精），否则这些药物的大剂量、超剂量使用也很少导致危及生命的呼吸抑制。

（二）呼吸兴奋剂

非特异性中枢神经系统兴奋药物已使用多年，兴奋呼吸也是其广泛的中枢兴奋作用的一部分。早期这类药物（如尼可刹米）被用作呼吸兴奋剂，但刺激呼吸的有效剂量下，高概率发生不可接受的中枢神经系统毒性效应（如头痛、躁动、肌肉痉挛或惊厥）。

多沙普仑（doxapram）和阿米三嗪（almitrine）是目前仅有的两个呼吸兴奋剂，虽然仍有较高的中枢神经系统不良反应发生率，但似乎对兴奋呼吸有相对特异性。两者通过抑制钾通道，刺激外周化学感觉器，增加呼吸驱动，在不足以引起更广泛的中枢神经系统兴奋的低剂量时即可兴奋呼吸。在健康受试者中，输注标准剂量的多沙普仑可使静息每分通气量增加近一倍，并显著增加对低氧和高碳酸血症的通气应答。在治疗2型呼吸衰竭（见第298页）时，多沙普仑对呼吸控制的作用令人印象深刻，其广泛的中枢兴奋作用（不仅无害）无疑还有助于逆转高碳酸血症的镇静作用（见第251页）并增加了患者对呼吸困难的感知，从而提高治疗效果。

[译者注：多沙普仑（Doxapram），又称吗乙苯吡酮，一种呼吸兴奋剂，属于末梢化学感受器的刺激剂，对延髓呼吸中枢也有直接作用，能增加呼吸驱动，加强通气。对中枢性睡眠呼吸暂停综合征、肥胖低通气综合征、慢性阻塞性肺疾病呼吸衰竭氧疗不当所致的CO_2麻醉等有一定的疗效。阿米三嗪（Almitrine）是多种药物的有效成分。作用于颈动脉体的周围感受器，增加对低氧血症的通气应答，并能使通气不良肺区血管收缩，从而改善通气血流比例失调。但须注意阿米三嗪能增加因低氧血症而产生的肺血管收缩反应，引起肺动脉高压。]

九、呼吸控制的评估方法

理想状态下，评估呼吸控制时应连续测量动脉血气。但实践中，这是有创的，且不可能快速测量，所以几乎对所有病例都会测量呼气末气体浓度并转换为气体分压。在正常健康受试者中，当适度的慢呼吸频率时，呼气末气体分压与肺泡气体分压和动脉气体分压相当，但在患者中可能并非如此。

（一）二氧化碳反应性

从延髓神经元到肺机械感受器，任何一处的呼吸功能障碍都可能导致对CO_2通气应答（见图27.2）的缺失。因此，不能认为$PaCO_2$/通气应答的抑制必然由中枢化学感受器机制失效所致。

1. 稳态法

该技术需要增加吸入气体中的CO_2浓度来提高$PaCO_2$后，同时测量每分通气量和$PaCO_2$。通常在吸入固定浓度的CO_2 5 min后，通气就相当稳定。Severinghaus的准稳态法在4 min后测量通气量，是一种有效的折中方案，结果高度可重复。为测绘$PaCO_2$/通气应答曲线，需多次测量取得多个数据，这是一个耗时的过程，可能部分患者会感到不适。

2 重复呼吸法

由Read于1967年引入，该技术极大简化了$PaCO_2$/通气应答曲线斜率的测定。受试者在一个最初含7%CO_2和约50%O_2（其余为N_2）的6 L的袋子中重复呼吸最长不会超过4 min。重复呼吸过程中，袋中的CO_2浓度稳步上升，而O_2浓度应保持在30%以上。因此，将不会有明显的低氧驱动，仅由$PaCO_2$增高驱动通气，$PaCO_2$应该非常接近袋中气体的PCO_2。可用任何方便的方法测量通气量，将测得的通气量对

$PaCO_2$（以袋中气体的CO_2分压代替$PaCO_2$）作图。与稳态法相比，通过重复呼吸技术测得的PCO_2/通气应答曲线向右移动了约0.7 kPa（5 mmHg），但斜率与稳态法非常一致，且该技术更易于操作。

（二）低氧反应性

由于需要暴露于低氧环境，通常有患者不愿测试对低氧的反应性。已描述了检测低氧反应性的各种方法，其中3种方法在实践中使用（尽管仍然很少使用）。

1. 稳态法

经典技术，最好是在不同的PaO_2水平下绘制不同的$PaCO_2$/通气应答曲线，以扇形呈现（图4.6）。扇形的扩展程度是外周化学感受器敏感度的指标，除扇形展示数据外，也可通过绘制相同$PaCO_2$下不同PaO_2值的通气应答图，以矩形双曲线的形式显示数据（图4.8）。

2. 重复呼吸法

前面介绍了Read的重复呼吸法，该方法已改良用于测量低氧的通气应答。受试者的O_2消耗降低了再次吸入气体的氧浓度，但需要采取积极措施使$PaCO_2$维持在一个恒定的水平。通过测量血氧饱和度（通常是通过脉搏血氧仪无创测量）并绘制成通气量与氧饱和度的曲线，可以大大简化反应性的计算。曲线通常近似于一条直线，斜率反映了化学感受器的灵敏性。然而，即使$PaCO_2$恒定，患者对$PaCO_2$的敏感度也直接影响低氧的通气应答。

3. 间歇性高浓度吸氧

这种方法避免受试者暴露在低氧环境中。高浓度吸氧可暂时消除外周化学感受器驱动的通气量，减少幅度约15%，这可以作为颈动脉体活性的标志，但其灵敏性显然远低于稳态法。

（张盛鑫，杨小艳译；刘红梅，王丽，黄勇，唐飞，张骅，刘岗，王楠校）

参考文献

扫码查看

关键词

呼吸；控制；脑干；呼吸中枢；中枢&外周感受器；反射；化学感受器。

摘要

• 通过相互连接的神经元振荡，延髓的呼吸中枢系统产生呼吸节律。

• 脑桥协调了中枢神经系统中的许多影响呼吸控制的区域。

• 肺和膈肌中的刺激性和牵张感受器共同参与呼吸中枢的一系列反射作用，从而影响呼吸活动。

• 对二氧化碳分压变动引起的pH变化，中枢化学感受器可迅速做出反应，增加通气量以应对升高的$PaCO_2$。

• 外周化学感受器主要位于颈动脉体，当PaO_2的降低时可兴奋呼吸，从而增加通气量。

小结

• 节律性的呼吸模式始于子宫内，持续到出生后数十年不间断，这种节律起源于脑干延髓中一组相互连接的神经元，称为中枢模式发生器。大约有六个子组，每个子组神经元在不同时机被激活，并由一系列相互作用的正、负反馈系统相互调节。与心脏单一起搏细胞不同，中枢模式发生器中的众多神经元提供了生理"冗余"，因此每组中的许多细胞在受到损害或抑制时仍可能不影响呼吸节律。许多神经递质参与中枢模式发生器调节，其中谷氨酸是主要的兴奋呼吸递质，甘氨酸是主要的抑制呼吸递质。

• 中枢模式发生器中的各组神经元直接影响不同呼吸肌群的下运动神经元，如吸气时气道平滑肌、胸壁肌和膈肌的神经元，以及主动呼气时腹肌和其他呼气肌的神经元。

• 许多其他中枢神经系统连接都可影响中枢模式发生器的活动。脑桥负责协调各种输入脑干的影响呼吸的信息，对中枢模式发生器进行精细的调控。大脑皮质对中枢模式发生器影响最大，可以有意识（如屏气），或无意识（如在说话、唱歌、咳嗽时）地控制呼吸，甚至当化学驱动消失时皮质输入仍可防止呼吸暂停。

• 周围神经系统与呼吸中枢的连接引起了许多反射。为帮助清除大的吸入颗粒，刺激从鼻部向下到肺部远端的气道壁中的感受器都会产生保护性反射，引起打喷嚏、咳嗽和分泌气道衬液。对吸入性化学物质（如烟草烟雾），也有类似的保护性反射，还可能导致喉痉挛和支气管痉挛。刺激也会引起心血管变化，特别是高血压和心动过速。咽部的机械感受器感知压力并反馈到脑干，以增加咽扩张肌的活动。

• 咳嗽反射包括3阶段：吸气、压缩（呼气肌收缩但声门关闭时）、呼气（声门打开，气体高速排出）。气体的湍流和高流速将黏液从气道壁拉出，并将其从呼吸道排出至咽部。

• 肺的牵张感受器大致可分为慢适应和快适应感受器，前者是肺容积感受器，后者是肺容积变化感受器或伤害性感受器。许多反射来自这些感受器，最著名的是黑-伯反射，即肺充气增加了抑制吸气的牵张感受器的放电率。黑-伯反射和其他基于肺容积的反射在成年人的正常呼吸控制中并不重要，但对新生儿可能很重要。而来自膈肌肌梭的传入神经对控制呼吸时的肌肉收缩很重要，并有助于感知吸气负荷的增加。

• CO_2对呼吸影响重大，$PaCO_2$与每分通气量（潮气量×呼吸频率）呈线性关系。$PaCO_2$通气曲线因人而异，个体也受到pH、低氧、昼夜变化和各种激素等许多因素的影响。

• 对CO_2的通气应答主要发生在靠近延髓腹侧表面的中枢化学感受器。血液中的CO_2穿过血脑屏障自由扩散并水合成碳酸，导致pH下降。延髓通过未知的机制（可能涉及钾通道）检测到pH的变化，而发生通气应答。若PCO_2持续升高数小时，脑脊液碳酸氢根代偿性升高，部分纠正pH并使通气恢复到正常水平。

• 低氧对通气控制也影响深远，这是大多数哺乳动物都有的基本保护性反射。进行性低氧的通气应答曲线为双曲线，在PaO_2约为10 kPa（75 mmHg）时通气开始增加，在低于8 kPa（60 mmHg）时显著过度通气。与低氧影响CO_2通气应答相同，CO_2和pH也影响低氧通气应答，因此低氧和高碳酸血症并存时，每分通气量通常非常高。

急性低氧通气应答主要由位于颈动脉分叉处的颈动脉体外周化学感受器介导。氧感受器位于颈动脉体的球细胞中，急性低氧应答涉及抑制钾通道，这可能是低氧的直接结果，但更可能是活性氧、NO或硫化氢浓度的变化所介导的。乙酰胆碱和ATP是颈动脉体急性低氧反应的神经递质，其他还有包括多巴胺在内的一系列调节分子。

• 若低氧持续超过几分钟，通气应答减弱，这一变化被称为低氧性通气下降，现认为这种下降是由中枢而不是颈动脉体介导的。若低氧持续数小时，则通气重新逐渐增加约24 h，并持续升高数天，直到习服后再次下降，就如在高海拔地区所见。

• 自主屏气是大脑皮层压制中枢模式发生器的生动示例，屏气时PaO_2逐渐下降，PCO_2升高。经过不等时间且超过"临界点"后，受试者呼气并再次呼吸。达到临界点的动脉血气水平一致，PaO_2可能更重要，因为屏气前吸氧会延长达到临界点所需的时间。来自呼吸肌和胸壁的信号传入也会诱发屏气期间呼吸的冲动，并导致在到达临界点前不自主的呼吸运动。

• 多种药物会影响呼吸控制，包括酒精在内的所有镇静剂和麻醉剂都会降低静息通气和抑制二氧化碳或低氧对通气的兴奋效应。例如，所有阿片类药物都重度剂量依赖性地抑制通气，最初会减慢呼吸频率，但许多情况下也会减少潮气量，而全身麻醉期间使用的速效阿片类药物通常还会导致呼吸停止。新生儿更易受到阿片类药物的影响，儿童也可能如此，特别是那些患有阻塞性睡眠呼吸暂停的儿童。多沙普仑等呼吸兴奋剂作用于外周化学感受器，增加通气量，但其作用是非特异性的，因此中枢神经系统兴奋不良反应限制了其使用。

• 由于使受试者面临缺氧或高碳酸血症的风险，评估低氧或高碳酸血症的通气应答很难，也很少进行。现有两种技术较常用：其一是重复吸入混合气体时，引起高二氧化碳或低氧水平的渐进变化来测量通气；其二是使用气体浓度的稳态变化来测量通气。

第五章　肺通气

要点

◆ 为维持气道通畅和调节气流，咽部和喉部肌肉均既可紧张性又可时相性收缩。

◆ 膈肌、肋间肌和一些颈部肌肉通过复杂的动作组合实现吸气，这些动作组合随体位的不同而不同。

◆ 呼气通常是被动的，只有在运动或比正常高数倍的每分通气量时，肋间肌和腹壁肌收缩才导致主动呼气。

◆ "呼吸功"描述了克服呼吸系统的弹性阻力和气流的非弹性阻力所需的功率，通常由吸气肌完成。

呼吸由第四章描述的延髓呼吸神经元引起的肺容量节律性变化构成。多个肌肉群参与改变肺容量：首先，咽喉部肌肉克服上呼吸道阻力；其次，膈肌、肋间肌、脊柱和颈部肌肉引发吸气；最后，当主动呼气时，腹壁、肋间肌和脊柱肌肉也发挥作用。许多这些肌肉群都有共同的起点和止点，因此活动复杂，既相互依赖，又取决于许多非呼吸因素，如体位、运动和自主活动。

一、上呼吸道肌肉

鼻吸气时，咽部必须处于负压状态，其大小等于吸气流速和鼻部流阻的乘积（见图3.1），负压只要有几千帕，咽部就会塌陷。

吸气时，咽扩张肌反射性收缩可对抗负压引起的咽梗阻。咽扩张肌的反射传入侧来自咽喉部机械感受器，这些压力感受器对负压做出逐级反应，并通过有髓传入纤维传入以促进快速反应。基于咽扩张肌反射在睡眠期间不太活跃的观察（见第181页），由此推测反射通路涉及大脑的高级中枢。尽管如此，与舌头自主运动需要190 ms的反应时间相比，在对咽部施加负压后不到50 ms，颏舌肌和腭帆张肌肌电图（electromyographic，EMG）活动即增强，故咽扩张肌反射仍非常迅速。反射的传出侧涉及大部分咽扩张肌，可同时表现出紧张性收缩和时相性吸气运动。静息时紧张性收缩占优势，随呼吸驱动的增加（如运动），时相性吸气运动增加。在主动而非被动呼气时，当气道内压降至负压1.5 kPa（15 cmH$_2$O）时，气道直径保持良好而不至于塌陷。

正常受试者由直立位变为仰卧位时，气道无明显变窄。在仰卧位时，颏舌肌肌电图活动增强34%，这可能是为了抵消重力对舌的影响。解剖学认为，仰卧位时由腭张肌、腭舌肌和腭咽肌共同维持鼻咽部通畅，并在提腭肌中检测到紧张性而非时相性呼吸运动。仰卧位时，若上述肌肉不收缩，软腭易后坠抵在咽后壁上。

维持咽部气道通畅的各种机制可能会在睡眠或麻醉时失效，第十四章和第二十一章对其发生与预防进行了讨论。

气道阻力的喉部控制

在平静呼吸时，使用声带运动来精细控制气道阻力。吸气时，环杓后肌（译者注：起自环状软骨后面，斜向外上，止于杓状软骨肌突的三角形骨骼肌。该肌收缩可使杓状软骨在垂直轴上旋转，声带突向外转动，声门开大，声带紧张）通过旋转杓状软骨，外展声带，最大限度减小吸气阻力。呼气时，需要更大程度控制呼气阻力，甲杓肌〔译者注：起自甲状软骨前角后面，向后止于杓状软骨外侧面的骨骼肌。其位于前庭韧带外侧的上部肌纤维，收缩能缩短前庭襞；下部肌纤维位于声襞内、声带的外侧，称"声带肌（vocalis）"，收缩时声襞变短而导致声襞松弛〕时相性电活动表明声带内收，气道阻力因此增加，这可能有助于防止下呼吸道塌陷（见第29页），与吸气时相比，呼气时喉部调控气道阻力的作用更大。

二、躯干呼吸肌

不同作者使用不同的术语命名躯干呼吸肌，因此易使读者困惑，躯干（有些研究称之为胸壁）可分为胸腔和腹腔，这两个隔室由膈肌分隔，因此二者都受到膈肌活动的极大影响。

（一）膈肌

膈肌是分隔腹腔和胸腔的膜状肌肉，成年人的膈肌总表面积约为900 cm^2，是最重要的吸气肌，仅由膈神经（C$_{3～5}$）支配其运动。与其他骨骼肌相比，膈肌非常活跃。当肺从残气量扩张到肺总量，膈肌的肌纤维缩短可高达40%，膈肌35%的时间在收缩，而比目鱼肌仅为14%。膈肌功能储备相当大，单侧膈肌阻滞对整体通气能力的影响不大。尽管膈肌对呼吸很重要，但双侧膈神经阻断仍能保持良好的通气。

膈肌功能力学

膈肌脚部起源于腰椎和弓状韧带，膈肌肋部起源于下肋骨和剑突。无论脚部还是肋部，都止于中心腱。对人体受试者采用MRI或快速CT进行研究，能更好地确定膈肌的体内活动（图5.1；译者注：该图涉及第三方版权，详图请见英文原版）。在正常情况下，膈肌外侧周围有一个与骨性胸廓内部直接接触的胸廓–膈肌对合区（zone of apposition，ZOA），其间无肺，即使如此，壁层胸膜仍然不会限制膈肌的自由活动。在直立位功能残气量下，约55%的膈肌表面区域位于胸廓–膈肌对合区。

膈肌收缩通过多种方式增加肺容量，见图5.2。可使用"圆柱体中的活塞"来类比，圆柱体代表躯干，活塞代表膈肌（图5.2A）。图5.2B示意了第1种可能的作用机制，即通过缩短整个圆柱体周围的胸廓–膈肌对合区而使膈肌下移，并保持膈肌穹顶形状不变，这是一种纯粹的"活塞式"运动，其优点是可以非常高效地将膈肌纤维的缩短转化为肺容量的变化。图5.2C示意了"非活塞式"运动，其中胸廓–膈肌对合区保持不变，膈肌穹顶张力增加，降低曲率，从而扩张肺部。这种方式可能不如活塞式运动高效，因为产生的大部分肌肉张力只是用于拮抗对侧膈肌张力，而非向下移动膈肌，因此理论上，当膈肌变平时，进一步收缩不会影响肺容量。最后，图5.2D囊括了上述两种运动，还包括随膈肌收缩，尤其是在仰卧位时，产生骨性胸廓的下部扩张（称为"膨胀圆柱体中活塞"）。该作用是由向外推动骨性胸廓的腹压（"对合"力）与附着于肋骨的膈肌使其向外移动的力（"止点"力）共同作用的结果。

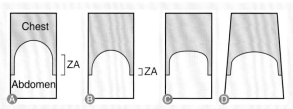

A. 呼气末静息位；B. 纯活塞式吸气；C. 非纯活塞式吸气；D. 膨胀圆筒中，既有活塞式又有非活塞式吸气，最接近体内吸气。ZA：胸廓–膈肌对合区；Chest：胸腔；Abdomen：腹腔。

图 5.2　膈肌对肺容量的作用机制类似于活塞在圆柱体中的运动

仰卧位时，膈肌的变化受上述所有机制的影响，同时引起膈肌前后向倾斜和变平。

（二）肋间肌

如前所述，骨性胸廓可视为一个圆筒，其长度主要由膈肌控制，其次由脊柱的屈伸控制。圆筒的横截面积受肋骨的运动控制，该运动主要涉及肋颈绕肋椎关节轴旋转，这就抬高了肋骨，并增加了胸腔横径和前后径。肋间肌抬高肋骨常引起"桶柄"样动作，而抬高骨性胸廓前部（如胸骨乳突肌抬高胸骨）常引起"泵柄"样动作，这两种作用往往同时发生，但也取决于体位、上肢运动等其他因素。上肋骨止于胸骨，与下"浮"肋止点方式不完全相同，下"浮"肋往往止于较柔韧的肋软骨。

肋间肌分为肋间外肌和肋间内肌，肋间外肌纤维从上肋骨发出，向足–腹方向走行，但前肌不足（译者注：即胸骨的方向，肋间外肌相对较少或根本没有）；而肋间内肌的纤维从上肋骨发出，沿足–背方向走行，但后肌不足（译者注：肋骨后方，即脊柱的方向上，肋间内肌相对较少或根本没有）。骨性胸廓上部的肋间内肌向胸骨侧变厚，称为胸骨旁肋间肌。18世纪力学研究表明，肋间外肌主要是吸气肌，而肋间内肌主要是呼气肌。虽然这一说法过于简化，但已被肌电图普遍证实。人和动物肋间内肌的胸骨旁部分都用于吸气。虽然在安静呼吸时肋间外肌的吸气活动极小，但在呼吸受刺激时愈发重要。体位在人肋间肌活动中起重要作用。例如，旋转躯干到相当极端的体位时，肋（间肌）的力学性质可能就发生变化，肋间内、外肌的呼吸活动将会反转，肋间内肌变为呼气肌，而肋间外肌变为吸气肌。

安静呼吸时，尤其直立呼吸时，由$C_{1\sim5}$神经支配的斜角肌活跃，斜角肌提升肋骨，这会拮抗膈肌向内推移上肋骨的趋势。

（三）辅助呼吸肌

正常呼吸时，不动用辅助呼吸肌，但随通气量增加，吸气肌越来越用力收缩，也激活了辅助呼吸肌。常在需要相当大的过度通气（约50 L/min）或呼吸负荷的重度增加时，才激活辅助呼吸肌（包括胸骨乳突肌、脊柱伸肌、胸小肌、斜方肌和前锯肌）。若通过适当的抓握能固定手臂和肩胛带，许多辅助呼吸肌（如胸肌）在激活后，在功能上将起点变成止点、止点变成起点，这有助于扩胸。

（四）腹肌

除肠腔内气体，位于膈肌和腹肌间的腹部体积不可压缩。无论是膈肌还是腹肌，其收缩都会引起另一方相应的被动位移。因此，腹肌常是呼气肌，在运动和高碳酸血症期间发挥重要的呼气作用。

腹直肌、腹外斜肌、腹内斜肌和腹横肌是最重要的呼气肌，而盆底肌则起支撑作用，这些肌肉收缩升高腹压，使膈肌向头侧方向移动。此外，其止点位于肋缘，从而导致胸腔向足侧运动，并通过对抗肋间肌辅助呼气。胃内压是衡量这些肌肉活动的有价值指标，因为这些肌肉的收缩总会提升腹内压。

在仰卧位平静呼吸时，腹肌通常不活跃，只有当通气量超过约40 L/min、存在巨大的呼气阻力、发声或作排出性用力（如打喷嚏和咳嗽）时，腹肌才会活跃。直立时，腹肌还有维持体位作用，其在呼吸中的作用较复杂。

三、呼吸肌活动的整合

（一）呼吸

图5.3显示了残气量、正常呼气和最大吸气位时骨性胸廓的X线影像，并展示了这种既有一定的刚性、又有一定弹性骨性胸廓的巨大活动范围。被动呼气末通常为功能残气量，除非呼气末时某些呼吸肌肉群张力改变，功能残气量可视为由弹力回缩力控制的平衡状态。吸气是主动的，进一步深吸气就达到深吸气量，深吸气量与平静吸气的潮气量间的差值是大量未动用的容量（补吸气量）。同样，在功能残气量和残气量之间也存在大量未动用的容量，即补呼气量（见图2.8）。自主呼吸时，潮气量在肺活量（VC）的任何范围内都能实现满意的气体交换，但在功能残气量位时呼吸功最小（译者注：即无论吸气还是呼气，均可不受限制地进行气体交换。在功能残气量位呼吸最轻松，呼吸功最小）。

虽然我们常孤立地考虑呼吸肌，但非常重要的是要记住，呼吸肌常受到极其复杂的相互影响，受体位、每分通气量、呼吸负荷、疾病和麻醉等因素影响。图5.4展示了相互作用的一些特征。

• 吸气：从图5.4中可以看到，附着在骨性胸廓上的吸气肌（肋间外肌和斜角肌）和膈肌同时起效使肺部吸气，而体位决定占主导的肌群（见后文）。无论何种体位，孤立的膈肌活动都会导致下胸腔扩展和上胸腔内收，这必须通过肋间肌和颈部肌肉协同收缩来对抗。

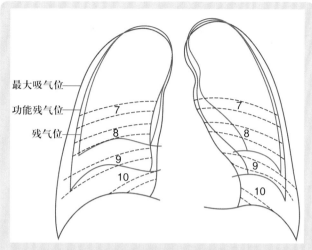

图中数字指的是在最大吸气位看到的肋骨。

图 5.3　正常受试者在不同程度肺充气水平下的胸片轮廓

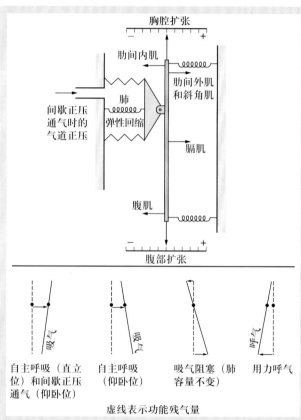

如图所示，连接到肺部的中央杠杆非固定，可自由移动，由呼气末位的弹性阻力保持平衡。中央杠杆可能会因所示的各种肌肉动作而移位，向右移动通常表示吸气，向左移动通常表示呼气。各种吸气或呼气肌肉的作用会导致横杆的位移，从而改变肺容积及肋骨和腹部的横截面积的相对变化。各种吸气肌或呼气肌的作用不仅会引起肺容量的变化，还会改变杠杆的倾斜度，这些变化反映了骨性胸廓和腹部横截面积的相对变化。

图 5.4　作用于呼吸系统的静态和动态力平衡模型

（源自参考文献14和15）

• 呼气：仰卧位平静呼气时无需动用呼气肌，因为肺弹性回缩力提供了所需的能量，辅以腹部内容物的重量将膈肌推向头侧。直立位和刺激性通气时（译者注：即刺激通气加深加快，例如，在运动、紧张、发热等情况下，人体需要更多氧，肺部需要更快、更深地通气才能满足身体的需求。在这些情况下，通气的速度和深度需要通过肌肉的刺激来调节和增强。因此，在这种情况下，肋间肌和腹壁肌肉需要更积极地参与呼吸，帮助肺部更有效地进行气体交换），就会激活肋间内肌和腹壁肌，有助于将骨性胸廓和膈肌恢复到静止位。在极端过度通气时，例如，在运动后，主动呼气越来越多，直到通气呈准正弦推拉模式〔译者注：当通气速度加快时，肺部和呼吸肌肉的弹性组织的弹性收缩和松弛的变化，会导致呼吸节律通常是一种近似正弦波模式，即交替快速吸气和深呼气，同时Beggs（1990）指出，这种模式是由一个基本的推拉机制控制的，即呼吸肌肉在一段时间内交替地向外推或向内拉，从而使得肺部不断地充盈和排空。因此，这种基本的推拉机制是产生近似正弦波模式的主要因素之一〕。

（二）胸腔和腹部对呼吸容量的单独作用

Konno和Mead最初提出，可单独测量骨性胸廓（ribcage，RC）和腹腔（abdomen，AB）对潮气量变化的单独作用。无论是测量前后径（用磁力计）、围度（用应变计）、横截面积（用呼吸感应性体积描记术）或躯干上的多个点（用光电体积描记术）（译者注：光电体积描记术是一种无创测量方法，用于测量人体躯干上多个点的运动。这种技术使用光电传感器来跟踪躯干上附着的标记点的位置，从而测量呼吸过程中躯干的运动，这些数据可以用来计算肺活量和潮气量等呼吸参数），获得的结果基本相似。当完成初始校准，将躯干尺寸的测量值转换为体积后，骨性胸廓和腹部运动总和的呼吸容量与潮气量相关性良好，这为通气提供了一种无创测量的方法。RC/（RC+AB）表示由骨性胸廓扩张引发的潮气量（即胸式呼吸）占总潮气量的比例（通常用RC%表示）。然而，正如先前所描述的，吸气肌的复杂相互作用使得RC%的变化不能归因于任何特定的肌肉收缩力的变化。图5.5显示正常呼吸时，不同体位下的呼吸感应性体积描记术变化。

（三）不同体位对呼吸肌的影响

直立位（站或坐）都有较大的骨性胸廓扩张，如RC%约2/3（图5.5）。直立时斜角肌和胸骨旁肋间肌的肌电图活动均增加，可说明为什么直立位骨性胸廓扩张更大。

1. 仰卧位

仰卧时，腹内容物推动膈肌向头端移动，往往移动约4 cm，这与仰卧时功能残气量降低一致（见图2.10）。由于膈肌向头端移动，其纤维长度更长，因此可更有效地收缩，这就能对抗功能残气量降低时常发生的气道关闭。仰卧位时，骨性胸廓的大小几乎不变，因此是膈肌活动的增加导致RC%降低了约1/3。与仰卧位相比，俯卧位和侧卧位时RC%比例无显著差异（图5.5）。

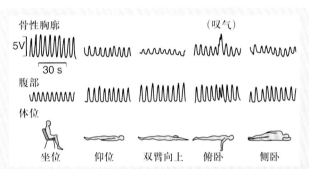

信号的振幅（以 V 为单位）反映了骨性胸廓和腹部的横截面积。骨性胸廓和腹部信号之和与潮气量密切相关。该图显示了五种不同体位下的正常呼吸，展示了直立位（即坐位）时呼吸主要是胸式呼吸，所有水平位呼吸时主要是腹式呼吸。注意在俯卧位时自主叹气则完全是胸式呼吸。

图 5.5　正常呼吸电感容积描记图
（From Lumb AB, Nunn JF. Respiratory function and ribcage contribution to ventilation in body positions commonly used during anaesthesia. Anesth Analg.1991；73：422-426. by permission of the publishers of Anesthesia and Analgesia.）

2. 侧卧位

侧卧位时（图5.6），只有膈肌的下穹隆被腹部内容物推向头端，而上穹隆变平。因此，下穹隆比上穹隆能更有效地收缩，下肺的通气量约为上肺的两倍，而恰好下肺会因肺循环的重力依赖性而被优先灌注（见第86页）。

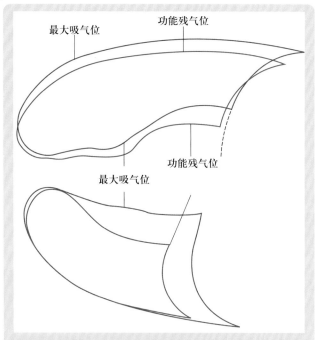

与图5.3为同一受试者。通过对比可以发现，在功能残气位的侧卧位，下肺接近残气量，而上肺接近最大吸气位。因此，在胸腔下部，膈肌更多地向头侧移位，这是导致吸气时下肺体积变化更大的两个因素。

图5.6 侧卧位（右侧向下）自主呼吸时，清醒受试者双肺肺容量水平的影像学轮廓

（四）化学感受器激活

在动物研究中，呼吸肌对缺氧或高碳酸血症引起的过度通气应答差异明显。对于相同的每分通气量，低氧主要刺激动物的吸气肌，而高碳酸血症同时刺激吸气肌和呼气肌。人体反应类似，膈肌肌电图活动在高碳酸血症和低氧时均增加，但低氧时增加得更快，而呼气肌活动几乎只在高碳酸血症引起的过度通气时增加。

四、呼吸肌的神经元控制

与其他骨骼肌一样，呼吸肌张力由肌梭介导的伺服机制控制（译者注：伺服机制是一种负反馈系统，用于控制某个过程的输出，以尽可能地接近所需的目标值。在肌肉运动中，伺服机制通常指通过神经系统和肌肉纤维的微调来控制肌肉的张力和长度，以产生预期的运动输出。例如，在呼吸中，伺服机制通过肌梭和神经反射的作用，调节呼吸肌张力和肺部容积来保持正常呼吸和气体交换）。虽然肋间肌和膈肌都有肌梭，但这种伺服控制机制对肋间肌的作用似乎比膈肌更重要。肋间肌和膈肌的功能在很大程度上，是通过了解其他非呼吸骨骼肌中已充分确定作用的相关知识来推断的

（并未直接证实其在呼吸中的确切作用）。

脊髓前角细胞运动神经元可分为两种类型。α运动神经元有粗大的传出纤维（直径12~20 μm），并通过腹侧根（译者注：腹侧根又称前根或运动根）直接到达肌纤维的神经肌接头（图5.7A）；γ运动神经元传出纤维较细（直径2~8 μm），也穿过腹侧根，但终止于肌梭的梭内肌纤维。γ运动神经元仅收缩肌梭而不缩短整体肌肉（译者注：即等长收缩，对于肌梭来说，其不能产生肌肉的全面缩短，但其可在等长收缩的情况下调节肌肉纤维张力，从而影响肌肉完成特定运动的能力），这就增加了肌梭中心部分（核袋）的张力，从而刺激环旋末梢。这样产生的脉冲通过位于背根的纤维传递到前角，兴奋α运动神经元。使用该系统，γ系统传输的传出脉冲通过环旋传入神经和α运动神经元，引起整个肌肉反射性收缩。因此，现在认为与呼吸相关的整个肌群收缩可能完全由穿行于γ纤维的传出神经元控制。

另外，肌肉收缩可能首先由α和γ运动神经元的放电引起。若肌肉缩短未受阻碍，主要肌纤维（梭外肌纤维）将和梭内肌纤维一起收缩［译者注：肌肉中，主要纤维通常指梭外肌纤维。α运动神经元激活梭外肌，产生有力的肌肉收缩，从而导致身体运动。与主要纤维相对，是肌梭内的纤维，这些纤维与肌肉收缩直接无关，而是主要起到感知肌肉长度的作用（感受器官）。它们由γ运动神经元控制，以影响肌肉纤维张力］，肌梭核袋中的张力不变。但若肌肉缩短受阻碍，则梭内肌纤维将比梭外肌纤维缩短更多，导致核袋被拉伸（图5.7B）。由此产生的环旋末梢刺激导致传入活动，从而提高运动神经元的兴奋性，引起主要肌纤维张力增加，直至克服阻力，肌肉才能缩短，同时肌梭核袋内张力降低（图5.7C）。

通过这种机制，有望对肌肉收缩精细控制。来自上运动神经元的信息是"为实现要求的缩短，肌肉应以必要的力来收缩"，而不仅仅是"肌肉应以所需的力收缩"。前一则信息是典型的伺服输入信息，在负载事先未知时更佳。对于呼吸肌，伺服系统非常有优势。来自延髓吸气神经元的传出神经传递的信息是"为实现（一定的潮气量）所需的长度变化，吸气肌应以必要的力收缩"。气道阻力突然变化时，伺服系统还提供了一种快速响应的优秀机制。在第三章中描述了吸气肌对呼吸阻力增加的反应的性质和强度，用肌梭可以很容易地解释反应的即时有效性。

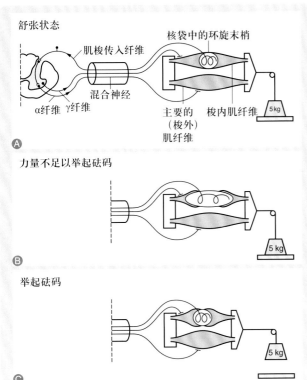

A. 静息状态，肌肉和肌梭的梭内肌纤维为舒张状态；
B. 激活 α 和 γ 系统后，肌肉试图举起砝码。但肌肉发力不足：未举起砝码，肌肉也未缩短。然而，梭内肌纤维能够缩短和拉伸肌梭核袋中环旋末梢，传入放电引起前角运动神经元池的兴奋增加；C.α 放电增强，通过肌肉更有力地收缩，最终举起砝码，当砝码被举起时，核袋上张力减轻，肌梭的传入放电停止，这组图显示了举起砝码的肌梭作用，但人们认为，为抵抗气道阻力增加而收缩吸气肌时，吸气肌的肌梭作用类似。

图 5.7　肌梭介导的伺服机制示意图

肌纤维亚型

与所有骨骼肌一样，根据表达的肌球蛋白重链亚型，呼吸肌纤维也有不同的类型。表5.1显示了人类呼吸肌中已知的3种肌纤维类型及其收缩和生化特征。肌纤维中肌球蛋白重链亚型决定了收缩速度（表5.1）。对于不同的肌纤维，参与肌肉舒张的酶也不同，这些酶影响肌肉舒张的速度，从而影响细胞维持强直性收缩的能力。Ⅰ型肌纤维收缩和舒张均慢，但可通过有氧代谢途径维持长期紧张，并具有抗疲劳性；相比之下，Ⅱb型肌纤维主要依靠糖酵解代谢途径提供能量，其收缩速度较快，能爆发性地产生更强的力量，但也易疲劳；Ⅱa型肌纤维的性能介于这两种极端肌纤维类型间。因此，肌肉中不同肌纤维类型的比例反映了肌肉

承担的工作类型，例如，在主要参与维持体位的肌肉中，Ⅰ型肌纤维占优势；而在需要间歇性活动的肌肉中，如手部肌肉，Ⅱa或Ⅱb型肌纤维占优势。

人类呼吸肌中，不同肌纤维类型的相对比例见表5.1，但尚不清楚何种肌纤维类型导致了何种呼吸肌活动。相比人类，动物呼吸肌的Ⅱ型肌纤维数量往往较少，动物仅用Ⅰ型肌纤维就可以实现平静和刺激性呼吸，而Ⅱ型肌纤维仅用于打喷嚏和咳嗽等排出性动作。人类膈肌中，高比例（45%）的Ⅰ型肌纤维表明膈肌可能不仅负责呼吸还维持体位，而Ⅱ型肌纤维仅负责排出性用力和主动运动（如跑步、跳跃等）。衰老会导致Ⅱ型肌纤维选择性萎缩，呼吸系统疾病、药物和人工通气都会导致不同肌纤维类型的相对比例发生变化（表5.1）。

表 5.1　人类呼吸肌肌纤维类型的特征，以及在正常和病理情况下其相对比例

	Ⅰ型	Ⅱa型	Ⅱb型
收缩性能			
缩短速度	+	++	++++
强直力	+	+	++
抗疲劳性	++++	+++	+
生化特性			
线粒体密度	+++	+++	+
ATP消耗率	+	++	++++
氧化酶	+++	+++	+
糖酵解酶	+	++	++++
糖原含量	+	++	+++
相对比例			
正常受试者	45%	39%	16%
COPD	↑↑	↓	↓↓
类固醇肌病	↔	↔	↓↓↓
人工通气[a]	↓	↑	↔

注：[a] 仅限于动物研究。

ATP：腺苷三磷酸；COPD：慢性阻塞性肺疾病（见第二十八章）。

五、呼吸肌疲劳和废用

与其他横纹肌一样，膈肌也会疲劳，定义为重复活动时无法维持张力。对于非呼吸性骨骼肌而言，疲劳可能是"中枢性"的——即主体（有意无意地）"未竭尽全力"——但呼吸肌的"中枢性"疲劳可能在呼吸疾病中不明显，因为呼吸衰竭患者通常有高水平的中枢呼吸驱动力。当试图增加肌张力时，运动

神经动作电位的频率会持续提高，最后（因代谢产物如乳酸堆积，离子浓度失衡等）发生外周性呼吸肌疲劳。最终，肌肉在无法长时间承受的负荷作用下，呼吸肌纤维耗能的舒张期会过度延长，直至无法对下一动作电位做出反应，也就无法产生所需张力。对膈肌而言，当阻力负荷小于最大负荷的40%时可持续维持肌张力，但大于最大负荷的40%时只能维持很短时间的肌张力。

呼吸肌的血供可能在应对呼吸疲劳时很重要。与匹配的对照组相比，严重充血性心力衰竭（心排血量减低）患者虽手臂肌力相似，但呼吸肌肌力下降。相比其他肌肉，呼吸肌的高活动度使其在氧供减少时更易肌力下降，心血管功能恢复前，重症监护的患者尝试机械通气脱机往往就会导致出现各种问题（见第359页）。

废用的影响

无论是否使用肌松剂，人工通气可以让膈肌休息，（过长时间的静止）将极大影响膈肌性能。仅机械通气18 h后，就出现提示膈肌萎缩的基因表达和组织学变化，并在几天内膈肌力量显著降低（表5.1）。但由于很多因素（特别是脓毒症）都会影响危重患者呼吸肌力，因此很难判断就是机械通气影响危重患者的呼吸肌力，即便如此，现已明确让本该持续工作的呼吸肌完全静止对其功能有害。为最好地保持膈肌功能，人工通气的最新进展集中在允许膈肌在临界水平继续工作。

六、呼吸功

平静呼吸时，呼气是被动的，呼吸功等同于吸气功。为克服吸气阻力，约一半吸气功在吸气时转为热能，最终耗散；另一半吸气功作为势能储存在肺和胸壁变形的弹性组织中，该势能即为呼气的能量来源，然后在克服呼气阻力时以热量形式耗散。因此，储存在变形弹性组织中的能量允许被动呼气从而开始下一次吸气。当吸气或呼气阻力轻度增加时，呼气依然是被动的，呼气阻力轻度增加时，（因空气无法从肺中顺畅排出而导致肺内气体滞留，）由于肺容量增加，因此肺弹性回缩力也增加（见第34页）。

健康受试者静息时呼吸功实际非常小，呼吸肌的氧耗常约为3 mL/min，或不到代谢率的2%。此外，呼吸肌的效能只有10%左右。在呼吸系统疾病、某些畸形、妊娠和分通气量增加等许多情况下，呼吸肌的效能将进一步降低（图5.8；译者注：该图涉及第三方版权，详图请见英文原版）。当接近最大通气量时，呼吸肌的效能将极度下降，从而增加的呼吸氧供完全被呼吸肌消耗掉。

（一）功的计量单位

当在外力作用下位移时会做功，功=力×移动距离。类似地，当向注射器的活塞施加力量以提高所含气体的压力时，也会做功。这时，功=平均压力×容量改变，或者是功=平均容量×压力变化。无论乘法是力×距离，还是压力×容量，功的单位都是相同的。测量功的许多可用测量单位列表见附录A。

如何衡量呼吸功，有很多误解，比如认为呼吸功是功率，用瓦特作为呼吸功的单位。其实功率是衡量工作被（或能够被）执行的速率的指标。因此，正常使用时，以瓦特作为呼吸功这一术语的单位就不合适，因为只有当我们是指执行工作的速率即功率时，瓦特才是正确的单位。呼吸功可能只适用于单个事件，比如一次呼吸，因此焦耳才是呼吸功适当的单位。

（二）呼吸功的消耗

呼吸功克服两个主要的阻抗。第一个是肺和胸壁的弹性阻力（见第二章），第二个是气流的非弹性阻力（见第三章）。

1. 克服弹性阻力的功

弹性物性体变形时，若无呼吸功转化为热能消耗，则所有呼吸功都转变为势能。图5.9A显示了整个呼吸系统肺泡压力–容积曲线的一部分，即仅仅显示了功能残气量附近曲线的直线部分（见图2.7）。当肺充气时，该"曲线的直线部分"就形成直角三角形的斜边，其直角三角形面积代表克服弹性阻力所做的功，而直角三角形的面积＝〔底边（压力变化）×高度（潮气量）÷2〕或〔底边（平均压力）×高度（容量变化）÷2〕。任何一种乘积的单位都为功或能量（J），并代表可用于呼气的势能。在图5.9B中，压力/容量曲线斜率较低，表明肺质地较硬或顺应性较差。对于相同的潮气量，三角形的面积增加，这表明对抗弹性阻力所做的功增加了，那用于呼气的势能也增加了。

2. 克服气流阻力的功

图5.9中忽略了摩擦阻力。现实中需要额外的压力来克服气流的摩擦阻力，该额外的压力反映在口腔压力上，吸气时，口腔压力高于肺泡压，这是为了克

服摩擦阻力所需的驱动压力。如图5.10所示，绘制口腔压力图时，吸气曲线向右弯曲，压力-容积曲线右侧的深棕色区域表示为克服吸气摩擦阻力而做的额外功。图5.10B表示气道阻力增加的患者。呼气曲线（图5.10中未显示）将向左弯曲，因为呼气过程中口腔与肺泡之间的压力梯度逆转。

（三）最小的呼吸功

每分通气量恒定且深慢呼吸时，克服弹性阻力做功会增加。而当浅快呼吸时，克服气流阻力做功会增加。若将克服弹性阻力做功和抗气流阻力做功相加，

并将呼吸总做功对呼吸频率作图，就会发现有个最佳呼吸频率，该频率下呼吸总做功最小（图5.11）。若需呼吸总做功最小，对于弹性阻力增加（如肺纤维化）的患者，则最佳呼吸频率须高于正常值，对于气流阻力增加的患者，则最佳呼吸频率需低于正常值。无论物种、年龄和病理情况，人和动物常选择一个接近最小呼吸功的呼吸频率。

七、通气量的测定

通气量可以直接测量，也可以通过瞬时气体流速的连续积分计算（图5.12）。

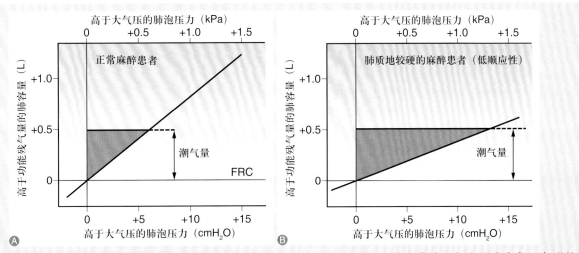

线显示麻醉患者肺部的压力／容积曲线（清醒的受试者见图2.7）。吸气时压力-容积曲线的长度形成直角三角形的斜边，直角三角形的面积等于克服弹性阻力所做的功。注意，与健康患者（图A）相比，当压力-容积曲线斜率降低时，如肺较硬或顺应性较差的患者（图B），面积变得更大。

图 5.9　被动充气时克服弹性阻力所做的呼吸功

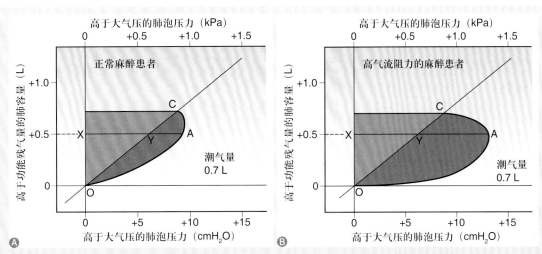

斜线 OYC 是肺泡压力-容积曲线。曲线 OAC 是肺充气时口腔压力-容积曲线。深棕色区域表示吸气时克服气流阻力做的功。与健康患者相比（图A），高气流阻力患者（图B）克服气流阻力所做功增加。当 500 mL 气体进入患者体内时，XY 代表肺部扩张所需的压力，而 YA 代表克服气流阻力所需的压力，XA 是此次的充气压力。浅棕色区域代表克服弹性阻力所做的功（见图 5.9）。

图 5.10　被动充气时克服气流阻力所做的呼吸功

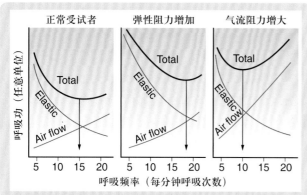

这些图表分别显示了不同呼吸频率下克服弹性阻力和气流阻力所做的功，并相加这些功以显示呼吸的总功。正常情况下，呼吸频率约为每分钟15次，此时呼吸总功最小。每分通气量相同时，如肺变硬（顺应性较差），最小呼吸总功需要的呼吸频率较高，而气流阻力增加时，最小呼吸总功需要的呼吸频率较低。Total：总呼吸功曲线；Elastic：为克服弹性阻力的呼吸功曲线；Air flow：克服气流阻力的呼吸功曲线。

图5.11 最小呼吸功

（一）直接测量呼吸容积

吸气和呼气潮气量（及每分通气量）可能明显不同，这种差异在计算气体交换时很重要。正常呼吸交换比约为0.8，意味着静息状态下，吸气分钟量比呼气分钟量大50 mL左右。运动时，以及在吸收/清除惰性气体（如氮气，或更大可能是氧化亚氮）时，可能差异更大。

水封式肺量计提供了测量通气量的参考方法（图5.12）（译者注："参考方法"是指在特定测量领域中通常被接受的最可靠、最精确和最常用的测量方法。在此领域中，其他测量方法通常通过与参考方法的比较来确定其准确度。例如，在肺功能测试中，水密封肺量计通常被视为"参考方法"，用于衡量其他肺功能测试方法的准确性和可靠性。因此，"参考方法"可以理解为某一特定领域中被广泛认可和接受作为标准的测量方法），并可通过水位位移精确校准。它们对呼吸的阻力可以忽略，且通过适当设计，在极高的呼吸频率下也能精确地测定通气量。

干式肺量计使用铰接式风箱，常带有容积和瞬时流量的电子显示器，其精度接近于水封式肺量计，且使用更加方便。

1. 叶轮和涡轮机

该类呼吸测量仪中最著名的是Wright于1955年发明的。该仪器完全是机械式的，在刻度盘上显示容积，但

输出端可用电信号显示潮气量或每分通气量。总的来说，该类呼吸测量仪是精准的，但在低每分通气量时读数常偏低，在高每分通气量时读数常偏高，因此，偏离正常状态时误差就会夸大，但仪器基本可靠。

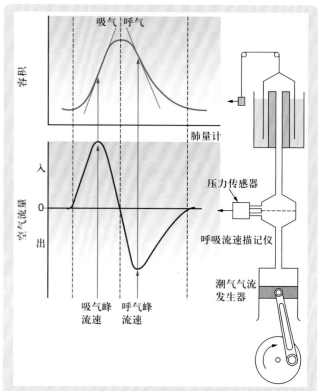

上图显示了容积对时间的曲线，该类曲线可用肺量计获得。下图表示瞬时气流速度对时间的曲线，该类曲线是用呼吸流速描记仪获得的。流速曲线上任一点的流速就等于容积曲线相应时间点的斜率，而容积曲线上任一点的容积就等于流速曲线相应时间点下的累积面积。流速是容积的微分，容积是流速的积分。对肺量计曲线微分会得到"呼吸流速描记图"，而对呼吸流速描记图的积分会得到"肺量计"曲线。

图5.12 容积和流速曲线

2. 通气的无创测量

通过测量胸壁和腹部变形，现有多种技术可在避免用咬嘴、面罩或鼻夹前提下测量通气量。前文（第59页）提到，某些技术可评估胸腔和腹腔对每次呼吸的相对作用。呼吸电感容积描记术要求受试者在胸部和腹部佩戴弹性带子，带子中的电感反映了皮带内的横截面积。光电容积描记法要求受试者在胸壁和腹壁上佩戴多个反光标记，这些标记反射红外光到放置在受试者周围的多个摄像头上，从而可测量标记的精确三维位置，由此计算出身型。肺量计若最初被校准过，这些测量值的变化就很容易地转换为容量，可以

在不同的情况下（如不同的体位或睡眠期间）连续测量（图5.5）。

（二）通过瞬时气体流速积分测量通气量

电子学已使得通过瞬时流速积分测量通气量成为临床工作中广泛使用的技术。有许多方法可测量快速变化的气体流速，最早的方法是呼吸流速描记术。其通过不同层流间气流阻力的压力梯度测量通气量，因为层流时压降与流速成正比（译者注：该句话介绍了呼吸流速描记术的工作原理。简单来说，呼吸流速描记术通过测量层流电阻器上的压力梯度确定气流速。当气体通过层流电阻器时，由于电阻器本身的结构，气体是一条流线，也就是层流状态。层流状态下，气体流速与距离电阻器表面的距离呈线性关系。因此，气体流过电阻器时，会产生压力梯度，即气体从电阻器的一端到另一端会有一个压差。根据伯努利定律，气体流速越快，压差就会越大。因此，气体流量计可以通过测量电阻器两端的压差大小确定气体流速的大小。由于层流状态下气体流速与压差间成比例关系，因此压差可以直接反映气体流速大小）。如图5.12，其中气流阻力是金属丝网。应采取预防措施，防止使用时因气体成分和温度不同而引起的误差，并防止水分在屏幕上凝结，由于压降不会超过几毫米水柱（译者注：压降反映的是阻力，压降小，说明阻力小，也就不会对呼吸过程造成过多的干扰），体积也可以很小，因此，呼吸流速描记仪不会干扰呼吸。

目前使用的大多数呼吸机和麻醉机都可以测量通气量。通常在呼吸系统的呼气管路上使用呼吸流速描记仪或电子涡轮系统测量，为便在自主呼吸期间进行测量，还将其阻力设计得非常低。通过该方式，可测量每次呼出潮气量，从中可以得出每分呼吸频率和每分通气量（译者注：可以通过监测潮气量的变化来确定每次呼气的开始和结束，从而确定每次呼气，通过计数每分钟呼气次数，得出每分呼吸频率，继而得出每分通气量），因此也提供了一种检测呼吸暂停或呼气管路断开的有用方法。

八、通气容量测量

测量通气容量是最常见的呼吸功能测定。通气容量与实际通气量的比值是衡量通气储备和呼吸舒适度的指标。

（一）最大自主通气量

最大自主通气量（maximal voluntary ventilation,

MVV），也称为最大随意通气量，是指受试者在12～15 s内能够维持的最大通气量。在正常受试者中，最大自主通气量约为静息每分通气量的15～20倍。受试者只需通过肺量计吸气和呼气，无需排出CO_2，测试尽管很简单，但也很费力，现在已很少使用。健康的年轻成年男性平均最大随意通气量约为170 L/min，其正常值根据体型、年龄和性别不同而不同。

（二）用力呼气量

通气容量更实用的测试是第1秒用力呼气量（forced expiratory volume in one second，FEV_1），即最大吸气后第一秒内呼出的最大气体量，比最大自主通气量测量方便得多，只需要一个简单的肺量计，对患者来说也更省力，与最大自主通气量相关性良好，最大自主通气量通常约为第1秒用力呼气量的35倍。还描述了一些与单次用力呼气相关的类似测量，包括0.5 s或0.75 s用力呼气量（这可能对儿童有用），或6 s用力呼气量（可作为用力肺活量的替代指标）。第224页介绍了年龄和吸烟对第1秒用力呼气量的影响。

（三）呼气峰流速

所有通气容量的间接测量中，最方便的是测量呼吸峰流速，其可用简单廉价的手持设备测量，且是评估大气道管径的简单方法。需要注意的是，不要误解呼气峰流速，其测量的是主动呼气量，与正常呼吸活动无关，对其不要有误解。呼气峰流速最常用于评估气道疾病患者的气道阻塞程度（见第二十八章）。当然，呼气峰流速还受胸廓形态、活动度、呼吸肌力，以及疼痛等因素影响。更精准地反映气道阻力的指标是第1秒用力呼气量与肺活量的比值，正常受试者应超过75%。

九、呼吸肌的评估

肌肉功能的严重异常可通过简单观察自主呼吸来评估。在吸气时，可能会出现躯干的反常运动，如腹壁向内移位（膈肌功能衰竭）或上胸部向内运动（肋间肌功能衰竭）。对膈肌的透视或超声成像提供了一种更精细的观察形式，且有助于检测膈神经损伤，尤其是单侧膈神经损伤体征尚不明显时。

现认为肺活量监测（见图2.8）是最佳"床旁"监测呼吸肌功能的手段，尤其仰卧时。肺活量的测定需要患者的配合，单个低读数并不具有特异性。然而，重复测量可以观察肺活量的变化趋势，降低25%

时明确异常。尽管降低肺活量的原因很多，但这种评估呼吸肌功能的方法对于监测病情的进展非常有用，尤其是像重症肌无力和吉兰-巴雷综合征（见第299页）等疾病。

无论评估吸气还是呼气肌力，均可使用施加呼吸阻力下测量压力的方法。所有这些压力测量都需要患者一定程度的配合，并会引起一定程度的呼吸不适，故与肺活量相比，这些测量虽然对呼吸肌的功能评估更具特异性，但应用并不广泛。可在中等呼吸阻力下缓慢吸气或呼气时，测量口腔压力，也可以在鼻气道作为阻力的快速"嗅鼻"过程中测量口腔压力。

（王开金，冉雪梅译；刘红梅，苏俊，阮志强，刘岗，张骅校）

参考文献

扫码查看

关键词

吸气；呼气；呼吸功；呼吸肌；肋间肌；膈肌。

摘要

• 为维持气道通畅和调节气流，咽部和喉部肌肉既可紧张性又可时相性收缩。

• 膈肌、肋间肌和一些颈部肌肉通过复杂的动作组合实现吸气，这些动作组合随体位的不同而不同。

• 呼气通常是被动的，只有在运动或比正常高数倍的每分通气量时，引起肋间和腹壁肌肉收缩才导致主动呼气。

• "呼吸功"描述了克服呼吸系统的弹性阻力和气流的非弹性阻力所需的功率，通常由吸气肌完成。

小结

• 为确保呼吸时的气道通畅性，上气道肌肉均有紧张性又有时相性运动。大多数咽部肌肉可持续地紧张收缩，吸气时辅以更强的时相性收缩，尤其是在通气量很高的情况下（如运动期间）。时相性运动是对咽部机械感受器的快速反射反应，这些感受器可感知气道中压力并在压力下降时使咽扩张肌更强收缩。

• 喉肌也有类似的时相性收缩，吸气时声带开放，呼气早期部分闭合声减慢呼气流速，可能为了减少与呼气流速相关的气道塌陷。

• 躯干的许多肌肉（包括膈肌、肋间肌、斜角肌和腹肌）参与呼吸，其中许多肌肉还具有其他作用（如保持姿势和参与运动），因此作为呼吸肌，它们与其他肌肉的相互作用也很复杂。

• 膈肌是分隔胸腔和腹腔的穹顶状膜状肌。仰卧位时，其大部分区域与胸壁内侧直接接触（其间无肺），形成"胸廓-膈肌对合区"。膈肌通过多种机制收缩来增加胸腔容积，缩短对合区对增加胸腔容积最有效，但穹窿变平和骨性胸廓下部扩张也有助于增加胸腔容积。

• 肋间肌分为内肌、外肌和胸骨旁肌。肋间外肌通常是吸气肌，肋间内肌多是呼气肌，但这些作用是可变的，甚至在某些体位上作用可能逆转。吸气时，肋间肌使肋骨在其颈部向后方旋转，这种"桶柄"旋转增加了胸部的横径和前后径。同时抬高胸骨（如胸锁乳突肌收缩）会对肋骨产生"泵柄"作用，并进一步增大胸径。

• 正常静息呼吸时，辅助呼吸肌（如胸锁乳突肌、胸肌、斜方肌和脊柱伸肌）不活跃，但在通气增加时发挥作用。

• 腹壁肌是呼气肌，静息呼吸时不活跃，但在高碳酸血症、麻醉期间、每分通气量超过约40 L/min时，腹壁肌活跃。腹肌收缩增加腹内压并迫使膈肌朝头侧运动，从而降低肺容量。现有无创测量通气的技术可以监测胸壁和腹壁的运动，还可量化胸腔和腹腔对呼吸的相对作用。直立位时，约2/3的潮气量由骨性胸廓活动产生，而仰卧位时，约2/3的潮气量是由膈肌活动产生的。

• 与其他骨骼肌一样，所有呼吸肌的张力都是由肌梭的γ传出神经元和肌肉的环旋末梢引起脊髓反射，从而激活α运动神经元的方式控制。通过这种方式，呼吸中枢可以发出脉冲，要求特定程度缩短呼吸肌（相当于肺容积的变化）的脉冲，然后肌肉产生所需的张力来实现这一缩短，这一机制解释了呼吸肌如何快速准确地克服增加的吸气阻力。

• 与大多数其他骨骼肌不同，呼吸肌几乎能连续工作，但尽管如此，它们也不能免于疲劳，这可能会迅速导致危及生命的呼吸衰竭。由于呼吸肌的高活动率需要可靠的血液供应，因此在许多病理情况下，氧和营养物质的输送不足是导致呼吸肌衰竭的重要原因。在呼吸肌连续制动（常在人工通气时）几小时内，膈肌纤维开始发生组织学变化，并迅速萎缩，这使得恢复充分的自主呼吸变得困难。

• "呼吸功"描述了气体进出肺部所需的能量，当与时间相关时，应更准确地称为"功率"，包括吸气肌和呼气肌为克服第二章和第三章所述各种力所做的功。在健康的静息受试者中，呼吸功氧耗量约为3 mL/min，或小于全身氧耗的2%。呼吸频率影响呼吸的能量需求效率，大多数动物（包括人类）已进化到最佳呼吸速率。在肺病和高分钟通气时，呼吸功会增加，直至接近最大通气量，这时通过用力呼吸增加的氧供完全被呼吸肌增加的氧耗所消耗。

• 通气量可由肺量计或呼吸流速描记仪测量。通气容量是评估呼吸肌性能更有用的指标，可通过记录最大自主通气量或用力呼气量（如呼气峰流速或第1秒用力呼气量）表示。

第六章 肺循环

进化到恒温动物导致动物对氧需求增加10倍，这只能通过使肺循环几乎完全独立于体循环来满足（见第284页）。

一、肺血流量

肺循环血流量约等于整个体循环血流量，因此，当剧烈运动时体循环血流量从静息状态下的约6 L/min增加到25 L/min时，肺循环血流量也会同步增加。值得注意的是，尽管肺血流量急剧增加，但肺血管压升高却很小。肺血管压和血管阻力均远低于体循环，因此肺循环调控肺内血流区域分布的能力有限，并受重力影响，导致肺重力依赖区过度灌注。肺血流分布不均对气体交换有重要影响，这些在第七章中讨论。

事实上，肺循环流入与流出间的关系非常复杂（图6.1）。肺通常从主动脉弓的支气管动脉接收大量血液。支气管循环的血液以两种途径返回到心脏。部分来自支气管循环的肺门血液，从肺门周围血管丛经奇静脉返回上腔静脉，该部分（约1/3）血液既不来自肺循环，也不返回肺循环，因此可视为正常的体循环血流。然而，支气管循环的另一部分分布在肺的更外周，通过毛细血管后吻合汇入肺静脉，形成了来自肺泡毛细血管网的氧合血与肺静脉血的混合血。

血流经毛细血管前吻合通路（即Sperr动脉）从支气管动脉流向肺动脉，也可能使情况更复杂。这些通路具有肌壁，类似于一道闸门，即当需要增大肺血流时会开启。正常人中，它们的功能意义尚不明确，但病变肺中，流经吻合通路的血流可能至关重要。例如，肺灌注减少（如肺动脉狭窄、肺栓塞）时，来自支气管动脉的血液将经吻合通路流入，补充肺动脉血流。值得注意的是，Blalock-Taussig分流术（又称锁骨下动脉–肺动脉吻合术）也是通过补充肺动脉血流

缓解紫绀型先天性心脏病患者的症状。

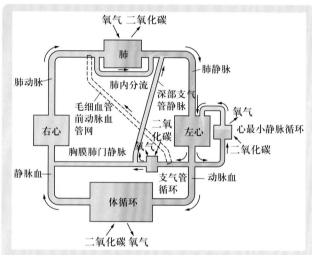

支气管循环的部分静脉血返回体循环静脉系统，而另一部分静脉血返回到肺静脉（形成静脉血掺杂）。其他形式的静脉血掺杂为左心最小静脉循环（Thebesian循环）和流经肺不张区域的血流。从该图中可清楚地看出为何左心排血量一定略大于右心排血量。

图6.1 正常人体的支气管肺血管网和其他形式的静脉血掺杂的模式图

二、肺血容量

大体上来说，右心将体循环血泵入肺循环，左心则将肺循环血液泵回体循环。因此，只要左右心室排血量相同，则肺血容量不变。但是，若两侧心室排血量有微小差异，且这种差异持续时间超过几次心跳，肺血容量则将有较大变化。

影响肺血容量的因素

1.体位

从仰卧位变到直立位，肺血容量减少近1/3，与体位改变引起的心排血量变化大致相同。无论是肺血容量减少还是心排血量减少，都是因血液在体循环重

力依赖区聚集所致。

2. 体循环血管张力

因为体循环的血管舒缩活性高于肺循环，所以整个体循环血管张力增大易将血液从体循环挤压入肺循环，该情况可能由内源性儿茶酚胺的释放、使用血管收缩药物或抗压衣对身体的被动挤压所致。由此产生的容量变化幅度将取决于许多因素，如体位、循环总血量，以及控制肺血管张力的诸多体液和神经机制在当时的活性（见后文）。另一方面，当体循环血管张力减弱时（例如患脓毒症或行局部麻醉时所致的体循环血管阻力降低），肺血容量似乎会减少。

三、肺血管压

肺循环和体循环中，尽管毛细血管压和静脉压相差不大，但肺动脉压仅约为体循环动脉压的1/6（图6.2）。因此，整个肺小动脉的压降很小，由此主动调节肺血流分布的潜力也降低，这也说明了为什么肺动脉压力波的阻尼很小，以及为什么肺毛细血管血流搏动明显（译者注：肺循环中肺动脉相对较宽，相比体循环的血管，肺血管阻力较低，这种较低的阻力使得动脉压力波的传播阻尼降低，即血液能以更大的振幅通过肺血管。肺血管壁较薄且柔软，具有较高的可压缩性，这意味着在心脏搏动期间，肺血管的体积和直径会发生变化，使得血流量也随之变化。这种柔软和可压缩性导致肺毛细血管的血流明显搏动，即血流在心脏搏动周期内明显变化）。

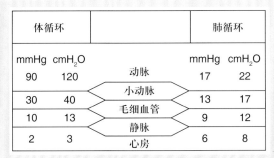

体循环				肺循环	
mmHg	cmH$_2$O			mmHg	cmH$_2$O
90	120	动脉		17	22
		小动脉			
30	40			13	17
		毛细血管			
10	13			9	12
		静脉			
2	3	心房		6	8

图 6.2　沿体循环和肺循环对应部位常见的平均压力梯度对比（高于大气压的平均压力）

对于肺血管压，选择参照压力非常困难。通常体循环压是参照环境大气压测量的（译者注：即体循环压是高于环境大气压的那部分压），但这种方法并不总适用于测量肺动脉压，因为与胸腔内压和肺静脉压相比，肺动脉压相对较低，这在以下两种情况下很重要。首先，血管外（胸腔内）压力可能对血管内压力

影响重大，故测量肺血管压时应予以考虑。其次，肺静脉压可能显著影响肺循环驱动压，故在测量肺血管阻力时必须考虑肺静脉压。因此，我们必须区分下文列出的3种不同形式的肺循环内的压力，各种测量技术可用来直接显示这些压力（图6.3）。

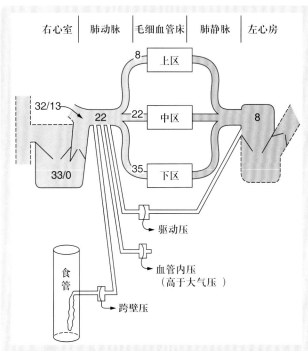

图中显示了右心室和肺动脉主干的收缩压和舒张压，以及其他部位的平均压力。注意重力对肺野不同部位压力的影响。为显示驱动压、血管内压和跨壁压，连接了3个不同的压力计。

图 6.3　肺循环压力高于大气压（cmH$_2$O）的正常值

血管内压是指循环中任何点上高于大气压的压力，这是表示体循环压力的常用方法，也是表示肺血管压最常用的方法。

跨壁压是指血管内部与血管周围组织间的压差。对于较大的肺血管，外部压（即血管周围组织压）即为胸腔内压（通常以食管内压替代，如图6.3所示）。测量跨壁压通常用于消除胸腔内压重大变化对肺循环的物理影响。

驱动压是循环中一个点和下游另一个点间的压差。肺循环的整体驱动压是肺动脉与左房间的压差，驱动压可克服流动阻力，故能用于测定肺血管阻力。

这些压差远非纯学术性的。例如，由于正压通气导致胸腔内压升高，会增加肺动脉血管内压，但也会类似大小地增加肺静脉血管内压，因此，驱动压（乃至血流量）保持不变。同样，如果肺循环的原发问题是左房压升高，血液会通过肺循环"回流"，肺动脉

血管内压也会升高，但驱动压同样不升高。因此，驱动压才是评估肺血流量（及因此的肺血管阻力）的合适参数，但测量驱动压需要记录肺静脉（左房）压，而肺静脉（左房）压的测量难以实现（见第77页），故通常只测量肺动脉压，因此解读肺动脉压时需谨慎。肺循环内各压力的常见正常值见图6.3。

肺泡内压的影响

肺泡内压的改变会改变胸腔内压，其关系为胸腔内压 = 肺泡压−肺泡跨壁压。肺泡跨壁压受肺容积的影响（见图2.7），当肺被动充气（译者注：即人工通气）时，胸腔内压通常会升高，但升高值不足充气压力的一半。如果肺部僵硬（即低顺应性），则胸腔内压升高的幅度会更小，因此肺的低顺应性保护循环免受充气压的影响（见第364页）。血管内压通常受胸腔内压变化的影响而直接且瞬间升高，这就解释了为何在Valsalva动作（译者注：即患者用中等力度的呼气动作以克服闭嘴、捏鼻、屏气时的气道关闭阻力，像吹气球一样用力，可增加腹压和静脉回流阻力）开始时体循环动脉压会升高（见第363页），也解释了自主呼吸时肺动脉压的周期性变化，呼气时肺动脉压高于吸气时，但如果测量跨壁压，就观察不到跨壁压随呼吸周期的这种变化（图6.3）。

除胸腔内压升高对血管内压的直接物理效应外，还有干扰静脉回流所引发的继发效应，这也是Valsalva动作中体循环压力降低的原因。

四、肺血管阻力

血管阻力反映的是驱动压和血流之间的关系，类似气体流动的阻力，其可用如下公式表示。

肺血管阻力 = 肺驱动压/心排血量

但是，需要特别注意：肺血管阻力的概念并不能简单的类比欧姆定律，欧姆定律只适用于层流（见第26页）。首先，血管并非刚性的，而是随着血流量增加趋于扩张，特别是在血管张力较低的肺循环中。因此，随着血流量增加，肺血管阻力趋于下降，压力与流量的关系曲线既非线性（见图3.2），也非凹形（见图3.3），而是凸形。其次，复杂的是，血液是一种非牛顿流体（因为有红细胞），其黏度随剪切速率而变化，剪切速率是其线速度的函数。为了准确测量肺血管阻力，应在测量时校正血细胞比容。

（一）肺内血管阻力

虽然血管内流量和压力之间的关系远非简单的线

性关系，但我们习惯通过前述的与电阻类似的计算方程式表达肺血管阻力，就好像牛顿流体在刚性管道内层流一样。当然，在临床上，想通过测量不同心排血量下的肺循环驱动压，来确定心排血量和驱动压间的真实关系，完全不切实际。

血管阻力的单位由压力与流速（flow rate）比值的单位得来。血管阻力的常用单位通常为mmHg·min/L。当以绝对厘米−克−秒（centimeter-gram-second, CGS）单位制时，血管阻力通常以dynes［达因，译者注：力学单位，即使1 g物体产生1 cm/s²加速度的力］/（cm²·cm³·s）表示（如dyn·s/cm⁵）。而相应的国际单位（SI）可采用kPa·min/L］。不同单位制的肺循环正常值见表6.1。

表 6.1　肺循环的正常值

	驱动压	肺血流	肺血管阻力
SI 单位	1.2 kPa	5 L/min	0.24 kPa·min/L
常用单位	9 mmHg	5 L/min	1.8 kPa·min/L
绝对CGS单位	12 000 dyn/cm²	83 cm³/s	144 dyn·s/cm⁵
单位说明见附录A			

（二）肺血管阻力的定位

在体循环，阻力的最大部分来自小动脉，沿小动脉，压力平均值从约12 kPa（90 mmHg）降至约4 kPa（30 mmHg；图6.2），这种压降是消除脉搏压力波的主要原因，故全身毛细血管血流不是非常有搏动性。肺循环中，沿小动脉的压降远小于体循环，可以近似地认为肺血管阻力在肺动脉、肺毛细血管和肺静脉中分布大致相当。具有肌性血管壁的肺动脉和小动脉主要为肺泡外血管，通过神经、体液或气体等调控机制主动控制肺血管阻力，而肺毛细血管与肺泡密切相关（见图1.8），所以，肺毛细血管的阻力很大程度上受到肺泡压和肺泡容积的影响。因此，肺循环中，无主动收缩能力的血管在控制总血管阻力和肺血流分布方面起重要作用。

五、肺血管阻力的被动变化

（一）肺血流量（心排血量）的影响

肺循环可适应心排血量的大幅度变化，而肺动脉压仅小幅度升高，因此，肺血管阻力必定随着血流量增加而降低。阻力降低意味肺血管床总横截面积增加，特别是毛细血管总横截面积增加。肺血管床对血流量增加的适应性改变，部分是由于血管被动扩张，部分是由于塌陷血管重新开通，而血管被动扩张更重要。

随着肺血流量增加，以前未灌注的肺血管重新开通，这在无任何血管张力调节的毛细血管床表现得更加明显，肺泡间隔中毛细血管网的重新开通最常见于肺上部区域（1区，见后文），因为那里的毛细血管压最低。最早是在组织学研究中发现毛细血管重新开通，该研究中在肺灌注血液时快速冷冻切片，结果显示毛细血管开放的数量随着肺动脉压升高而增加。但人们对在体肺的毛细血管重新开通机制仍知之甚少。利用血液中的胶体粒子进行的动物研究表明，正常通气时，包括1区在内的所有肺毛细血管均得以灌注，但当气道压升高时，1区的毛细血管有近2/3无血流。因此，似乎随着肺泡压升高，复张肺泡的部分毛细血管将无血流，但在正常低气道压时，所有毛细血管均有血流。然而血液流动时，这些利用胶体粒子进行的研究无法区分流动的是血浆还是全血，因此推测某些几乎塌陷的毛细血管可能只含血浆（"血浆撇清现象"，译者注：血液流动后呈现血浆与其他成分分离，该状态下，血液更稀薄，血流阻力和血液黏滞度都会降低，有助于血液流动），此外，这些塌陷的毛细血管血流还可能来自支气管循环，而不是肺动脉血流。

整个肺血管床随着跨壁压梯度增加而扩张，且最可能发生在缺乏肌肉控制的毛细血管。在一项动物研究中，随着跨壁压从0.5 kPa升高到2.5 kPa（5～25 cmH$_2$O），毛细血管直径从5 μm增加到10 μm。正如前面所述，正常情况下，似乎肺毛细血管从未完全塌陷，因此被动扩张很显然是对血流量增加更重要的适应性变化。

肺血管适应血流量变化的显著示例（见第374页）就发生在肺切除术后，此时剩余肺承接整个肺血流量，而不会导致肺动脉压升高。在不升高肺动脉压的情况下，肺血管对血流量增加的适应性变化必然有个极限，若疾病影响肺血管床，那这个极限将更小。动脉导管未闭或房/室间隔缺损所致的左向右分流是肺血流量增加最重要的病因，在这些疾病状态下，肺血流量可能需要比体循环大几倍，才会发展为肺动脉高压。尽管肺血管能适应大幅度增加的血流量，但肺血管重塑常会增加血管阻力，从而导致更早且更严重的肺动脉压升高。

（二）肺充气的影响

肺泡压对肺血管压的影响在前文中已提及，而肺泡压对肺血管阻力的影响是复杂的。由于早前未能认识到肺血管阻力必须从驱动压（而非肺动脉压或跨壁压）推导出来，从而对肺血管阻力的认识有一些混淆（图6.3）。肺血管阻力源于驱动压这一点很重要，因为肺充气通常会影响食管内压、肺动脉压和左房压，因此很容易掩盖影响肺血管阻力的真正因素。

当根据驱动压正确计算肺血管阻力时，相当一致的意见认为，肺血管阻力在功能残气量处时最小，而肺容积无论变大还是变小，都会导致阻力轻微增加，特别是在高肺容积时（图6.4）。可将肺毛细血管分为3个不同的组别来解释，具体如下。

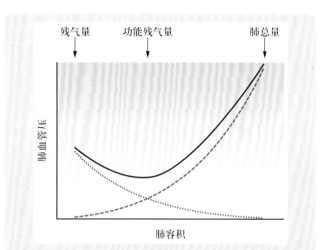

红色实线表示总肺血管阻力，其在功能残气量时最小。当肺容积接近肺总量时，肺泡毛细血管受压迫（蓝虚线）会增加肺血管阻力。当肺容积接近残气量时，肺血管阻力也增加，可能是由于肺泡交界处毛细血管（黄虚线）或肺泡外血管受压，或由于肺萎陷区缺氧诱导血管收缩。需要注意的是，这张图的数据主要来源于动物离体肺的研究，可能不适用于在体动物或人类受试者。

图 6.4 肺血管阻力与肺容积的关系

肺泡毛细血管像三明治一样夹在两个邻近的肺泡壁之间，常凸入其中一个肺泡（见图1.8），仅靠毛细血管内压力和纤薄的纤维组织间隔支撑其免于塌陷。因此，肺泡扩张会压迫肺泡毛细血管，增加肺血管阻力。如果肺（血管）只有肺泡毛细血管，那么肺血管阻力将与肺容积直接相关。

肺泡交界毛细血管位于3个或多个肺泡之间的交界处，因此其并不夹在肺泡壁之间（译者注：肺泡交界毛细血管行走于肺泡上皮皱襞中，位于肺泡表面活性物质薄膜的正下方，避免肺泡压变化带来的影响，但数量有限，作用也有限）。现认为这些肺泡交界处的肺泡壁在呼气时会形成"皱褶"（见图1.10），然后吸气时纵向伸展（而不是向外扩展，即肺泡壁的长度增加，但宽度不变），因此对附近血管产生的影响很小。事实上，该区域的血管通常不受肺泡压影响，但可能在高肺容积时扩张，在非常小的肺容积时收缩，这可能继发于塌陷肺泡周围局部缺氧效应。

肺泡外血管阻力增加也是低肺容积下肺血管阻力增加的一个原因。低肺容积时，较大的肺血管受压可能导致肺重力依赖区血流量减少（见第86页），也可能会导致肺血管阻力的整体变化。

毫无疑问，毛细血管间存在解剖学差异，但解剖学特征对生理学的影响尚未证实。许多研究均基于动物开胸或离体标本的数学模型，这些动物研究与在体研究的相关性仍不确定。

（三）重力对肺泡压和血管压的影响

血管堰

为更好地理解肺泡压、流量和血管阻力间的相互作用，West于1965年最先提出"肺区"理论，即将肺野划分为3个区。图6.5以Starling阻力器和堰作类比来解释这个分区理论。如图6.5左侧所示，Starling阻力器（或阈阻力器）可直视为刚性管腔中一段可塌陷管道，只有当上游压力（图6.5中的左压力表显示）大于管腔内压力（图6.5中的中间压力表显示）（Pa＞P_A）才会出现血液流动，而下游压力（P_V）（图6.5中的右压力表显示）降低无法触发血液流动。在图6.5所示的1区，塌陷血管的动脉端压力低于肺泡压，因此动脉端压力不足以开放Starling阻力器中塌陷血管。上游的水位低于堰顶，所以不会有水流，而下游（静脉）压力与水流无关。1区可能代表肺顶部。

2区在肺中部（图6.5），可塌陷血管的动脉端压力超过肺泡压，此时，可塌陷血管类似于Starling阻力器，允许血液流动，流量取决于动脉/肺泡压力差。图6.5中，Starling电阻器的阻力集中在箭头所标注的点上。动脉/肺泡压力差越大，可塌陷血管的开放程度越大，流量越大。值得注意是静脉压仍不是影响流量或血管阻力的因素，这种情况仍然类似于堰，即上游水位（压力源头）对应于动脉压，而堰的高度对应于肺泡压。水流量完全取决于上游水位和堰顶之间的高度差，而堰下游水位（类似于静脉压）不影响通过堰的水流量，除非下游水位超过堰的高度。

3区在肺下部（图6.5），毛细血管静脉端压力高

于肺泡压，此时，类似于Starling阻力器的可塌陷血管将完全开放，流量以近似于正常体循环的方式由动脉/静脉压力差（即驱动压）控制。然而，随着高于肺泡压的那部分血管内压升高，可塌陷血管将进一步扩张，其阻力也会相应降低。这种情况仍类似于堰，现在的情况是下游水位已上升到堰被完全淹没，因此堰对水流几乎没有阻力，此时水流量主要取决于堰上下游的水位差。此外，随着下游水位的进一步上升，堰逐渐被水淹没得越来越深，它对水流的微小阻力被进一步减弱。

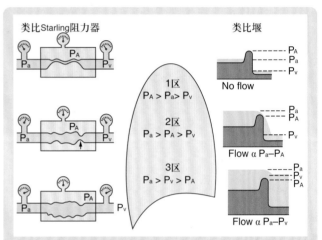

通过与 Starling 阻力器（左）和堰（右）的比较，显示重力对肺血管阻力的影响。Pa：肺动脉压；P_A：肺泡压；P_V：肺静脉压（所有压力均是高于大气压的那部分）。详细讨论见文本。

图 6.5　重力对肺血管阻力的影响

六、肺血管阻力的主动控制

除了上述被动机制外，通过主动收缩和舒张，肺血管也能调控血管阻力，某些证据表明肺血管常处于主动舒张状态。

（一）控制肺血管张力的细胞机制

多种机制参与控制肺血管张力（表6.2），但其中许多机制在人类肺中的作用尚不确定。虽然表6.2中所示的某些受体-激动剂系统仅在体外动物组织研究中得到证实，但无论是人体处于正常状态，还是缺氧或肺损伤状态下，最终都可能证实这些受体-激动剂系统对维持肺血管张力发挥重要作用（见第三十一章）。表6.2中列出的部分机制，其活性依赖于肺血管内皮细胞。许多基础的控制机制似乎发生在平滑肌细胞，而内皮细胞则作为反应的调节器。包括自主神经性调节和缺氧性肺血管收缩在内的某些控制机制已

经进行了广泛研究，将在后面的章节中单独描述。

表 6.2　参与肺血管张力主动控制的受体和激动剂

受体类型	亚型	主要激动剂	反应	是否依赖内皮
肾上腺素能	α_1	去甲肾上腺素	收缩	否
	α_2	去甲肾上腺素	扩张	是
	β_2	肾上腺素	扩张	是
胆碱能	M_3	乙酰胆碱	扩张	是
胺类	H_1	组胺	可变的	是
	H_2	组胺	扩张	否
	$5\text{-}HT_1$	5-HT	可变的	可变
嘌呤类	P_{2x}	ATP	收缩	否
	P_{2y}	ATP	扩张	是
	A_1	腺苷	收缩	否
	A_2	腺苷	扩张	是
类花生酸	TP	血栓素A_2	收缩	否
	IP	前列环素	扩张	?
	NK_1	P物质	扩张	是
	NK_2	神经激肽A	收缩	否
	?	VIP	扩张	可变
	AT	血管紧张素	收缩	否
肽类	ANP	ANP	扩张	否
	B_2	缓激肽	扩张	是
	ET_A	内皮素	收缩	否
	ET_B	内皮素	扩张	是
	?	肾上腺髓质素	扩张	?
	V_1	加压素	扩张	是

注：所列出的许多物质目前只确定在动物中存在，因此它们在人类生理或病理相关性仍然不确定。5-HT：5-羟色胺；ATP：腺苷三磷酸；ANP：心房利钠肽；VIP：血管活性肠肽。

1. 受体

肺血管的内皮细胞和平滑肌细胞都有多种受体类型，这些受体的激动剂可能来源于神经末梢（如乙酰胆碱、去甲肾上腺素）、局部产生（如类花生酸、内皮素）或通过血液到达肺部（如肽类）。此外，许多相似或相同的化合物作用于不同受体亚型的效应相反，如α_1（血管收缩剂）和β_2（血管舒张剂）肾上腺素能受体。因此，仍有大量未知的相互作用的系统参与调控肺血管平滑肌。

2. 第二信使

前列腺素、血管活性肠肽及β_2-激动剂（在某些情况下，译者注：β_2-激动剂通常被作为支气管扩张药而广泛应用，较少用于舒张肺血管平滑肌）等直接作用于平滑肌的肺血管舒张剂，大多数能激活腺苷酸环化酶，产生第二信使——cAMP。随后，cAMP激活蛋白激酶，减少肌球蛋白磷酸化和降低细胞内钙水平，从而引起细胞内一系列活动，使肌细胞松弛。

收缩肺血管平滑肌的通常是G蛋白耦联受体。激活这些受体产生第二信使——肌醇三磷酸，肌醇三磷酸释放细胞内储存的钙，并使肌球蛋白磷酸化，从而使肌细胞收缩。

3. 内皮素和一氧化氮的作用

1980年，Furchgott和Zawadzki首次证明内皮细胞对离体主动脉组织中乙酰胆碱诱导的舒张是必需的。在内皮细胞和平滑肌细胞间的信使称为内皮源性舒血管因子，其主要成分随后被证明是NO。许多肺血管舒张机制已被证明具有内皮依赖性（表6.2），而NO很可能是各种刺激下扩张血管平滑肌的共同途径。

NOS通过高活性的羟基精氨酸中间体将L-精氨酸转化为L-瓜氨酸，从而产生NO。NOS参与了这两个阶段，并需要许多辅助因子协助，包括钙调蛋白和NADPH，可能还有其他黄素衍生因子（如黄素腺嘌呤二核苷酸）。NOS活性的控制取决于底物、精氨酸的可利用性和各种辅助因子的浓度，NO的生物清除见第139页。

NOS以多种形式存在，主要有结构型、诱导型和神经元型。许多细胞能产生诱导型NOS（Inducible NOS，iNOS），但仅炎症介质和其他细胞因子才能将其激活，且一旦激活，可长时间大量产生NO。结构型NOS（Constitutive NOS，cNOS）永久存在于一些细胞中（含肺内皮细胞），并随钙和钙调蛋白水平变化产生短暂的低水平NO爆发。在体循环血管中，血管壁的剪切应力可直接激活钙依赖性钾通道而激活cNOS，但在肺循环中，受体刺激常改变钙水平和激活cNOS。神经元型NOS负责从神经元（如颈动脉体内，见第47页）释放作为神经递质或神经调质的NO。

激活NO受体舒张肌肉的机制如图6.6所示。NO从产生部位弥散到平滑肌细胞，激活鸟苷酸环化酶产生3',5'-环鸟苷酸（cyclic guanosine 3',5' monophosphate，cGMP），cGMP进而激活蛋白激酶。该机制类似于前述cAMP途径，通过影响细胞内钙水平和影响控制肌球蛋白活性的酶活性的联合作用舒张肌肉。

充分的证据表明，正常人的肺会产生一定基础量的NO，这有助于维持低肺血管阻力。

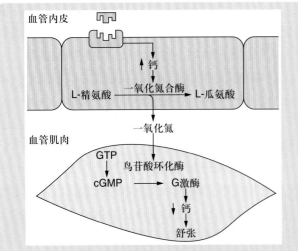

许多不同受体被认为通过这种机制舒张血管，详见本文正文。GTP：鸟苷三磷酸；GMP：鸟苷一磷酸。

图6.6 激活肺血管中结构型 NOS 和一氧化氮作用的路径示意

（二）缺氧性肺血管收缩

缺氧诱导的血管收缩是肺血管与全身血管的根本区别。无论是低混合静脉血（肺动脉）PO_2，还是低肺泡PO_2（图6.7），均可介导缺氧性肺血管收缩（hypoxic pulmonary vasoconstriction，HPV），而低肺泡PO_2影响更大。血管对PO_2的总体反应曲线非线性，这可以从图6.7中推导出来，观察不同等压PO_2值（绿色虚线，即混合静脉氧分压和肺泡氧分压相同时）下的肺血管收缩反应，该反应曲线的整体形状类似于P_{50}为4 kPa（30mmHg）的氧合血红蛋白解离曲线。肺泡气和混合静脉血低氧的综合作用可认为是作用于一个单一点，产生如下所示的"刺激后"PO_2。

$$P(stimulus)O_2 \times P\bar{v}_{O_2}^{0.375} \times PA_{O_2}^{0.626}$$

局部缺氧性肺血管收缩对减少分流至低氧区的肺血流有益，并且是优化通气/血流比的重要因素（见第七章），即使在健康的、含氧量正常的肺中，也发挥重要作用。对胎儿来说，缺氧性肺血管收缩对尽量减少未通气肺的灌注也很重要。然而，长期持续性或间歇性缺氧性肺血管收缩会导致肺血管重塑和肺动脉高压，这对许多临床状况不利（见第二十九章）。

缺氧诱导的血管收缩反应是收缩直径为30～200 μm的小动脉，并在PO_2降低后的数秒内即开始。在人体中，单个肺叶缺氧导致该肺叶血流迅速减少，以至于几分钟后局部血流量只有正常时的一半。血流缺氧时，缺氧性肺血管收缩呈双相反应，初始快速反应在缺氧约5 min后达到稳定期，第二相反应发生在缺

氧约40 min后（图6.8；译者注：该图涉及第三方版权，详图请见英文原版），并在缺氧后2～4 h达最大效应。

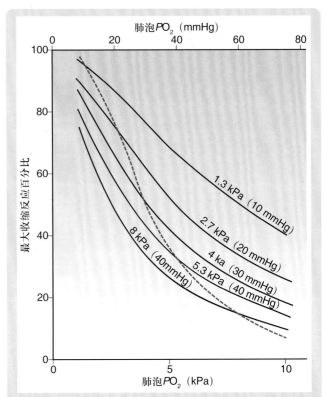

肺血管收缩强度（纵坐标）为不同混合静脉血PO_2下肺泡PO_2（横坐标）的函数，混合静脉血PO_2不同对应的曲线就不同（按各曲线所示）。虚线表示肺泡PO_2和混合静脉血PO_2相同时的肺血管收缩反应。

图6.7 混合静脉血PO_2对缺氧性肺血管收缩的影响（引自Marshall BE，Marshall C. Anesthesia and the pulmonary circulation. In：Covino BG，Fozzard HA，Rehder K，et aL，eds. *Effects of Anesthesia*. Bethesda，MD：American Physiological Society；1983年）

健康受试者，肺内缺氧性肺血管收缩并不均匀，部分区域血管收缩强烈，而其他区域出现相对过度灌注（图6.9；译者注：该图涉及第三方版权，详图请见英文原版），该异质性的程度因人而异，这在前往高海拔地区时具有重要意义（见第197页）。

（三）缺氧性肺血管收缩的作用机制

缺氧性肺血管收缩无需要神经参与，因为离体肺组织标本和肺移植后人体也有缺氧性肺血管收缩。要阐明缺氧性肺血管收缩机制面临诸多困难，如物种差异、影响肺血管张力的系统众多，以及对缺氧性肺血管收缩双相反应的本质缺乏认识。缺氧性肺血管收缩的细胞机制仍不明确，但现在普遍认为，肺动

脉平滑肌细胞（pulmonary artery smooth muscle cell，PASMC）对缺氧的反应性收缩是这些细胞的固有特性，而肺内皮细胞仅起到调节肺动脉平滑肌细胞反应的作用。

1. 肺动脉平滑肌细胞的氧感知

这与前述颈动脉体中描述的机制相似（见第47页）。缺氧诱导电压门控钾（Kv）通道被抑制，进而刺激了L-型电压依赖性钙通道的开放，而L-型电压依赖性钙通道的开放导致细胞内钙离子浓度小幅升高，并通过Rho-激酶介导的机制增加细胞收缩蛋白对钙的敏感性。与颈动脉体一样，分子氧感知如何影响Kv通道仍存争议。分子氧感知可能是Kv通道的固有属性，但无疑其他机制也起作用，具体如下。

• 细胞质中的氧化还原状态：这包括谷胱甘肽和烟酰胺腺嘌呤二核苷酸（nicotinamide adenine dinucleotide，NAD）的氧化还原对（即由参与氧化还原反应的氧化和还原组分构成的共存电对）的比例。证据表明氧正常时，细胞氧化还原状态维持Kv通道开放，产生正常的静息膜电位，而缺氧时Kv通道关闭，改变膜电位并激活钙通道。

• 线粒体活性氧（reactive oxygen species，ROS）：书中第二十五章介绍ROS的产生。电子传递链的线粒体复合物很可能直接感知缺氧（见第143页），导致电子传递链复合物Ⅲ生成ROS增多，这是缺氧性肺血管收缩重要的信号传导机制。

• 细胞能量状态：在缺氧细胞中，当仍有葡萄糖时，主要通过糖酵解生成ATP等高能量分子（见第142页）。另一维持ATP水平的途径是通过腺苷酸激酶将二磷酸腺苷分子转化为ATP，从而提高腺苷一磷酸（adenosine monophosphate，AMP）水平。高水平的AMP激活氧敏感酶——AMP活化激酶，激活AMP活化激酶引发了一系列细胞内变化，以减少ATP消耗，同时也可能使肌质网释放Ca^{2+}。

• 缺氧诱导因子（hypoxia-inducible factor，HIF）：缺氧诱导因子是一种普遍存在的酶，在缺氧时能启动众多不同基因的转录，帮助细胞存活（见第258页）。缺氧诱导因子包含两个亚基，一个氧敏感的α-亚基和一个结构性β-亚基。氧正常的细胞中，具有生物学活性的缺氧诱导因子的α-亚基被脯氨酰羟化酶（prolyl hydroxylase-domain，PHD）羟基化迅速失活，其半衰期仅为5 min。PO_2值较大范围内，PHD活性都会随PO_2值的变化而变化，而缺氧诱导因子对转

录的影响也是氧依赖性的，所以缺氧诱导因子的存在和活性都是氧敏感的。

• 环氧合酶和脂氧合酶（见第160页）：这些酶都以分子氧作底物，故本质上是氧敏感的。激活环氧合酶和脂氧合酶会生成诸多血管活性代谢物，因此缺氧改变其活性可对肺血管产生多重影响。证据表明，环氧合酶和脂氧合酶的活性并不对缺氧性肺血管收缩的氧感知起决定性作用，但可能参与其调节反应。

尽管已进行大量研究，但肺血管氧感知如何发生仍未达成共识，其中许多分子机制相互关联，故不可避免地涉及体内多个不同的系统。

2. 肺动脉内皮细胞对平滑肌细胞的调节作用

激活内皮细胞既可产生增强缺氧性肺血管收缩，也可产生抑制缺氧性肺血管收缩的血管活性作用。缺氧性肺血管收缩的抑制剂包括前列环素（prostacyclin，PGI_2）和NO，前列环素和NO在正常肺组织中的作用尚不明确，但在缺氧肺组织区域可能起着维持部分血流灌注的作用。例如，前列环素是一种强效的肺血管舒张剂，但缺氧会抑制其生成所需的环氧合酶，因而可能会减弱前列环素的血管舒张作用。

同样，内皮细胞分泌的基础NO会减弱缺氧性肺血管收缩，但缺氧也会抑制内皮细胞生成NO，从而增强缺氧性肺血管收缩。增强缺氧性肺血管收缩的分子包括血栓素A_2（见后文）和内皮素。内皮素是一种由内皮细胞在缺氧时释放的一种由21个氨基酸组成的多肽，是一种长效、强效的血管收缩肽，因此可能参与缺氧性肺血管收缩的第二慢反应相（图6.8）。虽然通过注射内皮素增强缺氧性肺血管收缩的尝试尚未成功，但现认为内皮素与高原缺氧相关的肺动脉高压有关（见第十六章）。内皮素受体分为ET_A和ET_B两类，两者在肺的中央和外周血管间比例不同。除收缩血管外，内皮素还能刺激血管内皮细胞或肺成纤维细胞增殖，并对长期缺氧下的肺血管重塑发挥重要作用。

3. 铁和缺氧性肺血管收缩

增加铁（通过静脉输注）的可利用量会减弱缺氧性肺血管收缩，而给予去铁胺降低铁的可利用量会增强缺氧性肺血管收缩。静脉补铁持久减弱缺氧性肺血管收缩至少43天，产生该效应的机制是PHD的活性（见前一节）严重依赖细胞质内铁浓度。鉴于正常受试者因性别、饮食和慢性疾病等因素铁水平差异很

大，这些观察结果可能对患者意义重大，可能使用铁剂来改善疾病状态下的肺动脉高压。

（四）*PCO₂*和pH对肺血管阻力的影响

升高PCO_2会轻微增加肺循环压，呼吸性和代谢性酸中毒都会增强缺氧性肺血管收缩。而对于碱中毒，无论起因是呼吸性（低碳酸血症）还是代谢性，均会舒张肺血管，减弱缺氧性肺血管收缩。

（五）神经调控

肺循环自主调控涉及3个系统，与控制气道张力的系统相似（见第31页）。

肾上腺素能交感神经起自前五对胸神经，沿颈神经节和气管及小气道周围的神经丛到达肺血管，主要作用于直径小于60 μm的动脉和小动脉的平滑肌上α₁和β₂受体。α₁受体介导血管收缩（通常响应去甲肾上腺素），β₂受体介导血管舒张（主要响应循环中肾上腺素）。总体而言，α₁效应占优势，通过刺激交感神经增加肺血管阻力。交感神经系统对肺循环的影响较体循环弱，且静息状态似乎影响不大。肺循环的交感神经调控作用在肺移植患者未受明显影响（见第三十三章）。

胆碱能副交感神经是迷走神经，通过释放乙酰胆碱和刺激M₃毒蕈碱受体舒张肺血管。现认为乙酰胆碱介导的血管舒张是内皮和NO依赖性的，内皮缺失时，乙酰胆碱收缩血管。胆碱能神经对人类的重要性不如肾上腺素能系统那么明确。

解剖学上，非胆碱能副交感（noncholinergic parasympathetic，NCP）神经与其他自主神经机制密切相关，但神经递质不同，控制肺循环的非胆碱能副交感神经与控制气道平滑肌的非胆碱能副交感神经相似（见第31页）。肺循环中，大多数非胆碱能副交感神经具有抑制性，通过释放NO（可能与多肽协同）舒张血管（表6.2）。非胆碱能副交感神经系统的功能意义尚不清楚。

（六）体液调控

肺血管内皮参与多种循环递质代谢（见第十一章），其中部分参与代谢的循环递质可改变血管张力（表6.2）。然而哪些递质参与调控正常肺血管阻力尚不清楚，很可能只有极少数，但某些无疑与肺血管疾病有关（见第二十九章）。

• 儿茶酚胺：刺激交感神经后循环产生的肾上腺素，可同时作用于α和β受体，主要收缩血管。外源性肾上腺素和相关正性肌力药（如多巴胺）效果相似。

• 类花生酸：已在动物肺血管研究中证实，花生四烯酸通过环氧合酶途径生成前列腺素类（prostaglandins，PG）和血栓素，以及脂氧合酶途径生成白三烯（leukotrienes，LT），其代谢产物在许多生理系统中具有多种生物学效应，肺血管系统也不例外。花生四烯酸、血栓素A₂、PGF₂ₐ、PGD₂、PGE₂和LTB₄都是血管收缩剂，而前列环素常是血管舒张剂。现认为这些代谢途径与脓毒症、再灌注损伤或先天性心脏病引起的病理性肺动脉高压相关。

• 胺类：组胺在肾上腺素诱导的收缩过程中舒张肺血管平滑肌，但收缩静息状态下的平滑肌。刺激平滑肌细胞的H₁受体引起收缩，而刺激内皮细胞的H₁受体（NO依赖）或平滑肌细胞的H₂受体，则引起舒张。5-羟色胺（5-hydroxytryptamine，5-HT），又称血清素是从活化血小板中释放的一种强效血管收缩剂，可能与栓塞引起的肺动脉高压有关（见第322页）。

• 肽类：肺循环中具有血管活性的多种肽见表6.2。各种肽的作用不尽相同，许多肽作用于内皮细胞受体舒张血管，还有许多肽直接作用于平滑肌收缩血管（如P物质和神经激肽A）。

嘌呤核苷类：如腺苷和ATP具有高度血管活性，根据肺血管张力，反应也不同。正常人体中，腺苷是一种肺血管舒张剂。

七、药物对肺循环的影响

原发性肺动脉压升高罕见，常继发于各种肺部疾病所致的慢性缺氧（见第二十九章）。虽然肺血管系统中存在广泛的受体–激动剂系统（表6.2），但令人惊讶的是，对肺动脉高压只有少数药物可以使用。原因之一是肺血管系统中许多受体是非特异性的，因此作用于这些受体的药物会在体内其他部位产生广泛的影响，以至于无法用于治疗。另一个问题是，在呼吸系统疾病中，使用肺血管舒张剂会削弱缺氧性肺血管收缩，而缺氧性肺血管收缩是机体代偿通气/血流不良的主要机制。例如，重度气道疾病患者舌下含服硝苯地平可显著降低肺动脉高压，但这与动脉低氧血症恶化相关。为避免上述两个问题发生，吸入给药已取得一些成功，特别是吸入药物在进入体循环前就失活。

（一）吸入药物

1. 一氧化氮

对重度肺疾病患者，吸入NO（inhaled NO，

iNO）是一种选择性肺血管舒张剂，因其可被血红蛋白迅速灭活，故不会影响体循环（见第139页）。因此，NO会增加通气良好肺区的血流，减少通气不良肺区的分流，减少通气/血流失调，改善动脉氧合。

有氧时，iNO会迅速氧化为二氧化氮（NO_2），其氧化速率与氧浓度和NO浓度的平方成正比。NO_2与水反应会形成高损伤性的硝酸和亚硝酸，从而严重损伤肺。因此，为尽量减少NO_2产生，应尽量减少O_2和NO的浓度及两者的接触时间。iNO的某些有益作用可能比较短暂，而快速停用iNO会导致表现出氧合恶化和肺动脉压升高的反弹现象，这可能由抑制内源性NO所致。因此，iNO应逐步缓慢停用。尽管iNO存在许多缺点，但对于某些急性肺损伤患者，治疗性iNO有利于改善氧合，但遗憾的是未能改善生存率。

2. 前列环素

静注前列环素治疗肺动脉高压和降低危重患者的肺动脉压已有一段时间，但其对肺血管缺乏选择性，会引起严重的不良反应。吸入前列环素时，肺部代谢可忽略不计，因此全身吸收。然而由于吸入给药剂量非常小，尽管药物被全身吸收，但其在临床上显著的不良反应很小。

（二）全身药物

前列环素或其类似物可通过静脉或皮下途径连续给药。前列环素半衰期<5 min，因此研发出多种长效合成类似物，如伊洛前列素（iloprost，半衰期30 min）和曲前列尼尔（treprostinil，半衰期4.5 h）。口服前列环素受体激动剂——赛乐西帕（selexipag）现已上市。

血管紧张素转换酶抑制剂可降低继发于肺部疾病的肺动脉高压患者的肺血管阻力，但仅限于长期治疗，也认为可减少肺血管重塑（见第325页）。氯沙坦是一种血管紧张素Ⅱ受体拮抗剂，在用药数小时内就能降低肺动脉压。

磷酸二酯酶（Phosphodiesterase，PDE）抑制剂可抑制cAMP和cGMP降解，增强这些细胞信使的活性，这些细胞信使通过多种途径（包含所有NO介导的途径）舒张肺动脉平滑肌细胞（见前文讨论）。无论静脉还是吸入给药，磷酸二酯酶抑制剂均可降低肺动脉高压。对抑制肺循环中cGMP的降解，PDE5（5型PDE）抑制剂尤其具有特异性。以治疗阳痿而闻名的口服PDE5抑制剂西地那非，不良反应少，通过增强内源性NO舒张肺血管。

钙拮抗剂，如硝苯地平，通过抑制肺动脉平滑肌细胞上L型钙通道，剂量依赖性地降低继发性肺动脉高压（如前所述）。然而，如前所述，部分患者群体使用钙拮抗剂会恶化低氧血症，而降低肺动脉高压往往需要大剂量，因而钙拮抗剂的负性肌力作用变得显著，可能恶化肺动脉高压引起的右心衰竭。

内皮素受体拮抗剂竞争性拮抗ET_A和ET_B受体，虽临床ET_B效应在降低PA压力方面可能占主导地位。现认为内皮素参与慢性缺氧时肺血管重塑，故内皮素受体拮抗剂可减缓血管重塑这一有害进程，目前，波生坦（Bosentan）和安立生坦（ambrisentan）已用于治疗肺动脉高压，马西替坦（macitentan）等更多的长效药也可用。

肺血管收缩药包含具有α-受体活性的拟交感神经药物，如去甲肾上腺素、去氧肾上腺素和间羟胺，它们对肺和全身血管的效力相似，但全身血管收缩药血管升压素对肺血管没有影响。

八、肺循环测量原理

对血流动力学测量技术的详细讨论超出本书范围。以下部分仅介绍与呼吸生理学相关测量的基本原理。

（一）肺血管压

肺循环压几乎都用电子压力传感器测量，测量随时间变化的瞬时压力（图6.10）。根据该曲线的波峰和波谷测出收缩压和舒张压，用公式电子设备计算推导得出平均压。

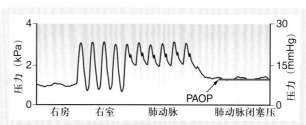

球囊充气后，导管尖端跟随血流穿过右心房、右心室和肺动脉，直到闭塞肺动脉的某一分支。肺动脉闭塞压是在球囊远端测得的压力，相当于肺静脉压和左房压。注意正压通气引起曲线随呼吸波动。肺动脉闭塞压为呼气末测量的平均压力。

图 6.10　间歇正压通气的患者体内置入球囊漂浮导管测得的压力曲线

图6.3显示为获得各种形式的肺血管压，必须测压的部位（见第69页），其中最有用的是驱动压，需测

量肺动脉和肺静脉（左房）压。

肺动脉压可用球囊漂浮导管测定。球囊漂浮导管经中心静脉插入右心房后，将体积<1 mL的球囊充气，使得导管尖端随血流流经右心室和肺动脉瓣进入肺动脉（图6.10）。最常用是Swan-Ganz导管，该导管是1967年Swan博士观察到帆船被风推动得到灵感，由两位心脏病学家研发并以其名字命名的。

左房压代表肺静脉压，以下3种可能的技术都可测量人体左房压，仅第1种技术在临床实践中普遍使用。

• 肺动脉闭塞压（pulmonary artery occlusion pressure，PAOP）测量是将Swan-Ganz导管推进到肺动脉的某一分支，随后进行球囊充气至分支肺动脉搏动消失（图6.10）。此时导管尖端和左房间无血液流动，压力计显示的是左房压。

• 心脏手术时放置左房导管，并穿过胸壁固定供术后使用。

• （左房）导管从外周体循环动脉逆行置入。

临床评估肺血管压很少采用上述有创性技术，超声心动图增强多普勒血流测定技术的有创性则要小得多，适用于筛查肺动脉高压患者。该技术依赖于某种程度的三尖瓣反流，这在大多数患者都有，通过反流到心房的血液量和速度估算右心室收缩压。无明显肺动脉狭窄时（此种情况易于通过超声心动图评估），右心室收缩压等于肺动脉收缩压。

（二）肺血流量

肺血流量的测量方法将影响测量到的肺血流是否含有掺杂的静脉血（如在图6.1中所示的支气管循环和肺内分流）。虽然正常人体中静脉血掺杂的量很少，但肺部疾病患者中可能相当大。总的来说，除从肺泡摄取惰性气体的方法能排除静脉血掺杂，其他所有方法测得的肺血流均含静脉血掺杂。

菲克原理（Fick principle）认为，从呼吸气体中摄取的氧量等于流经肺部血液摄取的氧量。因此受试者摄氧量一定等于肺血流量与肺动静脉氧含量差的乘积，具体如下。

$$\dot{V}O_2 = \dot{Q}(Ca_{O_2} - C\bar{v}_{O_2}),$$

所以

$$\dot{Q} = \frac{\dot{V}O_2}{(Ca_{O_2} - C\bar{v}_{O_2})}$$

虽然混合静脉血氧含量测定须如前述右心室置管，或最好是肺动脉置管，但方程右侧的所有数据均可测。至于解释结果，就不那么容易。该方程的计算值包含了肺内动静脉分流，但若有明显肺外静脉血掺杂，情况就复杂，就不能轻易对计算值做出解释（图6.1）。第二个主要问题是肺量计测定法测量的是总氧耗量（包含肺氧耗量）。而菲克方程计算值不含肺氧耗量（见第150页），对于健康肺，肺氧耗量的差异可忽略不计，但证据表明肺部感染时肺氧耗量非常大（见第150页），因此，肺部感染时用Fick法测量心排血量似乎无效。

基于摄取惰性示踪气体的方法包括改良Fick法，该心排血量测量方法可用任何高溶的惰性气体。连续或单次吸入示踪气体，然后测量示踪气体呼气末分压。通过分析呼出示踪气体体积和组成，可以测量气体摄取量。由于该过程持续时间短，且不允许再循环，故可以假设混合静脉血中示踪气体浓度为零。Fick方程简化如下。

心排血量 = 示踪气体摄取量/动脉示踪气体浓度

动脉示踪气体浓度等于动脉气体张力〔假定等于肺泡（呼气末）气体张力〕与示踪气体在血液中溶解系数的乘积。该方法相对无创，因为无需动脉采血。

所有基于惰性示踪气体摄取的方法都具有以下特点。

• 与Fick法和染色法相反，该方法测量的是不包括任何分流的肺毛细血管血流量。

• 存在肺泡无效腔或分流时，不能假设示踪气体在呼气末气体和动脉血中分压相同（见第七章）。

• 部分示踪气体溶解于呼吸道内壁组织，并被这些组织的灌注血流带走。因此测量得到的血流量大于实际肺毛细血管血流量。

目前使用最多的示踪气体是氟利昂。当使用氟利昂时，为确保氟利昂与肺泡气完全混合，以及为检测出有较大呼吸无效腔而示踪气体检测方法又无效的受试者（见第七章），应将氩气（高度不溶性气体）添加到混合气体中（译者注：氟利昂具有高溶解性，这可能导致其无法完全与肺泡气完全混合。因此，为了确保氟利昂与肺泡气体完全混合，建议添加高度不溶性的氩气到气体混合物中，由于氩气高度不溶性，其可以更均匀地分布在肺部，并与示踪气体一起混合。此外，当受试者有较大的呼吸无效腔时，通过示踪气体测量的方法将失效，因为示踪气体无法达到肺泡区域进行交换。由于氙气不溶于血液，其不会被肺泡血管吸收。因此，通过测量呼出气中氙气浓度，可以估计肺泡通气量。如果受试者存在较大的呼吸无效腔，呼出气中的氙气浓度将降低，表明该方法在这些受试者中测量心排血量可能无效）。

染料稀释法或热稀释法

测量心排血量最常用技术是染料稀释法。将一剂标记物快速注入大静脉，在体循环动脉树的采样点连续测量其浓度。图6.11A显示了该方法应用于连续非循环流体（如管道内的流体）的方式。该图x轴表示时间，y轴表示下游染料浓度。染料在t_1时刻注入，在t_2时刻首次在采样点检测到。最上面曲线是典型曲线，浓度迅速上升至最大，随后呈指数洗出式衰减（见附录E），在t_3时刻浓度降至可忽略不计的水平。第二张图使用对数刻度显示浓度（y轴），这时衰减曲线的指数部分就变成一条直线（见图E.5）。在$t_2 \sim t_3$时间段，染料平均浓度等于注入染料量除以该时间段内流经采样点的流体体积，即流体流速和$t_2 \sim t_3$时长的乘积。现在流体流速计算公式，重新排列后如下所示。

$$\frac{染料注入量}{染料平均浓度 \times t_2 \sim t_3 时长}$$

染料注入量已知，分母为曲线下面积。

图6.11B显示流体在回路中流动时更复杂的情况。发生再循环时，染料流体的前端可能会与前次循环时染料流体的尾端重叠，因此在主循环峰浓度衰减至可忽略不计的低水平之前，图上出现了再循环峰。人体在测定心排血量时常发生再循环，故必须采取措施重建主曲线尾部，就像从未发生过再循环一样。常通过再循环峰前就已建立的指数洗出曲线进行外延来重建主曲线尾部，就如图6.11B虚线所示。然后按照之前描述的非再循环流体的计算方法计算心排血量。前述烦琐的过程现已能通过心排血量测定装置使部分电子化程序完成。

许多不同指示剂已用于染料稀释技术，但目前最令人满意的似乎是"冷却液"。快速注入一剂冷盐水，记录下游温度的下降，记录的温度下降曲线与使用染料时记录的染料浓度曲线信息相同。温度测量

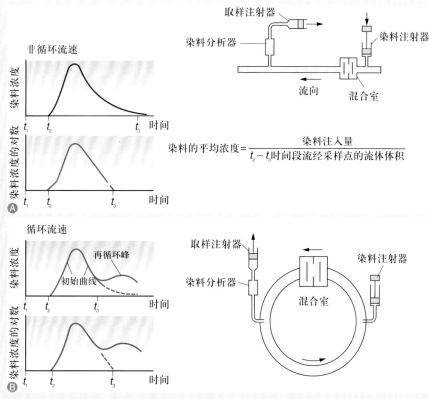

A. 测量管道中连续非循环流体的流速，上游快速注入一剂染料，下游持续监测其浓度，相关量的关系如方程所示，染料的平均浓度由曲线下面积确定；B. 发生再循环时情况更复杂，循环染料前端与自身尾端重叠，产生再循环峰，根据再循环发生前的主曲线外延重建主曲线，这得益于下降曲线是指数曲线，故在对数图上呈直线。

图 6.11　通过染料稀释法测定流速

无须采血，直接利用安装在导管上的温度计测量。因"冷却液"在体循环中（均匀）消散，故不存在使计算复杂化的再循环峰。热法（即冷却液法）特别适用于重复测量。

（谭建龙，孙莉译；才万龙，苏俊，阮志强，孔祥龙，刘岗，陈俊文，黄明淋，李爱民，刘凯雄，孙莉校）

参考文献

○ 扫码查看

关键词

肺血管压和肺血管阻力；静脉血掺杂；缺氧性肺血管收缩。

摘要

• 肺血流量接近心排血量，可在肺动脉压几乎不变的情况下增加数倍。

• 塌陷的肺毛细血管（尤其是肺上部区域的）被动扩张和重新开通时，肺血管阻力随肺血流量增加而下降。

• 主动调控机制对控制肺血管阻力仅起到次要作用，并涉及由许多神经和体液因子调节的血管平滑肌的内在反应。

• 尽管缺氧的反应机制尚不明确，但小动脉的缺氧性血管收缩，肺循环与体循环有根本区别。

小结

• 肺血流量大致等同体循环血流量，因此肺血流量可变化很大，如运动时肺血流量可增加至静息时的5倍。支气管循环起源于体循环，但其中部分血液未经气体交换就流入肺静脉。

• 成年人肺血容量0.5～1.0 L，并受体位影响。直立位时，血液在四肢的淤积使肺血容量减少约1/3。体循环血管张力也通过引起体循环容量转移影响肺血容量。

• 肺循环的血管压低于体循环，因此在定义所测压力时需谨慎。肺血管内压是最常见的测量指标，是肺循环中任意部位大于大气压的压力。跨壁压是肺血管内外的压差，通过相对于胸腔内压的压力进行测量（译者注：译者认为跨壁压仅仅是指血管内外的压差，其并不需要相对于胸腔内压力进行测量，但肺血管外部的压力实际上就是胸腔内压力。因此，跨壁压实际上就是肺血管内与胸腔内的压差，这样理解才是正确的）。决定肺血流量大小的驱动压是肺动脉压和左房压的差值。

• 肺血管阻力约1.8 mmHg·min/L，由驱动压除以心排血量得出。不同于体循环阻力大部分来自小动脉，肺循环阻力中动脉、毛细血管和静脉阻力相等。随着心排血量增加，肺血管被动扩张，塌陷的毛细血管重新开通，肺血管阻力降低，防止肺动脉压升高。

• 肺容积改变也影响肺血管阻力，阻力在功能残气位的肺容积时最小，而随着肺容积向残气位或

肺总量位变化，肺血管阻力增加。高肺容积时，肺泡壁毛细血管受压，血管阻力增加。而低肺容积时，位于肺泡之间的"交界"毛细血管发生折叠阻塞，也增加血管阻力。

• 肺泡内压也可通过压迫肺泡毛细血管影响肺血管阻力，但整个肺的肺泡压相似，而因血液重量，肺血管压存在垂直梯度，因此重力会影响肺血流量。只有当肺动脉压超过肺泡压时，毛细血管才会出现血液流动，肺可根据肺动脉压、肺泡压和肺静脉压间的关系分为3个区。1区位于肺顶部，肺动脉压小于肺泡压，因此毛细血管内无血流；在2区，肺动脉压高于肺泡压，而肺泡压又高于静脉压，因此毛细血管血流量由肺泡压决定；3区为肺重力依赖区，肺动脉压和肺静脉压均高于肺泡压，因此肺泡压对血流没有影响。体位改变影响不同肺区的面积，人工通气通过增加整个肺的肺泡压对肺区分布有着深远的影响。

• 肺血管阻力也受到多种生理系统主动调控。交感神经、副交感神经和非胆碱能副交感神经系统理论上均会影响肺血管阻力。但已知只有交感神经系统对人体有影响，甚至在休息时也有极小作用。同样，肺血管阻力的体液调控涉及许多潜在介质，但除儿茶酚胺收缩血管外，在人类中其他介质的作用尚不明确，大多数仅在病肺中发挥作用。

• 缺氧性肺血管收缩是所有肺血管的固有特性，是肺血管和体循环血管的根本区别。肺泡和混合静脉的PO_2均可刺激肺血管收缩，收缩反应是双相的，约45 min后发生第二次更强烈的反应。缺氧时，肺动脉平滑肌细胞反应性收缩，该效应由电压门控钾通道介导，其激活会增加细胞内钙离子浓度。缺氧对钾通道影响的分子机制尚不明确，可能的机制包括直接影响通道蛋白、改变细胞氧化还原或能量状态、增加活性氧产生或影响缺氧诱导因子，可能还有其他氧依赖酶的参与。

• 肺循环内皮细胞在调控肺动脉平滑肌细胞收缩的诸多系统中发挥作用。为确保持续的肺血流量，内皮细胞旁分泌释放可扩张小动脉、减弱缺氧性肺血管收缩的NO和前列环素，这些系统的第二信使是能影响钙离子水平和肺动脉平滑肌细胞收缩机制以舒张血管的环磷酸腺苷，以及能激活肌球蛋白磷酸化引起肺动脉平滑肌细胞收缩的肌醇三磷酸。

- 药物可通过吸入或全身途径影响肺循环，大多是用于治疗急性或慢性肺动脉高压的肺血管舒张剂。吸入药物包括NO和前列环素，iNO也用于治疗严重呼吸衰竭时的缺氧，因为其只进入通气的肺区域，自动舒张所需区域的血管。前列环素也可静脉输注给药，口服活性前列环素受体激动剂现正在研发中。其他用于降低肺动脉压的口服药物包括血管紧张素转换酶抑制剂、5型磷酸二酯酶抑制剂（如西地那非）、钙拮抗剂（如硝苯地平）和内皮素受体阻滞剂。

- 测量肺血管压须用在各种血管中放置导管的有创方法。创伤最小的方法是经右心球囊漂浮导管测量肺动脉压，该方法也可用来测量相等于肺静脉压的肺动脉闭塞压。实际上测量肺血流量与测量心排血量相同，可通过多种技术实现。Fick原理是基于肺摄氧量等于血液摄氧量的假设，因此同时测量肺摄氧量和肺动脉、静脉血氧含量可计算肺血流量。更常用的方法是热稀释法，将一剂冷盐水快速注入大静脉，测量循环较远端（通常是肺动脉）的温度变化，通过温度–时间曲线的形状可相当可靠地计算肺血流量。

第七章　肺通气和血流灌注分布

要点

◆ 由于重力和肺结构，肺通气和血流优先分布到肺的重力依赖区，并随体位和肺容积而变化。

◆ 健康人的通气血流匹配度较高，不同肺区域通气/血流（$\dot{V}/\dot{Q}$）比值变化很小。

◆ $\dot{V}/\dot{Q}$比值为0的肺区代表混合静脉血在肺内分流，$\dot{V}/\dot{Q}$比值无穷大的肺区域导致肺泡无效腔。

◆ 生理无效腔由肺泡无效腔和解剖无效腔组成，每次呼吸都不参与气体交换的那部分潮气量。

　　肺可视为一个简易的气体和血液进出交换器（图7.1）。无论气体还是血液，都有其单独的流入、流出通道，O_2与CO_2气体张力近乎平衡，该理论模型假设进出肺泡气流及通过肺毛细血管的血流均是连续的。这种假设对于某些人类肺泡来说可能是正确的，即在正常潮气量下，气体呈弥散运动（见第5页），但肺毛细血管血流呈脉动（见第68页）。上述肺部模型故意没有绘制逆流，逆流会更为高效。鱼鳃和鸟肺就适合逆流模型（见第282页），逆流模型中动脉血PO_2接近自然环境的PO_2。

　　若全肺通气和灌注的分布比例相同，气体交换显然最佳。相反（极端情况下），一侧肺全部通气，

另一肺全部灌注，尽管总通气量和总灌注量都可能正常，但不能进行气体交换。本章首先讨论通气的时空分布，接着类似地讨论肺循环，然后讨论通气与灌注分布及相互关系，最后介绍无效腔和分流概念。

一、通气分布

（一）吸入气体的空间和解剖学分布

　　正常人，双肺气体分布受体位和通气方式影响。由于右肺体积较大，无论直立位还是仰卧位，右肺通气量通常略大于左肺（表7.1）。清醒患者侧卧时，无论左侧卧位还是右侧卧位，下侧肺的通气始终更好，但右肺通气优势始终存在。幸运的是，下侧肺通

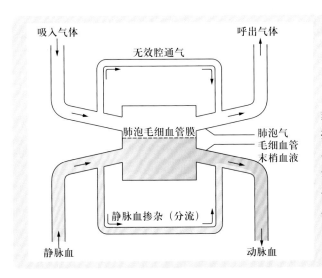

多数情况下，肺泡气体和肺末梢毛细血管血液会达到气体交换平衡，气相与血相的气体张力几乎相同。然而，肺泡气体与无效腔气体混合后生成呼出气。肺毛细血管末梢血液与分流的静脉血混合生成动脉血。所以呼出气体分压不同于肺泡气体分压，动脉血气体分压也不同于肺毛细血管末梢血液的气体分压。

图 7.1　肺部气体交换的功能模型中，气流和血流被视为一个从左向右运动的连续过程

表 7.1　静息时，人体肺容积（功能残气量）和双肺间通气的分布

	仰卧		右侧卧位（左侧向上）		左侧卧位（右侧向上）	
	右肺	左肺	右肺	左肺	右肺	左肺
清醒	1.69（53%）	1.39（47%）	1.68（61%）	2.07（39%）	2.19（47%）	1.38（53%）
麻醉下自主呼吸	1.18（52%）	0.91（48%）	1.03（45%）	1.32（55%）	1.71（56%）	0.79（44%）
麻醉下人工通气	1.36（52%）	0.16（48%）	1.33（44%）	2.21（56%）	2.29（60%）	1.12（40%）
麻醉开胸术					—（83%）	—（17%）

注：前面一个数字是单肺功能残气量（L），括号中是通气百分比分配。每项研究受试者或患者都不同。

气增加与肺血流灌注增加相一致。因此侧卧位时，双肺通气/血流比无明显变化。然而麻醉患者侧卧位时，无论何种通气模式（尤其开胸时），上侧肺通气往往更佳（表7.1）。

重力除引起不同体位下左右肺的通气差异，也会影响每侧肺内的通气分布。肺组织可被视为一种局限在胸腔内的半流体或凝胶样物质。上肺组织重力会压缩下肺组织，肺密度随高度降低而增加（见后文图7.5）。因此呼吸过程重力依赖区的肺组织比非重力依赖区肺组织扩张程度小，因此顺应性更好、通气更好（译者注：在肺的重力依赖区，肺组织未完全膨胀，因此其更容易膨胀，能够接受更多的气体。这样，重力依赖区的通气量就会比非重力依赖区域更多）。

通过吸入放射性同位素，以及最近先进CT技术，肺不同层面通气分布已研究多年。直立位缓慢肺活量吸气时，肺底与肺尖通气比是3：1。从功能残气量位（就像正常静息通气时一样）开始缓慢吸气时，肺内通气量垂直梯度的差异变小，肺底与肺尖通气比是1.5：1。

无论哪种水平位，肺垂直高度降低约30%。因此重力产生的通气分布不均也相对较小。已有多种扫描技术可量化仰卧位时肺各区域通气情况（见第97页），并确认了早期研究所发现的正常潮气量呼吸，会导致肺背侧较腹侧通气量大。

重力并非影响局部肺通气的唯一因素，肺结构也影响通气。一项正常人肺的研究，先对全肺施以相同的跨肺压，然后对肺行快速冷冻，再使用微型计算机断层成像评估，发现肺泡密集度随肺高度和容积的变化而变化。直立位肺总量时，肺尖的肺泡为32个/mm³，肺底的肺泡为21个/mm³，这种肺泡密集度差减少了肺尖到肺底间跨肺压的差异对通气的影响，使肺底数量较少的肺泡可以更多通气，这就是为何功能残气量位时肺内不同区域通气差异很小的原因。但当自然状态下，将肺按比例缩小到功能残气量位时，研究者估计肺尖和肺底处肺泡密集度相似（肺泡约47个/mm³），这与许多早期解剖研究结果相悖（早期研究显示重力依赖区肺泡密集度更大）。此外，具有能测量数立方毫米级的肺部区域通气量扫描技术证明，相比外周肺区域，肺中央区域通气量更大，这可能由于类似于肺血管中所看到的，气道分支走行不均所致（见后文）。

（二）吸入气体分布与肺泡充盈速率的关系

从功能残气量位开始，只有吸气流速低于1.5 L/s时，重力依赖区才优先通气。较高流速下，通气分布更均匀。从功能残气量位快速吸气，会逆转通气分布，上肺优先通气，这与肺血流分布相反（见后文）。然而，正常吸气流速远小于1.5 L/s（大约0.5 L/s），因此正常呼吸期间将有一个小的垂直通气梯度。

肺整体充气速率受吸气压、顺应性和气道阻力影响。时间常数是顺应性和气道阻力的乘积，根据时间常数可以更加简单分析肺整体充气速率（见附录E）。时间常数的解释：①如果吸气时间无限延长，则吸气至最终容积的63%所需时间；②若在整个吸气过程中保持初始的气体流速，则吸气至肺部充盈所需的时间（见附录E，图E.6）。

上述假设同样适用于大小不同的肺区，图2.6显示快反应和慢反应肺泡情况，前者时间常数短，后者时间常数长。图7.2显示肺不同功能单元时间常数不同。简单来说，图7.2描述了通过保持恒定口腔压力被动充气肺的效果，无论是吸气压、顺应性还是气道阻力，自主呼吸和人工通气对其的影响都基本相似（译者注：小气道疾病的动态顺应性改变吸气和呼气时肺泡充气和排空速度，决定于时间常数，时间常数为肺顺应性与阻力乘积。正常情况下各部位肺泡时间常数应相同，故动态顺应性不受呼吸频率的影响。肺泡根据其吸气时充盈的快慢可分为"快反应"肺泡和"慢反应"肺泡，"快反应"肺泡为低阻力低顺应性，而"慢反应"肺泡系高阻力高顺应性。慢速呼吸时，各肺单元有充分时间吸入或呼出气体，因此虽然各肺单元时间常数不一，但肺泡扩张程度不均较小；而快速呼吸时，由于吸气时间短，病变肺单元不能及时充盈，因此肺泡扩张受限制，所以在小气道疾患肺顺应性受呼吸频率影响，呼吸频率增快时，顺应性减低，称为频率依赖性顺应性）。

图7.2A显示两个相同顺应性和阻力的功能单元。若口腔压增加至恒定水平，则每个功能单元容积增加量等于口腔压力乘以功能单元的顺应性。充气时间过程将遵循洗入型指数函数（见附录E），时间常数等于每个功能单元的顺应性和阻力的乘积。若随时终止吸气，则每个单元压力和体积都将相同，且两个单元之间不会有气体再分布。

图7.2B显示两个功能单元，其中一个顺应性为另一个的一半，但阻力为另一个的2倍，故二者时间常

数相等。若充气压力恒定，则顺应性较低的那个肺单元容量增加只有另一个肺单元的一半。然而，每个肺功能单元增加达到的最终压力将是相同的。但如图7.2A，无论充气速率或持续时间如何变化，两个功能单元间的气体相对分布都不会改变。若在任一点随时终止吸气，则每个单元中压力将相同，且不同单元之间不会发生气体再分布。

图7.2C显示两个肺单元顺应性相同，但其中一个肺单元阻力是另一个肺单元的2倍。因此高阻力肺单元的时间常数是另一个肺单元的2倍，故充气慢。若吸气时间无限延长，尽管两个单元最终容积增加相同，但阻力高的肺单元充气速度慢。两个肺单元间气体分布因此取决于充气速度和持续时间。例如，2 s后关闭上呼吸道停止吸气，阻力较低的肺单元压力会较高，气体将如图中箭头所示从低阻力肺单元重新分布到另一个肺单元。

图7.2D显示一对具有相同阻力的肺单元，但其中一个顺应性是另一个一半。因此，低顺应性肺单元的时间常数是另一个肺单元一半，故其充气速度快。由于其顺应性是另一个肺单元一半，当吸气时间无限期延长时，低顺应性肺单元的容积增加最终也只有另一个肺单元一半。两个肺功能单元间的气体相对分布取决于充气速率和充气持续时间。顺应性较低的肺单元，压力上升更快。同样2 s内闭合上呼吸道停止吸气，气体将如图中箭头所示从低顺应性肺单元重分布到另一个肺单元。

当一个肺功能单元阻力增大，而另一个顺应性减小，则情况有趣且复杂（图7.2E），这种组合也出现在图2.7所示的快反应及慢反应肺泡的概念中。这种情况下，一个肺单元的时间常数是另一肺单元的4倍，就像图7.2D所示，而最终体积变化由顺应性确定。当充气压力持续稳定时，低阻力（低顺应性）肺单元（"快反应肺泡"）首先体积增长较大，但迅速接近其平衡容积。此后另一个肺单元（"慢反应肺泡"）经历体积增长较大，2个单元肺泡的充气彼此不同步。整个吸气过程，时间常数较短的单元内压力始终较大，若通过闭合上气道检测吸气情况，气体将从低顺应性肺泡单元重分布到高阻力肺泡单元，如图7.2E中箭头所示。

这些复杂相互关系可总结如下。若充气无限持续，肺不同单元容积变化将完全取决于局部顺应性。若时间常数相等，则充气期间不同肺单元压力增加达到的最终压力将始终相同，因此：

- 吸入气体分布与吸气流速、持续时间或频率无关。
- 动态顺应性（见图2.6所示相关因素影响）不会受呼吸频率变化的影响，且与静态顺应性相差不大。
- 闭合上呼吸道停止吸气，肺内气体不会重新分布。

然而，当充气不能无限持续时，不同时间常数的肺单元，则会出现以下情况。

- 吸入气体分布取决于吸气流速、持续时间和频率。
- 动态顺应性随呼吸频率增加而降低，并且与静态顺应性差异显著。
- 若闭合上呼吸道停止吸气，气体会在肺内重新分布。

（三）通气分布不均对肺泡"平台压"的影响

呼气时，若所有的功能性肺单元同步排空，则气道（解剖无效腔）中气体被强制排空后，则呼出气体成分应大致恒定。然而，如图2.6所示，当快反应和慢反应单元分布不均匀时，情况则不同。慢反应肺单元充气和排空的速度都很慢，因此对于它们的容积而言，慢反应肺单元会低通气，常高PCO_2和低PO_2，且对吸入气体成分变化反应缓慢，这就是甄别单次呼吸通气是否不均的理论基础。单次呼吸中，吸入100%氧可增加肺泡PO_2并降低肺泡中的PN_2。PO_2最大增幅显然在单位容积最佳通气的功能单元中，这些肺单元对应的时间常数也常最短。呼气末期，主要是慢反应肺单元呼气，呼出混合气体中O_2主要来自慢反应肺单元。因此对于通气分布不均患者，呼气肺泡平台期含氮量逐步上升。然而应强调的是，只有不同肺功能单元因时间常数不同而顺序排空时，该测试才显示阳性（译者注：即使肺部气体分布不均，当不同功能单元并未因时间常数不同而顺序排空时，只做呼吸测试可能不会显示出阳性结果。因此，该测试只能在特定情况下才能有效地检测肺部气体分布不均）。由于不同肺区的顺应性差异，直接影响了局部通气量，因此图7.2B显示明显的通气分布不均。但如果时间常数相等，呼气过程中两个单元气体将恒定混合（并非顺序排空）。尽管两个单元的PO_2和PN_2不同，但肺泡平台将保持平坦。然而，常见肺部疾病会伴不同的时间常数和顺序排空，所以通气分布不均常会发生。麻醉期间，对呼出CO_2浓度持续监测，可部分评估通气不均。单次呼吸氮气试验中，CO_2呼气曲线的平台向上倾斜，说明不同时间常数的肺泡按序排空（见第126页），但平坦的肺泡平台并不意味着通气量分布正常，仅说明肺单元时间常数相等。

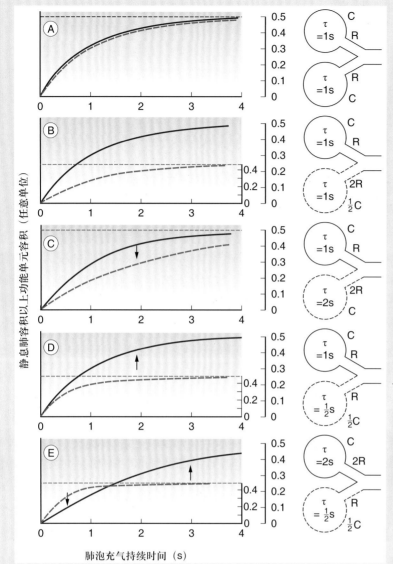

y轴显示肺部容积变化，右侧坐标示肺泡内压力变化。顺应性不同时，压力刻度也不同。无论哪种情况下，均描述了两个功能性单元，红色实线对应上一肺单元，蓝色虚线对应下一肺单元。箭头显示指定时间关闭上气道停止充气体时，气体重新分布的方向。有关具体释义见正文。t：时间常数；R：阻力；C：顺应性。

图7.2 当吸气压持续恒定时，机械特性对肺不同功能单位充气时间的影响

二、灌注分布

因为肺循环压力低，肺血流分布不均匀，且其不均匀程度通常大于气体。

（一）双肺之间的分布

直接测量人体单侧肺血流量困难，但间接方法表明，单侧肺血流量与仰卧位观察到的通气分布相似（见表7.1）。侧卧位，胸廓直径约为30 cm，（在低压的肺循环系统中）肺循环血液（因重力）产生的静水压比平均肺动脉压还高。因此会出现相当严重的血流分布不均，上肺多为WEST分区的2区，下肺多为WEST分区的3区（见图6.5）

（二）重力对局部肺血流的影响

上一章中，已说明肺血管阻力主要集中在毛细血管床，并受肺泡、肺动脉和肺静脉压之间的关系所支配。早期对血液中放射性示踪剂研究，是在直立位肺

总量下进行的，显示从肺顶向下肺血流量逐渐增加。图7.3Hughes小组的研究，显示在正常呼吸交换所需的肺容积范围内，每个肺泡灌注相对均匀，但在功能残气量位时，与肺尖相比，肺重力依赖区部分有更多较小肺泡，因此每单位肺容积的灌注量在肺底处将增加（译者注：功能残气量时，由于每个肺泡灌注相对均匀，但肺底肺泡更多，所以每单位肺容积的灌注量在肺底处将增加）。但Hughes等后来发现，在肺容积从肺总量减少到残气量，肺重力依赖区的最底部（这些区域称为4区）也会出现血流量显著降低，该效应随着肺容积降低更加显著。目前4区肺血流减少的机制尚不明确，可能受肺泡外血管受压（见第71页）、缺氧性肺血管收缩（见第74页）或肺血管局部侧支结构影响。

仰卧位时，肺尖和肺底间血流差异消失，而肺腹侧（前侧）与背侧（后侧）间的血流差异凸显。

评估通气的各种扫描技术也可用于研究仰卧时血流分布（见第97页），结果显示如直立位受试者早期观察的那样，仰卧位时，肺泡大小和灌注也会随着高度而变化。肺部每下降1 cm，每单位肺容积血流量就增加11%，但通气量增加较小（图7.4；译者注：该图涉及第三方版权，详图请见英文原版），导致肺重力依赖区通气血流$\dot{V}/\dot{Q}$比值较小。这些研究还表明，相比腹侧，背侧肺每立方厘米肺泡数量大约多30%。因此，肺重力依赖区的灌注增加也是主要由于肺泡（相对小的肺泡）数量增加引起的。

　　肺容积也会影响区域血流分布。残气量位时，非重力依赖区和重力依赖区间的肺密度差异达到最大，而肺总量位时几乎没有肺密集差异，当校正了肺密度差异的影响，在计算区域血流速时，重力引起血流量变化很小，且不受肺容积影响（图7.5）。一项类似来达到功能残气量、功能残气量+500 mL和功能残气量+1000 mL的肺容积的研究，利用MRI观察肺灌注随肺高度的变化。结果表明，不同肺容积下，与肺血管阻力变化相比，不同肺容积下跨壁压和静水压变化似乎才是决定肺灌注重新分布更为重要的因素。

（三）非重力依赖区域血流

　　尽管重力对局部肺血流作用大小仍存在争议，但目前普遍认为重力并非局部肺血流变异的唯一原因。

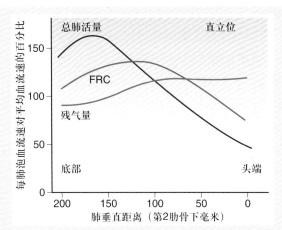

在肺总量位时，灌注量随向下的逐渐增加而增加，直到150 mm，低于此高度时（译者注：即肺垂直距离增加），灌注略有减少（4区）；功能残气量位时，100 mm以下为第4区；而在残气量位时，灌注梯度反转（译者注：残气量位时，肺泡间的距离变小，导致肺泡的灌注压增加。然而，由于肺重力依赖区的肺泡数量较多，因此单位体积内的灌注量会相应地减少，这种减少会降低灌注压，从而形成一个反向的灌注梯度）。值得注意的是，灌注是按每个肺泡计算的。若以单位肺容积的灌注量表示肺血流的分布情况，则肺总量时，不同肺泡间的大小差异较小，因此灌注分布情况比较均匀。在功能残气量位时，肺底部肺泡更多更小，因此灌注分布更不均（参考文献8）。

图 7.3　直立位时，假设所有肺泡都均匀灌注，则单个肺泡肺灌注量占假设均匀灌注的百分比

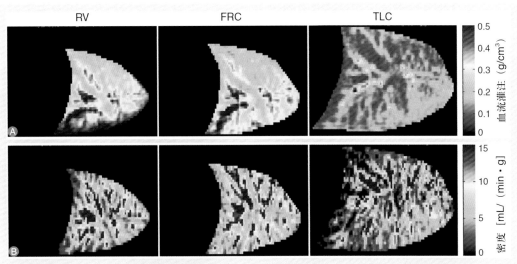

图中显示右肺的单个矢状切面。A. 因重力，肺重力依赖区的密度而增加，残气量位下最明显，功能残气量位时密度居中，肺总量位时肺密度几乎均匀；B. 无论哪种肺容积，每克肺组织的局部肺灌注多不受重力影响，但受距离肺门的影响大。FRC：功能残气量；TLC：肺总量；RV：残气量。

图 7.5　磁共振图像显示健康仰卧受试者在不同肺容积下肺密度和灌注的区域变化

（From reference 9 with permission of the author and publishers of Journal of Physiology.）

多年前，在太空进行的生理研究表明，微重力条件下，局部血流比在地球上更均匀，但仍有不均性（见第214页）。此外许多研究测量俯卧位的肺血流速，发现虽然血流变得更均匀，但俯卧位时血流分布并非仰卧位时的简单反转，若重力是唯一影响因素，则理应如此。倾斜台将受试者从直立移动到头朝下80°的极端位置，来评估重力对功能残气量位肺血流的影响。这两个体位均清楚地证明了血流的重力依赖性变化，但肺结构仍然是局部血流分布的重要决定因素。

一些研究小组估计区域性肺血流变化，重力仅占影响因素的25%。肺血流可呈放射状变化，肺每个水平切片中，与外周肺区相比，中央肺区血流速更大（图7.5）。对于观察到的肺血流变化不受重力影响的现象，现认为是因为区域性肺血流受到了肺血管结构的影响，即肺血管系统的分支模式（分形假说）。血管结构可导致肺血流两方面变化，首先肺动脉分叉成两条大小略有不同的血管，这对每条血管流速产生很大影响，其次，肺动脉树上通常有直角分布的小分支，使得肺动脉数目多于肺气道。数学模型表明这些"多余的"分支对区域灌注的异质性影响显著。

三、通气/血流比

用$\dot{V}/\dot{Q}$比值来考虑通气和血流灌注之间的关系比较方便。以L/mim为测量单位，将整个肺作为一个整体，典型静息值是肺泡通气4 L/min和肺血流5 L/min。因此总通气/血流比为0.8。若所有肺泡通气和血流均匀，那么每个肺泡$\dot{V}/\dot{Q}$比值为0.8。事实上通气和血流并非均匀分布，而是可能从未通气的肺泡一直到无血流灌注的肺泡，逐级改变。未通气肺泡的$\dot{V}/\dot{Q}$比值为0，未血流灌注肺泡的$\dot{V}/\dot{Q}$比值为无穷大。

未通气肺泡（$\dot{V}/\dot{Q}$比值为0）的PO_2和PCO_2值与混合静脉血的值相同，因为未通气肺泡的滞留气体将与混合静脉血相平衡。无血流灌注的肺泡（$\dot{V}/\dot{Q}$比值为无穷大）将具有与吸入气体相同的PO_2和PCO_2值，因为无气体交换来改变吸入气体成分。因此$\dot{V}/\dot{Q}$比值介于中间的肺泡的PO_2和PCO_2值将介于混合静脉血和吸入气体的PO_2和PCO_2值之间。图7.6是PO_2/PCO_2曲线图，红线两头是混合静脉点和吸入气体点，这条线涵盖了肺泡PO_2和PCO_2所有可能的组合，并显示了决定它们的$\dot{V}/\dot{Q}$比值。

吸入高于正常氧分压的O_2会使吸入气体点右移。混合静脉点也向右移动，但移动幅度很小，原因见第

267页。（由于吸入氧浓度变化后，）混合静脉点和吸入气体点都会变化，造成了多种组合值，故必须根据变化的组合值，制作一条新曲线，然后，根据不同的$\dot{V}/\dot{Q}$比值，可使用该曲线来说明肺每个水平层的O_2和CO_2分压（图7.6）。

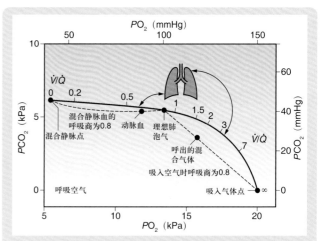

粗线表示受试者呼吸空气时$\dot{V}/\dot{Q}$比值从零到无穷大的肺泡，所有可能的PO_2值和PCO_2值。正常肺泡（PO_2和PCO_2）值分布如图所示，与它们在肺部的垂直距离一致。可认为混合呼出气体为理想肺泡气体和吸入气体（无效腔）的混合物。可认为动脉血是具有与理想肺泡气体相同气体分压的血液和混合静脉血（分流）的混合物。

图7.6 PO_2/PCO_2 曲线图

基于CT成像的通气和灌注计算模型表明，仰卧位时重力效应是确保成年人肺被动$\dot{V}/\dot{Q}$通气匹配的最重要因素（包括组织变形、不同区域顺应性不同和静水压力梯度对血管大小的影响），而仰卧位正常呼吸时，动脉树与气道的几何匹配对$\dot{V}/\dot{Q}$匹配的作用较小。

（一）体位和通气血流比

如前所述，越重力依赖区，肺通气和血流越增加，血流增幅略大于通气。健康年轻受试者直立功能残气量位呼吸测试时，肺尖部$\dot{V}/\dot{Q}$比值约为2，肺底约为0.8（图7.7）。水平位时，无论从头侧到足侧（图7.7），还是从重力依赖到非重力依赖肺区，$\dot{V}/\dot{Q}$比值均无显著差异。

（二）多种惰性气体消除技术

使用放射性示踪剂或扫描技术（见第97页）可三维测量区域通气和灌注。特别旧的技术只能区分功能相当大的肺组织区域。而另一种方法是多重惰性气

体消除技术（multiple inert gas elimination technique，MIGET），其方法见第107页。该技术按$\dot{V}/\dot{Q}$的对数比，而不是根据解剖位置，将肺划分成大量不同的隔室，来描绘肺的通气和血流分布。

图7.8（译者注：该图涉及第三方版权，详图请见英文原版）显示健康受试者典型的通气和血流曲线图。对于年轻成年人，肺泡$\dot{V}/\dot{Q}$比值主要位于0.5～2.0。未检测到$\dot{V}/\dot{Q}$比值无限大（肺泡无效腔）或$\dot{V}/\dot{Q}$比值为0（肺内分流）的区域。但该方法未能检测到一定程度上应存在的肺外分流（见第93页）。对于较年长受试者，$\dot{V}/\dot{Q}$比值分布区域变宽，通气和血流曲线显示$\dot{V}/\dot{Q}$比值主要位于0.3～5.0。此外，在$\dot{V}/\dot{Q}$比值为0.01～0.30的区域出现了"披肩状"的血流分布（译者注：此处原为shelf，但shelf不好理解，经查参考文献原文，原文此处是shoulder，感觉"shoulder"比较合理，比较符合此处血流分布的形状，故还是翻译成"披肩状"），这可能表示肺底部区域由于闭合容量超过功能残气量时气道关闭，肺重力依赖区通气不足（见图2.11）。第96页将讨论$\dot{V}/\dot{Q}$比值分布区域变宽对气体交换影响。

$\dot{V}/\dot{Q}$比值的分布模式显示了许多病理条件下特征性变化，如肺水肿和肺栓塞。部分示例如图7.9所示。

（三）使用三室模型量化$\dot{V}/\dot{Q}$比值的分布

图7.8和图7.9所示的多重惰性气体消除技术分析方法技术复杂。20世纪40年代，由Riley和Cournard领导的团队描述了一种不太精确但非常实用的、称为Riley的方法，将肺视为一个三室模型（图7.10），包

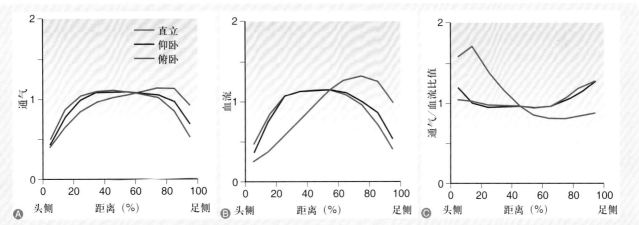

A～C.分别为通气（$\dot{V}$）、血流（$\dot{Q}$）和$\dot{V}/\dot{Q}$。无论哪种体位，肺自上而下被分成10个部分。通气和血流是特定区域相对于整个肺的通气和血流的比例。注意仰卧位（红色）和俯卧位（蓝色）的通气和血流匹配良好，直立位（黄色）匹配差。肺重力依赖区血流增幅大于通气（参考文献17）。

图7.7　使用单光子发射计算机断层成像测量正常肺容积健康志愿者呼吸$\dot{V}/\dot{Q}$

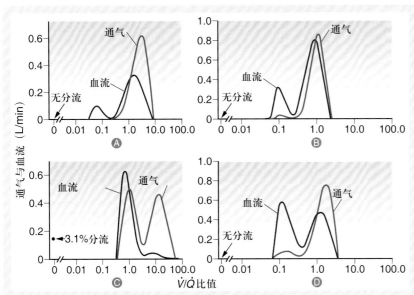

A.慢性阻塞性肺疾病，极低$\dot{V}/\dot{Q}$的肺单元会导致动脉低氧血症并模拟分流；B.哮喘患者血流双峰分布比图A中所示的患者更为明显；C.1例60岁慢性阻塞性肺病（主要为肺气肿）患者的通气双峰分布，肺栓塞后也有类似表现；D.给图B所示的患者服用支气管扩张药后出现明显双峰血流分布。

图7.9　通气和血流异常分布的模式示例，与图7.8中正常曲线比较

（From West JB. Ventilation：Blood Flow and Gas Exchange. Oxford：Blackwell Scientific；1990.With permission of the author and publishers.）

括①通气但未灌注的肺泡（肺泡无效腔）；②灌注但未通气的肺泡（肺内分流）；③理想状态下灌注和通气的肺泡。

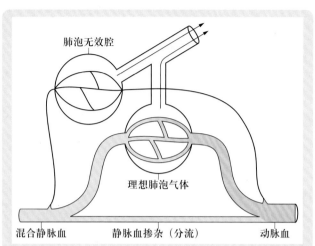

假设肺部由3个功能单元组成，包括肺泡无效腔、理想肺泡和静脉血掺杂（分流），气体交换仅发生在理想肺泡中。测得的肺泡无效腔包括真实的肺泡无效腔，以及由$\dot{V}/\dot{Q}$失调形成的无效腔。测得的静脉血掺杂包括真实的静脉血掺杂（分流），以及由$\dot{V}/\dot{Q}$失调分流形成的静脉血掺杂。需注意的是，理想肺泡气体与肺泡无效腔的气体混合后排出，因此无法对理想肺泡气体采样。

图7.10　气体交换的三室（Riley）模型

气体交换只发生在"理想"肺泡中，这并非对实际情况的准确描述，图7.8能够更好地描述实际情况，与Riley模型的3个部分相比，实际情况分析包含50个部分，但三室模型的参数可以很容易确定，且获得的值与治疗直接相关。增加的无效腔通常可通过增加每分通气量代偿，分流时，通过适当提高吸入氧浓度，能恢复正常的PO_2，最高可代偿分流量达30%（见后文图7.13）。

本章末尾介绍了针对三室模型中无效腔和分流的计算方法，除测量血液和气体的PCO_2和PO_2，无需其他分析技术。然后，就可能确定吸气潮气量中有多少不参与气体交换，以及心排血量中有多少构成分流。然而，最重要的是要记住，"无效腔"的测量值还包括了相对低灌注的肺泡（$\dot{V}/\dot{Q}>1$和$\dot{V}/\dot{Q}<\infty$），"分流"的测量值还包括了相对低通气的肺泡（$\dot{V}/\dot{Q}>0$和$\dot{V}/\dot{Q}<1$）。此外，虽然相对低通气的肺泡灌注会降低动脉PO_2，但其与随吸入氧浓度变化而变化的PO_2模式及真正的分流截然不同（见后文图7.14）（译者注：氧疗能改善灌注不足肺泡的PO_2，而不能

改善真正分流肺泡的PO_2）。

第99页讲解了理想肺泡气体的概念，但从图7.10可以清楚地看出，无法对理想肺泡气体取样分析。通常认为理想肺泡的PCO_2等于动脉PCO_2，理想肺泡气体呼吸交换率与呼出空气呼吸交换率相同。

四、无效腔

19世纪就已认识到，每次呼吸的气体都有相当一部分未到达肺部参与气体交换，故未经改变就呼出体外，这部分潮气量长期以来称为无效腔，而每分通气量的有效部分称为肺泡通气量。二者关系如下。

$$\dot{V}_A = f \times (V_T - V_D)$$

通常以下两个比率较常用。第一是无效腔量/潮气量（通常缩写为V_D/V_t，以百分比表示）；第二是肺泡通气量/每分通气量。第一个比率表示呼吸中被浪费的部分，第二个比率表示每分通气量的有效部分，这两个比率之和为1，所以二者可轻松推算。

（一）无效腔的组成部分

上一节认为呼出气体中无效腔气体只有一种成分，而实际上更复杂。图7.11以示意图的形式显示单次呼气的各成分。

无论何种形式的外部呼吸装置，若使用，则首先呼出的是来自设备无效腔的气体。下一部分呼出气体来自解剖无效腔，故容积就等于传导气道的容积，接下来会对解剖无效腔进行更详细的说明和限定。此后，气体从肺泡内呼出，图示两个有代表性的肺泡，分别对应于图7.10所示的三室肺模型的两个通气室。一个是灌注肺泡，呼出理想肺泡气体。另一个是无灌注肺泡，无气体交换，从这个肺泡呼出气体成分接近于吸入气体的成分，称为肺泡无效腔气体，这在多种病理情况下都很重要。生理无效腔是解剖无效腔和肺泡无效腔的总和，定义为不参与气体交换的潮气量总和。

在图7.11中，呼气最后部分被称为潮气末或更好地称为呼气末气体，该部分由理想肺泡气体和肺泡无效腔的气体混合而成，且肺泡无效腔气体的比例并不恒定。在健康静息受试者中，呼气末气体的样本成分接近理想肺泡气体的成分。然而，许多病理状态下（及麻醉期间），呼气末气体可能含有相当大比例的肺泡无效腔气体，因此无法代表肺泡（及动脉）气体分压。用符号表示的时候，小号的大写字母A代表理想肺泡气体（如$PACO_2$），小号的大写字母E加撇

号后缀代表呼气末气体（如$PE'CO_2$）表示，小号的大写字母E加横杠线代表混合呼出气（如$P\overline{E}CO_2$）。"肺泡–动脉氧分压差"一词始终指理想肺泡气体与动脉的氧分压差。无特定说明时，"肺泡气体"既可指呼气末气体，也可指理想肺泡气体，具体情况需具体分析。这是长久以来易引起困惑的问题，因此最好定义要么是理想肺泡气体，要么是呼气末气体。

必须再次强调，图7.11只是一个简化的量化模型，$\dot{V}/\dot{Q}$比值在零和无穷大之间能无限渐变。然而，从定量角度，尤其在临床领域，将肺泡归类为图7.10所示的三类之一通常有益。

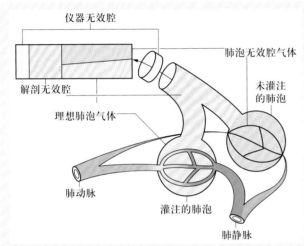

使用矩形来理想化表示单次呼气。生理无效腔等于解剖无效腔和肺泡无效腔的总和。对于呼出气，肺泡无效腔不等于肺泡水平的未灌注容积，而仅等于呼出气体中未参与气体交换的那部分，且肺泡无效腔的大小随潮气量变化而变化。

图7.11　单次呼出气体成分

（二）解剖无效腔

根据本章末概述的Fowler技术，解剖无效腔大小现在通常定义为呼出CO_2浓度上升到肺泡平台前呼出的气体容积（见后文图7.18）。

虽然命名为解剖无效腔，但其容积并不恒定，受许多因素影响，其中某些因素临床意义相当重要。除潮气量和呼吸频率变化影响气体通过导气道的流动模式外，这些因素大多通过改变传导气道的容积来影响解剖无效腔。

（三）影响解剖无效腔的因素

受试者体型明显影响传导气道大小，解剖无效腔随身体体型增大而增加。

年龄是另一个因素。婴儿早期的解剖无效腔约为

3.3 mL/kg。6岁时降至成年人标准，约为2 mL/kg。整个发育期间胸内解剖无效腔保持在1 mL/kg，而鼻、口和咽的解剖无效腔随体重变化。从成年早期开始，解剖无效腔每年增加约1 mL。

体位同样影响许多肺容积，也包括解剖无效腔。健康受试者仰卧时解剖无效腔的典型容积比坐姿时减少1/3。

颈部和下颌位置显著影响解剖无效腔，当清醒受试者颈部伸展，抬起下颌时，解剖无效腔平均值为143 mL，而正常姿势时则为119 mL，颈部屈曲和下颌凹陷时，解剖无效腔容积则为73 mL。

值得注意的是，颈部伸展、抬起下颌是复苏者和麻醉医师用来开放气道的体位。不幸的是，这也导致了最大的解剖无效腔。

吸气结束时，肺容积会影响解剖无效腔，因为气道容积与肺容积成比例变化。肺容积每增加1 L，解剖无效腔增加约为20 mL。

气管插管、气管造口术或喉罩将避开大部分胸外解剖无效腔，胸外解剖无效腔通常约为70 mL，这样就避开了约占一半的总解剖无效腔。在呼吸系统外增加设备无效腔，如使用呼吸系统过滤器或热湿交换加湿器，会丧失减少解剖无效腔优势。

作用于细支气管肌肉活动的药物会影响解剖无效腔，任何支气管扩张药（见第32页）都会导致解剖无效腔的小幅度增加。

潮气量和呼吸频率同样会影响解剖无效腔。按照Fowler方法测量，潮气量下降导致解剖无效腔显著减少（译者注：潮气量减少，解剖无效腔绝对值明显减少，但相对于潮气量来说，解剖无效腔相对百分比增大），这限制小潮气量导致的肺泡通气量下降。这对于自主呼吸的昏迷或麻醉患者尤其重要，这些患者的潮气量通常小于正常解剖无效腔的150 mL。

小潮气量时，解剖无效腔下降不太可能是由于气道大小变化，而主要是由于改变了气流模式和气道内气体的混合。

首先，低流速下，气体更可能以层流方式通过气道（见第28页）。吸入气体带有锥形前端，在传导气道中所有气体被冲走前，锥形尖端就穿透肺泡。其次，随着呼吸频率减慢或吸气时间延长，肺泡和较小气道间气体混合时间会更长。混合将通过简单扩散进行，可能受心搏混合效应的帮助，心搏混合效应常混合隆突下方的所有气体。正常通气下心搏混合效应可

忽略不计，但在低通气时显著增强。

（四）肺泡无效腔

肺泡无效腔定义为吸入气体中通过呼吸道解剖无效腔到达肺泡水平，但未参与气体交换的那部分。未气体交换的原因是该部分肺泡灌注不足。测肺泡无效腔时，有时必须包含一个相对低灌注的肺泡成分，这些肺泡具有非常高（但不是无限）的$\dot{V}/\dot{Q}$比值（图7.9）。健康人仰卧位时的肺泡无效腔太小，无法准确测量，但某些情况下会明显增大，具体如下。

低心排量，无论何种原因，都会降低肺动脉血压和致肺最上部无灌注（1区，见第72页）。因此麻醉期间控制通气，呼气末CO_2的突然变化通常表明肺泡无效腔继发于心排量的突然变化（第123页）。

肺栓塞在第二十九章中单独讨论。除影响心排量外，肺栓塞也是导致肺泡无效腔的直接原因，甚至可能是重要原因。

体位改变显著影响肺血流分布（见第86页）。幸运的是，正常呼吸期间，体位改变也类似影响通气分布，因此$\dot{V}/\dot{Q}$失调并不常见，肺泡无效腔也无明显变化。然而，若患者侧卧位人工通气，则通气多分布于上肺（见表7.1），尤其在开胸的情况下（见第377页）。上述情况中，上肺部分通气将形成肺泡无效腔。

（五）生理无效腔

生理无效腔是潮气量中不参与气体交换的所有潮气量。如今生理性无效腔通常通过波尔混合方程来计算，并用动脉PCO_2替代肺泡PCO_2，如下所述。

在潮气量的广泛范围内，生理无效腔量都相当恒定。因此，使用V_D/V_T比表示生理无效腔量通常更有用，肺泡通气量=（$1-V_D/V_T$）×每分通气量。因此若生理无效腔量是潮气量的30%（$V_D/V_T=0.3$），则肺泡通气量将是每分通气量的70%。该方法与假设无效腔恒定，从潮气量中减去无效腔，再用差值乘以呼吸频率，来表示肺泡通气量的方法截然不同。

（六）Bohr方程

Bohr于1891年提出该方程式，当时把无效腔被简单地视为含有呼出气体的传导气道（仅限于解剖无效腔），可简单推导为呼气时，所有排出的CO_2都来自肺泡气体。

因此，

肺泡气中排出的CO_2容积 = 混合气体中排出的CO_2容积

即，

肺泡中CO_2浓度×肺泡通气量 =

混合呼出气中的CO_2浓度×每分通气量

或者，对于单次呼吸而言

肺泡中CO_2浓度×（潮气量–无效腔量）=

混合呼出气中CO_2浓度×潮气量

方程式中有4项参数。潮气量和混合呼出气CO_2浓度这两个参数的测量并不复杂。余下就是肺泡CO_2浓度和无效腔容积。因此，若无效腔容积已知，则可推导出肺泡CO_2浓度；若肺泡CO_2浓度已知，则可推导出无效腔容积。最初，Bohr描述了通过尸体研究得出解剖无效腔的值，使之成为已知值，从而计算肺泡CO_2浓度的方程式。

通过对术语"肺泡"的不同理解，已利用该方程测量无效腔的各个组成部分。在先前的方程式中，肺泡一词可能被视为呼气末气体，因此可以使用Bohr方程式表示解剖无效腔。若使用理想肺泡CO_2浓度，则方程将表示生理无效腔，即解剖无效腔和肺泡无效腔之和（图7.11）。虽然无法对理想肺泡气体进行采样，但1938年有血气分析技术后，Enghoff提出可以用动脉PCO_2替代Bohr方程中肺泡PCO_2，通过该方法得出的计算值现已广泛接受为计算生理无效腔的常用方法。

$$\frac{V_D}{V_T} = \frac{PaCO_2 - P\bar{E}CO_2}{PaCO_2}$$

Enghoff修正了Bohr方程，可测量生理无效腔，但在存在大量分流的情况下应谨慎使用该公式，因为理想肺泡和动脉PCO_2相等的假设可能不再正确。

对于健康、有意识、静息的受试者，呼气末PCO_2与动脉血PCO_2无显著差异，因为解剖和生理无效腔应该是相同的（正常的肺泡无效腔太小，无法测量），因此呼气末PCO_2可替代动脉血PCO_2。然而某些情况下，Bohr方程中使用呼气末PCO_2可能会造成困扰。在运动、急性过度通气或吸入气体分布不均、顺序排空及呼出肺泡气体时肺泡PCO_2通常急剧上升，呼气末PCO_2将取决于呼气时间，由此推算出的无效腔不一定对应于图7.9中所示的无效腔的任何部分。

（七）影响生理无效腔的因素

本节总结影响正常受试者生理无效腔的因素，但这些影响因素已在此前有关解剖和肺泡无效腔的章节中论述过。

• 年龄和性别：由于解剖结构改变，V_D和V_D/V_T比率有随年龄增长而增加的趋势。男性V_D约比女性高50 mL，但男性潮气量更大，所以V_D/V_T比值的性别差异不大。

- 体型：如前所述，显而易见与其他肺容积一样，体型较大者解剖无效腔和因此的Vd较大。

- 体位：从直立位至仰卧位，V_D/V_T比值从平均值34%降至30%，这主要可通过前述的解剖无效腔变化来解释。

- 病变：无效腔变化是诸多肺功能不全原因的重要特征，如肺栓塞、吸烟、麻醉、人工通气和心力衰竭。本书第三部分讨论了上述内容。

（八）生理性无效腔增加的效应

无论增加的是解剖无效腔还是肺泡无效腔，都增加了生理无效腔，除非每分通气量代偿性增加，否则都会减少肺泡通气量。由于生理无效腔增加导致肺泡通气量减少，因此产生理想肺泡气体张力变化，这与每分通气量减少引起肺泡通气减少时产生的变化相同（见图9.9）。

通常可用相应每分通气量增加来抵消生理无效腔增加的效应。例如，若每分通气量为10 L/min，V_D/V_T比率为30%，则肺泡通气量为7 L/min。若患者随后肺栓塞，V_D/V_T比值增至50%，则每分通气量须增加至14 L/min，以维持7 L/min的肺泡通气。但若V_D/V_T增加至80%，则分钟体积须增加至35 L/min。无效腔大幅增加，通气可能就无法代偿，这是导致通气衰竭的罕见原因（见第二十七章）。

五、静脉血掺杂或分流

氧合不良血或混合静脉血对动脉血的掺杂，是动脉低氧血症的重要原因。

（一）静脉血掺杂的命名

静脉血掺杂是指肺端毛细末梢血对混合静脉血的掺杂，能造了可观察到的动脉和肺毛细血管末梢PO_2（通常将其等于理想的肺泡PO_2）间差异，计算原理如图7.12所示。请注意，静脉血掺杂不是实际与动脉血混合的静脉血量，而是计算出的产生观察到的动脉PO_2值所需的静脉血量。计算静脉血掺杂和实际的血液混合量间的差异须考虑两个因素：首先，来自心小静脉和支气管静脉的血未必与混合静脉血PO_2相同；其次，静脉血掺杂也包括$0<\dot{V}/\dot{Q}<1$的肺泡对动脉血的影响（图7.8），这些肺泡对PO_2的影响不同于实际的静脉血混合。因此静脉血掺杂是一个便捷指标，但

其既不能确定分流的精确容积，也不能确定分流的解剖路径，被统称为分流。

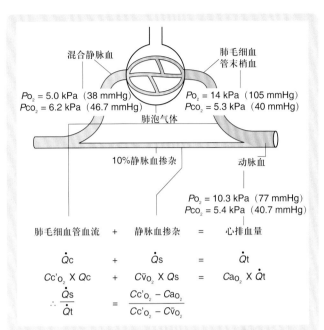

假定所有动脉血均来自$\dot{V}/\dot{Q}$比值正常区域的肺泡毛细血管血或其分流只来自混合静脉血。虽然不真实，但无论何种病因，却是量化静脉血掺杂的一种简便方法。分流方程式类似玻尔方程，基于公理关系，即动脉血每分钟的总氧量等于通过肺毛细血管的和分流的每分钟总氧量。血流的每分钟总氧量等于每分钟内血流量与血液氧含量的乘积。$\dot{Q}t$：总心排血量；$\dot{Q}c$：肺毛细血管末梢血流量（正常肺血流量）；$\dot{Q}s$：分流量；Cao_2：动脉血氧含量；$Cc'o_2$：肺毛细血管末梢血氧含量；$C\bar{v}o_2$：混合静脉血氧含量。

图 7.12　静脉血掺杂示意图

解剖（肺外）分流量是指在循环动脉侧，掺杂到肺毛细血管末梢血的静脉血总量，包括支气管静脉血和心小静脉的血流量，也包括由肺不张、支气管阻塞、右向左分流的先天性心脏病等所致的混合静脉血掺杂。显然，不同的掺杂成分氧含量不同，且不一定等于混合静脉血的氧含量。对于任何肺泡，只要$\dot{V}/\dot{Q}>0$，经过该肺泡气体交换后的血量都不属于解剖分流量。

虚拟分流是指通过计算得出的分流值，其中动脉与混合静脉的氧差是假设值，而不是实测值（见后文）。

病理性分流有时指正常人中本不该存在的解剖分流，但不幸的是，"生理性分流"一词却有两种含义。一种是指正常健康受试者中一定程度的静脉血掺杂，因此，实测的静脉血掺杂量与"生理性分流"正

常值之差表明了疾病导致的静脉血掺杂量；另一种含义则是从混合方程式推导出的静脉血掺杂的同义词（图7.12）。由于有两个含义，因此最好避免使用此术语。

（二）静脉血掺杂的形式

$\dot{V}/\dot{Q}$失调对静脉血掺杂的影响将在后文详细讨论，其他导致静脉血掺杂的生理或病理因素有以下几种情况。

• 心小静脉（Thebesian静脉）：左心的一些小静脉血直接流入左心腔室，因此这些静脉血与动脉血混合。心小静脉血中氧含量可能很低，因此该血流（约占心排血量的0.3%）可明显降低动脉PO_2。

• 支气管静脉：图7.1显示支气管循环中的部分静脉血经天然的支气管深静脉到达肺静脉。目前尚未确定健康受试者中这部分静脉血掺杂的比例，但可能低于心排血量的1%。在支气管疾病和主动脉缩窄的患者中，这部分比例可能会大大增加，而在支气管扩张症和肺气肿患者中，比例可达心排血量的10%，成为动脉血氧饱和度下降的主要原因。

• 先天性心脏病：在先天性心脏病中，右向左分流是静脉血掺杂最严重的例子。当左右心有异常交通时，通常会出现由左向右分流，除非右心的压力高于左心，涉及右室流出道梗阻（如法洛四联症）或长期左向右分流，肺动脉血流增加导致肺动脉高压，最终逆转分流（艾森门格综合征）。

• 肺部病变常可导致静脉血掺杂增加，从而引起低氧血症。肺肿瘤的静脉引流就是一种病理性分流，但更常见是在大叶性肺炎或支气管肺炎、肺萎陷和急性肺损伤等情况下肺血液流经非通气的肺泡所致。但肺部疾病引起静脉血掺杂量并不恒定，这取决于缺氧性肺血管收缩（见第74页）和炎症介质引起的肺血管病理性扩张间的平衡。

（三）静脉血掺杂对动脉PCO_2和PO_2的影响

从定性角度，静脉血掺杂明显降低了气体交换的总效率，与未掺杂的相比，掺杂了静脉血的动脉血，其气体分压更接近混合静脉血的气体分压。从定量角度看，该效应很简单，只需考虑血液中气体含量即可。对于图7.12显示的解剖分流，根据质量守恒（O_2）定律，该方程式简单地说明了肺动脉的氧含量等于经肺毛细血管气体交换后进入肺动脉的氧含量与分流血的氧含量之和。根据该方程式，氧流量等于

血流速度乘以流过该血管的血氧含量（符号说明见图7.12和附录D）。图7.12表明如何通过这个方程式化简求解静脉血掺杂与心排血量之比。最终方程的形式与计算生理性无效腔的玻尔方程非常相似。

从定量角度看，分流方程很容易求解静脉血掺杂对动脉血氧含量的效应。例如，如果肺毛细血管末梢血氧含量为20 mL/dL，混合静脉血氧含量为10 mL/dL，则50%的静脉血掺杂将导致动脉血氧含量变为15 mL/dL，25%的静脉血掺杂将导致动脉血氧含量变为17.5 mL/dL，以此类推。然后需要参照血红蛋白解离曲线将动脉血氧含量换算为PO_2（见第136页）。由于动脉PO_2通常位于血红蛋白解离曲线的平坦部分，血氧含量的微小变化往往会对PO_2产生很大的影响，尽管在解离曲线变陡直部分，该效应在动脉PO_2较低时减弱（译者注：在血红蛋白解离曲线的平坦部分，血红蛋白与O_2结合的能力较强，这意味着即使血液中氧含量发生微小变化，血红蛋白也能迅速结合或释放O_2，从而导致PO_2变化很大）。

静脉血掺杂对动脉CO_2含量的影响大致相似于对氧含量的影响，但是，由于动脉点附近的CO_2解离曲线陡峭（见图9.2），因此静脉血掺杂对动脉PCO_2的影响很小，远小于对动脉PO_2的影响（表7.2）[译者注：因为氧主要是通过与血红蛋白结合，形成氧合血红蛋白，然后在肺部释放。CO_2则是以溶解的形式存在于血液中，并在肺泡中通过呼吸排出体外。随着静脉血掺杂的增加，动脉的含氧量会减少，因为这些血液含有未被氧合的血红蛋白。但是，由于氧解离曲线与CO_2解离曲线的陡峭程度有所不同，且靠近动脉点的CO_2解离曲线很陡峭，因此静脉血掺杂对CO_2的影响很小（增加已通气良好区域的通气会改善CO_2交换，即使增加通气不会改善氧合），远不及动脉PO_2的变化]。

根据以上可得出以下2个结论。

• 动脉血PO_2是检测静脉血掺杂最常用的血气指标。

• 静脉血掺杂可显著降低动脉血PO_2，但除非静脉血掺杂量很大，其对动脉PCO_2或CO_2和O_2含量的影响相对较小。

静脉血掺杂很少引起动脉PCO_2的升高，故通常忽略中度分流对PCO_2的影响。临床上，更常见的是静脉血掺杂间接降低PCO_2，因为静脉血掺杂降低PO_2常会导致过度通气，间接降低PCO_2，这足以代偿静

脉血掺杂引起的PCO_2轻微升高（见图26.1）。

表7.2　5%静脉血掺杂对动脉血和肺毛细血管末梢血CO_2及O_2含量差的影响

	肺毛细血管末梢血	动脉血
CO_2含量（mL/dL）	49.7	50.0
PCO_2（kPa）	5.29	5.33
PCO_2（mmHg）	39.7	40.0
氧含量（mL/dL）	19.9	19.6
氧饱和度（%）	97.8	96.8
PO_2（kPa）	14.0	12.0
PO_2（mmHg）	105	90

注：假设动脉血／静脉血的氧含量差为 4.5 mL/dL，血红蛋白浓度为 149 g/L。

（四）心排血量对分流的影响

心排血量以两种相反的方式影响静脉血掺杂及其后果（译者注：其后果指的是心排血量影响静脉混合所导致的结果，即分流的大小、混合静脉血的氧含量和血气含量，最终影响到动脉血的O_2和CO_2含量。所以，可以理解为心排血量对静脉血掺杂的影响和其产生的结果会相互作用）。首先，如图10.5所示，心排血量的下降会降低混合静脉血氧含量，在分流比例不变时，会导致动脉PO_2更大程度地下降。其次，据观察，在一系列的病理和生理情况下，心排血量的减少会近似成比例地降低分流。降低分流比例的一个可能原因是流经分流的混合静脉血中PO_2的减少，从而激活了缺氧性肺血管收缩（见第74页）。令人惊讶的是，这两种效应往往对动脉PO_2的作用大致相等和相反。因此，随着心排血量的减少，通常会减少更低饱和度的混合静脉血分流，结果是动脉PO_2几乎没有改变。

（五）等分流图

如果假设动脉血PCO_2、血红蛋白和动脉血/混合静脉血的氧含量差值正常，动脉PO_2则主要是由吸入氧浓度和三室模型中的静脉血掺杂决定的（图7.10）。临床上，对于吸入氧浓度与动脉PO_2间的关系需要持续关注，在不同程度的静脉血掺杂下理解这种关系对临床有益（图7.13）。在临床上，动脉血/混合静脉血氧含量的差值往往未知，因此，图7.13是通过假设每100 mL血液中氧含量差为5 mL来制作图表，随后在该动脉血PO_2与吸入氧浓度关系图上绘制等分流线条。由于静脉血掺杂的计算需要了解实际的

动脉血/混合静脉血氧含量的差值，因此，图7.13的等分流线指的是之前定义的虚拟分流。

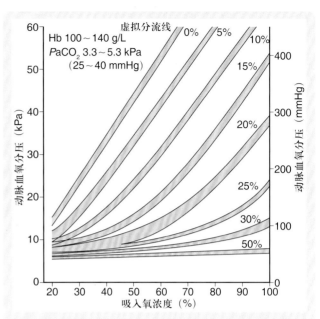

在吸入氧浓度（横坐标）和动脉血PO_2（纵坐标）上，绘制等分流带，已考虑了不同的血红蛋白（Hb）和动脉血PCO_2值。假设动脉血与混合静脉的氧含量差为5 mL/dL、气压值为正常大气压。

图7.13　等分流图

（From reference 30 with permission of the Editor of the British Journal of Anaesthesia and Oxford University Press.）

在实际工作中，为获得所需的动脉血PO_2，可借助等分流图调整吸入氧浓度。病情稳定时，等分流图可以很好地预测改变吸入氧浓度所导致的动脉PO_2变化，因此，在重症监护室（intensive care unit，ICU）可用来确定最佳的吸入氧浓度，以防止低氧血症，同时避免不必要的高浓度给氧。例如，如果患者吸入90%的氧时，动脉血PO_2为30 kPa（225 mmHg），则其虚拟分流为20%，如果需要动脉血PO_2达到10 kPa（75 mmHg），则应将吸氧浓度降至45%。

当$\dot{V}/\dot{Q}$比值较低（但非0）且吸氧浓度超过40%时，可良好代偿对动脉血PO_2的影响。然而，当$\dot{V}/\dot{Q}$失调增大时，21%～35%吸氧浓度不能良好代偿对动脉血PO_2的影响，其原因将在后文解释。因此，标准等分流图不适用于$\dot{V}/\dot{Q}$失调增大时，因为吸入氧浓度降低到21%时，动脉血PO_2低于预计值，需要校正等分流图，如后所述。

六、$\dot{V}/\dot{Q}$比值失调对动脉血PO_2的影响

通常很难判断动脉血PO_2下降是因为真性分流

（$\dot{V}/\dot{Q}$的值为0），还是$\dot{V}/\dot{Q}$失调增加所致，毕竟$\dot{V}/\dot{Q}$比值很低（但不是0）的肺泡灌注降低动脉血PO_2明显。临床上通常会忽略$\dot{V}/\dot{Q}$比值失调（难以量化），并认为血气结果中肺泡/动脉血PO_2的差值完全由真性分流引起。如图7.14所示例证，仅通过单次测量动脉血PO_2，完全不能区分$\dot{V}/\dot{Q}$比值失调和分流。然而，对于$\dot{V}/\dot{Q}$比值失调和真性分流，增加吸氧浓度对肺泡/动脉PO_2差值的效应显著不同，因此表观分流也与真性分流显著不同（译者注：表观分流指的是根据血气结果推断出的分流。在临床实践中，由于$\dot{V}/\dot{Q}$失调难以量化，人们通常忽略$\dot{V}/\dot{Q}$失调，将肺泡/动脉PO_2差认为完全由真正的分流引起，这种推断出的分流被称为"表观分流"，其可能与实际的分流不同，甚至差异很大）。

图7.13显示，对于真性分流，增加吸氧浓度后动脉PO_2增加，但最终会达到一个平台值，然而，每增加1%的分流量，动脉PO_2平台值会下降2～3 kPa（15～22 mmHg），这在以肺泡/动脉PO_2差值为纵坐标，肺泡PO_2为横坐标的图10.4中精确显示。

尚不十分清楚为什么增加$\dot{V}/\dot{Q}$失调会增加肺泡/动脉PO_2差值。有两个主要原因：第一个原因在于低$\dot{V}/\dot{Q}$比值的肺泡血流量往往更多，如图7.14所示，57%

的动脉血来自低$\dot{V}/\dot{Q}$比值和低PO_2的肺泡，而只有10%来自高$\dot{V}/\dot{Q}$比值和高PO_2的肺泡，当确定动脉血氧水平时必须适当考虑容量大小，因此高$\dot{V}/\dot{Q}$比值和高PO_2的肺泡灌注不能弥补低$\dot{V}/\dot{Q}$比值和低PO_2的肺泡灌注；第二个原因如图7.15所示。

与低$\dot{V}/\dot{Q}$比值肺泡血流的血红蛋白比，高$\dot{V}/\dot{Q}$比值肺泡血流的血红蛋白位于血红蛋白解离曲线上更平坦部分。因此，低$\dot{V}/\dot{Q}$比（因此低PO_2）肺泡血流对氧含量的不利影响（低PO_2）要大于高$\dot{V}/\dot{Q}$比（因此高PO_2）肺泡血流的有利影响（高PO_2），这表明$\dot{V}/\dot{Q}$失调越大，肺泡/动脉PO_2差值就越大（译者注：因为输送氧时，需肺泡和血红蛋白的协助。如果肺泡的PO_2很低，则血红蛋白就更难与氧结合，导致氧合能力下降。相比之下，具有高$\dot{V}/\dot{Q}$比和高PO_2的肺泡对氧饱和度的提升效果更好。这说明，$\dot{V}/\dot{Q}$失调越大，肺泡/动脉PO_2差异就越大，也就是说，会导致肺泡通气/血流不匹配现象更加严重）。

包含$\dot{V}/\dot{Q}$失调因素的校正等分流图

之前描述的等分流图没有考虑到$\dot{V}/\dot{Q}$失调，因此在吸入氧浓度为40%以下时，其误差范围太大，无法实际使用（图7.13）。通过一个包含真实分流和$\dot{V}/\dot{Q}$失调的双室模型解决这个问题，对于$\dot{V}/\dot{Q}$失调，

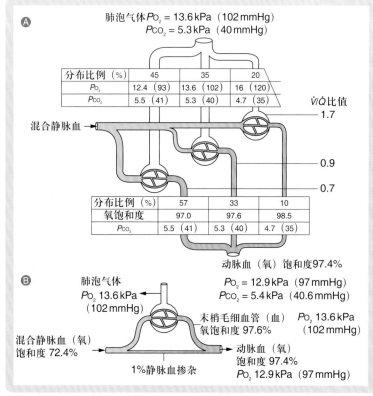

A. $\dot{V}/\dot{Q}$失调大致对应正常人直立的三个区域。在计算混合肺泡气体PO_2时，需要考虑三个区域气体的体积分布。动脉血氧饱和度的测定也须考虑了三个区域气体的体积分布，并得出PO_2值。肺泡/动脉血PO_2的差为0.7 kPa（5 mmHg）；B.是一种理论上情况，仅由静脉血掺杂引起，可以解释相同的肺泡/动脉血PO_2差值（0.7 kPa）。这是一种量化$\dot{V}/\dot{Q}$失调的有效方法，但应与实际情况仔细区分。

图7.14 $\dot{V}/\dot{Q}$失调所致的肺泡/动脉血PO_2的差值，及其等效的静脉血掺杂

假设$\dot{V}/\dot{Q}$失调呈双峰分布，分成了5个不同程度的等级。图7.16显示了$\dot{V}/\dot{Q}$失调对0等分流线（红线）的影响，清楚地显示了在较低吸氧浓度下动脉PO_2随$\dot{V}/\dot{Q}$失调而变化。更多$\dot{V}/\dot{Q}$失调对动脉血氧梯度的影响的例子如图7.16所示。显然，该模型过于简化了肺部疾病情况（图7.9）。然而，若与一系列分流值结合使用，发现二级$\dot{V}/\dot{Q}$失调可为各种中度呼吸功能障碍患者提供动脉PO_2与吸入氧浓度关系的精确模拟。

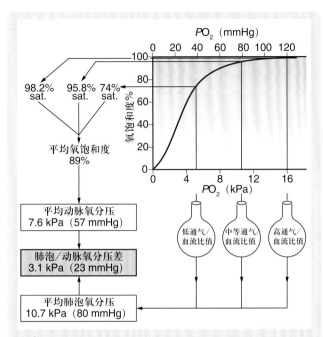

$\dot{V}/\dot{Q}$失调导致肺泡/动脉血PO_2差，肺泡/动脉血PO_2差导致氧离曲线上拐点PO_2值发生改变。图中显示不同的通气/血流比值（$\dot{V}/\dot{Q}$）失调导致三组肺泡上拐点的PO_2值分别为5.3 kPa、10.7 kPa和16.0 kPa（40 mmHg、80 mmHg和120 mmHg）。忽略三组肺泡气体体积和血液分布的不同（译者注：忽略三组肺泡气体体积和血液分布的不同，就假设了所有的$\dot{V}/\dot{Q}$比值都是一样的，这与上面所述通气/血流比失调有所矛盾，这是为了简化计算，使我们能够更容易地理解氧解离曲线形状对血液饱和度的影响），肺泡PO_2平均值为10.7 kPa。然而，由于解离曲线的形状，参与三组肺泡气体交换的肺血氧饱和度（sat）与其PO_2不成正比。实际上，平均动脉血饱和度为89%时，PO_2为7.6 kPa。因此，肺泡/动脉血PO_2的差值为3.1 kPa，但实际的差值会稍大一些，因为总体上，肺泡气体的PO_2总是高于血液的PO_2。在本例中，当肺泡PO_2为10.7 kPa时，根据测得的肺泡/动脉PO_2差值，计算出$\dot{V}/\dot{Q}$比值失调导致了27%的静脉血掺杂。

图 7.15　根据解离曲线的形状，参与三组肺泡气体交换的肺血氧饱和度与其PO_2不成正比

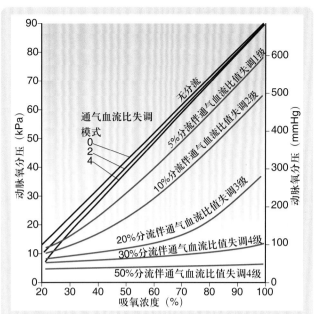

为纳入$\dot{V}/\dot{Q}$比值失调对动脉PO_2的影响，对等分流线进行了校正。蓝线表示在无真性分流时，不同程度$\dot{V}/\dot{Q}$调对动脉PO_2的影响。由于图7.14和图7.15所示的原因，在低吸氧浓度时，动脉PO_2逐渐降低至正常值以下。其他等分流线既显示了逐渐加重的分流，又显示了逐渐加重的$\dot{V}/\dot{Q}$失调。

图 7.16　不同程度分流伴$\dot{V}/\dot{Q}$比值失调对动脉PO_2的影响

七、通气及肺血流分布的评估原则

（一）通气血流的区域分布

1. 放射性示踪剂

对于区域分布的研究，无论通气还是血流，都可使用伽马相机方便地进行。通过吸入适量的不溶于血的放射性气体可评估通气，^{133}Xe和^{81}Kr都适用，因为^{81}Kr半衰期短（13 s）从而减少了肺循环的摄取，更为常用。将相对不溶性的气体，如^{133}Xe或^{99}Tc溶解在生理盐水中并静脉注射入体内，还用伽马相机记录其在肺内的分布情况，可评估区域血流灌注，该技术通过比较前后位和侧位扫描，将肺的解剖分区分成与通气和灌注相关的肺区。

2. 扫描技术

为评估区域通气或灌注的研究，现有如下多种扫描技术。

MRI：由于含空气，肺组织质子密度低，使肺部MRI扫描较困难。然而，MRI扫描技术的进步产生了更多与功能相关扫描。通过在含氧或含氟气体内混合示踪气体（如磁化的"超极化"^{3}He或^{129}Xe气体），

MRI可以像传统的X射线使用造影剂的方式来增强扫描效果。所有这些示踪气体都是非放射性的，可以气态形式吸入，提供与更传统方法相关性良好的、高分辨率的区域通气图像。钆化合物的静脉造影剂常规用于MRI扫描，可提供肺灌注高分辨率的扫描图像（见图6.9，图7.5）。

正电子发射断层显像（positron emission tomography，PET）：通过吸入或静脉注射放射性同位素（如N₂），然后在正常呼吸过程中测量三维空间的放射性同位素浓度。现在能实现小于1 cm³肺组织的分辨率，但辐射限制了其使用。

单光子发射计算机断层成像（singlephoton emission computed tomography，SPECT）：该技术也使用吸入或静脉注射的放射性示踪剂。虽然与其他扫描技术相比分辨率较低，但具有能同时成像多个过程的优点，如肺通气和灌注。

4D CT和多排计算机体层摄影（multidetector row computerized tomography，MDCT）：MRI和SPECT采集时间都相对较长和分辨率较低。当与4D CT成像联合使用时，MDCT缩短了采集时间，并可按呼吸周期的特定点重建肺容积。

3. 无创技术

电阻抗断层扫描（electrical impedance tomography，EIT）需要在胸部周围放置16个电极，通过该电极施加5 mA的高频交流电。多对电极间的阻抗既受气体也受液体量的影响，因此通过该技术既可以产生反映肺通气也可以产生反映灌注的二维图像。虽然只能获得单层图像，且分辨率低于MRI，但因无创性，其目前在肺功能实验室、麻醉（见图32.7）和重症监护时占据一席之地。另一种新方法是分子流感应，其采用激光吸收光谱技术以每10 ms测量一次气道内O_2、CO_2和水蒸气的浓度，然后利用该技术获得的数据建立一个数学模型，以表征肺组织在通气、血流和无效腔方面的不均匀性，该方法无电离辐射且无创，可能会证明其在临床有用。

（二）测量通气和血流灌注，量化$\dot{V}/\dot{Q}$

图7.8和图7.9所示类型的信息由多重惰性气体消除技术获得，该技术使用了从极易溶（丙酮）到完全不溶（六氟化硫）的六种不同溶解度的示踪气体来平衡盐水，然后以恒定的速率静脉输注盐水。达到稳态后，用气相色谱法测量动脉血中示踪气体含量，并

根据Fick原理推导混合静脉血中含量。然后就可计算出每种示踪剂在通过肺部血液中的滞留量，以及呼出气中的消除量。滞留和清除与每种示踪剂在血液中的溶解系数有关，因此，可以分别计算出与一系列不同$\dot{V}/\dot{Q}$比值相关的肺血流和肺泡通气的分布曲线（图7.8）。该方法在技术上要求很高，而且烦琐，未在生理学研究实验室外广泛应用。

利用前一节所述的某些扫描技术，现在可以直接观察肺不同区域的$\dot{V}/\dot{Q}$比值，甚至测量局部PO_2。最近质子MRI用于评估$\dot{V}/\dot{Q}$比值，并与多重惰性气体消除技术进行了比较，表明这两种技术的测量结果一致且相关。SPECT在这方面有某些显著的优势，因为可同时使用两种不同能量的放射性示踪剂，一种静脉给药，一种吸入给药，以同时得到通气和灌注图像。此外，其中某些示踪剂的半衰期可达几分钟，但在此期间它们会在肺组织中固定。正因为如此，它们可以在仪器之外给药，例如，在坐位或俯卧位时给药，给药后仰卧位扫描，形成示踪剂给药时所用体位的通气和灌注图像（图7.7）。

（三）静脉血掺杂的测量

根据Riley三室模型（图7.10），可以按照图7.12所示的方程计算静脉血掺杂。当肺泡PO_2小于约30 kPa（225 mmHg）时，$\dot{V}/\dot{Q}$失调占计算出的静脉血掺杂原因相当大的比例（图7.16）。当被试者吸100%的氧时，$\dot{V}/\dot{Q}$失调占计算出的静脉血掺杂原因的比例最小。然而，由于某些分流血液（如来自支气管静脉和心最小静脉）的氧含量未知，所以计算出的数字仍不能代表血液分流的精确值。因此，计算出的静脉血掺杂最多是一个指标，而不是动脉血与静脉血混合的精确测量。

求解图7.12所示方程，需要三个数据，具体如下。

• 动脉血氧含量：全身任何便于抽取的动脉血液都可以测量动脉PO_2或氧饱和度。如果测量的是动脉PO_2，必须先将其转化为氧饱和度（见第136页）然后才能计算氧含量（见第144页）。肺末端毛细血管氧含量不能直接测量，假定等于肺泡PO_2（见第106页）。如果将图7.10与图7.12结合起来，可以看出所需的肺泡PO_2是理想的肺泡PO_2，而不是可能受到肺泡无效腔气体污染的呼气末期PO_2。可以通过解决其中一种肺泡空气方程（见后文），再将其转换为氧含量来得到理想的肺泡PO_2。

• 混合静脉氧含量：混合静脉血必须从右心室或肺动脉取样，因为来自上、下腔静脉和冠状静脉窦的血液含氧量完全不同，在右心房内仍未得到充分混合。就像计算动脉氧含量一样，可通过从混合静脉血样本中测量到的PO_2来计算混合静脉氧含量。若无法采集混合静脉血，通常会假定动脉/混合静脉血氧含量的差值。

• 肺毛细血管末梢氧含量：不能直接测量，一般假设等于肺泡PO_2（见第106页）。若将图7.10与图7.12结合起来研究，可看出，计算方程所需要的肺泡PO_2是理想肺泡的PO_2，而不是呼气末PO_2，因为呼气末气体可能混杂了肺泡无效腔的气体。理想肺泡的PO_2由肺泡气体方程式之一得到（见后文），再将理想肺泡的PO_2用于计算肺毛细血管末梢氧含量。

（四）肺泡气体方程式

根据通用肺泡气体方程式，吸入气体浓度与肺泡气体（译者注：肺泡气体一般就是指呼出气体）的浓度差等于被吸入（或摄取）气体量与肺泡通气量的比值，具体如下。

X气体的肺泡浓度 = X气体的吸入浓度 ±

　　　[X气体的被吸入（或摄取）量/肺泡通气量]

这个方程式使用的是浓度［译者注：fractional concentrations在术语在线翻译成"浓度"，但译者感觉最好用"容积百分比"，"浓度"时，常见的方式之一是使用"质量百分比（mass percent）"，表示溶液中溶质的质量与总溶液质量的比例，这是针对固体或液体溶质的浓度表示法。另一种常见的表示方式是"摩尔浓度（molar concentration）"，表示溶液中溶质的摩尔与溶液体积的比例，这通常用于描述溶解在液体中的物质浓度。对于气体混合物中的"fractional concentration"，用"容积百分比（volume percent）"翻译，表示气体的体积与混合物体积之比，感觉这样更准确地反映了"fractional concentration"的含义。然而，由于像氧浓度似乎约定俗成了，所以本书的fractional concentrations还是翻译成"浓度"，但含义就是"容积百分比"］，并不能修正吸入和呼出气体的分钟容积之间的差异（见后文）。等号右边的符号，加表示是呼出气体（如CO_2），减表示是吸入气体，如O_2（译者注：即方程右侧的±符号取决于所讨论气体的输出或吸入方向。对于CO_2等被肺泡排出体外的气体，符号为＋，而对于O_2等经肺泡被血液吸收的气体，则符号为－）。

为推导理想肺泡气体中的PO_2，Riley等人于1946年首次对通用气体方程式进行一定精度的修正。这个方程式有几种形式，虽然看起来不同，但计算结果相同。

理想肺泡PO_2的推导是基于以下假设。

• 无论是大量静脉血掺杂，还是较高的$\dot{V}/\dot{Q}$失调，都不会引起理想肺泡气体（或肺毛细血管末梢血液）与动脉血的PCO_2值有太大的差异（表7.2）。因此，理想肺泡PCO_2近似等于动脉血PCO_2。理想肺泡气体（相对于吸入气体）的呼吸交换比等于混合呼出气体（再次相对于吸入气体）的呼吸交换比。

• 对吸入气体而言，理想肺泡气体的呼吸气体交换率等于混合呼出气体的呼吸气体交换率（译者注：呼吸气体交换率是每分钟CO_2排出量与每分钟氧耗量的比值。通常情况下，呼吸商和呼吸气体交换率相等。在通气量短时间内迅速增大或无氧代谢明显增加的情况下，两者常差异很大。呼吸过程中，吸入气体会与肺泡中气体进行扩散，最终在肺泡血管中进行气体交换。因此对于吸入气体而言，理想肺泡气体的呼吸气体交换率应等于混合呼出气体的呼吸气体交换率）。

从这些假设可以推导出一个方程，该方程根据动脉PCO_2和吸入气的PO_2来推算理想肺泡PO_2。气体交换后，肺泡气体中的O_2和CO_2会替换吸入气中的氧，作为非常粗略的近似值，可以认为肺泡中总气体分压不变，还粗略认为肺泡气PCO_2等于动脉血PCO_2。

因此，

　　　肺泡$PO_2 \approx$ 吸入气PO_2–动脉血PCO_2

此方程只在吸入100% O_2时才是精确的。在其他情况下，由于以下因素，需要进行三次修正来避免错误。

• 产生的CO_2通常比消耗的O_2少（呼吸气体交换率的影响，RQ）。

• 呼吸气体交换率比产生继发效应，因为呼气量不等于吸入量。

• 由于惰性气体的交换，吸入和呼出气的容积也可能不等。

该方程式以最简单可行的形式校正了呼吸气体交换率的主要效应（第1条），但没有修正吸入气体和呼出气体容积差所致的小附加误差（第2条），具体如下。

　　　肺泡$PO_2 \approx$ 吸入气PO_2–（动脉血PCO_2/RQ）。

该方程式适用于床旁快速计算肺泡PO_2，又无需高精确度时。

更复杂的方程式是考虑了由于呼吸气体交换率而导致的吸入气体和呼出气体容积差，但仍未考虑惰性气体交换产生的差异。这个方程有多种形式，最后的计算值都恒等，具体如下。

$$PO_2 = PiO_2 - PaCO_2/RQ\left[1 - FiO_2(1-RQ)\right]。$$

该方程适用于受试者吸入气体混合物的时间足够长，惰性气体已达平衡。当最近吸入氧浓度变化、环境压力变化（如在高压氧治疗期间），或惰性气体浓度变化（如吸入氧化亚氮过程刚开始或结束后不久）时，此方程不适用。

最令人满意的肺泡气体方程式或许是1954年由Filley等提出的，该方程并未假设惰性气体已处于平衡状态，且不论什么原因，都考虑到吸入和呼出气体间的差异。该方程使用简单，且无须计算呼吸气体交换率，但其确实需要对混合呼出气体采样。

$$肺泡PO_2 = PiO_2 - PaCO_2(PiO_2 - P\bar{E}CO_2/P\bar{E}CO_2)。$$

如果根据最后两个方程分别计算肺泡PO_2，则其差异（如果有的话）则是由于惰性气体交换引起的。

在实际使用这些方程时，很重要一点是不要遗漏肺泡水蒸气，因为肺泡水蒸气在体温下是饱和的，具体如下。

$$PiO_2 = FiO_2(P_B - P_{H_2O})，$$

其中FiO_2是吸入氧浓度，P_B是大气压，P_{H_2O}是37℃时饱和水蒸气压力（6.3 kPa，47 mmHg）。

（五）分流与$\dot{V}/\dot{Q}$失调效应的区别

无论是分流还是$\dot{V}/\dot{Q}$失调，都会产生肺泡/动脉PO_2差，由此可以计算出静脉血掺杂的数值，但通常无法判断计算出的静脉血掺杂多大程度上是由于真性分流，还是低$\dot{V}/\dot{Q}$比值的肺泡灌注所致的。有3种方法可以区分这两种情况。

在几种不同的吸入氧浓度下测量氧饱和度，并绘制氧饱和度与吸入氧曲线。数学建模，再次使用假定的动静脉氧差值，并在单肺麻醉期间进行研究，表明分流使曲线向下压缩，而增加$\dot{V}/\dot{Q}$失调则使曲线向右移动（图7.17）。

若改变吸入氧浓度，其对动脉PO_2的影响取决于疾病的性质。若因分流影响氧合，则如等分流图所示（图7.13），增加吸氧浓度则会增加动脉PO_2。然而，如果氧合受损源于$\dot{V}/\dot{Q}$失调，那么随着吸入氧浓度的增加，动脉PO_2将接近吸入氧浓度对应的正常值

（图7.16）。当受试者吸入纯氧时，足以代偿任何$\dot{V}/\dot{Q}$失调引起的低氧血症。分流和$\dot{V}/\dot{Q}$失调效应间的差异，为临床通过无创方法研究气体交换受损机制奠定了基础。在几种不同的吸氧浓度下测量血氧饱和度，并绘制氧饱和度为纵坐标及吸入氧浓度为横坐标的关系曲线。通过再次使用动静脉氧差的假设值，利用单肺麻醉下的数学模型及研究，表明分流使曲线下移，而$\dot{V}/\dot{Q}$失调增加则使曲线右移（图7.17）。

用于分析血流分布与$\dot{V}/\dot{Q}$比值相关的多重惰性气体消除技术是区分分流和低$\dot{V}/\dot{Q}$比值区域的最佳方法（见前文）。

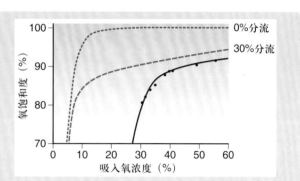

在9个不同的吸入氧浓度（圆点）时测量氧饱和度，并拟合成曲线（实线）。数学模型（折线）显示，分流使曲线下移（显示0%和30%的分流），而$\dot{V}/\dot{Q}$失调使曲线右移。利用假定的动静脉氧差值，通过计算机流程可以计算患者所得到的曲线与虚拟分流和$\dot{V}/\dot{Q}$失调产生的曲线位移，此例显示患者在单肺通气过程中有30%分流和显著的$\dot{V}/\dot{Q}$失调（见第376页）。

图7.17 对单肺麻醉和开胸术中气体交换受损的无创评估（From reference 40 with permission of the authors and the editor of Anaesthesia.）

（六）无效腔测量

解剖无效腔最方便的测量技术如图7.18所示，这种测量技术最初由Fowler发明，并为氮分析仪而开发，该技术被用于快速气体分析仪，连续测量嘴唇处的CO_2浓度，并以CO_2浓度为纵坐标及实际呼出气体容积为横坐标绘制曲线。CO_2浓度的"肺泡平台"并非是平坦的，而是轻度地倾斜。解剖无效腔容易从图7.18或通过各种数学方法推导出来。

生理无效腔。在2 min或3 min内收集混合呼出气体，同期采集动脉血样本，然后测定血液和呼出气PCO_2。如果吸入气体不含CO_2，生理无效腔就可用Bohr方程式表示：生理无效腔 = 潮气量（$PaCO_2 - P\bar{E}CO_2/PaCO_2$）–仪器无效腔。

肺泡无效腔通过同时分别测得的生理无效腔和解剖无效腔之差来表示。当只测量生理无效腔时，通常可将生理无效腔的大幅度增加归因于肺泡无效腔的增加，因为解剖无效腔很少会大大增加。

目前临床上，可通过测量单次呼吸呼出的CO_2浓度和单次动脉PCO_2来估算解剖、生理和因此推算的肺泡无效腔。动脉血采样仍然是一种有创操作，但ICU现在能做到床边无创估算肺泡无效腔。

动脉/呼气末PCO_2差是评估肺泡无效腔大小的一种方便、相对简单的方法。图7.11中，显示呼气末气体是理想肺泡气体和肺泡无效腔气体的混合。若患者的肺泡无效腔明显，又假设动脉PCO_2等于理想肺泡PCO_2，则呼气末PCO_2会小于动脉PCO_2。

例如，如果理想肺泡气体的PCO_2为5.3 kPa（40 mmHg），而呼气末PCO_2为2.65 kPa（20 mmHg），那么，呼气末气体由等量的理想肺泡气体和肺泡无效腔气体组成。因此，如果潮气量为500 mL，解剖无效腔为100 mL，则肺泡无效腔和理想的肺泡气体成分各为200 mL。

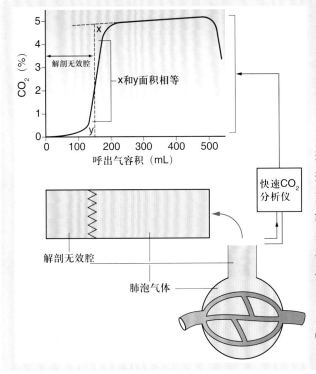

若持续检测患者嘴唇呼出气体的CO_2浓度，可发现在解剖无效腔的气体呼出后，CO_2浓度会突然上升至肺泡平台水平。如果以瞬时CO_2浓度为纵坐标及实际呼出气容积为横坐标绘制曲线（允许CO_2分析仪的延迟），则得到与所示类似的图。画一条垂直线，使 x 和 y 两个区域面积相等，这条线左侧区域表示解剖无效腔的容积。请注意横坐标记录了在临床情况下进行的CO_2测定中观察到的容积，而不是测定的时间，这与在临床情况下进行的波形图呼吸监测不同。

图 7.18　以CO_2为示踪气体测量解剖无效腔

（译者注：临床常用的CO_2波形是时间型曲线，而这里显示的是容积型曲线）

（苏海荣，张钰译；张骅，李萌，刘凯雄，陈俊文，刘岗，谭建龙，黄勇校）

———————— 参考文献 ————————

○扫码查看

关键词

肺结构；$\dot{V}/\dot{Q}$比值；分流；无效腔；评估通气和灌注。

摘要

• 由于重力和肺结构，肺通气和血流优先分布到肺的重力依赖区，并随体位和肺容积而变化。

• 对于健康人，通气血流匹配度较高，不同肺区域的$\dot{V}/\dot{Q}$比值变化很小。

• $\dot{V}/\dot{Q}$比值为0的肺区代表混合静脉血在肺内的分流，$\dot{V}/\dot{Q}$比值无穷大的肺区域导致肺泡无效腔。

• 生理无效腔由肺泡无效腔和解剖无效腔组成，每次呼吸都不参与气体交换的那部分潮气量。

小结

• 肺血流量和肺泡通气量约为4 L/min，为使肺的气体交换最有效，肺内通气和灌注的分布必须高度匹配。极端的例子中，如果所有灌注都在左肺，所有通气都在右肺，尽管通气量和灌注量似乎足够，但也不会发生气体交换。

• 通气的区域分布受多个因素的影响。右肺比左肺大，所以通气量稍多。重力影响通气量的分布。胸腔中的肺组织表现为有重量的凝胶状物质，因此重力依赖区域的肺组织被上面组织的重量压缩。因此重力依赖区域的肺扩张更少、肺泡更小、顺应性更高，从而通气量更多。因此，无论何种体位，包括侧卧或俯卧，肺部的重力依赖区域均通气更多，但当直立时效果最明显，此时肺的垂直高度大于所有水平体位时的高度。

• 吸气流速也会影响通气分布。在正常潮气量范围内的呼吸中，最大流速约为0.5 L/s，可以看到上述重力依赖区域的优先通气。当出现大于1.5 L/s的高流速时，通气分布逆转，非重力依赖区的通气增加，这是因为不同功能的肺单元顺应性和阻力不同，导致相同的吸气压力下充盈率不同。"快反应"肺单元阻力低，所以充盈迅速，而"慢反应"肺单元阻力高，因此充盈缓慢。局部顺应性的差异进一步复杂了快、慢反应性肺单元的行为，从而影响了施加压力变化时肺单元的最终通气量。阻力和顺应性都影响肺单元的"时间常数"。如果不同的肺单元的时间常数不同，那么吸气的持续时间（因此的呼吸频率）会影响通气分布。此外，若吸气时

间短至所有肺单元（无论是快或慢反应肺单元）都不能完全充气，那么吸气停止后，这些单元间会发生气体再分布。

• 灌注的区域分布也受重力影响，与通气一样，直立位时影响最大，但也影响各种水平体位。如前所述，由于重力依赖区域肺密度增加，使得区域血流的测量变得复杂。在受到压缩的重力依赖区域肺中，每立方厘米的组织有更多的肺泡，因此，尽管重力依赖区域单位肺容积的流量大大增加，但每个肺泡的流量在不同区域大致相同。在某些情况下，例如，在低肺容积时，重力依赖区域的肺血流量减少，称为第4区，以区别于第六章中描述的传统的3个区域。导致血流减少的原因尚不清楚，但可能包括低氧性肺血管收缩和血管本身的结构效应。局部血流也受到与重力无关的其他因素的影响，包括前一章描述的肺泡内压和肺血管的分支结构，这有利于血液流向中央肺区。

• 肺区的通气量和血流量通常认为是一个比率（$\dot{V}/\dot{Q}$）。无通气区域（$\dot{V}/\dot{Q}=0$）的肺血流气体分压与混合静脉血相同，无灌注区域（$\dot{V}/\dot{Q}=\infty$）的肺血流气体分压则与吸入气体浓度决定的气体分压一致。其他所有不同区域$\dot{V}/\dot{Q}$比值（零到无穷大）的肺血流气体分压则在混合静脉血气体分压到吸入气体分压这两个极端水平之间。直立位时，$\dot{V}/\dot{Q}$比值从肺尖的2渐变到肺底的0.8。水平位时，整个肺的$\dot{V}/\dot{Q}$比例几乎没有变化，因为通气和灌注在从非重力依赖区渐变到重力依赖区域时增加的量大致相同。

• 多重惰性气体消除技术可以以$\dot{V}/\dot{Q}$比值为横坐标及通气和灌注为纵坐标建立曲线图。在正常健康受试者中，两个曲线图形成了一个窄峰，即肺大部分区域的$\dot{V}/\dot{Q}$比值为0.8～1.0。随着年龄的增长或在全身麻醉中，曲线图变宽，显示肺内$\dot{V}/\dot{Q}$比值异常高或低的区域增加，并且该曲线图在各种肺病变中具有特定的形状。

• 无效腔是指无气体交换的那部分潮气量，通常约为每次呼吸的1/3。解剖无效腔是指气体通道的气道容积，这部分容积相对恒定，主要随体型而变化，较少受年龄、体位和影响气道大小的药物变化。小潮气量通气也减少解剖无效腔的测量值，这不是通过改变气道的大小，而是通过改变气道内的气流模式来实现的。

- 肺泡无效腔是指过了解剖无效腔进入肺泡，与肺泡中气体混合后，但不参与气体交换的气体，这些肺区域的$\dot{V}/\dot{Q}$比值大于1。健康受试者中肺泡无效腔可忽略不计，但在许多疾病状态下，肺泡无效腔是重要的考虑因素。

- 生理无效腔是解剖无效腔和肺泡无效腔的总和。通过Bohr方程测量，该方程是基于混合呼出气体中CO_2的容积一定等于从肺泡排出的CO_2容积。若假设动脉PCO_2等于肺泡PCO_2，那么通过计算动脉PCO_2与混合呼出气体PCO_2的比值可以计算出总的无效腔。生理无效腔的增加减少了肺泡通气，从而减少了CO_2的排出，需要更大的呼吸每分通气量来补偿生理无效腔的增加。

- 无论是静脉血掺杂还是分流，都是指肺末端毛细血管血混合了一定的混合静脉血，产生了可观察到的动脉PO_2下降。静脉血掺杂的原因很多，包括肺内或肺外的、病理或生理的。生理原因包括静脉血从肺的支气管血管或心脏的心小静脉流入左侧循环，或血流过$\dot{V}/\dot{Q}$比值小于1且未能充分氧合的肺区域。

- 静脉血掺杂是通过分流方程计算出来的，该方程假设动脉血血氧含量等于分流的未氧合血的血氧含量和肺的"理想肺泡"氧合血的氧含量之和。为求解方程，需要测量或假设混合静脉血氧含量，并计算出理想肺泡的PO_2，并使用肺泡的PO_2计算肺毛细血管内血氧含量。生理性分流通常只占总心排血量的百分之几。分流来源决定了分流程度对动脉氧合的影响，但氧疗只能代偿$\dot{V}/\dot{Q}$比例小于1但大于0肺区域的分流所致的低氧血症。

- 肺泡PO_2的估算基于各种方程，这些方程与血液肺泡间CO_2交换和氧摄取有关。还必须考虑吸入气体中水蒸气，以及定义通过肺泡的O_2和CO_2相对量的呼吸商。最简化的肺泡气体方程只需要知道吸入的氧浓度和动脉血PCO_2即可计算。

- 在过去，评估区域性肺通气和灌注采用低分辨率同位素扫描，包括吸入和静脉注射放射性示踪剂，但现在这些技术已经被各种分辨率更高和辐射剂量更低的扫描技术所取代。解剖无效腔的测量仍依赖Fowler方法，其需要绘制呼出气PCO_2与呼气容积的曲线图，该技术可以由许多现代监测仪自动完成。

第八章　呼吸气体弥散

要点

◆当气体在肺泡和红细胞中的血红蛋白间转移，就必须穿过肺泡和毛细血管壁，并通过血浆和红细胞膜弥散。

◆O_2与血红蛋白的反应速率，也影响红细胞通过肺毛细血管时被氧合的速率。

◆O_2和CO_2的转移非常迅速，气体交换受损通常不会是转移功能障碍造成的。

◆CO对血红蛋白高具有亲和力，因此常用来评估肺的弥散功能。

前几章详述了肺泡气体和肺毛细血管血液是如何分别输送到肺泡壁的两侧的。本章阐述肺功能的最后一步，即呼吸气体在肺泡和血液间的交换。

该领域的命名令人困惑。在欧洲，测量气体通过肺泡和肺毛细血管间速度和效率的指标称为肺"转移因子"（如TL_{CO}，代表CO的肺转移因子）。在美国，沿袭多年的旧术语——"弥散量"（如DL_{CO}，表示CO的肺部弥散量）是现在的推荐术语，虽然事实上部分O_2转移障碍与弥散无关（见后文）。

一、弥散过程的基本原理

气体弥散，即气体分子从分压高的区域净转移到分压低区域的过程。转移机制是分子的随机运动，该术语不包括主动生物转运、总压差作用下的气体集团运动（如潮式通气期间的气体流动）及"易化"集团运动（如循环内与血红蛋白结合的氧转移）。气体混合物中每个气体的分压是其单独占据空间时所施加的压力（等于总压力乘以浓度）。气体分子向各个方向运动，且速率与它们离开的区域内气体分压成正比。气体的净转移是各个方向上运动分子的数量差，因此与两个区域之间的分压差异成正比。弥散的典型示例如图8.1所示。

图8.1所示的每个示例都显示了气体分子转移时的一定障碍。图8.1A中，阻力集中在瓶颈处。显然，瓶颈越窄，与外界空气的平衡就越慢。图8.1B中，阻碍弥散的部位并不局限，而是包括肺泡内的气体弥散、肺泡/毛细血管膜、通过血浆的气体弥散路径，以及O_2与红细胞中还原血红蛋白的延迟结合等多个部位。在图8.1C中，从血红蛋白延迟释放O_2开始，阻碍包括红细胞膜与线粒体中耗氧部位之间的所有过程。除此，可能还有其他因素影响O_2进入化学反应的速率。

生物体内，O_2不断被消耗，同时CO_2也不断产生，因此无法如图8.1A中打开的氧气瓶那样达到静态

平衡，而是O_2通过沿着肺泡向线粒体间的梯度向线粒体弥散，CO_2则反向弥散，达到动态平衡。事实上，维持这些分压梯度是生命的一个特征。

代谢程度不大的气体（如N_2），总趋向于一种静态平衡，达到静态平衡后，所有组织中气体分压均等于吸入气体中特定气体的分压。

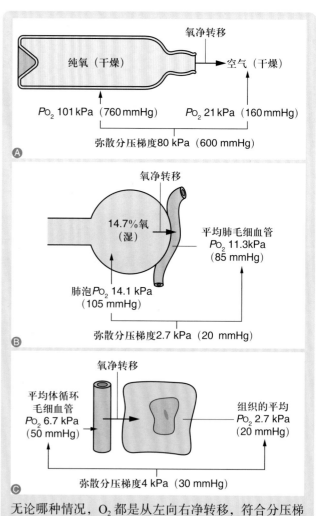

无论哪种情况，O_2都是从左向右净转移，符合分压梯度。A.O_2从一个气相进入另一个气相；B.O_2从气相进入液相；C.O_2从一个液相进入另一个液相。

图8.1　O_2弥散的3个例子

（一）弥散屏障的量化

根据以下公式，一定压力梯度下，气体的弥散趋势称其为弥散量。

弥散量＝气体净转移的速度/分压梯度

弥散量的生物单位通常是mL/（min·mmHg），或在国际单位制（SI）中为mL/（min·kPa）。

小分子比大分子弥散更快。格雷厄姆定律指出，气体的弥散速率与其密度的平方根成反比。此外，温度越高，气体弥散越快。除了这些气体本身相关的因素外，气体的弥散阻力与弥散路径的长度成正比，与弥散的界面面积成反比。

（二）气体在液体中弥散

气体在液体中溶解形成的分压，定义为该混合气体与液体处于平衡状态时混合气体中那一气体的分压。当气体弥散进入或通过水相时，气体在水中的溶解度是一个重要因素，在这些情况下我们认为弥散量与溶解度成正比，因此预计N_2O在通过气-水界面时的弥散量约为O_2的20倍。高溶解度并不能提高气体通过水屏障时的"敏捷性（即弥散速率）"，只是意味着，在一定气体分压下，液体中存在更多的气体分子。

分压 vs. 浓度梯度

非气态物质在溶液中，会依浓度梯度弥散。当气体混合物总压力相同时，气体混合物中任一气体的分压与其浓度成正比，但当一种溶液中的气体弥散到另一种不同溶解系数的液体时，情况则不同。当气体溶解时，它们在溶剂中形成的分压与其在溶剂中的浓度成正比，但与气体在溶剂中的溶解度成反比。由此可见，如果水和油中溶解的N_2O浓度相同，则油中N_2O的分压将仅为水中分压的1/3，因为油/水的溶解度比约为3∶1。如果两种液体摇匀，N_2O将从水中净转移到油中，直到水和油中的分压相同。届时，油中N_2O的浓度大约是水中浓度的3倍。因此，N_2O是逆浓度梯度净转移，但始终是顺分压梯度净转移。因此，当气体和蒸汽从身体的一个间隙转移到另一个间隙，有用的是分压梯度而不是浓度梯度。当相同的压力单位用于表示气相、水相和脂质相（时的气体压力时，就能看出分压梯度，从而确定气体或蒸汽从身体的一个部位移动到另一个部位的方向）。

二、O_2在肺内的弥散

现在普遍认为，根据物理定律，O_2通过被动弥散的方式从肺泡进入肺毛细血管，尽管有一段时间人们认为O_2是主动分泌到血液中的（见第三十五章的"O_2分泌争议"）。据认为，受试者在静息状态下，在正常肺毛细血管运输时间内，O_2几乎都达到弥散平衡。因此，在这些情况下，O_2的摄取受到肺血流量而非弥散量的限制。然而，当混合气体中含O_2不足或大气压下降时剧烈运动，弥散量就变得重要，可能会限制氧摄取。

（一）肺泡/毛细血管弥散通路的组成部分

1.肺泡内气体空间

在功能残气量下，人类肺泡的平均直径约为200 μm（见第8页），从中心到外周的较短距离内，正常肺泡内的气体混合几乎是瞬间完成。由于肺泡复杂的几何形状，无法精确计算气体混合的速度，但肺内气体交换的总体效率表明，在10 ms内，气体混合一定已完成。因此，实践中，通常认为正常成分的肺泡气体是均匀混合的。

当受试者吸入分子量差异很大的气体时，肺泡气体就可能无法快速均匀混合，这首先在正常受试者吸入六氟化硫（SF6）和氦气的混合物中得到证实，发现呼吸早期肺泡中六氟化硫浓度比氦高。根据格雷厄姆定律，氦（分子量为4）的弥散速度比六氟化硫（分子量为146）快6倍，因此六氟化硫易集中在肺泡的中央。吸入麻醉剂也有类似问题，例如麻醉剂异氟烷（分子量为184.5）的呼气末/动脉分压梯度很大程度上不能用肺泡无效腔或分流解释，可能是由于未能在肺泡内均匀混合。然而，正常条件下，对于O_2、N_2和CO_2这些相似的低分子量气体，单个肺泡内的气体混合不均似乎不太可能是限制弥散量的重要因素。

2.肺泡衬液

肺泡含有一层薄薄的富含表面活性物质的液体，是呼吸时气体弥散的必经之路。各肺泡中该液体层的厚度（及因此对弥散的阻力）变化很大。在肺泡角（见图1.9）和在毛细血管凸入肺泡间的凹陷处有液体"池"，而毛细血管凸起表面只有一层非常薄的液体，因此在这最重要的区域弥散障碍最小。

3.组织屏障

如图1.8所示，电子显微镜显示了肺泡气体经过肺毛细血管血液实际路径的细节。每个肺泡都有上皮细胞覆盖，其基底膜厚约0.2 μm，但上皮细胞核凸入肺泡腔的地方会不同（译者注：会大于0.2μm，因为上皮细胞核突出部分会增加上皮细胞层的厚度）。基底膜之外的组织间隙，覆盖在毛细血管的地方非常薄，尤其是在活性侧（译者注：指的是肺泡毛细血管屏障中允许气体交换通过并进入血液的一侧），在其他地方含有胶原蛋白和弹性蛋白纤维，则稍厚。肺毛细血管内壁由内皮细胞覆盖，内皮细胞有其基底膜，基底膜厚度与肺泡上皮大致相同，但在内皮细胞核周围的区域会变厚。因此，组织屏障活性侧的总厚度约为0.5 μm，包含着由组织间隙分隔的两对脂质双层。

4. 血浆层

据估计，人肺毛细血管的平均直径为7 μm，与红细胞的直径相似，因此部分红细胞被迫与内皮细胞表面接触（见图1.8）。因此，氧穿过血浆达到红细胞可能路程确实很短，但大部分红细胞位于毛细血管中部，距离内皮细胞可高达3.5 μm，只有小部分红细胞表面才非常接近内皮细胞。此外，由于毛细血管的直径约为组织屏障厚度的14倍，很明显，毛细血管内弥散路径可能比通过肺泡/毛细血管膜长得多。因此，根据肺泡内氧张力和红细胞数量，氧在血浆中弥散梯度模式复杂，该问题稍后将通过CO进行更详细的讨论。

5. 向红细胞内弥散

与游离血红蛋白溶液相比，将血红蛋白限制在红细胞内，可降低氧弥散量的40%，该现象可能有3种原因：第一，有证据表明，红细胞快速摄取O_2和CO会导致红细胞周围血浆层的气体耗尽，这种现象被称为净水层（译者注：净水层指的是由于气体被快速吸收，在红细胞周围的血浆中形成一个乏氧区域，这就限制了供氧。这就像液体搅拌不充分，混合不均匀，对流和混合下降一样，导致物质扩散受到影响，在这些层中，物质运输主要依靠单纯扩散），当肺毛细血管中相邻红细胞之间有更多血浆，红细胞比容下降时该现象最有可能出现；第二，O_2必须通过红细胞膜弥散，但通常认为红细胞膜不是一个重要的弥散障碍；第三，O_2一旦进入细胞，在与血红蛋白结合之前，一定先有不同数量的细胞质弥散，当红细胞通过毛细血管床时，红细胞变形引起的血红蛋白分子的集团运动，实际上推动了O_2与血红蛋白的"混合"，从而促进了氧在红细胞内弥散。

红细胞通过毛细血管时会变形，这在O_2的摄取和释放中起重要作用。弥散量依赖于红细胞的变形，这

可能源于变形时搅拌了红细胞周围血浆，减少了净水层，或源于改变了细胞膜表面积与红细胞的体积比，或源于红细胞变形有利于血红蛋白在细胞内的集团运动，这由此引发了进一步的研究，即降低（使用氯丙嗪）或增加（使用水杨酸钠）红细胞的变形能力对氧弥散量的影响，结果显示随红细胞的变形能力增强，氧弥散越强。更具临床意义的是血浆胆固醇对红细胞功能的影响。血浆中胆固醇浓度升高会导致红细胞膜中胆固醇增加，已知该变化会使红细胞膜变厚，变形能力降低，无论是红细胞膜变厚，还是变形能力降低，都会导致氧跨膜弥散效率降低。现认为高胆固醇血症可显著损害红细胞在肺中的氧摄取及其在组织中（尤其像心脏氧提取率高的组织）释放氧的能力。

6. 血红蛋白摄氧

肺摄取的大部分O_2与血红蛋白化学结合，该反应需要一定的时间，并占O_2弥散的总阻力的相当大部分。这一重要的发现导致了对弥散量整个概念的全面重新评价。很明显，尤其是测定的弥散量不一定能代表肺泡/毛细血管膜的可透性（译者注：即使测量出较高的弥散量，也不能确定肺泡/毛细血管膜的可透性就较高，更何况还要考虑其他影响弥散的因素，例如氧与血红蛋白的化学结合等）。

（二）量化O_2弥散量

O_2弥散量简单来说，就是氧摄取量除以肺泡气至肺毛细血管血氧分压差，其中肺毛细血管血的氧分压是指平均肺毛细血管PO_2，具体公式如下。

氧弥散量＝氧摄取量/（肺泡PO_2－平均肺毛细血管PO_2）

肺泡PO_2在一定程度上可以准确地得出（第99页），但准确估计平均肺毛细血管PO_2时却很困难。显然不能直接测定肺毛细血管血的平均PO_2，因此已尝试从血液通过肺毛细血管时其可能的PO_2变化间接推导该量。

Bohr于1909年最早对这个问题进行了分析。他假设，在肺毛细血管的任何一点上，氧的弥散速率与该点肺泡气体和肺毛细血管血液间的PO_2差成正比。使用该方法，并假设肺泡/肺毛细血管PO_2梯度值，似乎可以构建出一个毛细血管PO_2与血液在肺毛细血管中停留时间的曲线图。在此基础上绘制的典型曲线如图8.2A中的蓝色虚线所示。绘制曲线后，相对容易推导出平均肺毛细血管PO_2，从而可以计算O_2弥散量。肺泡/肺末梢毛细血管PO_2梯度假设的有效性会在后面进

行讨论。

　　不幸的是，已证明这种称为Bohr积分法的方法无效，因为基本假设不成立。在毛细血管的任一点上，O_2的弥散量与肺泡/毛细血管的PO_2梯度不成正比。如果O_2的弥散是一个纯物理过程，这无疑是正确的，但弥散速度实际上受到O_2与血红蛋白化学结合的限制，血红蛋白的化学结合速度非常慢，是O_2弥散总阻力的主要部分。

　　体外对氧与血红蛋白结合速度的研究表明，O_2的弥散量与PO_2梯度并不直接成正比，原因有如下两个。

　　• 第四个氧分子与血红蛋白分子的结合（$Hb_4$$(O_2)_3 + O_2 \rightleftharpoons Hb_4(O_2)_4$〔$(O_2)_4$〕）速率要比其他三个分子高得多（见第135页）。

　　• 随着毛细血管血氧饱和度的升高，还原血红蛋白的分子数量减少，因此根据质量作用定律（译者注：即抗原和抗体或受体和配体的反应达到稳定时，游离反应物的结合速度等于结合物分解的速度），正向反应的速度必须降低。降低的大小取决于血红蛋白离解曲线，因此不是实际血液PO_2的简单指数函数。

　　当将这两个因素都考虑时，发现由于氧与红细胞内血红蛋白结合而产生的弥散阻力在氧饱和度上升至80%（PO_2 56 kPa或45 mmHg）前相当稳定，而从80%上升至100%时，氧弥散阻力迅速下降，到完全饱和时降到零。鉴于这些变化，考虑到血红蛋白与O_2时会有速率变化，制定了Bohr积分法。假设肺泡/末梢毛细血管PO_2差值正常，所得Bohr曲线（即血红蛋白氧解离曲线）位于原始Bohr曲线的左侧（如图8.2A中的连续红色曲线所示），就表明实际上平均肺毛细血管PO_2大于先前认为的值，因此氧的弥散量明显高于以前公认值。事实上情况更为复杂，因为肺部的速冻切片显示，尚未进入肺毛细血管（气体交换前）前，肺小动脉内血红蛋白的颜色就开始变为氧合血红蛋白的红色。此外，有的肺毛细血管穿过一个肺泡，也有的肺毛细血管可穿过3个或更多的肺泡（译者注：由于肺泡分布不均匀，而肺血管网络复杂。因此，某些肺毛细血管可能会恰好通过一个肺泡，而其他的毛细血管可能会跨越多个相邻的肺泡，这种多个毛细血管通过一个或多个肺泡的结构，增加了血液与肺泡的接触面积，使气体交换更加高效。每个肺泡周围形成了密集的血管网，以确保充分的氧气吸收和二氧化碳排出，从而维持身体的氧合）。

　　计算平均毛细血管PO_2，无论是经典法还是改进

的Bohr积分法，都十分依赖于肺末梢毛细血管内PO_2的精确值。若肺末梢毛细血管内PO_2的假设值稍有偏差，则构建的曲线（图8.2A）和由此计算出的平均毛细血管PO_2就会有较大的偏差。可以测量理想的肺泡/动脉PO_2差值，但问题是如何将其分为两个部分，即理想的肺泡/肺毛细血管PO_2差值（由于弥散阻力）和肺毛细血管/动脉PO_2差值（由于静脉血掺杂），详见图7.10。

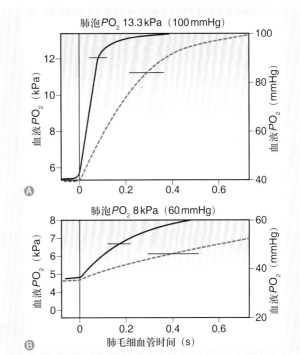

图表顶部的水平线表示血流经肺毛细血管时，血PO_2接近肺泡PO_2。图A受试者呼吸空气，而图B受试者呼吸约14%的O_2。根据肺泡/毛细血管末梢PO_2梯度的假设值，蓝虚线曲线显示了按Bohr公式计算的PO_2上升。连续的红色曲线显示了前向积分得到的值，水平条表示从各自曲线计算的肺毛细血管PO_2的平均值。

图 8.2　血液流经肺毛细血管时 PO_2 的上升

前向积分

　　基于对O_2与血红蛋白结合的动力学，以及血液流经肺毛细血管的新理解，前向积分法是一种全新的、完全相反的方法。该方法从肺毛细血管的动脉端开始，沿毛细血管逐步计算毛细血管血的PO_2，直到获得毛细血管末梢剩余肺泡/毛细血管PO_2梯度的估计值（译者注："剩余"指的是在毛细血管末梢仍然存在的肺泡/毛细血管PO_2梯度，即在血液经过肺毛细血管时，氧会从肺泡进入血液，导致肺泡和毛细血管之间的PO_2差逐渐减小。当血液到达毛细血管末梢时，这种梯度仍然存在，但已经减小了，这种剩余的梯度

就是我们要估计的值。也就是说肺泡和毛细血管间的PO_2梯度并不固定，其会随着血液在肺毛细血管中流动而发生变化，也会受到血氧含量、呼吸频率、气体交换速率等影响。因此，假设一个固定值用于计算，实际上并不精确。然而，在实际应用中，通常会使用一些经验值或标准值来进行计算，这些值虽然不是精确的，但可以为我们提供一个大致的参考，但要获得更精确的结果，就需要使用更复杂的方法来计算肺泡和毛细血管之间的PO_2梯度）。因此，前向积分法与经典方法相反，经典方法从肺泡/末梢毛细血管PO_2梯度开始，逆向追溯毛细血管内氧变化情况。

前向积分给出了重要的结果，表明肺泡/末梢毛细血管PO_2梯度比以前认为的要小得多。如呼吸空气时，梯度始终小于0.0001 kPa，只有在运动和吸入低氧浓度时，梯度才会显著。

（三）毛细血管通过时间

毛细血管通过时间是决定肺末梢毛细血管PO_2和弥散量的最重要因素。从图8.2A可以看出，若毛细血管通过时间<0.25 s，则弥散结束后，肺泡和末端毛细血管PO_2间会有明显的梯度，这时肺泡气体到平均肺毛细血管的弥散梯度增大，因此O_2弥散量必降低。

平均肺毛细血管通过时间等于肺毛细血管血容量除以肺血流量（约等于心排血量）。静息状态时，受试者的正常时间约为0.8 s，但估计值为0.1～3.0 s。因此，与通气和灌注类似，正常毛细血管通过时间的范围很广，受体位、肺容积、心排血量等诸多因素的影响。毛细血管通过时间最短的血液氧合程度会降低，且不会被通过时间长于平均时间的毛细血管血液所代偿，原因如图7.15所示。

三、二氧化碳在肺内的弥散

CO_2的水溶性比O_2高得多，尽管密度更大，但据计算，其穿透水性膜的速度约是O_2的20倍（表8.1）。因此，以前，患者缺氧死亡前，未测得高碳酸血症，因此人们认为CO_2弥散问题不存在（译者注：这是因为二氧化碳和氧在血液中的运输方式不同。二氧化碳主要以碳酸氢盐的形式运输，而氧气则主要与血红蛋白结合运输，这意味着，即使二氧化碳更容易穿透水性膜，其也不会像氧气那样迅速地从血液中释放出来。因此，在患者死于缺氧之前，高碳酸血症并不会达到可测量的程度）。但所有先前的认知都忽视了这样一个事实，即呼吸气体的化学反应会慢

到足以影响测量到的弥散量，事实上化学反应往往是气体转移的限制因素。第九章讨论了血液中CO_2的运输，但目前只需注意释放化学结合的CO_2的基本反应：①从氨基甲酸中释放一些CO_2；②碳酸氢根离子转化为碳酸，然后脱水释放分子CO_2。

表8.1　物理特性对气体弥散通过气／液界面的影响

气体	密度是O_2的倍数	水溶解度是O_2的倍数	弥散量是O_2的倍数
O_2	1.0	1.00	1.0
CO_2	1.37	24.0	20.5
N_2	0.88	0.515	0.55
CO	0.88	0.75	0.80
N_2O	1.37	16.3	14.0
He	0.125	0.37	1.05
NO	0.94	1.70	1.71

第2步反应涉及碳酸氢根离子穿过红细胞膜，但其速度可能受到碳酸脱水的限制。若无碳酸酐酶的催化，其反应会非常慢，碳酸酐酶大量存在于红细胞和内皮细胞中。一项抑制碳酸酐酶对CO_2转运效果的研究发现，抑制碳酸酐酶大幅增加了动脉/肺泡CO_2分压梯度，相应地，CO_2的表观弥散量显著降低（译者注：表观弥散量是指对某种气体或物质扩散量的评估，表观指的是通过测量所获得的近似或表面上的结果，而不一定反映真实的扩散能力，这是因为测量扩散能力时可能存在其他因素的影响，例如血红蛋白的化学结合、反应速率的限制等，这些因素可能会导致测量结果与真实的扩散能力有所偏差。因此，表观弥散量是种近似的评估值，可用于了解气体或物质在肺泡和血液之间的传递情况，但须注意结果可能受到其他因素的影响），这充分证明了碳酸酐酶是影响二氧化碳运输的重要因素。

在正常的肺毛细血管通过时间内，CO_2的平衡很可能接近完成（译者注：即混合静脉/肺泡PCO_2差应消失）。然而，即便未达到平衡也并不重要，因为混合静脉/肺泡PCO_2差本身非常小（约0.8 kPa或6 mmHg）。因此，毛细管末端PCO_2梯度即使仍高达初始差值的20%，也仍太小，不具有任何临床意义。

事实上，除乙酰唑胺等药物完全抑制碳酸酐酶外，弥散量下降从未引起高碳酸血症（见第116页）。病理性高碳酸血症可能总有其他原因，常是肺泡低通气不能满足患者的代谢率。

为推导理想的肺泡PO_2，我们假定肺泡PCO_2等于

动脉PCO_2，也等于肺末端毛细血管血的PCO_2（即之间都无可测量的差值），我们在前一章（表7.2）中已看到，严格来说这并不正确，50%的大分流会将动脉/末梢毛细血管PCO_2梯度增加到0.4 kPa。

四、一氧化碳在肺部的弥散

弥散量通常用CO测量，原因非常实际，那就是CO对血红蛋白的亲和力非常高，以至于（没有游离的CO）肺毛细血管中实际CO分压为零，该计算公式简化如下。

CO弥散量=CO摄取量/肺泡PCO（请与第106页相应的氧弥散量方程式进行比较）

方程式右侧任一待测量的数据都无不可克服的困难，本章末概述了这些方法。CO弥散量的传统单位为mL/（min·mmHg），尽管以国际单位制表示，CO的弥散量通常以摩尔表示，即mmol/（min·kPa）。

测量CO弥散量被牢固确定为一项有价值的常规肺功能检查，某些情况下，其他肺功能测量值尚正常，但CO弥散量仍可能出现变化。CO弥散量测量值的异常提示可能存在某种疾病，且其测量值变化可有效提示疾病的进展。然而，要确定CO弥散量降低的可能病理生理学原因则要困难得多（见后文）。

（一）一氧化碳弥散路径

CO在肺泡内通过肺泡/毛细血管膜和血浆进入红细胞，影响因素与O_2相同，这些因素在前面已概述过，其定量差异是两种气体的密度和水溶性的不同造成的（表8.1），这些因素显示，从肺泡弥散到红细胞内，O_2的速率是CO的1.25倍。

一氧化碳在血浆中的弥散

频繁使用CO测量肺弥散量，引起了对CO弥散途径的关注，虽然CO和O_2的物理性质略有不同，但体内弥散路径可能非常相似。显然，无法直接测量肺毛细血管中的弥散梯度，因此试图基于数学模型来阐明毛细血管血浆中气体的弥散模式。最有价值的分析是假设毛细管内存在CO浓度梯度，中心部位CO最低，使用"有限元分析"表明CO的弥散路径可能是非线性的（译者注："有限元分析"是将连续体离散化为若干有限大小的单元体，对实际物理问题进行模拟求解的分析方法）。图8.3（译者注：该图涉及第三方版权，详图请见英文原版）为高和低的红细胞压积毛细血管中CO通量的理论图（译者注："通量"是流

体运动中，单位时间内流经某单位面积的某属性量，是表示某属性量输送强度的物理量），其清楚显示，除严重贫血外，红细胞对CO的摄取可能早在CO弥散到毛细血管中心前就已完成。尽管有这些详细的模型，但大多数情况下，通过这些模型计算得出的CO弥散量与实际观察到的常不一致。

（二）血红蛋白对一氧化碳的摄取

CO对血红蛋白的亲和力约是O_2的250倍，但并不意味着CO与血红蛋白的结合速度快于O_2与血红蛋白的结合速度，事实上，其速度较慢。根据公式，当O_2必须首先从血红蛋白中置换出来时，反应还要慢。

$$CO + HbO_2 \rightarrow O_2 + HbCO$$

因此，当血红蛋白的氧饱和度较高时，CO与血红蛋白结合的反应速率会降低，故吸入氧浓度不同会导致的CO与患者血红蛋白的反应速率也不同，这一观察结果已用于研究人体哪些成分会对一氧化碳弥散不利。

（三）一氧化碳弥散阻力成分的定量分析

当两个电阻串联时，这对电阻的总电阻等于两个单独电阻的总和。弥散量类似于电导，电导是电阻的倒数（译者注：电导是描述材料或器件导电能力的物理量，其表示单位电流通过该材料或器件时，所产生的电压降的倒数。电导与电阻成反比，电导越大，电阻越小）。因此，当整个系统由两部分组成，该系统弥散量的倒数等于两个部件弥散量的倒数之和。

理论上，在血液中CO的弥散量包括跨细胞膜、跨红细胞膜、红细胞内弥散，以及CO与血红蛋白的化学结合。然而，与O_2在体内一样，CO与血红蛋白的反应速率是影响弥散量的一个重要因素。血液的弥散量等于肺毛细血管血容量（Vc）和［CO与血红蛋白反应速率（θ_{co}）］的乘积，θ_{co}随血红蛋白血氧饱和度的变化而变化，此方程式现在可以改写，具体如下。

$$\frac{1}{CO总弥散量} = \frac{1}{肺泡或毛细血管膜的CO弥散量} + \frac{1}{肺毛细血管血容量（Vc）中CO \times 血红蛋白（\theta_{co}）反应速率}$$

常用符号表示该方程如下：

$$\frac{1}{DL_{co}} = \frac{1}{DM_{co}} + \frac{1}{Vc \times \theta_{co}}.$$

术语Dm常简单地代表为膜弥散量。类似条件下

的$Dm_{CO}=0.8Dm_{O_2}$（见表8.1）。

CO的总弥散量是一项常规临床测量指标，在本章末尾进行了详述：通过体外研究，可在不同的氧饱和度下测定θ_{CO}，这就只剩下两个未知值肺泡/毛细血管膜的弥散量和肺毛细血管血容量。通过不同动脉氧饱和度下（通过吸入不同浓度的O_2获得）重复测量总弥散量，可获得两个未知量的联立方程，然后求解该方程可以获得Dm_{CO}和肺毛细血管血容量的值。通过该技术测得肺毛细血管血容量的正常值在60~110 mL（取决于受试者的身高），这与形态计量学估计的100 mL非常吻合。

五、影响弥散量的因素

迄今为止，描述肺弥散的基本原理表明可能改变弥散量的主要机制有3种：气体交换膜有效表面积的变化、膜物理性质的变化或与红细胞摄取气体有关的变化。上述每种机制都将分别予以讨论，然后描述其他影响弥散容量的因素，这些因素可能通过多个或未知的机制产生影响。

尽管鉴于上一节所述的原因，对大多数影响弥散量的因素的研究都是通过CO完成的，但本节概述的大多数影响弥散的因素无论对CO还是O_2都适用。

（一）影响肺泡毛细血管膜表面积的因素

肺总容量及因此可用于气体交换的肺泡数量，将明显影响弥散量。然而，只有那些充分通气和有血流灌注的肺泡才有助于气体交换，因此，通气/血流灌注的不匹配对弥散量影响重大。

1. 身高

由于肺容积和身高相关，因此身高直接影响弥散量。总弥散量的正常值可根据公式计算，具体如下。

男性

$DL_{CO} = 10.9 \times$ 身高（m）$- 0.067 \times$ 年龄（岁）$- 5.89$

女性

$DL_{CO} = 7.1 \times$ 身高（m）$- 0.054 \times$ 年龄（岁）$- 0.89$。

因此，一名身高1.78 m的30岁健康男性的总弥散量为11.5 mmol/（min·kPa）〔34.4 mL/（min·mmHg）〕。

2. 肺容积

弥散量与肺容积成正比，因此吸气至肺总量时弥散量最大。不同的测量弥散量的技术须使用不同的肺容积（译者注：即潮气量、补吸气量、补呼气量和残气量等）。因此，现在的标准做法是测量弥散量的

同时测量该弥散量对应的肺泡容积（简称肺容积），通常使用惰性气体（如氦气或甲烷）稀释法来测量肺容积。然后弥散量可测量为每升肺泡容积弥散量，称为弥散常数（Kco），单位为mmol/（min·kPa·L）〔mL/（min·mmHg·L）〕。

3. 通气/血流比例失调

通气血流比例失调会表现出弥散量降低的许多特征。例如，如果大部分通气分配到左肺，大部分肺血流向右肺，则有效气体交换界面肯定会减少。轻微的分布不均降低弥散量的原因比较复杂。当改变吸入氧浓度时，通气血流比失调和弥散量下降对肺泡/动脉PO_2梯度影响类似（见图7.16），无简单的方法可区分。

4. 体位

与站立位或坐位相比较，当受试者仰卧时肺容积减少，但弥散量显著增加，这种变化可能由于仰卧位时肺血容量增加和肺灌注分布更均匀所致。

5. 病因学

任何大量降低肺泡的疾病或手术都能减少肺泡/毛细血管膜的总面积。如肺气肿主要通过破坏肺泡间隔降低弥散量，因此DL_{CO}的下降与肺气肿的解剖损害程度相关。

（二）影响膜弥散障碍的因素

很明显，O_2弥散量可能受许多因素的影响，而这些因素实际上又与弥散本身无关（译者注：即氧在肺泡/毛细血管膜上的扩散过程本身可能并不是唯一影响氧气转移的因素，如血液循环、心脏的泵血功能、血管的通畅性和血流速度等会影响氧弥散。若血红蛋白含量不足或异常，将影响氧弥散。呼吸的频率和深度决定了肺部气体交换的速率，从而影响氧弥散。除了肺泡/毛细血管膜，其他肺部组织的病变或损伤也可能影响氧运输）。事实上，肺泡/毛细血管膜弥散下降是否是O_2从吸入气体转移到动脉血液的限制因素，仍相当存疑。

慢性心力衰竭和肺水肿仍然是膜弥散障碍的唯一可能病因，其原因可能是肺毛细血管充血增加了氧通过血浆弥散途径的距离，间质水肿增加了膜的厚度，毛细血管压力升高损伤内皮细胞和上皮细胞，导致II型肺泡细胞增殖和膜增厚。心力衰竭时，弥散功能的膜成分（Dm）下降，且降低程度与症状严重程度相关，而毛细血管血容量仅在严重心力衰竭中增加。因

此，若心力衰竭达到一定严重程度且超过一段时间，就可能出现心力衰竭相关的肺泡/毛细血管气体交换障碍。

（三）影响血红蛋白摄取气体的因素

血红蛋白浓度影响流经肺毛细血管的血流摄取O_2或CO的速率和量，故能影响弥散量。因此，为排除血红蛋白浓度异常的干扰，弥散量的测量值常须根据血红蛋白浓度行数学校正。

在前面的部分中，已经解释了血管通过时间的减少如何降低弥散量。当心输出量增加时，平均通过时间会减少，这可能会显著增加弥散量，例如在运动期间（见后文）。

在前一节中，已经解释了通过毛细血管时间的减少如何降低弥散量。心排血量增加（如运动时），会降低平均毛细血管通过时间（译者注：即氧与血红蛋白结合的速度减少，即游离氧增多），这可能会显著增加弥散量（见后文）（译者注：原文未表达清楚，这么表达会以为氧与血红蛋白结合的速度减少能增加弥散量，其实是当心排血量增加，虽然毛细血管平均通过时间减少，但是更多的血液被送到了肺部，增加了肺泡和血液之间的接触面积，从而增加了气体的弥散容量。因此，增加心排血量可以在一定程度上抵消毛细血管平均通过时间减少的负面影响，导致弥散容量增加）。

（四）弥散量的其他决定因素

- 年龄：即使校正了肺容积的变化，DL_{CO}也会随着年龄的增长呈线性下降（见前面的讨论）。
- 性别：与男性相比，女性的总肺弥散量降低。该差异几乎完全可认为由身高和血红蛋白浓度差异所致。女性的DL_{CO}随着月经周期变化，月经前达峰值，似乎是由于CO与血液反应率θ的变化所致。然而，该发现可能代表了测量DL_{CO}时的一个技术问题，即月经期的低值可能由于血红素化合物的分解代谢产生的高浓度内源性碳氧血红蛋白所致的。
- 运动：运动期间弥散量可能是静息时的2倍，由于心排血量增加，导致毛细血管通过时间缩短和非重力依赖性肺毛细血管再开放（见第70页）（译者注：毛细血管通过时间减少其实降低弥散量，但重力依赖性肺毛细血管再开放加大了弥散量，综合效应增加了弥散量）。由于心排血量增加对弥散量的测量产生巨大影响，因此某些研究团队主张使用同步无创心

排血量测量来帮助解释弥散量的变化。

- 吸烟史：即使本节中列出了许多其他影响弥散量的决定因素，吸烟史在一定程度上也影响弥散量。DL_{CO}的下降程度与目前每天吸烟数量，以及以前曾吸烟的总量成正比。吸烟导致肺功能下降的原因将在第二十章中讨论。

六、组织中氧的弥散

O_2离开全身毛细血管与进入肺毛细血管的过程相反。从血红蛋白化学释放后，O_2通过毛细血管壁弥散，然后通过组织弥散到线粒体的利用部位。

Krogh于1919年首次描述了影响O_2组织弥散的因素，并根据其观点形成了第一个量化O_2从毛细血管向组织转移的数学模型（图8.4）。在Krogh模型中，假设单个毛细管被圆柱形区域组织包围，该组织从其研究的单个毛细血管中获得O_2。PO_2沿毛细血管存在非线性的轴向（或纵向）梯度均有，从毛细血管的动脉端到静脉端PO_2逐渐降低，该PO_2的非线性梯度曲线是氧合血红蛋白解离曲线在氧饱和度75%～100%间的倒置（见图10.9）。毛细血管沿线的每个点上，还有另一个非线性径向PO_2梯度，氧通过毛细血管壁和周围组织弥散到组织柱中的线粒体被利用，使用该模型，可以使用Krogh-Erlang方程计算组织圆柱体中

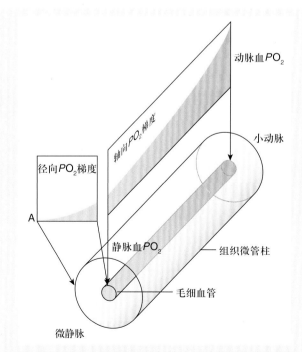

A点是致死角，或者说是组织中PO_2总是最低的区域，也就是离毛细血管静脉端最远的点。

图 8.4　Krogh 组织氧合模型的示意图（详见正文）

任意点PO_2的理论值。尽管Krogh模型不包括氧在组织内的轴向弥散，但人们认为组织轴向弥散确实存在。由于沿毛细血管和组织既有轴向梯度，又有径向梯度，因此毛细血管静脉端的组织圆柱外缘的PO_2始终最小，该区域被称为"致死角"。Krogh圆柱体的概念并不自诩为准确的模拟组织学，但其确实说明了探讨组织平均PO_2是困难的，因为与动脉或混合静脉PO_2相比，组织平均PO_2不像是一个实体。

Krogh模型有许多不切实际的假设，如毛细血管都是直的、平行的，毛细血管长度和半径是恒定的，毛细血管间无交通支。因此，从Krogh-Erlang方程中获得的组织PO_2值仅为理论值，也无法在足够小的尺度上测量组织PO_2，用来验证Krogh圆柱模型。即便如此，对组织PO_2的研究也认为Krogh模型有一定的合理性。已有研究证明组织PO_2的异质性相当大，沿单个软脑膜毛细血管测得的PO_2显示，沿毛细血管的PO_2呈非线性下降，这与Krogh模型高度吻合。

组织中，氧的弥散路径比肺中长得多。在血管丰富的组织（如大脑）中，每条毛细血管供氧半径约20 μm，但在骨骼肌中，每条毛细血管负责的供氧半径约为200 μm，而在脂肪和软骨组织中就更大了。在肌肉组织中，肌红蛋白促进了细胞内O_2运输，因此肌红蛋白缓解了这种长距离对弥散的影响。而脂肪组织中不存在该机制，有充分证据表明白色脂肪细胞存在细胞缺氧，从而激活了炎症途径，在一定程度上解释了肥胖与许多系统性疾病之间的联系。

由于不同器官的PO_2不同，而且PO_2还取决于与代谢活动相关的灌注情况，故组织平均PO_2也不能代表实际。此外，组织中，一定有某些细胞位于毛细血管高氧动脉端的有利部位，而其他细胞处于毛细血管低氧的静脉端接受O_2的不利地位，因而此处PO_2始终较低，这在肝脏中得到很好的证实，其中肝小叶中心细胞的PO_2始终低于小叶周围细胞的PO_2。即使单个细胞中，PO_2也不均匀，即线粒体周围的PO_2会"低"，而距离毛细血管不同区域的细胞线粒体内PO_2就更加不同（靠近毛细血管端的细胞，其线粒体内的PO_2会高）。

七、弥散量的测量原理

所有方法均基于如下（对CO）的通用方程。

$$DCO = \dot{V}CO/PACO - P\bar{c}CO$$

无论什么情况，通常假设肺毛细血管中的平均

CO分压（$P\bar{c}CO$）实际上为零。因此，只需测量CO摄取量（$\dot{V}CO$）和肺泡CO张力（$PACO$）。所测量的弥散量（DCO）是包括肺泡/毛细血管膜、血浆、CO与血红蛋白的反应时间各成分在内的总弥散量。

NO也能与血红蛋白快速结合（约比CO快280倍），此反应也不受PO_2影响，因此NO也可用于测量弥散量。NO和血液之间的快速反应意味着θ可认为无限大，因此使用NO弥散量（DL_{NO}）评估Dm可能更准确，尽管这点仍存争议。虽然NO诊断潜在价值更大，有研究者呼吁更广泛地使用NO，但CO目前仍是测量弥散量最常用的气体。

（一）稳态法

受试者吸入含有约0.3%CO的混合气体约1 min，然后当肺泡内PCO稳定不变，但混合静脉PCO又可忽略不计时，收集呼出气体。

CO摄取量与氧耗量一样，可以通过开放式方法（见第150页）测得：吸入的CO量（吸入的分钟容积×吸入的CO浓度）减去呼出的CO量（呼出的分钟容积×混合呼出气的CO浓度）。根据Filley的肺泡空气方程（见第100页），用CO代替其中的O_2即可计算出肺泡PCO。

稳态法无需特殊呼吸操作，因此特别适合儿童。

（二）单次呼吸法

此方法在临床中最常使用，且长期以来得以不断改进。所用的具体方法多有不同，但结果大致相似，但影响结果的技术和因素众多，导致不断探索适用于不同医疗中心的标准化方法。

测试前，患者首先需要最大限度呼气。然后，最大限度地吸入含有约0.3%CO和约10%氦气的混合气体。屏气10 s，然后在呼出前0.75 L气体后采集气体样本，0.75 L的呼出气足以冲刷患者的生理无效腔，而10 s屏气时间也足以用来克服吸入气体的分布不均。

假设呼吸时，无大量氦气进入血液。因此，吸入气体与呼气末浓度的比值，乘以最大吸入时吸入肺泡的气体容积，即为屏气期间的肺泡总容积。屏气开始时肺泡PCO等于吸入气体混合物的PCO乘以相同的比值（即吸入气体中氦气浓度与呼气末浓度的比值），呼气末PCO可直接测量。

根据这些数据，以及屏气时间，可计算出CO摄取量和平均肺泡PCO。然后，可计算出CO肺弥散

量，同时使用通过氦气测量的肺泡容积而得到的肺容积，根据肺容积对CO肺弥散量标准化。

有0.3%的CO和10%氦气的混合气袋中快速重复吸气。将气袋与患者的肺视为一个单一系统，气体交换的方式与屏气时很相似。计算方式与单次呼吸法类似。

（三）重复呼吸法

重复呼吸法与单次呼吸法有些类似，测试者从含

（李子广译；罗春，刘岗，陈俊文，黄明淋，张骅校）

------ 参考文献 ------

扫码查看

关键词

O_2弥散；CO_2弥散；气体转移；弥散量；转移因子。

摘要

• 当气体在肺泡和红细胞中的血红蛋白间转移，就必须穿过肺泡和毛细血管壁，并通过血浆和红细胞膜弥散。

• O_2与血红蛋白的反应速率，也影响红细胞在通过肺毛细血管时被氧合的速率。

• O_2和CO_2的转移非常迅速，气体交换受损通常不会是转移功能障碍造成的。

• CO对血红蛋白亲和力高，因此常用来评估肺的弥散功能。

小结

• 无论是在气体混合物中，还是在液体中，气体的弥散都是指气体分子从高分压区转移到低分压区。小分子气体（包括低密度气体）及较高温度时，气体的弥散速度更快，而弥散功能可通过弥散量（即对应于驱动弥散的分压梯度而言，转移的净气体量）量化。

• 正常静息呼吸时，O_2弥散穿过肺泡，十分迅速，据信不到10 ms就可完成混合。随后O_2必须穿过肺泡薄层衬液、上皮细胞及基底膜、间质间隙，最后穿过内皮细胞进入肺毛细血管的血浆中。该"组织"屏障厚度约为0.5 μm。

• 肺毛细血管中，红细胞的直径与肺毛细血管本身的直径大致相同（7 μm），因此红细胞的边缘几乎与毛细血管壁接触。氧通过血浆的扩散距离会受到红细胞与毛细血管壁间距离的影响，因此在血浆中气体弥散距离差异很大。O_2必须穿过红细胞膜和细胞质后与血红蛋白结合。然后，O_2与血红蛋白结合会导致红细胞周围的气体耗尽，尤其是在红细胞压积较低时，会导致红细胞周围形成一层低氧的净水层。红细胞通过毛细血管时会改变形状，搅动周围的血浆并搅动细胞质内血红蛋白。

• 量化肺中氧弥散量，需要了解氧摄取和驱动弥散的分压（即肺泡和肺毛细血管之间的氧分压梯度）。氧摄取很容易测量，驱动弥散的分压可以按照第七章所述计算，但第3个值，即平均毛细管PO_2，则很难确定。现已经使用了各种理论方法来估测平均毛细血管PO_2，所有这些方法都取决于O_2弥散的假设，更重要的是，取决于氧与血红蛋白反应的动力学，并

且从这些假设中推导出可接受的估测值。计算氧弥散量所需的另一个因素是平均毛细血管通过时间，认为静止状态下约为0.8 s，这时间足以让气体弥散入红细胞并充分氧合血红蛋白。当心排血量增加时，如运动期间，毛细血管通过时间可能太短而使得血液无法完全氧合，可能降低肺弥散量。

• 因CO_2水溶性较高，其在肺中的弥散速度大约是O_2的20倍。正常情况下，CO_2弥散无明显的障碍。如第九章所述，血液运输CO_2所需的化学反应速率是CO_2气体交换的主要限制因素。

• 进入红细胞前，肺中CO的弥散路径与O_2相同。尽管红细胞中CO与血红蛋白的结合反应速度比O_2慢，且取决于血红蛋白的氧合状态，但CO与血红蛋白的结合能力大约是O_2的250倍。肺中的CO弥散量（DL_{CO}）可分为两部分，膜弥散量（Dm_{CO}）和血液弥散量，血液弥散量是毛细血管中血液体积（Vc）和反映CO与血红蛋白反应速率参数（θ_{CO}）的乘积。

• 许多因素会影响DL_{CO}，因此DL_{CO}是肺功能的非特异性指标。影响弥散面积的因素将影响Dm_{CO}，包括体型、体位、肺容积和通气/血流比值。心力衰竭等疾病可引起肺间质水肿或肺毛细血管充血，增加肺泡-毛细血管膜厚度从而影响膜的弥散量。血红蛋白对CO的摄取受血红蛋白浓度的影响，测量时必须考虑这一点。

• 测量DL_{CO}是可行的，因为其对血红蛋白的高亲和力意味着可以假设平均毛细血管P_{CO}为零，因此驱动弥散的分压等于肺泡P_{CO}，这可以使用第七章所述的肺泡空气方程计算。CO摄取量可以用与O_2摄取相同的方法获得。稳态法和单次呼吸法都可以测量，这两种方法要求受试者吸入0.3%CO，通常还同时使用氦稀释法测量肺容积。

• 体循环毛细血管中红细胞携带的O_2弥散到细胞线粒体中的使用部位，其弥散原理相同。当血液沿毛细血管流动时，血液PO_2非线性下降，而毛细血管周围的PO_2指数式下降。因此，组织的PO_2变化很大，这说明应谨慎对待组织平均PO_2的测量结果。1919年，Krogh建立了组织PO_2的数学模型，他指出在毛细血管静脉端最大径向距离的区域，会有某些部位的PO_2始终最低，Krogh将其命名为"致死角"。

第九章 二氧化碳

要点

- 血液中CO_2大多以碳酸氢盐形式存在，碳酸酐酶催化碳酸氢盐的生成和分解。
- 血红蛋白缓冲H^+及带3蛋白主动移出红细胞中的HCO_3^-，都可促进碳酸氢盐的形成。
- 血浆中溶解的少量CO_2，以碳酸或氨基甲酰化合物（与血浆蛋白或血红蛋白结合）的形式存在。
- 由于通气/血流比失调，动脉和肺泡间通常有一个小的PCO_2梯度。

CO_2是有氧代谢的终产物，几乎完全产生于线粒体，其PCO_2最高。从源头开始，随着CO_2从细胞质和细胞外液进入血液，会产生一系列分压梯度。流入肺毛细血管血的PCO_2通常高于肺泡，因此CO_2从血液向肺泡弥散，形成动态平衡。平衡浓度等于CO_2排出量与肺泡通气量的比值（见第99页）。出于实用目的，可以认为肺泡周围血液与肺泡的PCO_2相同，而动脉血PCO_2非常接近"理想"肺泡的PCO_2。

诸多病理状态会出现异常动脉PCO_2，对机体产生许多重要的生理效应，部分效应由于pH变化所致（将在第二十二章中讨论）。所有与PCO_2相关的问题，其根本原因要从血液中CO_2的运输机制中找寻。

一、血液中二氧化碳的运输

（一）物理溶解

CO_2中度溶于水。根据溶解度的Henry定律，具体如下。

$$PCO_2 \times 溶解系数 = 溶液中CO_2浓度。$$
$$[方程9.1]$$

CO_2溶解系数以mmol/（L·kPa）或mmol/（L·mmHg）表示，其值取决于温度，示例见表9.1。溶解的CO_2占血液中CO_2总运输量的比例见表9.2。

表9.1 不同温度下，血浆 CO_2 溶解度和 pK' 值

温度（℃）	血浆 CO_2 溶解度 mmol/（L·kPa）	mmol/（L·mmHg）	pK' pH7.6	pH7.4	pH7.2
40	0.216	0.0288	6.07	6.08	6.09
39	0.221	0.0294	6.07	6.08	6.09
38	0.226	0.0301	6.08	6.09	6.10
37	0.231	0.0308	6.08	6.09	6.10
36	0.236	0.0315	6.09	6.10	6.11
35	0.242	0.0322	6.10	6.11	6.12
25	0.310	0.0413	6.15	6.16	6.17
15	0.416	0.0554	6.20	6.21	6.23

表9.2 血液 CO_2 正常值

	动脉血（Hb sat.95%）	混合静脉血（Hb sat.95%）	动脉/静脉血梯度
全血			
pH	7.40	7.37	-0.033
PCO_2（kPa）	5.3	6.1	+0.8
（mmHg）	40.0	46.0	+6.0
总CO_2（mmol/L）	21.5	23.3	+1.8
mL/dL	48.0	52.0	+4.0
血浆（mmol/L）			
溶解的CO_2	1.2	1.4	+0.2
碳酸	0.0017	0.0020	+0.0003
HCO_3^-	24.4	26.2	+1.8
氨基甲酰CO_2	可忽略	可忽略	可忽略
总量	25.6	27.6	+2.0
1 L血液中红细胞部分			
溶解的CO_2	0.44	0.51	+0.07
HCO_3^-	5.88	5.92	+0.04
氨基甲酰CO_2	1.10	1.70	+0.60
1 L血液中血浆部分			
溶解的CO_2	0.66	0.76	+0.10
HCO_3^-	13.42	14.41	+0.99
1 L血液中的总量（mmol/L）	21.50	23.30	+1.80

注：Hb sat：血红蛋白饱和度。

（二）碳酸

在溶液中，CO_2与水结合形成碳酸，方程如下。

$$CO_2 + H_2O \rightleftharpoons H_2CO_3 \quad [方程9.2]$$

生理条件下该反应极左偏，碳酸形式的CO_2分子不足1%。有一个非常误导性的医学惯用语，即方程9.2中两种形式的CO_2有时都显示为碳酸，因此某些情况下，H_2CO_3是指溶解的CO_2和H_2CO_3的总浓度。为避免混淆，最好使用方程9.7中的αPCO_2，但αPCO_2不适用于方程9.4和方程9.5，在方程9.4和方程9.5中H_2CO_3含义正确。

碳酸酐酶

CO_2与水的反应（方程9.2）是缓慢的非离子型反应，需数分钟才能平衡。若碳酸酐酶（carbonic anhydrase，CA）不能双向催化该反应，则该反应会大大超过肺和体循环毛细血管的有限气体交换时间。除呼吸中转运CO_2外，碳酸酐酶在许多组织中也发挥重要作用，如在胃和肾等分泌器官中生成H^+和HCO_3^-，以及在骨骼肌和心肌细胞内转移CO_2。哺乳动物中，现已发现16种碳酸酐酶同工酶，其中两种参与血液中CO_2运输。

红细胞含有大量碳酸酐酶Ⅱ（已知作用最快的碳酸酐酶之一），而碳酸酐酶Ⅳ是肺毛细血管中细胞膜上的同工酶，血浆中碳酸酐酶无活性。碳酸酐酶是一种低分子量的含锌酶，目前对碳酸酐酶的分子机制有了广泛了解。首先，锌原子水解形成活性$Zn-OH^-$自由基，而附近的组氨酸残基起"质子搬运器"作用，从金属离子中心移除H^+，并将H^+搬运到酶附近的任何缓冲分子上。然后，CO_2与$Zn-OH^-$自由基结合，形成的HCO_3^-迅速与锌原子解离。酶最大催化速率取决于酶附近的缓冲能力，因为酶催化速率非常快，其动力学主要取决于周围缓冲液向酶提供/去除H^+的能力。

抑制碳酸酐酶的化合物很多，如噻嗪类利尿剂和各种杂环磺胺类药物，其中乙酰唑胺最重要。乙酰唑胺对不同碳酸酐酶同工酶无特异性，因此当剂量为$5 \sim 20$ mg/kg时，可抑制所有器官的碳酸酐酶，并且还有其他可能有助于不同治疗的药理作用。乙酰唑胺已广泛用于碳酸酐酶研究，这揭示了碳酸酐酶并非生命必需这一令人惊讶的事实。红细胞内碳酸酐酶数量之多、效率之强，必须阻断98%以上的碳酸酐酶活性，CO_2运输才有可察觉的变化，尽管完全抑制碳酸酐酶活性时，组织和肺泡间PCO_2梯度增加，肺通气量增加，肺泡PCO_2降低，但该效应也只有在完全抑制碳酸酐酶活性时才会发生。

（三）碳酸氢根离子

血液中，绝大部分CO_2以碳酸解离产生的碳酸氢根离子的形式存在，因此：

$$H_2CO_3 \rightleftharpoons H^+ + HCO_3^- \rightleftharpoons 2H^+ + CO_3^2$$

一级解离　　　　　二级解离

［方程.9.3］

二级解离仅在高pH（pH>9）时发生，并不是影响血液运输CO_2的因素。另一方面，生理范围内一级解离最重要。生理条件下，pK_1'约为6.1，碳酸约96%解离。

根据质量作用定律：

$$\frac{[H^+] \times [HCO_3^-]}{[H_2CO_3]} = K_1'$$　　［方程9.4］

其中K_1'是一级解离平衡常数。下标1表示是一级解离，撇号表示我们谈及的是浓度而非更合适的热力学活度（译者注：热力学活度是一种测量在溶液中物质有效浓度的方法，热力学活度包括浓度、渗透压等多种因素，但在实践中，为了方便计算和使用，通常使用浓度代替热力学活度。在理想情况下，浓度和热力学活度相等，但在非理想情况下，它们可能不同）。

方程9.4重新整理后可得：

$$[H^+] = K_1' \frac{[H_2CO_3]}{[HCO_3^-]}$$　　［方程9.5］

等式左边是H^+浓度，该方程式是汉-哈二氏方程（Henderson-Hasselbalch equation）的非对数形式。碳酸浓度无法测量，但可修正方程式，将碳酸的浓度用溶解的CO_2和H_2CO_3的总浓度（如前所述，最方便的是定量为$aPCO_2$）来代替。方程现采用以下形式：

$$[H^+] = K_1' \frac{\alpha PCO_2}{[HCO_3^-]}$$　　［方程9.6］

新常数K'是碳酸表观一级解离常数，包括一个用溶解的CO_2总浓度代替碳酸的校正因子［译者注：表观离解常数指的是在某种给定的条件下（温度、离子强度等）看到的化合物对应的溶解度等价性常数，可能与真实的离解常数不同，因为给定的条件（如温度、离子强度和溶剂组成）可能会影响测量结果］。

现该方程有实用性，体现了血浆H^+浓度、PCO_2和碳酸氢盐浓度间的直接关系，这些变量均可测量。K'值无法由理论推算，只能通过实验同时测量三个变量确定。正常生理条件下，若$[H^+]$单位是nmol/L，PCO_2单位是kPa，HCO_3^-单位是mmol/L，反应综合变量的参数（αK'）值约为180。若PCO_2以mmHg为单位，则αK'值为24。

多数人更喜欢使用酸碱值（pH），并遵照Hasselbalch（1916）描述的方法，将方程9.6中各项的倒数取对数，公式如下：

$$pH = pK' + \log\frac{[HCO_3^-]}{\alpha PCO_2} = pK' + \log\frac{[CO_2] - \alpha PCO_2}{\alpha PCO_2}$$

［方程9.7］

其中pK'的实验推导值为6.1，但随温度和pH变化（见表9.1）。[CO_2]是指血浆中所有形式的CO_2（溶解的CO_2、H_2CO_3和碳酸氢盐）的总浓度，而非全血中CO_2总浓度。

（四）氨基甲酰化合物

未带电荷的R-NH_2形式的氨基团可直接与CO_2结合形成氨基甲酸。在生理pH下，氨基甲酸几乎完全解离为氨基甲酸盐。

$$R—N—H + CO_2 \rightleftharpoons R—N—C—OH \rightleftharpoons R—N—C—O^- + H^+$$

[方程9.8]

蛋白质中，与氨基酸残基内肽键连接的氨基团不能结合CO_2。因此，能运输氨基甲酰化合物的仅限于每条蛋白质链的一个末端氨基基团，以及赖氨酸和精氨酸中发现的侧链氨基基团。由于H^+和CO_2都竞争与未带电荷的氨基反应，故其与CO_2结合的能力明显依赖pH。生理pH下，末端α-氨基基团结合CO_2最有效，对以氨基甲酰化合物形式运输CO_2，每个蛋白质单体仅需一个结合位点就绰绰有余。

1. 氨基甲酰化合物运输与血红蛋白

血浆蛋白结合的CO_2形成氨基甲酰化合物极少，几乎所有CO_2都与血红蛋白结合，还原血红蛋白的结合效应约为氧合血红蛋白的3.5倍（图9.1），这是霍尔丹效应的主要组成部分（见下文）。CO_2与血红蛋白的α-链和β-链末端的α-氨基基团结合。早年使用游离血红蛋白溶液研究CO_2血红蛋白反应时，高估了氨基甲酰与血红蛋白结合程度。因为之后研究表明，体内的2，3-二磷酸甘油酸（2，3-DPG）会拮抗CO_2与血红蛋白的结合，该拮抗作用系2，3-DPG直接竞争血红蛋白β-链末端缬氨酸与CO_2的结合，而α-链未观察到该效应。

2. 霍尔丹效应

PCO_2恒定时，氧合和还原血红蛋白结合CO_2的量不同（图9.2）。尽管血液中CO_2以氨基甲酰化合物形式存在的量很小，但其在静脉和动脉血中差值约占动脉/静脉总CO_2差值的1/3（表9.2），这就是霍尔丹效应主要部分，其余效应系还原血红蛋白缓冲能力增加（将在下一节讨论）。Christiansen等学者于1914年描述霍尔丹效应时，认为整个效应都是因为缓冲能力的改变。CO_2的氨基甲酰形式数年后方被证实。

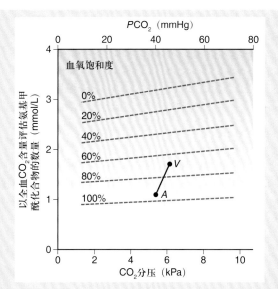

图中蓝色虚线示不同血氧饱和度时，CO_2的氨基甲酰化合物量。需注意的是，与真实的PCO_2（x轴）相比，血氧饱和度对CO_2氨基甲酰运输的影响要大得多。点A代表动脉血饱和度和PCO_2，点V代表静脉血饱和度和PCO_2。请注意，动脉/静脉血氨基甲酰量化合物的差值占血中实际的总氨基甲酰化合物的比例较大。

图9.1　PCO_2血氧饱和度对CO_2氨基甲酰运输的影响

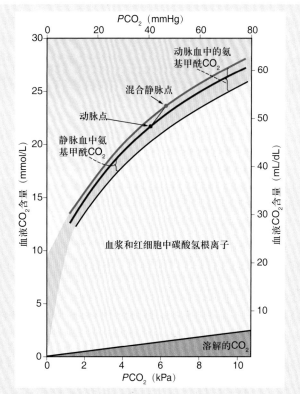

该解离曲线包括CO_2溶解和HCO_3^-两个组成部分。溶解的CO_2和HCO_3^-随PCO_2变化，但几乎不受血红蛋白氧合状态影响（还原血红蛋白碱性增加，导致HCO_3^-形成略有增加）。CO_2的氨基甲酰形式受血红蛋白氧合状态的强烈影响，但几乎不受PCO_2影响。

图9.2　全血CO_2解离曲线

氨基甲酰化合物形成非常迅速，无需将溶解的CO_2水合，因此不依赖碳酸酐酶，这对于使用碳酸酐酶抑制剂治疗的患者尤为重要。

（五）蛋白缓冲力对CO_2运输的影响

肽链中的氨基和羧基无缓冲能力。大多数氨基酸（如赖氨酸和谷氨酸）的侧链基团也无缓冲能力，因为其pK值远离生理pH范围，而含有咪唑基团的组氨酸几乎是唯一在生理pH范围内具有有效缓冲能力的氨基酸。咪唑基团的缓冲是血红蛋白强大缓冲力的主力，每个血红蛋白四聚体含有38个组氨酸残基，而血浆蛋白缓冲能力较弱，与其含有的组氨酸含量成正比。通过每条链上每个组氨酸残基，每个血红蛋白分子中4个血红素基团与相应的4个氨基酸链相连（见第134页），这4个组氨酸残基咪唑基团的解离常数受血红素氧合状态的强烈影响，还原状态导致相应的咪唑基团碱性更强。反之亦然：酸性条件下，组氨酸咪唑基团的氧键强度减弱。每个反应都生理意义重大，在阐明其机制之前的几十年里就已有研究者注意到这两种效应。

• 还原血红蛋白更偏碱性：因为移除了H^+，碳酸的解离增加（方程9.3的一级解离），导致CO_2以碳酸氢盐的形式增加，这是霍尔丹效应的部分机制，霍尔丹效应机制的较大部分是增加了氨基甲酰的量（见前面讨论）。

• 组氨酸碱化：其导致相应的血红素基团增加对氧的亲和力，这也是波尔效应的部分机制（见第136页）。

若PCO_2恒定为5.3 kPa（40 mmHg），血红蛋白与氧完全解离（译者注：即完全还原，氧饱和度为0）会使pH升高约0.03，这大致相当于向1 L血液中添加3 mmol碱。从动脉血到静脉血的变化过程中，正常氧饱和度下降约为25%。若PCO_2恒定，则相当于pH升高约0.007，事实上PCO_2上升约0.8 kPa（6 mmHg）。若血氧饱和度恒定，将导致pH下降0.040。因此当PCO_2增加0.8 kPa和氧饱和度降低25%时，二者一共使pH下降0.033（表9.2）（译者注：即0.040-0.007=0.033）。

（六）血液中CO_2的分布

表9.2示正常动脉血和混合静脉血中CO_2的存在方式，CO_2血中溶解度很小，大多数CO_2以CO_2气体原形进出血液（图9.3）。血浆中，CO_2几乎无化学结合，

原因有三。首先，血浆中无碳酸酐酶，导致碳酸生成非常缓慢；其次，血浆缓冲能力很小，不能促进碳酸解离；最后，血浆蛋白形成的氨基甲酰化合物不多，并且动脉和静脉血中几乎相同。

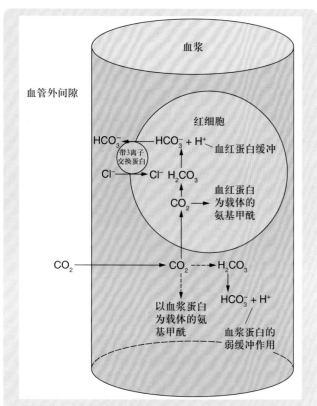

血浆中，血浆蛋白为载体的氨基甲酰可忽略不计，由于无碳酸酐酶，血浆中CO_2的水合速度缓慢。大部分CO_2弥散至红细胞中，红细胞内，更易形成以血红蛋白为CO_2载体的氨基甲酰。此外，通过碳酸酐酶、血红蛋白缓冲去除H^+，以及带3离子交换蛋白的汉布格氏（Hamburger）转移（Cl^-进入红细胞，而HCO_3^-移出红细胞）等，都有助于更快形成碳酸。

图9.3　CO_2如何以分子形式进入血液

然而，CO_2可自由扩散至红细胞内，进入红细胞后有两条作用途径。第一条，细胞内PCO_2升高，增加CO_2的氨基甲酰血红蛋白结合，血氧饱和度下降极大增强这一效应，PCO_2升高与血氧饱和度下降很可能同时发生（图9.1）；第二条，CO_2的水合和解离产生H^+和HCO_3^-，因红细胞内存在碳酸酐酶而得以促进。然而，细胞内H^+和HCO_3^-的浓度升高将迅速使反应平衡朝向抑制碳酸的进一步解离，通过两种机制，红细胞可避免这种情况，具体如下。

1.血红蛋白缓冲

如前所述，碳酸酐酶催化产生的H^+迅速被血红蛋白组氨酸残基上的咪唑基团缓冲。再次说明，随着血

红蛋白氧饱和度下降，缓冲能力增强，提高了血红蛋白缓冲CO_2的这一效应。

2.汉布格氏转移（氯离子转移）

CO_2水合及H^+缓冲，导致红细胞内形成大量HCO_3^-，这些过量的HCO_3^-从红细胞中主动转运出细胞，并进入血浆中，而氯离子进入红细胞，从而保持红细胞内外的电中性。这种离子交换由Hamburger于1918年首次提出，并认为这是一个被动过程。目前已知这是由一种膜结合蛋白促进的，根据对其广泛研究，以其在凝胶电泳板上位置将其命名为带3蛋白。带3蛋白通过"乒乓"机制交换HCO_3^-和Cl^-，其中一个碳酸氢根离子先移出红细胞，然后一个氯离子向红细胞内移动，这与大多数其他离子泵不同，其他大多数离子泵同时交换两个离子。带3蛋白还与红细胞中其他蛋白密切相关（图9.4），具体如下。

• 红细胞骨架（译者注：指红细胞内部支撑细胞形态和稳定性的蛋白质网络）：带3蛋白的胞质区是许多参与维持细胞形状和膜稳定性蛋白质（如锚定蛋白和血影蛋白）的锚定位点。动物中，基因工程缺陷制造的带3蛋白缺陷可产生小而脆弱的球形红细胞，人类中带3蛋白的遗传缺陷导致遗传性球形红细胞增多症，其红细胞变成球状且脆性增加。已知红细胞形态和变形性对毛细血管的氧输送很重要（见第106页），并且带3蛋白可能与红细胞变性有关。

• 碳酸酐酶：带3蛋白也与碳酸酐酶密切相关，该蛋白质复合物认为是代谢区室（译者注：代谢区室指代谢通路中某些酶形成的疏松复合体三维结构。底物可通过其间通道进入而进行代谢反应。如三羧酸循环酶系、色氨酸合成酶系等），该术语描述了底物在代谢途径中催化连续反应的蛋白质间的转移，该过程被称作底物通道化（译者注：在该过程中，底物在不离开蛋白质催化酶的情况下，由一个酶直接传递给下一个酶进行下一步反应，这有助于提高代谢通路的速率和效率，防止底物被其他反应干扰或泄漏出去）。在该情况下，底物为碳酸氢盐，由碳酸酐酶形成后直接转移给带3蛋白，带3蛋白将碳酸氢盐从细胞中转移出。

• 血红蛋白：带3蛋白也与血红蛋白有关，认为带3蛋白与血红蛋白形成另一个代谢区室，该代谢区室输出NO衍生的亚硝基硫醇，可能用于调节毛细血管血流量和血红蛋白的氧释放（见第139页）。

• 糖酵解酶：参与糖酵解（见第142页）的某些酶

（包括甘油醛-3-磷酸脱氢酶、磷酸果糖激酶和醛缩酶）都可与带3蛋白结合，其功能意义尚不清楚。

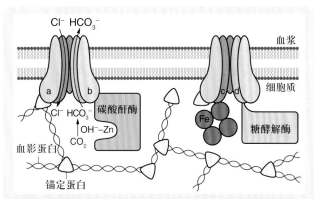

带3蛋白有12个形成HCO_3^-/Cl^-离子交换通道形成的跨膜结构域，还有4个与不同组的细胞内蛋白质相关的球状胞质结构域（a～d）。a：锚定蛋白和血影蛋白，维持并可能改变红细胞形状；b：碳酸酐酶，与带3蛋白形成代谢区室，直接从红细胞中泌出HCO_3^-；c：血红蛋白，与带3蛋白形成代谢区室，输出NO；d：糖酵解酶（这种关联的功能意义尚不清楚）。

图9.4　与红细胞膜中带3蛋白相关的蛋白质

在PCO_2较低的肺毛细血管中，先前描述的一系列事件逆转，红细胞释放的CO_2弥散到肺泡并排出体外。

（七）CO_2解离曲线

图9.2示经典CO_2解离曲线，该曲线说明了血液CO_2含量与PCO_2的关系。几十年来，人们对三个变量（血浆碳酸氢盐浓度、PCO_2、pH）中任意两个变量两两关系的曲线都关注较大：血浆碳酸氢盐浓度、PCO_2、pH。这三个变量的关系可用汉-哈二氏方程（方程7）表示，因此第三个变量始终可以从另外两个变量推导出来。最著名的是Siggaard-Andersen列线图，它是PCO_2的对数值与pH关系图（图9.5），这些图可用于探索呼吸和代谢性酸碱平衡，但在受试者体内研究中使用这些体外数据时须谨慎。例如，若在体患者的PCO_2改变，则其体内pH变化不同于体外PCO_2改变时血样pH变化，这是因为患者血液不仅受细胞外液（缓冲力极低）还受细胞内液（缓冲力高）缓冲。HCO_3^-可快速、自由地在体内移动。因此，相同的PCO_2变化时，相比体外，患者体内血液pH通常更高。

二、影响稳态PCO_2的因素

与其他分解代谢物一样，体液中CO_2水平取决于生成和清除间的平衡。从线粒体到呼出气，再到环境空气，PCO_2呈连续梯度。所有细胞的PCO_2都不相同，但在代谢活性最低、血液灌注量最高的组织（如皮肤）中PCO_2最低，在相对于灌注量来说代谢活性最高的组织（如心肌）中PCO_2最高。因此不同组织的静脉血PCO_2差异显著。

肺毛细血管中CO_2进入肺泡内，导致呼气时肺泡气（译者注：在呼出解剖无效腔气体后呼出的那部分气体）PCO_2稳步上升。吸气时，吸入的气体（稍）稀释肺泡气，使肺泡气PCO_2下降约0.4 kPa，使得时间–肺泡PCO_2曲线呈锯齿形（图9.6）。

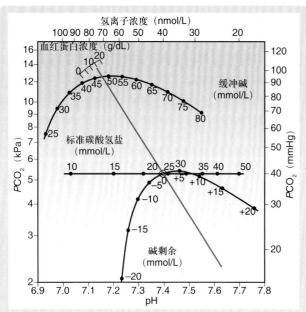

蓝线显示体外时 pH 和 logPCO_2 间的正常的关系，通过改变血样 PCO_2 并测量其 pH 而绘制出该直线。斜率是正常动脉点（用小圆圈显示）和该点在血红蛋白尺上相对应点连线的斜率。该线与 Siggaard–Andersen 列线的交点表示代谢酸碱状态的三个其他指标：缓冲碱、标准碳酸氢盐和碱剩余。若在体内同时测量 pH 和 PCO_2，则可在图上绘制单点，然后绘制一条穿过该点的与体外平行的线。然后可以从列线图中读取所有三个酸碱指标，该数学过程现在通常由血气分析仪进行。

图9.5 Siggaard-Andersen 列线图
（From Siggaard-Andersen O.The pH，log Pco₂ blood acid-base nomogram revisited.Scand J Clin Lab Invest. 1962；14：598-604. With permission of Taylor & Francis AS）。

肺毛细血管来源血与肺泡气体的PCO_2非常接近，因此随着时间变化的方式也与肺泡气体的PCO_2相同。动脉PCO_2随呼吸频率波动可能参与呼吸控制，尤其是运动期间（见第177页）和高海拔地区的呼吸控制。不同肺区的PCO_2也不同，与不同肺区的通气/血流比呈反比（图7.14）。混合动脉PCO_2是综

合了肺不同部位血液PCO_2的平均值，若连续抽取几秒钟样本，则这些样本PCO_2的平均值将反映出动脉血PCO_2的平均水平，而不受呼吸周期的影响。

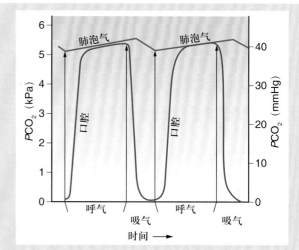

蓝色曲线表示肺泡 PCO_2，绿色曲线表示口腔 PCO_2。口腔 PCO_2 在吸气开始时下降，呼气时在解剖无效腔气体被冲走后上升。肺泡 PCO_2 在呼气和吸气早期升高，直到解剖无效腔气体被冲走后，新鲜气体进入肺泡，肺泡 PCO_2 才下降，然后呼气开始后肺泡 PCO_2 才又上升，这使得肺泡 PCO_2 曲线呈锯齿状。

图 9.6 呼吸周期中肺泡和口腔 PCO_2 的变化

因为CO_2总是沿分压梯度运动，故当讨论CO_2时，用分压比含量更方便，即使分压梯度与浓度梯度方向相反时也是如此。此外，对于气相和液相，分压概念的含义相同，而含量概念的含义则明显不同。此外，CO_2效应（如对呼吸作用）是分压而非含量的函数。最后，测量血液PCO_2比测量CO_2含量更容易。分压和含量的正常值如图9.7所示。

每个影响PCO_2的因素在本书中均已提及。本章将其汇总并阐明之间的关系。首先为方便起见，先总结影响肺泡PCO_2因素，然后探讨影响肺泡和动脉PCO_2间关系的因素（图9.8）。

（一）肺泡PCO_2（PACO$_2$）

CO_2不断从肺动脉血进入肺泡气中，并通过肺通气而排出。因此，忽略吸入的CO_2影响，就得出如下公式。

$$肺泡CO_2浓度 = \frac{CO_2排出量}{肺泡通气量}$$

这一基本关系是预测任何进出机体的气体肺泡浓度的基础。加上吸入浓度后，可将其写成肺泡气体方程式的形式（见第99页），其中PCO_2的方程如下。

肺泡气PCO_2 = 干燥大气压 ×

$$\left(\text{平均吸入 } CO_2 \text{ 浓度} + \frac{CO_2\text{排出量}}{\text{肺泡通气量}}\right)$$

该方程包括了影响PCO_2的所有重要因素（图9.8），PCO_2和肺泡通气之间的双曲线关系如图9.9所示，接下来将探讨个体因素。

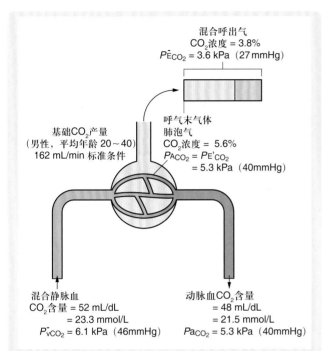

将这些正常值四舍五入，并忽略呼气末气体、肺泡气和动脉血间PCO_2的微小差异。PCO_2的实际值主要取决于肺泡通气量，但各气体间PCO_2的差异则取决于$\dot{V}/\dot{Q}$失调；肺泡／呼气末PCO_2差异取决于肺泡无效腔，而极小的动脉／肺泡PCO_2差值由动静脉分流造成。$\dot{V}/\dot{Q}$失调对肺泡／呼气末和动脉／肺泡PCO_2差值的影响较小。动脉／混合静脉CO_2含量差与CO_2排出量成正比，与心排血量成反比〔译者注：当CO_2产生增加时（如发热），动脉血液中CO_2的含量也会相应增加，但因为唯一能够将CO_2排出体外的肺部气体交换系统有限，因此肺部需要更长时间来清除更多的CO_2。此时，血液在肺毛细血管中停留的时间也会延长，因此肺毛细血管中CO_2饱和度低的血液会更多地掺杂进入混合静脉中，导致混合静脉中CO_2含量相对降低，动脉／混合静脉CO_2含量差增加。而当心排血量增加时，血液在体内循环的速度也会增加，这使得CO_2没有足够的时间从组织和细胞中释放到血液，导致动脉和混合静脉之间的CO_2含量差减少。相反地，若心排血量减少，CO_2在血液中停留的时间增加，导致动脉和混合静脉之间的CO_2含量差增加〕。A：肺泡；a：动脉；$\overline{E}$：混合呼出气；E'：呼气末；$\overline{V}$：混合静脉。

图 9.7　CO_2 水平的正常值

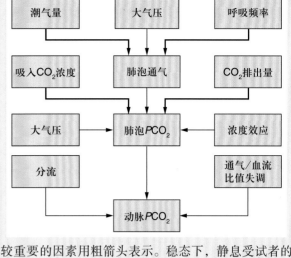

较重要的因素用粗箭头表示。稳态下，静息受试者的CO_2排出量通常为150 ~ 200 mL/min，肺泡PCO_2主要受肺泡通气量的影响（假设吸入CO_2浓度为0）。关于浓度效应的解释见正文。

图 9.8　影响 PCO_2 的因素的总结

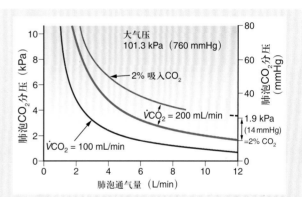

紫色曲线显示了CO_2排出量为100 mL/min时，肺泡通气量与肺泡PCO_2间的关系。蓝色曲线显示CO_2排出量为200 mL/min时，肺泡通气量与肺泡PCO_2间的正常关系。橙色曲线代表了当CO_2排出量为200 mL/min且吸入2%CO_2浓度时两者的关系。2%CO_2相当于约1.9 kPa（14 mmHg），橙色曲线上的每个点都在蓝色曲线之上1.9 kPa处。

图 9.9　CO_2 排出量、肺泡通气量和吸入 CO_2 浓度对肺泡 PCO_2 的影响

干燥气体（不含水蒸气）的大气压并非决定$PACO_2$的一个非常重要的因素，海平面气压的正常变化对PCO_2的影响不太可能超过0.3 kPa（2 mmHg）。

平均吸入CO_2浓度。吸入CO_2对$PACO_2$产生叠加效应。例如，其他因素（包括通气）恒定，如果患者吸入含有4.2%CO_2（PCO_2=4.0 kPa或30 mmHg）的气体，那么$PACO_2$将比吸入不含CO_2气体时的水平高4.0 kPa。

直接影响$PACO_2$的是CO_2的排出量，而不是其生成量。稳定状态下，排出量等于生成量，但在非稳定状态下则大不同。急性低通气时，生成的大部分CO_2被储存起来，故在肺泡CO_2浓度上升累积到新的水平前，CO_2排出量可能暂时降至极低的水平。相反，急性过度通气会导致CO_2排出量短暂增加。心排血量的突然下降使得CO_2排出量下降，直到混合静脉血中CO_2浓度升高后，CO_2排出量才升高。本章稍后将更详细地讨论非稳定状态。

目前而言，肺泡通气量是指潮气量和生理无效腔间差值与呼吸频率的乘积（见第90页）。肺泡通气量差异很大，是影响$PACO_2$的最重要因素。第四章讨论了调控通气的因素，第七章讨论了无效腔。

除了前面方程和图9.9中所示的因素外，可溶性惰性气体通过肺泡/毛细血管膜的净转移也可能一过性影响到$PACO2$。快速摄入惰性气体会增加肺泡气体中CO_2（和O_2）的浓度（和分压），这种现象称为浓度效应。例如，在麻醉开始时，大量的氧化亚氮（N_2O）从肺泡气进入体内储存，而少量的氮气从体内进入肺泡。相反的情况发生在惰性气体排出过程中，导致$PACO_2$和肺泡PO_2一过性降低。

（二）呼气末PCO_2（$PE'CO_2$）

在正常、健康、清醒的受试者中，呼气末气体几乎全部由肺泡气体组成。然而，如果相当一部分肺泡有通气但无血流灌注，那呼气末气体中就有大量无CO_2的无效腔气体（见图7.11），从而导致呼气末PCO_2低于有血流灌注肺泡的PCO_2。无法选择性地从有血流灌注的肺泡气体中取样。然而，由于$PaCO_2$通常接近于有血流灌注肺泡的PCO_2（见后文），因此可通过比较$PaCO_2$和$PE'CO_2$来显示是否有相当部分的肺泡灌注不足。

（三）肺泡/动脉PCO_2梯度（$P_{A-a}CO_2$）

由于在第八章中已讨论过的理由，我们可以假设$PACO_2$和肺毛细血管末梢血PCO_2间无显著梯度（见第107页）。然而，由于动静脉分流或通气/血流比失调，$PaCO_2$可能略高于平均肺泡的PCO_2。第七章中讨论了影响该梯度大小的因素，显示10%的分流造成肺泡/动脉PCO_2梯度仅约0.1 kPa（0.7 mmHg；见图7.12）。由于常见程度的通气/血流比失调会引起相同程度的梯度，故无论是常见的分流还是常见程度的通气/血流比值失调，对于CO_2（与O_2不同）都无太大影响，习惯性地认为$PaCO_2$等于理想的$PACO_2$值。仅

在分流超过30%的特殊患者中，梯度可能超过0.3 kPa（2 mmHg）。

（四）动脉PCO_2（$PaCO_2$）

不同作者报告的正常$PaCO_2$结果汇总显示，$PaCO_2$平均值为5.1 kPa（38.3 mmHg），95%置信区间为（5.1±1.0）kPa［（38.3±7.5）mmHg］，这意味着5%正常人的数值将超出这个范围，因此，最好将其称为参考范围，而不是正常范围。没有证据表明健康受试者的PCO_2受年龄影响。

三、CO_2的储存与非稳态

体内CO_2和HCO_3^-的含量非常大，以容积换算约为120 L，几乎是O_2体积的100倍。因此，当通气不匹配代谢时，CO_2水平变化缓慢，20~30 min后才能达到新的平衡。相反，O_2水平的相应变化非常迅速。

图9.10显示了一个三室液压模型，其中水深代表PCO_2，各隔室的体积对应于CO_2的容积。供水罐的可变水流量表示CO_2的代谢产量。流出量对应于肺泡通气，监测PCO_2的控制器代表中枢化学感受器。快隔室代表循环血液、脑、肾和其他灌注良好的组织。中速隔室代表（静息下的）骨骼肌和其他血流灌注中等的组织。慢速隔室包括骨骼、脂肪和其他容纳大容量CO_2的组织。每个隔室都有其时间常数（见附录E），相对较长的中、慢速隔室的时间常数可缓冲快速隔室中CO_2的变化（从而整体上相对降低PCO_2变化）。

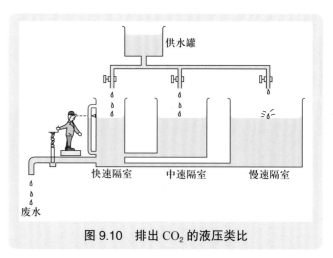

图9.10 排出CO_2的液压类比

过度通气表现为流出阀打开，随后三个隔室的水位指数下降，快速隔室下降最快。PCO_2的下降速率主要由通气和CO_2储存量决定。低通气则截然不同，PCO_2的增加速度还受到代谢生成的CO_2的限制，CO_2的代谢生成是直接增加体内CO_2含量的唯一因素。因

此，通气量突然减少后，PCO_2增加的时间进程并非通气量增加，PCO_2下降的完全反向过程。上升速度比下降速度慢得多，这对于窒息患者是幸运的。

当所有代谢产生的CO_2均未呼出，$PaCO_2$的上升速率约为0.4～0.8 kPa/min（3～6 mmHg/min），这是CO_2产生速率和身体储存CO_2综合作用的结果。在低通气时，PCO_2的上升速率将小于此值，图9.11显示了麻醉患者通气突然变化，PCO_2增加和减少的典型曲线。与之前长通气周期（的稳定状态）相比，当先前是短通气周期（而CO_2含量不稳定时）时，陡降通气后PCO_2上升速率更快。

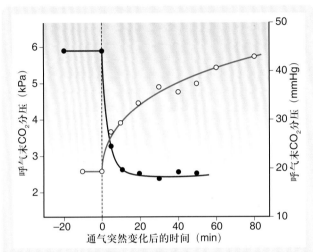

实心点和紫色线表示随着通气量从3.3 L/min陡升到14.0 L/min后，呼气末PCO_2的变化。空心点和蓝线显示同一患者通气量从14 L/min陡降到3.3 L/min后的变化。PCO_2下降时，约3 min即完成总变化的一半，PCO_2上升时，约16 min才完成总变化的一半。

图9.11　通气突然变化后呼气末 PCO_2 变化的时程

通气量突然变化后，PCO_2和PO_2变化率的差异（见图10.18）对监测和测量有两个重要影响。首先，在肺泡PO_2不高于正常范围的前提下，PO_2（或血氧饱和度）下降通常比CO_2描记图更早地警示急性通气不足。然而，在稳态下，PCO_2最能反映通气是否充分，因为肺内分流和吸入氧浓度严重影响氧合。其次，通气突然变化后，换气比值会暂时性变化（译者注：每分钟CO_2排出量与每分钟氧耗量的比值。通常情况下，呼吸商等于换气比值。在通气量短时间内迅速增大或无氧代谢明显增加的情况下，两者常有很大的差异），因为非稳态下，CO_2排出量变化大于摄氧量变化。然而，若通气量恒定在新水平，则换气比值最终一定会回到由机体代谢所决定的数值。

心排血量和 CO_2 的转运

在正常受试者中，由于化学感受器有效调控呼吸，动脉、肺泡或呼气末PCO_2几乎不受心排血量的影响。然而，在人工通气恒定时（如麻醉或心肺复苏期间），情况截然不同。在完全停止心排血的极端情况下，含CO_2的血液未输送到肺部，肺泡和呼气末PCO_2急剧下降。类似地，麻醉期间心排血量的突然减少也会导致呼气末PCO_2的急剧下降。这几乎可以肯定是由于非灌注但通气的肺泡（1区，见第72页）数量增加进而增大了肺泡无效腔。如果低心排血量持续超过几分钟，那么血液中PCO_2将升高，而呼出的PCO_2会恢复正常，因为血液通过仍有灌注的肺区，将更多的CO_2释放到呼出气中。除了作为麻醉期间心血管意外的有效早期预警，还提倡在心肺复苏期间测量呼出CO_2，既作为监测胸外按压效果的方法，也作为恢复自主心排血量的指标。

四、呼吸暂停

当患者呼吸空气时呼吸暂停或窒息，肺泡气体在几分钟内与混合静脉血达到平衡。假设呼吸暂停或窒息开始时基础生理状态都正常，并忽略再循环时混合静脉血成分改变，这将导致肺泡PCO_2从5.3 kPa升至6.1 kPa（40 mmHg升至46 mmHg），PO_2从14 kPa降至5.3 kPa（105 mmHg降至40 mmHg），这些变化相当于摄氧量230 mL，但CO_2排出量仅21 mL。CO_2约在10 s内平衡，然而，受心排血量和动脉/混合静脉氧含量差异的限制，氧大约需要1 min能达到平衡，这时肺泡气内约去除了2/3的O_2，通常约450 mL。

这些计算假设没有体外气体补充肺泡气体。呼吸暂停时，动脉血气的实际情况取决于气道的通畅性，以及气道通畅时周围气体的成分。

（一）合并气道阻塞

如前所述，肺泡和混合静脉血PCO_2间迅速平衡。此后，动脉、肺泡和混合静脉血PCO_2值接近，并随着血液的再循环，以0.4～0.8 kPa/min（3～6 mmHg/min）的速度共同增加，90%以上代谢产生的CO_2由体内储存。肺泡PO_2在大约1 min内降低至接近混合静脉PO_2，然后随着血液再循环继续降低。肺容积下降取决于氧耗量和CO_2排出量之差，最初下降速率为230–21 = 209 mL/min。可以计算出肺泡PO_2的变化，如果在功能残气位呼吸空气后气道阻塞致呼吸暂停，约90 s后就会严重缺氧。

（二）气道开放，环境气体为空气

初始变化如前所述。然而，肺容积并未按净气体交换率（摄氧量和CO_2排出量之差，开始为209 mL/min）下降，而是沿气道通过向下的气团运动吸入等容积的环境气体。如果环境气体是空气，则其中的O_2将被吸收，但N_2将积聚，约2 min后会有严重缺氧，这时N_2积聚很可能达到90%，而气团沿气道下降，阻止了CO_2因对流或扩散的排出，此时肺泡CO_2浓度约8%。

（三）气道开放，环境气体为氧气

如前所述，氧不断从肺泡气体中吸收，但通过气团运动吸入的氧又补充了肺泡气体中吸收掉的氧。肺泡气中未添加N_2，由于CO_2不能排出，故肺泡PO_2下降与PCO_2上升速度一样快（0.4 ~ 0.8 kPa/min或3 ~ 6 mmHg/min）。因此，患者几分钟内不会严重缺氧。若患者在呼吸停止前吸纯氧，则起始肺泡PO_2约为88 kPa（660 mmHg），因此，只要患者气道开放，并保持纯氧供应，该患者理论上可在呼吸暂停状态下存活约100 min。事实确实如此，并且已在动物和人类中得到证实，被称为呼吸暂停时的气团运动氧合或弥散呼吸。作为在呼吸暂停期间维持氧合的一种方式，曾短暂流行于麻醉临床中，尤其是在气道手术或支气管镜检查时（见第372页），且仍然广泛用于单肺通气期间非通气肺的氧合（见第380页）。呼吸暂停期间，通过向气道可靠供氧并通过多种机制增加CO_2的排出，上气道高流量氧疗可促进非常长时间的呼吸暂停（见第274页）。

临床实践中，影响呼吸暂停期间PO_2和PCO_2变化率的因素还有很多，如氧耗量和CO_2生成量的变化、呼吸暂停前的吸氧量、肺容积、分流量、肥胖等。为避免人体研究的伦理难题，这些因素现可通过生理学模型研究。

五、低温时CO_2的运输

无论对监护低体温患者的临床医师，还是对研究恒温动物和变温动物间差异的比较生理学家而言，了解低体温期间CO_2存在形式都很重要（见第284页）。近年来，这两个不同生理学领域相融合，朝着这一目标，提出了低温下两种不同的CO_2最佳运输形式的理论。

与大多数气体一样，随降温，CO_2在水中溶解度增加（表9.1），因此，低体温时，血浆中PCO_2相同

时总CO_2含量增加。此外，低温会减少水电离成H^+和OH^-，因此温度每下降1℃，pH就增加约0.016。如果CO_2的产生和排出不变，那么预计低温将碱化细胞内液和细胞外液。现认为不同的动物会以两种方式应对这些变化。

pH-稳态假说，顾名思义，即无论体温如何，血pH恒定。这通过低通气来实现的，这会增加PCO_2，使pH保持接近7.4，可见于冬眠的哺乳动物。事实上，人们认为高PCO_2和由此引起的细胞内酸中毒，可能有助于低温"睡眠"状态。

α-稳态假说，更复杂，根据前述的物理化学定律，体温下降，测量的血液pH增加。对蛋白质功能和酸碱紊乱的研究，显示组氨酸上的α-咪唑基团缓冲pH变化作用重大，以及这些α-咪唑基团的解离状态对蛋白质功能至关重要。α-咪唑基团的pK在氨基酸中是特有的，因为它随温度变化的程度与水解离随温度的变化程度相似。因此，降温时血液和组织的pH升高，但α-咪唑的解离状态，以及蛋白质功能仍接近正常。大多数冷血动物使用α-稳态系统在较广的温度范围内保持功能正常。

对于低温（如在心脏手术期间或心搏骤停期间）人群的血气是否应通过α-稳态或pH-稳态技术管理，尚存争议。根据α-稳态管理时，测量PCO_2前，从低温患者中抽取的动脉血都须加热至37℃，然后根据a-稳态技术测得的血气值来调整以使体外循环时的血气值达到正常。根据pH-稳态管理时，也是在37.0℃下测量PCO_2，再根据患者体温行数学校正，然后向患者输送CO_2以达到动脉血pH 7.4。理论上，pH-稳态期间增加动脉PCO_2将改善脑灌注，并可能改善脑功能。然而，低温手术期间或术后，几乎无证据表明这两种血气管理方式对患者健康状况会有差异，只在极低体温下pH-稳态可能更优。

六、二氧化碳测量方法概述

（一）血气分压

1958年，Severinghaus和Bradley首次描述PCO_2敏感电极技术，该技术可直接测定任何气体或液体的PCO_2。在碳酸氢盐溶液中置入薄膜，膜两侧能透过CO_2而达到PCO_2平衡，但不可透过H^+。碳酸氢盐溶液的pH用玻璃电极持续监测，记录到的pH与PCO_2对数成反比。作为实时检测，未经培训的工作人员也很容易进行，2 min内出结果。

检测时，务必防止血样暴露空气，包括注射器中不能留有气泡和泡沫，否则可能会降低PCO_2，根据样本和空气PO_2的相对大小，可能降低或增加PO_2。应避免过量肝素或留置动脉置管内的"死腔"液体稀释。取样后应尽快分析，因为在$37.0℃$时，体外血液的PCO_2上升约0.013 kPa/min（0.1 mmHg/min），而根据不同的PO_2，PO_2下降$0.07～0.30$ kPa/min（$0.5～2.3$ mmHg/min）。若无法快速分析（10 mim内），则应将样品储存在冰中，这可将CO_2产生量和氧耗量减少约90%。血气分析仪总是在$37.0℃$下工作，因此对于体温异常患者的血样，应予以校正。

留置动脉导管连续测量动脉PCO_2，是一种现实中可用但又很少使用的临床技术。该方法使用"光化学光极"，其由一根细小光纤（直径140 μm）组成，特定波长的光沿着光纤传输，投射到位于患者动脉内光纤尖端的染料上。该染料可以以pH敏感方式吸收光或发出荧光（发出不同波长的光，译者注：染料在受到入射光后会发出不同波长的光。在这种情况下，染料吸收的光谱可用于检测环境中pH，或者通过检测染料荧光发射的光谱分析环境中pH。光线照射在染料上时，会促使染料中电子跃迁，随后染料分子就会放出荧光，发出不同波长的光子。因此，测量这些光的属性可以提供关于环境中pH的信息），这些变化通过同一根或第二根光纤传回分析仪。与分析$PaCO_2$类似，pH-敏感光极也被置于含有碳酸氢盐缓冲液、可透过CO_2的膜内，但pH-敏感光极非常小巧（译者注：pH-敏感光极和PCO_2敏感光极共同构成光化学光电器，在这种技术中，pH-敏感光极和PCO_2敏感光极集成在一起，被置于可透过CO_2的膜内，分析和测量动脉血样本，这两种光极可发出不同波长的光信号，并对不同的指标进行测量，可以实现在同一设备上进行动脉血样本的全面分析）。

（二）气体混合物中分压浓度（分压浓度是气体混合物中的某一种气体在混合物中所占的比例或分压。例如，在空气中氧气的分压浓度约为21%)

红外分析

这是应用最广泛的快速连续呼吸的分析方法，也便于分析离散气体样品。大多数双原子气体都会吸收红外辐射，但由于吸收带重叠和碰撞增宽（译者注：碰撞增宽是热运动中原子彼此间碰撞，或与分析体系

内其他粒子发生非弹性碰撞引起的谱线变宽的现象。包括霍尔兹马克变宽和洛伦茨变宽），因此可能会有误差。红外分析仪的响应时间<300 μs，只要呼吸频率不太快，就能充分跟踪呼吸周期。放置在患者气道附近的气体分析可直接、实时地监测和分析，因此它的频率响应优于需抽取气体样本进行远程分析的系统（会导致吸入气体和呼出气体在取样管内混合）。

（三）二氧化碳波形图

CO_2波形图以时间或呼气容积为横坐标，气道呼出气体中CO_2浓度为纵坐标绘图。虽曲线形状相似（图7.18和9.12），但包含的信息截然不同，例如，时间CO_2波形图有吸气相和呼气相，而容积CO_2波形图只有呼气相。容积CO_2呼气波形图可计算解剖无效腔（见图7.18）、生理无效腔和潮气量，但容积CO_2呼气波形图在临床上并不常用。当前CO_2检测计可将CO_2浓度显示为体积$\%$、kPa或mmHg。红外分析仪测量的是CO_2的分压，转化为分压浓度将受到大气压的影响，如受使用CO_2检测计所处海拔高度的影响。因此，当前CO_2检测计的技术规范要求，在将测量单位转换为显示单位时，设备必须自动根据大气压进行校准。

正常时间-CO_2波形图的命名如图9.12A所示。有一个吸气相（0），呼气相又分成3相：第Ⅰ相来自设备和解剖无效腔的气体（不含CO_2）；第Ⅱ相是肺泡和无效腔的混合气体，CO_2气体浓度会快速上升；第Ⅲ相是肺泡平台期，其气体分压峰值代表呼气末PCO_2（$PE'CO_2$）。α角和β角可量化CO_2波形图的异常。时间-CO_2波形图中可提供许多信息，具体如下。

- 吸入CO_2浓度。
- 呼吸频率。
- 能显示CO_2波形图，是正确放置气管导管的可靠指示。
- $PE'CO_2$与动脉PCO_2有关（见后文）。
- 肺弹性回缩力和肺阻力影响呼气早期CO_2波形图的形状，可以从呼气的第Ⅱ和第Ⅲ相的斜率，以及第Ⅱ相向第Ⅲ相的转换来评估。
- 通气恒定时，$PE'CO_2$的突然下降是心排血量突然减少（见第123页）或肺栓塞（见第二十九章）的有价值指示。
- 人工通气期间的心搏骤停，将在几次呼吸周期内降低$PE'CO_2$至零。

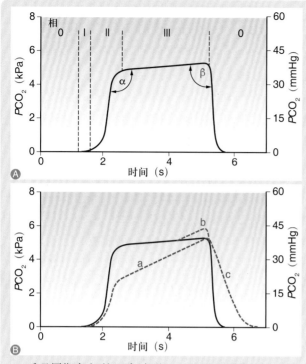

A. 呼吸周期各相的正常波形，以及用于量化 CO_2 浓度图形状的角度，详情见本文；B. 虚线表示波形异常，这些异常可能单独或同时出现，a 线表示肺泡时间常数不同（见第90页），如哮喘，b 线表示妊娠或肥胖时出现Ⅳ期终末上移，c 线表示呼出气的再吸入。

图9.12　时间-二氧化碳波形图

CO_2波形图有3种主要的异常，可单独或同时出现，如图9.12B所示。a线、α角和Ⅲ相斜率增加，由$\dot{V}/\dot{Q}$比失调增加所致。几乎任何肺部病变都可能导致Ⅲ相倾斜，常见的临床原因是急性哮喘。a线是支气管痉挛患者的典型表现。b线有时称为Ⅳ相，偶尔见于妊娠或严重肥胖患者，但更常见于人工通气患者的取样管和分析仪之间的泄漏。c线和β角增加发生在过多的器械无效腔或功能故障的麻醉呼吸系统的气体再吸入。

在考虑CO_2波形图为何异常时，应始终不要忘记技术方面。分析仪响应（太慢）、取样管过长和取样率不足都会因取样管内的气体混合增加而"延迟"正常的CO_2描记。当低潮气量时尤其明显，如儿童或呼吸急促的患者。

动脉与呼气末 PCO_2 梯度

已提出存在动脉与呼气末的PCO_2梯度（见第130页），且某种程度上几乎所有受试者都存在，尤其是老年、吸烟、肺病或麻醉期间的患者，该梯度在肺泡无效腔明显的患者中最大（见第92页）。因此，使用上文所述的$PE'CO_2$无益于绝对$PaCO_2$的监测，但该评估仍有助于跟踪受试者体内的变化。

（周朕译；刘凯雄，苏俊，王楠，李爱民，刘岗校）

———— 参考文献 ————

扫码查看

关键词

碳酸氢盐；碳酸酐酶；缓冲作用；碳酸；分压梯度。

摘要

• 血液中CO_2大多以碳酸氢盐形式存在，碳酸酐酶催化碳酸氢盐的生成和分解。

• 血红蛋白缓冲H^+，以及带3蛋白主动移出红细胞中的HCO_3^-，都促进碳酸氢盐的形成。

• 血浆中溶解的少量CO_2，以碳酸或氨基甲酰化合物（与血浆蛋白或血红蛋白结合）的形式存在。

• 由于$\dot{V}/\dot{Q}$失调，动脉和肺泡间通常有一个小的PCO_2梯度。

小结

• CO_2在血液中有3种形式：气体溶解、碳酸氢盐，以及与血浆和红细胞蛋白形成氨基甲酰化合物。混合静脉血中共含有23 mmol/L（52 mL/dL）的CO_2，大部分为碳酸氢盐形式。

• 正常体温时，血液中物理溶解的CO_2大约有1 mL/dL，根据物理原理，该数量随着温度的降低而增加。

• 溶解的CO_2可以与水反应生成碳酸，然后再解离形成HCO_3^-和H^+。生成碳酸的反应缓慢，在生物体中由碳酸酐酶催化，该酶红细胞中丰富，肺毛细血管中也有。碳酸酐酶是一种含锌酶，也是已知催化速度最快的酶之一。锌原子会水解水分子，然后由附近的组氨酸分子移除H^+，使CO_2与锌-氢氧化物活性中间体反应，形成碳酸氢盐。反应速率更多地取决于细胞缓冲产生的H^+能力，而不是酶的速度，这在很大程度上取决于血红蛋白（见下文）。红细胞中产生的碳酸氢盐由名为带3蛋白的特定膜转运体运输出细胞，而氯离子则随后进入细胞，这一过程称为氯转移（汉布格氏转移）。

• 恒温下，pH、CO_2浓度（或PCO_2）和碳酸氢盐之间的关系，可通过汉-哈二氏（Henderson-Hasselbalch）方程简单预测和确定。

• 血红蛋白缓冲能力强大，这对红细胞运输CO_2很重要。血红蛋白的这种特性是由于蛋白质结构中有多个组氨酸残基，常见血液pH下，组氨酸残基的咪唑基团能有效缓冲，组氨酸的缓冲能力受血红蛋白氧合状态的强烈影响。

• CO_2分子的氨基甲酰运输涉及与蛋白质中不带电荷的氨基反应。每条肽链的末端氨基上都有一个不带电荷的氨基，其他不带电荷的氨基则位于赖氨酸和精氨酸的侧链上。血液中大多数CO_2的氨基甲酰运输是通过结合血红蛋白进行的。

• 霍尔丹效应是PCO_2恒定时，作为CO_2的载体，氧合和去氧合血液载量不同，这源自氧合和去氧合的血红蛋白对氨基甲酰载量和缓冲能力不同。

• 血液中CO_2分压与含量的关系曲线称为CO_2解离曲线，由于霍尔丹效应，动、静脉血的CO_2解离曲线不同。尽管血液中大部分CO_2为碳酸氢盐形式，但动、静脉血间CO_2含量最大的差异在于CO_2氨基甲酰化合物形式的量。

• 未明显吸入CO_2时，肺泡PCO_2受新陈代谢产生的CO_2和肺泡通气的影响。肺功能正常的健康受试者，呼气末PCO_2几乎等同于肺泡PCO_2，但若有肺泡无效腔，呼气末PCO_2将低于灌注肺泡的PCO_2。心排血量的突然变化（下降）可短暂干扰动脉和呼气末PCO_2间的关系，因为肺部的血流下降，而通气持续，从而在几次呼吸内降低呼气末PCO_2。对于CO_2弥散，由于肺泡和血液间无明显障碍，动脉PCO_2等于肺泡PCO_2，正常范围为（5.1±1.0）kPa［（38.3±7.5）mmHg］。

• 人体储存了大量的CO_2和碳酸氢盐，约相当于120 L的CO_2气体。因此，代谢性CO_2产量改变或通气量减少时，（相对于储存总量）体内CO_2储存是逐渐耗尽或增加的，只能缓慢达到新的平衡。例如，在呼吸暂停期间，当CO_2消除完全停止时，动脉PCO_2每分钟仅增加约0.6 kPa（5 mmHg）。

• 通过覆盖着一层碳酸氢盐溶液和可渗透CO_2气体但不能渗透H^+的膜，pH敏感电极可测量溶液中的CO_2分压。通过这种改进，pH电极就成了PCO_2电极。气体混合物中的CO_2常通过红外吸收法测量，该方法足够快，可连续呼吸分析。如果绘制CO_2浓度与时间的关系图，可以获得CO_2波形图，该无创技术可提供有关呼吸模式、通气和肺功能等许多有价值的信息。

第十章　氧

地球大气层的氧气对生命发展至关重要（见第三十四章，大气）。整个动物界完全依赖氧气，不仅功能需要，生存也需要。尽管如此，当细胞水平缺乏精密的防御机制时，氧毒性也极大（见第二十五章）。在学习细胞内氧的作用前，有必要结合前几章，概述氧从大气到线粒体的运输过程。

一、氧降阶梯

海平面干燥空气中PO_2为21.2 kPa（159 mmHg）。氧通过质量迁移［译者注：质量迁移（mass transport）指在固体、液体或气体介质中物质的迁移过程，通常涉及浓度梯度、压力差等驱动力，在这里指的是氧从呼吸系统进入细胞线粒体的过程，该过程中，氧分压差是推动质量迁移的关键因素］（通气和血液流动）及从吸入气体、经呼吸道、肺泡气体、动脉血、全身毛细血管、组织和细胞的氧分压差向下移动。氧最终在线粒体（氧耗的场所）中被消耗，并达到最低值（图10.1）。线粒体内PO_2可能在0.5～3.0 kPa（3.8～22.5 mmHg），不同的组织细胞间、相同组织的细胞间、不同区域细胞间的线粒体内PO_2都不同。

氧分压从空气到线粒体逐级降低称为氧降阶梯，其实际意义非常重要。病理情况下，氧降阶梯中的任一级都可增加氧降，这就可能导致低氧。现依次探讨这些步骤。

（一）水蒸气对吸入氧的稀释

通常引用大气中氧浓度值（20.94%或0.2094的容积百分比）表示干燥空气的氧浓度。当氧气进入呼吸道时，会在体温下加湿，增加的水汽稀释了吸入

的氧，使得PO_2低于周围空气的水平，这是第一次氧降。正常大气压在37℃下完全被水气饱和时，100单位体积的干燥空气可吸收6单位体积的水蒸气，从而使气体总体积达106个单位，但包含的氧分子数量相同，氧分压因此减少6/106。据玻意耳定律，气体加湿后PO_2的计算如下：

干燥空气的氧浓度×（大气压 - 饱和水汽压）

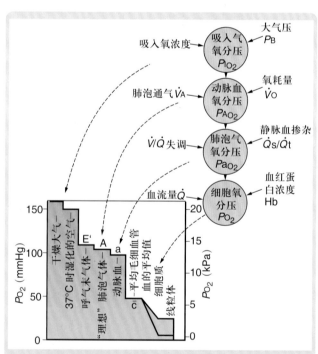

右边显示不同水平的氧降阶梯中影响氧合的因素。

图10.1　左侧显示氧降阶梯，从周围空气至线粒体，PO_2下降

括号内大气压数值为干性空气的大气压。因此体温37℃时吸入气的有效氧分压如下：

$0.2094 \times (101.3 - 6.3) = 0.2094 \times 95 = 19.9$ kPa,

（译者注：若正常计算，饱和水蒸气压 = 101.3 × 6/106 = 5.7，这与6.3 kPa不符，6.3 kPa是在37℃时测得的水蒸气饱和压力，这是一个已知的物理常数，该值并不是通过上述的6/106计算得出的，这说明可能在实际情况中，可能除了温度、湿度、大气压，气体性质还受到其他因素的影响）或以mmHg表示，具体如下：

0.2094 × （760 - 47）= 0.2094 × 713 = 149 mm Hg。

（二）影响肺泡氧分压的主要因素

1. 干燥气体的大气压

若其他因素不变，肺泡PO_2与干燥气体的大气压成正比。随着海拔升高，肺泡PO_2逐渐下降，在19 km处肺泡PO_2降为零，此处肺泡内气压等于体温下水的饱和蒸气压（见表16.1）。环境压力增加后的影响是复杂的（见第十七章），例如，若其他因素保持不变，10个绝对大气压可增加肺泡PO_2约15倍（见表17.1）（译者注：理论上，增加大气压应该会使肺泡PO_2成比例地增加，但实际情况可能会有所不同，这取决于许多其他影响肺部气体交换的因素，这里说10大气压的压力使肺泡PO_2增加了大约15倍，可能是因为在高压下，更多的氧气可以溶解在血液中，从而使得肺泡PO_2增加更多）。

2. 吸入氧浓度

若其他因素不变，肺泡PO_2升降幅度与吸入PO_2的升降幅度相等。由于吸氧浓度始终受控，因此控制吸氧浓度是一个综合多种原因影响氧合的重要治疗方法。图10.2显示吸氧浓度从21%增至30%对肺泡PO_2与肺泡通气曲线的影响。无论原来肺泡通气多少，吸氧浓度从21%增至30%时，最终肺泡PO_2增加8.5 kPa（64 mmHg），这种改善非常重要，例如，呼吸空气时，因低通气使肺泡PO_2降至危及生命的4 kPa（30 mmHg），吸氧浓度增至30%后，肺泡氧分压可上升至接近正常水平的12.5 kPa（94 mmHg）。然而，在如此低通气水平，动脉PCO_2约为13 kPa（98 mmHg），且在撤除低氧驱动通气后动脉PCO_2可能进一步升高。事实上，对于呼吸空气时仅因低通气而患低氧血症的患者，纠正肺泡低PO_2的最大吸氧浓度是30%，该问题将在第303页进一步讨论。

静脉血掺杂所致低氧血症则完全不同，静脉血掺杂会增加肺泡气/动脉血氧分压差，但一定范围内可通过增加肺泡PO_2代偿肺泡气/动脉血氧分压差的增加。静脉血掺杂与通气不足的各个相关数据有很大不

同，将在本章后面讨论。

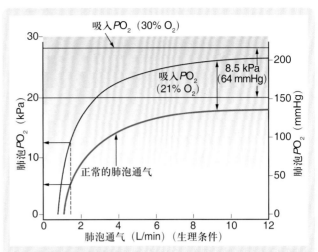

该患者分钟肺泡通气量为1.5 L/min，呼吸空气时，肺泡PO_2降至危险的低水平。此时吸入气氧浓度增加到30%足以使肺泡PO_2提高至几乎正常范围。氧耗量假定为200 mL/min（标准温度和压力下干燥的氧）。生理条件的定义为正常体温、标准大气压、水蒸气饱和后的气体状态，是最常用的校正肺功能参数的状态。

图10.2 吸氧浓度从21%（蓝色曲线）增至30%（红色曲线）对肺泡 PO_2 的影响

3. 氧耗量

在过去，常错误认为任何患者在任何情况氧耗量均为250 mL/min。当然，运动时氧消耗一定会增加，但所谓的"静息"患者中，氧消耗也常远高于基础水平，这可能由躁动、疼痛、呼吸功增加、寒战或发热引起，这些因素可与其他影响PO_2的因素并存。例如，患者可能同时受通气能力下降和通气需求上升的双重打击（见图27.4）。

图10.3显示某个患者呼吸空气时不同氧耗量对肺泡PO_2与肺泡通气曲线的影响，清晰地显示氧耗量增加可能导致低氧。患者氧耗量改变很常见，脓毒症、甲状腺毒症或惊厥时氧耗量显著增加，脓毒症可致患者机械通气撤机困难（见第358页）。全身麻醉、甲状腺功能减退或体温过低时，降低氧耗量，尤其是低温（31℃）时氧耗量约为正常的50%。

4. 肺泡通气

肺泡气体方程（见第99页）表明肺泡PO_2和肺泡通气量间的双曲线关系，该关系在临床上非常重要，将在附录E中探讨。随着通气量增加，肺泡PO_2逐渐上升接近吸入气PO_2（图10.2）。从曲线上看，高于正常通气量水平对肺泡PO_2影响较小。相比之下，低于正常通气水平则影响明显。极低通气水平下，肺泡

通气对肺泡PO_2有重大影响，通气量少量的降低也可致严重缺氧。注意肺泡通气降至一定程度，肺泡PO_2为零。

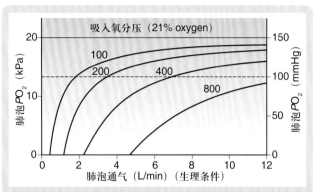

曲线上数字表示氧耗（mL/min，标准温度和压力，干燥氧气）。30℃低体温患者氧耗量为100 mL/min，正常受试者休息或麻醉时氧耗为200 mL/min，运动或发热时氧耗更高。注意，当肺泡PO_2恒定时，肺泡通气量与氧耗量成正比（重要的是此类计算中，通常需要根据不同温度和压力，对氧耗量和肺泡通气值进行校正；见附录C）。

图 10.3　正常大气压下呼吸空气时，不同氧耗量下肺泡通气与肺泡PO_2曲线

（三）影响肺泡氧分压的次要因素

1. 心排血量

短时间内，心排血量可影响肺泡PO_2。例如，当其他因素不变，由于心排血量骤减而降低流经肺部的血液时，减少肺泡气体交换，这会暂时增加肺泡PO_2。然而，减少的心排血量也增加体循环组织中氧摄取，混合静脉氧快速下降。此时，虽然肺血流减少，但流经肺单元的血流会代偿性地增加氧摄取，这就使得肺泡气中的氧交换并未改变。长期来看心排血量并不直接影响肺泡PO_2，因此未出现在肺泡气体方程中。

2. "浓度"、第三气体或芬克（Fink）效应

作为高溶性气体，前面讨论的图表和方程忽略了氧化亚氮（N_2O）在气体交换中对肺泡PO_2的影响。第122页简单提到了N_2O对二氧化碳的影响，但其对氧气的影响可能更重要。在N_2O的麻醉早期，大量N_2O从肺泡中吸收而转移至体内，这就暂时浓缩了肺泡内氧和二氧化碳（译者注：即减少了肺泡容积，从而肺泡内氧和二氧化碳浓度相对升高），从而使氧和二氧化碳分压暂时高于预期，然后N_2O进入体内后置换出原体液中溶解度低的少量氮气。另一方面，麻醉

苏醒时，N_2O通过肺泡大量排出机体，因此N_2O从体内向肺泡大量净转移时，N_2O会稀释肺泡氧和二氧化碳，使氧和二氧化碳分压低于预期，这可能会出现暂时性缺氧，肺泡PCO_2减少可抑制通气，进而加剧肺泡PO_2的下降，然后组织内排出的大量N_2O被少量氮取代。幸运的是，该效应只持续几分钟，当停止使用N_2O时，小幅度提高吸氧浓度即可轻松避免缺氧（译者注：对于"浓度"、第三气体或芬克效应，麻醉界其实一直是有争议的，某些学者认为给出的解释是错误的）。

（四）肺泡气/动脉血氧分压差

氧降阶梯的下一阶梯临床意义重大。呼吸空气的健康年轻人中，肺泡气/动脉血氧分压差不超过2 kPa（15 mmHg），但健康老年人可能超过5 kPa（37.5 mmHg）。分流或$\dot{V}/\dot{Q}$失调的肺疾病患者，肺泡气/动脉血氧分压差增加。临床上，肺泡气/动脉血氧分压差增加是低氧血症最常见的原因，因此肺泡气/动脉血氧分压差是氧降阶梯中非常重要的一级。

与肺泡PO_2不同，肺泡气/动脉血氧分压差无法根据其他更容易测量的值预测。除测量动脉血气PO_2和计算肺泡PO_2，无简单的方法可知道特定患者肺泡气/动脉血氧分压差的大小。因此，当缺氧的原因是肺泡气/动脉血氧分压差增加时，理解影响肺泡气/动脉血氧分压差的因素，以及通过提高吸氧浓度恢复动脉PO_2的原理尤为重要。

（五）肺泡气/动脉血氧分压差的影响因素

第七章解释了静脉血掺杂（即生理分流）如何引起肺泡气/动脉血氧分压差。静脉血掺杂（即生理分流）由两部分组成：①分流的静脉血掺杂到源自肺毛细血管的氧合血；②不同肺区的$\dot{V}/\dot{Q}$失调。由于肺泡/毛细血管膜弥散受损对肺泡气/动脉血氧分压差的影响可能非常小，大多数时可忽略。

图7.12显示分流静脉血（即第一部分）的公式推导，具体如下：

$$\frac{\dot{Q}s}{\dot{Q}t} = \frac{Cc'_{O_2} - Ca_{O_2}}{Cc'_{O_2} - C\bar{v}_{O_2}}$$

应注意以下两点。

• 该方程精确中略有不足，因为就血氧含量而言，其假设所有的分流静脉血都与混合静脉血血氧含量相同，然而心最小静脉和支气管静脉的分流静脉血与混合静脉血的血氧含量就不同（见图6.1）。

• 实际上，肺毛细血管末梢血氧含量（Cc'_{O_2}）是根据毛细血管末梢氧分压（Pc'_{O_2}）等于"理想"肺泡PO_2计算的，而"理想"肺泡PO_2则是根据肺泡气体方程推导出的（见99页）。

化简后求解肺毛细血管末梢／动脉氧含量差的方程如下：

$$Cc'_{O_2} - Ca_{O_2} = \frac{\frac{\dot{Q}s}{\dot{Q}t}\left(Ca_{O_2} - C\overline{v}_{O_2}\right)}{1 - \frac{\dot{Q}s}{\dot{Q}t}}$$

［方程10.1］

若方程中的单位不一致，需要进行换算。

$Ca_{O_2} - C\overline{v}_{O_2}$是动脉／混合静脉氧含量差，是氧耗量和心排血量的函数，因此

$$\dot{Q}t\left(Ca_{O_2} - C\overline{v}_{O_2}\right) = \dot{V}O_2$$

［方程10.2］

将方程10.2代入方程10.1，替换$Ca_{O_2} - C\overline{v}_{O_2}$，得到

$$Cc'_{O_2} - Ca_{O_2} = \frac{\dot{V}O_2\frac{\dot{Q}s}{\dot{Q}t}}{\dot{Q}t\left(1 - \frac{\dot{Q}s}{\dot{Q}t}\right)}$$

［方程10.3］

该方程显示了肺毛细血管末梢动脉氧含量差与氧耗量（$\dot{V}O_2$）、静脉血掺杂（$\dot{Q}s/\dot{Q}t$）和心排血量（$\dot{Q}t$）的关系。

最后的计算是将毛细血管／动脉氧含量差转换为氧分压差。血液中氧含量是物理溶解的氧加血红蛋白的结合氧：

血氧含量 = αPO_2 +（$SO_2 \times$［Hb］$\times 1.39$）

其中，α是氧在血液（而非血浆）中的溶解系数，SO_2为血红蛋白氧饱和度，根据氧解离曲线，SO_2随PO_2变化，而氧解离曲线本身受温度、pH和碱剩余的影响（波尔效应）；［Hb］为血红蛋白浓度（g/dL），1.39是指与1 g血红蛋白结合的氧体积（mL）（见第135页）。

从PO_2推导氧含量，受pH、碱剩余、温度和血红蛋白浓度等因素影响。从氧含量推导PO_2更为烦琐，须反复地将SO_2转化为PO_2，该过程以前使用数值表完成，但现在可方便地使用表示氧合血红蛋白解离曲线的数学公式实现（见第136页）。

静脉血掺杂引起的肺泡气／动脉血氧分压差，其主要影响因素总结如下。

静脉血掺杂增加肺泡气／动脉血氧分压差，分流较小时两者直接成正比，而分流较大时无正比效应（图10.4），对动脉PO_2的影响如图7.13所示。在第94页等其后几页讨论了不同形式的静脉血掺杂。

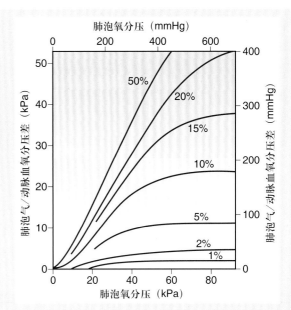

图中以数字表示分流占肺总血流量的百分比。肺泡PO_2恒定且少量分流时，肺泡气／动脉血氧分压差与分流大小大致成比例。而分流恒定时，肺泡气／动脉血氧分压差以非线性方式（受氧离曲线所决定）随着肺泡PO_2的增加而增加。在高肺泡PO_2时，肺泡气／动脉血氧分压差会达到平台，但相对于少量分流，分流量大时，肺泡PO_2值需要更高才出现肺泡气／动脉血氧分压差平台。值得注意的是，50%分流量时，肺泡PO_2的增加与肺泡气／动脉血氧分压差几乎等量。因此，如果其他因素保持不变，那么50%分流量时动脉PO_2几乎与肺泡PO_2的变化无关。图中常数：动脉／静脉氧含量差5 mL/dL；Hb浓度14 g/dL；血温37℃；血pH 7.40；碱剩余为零。

图 10.4　不同肺泡PO_2水平下，分流对肺泡气／动脉血氧分压差的影响

第七章解释了$\dot{V}/\dot{Q}$失调造成肺泡气／动脉血氧分压差的原因，具体如下。

• 低$\dot{V}/\dot{Q}$比肺泡更多，少量的高$\dot{V}/\dot{Q}$比肺泡不能代偿，因此混合动脉血低氧合。

• 正常氧解离曲线中，由于PO_2约在8 kPa处出现拐点，因此低$\dot{V}/\dot{Q}$比区域的血氧饱和度下降往往大于相应高$\dot{V}/\dot{Q}$区域的血氧饱和度上升（见图7.15）。

上述两个原因共同解释了高$\dot{V}/\dot{Q}$比肺泡的血液不能代偿低$\dot{V}/\dot{Q}$比肺泡血液的原因。

实际肺泡PO_2对肺泡/动脉血氧差有深远、复杂的非线性影响（见图10.4）。分流不变时，肺泡PO_2不影响肺泡气/动脉血氧含量差（方程10.3），肺泡PO_2只影响肺泡/动脉血氧分压差，因此肺泡气/动脉血氧分压差主要取决于氧解离曲线上肺泡气PO_2对应点的斜率（译者注：即受氧解离曲线中该点斜率的影响，在肺泡气体PO_2处，解离曲线的斜率决定了氧含量与氧分压间关系。因此，当氧含量变化时，氧分压也会相应地变化，而这种变化取决于解离曲线在肺泡气体PO_2处的斜率，如果解离曲线陡峭，即曲线在特定PO_2值附近的斜率较大，那么小的氧含量变化将导致较大的肺泡/动脉血氧分压差）。例如，当PO_2为93 kPa（700 mmHg）时，氧含量下降1 mL/100 mL会使PO_2下降约43 kPa（325 mmHg），大部分物理溶解的氧会丢失。然而，若初始PO_2为13 kPa（100 mmHg），氧含量下降1 mL/100 mL仅致PO_2下降4.6 kPa（35 mmHg），损失的大部分氧是血红蛋白结合氧。若最初PO_2只有6.7 kPa（50 mmHg），氧含量下降1 mL/100 mL导致PO_2的下降非常小（0.7 kPa，5 mmHg），损失的几乎完全是血红蛋白结合氧（此时氧解离曲线陡峭）。

前段概述的定量研究临床意义重大。图10.4清楚地显示，分流恒定，而肺泡PO_2最高时，肺泡气/动脉血氧分压差最大，若肺泡PO_2减少（如通气不足），其他因素不变，肺泡气/动脉血氧分压差也会降低，因此动脉PO_2下降小于肺泡PO_2下降，这得益于氧合血红蛋白解离曲线的形状。在静脉血掺杂为50%时，肺泡PO_2变化几乎与肺泡气/动脉血氧分压差变化相等（图10.4）。因此，动脉PO_2几乎与肺泡PO_2变化无关，氧疗对纠正缺氧作用不大（见图7.13）。

心排血量变化对肺泡气/动脉血氧分压差的影响极其复杂。Fick方程（方程10.2；见第131页）显示，若氧耗量恒定，单纯的低心排血量必然增加动脉/混合静脉氧含量差，这意味着低心排血量时分流血的饱和度更低，相对于同等程度的分流，低心排血量导致动脉氧含量下降更大。静脉血掺杂恒定时，方程10.3显示心排血量与肺泡/动脉氧含量差呈反比相关（图10.5B）。当我们不看肺泡/动脉氧含量差，而关心实际的肺泡气/动脉血氧分压差时，肺泡气/动脉血氧分压差与心排血量的关系不再是真正反比关系，而是由于氧合血红蛋白解离曲线形状的缘故呈现出复杂的非线性形式。图10.5A显示了心排血量与肺泡气/

动脉血氧分压差的曲线，但只适于肺泡PO_2为24 kPa（180 mmHg）的特定条件。

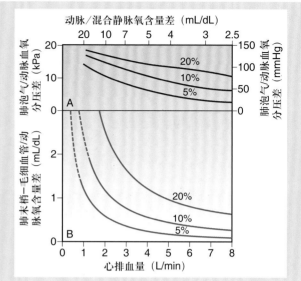

本例中，假设患者氧耗量为200 mL/min，肺泡PO_2为24 kPa（180 mmHg）。假设自变量为心排血量，心排血量与肺毛细血管末梢/动脉氧含量差负相关（图B）。当不考虑肺毛细血管末梢/动脉氧含量差，只考虑肺泡气/动脉血氧分压差时，这一负相关曲线会因氧解离曲线的影响而不同，图A与图B都假设患者肺泡PO_2为24 kPa（假设肺泡PO_2等于肺毛细血管末梢PO_2）。

图10.5　分流时（每条曲线的数值表示分流率），心排血量对肺泡气/动脉血氧分压差的影响

遗憾的是，心排血量的影响比上面讨论的更为复杂，因为据观察，心排血量降低总伴有分流量降低。而心排血量增加常增加分流量，这大致抵消了混合静脉血氧饱和度下降的影响，因此心排血量变化对动脉PO_2影响相对较小（见第95页）。然而须记住，即使动脉PO_2恒定，氧输送也会随心排血量变化（译者注：这里应该指减少）而成比例减少。

患者的血液温度、pH和碱剩余会影响氧合血红蛋白解离曲线（见第137页）。此外，温度还会影响血液中氧的溶解系数。因此，这三个因素都影响PO_2与氧含量的关系（表10.1），从而影响静脉血掺杂对肺泡气/动脉血氧分压差的影响，但除非极端情况，这三个因素通常不重要。

血红蛋白浓度会影响氧在物理溶解和化学结合之间的分布。虽然血红蛋白浓度不会影响肺毛细血管末梢/动脉氧含量差（方程10.3），但可改变肺毛细血管末梢/动脉血氧分压差。增加血红蛋白浓度可致肺泡气/动脉血氧分压差略下降（译者注：血红蛋白浓度增加，血红蛋白会结合更多的氧分子，然后在动脉血液中释放结合的氧，因此动脉血中氧分压差略上升，而肺泡气氧分压不变，所以肺泡气/动脉氧分压差会略微减小。而肺毛细血管末梢/动脉氧含量差主要取决于肺部的气体交换效率，与血红蛋白浓度无关，故不影响）。表10.1显示一例心排血量5 L/min，氧耗量为200 mL/min，静脉血掺杂20%的患者，肺毛细血管末梢/动脉氧含量差为0.5 mL/100 mL。假设肺泡PO_2为24 kPa（180 mmHg），血红蛋白浓度对肺泡气/动脉血氧分压差的影响如表10.1所示（肺泡PO_2值不同，表格中的数值也不同）。

表 10.1　20%的静脉血掺杂下，不同血红蛋白浓度对动脉血氧分压的影响

血红蛋白浓度	肺泡气 / 动脉血氧分压差		动脉血氧分压	
g/L	kPa	mmHg	kPa	mmHg
80	15.0	113	9.0	67
100	14.5	109	9.5	71
120	14.0	105	10.0	75
140	13.5	101	10.5	79
160	13.0	98	10.0	82

　　肺泡通气对动脉PO_2的总体影响值得关注，同时也展示了有助于综合说明前面讨论的各因素的不同方面。增加肺泡通气量可能出现以下结果。

• 若大气压、吸氧浓度和氧耗量不变，肺泡PO_2必升高（图10.2）。

• 肺泡气/动脉血氧分压差升高，原因如下。

— 若其他因素不变，肺泡PO_2增加，那将以相同比例增加肺泡气/动脉血氧分压差（图10.4）。

— 多数情况下，已证实肺泡通气增加会导致PCO_2下降（译者注：虽然"肺泡通气增加导致PCO_2下降"是一个基本的生理过程，但在实际的生理环境中，可能会有"血液的酸碱平衡、肺部疾病、呼吸节律的改变等"许多其他因素影响这个过程，所以只能说是多数情况），从而降低心排血量，并伴随前文所述的继发改变，肺泡气/动脉血氧分压差升高。

— PCO_2降低引起动脉pH的变化会导致肺泡气/动脉血氧分压差呈小幅度、临床意义低的增加。

　　因此，预计增加肺泡通气可增加肺泡PO_2和肺泡气/动脉血氧分压差，而动脉PO_2变化就取决于这两种变化的相对大小。假设心输出量受二氧化碳分压的影响，图10.6显示了不同程度静脉血掺杂的情况下吸氧

浓度为30%，肺泡通气变化引起的动脉氧分压变化。肺泡通气小于1.5 L/min前，通气增加总会升高动脉PO_2。然而，在肺泡通气大于1.5 L/min之后，只有当静脉血掺杂小于3%时，进一步增加肺泡通气量才会增加动脉PO_2。对于更大的静脉血掺杂，进一步增加肺泡通气量，肺泡气/动脉血氧分压差增加超过肺泡PO_2的增加，因此降低动脉PO_2。

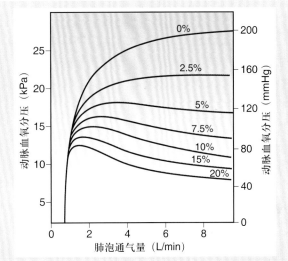

　　肺泡通气对动脉PO_2的影响是两方面效应的代数和：其一是肺泡通气对肺泡PO_2的影响（图10.2）；其二是随之的肺泡PO_2对肺泡气/动脉血氧分压差的影响（图10.4）。当肺泡气/动脉血氧分压差增加超过肺泡PO_2增加时，动脉PO_2下降。图中数字表示静脉血掺杂的百分比。与0%静脉血掺杂相对应的曲线为肺泡PO_2。图中常数：吸氧浓度：30%；氧耗量：200 mL/min；呼吸气体交换率：0.8。

图 10.6　肺泡通气对动脉PO_2的影响

（From Kelman GR, Nunn JF, Prys-Roberts C, et al. The influence of cardiac output on arterial oxygenation. Br J Anaesth. 1967；39：450-458, with permission of the Editor of British Journal of Anaesthesia and Oxford University Press）

（六）通过提高吸氧浓度代偿肺泡气/动脉血氧分压差的增加

　　严重呼吸功能障碍时，许多患者呼吸空气时会发生低氧血症。治疗的主要目的显然是消除低氧血症的病因，但当无法立即实现时，通常可增加吸氧浓度缓解低氧血症。氧疗原则上应根据广义的低氧血症病因（通气不足、静脉血掺杂或两者共存）氧疗。当主要由通气不足引起低氧血症时，又不适合或不可能恢复正常肺泡通气时，如前文所述，见第129页的图10.2和第二十七章，通常可通过提高吸氧浓度

（21%～30%）恢复正常动脉PO_2。

当主要因为静脉血掺杂引起低氧血症时，则情况完全不同。只有当静脉血掺杂的分流量≤心排血量30%，才可能通过吸入富氧气体恢复正常动脉PO_2，而当分流量达30%时，甚至需要吸入纯氧方可（见第95页），这种静脉血掺杂与氧疗及动脉PO_2定量关系最好参考等分流图曲线（见图7.13）。

二、血液携氧

上节详细讨论了影响动脉血PO_2的因素。现在讨论血液如何携氧，特别是PO_2和携氧量间的关系。携氧量（包括结合氧和溶解氧）对氧输送至关重要，其重要性不亚于能够直接被组织利用的溶解氧（即溶解氧可直接反应为氧分压大小）。

血液携氧有两种形式，大部分与血红蛋白可逆性化学结合，小部分物理溶解于血浆和细胞内液。血液大量携氧的能力对动物界大多数生物非常重要，而且多种携氧分子（见第290页）都是基于含金属原子（铁或铜）的蛋白质链。

（一）血氧的物理溶解

氧能以物理溶解的形式在红细胞和血浆中运载。在37℃下，正常血液溶解的氧量约为0.0 232 mL/（dL·kPa），或0.00 314 mL/（dL·mmHg）。因此正常动脉PO_2时，物理溶解的氧约为0.25～0.30 mL/dL，或超过各种形式携氧总量的1%。然而，当吸入100%氧气时，物理溶解的氧上升至约2 mL/dL。在3个大气压的绝对压力下（303 kPa）吸入100%氧气，物理溶解氧量上升至约6 mL/dL，这些物理溶解的氧足以保证正常静息状态下氧摄取。PO_2相同时，随着温度下降，物理溶解的氧量也会增加（见表26.2）。

（二）血红蛋白

血红蛋白分子由4条蛋白链组成，每条蛋白链携带一个血红素基团（图10.7A），总分子量为64 458。成年人最常见的血红蛋白（HbA）中，有两种类型的蛋白链，每个血红蛋白分子上每种蛋白链各有两条α链和β链。两条α链各有141个氨基酸残基，血红素连接在第87位的组氨酸残基上。两个β链各有146个氨基酸残基，血红素连接在第92位的组氨酸残基上。图10.7B显示了α链中血红素结合点的详细信息。

（三）氧结合的分子机制

血红蛋白分子就像弯曲的项链，卷曲在一个球体

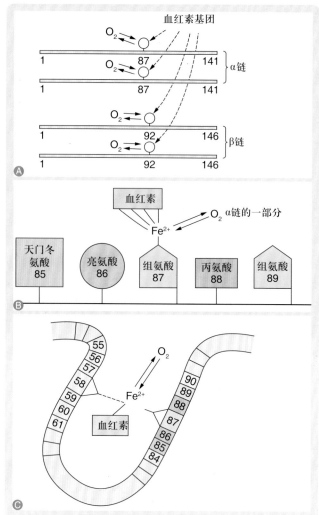

A. 两对相同的链：每条α链有141个氨基酸残基，每条β链有146个氨基酸残基；B.α链上血红素基团的连接位点；C. 含血红素基团的凹槽。

图 10.7　血红蛋白分子由四条氨基酸链组成，每条氨基酸链携带一个血红素基团

内。然而这种形状不是随机的，而是至关重要，其实际形状（四级结构）决定与氧的反应。该形状由不同链上特定氨基酸间或同一链上某些氨基酸间的松散键（静电键）维持。由于这些键的相互作用，血红素基团和组氨酸残基之间静电键就形成了一条凹槽，血红素基团就位于该凹槽中，而不是位于由正常价键残基形成的凹槽。如图10.7C，显示一条α链的部分，铁原子一端连着附在α-链上的血红素基团，另一端连着87号位的组氨酸残基。然而，通过静电键，血红素也可连接到58位的组氨酸残基，以及通过非极性键连接许多其他氨基酸，这形成了一个环，血红素基团位于一个凹槽中，该凹槽形状控制着氧分子的进出难易度。

脱氧血红蛋白中，蛋白质链内部和链间的静电键非常牢固，使血红蛋白分子呈紧张（T）构象〔译

者注：紧张型血红蛋白（tense hemoglobin），又称T型血红蛋白，指亚基处于钳制状态的血红蛋白。使氧不易与血红素结合，从而保障在需氧组织内可快速地释放氧〕，此时血红蛋白对氧亲和力相对较低。氧合血红蛋白中，静电键较弱，血红蛋白处于松弛（R）状态〔译者注：松弛型血红蛋白（relaxed hemoglobin），又称R型血红蛋白，指亚基结构呈松弛状态的血红蛋白，使氧极易与血红素结合，从而保障在肺部迅速氧合〕，含有血红素的凹槽可打开并结合氧，相对于T状态，R状态时血红蛋白对氧的亲和力高500倍。氧与四条蛋白质链中任一条结合，都会改变整个血红蛋白分子的构象，从而增加其他蛋白质链对氧的亲和力，这种氧结合位点之间的"协同性"是血红蛋白生理作用的基础，并影响血红蛋白与氧反应的动力学（见后述）。其他因素，如二氧化碳、pH和温度，也会改变由血红蛋白分子静电键强度决定的R或T构象状态。

波尔效应描述了氢离子或二氧化碳浓度变化引起的血红蛋白氧亲和力的变化，通常以波尔效应来理解氧离曲线位移（图10.10）。pH降低会影响许多维持血红蛋白四级结构的静电键，从使更多的血红蛋白分子稳定在T构象，降低其对氧的亲和力。类似地，α链的N端氨基酸残基通过结合二氧化碳，形成氨基甲酰血红蛋白（见第117页），这种蛋白质链功能的微小变化稳定了T构象，并促进血红蛋白释放氧分子。

而霍尔丹效应描述了与脱氧血相比，氧合血携带的二氧化碳较少（见第117页）。晶体学研究表明，脱氧血红蛋白中β-链146位的组氨酸与94位的天冬氨酸残基疏松结合，当血红蛋白结合氧并改变为R构象时，146位的组氨酸离开天冬氨酸残基10 Å（译者注：Å读作埃，为物理学中长度单位，1埃=0.1纳米），这足以改变其pK值。同样，这种β-链某一区域微小变化会对整个分子的静电键产生广泛影响，改变整个分子的四级结构，改变其缓冲氢离子和与二氧化碳形成氨甲酰基复合物的能力。

血红蛋白的氧结合量（BO_2）或 Hüfner 常数

在确定了血红蛋白分子量后，可轻松推导出血红蛋白结合氧的理论值（BO_2）为1.39 mL/g〔在标准温度和压力、干燥气体状态下，每4 mol（即22 414 mL）的氧分子与分子质量为64 458 g的1 mol血红蛋白分子结合（即每个血红蛋白分子能够结合4个氧分子）〕，该值被广泛使用。然而逐渐清楚的是，

当直接测量血红蛋白浓度和氧容量进行比较时（译者注：比较其实就是计算），并不能得到1.39 mL/g这个值，报告值在1.306 mL/g～1.360 mL/g。理论值和体内值间的差异源于无氧结合能力的异常血红蛋白，最常见的是高铁血红蛋白（metHb）和碳氧血红蛋白（COHb）。若考虑到异常血红蛋白，则可使用Hüfner常数的理论值，BO_2可计算为如下：

$$BO_2 = 1.39 \times [tHb-(metHb + COHb)],$$
这里的tHb = 样本中总血红蛋白。

目前血气分析仪能常规检测血液中tHb大部分的四种血红蛋白，即氧合血红蛋白（O_2Hb）、去氧血红蛋白（HHb）、高铁血红蛋白（metHb）和碳氧血红蛋白（COHb）。若检测了前两种，又完全排除了异常血红蛋白，则BO_2可简单计算如下

$$BO_2 = 1.39 \times (HHb + O_2Hb)。$$

（四）氧与血红蛋白反应动力学

Adair于1925年首次提出氧与血红蛋白的结合分为4个阶段，具体如下：

$$Hb + 4O_2 \xrightleftharpoons[K_1]{} HbO_2 + 3O_2 \\ \xrightleftharpoons[K_2]{} Hb(O_2)_2 + 2O_2 \\ \xrightleftharpoons[K_3]{} Hb(O_2)_3 + O_2 \xrightleftharpoons[K_4]{} Hb(O_2)_4$$

四步反应都有两个速度常数，k表示逆反应（朝向脱氧血红蛋白方向），k'表示正向反应。K表示正向与逆向反应之比，如：$K_1 = k'_1 / k_1$。因此脱氧血红蛋白和氧合血红蛋白之间的解离可用四个速度常数$K_1 \sim K_4$来表示。

描述Adair方程时假设血红蛋白的α链和β链在与氧的化学反应中特性相同，事实上在体内不可能。当分别考虑了α链和β链时，脱氧血红蛋白和氧合血红蛋白间有多种不同的反应途径，理论上有16种不同的可逆反应（图10.8）。然而多个独立的正、逆反应可再次组合得到一个K值，这与更简单的Adair方程得到的K值无明显差异。

无论是分别考虑α-链和β-链，或是将血红蛋白作为整体考虑，单独测量速度常数的$K_1 \sim K_4$值如图10.8所示，可看到，最后一个反应那个的正向速度比其他反应快许多。在氧合最后25%血红蛋白位点时，最后的氧合反应将占主导地位，高速度代偿了不断减少的氧结合位点，降低反应速率的效应，否则按质量作用定律会减慢反应速度。K_4的正向反应强度也解释了为什么氧合血红蛋白解离比形成略慢。

与氧结合血红蛋白相比，一氧化碳结合血红蛋白的反应速度常数大致相同，但相比之下，COHb的解离极其缓慢。

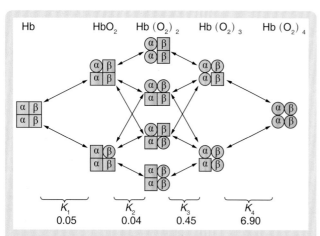

如果α链和β链与氧的化学反应不同，那么从脱氧血红蛋白转变为完全氧合的血红蛋白可有多种途径。如图所示，箭头表示16种可能的解离平衡，必须结合这些平衡才能得出$K_1 \sim K_4$的四个Adair常数，它们的值如图已标明。可清楚地看到，最后一阶段的氧合速度比前三阶段快得多。

图10.8　血红蛋白四聚体的氧合

（五）氧合血红蛋白解离曲线

由于氧与血红蛋白间化学反应的复杂动力学，PO_2与血红蛋白饱和度间的关系非线性，这种非线性的精确形式对生物学至关重要。标准条件下，成年人和胎儿的血红蛋白（HbF）、肌红蛋白及COHb的氧合血红蛋白解离曲线如图10.9所示。

1904年，玻尔首次描述了呈"S"形的氧合血红蛋白解离曲线（见图35.11）。随后，Adair和Kelman分别使用各种系数，构建了能重现氧离曲线的方程。Kelman方程使用7个系数，构建的曲线在PO_2约1 kPa（7.5 mmHg）以上时与真实曲线别无二致。根据饱和度计算PO_2需反复计算，但通过计算机可方便地根据PO_2确定饱和度，临床使用的大多数血气分析仪都能自动进行这种计算。下面所示的是简化版的Kelman方程，应用方便，在PO_2大于4 kPa（30 mmHg）时得到的结果相似（PO_2单位为kPa；SO_2为百分比）：

$$SO_2 = \frac{100\left(PO_2^3 + 2.667 \times PO_2\right)}{PO_2^3 + 2.667 \times PO_2 + 55.47}$$

如下节所述，该方程未考虑解离曲线的位移，因

此临床应用必须谨慎。

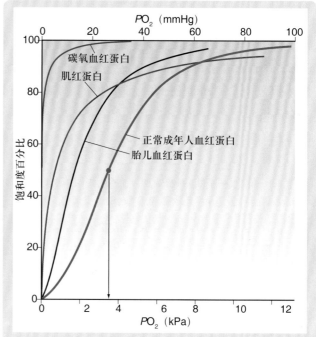

同时显示了用于比较的肌红蛋白和碳氧血红蛋白曲线。箭头显示了正常成年人血红蛋白解离曲线的P_{50}，即Hb饱和度为50%时的氧分压。注意：①相比成年人，胎儿血红蛋白的特点决定适合在较低的氧分压下工作；②在随意肌正常的氧分压（2～4 kPa，15～30 mmHg）时，肌红蛋白接近完全饱和，大部分氧只能在运动时极低PO_2下才能解离释放；③只有维持极低水平的PCO，才能使碳氧血红蛋白解离。

图10.9　正常成年人和胎儿血红蛋白解离曲线

（六）引起解离曲线位移的因素

血液生化的许多生理和病理变化会沿X轴向左或右移正常解离曲线。量化解离曲线偏移的一种简便方法是50%饱和度的PO_2，在图10.9所示的标准条件下，PO_2为3.5 kPa（26.3 mmHg），称为P_{50}，这是报告解离曲线偏移的常用方法。

图10.10显示了血液pH变化引起的波尔效应。位移的定义为对于相同的氧饱和度，标准氧解离曲线对应的PO_2与曲线特定位移时对应的PO_2的比值。标准条件为pH = 7.4、温度37℃和碱剩余为零。图10.10中，标准pH = 7.4、氧饱和度为80%时，PO_2为6 kPa（45 mmHg），而pH = 7.0、氧饱和度80%时，PO_2为9.4 kPa（70.5 mmHg）。从pH 7.4降至7.0，位移比为0.64（译者注：45/70.5=0.638），该位移比适用于pH = 7.4降至7.0的任一氧饱和度的位移比。

正常生理条件下，波尔效应能影响氧运输。当血液流过肺或全身的毛细血管时，CO_2转运改变了血液pH，使解离曲线发生偏移。虽然pH变化很小（如动静脉pH差仅为约0.033），但静脉点位于解离曲线陡峭部位［译者注：静脉点（venous point），即静脉血的PO_2和SO_2在氧解离曲线上对应点］，pH的微小变化对静脉血氧饱和度的影响明显。有学者认为，血红蛋白流经全身毛细血管和肺毛细血管时，波尔效应可引起25%的氧释放和摄取。

温度对解离曲线影响很大，低体温时左移，高体温时右移。

碱剩余是基于血液pH和PCO_2的衍生参数，用于量化导致血液pH变化的代谢（而不是呼吸）成分。与pH值本身相比，碱剩余变化对解离曲线位置只有很小影响，但为得到准确结果，必须将其考虑在内。

1. 量化血红蛋白解离曲线的位移

前面一节中已介绍利用修正Kelman方程，从PO_2估计血红蛋白饱和度。然而该方程假设P_{50}正常，除了最"正常"的生理情况，其他所有情况结果都会产生错误结果。临床实践中，需测量血气的患者通常也有异常的pH、温度和碱剩余。血气分析仪在根据PO_2自动计算饱和度时，会常规考虑这些因素，并使用各种方程来（计算校正的PO_2，从而）校正解离曲线位移，例如：

$$校正PO_2 = PO_2 \times 10^{[0.48(pH-7.4)-0.02(T-37)-0.0013 \times 碱剩余]}$$

其中，PO_2单位为kPa，温度（T）为℃。然后，校正后PO_2可以被输入到如前所述（见第136页）的任何版本的血红蛋白分解曲线方程中。为了在更广泛条件下，精确计算SO_2，可能需要生理建模，从而将包含PCO_2和2, 3-二磷酸甘油酸（DPG）水平对SO_2的影响也考虑进去。

2. 血红蛋白氧解离曲线位移的临床意义

解离曲线偏移对组织PO_2有重要影响，但解离曲线偏移的后果在直观上并不明显。故定量思考至关重要。例如，解离曲线右移（由低pH或高温引起）会损害肺部氧合，但有助于组织中氧的释放。对于这些影响在综合起来之后，组织PO_2到底会增加还是减少，图10.10给出了一个说明性示例，假设动脉PO_2为13.3 kPa（100 mmHg），随着pH降低，氧解离曲线右移，动脉饱和度下降。正常动脉PO_2下，这种右移对动脉饱和度影响相对较小，但对静脉点氧饱和度则完全不同，图10.10显示静脉PO_2受到明显影响。假设

动脉/静脉氧饱和度差为恒定的25%，可以看到，在低pH下，静脉PO_2升高到6.9 kPa（52 mmHg），而在高pH下，静脉PO_2降低到3.5 kPa（26 mmHg），这一点很重要，因为相比动脉PO_2，组织PO_2更接近静脉PO_2（见第112页）。因此，在所示的例子中，解离曲线右移有利于组织氧合。

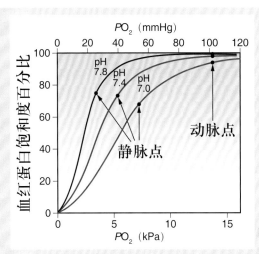

中间（绿色）曲线为标准条件（温度37℃、碱剩余为零）下的正常曲线，另外两条曲线显示其他因素恒定而血液 pH 不同引起的解离曲线位移。静脉点根据动脉／混合静脉 SO_2 相差 25% 来确定。因此静脉饱和度比相应的动脉饱和度（动脉饱和度相当于 PO_2 为 13.3 kPa，即 100 mmHg 对应的值）低 25%。上述条件下碱中毒降低静脉 PO_2，而酸中毒提高静脉 PO_2。

图 10.10　波尔效应及其对 PO_2 的影响

一般规律是，若氧离曲线右移（P_{50}增加），动脉PO_2无严重降低，则右移有利于增加静脉PO_2。但动脉血PO_2小于5 kPa（38 mmHg）时，动脉点位于解离曲线的陡峭部分，则右移动脉血氧下降将超过组织释氧的增加。因此，严重的动脉低氧血症，曲线右移常导致静脉PO_2下降，而曲线左移有利提高静脉PO_2。因此值得关注的一点是，在极端高海拔，当动脉PO_2严重降低时，氧离曲线自发左移（见后文）。

正在研发可改变P_{50}的口服活性药物，这些药物可逆地结合α链末端缬氨酸，改变分子结构，P_{50}可从5.7 kPa快速降至1.1 kPa（由43 mmHg将至8 mmHg）。增加这种氧亲和力可能对组织重度缺氧疾病的生存获益极大。

（七）2，3-二磷酸甘油酸

多年来，人们已经知道红细胞中某些有机磷酸盐对P_{50}有显著影响，最重要的是2，3-二磷酸甘油酸

（2，3-diphosphoglycerate，DPG），一个2，3-二磷酸甘油酸分子通过结合血红蛋白两个β链间的静电键，稳定血红蛋白的T构象，降低其对氧的亲和力，从而右移解离曲线。血红蛋白分子中2，3-二磷酸甘油酸的百分比决定了在$2.0 \sim 4.5$ kpa（$15 \sim 34$ mmHg）范围内P_{50}的总体值。2，3-二磷酸甘油酸形成于糖酵解途径Rapoport-Luebering旁路，其值由合成和降解间的平衡决定。产生和代谢2，3-二磷酸甘油酸的酶活性均受pH的影响。

2，3-二磷酸甘油酸水平与P_{50}的关系，提示2，3-二磷酸甘油酸水平对临床实践有重要影响，在这个问题上做了大量的研究，但大多未能在理论上证实2，3-二磷酸甘油酸对氧输送的理论重要性。与动脉PO_2、酸碱平衡和组织灌注的变化相比，事实上由2，3-二磷酸甘油酸介导的P_{50}变化似乎微乎其微。

然而，当涉及血液储存和输血时，红细胞2，3-二磷酸甘油酸水平可能就是且可能是唯一显著影响临床实践的领域。温度低于6℃情况下储存输血用血，可使糖酵解率降至正常水平的5%以下，2，3-二磷酸甘油酸生成同比减少。储存$1 \sim 2$周后，红细胞2，3-二磷酸甘油酸水平实际上为零。经过多年发展，为促进糖酵解，血液保存液添加了葡萄糖、为缓冲糖酵解产生的乳酸添加了柠檬酸盐、为维持ATP水平添加了腺嘌呤或磷酸盐，但几周内2，3-二磷酸甘油酸水平仍可降至忽略不计。

输注后，红细胞会在体内被迅速加温并提供所有所需底物，2，3-二磷酸甘油酸恢复正常水平的限制因素是2，3-二磷酸甘油酸合成酶（2，3-二磷酸甘油酸变位酶）的再激活。健康志愿者的体内研究表明，输注7 h后，输注红细胞的2，3-二磷酸甘油酸水平约为正常红细胞的50%，直到48 h才能达到输血前的水平（图10.11），这项设计巧妙的研究给A型血志愿者输注储存35天的O型血，然后重复静脉采样，根据血型重复分离红细胞，随后测量2，3-二磷酸甘油酸水平。通过该方式，可分别监测志愿者自身细胞和输注细胞的2，3-二磷酸甘油酸水平（图10.11）。

2，3-二磷酸甘油酸缓慢恢复至正常，对增加携氧量的临床意义不确定，多数情况下意义极小，因为输注的血红蛋白占患者血液的比例通常很小，但相比没有血红蛋白，即使输注了功能不佳的血红蛋白，也总能增加一些携带氧。危重患者研究证实输血前的血液储存时间不影响临床预后。然而，快速输注大量

2，3-二磷酸甘油酸耗尽的血液确实会导致P_{50}降低，理论上会损害组织氧合（见第136页）。

2，3-二磷酸甘油酸水平改变的其他原因包括贫血，贫血导致2，3-二磷酸甘油酸水平升高，P_{50}水平比对照组高0.5 kPa（3.8 mmHg）。贫血时氧输送问题将在第二十四章中讨论。

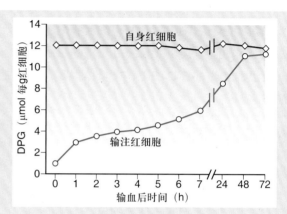

将O型红细胞在CPD-A保存液中保存35天，然后输给A型血志愿者。随后将红细胞分离成志愿者自身细胞和输注细胞，再进行分析。DPG（2，3-二磷酸甘油酸）缓慢恢复至正常水平的临床意义尚不清楚，详见正文。

图10.11 输血后红细胞2，3-二磷酸甘油酸水平的恢复（From reference 12，with permission of the authors and the publishers of British Journal of Haematology.）

（八）正常动脉血氧分压

与动脉PCO_2恒定不同，动脉PO_2随年龄增加而逐渐降低。一篇综述综合了12项健康受试者的研究结果，提出呼吸空气的受试者年龄与动脉PO_2间有以下关系：

$$动脉PO_2 = 13.6 - 0.044 \times 年龄（kPa）或者$$
$$= 102 - 0.33 \times 年龄（mmHg）$$

回归线的95%置信区间为该计算值±1.33 kPa（10 mmHg；表10.2），5%的正常患者会超出这个范围，因此最好将其作为参考范围而不是正常范围。

表10.2 动脉血氧分压正常值

年龄（岁）	平均值（95%可信区间）	
	kPa	mmHg
$20 \sim 29$	12.5（$10.2 \sim 13.8$）	94（$84 \sim 104$）
$30 \sim 39$	12.1（$10.7 \sim 13.4$）	90（$80 \sim 100$）
$40 \sim 49$	10.6（$10.3 \sim 13.0$）	87（$77 \sim 97$）
$50 \sim 59$	10.2（$9.9 \sim 12.5$）	84（$74 \sim 94$）
$60 \sim 69$	10.7（$9.4 \sim 12.1$）	81（$71 \sim 91$）

续表

年龄（岁）	平均值（95% 可信区间）	
	kPa	mmHg
70 ~ 79	10.3（9.0 ~ 10.6）	77（67 ~ 87）
80 ~ 89	9.9（8.5 ~ 10.2）	74（64 ~ 84）

资料来源：源自参考文献14。

（九）一氧化氮和血红蛋白

众所周知，NO结合血红蛋白非常迅速，这一观察结果是其用于治疗的基础，吸入的NO可扩张肺血管，但在到达体循环前由于与血红蛋白结合而失活（见第77页）。NO和血红蛋白分子间有两种完全不同的化学反应，具体如下。

• NO与血红蛋白链的血红素结合，但其反应因氧合状态而异。对于T构象的去氧血红蛋白，会迅速形成一种相当稳定的NO血红蛋白（NO-Hb）复合体，其几无血管扩张活性，而对于R构象的氧合血红蛋白，NO取代氧，铁原子被氧化为高铁血红蛋白，并产生一个硝酸根离子。

$$Hb\left[Fe^{2+}\right]+NO\rightarrow Hb\left[Fe^{2+}\right]NO$$
$$或 Hb\left[Fe^{2+}\right]O_2+NO\rightarrow Hb\left[Fe^{3+}\right]+NO_3^-$$

该反应太快，以至于人们怀疑内源性NO尚未来得及在血液中发挥任何作用（如对血小板），就已经与血红蛋白结合，因此血液中效应一定是通过某个中间分子发挥的。

• 我们知道NO能与巯基形成稳定的化合物，称为S-亚硝基硫醇，其一般化学式为R-S-NO，其中R基团可能是蛋白质内谷胱甘肽或含硫氨基酸残基。亚硝基硫醇作为血管扩张剂保持生物活性，相比血管内游离的NO，其存在的时间更长。NO与β-链第93位的半胱氨酸残基形成亚硝基硫醇，产生S-亚硝基血红蛋白（SNO-Hb）。由于改变了血红蛋白构象，碱性条件下，氧与R构象氧合SNO-Hb的反应速度更快。

因此，体内动脉血中NO主要为SNO-Hb形式存在，而静脉血中则以与血红素结合的NO-Hb为主。有学者提出，当血红蛋白通过肺毛细血管时，氧合、PCO_2和pH变化驱动血红蛋白由脱氧T构象变为氧合R构象，而这种血红蛋白的四级结构变化导致分子内的NO从与血红素结合位点转移到与半胱氨酸结合位点。而在全身毛细血管中，过程则相反，促使NO从R-S-NO中释放（NO可再次与血红细胞结合），或作为局部血管扩张剂从红细胞中释放（有效增加对氧需

求最大的血管的流量）。红细胞释放并发挥NO活性的机制很复杂。脱氧的T构象血红蛋白结合到红细胞跨膜带3蛋白的一个胞内结构域（见图9.4），可能起代谢体作用［译者注：代谢体是一个临时的结构-功能复合体，由一个代谢途径中顺序酶形成，既通过非共价相互作用，又通过细胞的结构元素（如整合膜蛋白和细胞骨架蛋白）连接在一起，这意味着，血红蛋白和带3蛋白可能形成一个临时的复合体，以促进一氧化氮从血红蛋白转移到细胞外］（见第119页），并通过一系列亚硝基硫醇反应直接将NO转移到细胞膜外，在细胞外发挥其血管扩张活性。这一系列反应的生物学意义尚待确定。提出血红蛋白作为NO载体来调节毛细血管血流和红细胞释放氧，代表了我们对组织氧输送认识的根本进步。血红蛋白和NO间相互作用的一个假定作用是调节血管对氧供变化的反应，例如，出血时，红细胞中NO活性可能参与克服重要器官儿茶酚胺介导的血管收缩。

（十）血红蛋白的异常形式

不同物种，血红蛋白分子的氨基酸序列有大量不同。大多动物物种都有自己独特的血红蛋白（第290页），而人类除已描述的α-链和β-链外，还有δ-链和γ-链。δ-链和γ-链常与α-链结合。两个γ-链和两个α-链组合构成HbF，相较成年人血红蛋白，HBF解离曲线左移（图10.9）。两个δ-链和两个α-链组合构成A₂血红蛋白（HbA_2），占正常成年人总血红蛋白的2%。可认为氨基酸链的其他变异是异常的，尽管已经报道和命名了超600种变异，但只有1/3有临床影响。部分异常血红蛋白（如San Diego和Chesapeake）的P_{50}高，但P_{50}低于正常血红蛋白（如镰状血红蛋白和堪萨斯血红蛋白）更常见。长期来看，P_{50}降低会导致红细胞产生过多（红细胞增多），推测这是肾脏细胞缺氧导致促红细胞生成素产生的结果。然而许多异常血红蛋白的四级结构紊乱且不稳定，导致血红蛋白链从血红蛋白分子中游离，进入红细胞细胞质和膜内，并引起细胞裂解。因此这些患者红细胞生成速度高于正常，但由于红细胞破坏程度更严重，通常会出现贫血。这些因素的综合可致严重的长期铁代谢问题。

镰状细胞病（镰状细胞贫血）由镰状血红蛋白（HbS）引起，其中缬氨酸取代了β-链上6号位的谷氨酸，这种看似微不足道的替代足以造成还原血红蛋白溶解度严重下降，导致HbS在红细胞内聚合，使红

细胞呈现特征性"镰刀状"，易溶血。该病是遗传性疾病，在纯合子状态（译者注：homozygous state，"纯合子状态"是指一个个体在两个相同的基因副本中都具有相同的突变或变异。在遗传学中，基因有两个副本，一个来自父亲，一个来自母亲。当一个人在两个副本中都携带同一种突变时，他们就处于纯合子状态。在上述上下文中，指的是个体携带两个镰状细胞病相关基因突变，使其处于纯合子状态，表现出严重的异常情况。）下是一种严重异常，当动脉PO_2低于5.5 kPa（40 mmHg）（接近正常静脉PO_2）时红细胞镰状化。因此，任何引起动静脉氧差增加的情况，（如感染）都有诱发镰状化"危象"的风险（译者注：由于动静脉氧差增加，静脉内更易溶血）。镰状细胞导致的损伤有两种方式。首先，镰状细胞呈新月形，变形能力差，容易堵塞小血管，通常是微静脉。其次，溶血向循环释放游离血红蛋白，游离血红蛋白结合血管内皮细胞释放的NO，收缩血管，进一步损害镰状细胞通过微循环的能力。长期来看，这些效应会引起广泛微血管损伤，包括引起肺动脉高压。

细胞内HbS浓度并不影响聚合速度，而影响红细胞低氧条件下镰状化前的滞后时间（译者注：速度与时间本身也是一个事物的不同方面，因此从某种意义上说，滞后时间也反映了聚合的速率）。因此，HbS浓度越高，生理条件下越容易镰状化。在纯合子镰状细胞病患者中，有两个因素影响红细胞HbS浓度：①细胞内脱水，其由红细胞膜上各种离子通道功能决定，镰状细胞病可能存在离子通道异常；②对于红细胞中HbF的水平，患者间差异大，HbF的水平与镰状细胞病的临床症状严重程度呈负相关。因此，近年来大多数治疗都集中在采用羟基脲等药物促进骨髓HbF合成。唯一可能治愈镰状细胞病的方法仍然是造血干细胞移植，遗憾的是对大多患者来说，该疗法仍然风险大、费用高，并不可行。

该病的杂合子携带者只在动脉PO_2低于2.7 kPa（20 mmHg）时才出现镰状变形，因此通常无症状。

地中海贫血是另一种遗传性血红蛋白疾病。其包括抑制HbA形成，还伴有HbF的代偿产生，HbF在一生中持续存在，而不是在出生后下降到低水平。因此，功能障碍包括氧解离曲线左移（图10.9）。

高铁血红蛋白（MetHb）是铁被氧化成三价形式的血红蛋白。当氧合血红蛋白用于清除NO时，就会形成MetHb，为限制内源性NO的生物活性，该过程生理条件下就会发生，当吸入NO行药物治疗时也会发生。其他药物也可引起高铁血红蛋白血症，最明显的是一些局部麻醉药（丙胺卡因、苯佐卡因），还有亚硝酸盐和氨苯砜。MetHb不能结合氧，但正常人体在四种不同系统的作用下，MetHb会缓慢地重新转化为血红蛋白，具体如下。

• 红细胞内有一种metHb还原酶，利用糖酵解产生的烟酰胺腺嘌呤二核苷酸（NADH）来还原metHb。在正常受试者中该系统是还原metHb中最重要的，还原了超2/3的metHb，家族性高铁血红蛋白血症中缺乏该酶。

• 尽管反应慢，抗坏血酸（译者注：即维生素C）也可通过直接的化学作用减少metHb。

• 谷胱甘肽还原酶具有少量的metHb还原酶活性。

• 红细胞中NADPH脱氢酶可利用磷酸戊糖途径产生的NADPH还原metHb。生理条件下该系统几乎无作用，认为是"备用"的metHb还原酶。

无论什么原因，抗坏血酸或亚甲蓝都可治疗metHb水平升高。亚甲蓝极其有效，通过激活NADPH-脱氢酶使metHb还原。

（十一）异常配体

血红蛋白中的铁除能结合氧外，血红蛋白中铁还能与其他有机分子结合。这样形成的化合物通常比氧合血红蛋白更稳定，因此阻碍了血红蛋白与氧的结合。这些异常化合物中最重要的是COHb，但也可与NO（见前讨论）、氰化物、硫和氨等配体形成化合物。除丧失携氧能力外，解离曲线也常左移。

碳氧血红蛋白

众所周知，一氧化碳可取代氧与血红蛋白结合，其亲和力大约是氧亲和力的300倍。因此，当受试者20%的血红蛋白与一氧化碳结合，血氧含量将会减少类似的量（少量的溶解氧不变）。然而COHb也会导致剩余的氧合血红蛋白解离曲线左移，部分原因是2，3-二磷酸甘油酸水平降低。因此，与单纯的可用于携氧的血红蛋白量下降相比，组织氧合受损甚至更严重，这种情况与贫血相反，贫血时P_{50}增加，组织携氧能力下降可部分通过增加组织氧解离的方式代偿（见第136页）。

（十二）血液代用品

在避免输注他人红细胞引起的感染性和抗原性并发症上，人工携氧溶液有明显优势。对血液代用品的开发有两条截然不同的平行道路。

1. 全氟化碳

氧在这些疏水化合物中溶解度高，全氟化碳有8~10个碳链，超过了作为麻醉剂的临界分子大小。全氟溴辛烷（全氟溴烷）是一种含60%全氟溴烷的乳液，正常大气压下与100%氧气平衡时，每100 mL将携带约50 mL氧气。由于氧在氟碳化合物中是物理溶解，其"解离曲线"是一条直线，溶解的氧量与PO_2成正比。虽是红细胞代用品，但还需要维持足够的血液成分（如血小板、凝血因子、血液化学成分和胶体渗透压），故可被全氟溴烷替代的血液比例很小，以至于即使呼吸100%氧，额外增加的携氧能力也有限。尽管如此，静脉注射全氟溴烷已在临床广泛研究，例如，静脉输注以推迟输血需求，或作为冠状动脉成形术期间的急救治疗，或通过灌注到肺中行成年人部分液体通气（见第348页），但这些方法都不够成功，临床无法广泛应用。

2. 基于血红蛋白的氧载体

早期尝试应用过的红细胞溶血产物导致了急性肾衰竭，其原因在于红细胞内基质，而非游离血红蛋白（译者注：红细胞基质是指红细胞内部的支撑结构，由蛋白质和其他物质组成）。但无基质游离血红蛋白溶液的研制并未解决这一问题，因为尽管血红蛋白四聚体在体外相对稳定，但其在体内会分解为二聚体，并在数小时内随尿排出。其他问题包括导致P_{50}降低的2，3-二磷酸甘油酸缺失和高胶体渗透压，这均限制了无基质游离血红蛋白溶液的使用。通过聚合或交联血红蛋白分子，可改善其短半衰期和高渗透压。使用重组人血红蛋白而非动物血红蛋白，或选择具有天然的高P_{50}特定人血红蛋白变异体（Presbyterian血红蛋白），可改善溶液的P_{50}（译者注：血红蛋白变异体是指人类血红蛋白分子中氨基酸序列发生了变化，这些变异体可能是天然的，也可能是通过基因工程技术人为制造的）。不幸的是，尽管取得了这些进展，但基于血红蛋白的氧载体在临床使用中仍有显著缺点，主要是血红蛋白会清除NO导致血管收缩、炎症介质释放和血小板功能抑制，这些影响并非理论性的，各种产品临床研究显示，基于血红蛋白的血液代用品会导致死亡、心肌梗死、心律失常和肾损伤增加。

目前正在研究的对抗血管收缩作用的策略包括联合使用内皮素受体拮抗剂（见第77页）或硝酸甘油

等NO供体。将血红蛋白封装在脂质体或人工细胞膜中也许很快就会成为可能，例如，将血红蛋白包含到脂质囊泡中，有时甚至为构建一个功能更强的载氧单元，还包含还原剂及氧亲和修饰剂。动物研究表明，这些溶液有向缺氧组织提供足量氧供的潜力。

不依赖献血，制造基于血红蛋白氧载体的最新尝试是采用干细胞技术。通过应用合适的生长因子，人体干细胞可在体外培育，产生具有正常红细胞所有生理特征的成熟红细胞。

三、氧在细胞中的作用

哺乳动物体内溶解的分子氧（双氧）参与多种代谢过程。数量上，最重要的是细胞色素c氧化酶系统，该系统氧耗约占人体总氧耗量的90%。然而细胞色素c氧化酶只是200多种氧化酶中的一种，这些氧化酶可分为以下几种。

• 电子传递氧化酶类：作为一类酶，这些氧化酶（在氧化底物的同时）将氧还原为超氧阴离子、过氧化氢或水，最终呈完全还原态（见第二十五章，图25.2）。最常见的是位于线粒体中的细胞色素c氧化酶，细胞色素c氧化酶与主要产生生物能量ATP中的高能磷酸键有关，该过程将在后文详细描述。

• 氧转移酶（双加氧酶）：这组加氧酶将氧结合到底物中而不形成任何还原氧化产物（译者注：reduced oxygen product译为还原氧化产物，是指在氧转移酶反应中，氧被加入到底物中，底物通常会被部分氧化，但又没有产生被氧化的典型产物，即氧被使用并结合到底物中，但没有导致氧原子的还原状态发生改变。在这样的反应中，氧并未被还原成水或其他分子，而是与底物发生化学反应，形成新的化合物，起到了其他化学反应的作用，但氧的氧化状态保持不变）。常见的酶是环加氧酶和脂加氧酶，其参与了花生四烯酸转化为前列腺素和白三烯的第一阶段（见第十一章）。

• 混合功能氧化酶类：这些酶氧化底物和共底物，最常见的底物和共底物是NADPH。最知名的混合功能氧化酶类是在解毒中发挥重要作用的细胞色素P-450羟化酶。

（一）能量产生

动物体内的大部分能量源于食物燃料的氧化，最重要的是葡萄糖：

$$C_6H_{12}O_6 + 6O_2 \rightarrow 6CO_2 + 6H_2O + 能量$$

该方程准确地描述葡萄糖在体外氧化的情况，但只是葡萄糖在体内氧化的一个整体粗略表示。直接反应不会产生可被人体利用的能量，所以生物氧化过程分成很多阶段来产生能量。这种能量不会立即释放，主要通过腺苷二磷酸（adenosine diphosphate，ADP）与无机磷酸盐离子反应形成ATP来储存。ATP的第三个磷酸基连接高能键，当ATP在任何需要能量的生物反应中分解成ADP和无机磷酸盐离子时，该键释放能量。因此ADP可被无限循环，而ATP则作为短期储存能量的物质，可直接用于肌肉收缩、离子泵、蛋白质合成和分泌等工作的能量供应。

ATP在人体内的储存量不大，必须在使用时不断合成。ATP/ADP比是目前ADP/ATP系统中能量水平的一个指标，通常与细胞氧化状态有关。ADP/ATP系统虽不是体内唯一的短期能量储存系统，但却是最重要的。

葡萄糖完全氧化分三阶段，第一阶段是不依赖氧供的糖酵解。

（二）糖酵解与无氧能量产生

图10.12显示葡萄糖转化为乳酸的糖酵解（Embden-Meyerhof）途径细节。糖酵解只发生在细胞质中，正常情况下只进行到丙酮酸，丙酮酸然后进入柠檬酸循环（即三羧酸循环或克雷布斯循环）（见后文）。在线粒体缺乏呼吸酶的红细胞中或者PO_2低于临界水平的其他细胞中，就会产生乳酸。图10.12显示，糖酵解总共产生了四分子ATP，但其中两分子ATP在形成果糖-1,6-二磷酸前的启动阶段被消耗掉。甘油醛-3-磷酸转化为3-磷酸甘油酸时产生一个氢离子，该氢离子与线粒体外的烟酰胺腺嘌呤二核苷酸（nicotinamide adenine dinucleotide，NAD）结合，这个氢离子不能进入线粒体，进一步氧化代谢，故随后参与了丙酮酸还原为乳酸的下游反应。

因此这一系列反应中一个葡萄糖分子只形成两个ATP分子：

$$葡萄糖 + 2Pi + 2ADP \rightarrow 2乳酸 + 2ATP + 2H_2O$$
$$（Pi = 无机磷酸盐）$$

然而乳酸中仍有相当大的化学能，有氧时可重新转化为丙酮酸，然后在柠檬酸循环中被氧化，进一步产生36个ATP。另外，乳酸也可转化为肝糖原，等待更有利的氧化条件下再氧化。

尽管产生ATP的效率低，但无氧代谢仍具有重要

生物学意义，在大气PO_2足够满足有氧途径所需前，无氧代谢是普遍的（见第三十四章，大气）。无氧代谢仍是厌氧菌和哺乳动物能量需求超过氧供时的主要代谢方式。

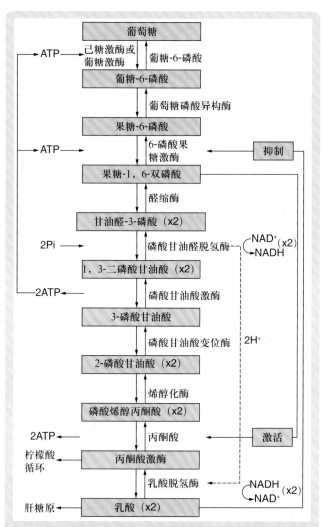

从甘油醛-3-磷酸开始，一个葡萄糖分子生成两分子中间体。注意前三个步骤中消耗两分子ATP，在总共产生的四分子ATP中抵消两分子后，每个葡萄糖分子只净生成两个ATP分子。在组织pH下，所有酸大部分电离。NAD：烟酰胺腺嘌呤二核苷酸；Pi：无机磷酸盐。

图10.12　葡萄糖无氧代谢的糖酵解（Embden-Meyerhof）途径

（三）有氧能量产生

有氧代谢使等量底物中释放更多能量，因此只要可能，机体就会有氧代谢。有氧代谢下糖酵解途径的大多数反应不变，只有两个重要的例外。甘油醛-3-磷酸在线粒体内转化为3-磷酸甘油酸，这时生成的两个NADH分子进入氧化磷酸化（见后面讨论）而非用于产生乳酸，同样丙酮酸也不继续沿生成乳酸的途

径，而是扩散至线粒体中进入有氧代谢的下一阶段。

如图10.13所示，柠檬酸（克雷布斯）循环发生在线粒体内，缩短碳链分子长度的柠檬酸循环包括多步反应，然后加入糖酵解产生的新双碳链（乙酰辅酶A）。每个葡萄糖分子会在柠檬酸循环过程中产生6分子二氧化碳、8分子NADH和1分子还原型黄素腺嘌呤二核苷酸（reduced flavin adenine dinucleotide，$FADH_2$）。因此，每个葡萄糖分子总共产生12个与NAD或黄素腺嘌呤二核苷酸（flavin adenine dinucleotide，FAD）载体分子结合的氢离子。

图10.13所示方案也说明脂肪代谢中的氧消耗。水解后，甘油转化为丙酮酸，而脂肪酸脱落一系列双碳乙酰辅酶A分子。丙酮酸和乙酰辅酶A进入柠檬酸循环，然后以与他们来自葡萄糖的相同方式降解，氨基酸脱氨后也以类似方式处理。

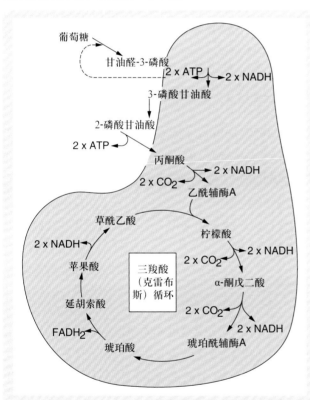

阴影区域代表线粒体，表示该反应只能在线粒体内发生。跨越阴影区显示的物质表示该物质能够通过线粒体膜弥散。为清楚起见，省略了糖酵解途径的多个阶段（图10.12）。请注意，一个葡萄糖分子会产生两分子中间体（即两个丙酮酸分子）。仅产生两个ATP分子，以及12个$NADPH_2$分子，每个$NADPH_2$分子在线粒体内氧化磷酸化，产生3个ATP分子（图10.14）。FAD：黄素腺嘌呤二核苷酸。

图 10.13 葡萄糖在柠檬酸循环中的氧化代谢途径

氧化磷酸化是能量产生的最后阶段，同样在线粒体中进行。氢离子被迫逆浓度梯度，沿线粒体嵴排列的酶链移动，该过程称为化学渗透，需要从柠檬酸循环和其他代谢途径产生电子供体分子NADH或$FADH_2$，这些电子供体分子改变了线粒体酶电荷，迫使带正电荷的氢离子穿过线粒体膜。在线粒体链末端，氢离子达到足够高的能量水平时，就会与细胞色素a_3上的氧分子结合，形成水。图10.14显示电子沿链的传输，迫使氢离子逆浓度梯度移动。每个氢离子转移过程中，在链的不同阶段生成3个ATP分子。该过程不生成二氧化碳，二氧化碳仅在柠檬酸循环中生成。

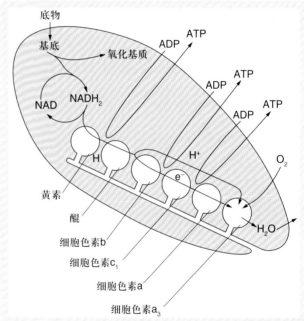

由线粒体内糖酵解和柠檬酸循环产生的NAD H_2，为连接在线粒体嵴上的第一个氢载体链供氢。当氢到达细胞色素时电离，氢离子进入线粒体腔，而电子沿着细胞色素传递，在细胞色素内将三价铁转化为亚铁。最后阶段是在细胞色素a_3，氢离子、电子与氧结合形成水。图示不同阶段，3分子ADP分子转化ATP。ADP和ATP可以自由穿过线粒体膜，而线粒体内外的NAD有各自的储存方式，无法交换。

图 10.14 线粒体内氧化磷酸化示意图

细胞色素结构类似血红蛋白，内含一个含铁血红素复合物，细胞色素活性由氧、氢离子，以及局部ATP/ADP比和ATP/P比控制。不同细胞色素的P_{50}值不同，能感受不同的氧合状态（译者注：细胞色素是一类含有铁元素的蛋白质，与氧结合并参与氧化还原反应，其氧合状态可通过铁的氧合状态反映。细胞色素在不同氧合状态下会发生结构变化，这些结构变化可影响其活性）。证据表明，NO和几种细胞色素间存在相互作用，NO以与血红蛋白反应类似的方式与细胞色素形成亚硝基化合物（见第139页）。据推测，NO或NO衍生的亚硝基化合物可能在线粒体水平控制氧耗量方面起重要作用。例如，脓毒症期间，高水平的内源性NO可明显抑制细胞色素活性，从而降低氧耗量，导致心脏等重要脏器功能受损。氰化物抑制细胞色素a_3将氧还原为水。

1. 有氧代谢的意义

每个葡萄糖分子在有氧条件下通过糖酵解和柠檬酸循环共产生12个氢原子。进入氧化磷酸化，每个氢离子产生3个ATP分子。加上糖酵解过程中产生的2个ATP分子，共产生38个ATP分子（表10.3）。

表 10.3　两种葡萄糖代谢途径产生能量的比较

无氧途径	有氧途径
葡萄糖	葡萄糖
↓	↓
丙酮酸	丙酮酸
↓	↓
乳酸 + 2 ATP	CO_2 + H_2O + 38 ATP
（67 kJ的能量）	（1270 kJ的能量）

葡萄糖体外氧化释放2820 kJ/mol热量。在氧化代谢条件下，总能量的45%（即1270/2820=0.45）用于生物学工作，如果将身体比作机器的话，与大多数机器相比这种能量利用率是高效的。

因此，无氧代谢供能将消耗更多的葡萄糖，或产生更少的ATP。大脑、肾脏和肝脏等高能量消耗器官不能转运更多的葡萄糖。因此缺氧时，这些器官ATP将耗竭。而骨骼肌能短时间内进行满意的无氧代谢，这在潜水哺乳动物中很常见。

2. 有氧代谢的临界氧分压

线粒体PO_2下降到0.3 kPa（2 mmHg）水平前，氧化磷酸化都正常。低于0.3 kPa（2 mmHg）时，氧耗量下降，电子传递链的各组分都趋于恢复到还原态。氧化型烟酰胺腺嘌呤二核苷酸（NAD^+）被还原成还原型烟酰胺腺嘌呤二核苷酸（NADH），同时升高乳酸/丙酮酸比值，这导致ATP/ADP比值下降。不同器官和不同物种的临界氧分压不同，粗略估计线粒体PO_2约为0.13 kPa（1 mmHg）时，可视为氧化磷酸化

严重受损和向无氧代谢转换的临界点。组织缺氧将在第259页深入讨论。氧化磷酸化的临界氧分压也称为巴斯德点，其应用超出了人类缺氧的病理生理范畴。特别是，它对腐败影响很大，诸多形式的腐败（如污染河流中的腐败）是由PO_2低于巴斯德点（Pasteur point）的无氧代谢所导致的。

（四）组织氧分压

量化组织PO_2几乎不可能。很显然，不同器官PO_2不同，组织PO_2不仅受动脉PO_2影响，还受组织氧耗量与灌注比的影响。然而量化组织PO_2的更大困难是同一器官不同部分的组织PO_2存在区域差异，这可能也是由组织灌注和氧耗量的区域差异引起的。但以上所述还不是全部的组织PO_2。如111页所述，氧通过简单弥散从毛细血管进入组织，在单个毛细血管周围的PO_2具有复杂的径向和纵向梯度（见图8.4）。对于单个细胞，毛细血管PO_2将取决于离毛细血管最近部分的PO_2，因此PO_2可能位于局部动脉和静脉值之间的任何值，最终组织PO_2也取决于毛细血管和细胞之间距离（可能最大200 μm）。这些因素解释了为什么氧降阶梯中PO_2下降最大发生在毛细血管和线粒体PO_2间的最后阶段（图10.1）。尽管有时扩散路径长，线粒体PO_2低，但氧供非常有效，通常认为是由于氧供的代谢底物（脂肪酸和葡萄糖）供应（不足）限制了细胞能量产生。因此，组织PO_2并不是满意的量化器官氧合状态的指标，必须间接评估器官氧合状态（见第150页）。

四、从肺到细胞的氧输送

（一）氧输送概念

呼吸和循环系统最重要的功能是以满意的氧分压向机体细胞提供足够的氧。每分钟向身体提供的氧量称为氧输送（$\dot{D}O_2$）或氧通量，等于心排血量×动脉氧含量。

静息状态下其数值近似如下：

每分钟5000 mL血液（心排血量）× 20 mL氧气/100 mL血液（动脉氧含量）= 每分钟1000 mL氧（氧输送）。

清醒个体静息状态下，每分钟1000 mL的氧输送中氧耗约250 mL。血液循环因此消耗25%氧气，混合静脉血氧饱和度大约70%（即95% ~ 25%）。未摄取的70%氧作为重要储备，在运动等应激情况下可被摄取。加大额外的摄取是人体综合适应表现之一（见

图13.3）。

氧耗量毫无疑问取决于氧输送，但两者并非线性关系。适度减少氧输送，机体可很好耐受，一定限度内，机体能利用未被摄取的静脉氧储备而不降低氧耗量。然而当氧输送低于临界值（而氧耗量减少）时，受试者将出现缺氧征象。

（二）量化氧输送

动脉氧含量主要由与血红蛋白结合的氧组成，表达式如下：

$$CaO_2 = SaO_2 \times [Hb] \times 1.39,$$

其中 CaO_2 为动脉血氧含量，SaO_2 是为动脉血氧饱和度（用百分比表示），[Hb] 为血红蛋白浓度，1.39 mL 为与 1 g 血红蛋白结合的氧体积（mL）（不包括异常血红蛋白，见第135页）

血红蛋白结合氧加上物理溶解氧（0.3mL/dL），为总动脉氧浓度，表达如下：

$$CaO_2 = SaO_2 \times [Hb] \times 1.39 + 0.3$$

例如：　mL/dL　%/100　g/dL　mL/g　mL/dL（即方程式中每个计算值的单位）

$$19 = 0.97 \times 14 \times 1.39 + 0.3 \quad [方程10.4]$$

因为氧输送是心排血量和动脉氧含量的乘积。相应表达式如下：

$$\dot{D}O_2 = \dot{Q} \times CaO_2$$

例如：　　　mL/min　L/min　mL/dL

$$1000 = 5.25 \times 19 \quad [方程10.5]$$

是心排血量（右边乘以比例系数10）。

结合方程10.4和10.5，氧输送的完整表达式如下。

$$\dot{D}O_2 = \dot{Q} \times \{ (Sa_{O_2} \times [Hb] \times 1.39) + 0.3 \}$$

例如：mL/min　L/min　%/100　g/dL　mL/g　mL/dL

$$1000 = 5.25 \times \{ (0.97 \times 14 \times 1.39) + 0.3 \}$$
$$[方程10.6]$$

（右边乘以比例系数10）。

氧输送与体型相关，体型与体表面积相关，为了比较不同受试者，需要对氧输送进行体表面积的标化。氧输送除以表面积称为氧输送指数，其单位为 mL/（min·m²）。

（三）影响氧输送各因素之间的相互作用

方程10.6右边包含决定氧输送的三个可变因素，具体如下。

• 心排血量（或对于特定器官的则是局部血流量）：该因素下降引起的缺氧称为"停滞性缺氧"。

• 动脉 SO_2：无论什么原因，SO_2 下降引起的缺氧，称为"乏氧性缺氧"。

• 血红蛋白浓度：血红蛋白减少导致的组织缺氧，被称为"贫血性缺氧"。

1920年，Barcroft提出把缺氧分为停滞性、乏氧性和贫血性三大类型，该分类经受了时间考验。维恩图（图10.15；译者注：用以描绘两个或更多的疾病或概念相互重叠的图示，是用来研究疾病相互关系问题的重要工具）上可以方便地显示3种类型缺氧，如图所示，任意2种类型或3种类型缺氧都可能共存。例如，未治疗的出血患者既有贫血又有低心排血量，可通过停滞性缺氧和贫血性缺氧重叠区域（用×表示）来表示。若患者也有肺损伤，则可移至中心区，说明增加了乏氧性缺氧。令人欣慰的是，缺氧多伴有代偿机制：贫血患者心排血量常增加，居住在高海拔地区的受试者有红细胞增多症等。

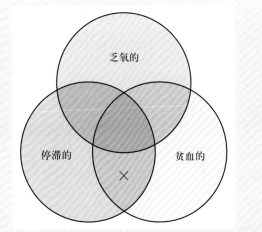

重叠最少的部分用 × 标记，表示贫血和低心排血量共存。中心区域显示了3种类型缺氧同时存在（如脓毒症患者出现贫血、循环衰竭和肺损伤）。

图 10.15　维恩图上显示 Barcroft 对缺氧原因的分类，说明多种缺氧类型可能共存

（四）氧输送与氧耗量的关系

图10.16说明了氧输送（$\dot{D}O_2$）与氧耗量（$\dot{V}O_2$）间的关系。横坐标为先前定义的氧输送，而纵坐标为氧耗量。从零点开始的扇形线条表示不同氧摄取值（$\dot{D}O_2/\dot{V}O_2$），以百分比表示。由于混合静脉 SO_2 是动脉饱和度减去氧摄取，因此当知晓氧摄取值时，就能简单计算混合静脉 SO_2。黑点表示典型的正常静息状态下的数值（$\dot{D}O_2$ 为1000 mL/min，$\dot{V}O_2$ 为250 mL/min，氧摄取率为25%）。

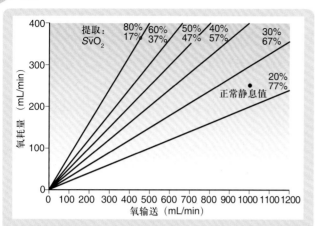

图中黑点标表示正常静息值。$S\bar{v}O_2$：混合静脉血氧饱和度。

图 10.16　假定动脉血饱和度为97%，氧输送、氧耗量与氧摄取、混合静脉血氧饱和度的关系图

无论何种原因，氧输送轻度减少时，往往会通过增加氧摄取（从而降低混合静脉饱和度）维持正常氧耗量。此时，不应有无氧代谢增加的证据（如乳酸增加），这被称为非氧供依赖性氧合，只要氧输送高于临界值，就是这种情况，如图10.17水平线所示。在氧输送临界值以下，氧耗量随氧输送下降呈线性下降，被称为氧供依赖性氧合，通常伴有缺氧证据，如血乳酸增加和器官衰竭。病理性氧供依赖性氧耗多年来一直存在争议。危重患者中需要更大的氧输送，才能将氧供依赖性氧耗转换到非氧供依赖性氧耗（临界氧输送，见图10.17），这样，氧输送的增加也持续

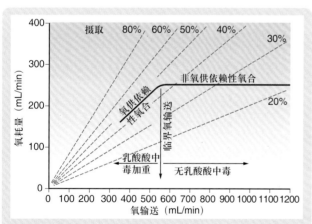

此图基于图 10.16 的扇形图。对于其他方面健康的受试者，粗水平线显示在不减少氧耗量和不引起细胞缺氧征象（非氧供依赖性氧合）情况下氧输送可减少的程度。在假定的氧输送临界值以下，氧耗量依赖氧供，并有缺氧征象。在其他方面健康的受试者中，确切的氧输送临界值不确定。

图 10.17　非氧供依赖性氧合

增加氧耗量，甚至高于正常健康人群的氧输送。重症监护病房的早期研究表明，氧输送和氧耗量高于正常值的患者生存率更高，但未在大规模的随机研究中证实。因此，危重症患者的氧输送临界值可能并无变化，而病理性氧供依赖可能根本不存在。目前建议是重点关注和保证心排血量、血红蛋白和保持正常的血容量，而非追求超常的目标。

五、氧储备

氧尽管生理上很重要，但很难在生物系统中储备，尚无满意的在人体内储存氧的物理方法。血红蛋白是最有效的化学载体，但携带1 g氧需要超过0.5 kg血红蛋白。血液中血红蛋白浓度远超过体液中任何其他蛋白浓度。即便如此，血液中氧气量也不足以满足静息状态下3 min的机体代谢。一个非常重要的临床事实是，机体氧储备如此之少，若停止补充，通常不足以维持几分钟的机体代谢。主要氧储备如表10.4中所示。

表 10.4　人体主要的氧储备

	呼吸空气（mL）	呼吸 100% 氧气（mL）
肺内（功能残气量）	450	3000
血液中	850	950
溶于组织液中	50	?100
与肌红蛋白结合	?200	?200
总计	1550	4250

呼吸空气时，不仅总氧储备非常小，且更糟糕是，在血液PO_2下降到不可接受的范围前只能释放部分储备氧。当PO_2降至3.5 kPa（26 mmHg）时，血液中氧储备仍保留了一半。肌红蛋白与氧解离更难，氧分压在2.7 kPa（20 mmHg）以上时，几乎无法释放。

吸氧可大幅度增加总氧储备。大部分增加的氧储存在肺泡中，其中80%可被摄取，这就使得血液PO_2难以降至正常值以下。吸入纯氧后，肺内有2400 mL易被摄取的氧，可轻松屏气数分钟而不会低氧。

氧储备量少意味着影响肺泡或动脉血氧分压因素的变化将在变化后很快产生其全部效应。而二氧化碳（较大的）储备可缓冲机体对快速变化的反应（见第122页）。图10.18比较相同通气变化引起的PO_2和PCO_2变化的时间进程。图9.11显示PCO_2下降和上升时，PCO_2变化的时间进程是不同的。

降低PO_2的因素总是起效迅速，但以下两个缺氧

变化的例子说明即使"迅速"缺氧也有不同程度。

• 循环停止：当循环停止时，一旦组织氧和淤滞毛细血管血中的氧耗尽，就会低氧。以大脑为例，氧耗量高，意识丧失大约只需 10 s。循环停止与其他形式缺氧的不同之处在于无氧代谢产物（如乳酸）清除完全失效，这在动脉低氧血症中不应该发生。

• 呼吸暂停：低氧发生的速度取决于诸多因素，其中初始肺泡 PO_2、肺容积和氧耗速度最重要，其次是初始动脉血氧饱和度、肺血分流比和心排血量。例如，相比实验室静息状态下，水下游泳屏气时发生缺氧更快。一般来说，呼吸空气后，90 s 的呼吸暂停会导致 PO_2 骤降至意识丧失的程度。若患者预先通过几次吸氧祛氮，呼吸暂停时动脉 PO_2 可保持在 13.3 kPa（100 mmHg）以上至少 3 min，这是在任何故意干扰通气的情况下（如气管插管时），常用的防止低氧方法的基础。

鉴于图 10.18 所示的快速变化，因此对于呼吸空气的患者，脉搏氧饱和度仪可能比二氧化碳描记图更早提示低通气。然而，若通过吸入富氧的混合气体来保护患者免于缺氧，那么二氧化碳将更早地提示低通气。还应记住，氧变化快，且危险性大；二氧化碳变化慢（随通气变化），危险性通常较小。

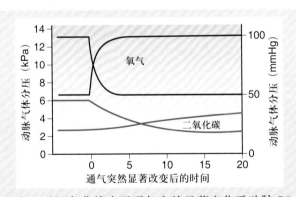

上方一对红色曲线表示通气突然显著变化后动脉 PO_2 变化的速度，30 s 内会完成一半的总变化。呼吸空气时，肺泡通气量从 2 L/min 增至 4 L/min，曲线上升（见图 10.2）。肺泡通气量由 4 L/min 降至 2 L/min 时曲线下降。图下方的一对蓝色曲线表示 PCO_2 随通气变化的时间进程，其变化速度比氧气慢得多（图 9.11 更详细地显示了这些变化）。

图 10.18 通气突然显著变化后，动脉 PO_2 和 PCO_2 变化的时间进程

六、发绀

发绀指患者皮肤和黏膜变蓝，几乎都由动脉低氧血症引起。虽然现在认为发绀是相当严重的缺氧血症征象，但一定有无数临床状况警示发绀患者已有通气不足、肺分流、循环淤滞或吸入氧浓度过低等情况。事实上，需要关注的是，严重的动脉低氧血症患者，血液颜色也可能无明显变化，这亦可能给生命带来危害。

（一）中心性和周围性发绀

若流出动脉血呈紫色，这是动脉氧饱和度下降的可靠征象。然而当检查皮肤或黏膜时，大部分影响组织颜色的血液位于静脉（即真皮乳头层下的静脉网），其氧含量与动脉氧含量的关系如下。

静脉氧含量 = 动脉氧含量 – 动脉/静脉氧含量差。

最后一项可从组织代谢和灌注方面得出：

$$静脉氧含量 = 动脉氧含量 - \frac{组织氧耗量}{组织血流量}$$

正常情况下，相对于其血液循环，皮肤氧耗量较低，故第二个方程右侧第二项（即 $\frac{组织氧耗量}{组织血流量}$）一般较小。因此，皮肤静脉血氧含量与动脉血氧含量接近，皮肤检查通常能给出动脉血氧含量的合理提示。然而，当相对于皮肤氧耗，血液循环减少时，即使动脉氧正常分压正常，也可发生发绀，通常见于心排血量低的患者或天气寒冷时。剧烈咳嗽，尤其平躺或低头低足高位（特伦德伦伯卧位），会导致上半身皮肤毛细血管充盈静脉血，也会导致动脉 SO_2 正常的发绀。

（二）发绀作为低氧血症指征的敏感度

两个因素可能影响检测发绀。第一个不可避免降低察觉发绀可能性的是贫血，尽管变异很大，现在普遍认为当动脉血液中还原血红蛋白>1.5 g/dL，或动脉 SO_2 为 85%~90% 时，可出现发绀，这样的动脉还原血红蛋白水平对应于毛细血管的还原血红蛋白浓度可能约为 3 g/dL（贫血会影响血液中还原血红蛋白的浓度，从而影响检测发绀）；第二个可能影响检测发绀是照明光源，其也会影响观察患者皮肤颜色，有些类型荧光管会使患者看起来更粉，而另一些会使患者看起来更蓝。

因此，发绀受血液循环、患者体位、血红蛋白浓度和光照条件的影响很大。即使无上述影响因素，发绀也绝不是动脉血氧水平的准确指标，其应该被视为一个警告信号，而不是动脉血氧的测量工具。

约半数动脉饱和度为93%的患者和95%的动脉饱和度为89%的患者可出现发绀。换言之，在饱和度≤89%（$PO_2 \approx 7.5$ kPa或56 mmHg）时，5%患者未出现发绀。很明显，无发绀并不意味着动脉血氧正常。

非低氧性发绀有几种罕见原因，对于一个发绀但无其他低氧血症证据的患者，需要考虑这些原因。硫血红蛋白，但更为重要的是metHb（在浓度为1.5 g/dL），可致皮肤呈蓝灰色，而据报道长期使用含有金/银的药物或治疗会导致"假性发绀"。

七、氧水平测量原理

（一）气体中的氧浓度

顺磁分析仪工作原理是，氧会影响电产生的磁场，影响程度与混合气体中的氧浓度成正比。生理学上，该方法一个特别吸引人的特点是完全不受其他气体干扰，因为氧具有独特的顺磁性。测量每次呼吸时气体氧浓度，要求响应时间小于300 ms，目前顺磁氧分析仪就很容易做到这一点。

燃料电池与之后描述的极谱电极有相似之处。一个透氧膜覆盖着一个由氢氧化钾分隔的金阴极和铅阳极组成的电池，其产生与氧浓度成比例的电流。其响应时间长达数秒，因此这些分析仪不适合测量吸入和呼出气氧浓度。无需电力输入，因为燃料电池单元（cell）就像多个电池单元（battery）一样，通过吸收氧产生自己的电能。然而，电池因此使用寿命有限，这取决于随时间推移暴露于氧的总量，但正常临床使用时，燃料电池可持续使用数月。

（二）血PO_2

血氧分压采用极谱法测量，由克拉克（Clark）于1956年首次描述。该技术使用由银阳极和铂阴极组成的电池，两极都浸没在含电解质的稀溶液中。如果对电池施加约700 mV的电位差，则产生与阴极区域内电解质溶液内PO_2成正比的电流。电解质溶液通过一层可渗透氧气的薄膜与样品分离，使用时，电解质溶液可迅速达到与测定的样品相同的PO_2，通过电池的电流与样品的PO_2成正比（通过测量电流大小，可确定样品中PO_2）。样品可能是气体、血液或其他液体。为便于动脉内连续监测PO_2，极谱电极现在可以做得足够小，响应时间适合临床应用的光化学PO_2传感器也在开发中。

1. 氧测量的误差

血气分析样品处理过程中产生的误差将在第125页讨论。温度对PO_2测量影响显著，若在低于患者体温的温度下测量血PO_2，测量到的PO_2会低估真实的血液PO_2。通常情况是将测量仪器保持在37℃，如果患者体温与此相差超过1℃，就会有显著误差。如果提前输入患者温度，自动血气机就会自动纠正。

2. 经皮氧分压

在理想条件下，皮肤静脉或毛细血管PO_2接近动脉PO_2，但皮肤灌注轻度减少就将导致PO_2大幅下降，因为皮肤灌注的减少，使动脉点远离氧解离曲线的平坦部分，氧含量的微小变化将引起PO_2巨大下降。将皮肤加温到44℃，可最大程度降低动脉与毛细血管（或皮肤）间PO_2差，可直接用极谱电极测量该PO_2差。

（三）SO_2

血SO_2用光度法测量。不同形式血红蛋白的近红外吸收光谱如图10.19所示。光度法的测量原理是，脱氧血红蛋白和氧合血红蛋白对某些波长的单色光吸收相同（等吸光点为800 nm），但对于其他波长，这两种形式的血红蛋白对透射光或反射光的吸收差异显著。使用更多不同的波长也可检测和量化其他常见血红蛋白。例如，目前多个版本或型号的脉搏碳氧血氧仪可测量128个不同波长光的吸收，从吸收光谱可计算出O_2Hb、HHb、$COHb$和metHb的量。

脉搏血氧饱和度监测

无论体内还是体外，都可用光度法测量饱和度。两种不同波长的光要么通过手指或耳垂透射，要么从皮肤反射（通常是前额）后测量它们的吸收。通常使用的吸收光波长是氧合血红蛋白和脱氧血红蛋白吸收度差异较大的660 nm和接近等吸收点的940 nm的波长（图10.19）。在最初的测量技术中，大多数测量的不是动脉血，而是静脉或毛细血管血，为最大限度地减少动静脉血氧的差异，测量的是皮肤快速血流的氧饱和度。脉搏血氧仪现已完全淘汰了旧技术，脉搏血氧仪将两个波长处测得的光密度（译者注：光密度是一种测量物质对光吸收程度的方法。其定义为物质对光的透射率的对数值。透射率是指光通过物质时的强度与入射光强度之比。因此，当物质对光的吸收程度增加时，透射率会降低，光学密度会增加）与同一传感器检测到的脉搏波相关联，来计算血氧饱和度。脉搏波间的信号减去了脉搏波最高度点信号，差值就反映了流入的动脉血的氧饱和度（译者注：脉搏波间的信号是血液在心脏搏动静息间期的光学密度，通常就是指静息状态的光学密度。脉搏波高点处的信号就是脉搏波的光密度峰值，对应于动脉的最大血流量。通过将脉搏波高点处的信号减去脉搏波间的信号，脉搏血氧仪计算出一个差异信号，这个差异信号反映了血液在每个心脏搏动周期内的光学密度变化，这种变化是由流入的动脉血引起的。因此，这个差异信号可以用来计算动脉血液的氧饱和度）。

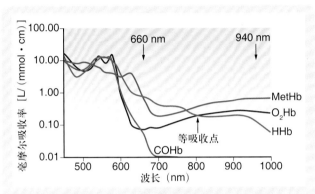

氧合血红蛋白（O_2Hb）和脱氧血红蛋白（HHb）的等吸光点如图所示。为测量SO_2，脉搏血氧仪应用两个波长（约 660 nm 和 940 nm）的光测量SO_2，O_2Hb 和 HHb 对两个波长的光吸收率显著不同。若须测量碳氧血红蛋白（COHb）和高铁血红蛋白（metHb），则须使用更多波长的光，而当多个版本或型号的碳氧血氧仪能发出并测量超过 100 种不同波长的光。

图 10.19 体内四种常见血红蛋白近红外吸收光谱
（Zijlstra WG，Buursma A，Meeuwsen-van der Roest WP. Absorption spectra of human fetal and adult oxyhemo-globin, de-oxyhemoglobin, carboxyhemoglobin, and methemoglobin. Clin Chem. 1991；37：1633-1638.）

类似于测量Hüfner常数（见第135页），在讨论脉搏血氧饱和度监测时，术语异常血红蛋白（COHb和metHb）引起了术语争议。最初由Christian Bohr定义的氧饱和度是O_2Hb与有活性的、能结合氧的血红蛋白（O_2Hb + HHb）的比值，而不是更常用的O_2Hb与总Hb之比。由于COHb和metHb不携氧，不影响脉搏血氧仪读数，因此最初的定义更有价值。因此，脉搏血氧仪SO_2值可以很好地评估肺氧合，但不一定能评估氧运输。如果异型血红蛋白只是少量存在，通常情况下，这些区别临床意义不大。然而当存在大量异常血红蛋白，特别是一氧化碳中毒时，脉搏血氧仪会将给出虚假的安慰性读数。例如，若30%的总血红蛋白结合一氧化碳，并且PO_2正常，尽管血氧含量减少

了30%，但脉搏血氧仪读数仍然正常。而metHb的情况更复杂，相比COHb，metHb的吸收光谱与O_2Hb和HHb的吸收光谱更相似（图10.19），因此metHb高达约20%时，metHb使SO_2轻微下降。在metHb水平较高时，脉搏血氧仪读数常固定在85%左右。现有一种具有八种不同波长光的脉搏碳氧血氧仪，可无创、准确地测量异常血红蛋白，是筛查有碳氧血红蛋白血症风险患者的有效工具。

脉搏血氧仪的误差还有许多其他原因。目前可用的脉搏血氧计即使在动脉低血压的情况下仍能继续工作，但可能会显示SO_2变化延迟，并且在收缩压<80 mmHg时读数变得不那么准确。当贫血患者SO_2下降时，脉氧仪常高估实际的SO_2：血红蛋白浓度为80 g/L时，记录到正常范围的SO_2，但在真实SO_2为53.6%时，记录到的平均SO_2比真实的高了15%（即68.6%）。据报道深色皮肤患者的脉搏血氧仪读数准确，但较低SO_2值（$SO_2 < 80\%$）时会出现一些偏差。若用手指或脚趾进行脉搏SO_2监测，则应去除指甲油，因为不同颜色指甲油会导致SO_2值不同程度下降，红色/紫色影响较小，而深色或绿色/蓝色会导致SO_2值平均下降1.6% ~ 5.5%。有研究表明，丙烯酸指甲油可导致某些（非全部）脉搏血氧仪读数的微小误差。最后，脉搏血氧仪的技术问题，如发光二极管随时间老化，以及临床使用中电缆的"磨损"，可能会潜在地导致大量血氧仪读数不准确。

如何校准脉搏血氧仪是个问题。光学滤光片可用于常规校准，但金标准是针对动脉血PO_2或饱和度进行校准，但这很少进行。当氧合至关重要时，脉搏SO_2监测不能替代动脉直接测量PO_2。

（四）组织氧分压

显然，相比氧降阶梯中较高的PO_2，组织PO_2更重要。因此尝试测定组织PO_2似乎合乎逻辑，但事实证明无论技术还是对结果的解读，都存在困难。实验性医学研究中，针电极可直接插入组织，并在针尖上测量PO_2。结果解读上的困难在于组织内PO_2差异很大，因此即使可以测量到平均组织PO_2，这可能也并不能代表更有意义的"致死角"区域（见第112页）PO_2。

1. 组织表面电极

微型氧监测仪可置于或附着于器官表面来显示PO_2，该装置可能仅仅是一个小的极谱电极，但最近开

发的技术使用了荧光物质，其是在不同波长的光照射下可发出光能的分子。对氧水平敏感的荧光分子有几种，这些荧光分子既可用于插入组织的探针尖端，也可全身分布。与针状电极相同，对全身分布的荧光分子读数解释也受到诸多限制。然而，组织表面PO_2可为外科医师提供器官缺血时灌注和存活的有用信息。

2. 近红外光谱

在相对透明的组织中，可使用近红外范围内（700～1000 nm）的透射光谱来测定组织氧化的生化状态。血红蛋白、肌红蛋白和细胞色素a_3的相对氧化状态可在此波段内测定。目前研究证实可行的透射光谱的透射深度可达约9 cm，这足以监测新生儿大脑。成年人则需要使用反射光谱，这能评估如一个几立方厘米区域的脑组织氧合，这在颈动脉手术期间等情况下很有用，其可跟踪有关动脉供血区域的氧合变化。然而，由于颅外组织（特别是头皮血流）的干扰，以及难以校准读数和确定任何"正常"值，该技术未能广泛应用。

3. 组织氧合的间接评估

直接测量组织PO_2很难，因此临床实践中，更多的是简单地寻找组织无氧代谢的证据。在未发现组织无氧代谢证据时，可假定组织灌注和氧合可接受。评估整体（全身）组织灌注的间接方法包括测量混合静脉血氧饱和度，可通过采集肺动脉血或使用光纤导管连续测量肺动脉内血氧饱和度（译者注：因为肺动脉血是来自右心室的混合静脉血）。血乳酸水平也是全身组织灌注的整体指标。然而，可接受的整体组织氧合并不能保证单个器官或整个器官中任何一个区域的功能正常或可接受。评估特定组织氧合的方法主要集中于肠道，因肠道易于进入，并且观察到当氧输送不足时，肠道血流往往首先减少。胃黏膜内pH测量可评估胃黏膜内细胞pH，已证明胃黏膜内细胞pH与危重疾病期间的组织氧合和患者健康状况的其他评估相关。

八、氧耗量和氧输送的测量

（一）氧耗量

测量氧耗量的3种主要方法如下：
- 密闭呼吸系统损失掉的或补充进的氧气。
- 吸入氧气量减去呼出氧气量。
- 动脉/混合静脉氧含量差乘以心排血量。

1. 密闭呼吸系统的氧气损失

在密闭回路用碱石灰吸收呼出的二氧化碳，然后观察肺量计测得的体积损失，这可能是测量氧耗量最简单的方法。密闭回路最初应富含氧，这样吸氧浓度就不会降至对受试者或患者危险的水平。另一种方法是，为维持密闭回路内的体积及其氧浓度恒定，加入已知流速的氧，这时，单位时间的氧流量一定等于单位时间的氧耗量。

2. 吸入氧气量减去呼出氧气量

该技术的本质是用吸入氧气量（分钟吸气量×吸氧浓度）减去呼出氧气量（分钟呼气量×混合呼出气氧浓度）。精确分钟吸气量和分钟呼气量之差是确保该方法准确性非常重要的因素，特别是当吸入高浓度氧时。分钟吸气量和分钟呼气量差异的原因在于呼吸气体交换率，以及可能发生惰性气体（如氮气）交换。假设患者氮平衡状态（即吸入氮质量与呼出氮质量相同），则认为吸入和呼出分钟量之比与相应的氮浓度之比成反比。因此，相应表达式如下：

$$分钟吸气量 = 分钟呼气量 \times \frac{呼出气氧浓度}{吸入气氧浓度}$$

这是经典Douglas袋技术的基础，该技术测量呼出气体积，并分析呼出的氧和二氧化碳浓度。用减法算出呼出气氮浓度（即通过从总呼出气体体积中减去氧气和二氧化碳的体积来计算呼出气体中氮气的体积，得出的氮气体积除以呼出气体的总体积，得到呼出氮气的浓度），并推导出分钟吸气量。

3. 动脉/混合静脉氧含量差乘以心排血量

本方法与Fick原理测量心排血量相反（见第78页），通常称为反向Fick技术：

$$\dot{V}O_2 = \dot{Q}(Ca_{O_2} - C\bar{v}_{O_2})$$

$\dot{V}O_2$为氧耗量，$\dot{Q}$为心排血量，Ca_{O_2}为动脉血氧含量，$C\bar{v}_{O_2}$为混合静脉血氧含量。

该技术本质上是有创的，因为心排血量必须单独测量（通常是热稀释法），且须采集动脉和混合静脉血，混合静脉血最好取自肺动脉。然而重症监护时，必要的血管导管可能已经放置到位，这时采血很方便。

比前述的气体测量技术，该方法不仅有较大的随机误差，还有系统误差，因为其未考虑肺的氧耗量。在人体中比较这两种方法的研究显示，不同患者群体之间结果差异很大。该方法需要有创性监测，不适合对正常清醒受试者进行研究，但重症监护患者（推测肺有病变）的测量结果似乎与常规手术肺正常患者的测量结果无区别。

（二）氧输送

氧输送是心排血量和动脉血氧含量的乘积，但这未包括肺内氧耗的输送。目前重症监护时常用热稀释法测量心排血量，同时抽取动脉血样本，用先前描述的任一方法测量氧含量。若用反向Fick技术同时测量氧耗量和氧输送，应记住心排血量和动脉血氧含量会同时影响氧耗量和氧输送的测量。在推断一个结果的变化对另一个结果的影响时，数据间的这种关联可能会导致误差（见第145页）。

（李萌，杨小艳，李平译；刘凯雄，张骅，孙思庆，章文豪，李子广，翟哲，王志勇，刘岗，王楠校）

———— 参考文献 ————

扫码查看

关键词

分压梯度；氧合血红蛋白；ATP；氧降阶梯；线粒体。

摘要

• 氧沿着吸入气和线粒体氧利用点间的氧分压梯度弥散，线粒体的氧分压可能仅有0.13 kPa（1 mmHg）。

• 氧传递障碍主要发生于吸入气和肺泡气之间、肺泡和动脉之间，以及从毛细血管向线粒体弥散的过程中。

• 每100 mL动脉血含0.3 mL物理溶解氧和约20 mL血红蛋白结合氧，静脉血中氧含量降至约15 mL/dL。

• 血红蛋白携氧受二氧化碳、pH、温度和红细胞2，3-二磷酸甘油酸的影响，其分子机制现已充分阐明。

• 葡萄糖和其他底物以ATP形式产生能量。有氧代谢时，每个葡萄糖分子产生38个ATP分子，而无氧代谢时只产生2个ATP分子。

• 氧输送是指心排血量所携的总氧量，约为1000 mL/min，而氧耗量约为250 mL/min。

小结

• 通过质量迁移（通气和血液流动）和沿分压梯度弥散，氧从吸入气体移动到达线粒体中的氧利用点，该过程称为"氧降阶梯"。第一步，气管中水蒸气稍稀释了吸入氧；第二步，吸入气与进入肺泡的二氧化碳混合，进一步稀释吸入氧；第三步，肺泡毛细血管膜可能对氧弥散有障碍（见第八章），尽管常忽略不计；第四步，通气血流灌注失调和分流使动脉PO_2降至低于肺泡PO_2；第五步，从全身毛细血管经不同长度路径扩散到细胞和线粒体（见第八章）。

• 肺泡氧分压（PAO_2）受诸多因素影响，包括大气压、吸入氧浓度、氧耗量、肺泡通气量，以及心排血量的短期影响。若受试者吸入另一种高浓度气体（如氧化亚氮），在某些情况下这种气体可能会取代肺泡中氧气导致缺氧，这称为浓度效应。

• 肺泡气/动脉血氧分压差通常很小，小于2 kPa（15 mmHg），主要由静脉血掺杂引起，通气/血流灌注比值小于1的肺区作用偏小（见第七章）。肺泡PO_2也影响肺泡气/动脉血氧分压差，因此吸氧水平也会有影响。心排血量、体温、血红蛋白浓度和肺泡通气对肺泡气/动脉血氧分压差的影响较小。

• 血液中氧以两种形式运输：溶解氧和血红蛋白结合氧。37℃时，每100 mL血液中每kPa的氧溶解量为0.0232 mL，相当于每100 mL血液溶解氧约0.29 mL，低温下溶解氧更多。

• 血红蛋白是一种在动物界许多物种中都有的携氧蛋白（见第二十六章），由4条珠蛋白链组成，每条链含有一个以铁原子为中心的血红素分子。氧与铁原子结合，所以每个血红蛋白分子可结合四个氧分子。随着氧分子不断与每一个结合位点结合，珠蛋白链形状变化，改变了血红蛋白内键的强度及其与下一个氧分子的亲和性，此效应称为分子协同效应。血红蛋白存在于紧张型（T）构象（脱氧时）和松弛型（R）构象（氧合时）之间。氧结合位点位于珠蛋白链的凹槽内，R状态和T状态间的变化改变凹槽大小，影响了氧进入结合位点的能力，因此，氧与血红蛋白间四个相互反应的解离常数都是不同的，最后一个氧最易结合。

• 根据每个血红蛋白分子结合四个氧分子，以及血红蛋白和氧分子量，容易算出每克血红蛋白可携带1.39 mL氧（Hüfner常数）。

• 血PO_2与SO_2的关系图称为氧合血红蛋白解离曲线，如前所述，血红蛋白与氧亲和力可变，所以解离曲线呈S形。数学方程可精确描述体内常见PO_2值对应的曲线，并允许推算PO_2和SO_2间的转换。氧合血红蛋白解离曲线可能位移，低温、碱中毒和红细胞2，3-二磷酸甘油酸水平降低时左移，相反的生理变化则右移。pH的影响（波尔效应）对血红蛋白解离曲线位移影响很大，当pH因PCO_2增加而下降时，有助于从全身毛细血管的血红蛋白中"卸载"氧。P_{50}为SO_2为50%时的PO_2，用来定量曲线的左或右移，P_{50}正常值为3.5 kPa（26.3 mmHg）。

• 正常成年血红蛋白由两条α-珠蛋白和两条β-珠蛋白链组成，占血液总血红蛋白的98%以上。剩余2%是HbA_2，其中两条δ链取代了β-链。在子宫内和出生后的前几周，只有由两条α-链和两条γ链组成的胎儿血红蛋白（HbF）。HbF解离曲线极度左移，有利于从母体胎盘血液中摄取氧。

• 血红蛋白有许多异常的形式。其中地中海贫血因遗传性原因不能产生某条珠蛋白链，其严重程度由哪种珠蛋白链缺失决定。单个氨基酸被替换，大多影响较小，如仅引起P_{50}轻微变化。镰状细胞病不同于其他血红蛋白病，其血红蛋白在红细胞内聚合，红细胞呈常见的镰刀状，导致溶血和微循环阻塞。当血红蛋白中的铁从Fe^{2+}被氧化为Fe^{3+}，就会形成高铁血红蛋白（metHb），这是血红蛋白与NO反应或对某些药物的生理反应。metHb不能结合氧，所以metHb浓度高时，血氧含量不足。最后，异常配体可占据氧结合位点，如一氧化碳，其与血红蛋白的亲和力是氧的300倍。一旦形成碳氧血红蛋白（COHb），就会引起氧合血红蛋白解离曲线左移，大量存在时也会减少血氧含量至危险水平。

• 尽管做了大量研究，但可在体内携带大量氧的血液代用品仍未得到广泛应用。合成氧载体（如全氟化碳化合物）不能携带足够氧，只在非常特殊的情况下应用，如冠状动脉造影失败时。人造血红蛋白溶液是更好的氧载体，但有与NO清除相关的显著不良反应，可导致血管收缩危象。因此，血液中的血红蛋白似乎需要包含在像红细胞一样的结构中，现在研究正朝着用干细胞技术合成全血红细胞的方向发展，而不是使用游离血红蛋白溶液。

• 细胞中多种酶有催化氧的作用，如负责产生生物调节剂的酶（环氧合酶和脂氧合酶）或解毒/清除不需要分子（包括药物）的酶（混合功能氧化酶）。然而绝大多数氧的利用是为了产生能量，主要是生成ATP来为大多数与生物生命有关的反应供能。葡萄糖氧化产能分3个阶段，糖酵解是第一阶段，无需氧，该厌氧途径发生在细胞质中，将葡萄糖转化为丙酮酸，每个葡萄糖只产生两分子ATP。尽管低效，但在许多乏氧情况下，糖酵解至关重要，是红细胞唯一可利用的能量来源。无氧条件下，丙酮酸不能进入能量产生的下一阶段时，就转化为乳酸，乳酸在缺氧组织和血液中蓄积，导致代谢性酸中毒。

• 有氧时，丙酮酸进入柠檬酸循环，为氧化磷酸化提供底物，对于每分子葡萄糖（译者注：在这步中，即每分子葡萄糖代谢成的2分子丙酮酸），在该系统中又会产生36个ATP分子，该高效的产能系统能满足维持体温所需的大量能量，对于温血动物的进化至关重要（见第二十六章）。柠檬酸循环

发生在线粒体中，可分解多种代谢反应（包括糖酵解）产生的乙酰辅酶A的双碳链。在反应过程中，产生6个二氧化碳分子，以及众多高能底物，如烟酰胺腺嘌呤二核苷酸（NADH）和黄嘌呤腺嘌呤二核苷酸（$FADH_2$），这些分子中的氢离子随后用于线粒体酶链中的一系列反应，电子在线粒体酶之间传递，并迫使氢离子逆浓度梯度移动，直到氢离子与氧结合形成水。该途径被称为氧化磷酸化，因为在多个点会产生高能ATP分子。

• 氧输送是指每分钟可提供给机体的氧量，等于心排血量×血氧含量。血氧含量很容易计算，为血红蛋白饱和度、血红蛋白浓度和Hüfner常数的乘积。正常情况下氧输送约为每分钟1000 mL，其中只有约1/4被机体利用掉。当氧输送或氧耗量发生变化时，这就提供了有用的氧储备，因为从血液中摄取的氧量可以适当增加或减少。

• 体内氧储备很少，呼吸空气时，受试者肺内氧储备约450 mL，血液氧储备约850 mL，还有少量溶解在组织中，但在危及生命的缺氧前，并非所有氧气都能被利用。因此，呼吸空气时，低通气会在几分钟内导致危险的低氧，而通气停止前吸氧则可大大改善低氧。

• 发绀是由动脉低血氧引起的皮肤和黏膜变蓝，这不是一种可靠的临床症状，因为皮肤颜色主要由静脉血决定，静脉血PO_2受组织氧耗量和血流量的影响。因此，在动脉饱和度低于90%时，发绀才容易看到。

• 气体样本中氧浓度的测量由顺磁分析仪（响应时间快，依赖于氧独特的顺磁特性），或通过燃料电池（响应时间慢，通过与氧的化学反应产生电流）完成。血液样本中，PO_2用带有银阳极和铂阴极的极谱（或克拉克）电极测量，施加电位差时产生与PO_2成正比的电流。

• 因为不同类型血红蛋白对近红外光的吸收光谱不同，可以通过对近红外光的吸收测量SO_2。如果只使用两种波长的近红外光，氧合血红蛋白（O_2Hb）和脱氧血红蛋白（HHb）对其吸收不同，那么就可推导得到SO_2，这是目前普遍使用的脉搏血氧仪的基础。若使用更多波长的光，如用于分析血液样本的碳氧血氧仪，则可以同时测量所有主要的四种血红蛋白（O_2Hb, HHb, metHb和

COHb）。脉搏血氧仪是一种几乎无创的氧合评估方法，但可能会受到许多因素影响，如彩色指甲油、未被识别的探头技术问题和其他血红蛋白的干扰。其他血红蛋白包括如脉搏血氧仪无法检测到的COHb（即使COHb浓度很高，也会给出正常读数）和会导致读数略有下降的metHb。

• 氧耗量可以通过密闭呼吸系统中氧气损失测量（即通过吸入氧气量减去呼出氧气量），或者通过动脉和混合静脉血含氧量差乘以心排血量测量。所有这些测量方法都有创，但适用于各种情况。

第十一章　肺的非呼吸功能

要点

◆ 由于整个心排血量都通过肺循环，因此肺能充当滤器，防止栓子进入体循环。

◆ 肺构成了隔绝机体内部与外部环境之间的巨大界面，这就需要多个系统来防御吸入的生物及化学危害。

◆ 肺循环会对许多内源性化合物（包括胺类、肽类和类花生酸）进行主动摄取和代谢。

肺的主要功能是气体交换，为有效气体交换，在每次循环中，几乎整个血容量都会通过肺，这一特性使肺适于承担许多其他重要功能。肺在循环系统中的位置非常适合做循环系统的过滤器，不仅可过滤颗粒物，也可过滤肺循环中需要清除或生物转化的多种化学物质。肺动脉树易耐受栓塞而不易梗死，极大的血管内皮面积使肺的代谢功能超过其总质量所应有的比例。外界大气与肺循环间的巨大界面并非没有危险，肺必须保护循环免受许多潜在有害吸入物的伤害。

一、过滤功能

肺位于整个右心室的流出道上，处于过滤体循环静脉回流中颗粒物的理想位置。若无这样的过滤器，颗粒物进入动脉系统的风险将持续存在，其中冠状动脉和脑循环尤易受到有害栓子的影响。绝大多数栓子是血栓，但也会出现非血栓栓子，可以是有机来源的（如空气、肿瘤、脂肪、羊水），也可以是无机来源的（如导管尖端或放射治疗粒子）。

肺毛细血管的直径约为 $7\ \mu m$，并不能完全过滤肺循环中物质。众所周知，在无明显心内分流的患者中，少量的气体和脂肪栓子可进入体循环。栓子可通过肺循环中已知的某些毛细血管前吻合避开肺泡（直接进入体循环），这些前吻合可以是支气管循环和肺循环间的吻合（见第68页），也可以是肺内动静脉的吻合。肺内动静脉吻合比正常毛细血管粗得多，直径 $25\sim50\ \mu m$，但幸运的是，其大部分时间处于闭合状态（见第9页），最常于低氧条件下开放。尽管如此，在1/3正常健康受试者中，超声心动图显示微泡造影剂可直接进入体循环，吸纯氧可减少该现象。当心内右向左分流时，栓子可能会更大量地进入体循环，目前已知右向左分流很常见。尸检研究显示，超过25%的人群存在"针状"卵圆孔未闭，通常仅表现为裂隙状缺损，具有类似于阀门的功能，通常由于左房压略高于右房压而保持关闭。10%的正常受试者中，仅Valsalva动作或咳嗽就易显示右心房和左心房间存在易于观察到的血流。因此，生理事件或肺栓塞引起右房压相对升高时可能导致反常栓塞（见第二十九章）。

当探讨肺的存活时，肺微循环的几何形状［译者注：肺微循环的几何形状是指肺毛细血管的形状。肺毛细血管的关键特征：肺毛细血管（和肺泡）具有非常薄的壁，弥散障碍很小。在肺泡壁中，毛细血管形成了一个密集的网络，被认为几乎是一层连续的薄血液膜］特别适合在应对严重栓塞的同时维持肺灌注。然而，严重栓塞不可避免地会阻断部分肺循环，扰乱通气血流比（见第二十九章）。除非肺栓塞范围较大，否则含小块纤维蛋白和（或）血小板的微栓塞不会直接影响气体交换，然而，微血栓堵塞肺毛细血管后，又会激活该区域内中性粒细胞，导致内皮通透性增加和肺泡水肿，被认为与急性肺损伤的发病机制有关（见第三十一章）。

较其他器官，肺清除血栓更迅速。肺拥有发达的蛋白分解系统，不限于清除纤维蛋白。肺血管内皮细胞富含纤溶酶原激活剂，可将纤溶酶原转化为纤溶酶，而纤溶酶再将纤维蛋白转化为纤维蛋白降解产物。然而，肺也富含促凝血酶原激酶，可将凝血酶原转化为凝血酶。使情况更复杂的是，肺还特别富含肝素（牛肺可用于商业制备肝素）。因此，肺可提供高浓度的促凝、抗凝，以及纤溶所必需的物质。除了清除肺血栓，这些物质还可能影响全身的凝血功能。

二、对吸入物质的防御功能

皮肤、胃肠道和肺是隔绝外界与（精细控制的）内部身体系统间的主要屏障，起重要的保护作用。为有效气体交换，肺内空气与血液间的生理界面（肺泡毛细血管膜）非常薄，这使得肺极易受到空气中许多化学性和生物性危害物的侵袭。遍布整个气管支气管树中的气道衬液（airway lining fluid，ALF），几乎完全阻止了这些危害物到达远端气道。

（一）气道衬液

气道衬液有两个截然不同的层，纤毛周围层/"溶胶层"（含水和溶质的低黏度层，纤毛嵌入其中）和上方的黏液层/"凝胶"层。

1. 黏液层

大气道完全被黏液层覆盖，而在较小的、更远端气道中，黏液呈"岛"状分布，而细支气管及以远的支气管则没有黏液层。黏液对病原体的吞噬和清除十分重要，同时还具有多种抗菌作用（见下文）。黏液中97%是水，约1%是黏蛋白（糖蛋白中的一类），黏蛋白决定了黏液的黏弹性和其他特性。人类基因组编码17种黏蛋白，其中仅有7种为分泌型黏蛋白，其余均为与膜结合型黏蛋白。在受到一系列刺激（包括直接化学刺激、炎性细胞因子及以胆碱能神经为主的神经元刺激等）后，分泌黏液的杯状细胞通过快速（用时<150 ms）胞吐作用释放黏蛋白。黏蛋白可长达6 μm，其80%被糖基化的核心由二硫键连接的糖蛋白亚基组成，核心侧链通过O-糖苷键连接到黏蛋白的蛋白质亚基上。黏蛋白的侧链末端几乎全部连接唾液酸，并具有微生物结合位点。

2. 纤毛功能

纤毛上皮细胞（图11.1）以平均4 mm/min的速度向头侧推动黏液，先穿过声带，再通过喉的后连合，在那里黏液被吞咽进入食道或通过咳痰排出。纤毛主要在气道衬液的低黏度纤毛周围层内摆动，纤毛顶端也会间歇性地抓住黏液层的底部，沿着气道壁推动黏液层。

纤毛摆动频率为12～14次/s，但当细胞外ATP水平升高时，其摆动频率可能加快，并受到污染物、烟草烟雾、麻醉剂和感染的影响。随着年龄增长，纤毛摆动普遍减慢。每个摆动周期分为两个阶段（图11.2）。首先是恢复摆动，占整个摆动周期的75%，纤毛通过侧向运动缓慢地远离其静止位置做弓形弯曲。接下来是推进摆动，纤毛完全伸展开至其最大高度，以其顶端与上方的黏液层接触（产生摩擦和黏附效应），然后在垂直于下方细胞的平面向前摆动，然后恢复至静止位置。相邻纤毛以某种方式协调它们的摆动从而产生推动黏液层的活动波，这可能是在纤毛恢复摆动的侧向弯曲时，刺激邻近纤毛产生的物理效应。

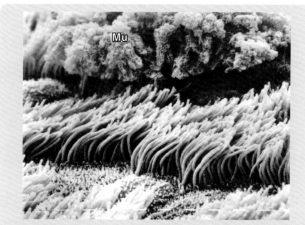

大气道覆盖着黏液（Mu），Mu下方是纤毛上皮细胞。

图 11.1　电镜扫描

（From Dr P.K.Jef-fery,Imperial College School of Science,Technology and Medicine,London and the publishers of Brewis RAL,CorrinB, Geddes DM,et al.,eds. Respiratory Medicine. London:WB Saunders:1995:54-72. With permission.）

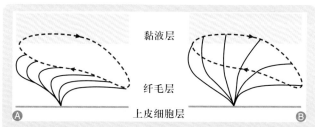

A. 恢复摆动，纤毛在低黏度纤毛周围层内向后和侧向弯曲；B. 推进摆动，纤毛垂直于上皮细胞伸展进入黏液层并推动黏液前进。红色的虚线显示的是纤毛顶端的运动轨迹。

图 11.2　呼吸道上皮中单根纤毛的作用机制

3. 纤毛周围层

要使纤毛推进系统有效工作，关键是要将纤毛周围液层深度严格控制在7 μm内，特别考虑到当两个较小的气道汇成一个更大气道时，黏液量会增加。气道衬液两层的深度受分泌物体积与重吸收速度的变化控制，气道的不同区域同时有分泌与重吸收。若纤毛周围层深度减少，为维持合适的液体深度，凝胶层将向纤毛周围层补充液体，这种补充可能仅是由两层间的渗透梯度介导。黏液层（凝胶层）在其容积减少70%之前都可以向纤毛周围层提供液体。另一方面，当黏液汇聚到较大的气道时情况则相反，黏液层吸收纤毛周围多余的水。水可自由渗透气道上皮，因此，纤毛周围液体的体积由其盐浓度决定，而盐浓度又由上皮细胞表面的主动离子转运所控制。多个离子通道负责这种主动转运，其中最重要的是阿米洛利敏感的上皮钠通道和更为人所熟知的氯离子通道，该氯离子通道即囊性纤维化跨膜转导调节因子（cystic fibrosis transmembrane conductance regulator，CFTR）。静息状态下CFTR可能部分激活，但当钠通道被抑制时活性会增强。控制该系统的因素尚未完全明确，但一个关键部分是纤毛细胞在机械应力作用下释放的各种腺嘌呤核苷酸，它们作用于纤毛细胞自身，调控纤毛周围层离子通道的液体转移。

这种黏液纤毛系统的功能障碍会导致从小就可发生严重的肺部疾病。CFTR遗传性缺陷（气道衬液稳态调节障碍，见第二十八章）和原发纤毛运动障碍（罕见的遗传性疾病）都是囊性纤维化疾病，许多合并这两种疾病的患儿在出生后不久就会肺部发病。

4. 湿化

气道衬液充当湿热交换器，加湿和加温吸入的气体。吸气时，相对干冷的空气会导致气道表面水分蒸发和气道内膜冷却，呼气时水分在黏液表面凝结，发生加温。因此，用于调节（充分加温和加湿）每次呼吸所用的热量和水分只有约一半散失于大气中。平静经鼻呼吸时，空气在到达气管前完成加温和湿化，但随着通气量的增加，更小气道也将参与吸入空气的湿化，当每分通气量超过50 L/min后，直径1 mm的气道也参与了湿化。

（二）可吸入颗粒物

可吸入颗粒物沉积在呼吸道何部位取决于颗粒物的大小和吸入时呼吸模式。有以下3种机制。

• 直径>3 μm的大颗粒发生惯性碰撞，直径>8 μm的颗粒即使未发生碰撞，也很少到达咽部以远，而较小的颗粒则可进入到呼吸道远端。惯性碰撞深受颗粒速度的影响，因此高吸气流速和大潮气量，将增加大颗粒进入肺部远端（译者注：译者并不同意原著观点，由于上呼吸道的弯曲度非常大，支气管树的分叉也较多，流速不能过大，流速过大时湍流成分越多、层流越少，颗粒频繁碰撞管壁，导致大颗粒过早沉积，反而不利于进入周围气道，若缓慢吸气，气流以层流为主，与气道碰撞的机会减少，将增加较大颗粒气溶胶进入周围气道的数量）。

• 直径为1~3 μm颗粒沉积在较小的气道或肺泡中，该处缓慢的气体流速使颗粒物脱离悬浮并沉积，吸入颗粒物后屏气可促进沉积。1~3 μm的颗粒很容易进入肺泡，并可能通过扩散再次逸出肺泡而被呼出，或沉积于肺泡壁上，沉积于肺泡壁上的颗粒将被吸收到组织中或被肺泡巨噬细胞吞噬。沉积后，不同的粉尘在肺内存留的时间不同：有的被迅速清除，而另一些在肺巨噬细胞内持续存在多年。不同类型的颗粒不同程度上激活巨噬细胞，但都可以刺激细胞因子释放并引起肺部炎症，进而导致肺组织修复、胶原沉积和肺纤维化。

• 直径<1 μm的颗粒通过布朗运动扩散，这些颗粒只是被简单地吸入和呼出，极少接触到呼吸道或肺泡壁，尽管模拟研究表明，一些非常小的颗粒（0.1 μm）会沉积在肺泡开口附近。

呼吸道内的高湿度都有助于上述3种机制起效。沿气道行进中颗粒吸收水分将增重，从而促进惯性碰撞和沉积。自然，吸湿性颗粒更易吸收水分。任何未被气道衬液捕获并沉积在肺泡内的颗粒均被肺泡巨噬细胞清除。

（三）防御吸入性病原体

肺作为与外界环境接触的界面，每天可呼吸约10 000 L空气，在此过程中会接触大量生物体。为保护呼吸道免受微生物入侵，肺已进化出多种防御机制，可细分为直接去除病原体、化学灭活入侵微生物，以及这些机制失效时启动免疫防御。

1. 直接去除病原体

正常经鼻呼吸时，大多数吸入的病原体与鼻黏膜碰撞，进而被鼻黏膜上皮的纤毛向后清扫后吞噬。在较高的吸气流速下（如受试者呼吸困难时），病原体将深入更远的气道，由气道衬液的黏性黏液层捕获，然后被清除。

2. 化学灭活病原体

气道衬液不是简单地将捕获的微生物转运出去。一些较小的颗粒会深入支气管树，需要一定的时间才能转运出呼吸道。在此期间，为防止这些微生物造成损害，气道衬液包含的多种杀灭病原体系统将起效。表面活性蛋白是被称为胶原凝集素这类庞大蛋白质家族的一员（译者注：胶原凝集素是钙依赖的糖结合蛋白或凝集素，包括肺表面活性蛋白、胶固素及甘露糖结合蛋白等，其凝集素区可与微生物的糖基结合，而胶原部分则可与巨噬细胞膜受体结合，发挥调理素和激活补体的作用）。除降低肺顺应性（见第14页），表面活性蛋白还是肺固有免疫的一部分。表面活性蛋白A和D最活跃，对常见呼吸道病原体的特定分子模式起效，调理或直接中和病原体，并刺激巨噬细胞迁移和释放其他炎性细胞因子。气道衬液中还有溶菌酶，该酶由中性粒细胞分泌，能破坏微生物细胞壁，裂解细菌，特别是对革兰阳性杆菌。

最后，气道衬液含有一系列天然抗菌肽，大致分为组织蛋白酶抑制素、人β-防御素（human ß-defensins，HBDs）和中性粒细胞α-防御素，这些均为具有广谱抗菌作用的小分子肽（3~5 kD），或直接作用于细菌细胞壁，或间接通过刺激呼吸道上皮细胞释放趋化因子来募集炎症细胞。α-防御素由中性粒细胞释放，具有抗多种细菌和单纯疱疹病毒的活性。HBDs源自上皮细胞，至少已鉴定出四种亚型。HBD-1位于正常个体的肺分泌物中，而HBD-2位于囊性纤维化和炎症性肺病患者的分泌物中。这些小分子肽可造成炎症和修复。气道衬液中HBDs的功能缺陷被认为是囊性纤维化患者慢性气道感染的主要因素（见第二十八章）。

这些化学灭活系统主要受上皮细胞控制，其表面表达多种Toll样受体（Toll-like receptor，TLR），可识别呼吸道病原体的各种分子成分，如病毒RNA、非哺乳动物DNA和细菌脂多糖或脂肽。激活TLR则启动了一系列的反应，如增加防御素的分泌、激活组织蛋白酶抑制素（一种需要维生素D的反应）、产生炎性细胞因子、改变上皮细胞间的细胞连接，从而阻止病原体向内迁移，并使得吞噬细胞向外迁移。

3. 蛋白酶——抗蛋白酶系统

人类基因组能编码565种蛋白酶，其中许多位于肺部（表11.1）。在病原体或烟草烟雾的作用下，中性粒细胞或巨噬细胞通常在肺部释放蛋白酶，这些酶是气道衬液中强大的抗菌分子，但若不加以控制，就会损害肺组织。至少有两种机制可以保护肺免受自身蛋白酶损伤：首先，蛋白酶主要局限于气道表面液体的黏液层，确保其与吸入的微生物密切接触的同时避免与其下方的上皮细胞接触。其次，蛋白酶通过结合肺内抗蛋白酶而失活。肺部活跃的抗蛋白酶包括α_1-抗胰蛋白酶、α_2-巨球蛋白、α_1-糜蛋白酶。α_1-抗胰蛋白酶在肝脏中合成，并转运至肺，是肺泡中主要的抗蛋白酶，也最能抑制中性粒细胞弹性蛋白酶的活性。

生化灭活如此强大的蛋白酶很难。半稳定的α_1-抗胰蛋白酶分子通过一个从分子中突出的氨基酸

环保持连接，环末端有一对充当蛋白酶"诱饵"的蛋氨酸和丝氨酸残基。当蛋白酶结合了肽环，半稳定的α_1-抗胰蛋白酶失稳，迅速将结合的蛋白酶翻转到分子的另一侧，类似于捕鼠器的翻转，一旦翻转到分子的另一侧，α_1-抗胰蛋白酶的β折叠紧密包裹挤压蛋白酶，从而改变了其发挥功能所需的空间构象。

1963年，描述了一组血浆蛋白中缺乏α_1-抗胰蛋白酶并已进展为肺气肿的患者。α_1-抗胰蛋白酶缺乏症为一种常染色体隐性遗传病，7.7%的欧洲裔人携带编码α_1-抗胰蛋白酶的基因的两种常见突变之一。纯合子患者血浆中α_1-抗胰蛋白酶水平较低不是由于不能分泌α_1-抗胰蛋白酶，而是肝细胞不能分泌蛋白。分泌的α_1-抗胰蛋白酶滞留聚集在肝细胞内，损伤肝脏。据信1/4500的人群继承了两个来自双亲的Z突变基因（纯合子突变），使其在α_1-抗胰蛋白酶的分泌和功能上存在严重缺陷，其中许多人可能在发现α_1-抗胰蛋白酶缺乏之前已死于肺和肝脏疾病。纯合子突变患者肺气肿的比例较高，肺气肿多位于基底，其发病年龄较小、病情严重。因此，看来α_1-抗胰蛋白酶缺乏症是小部分肺气肿患者的病因（见第312页）。吸烟伴中性粒细胞蛋白酶的产生增加（见第223页），吸烟与α_1-抗胰蛋白酶缺乏症患者病情更重有关。其他了解较少的蛋白酶–抗蛋白酶系统（如基质金属蛋白酶）的紊乱，现如今也认为参与了多种炎症性肺病的发病（表11.1）。

表 11.1　肺蛋白酶及其生理和病理生理作用

种类	示例	肺组织中的分子靶点	肺疾病中的可能作用
半胱氨酸蛋白酶	组织蛋白酶	胶原蛋白	与IPF相关
丝氨酸蛋白酶	中性粒细胞弹性蛋白酶-3	弹性蛋白	CF支气管扩张的危险因素
金属蛋白酶	ADAM；MMP	胶原蛋白；IV和V型胶原蛋白；丝氨酸蛋白酶抑制剂	ADAM-33与哮喘相关（P329）；IPF的可能生物标记物；吸烟和COPD

注：ADAM：A解整联蛋白和金属蛋白酶；MMP：基质金属蛋白酶；CF：囊性纤维化；IPF：特发性肺纤维化；COPD：慢性阻塞性肺疾病。

4. 免疫系统

气道衬液的免疫球蛋白为肺提供体液免疫。IgA是鼻咽部和大支气管中主要的免疫球蛋白，其作用似乎是阻止细菌结合鼻黏膜，而特异性IgA有调理素

和诱导补体的作用。而深部的呼吸道，则IgG数量更多，是肺泡中最常见的免疫球蛋白。

具有免疫活性的上皮细胞和巨噬细胞参与正常气道的细胞免疫。气道在受到前文提到的各种刺激后，气道上皮细胞中TLR激活启动了炎症反应，这些细胞可能也负责终止炎症反应和启动组织修复。为此，细胞会分泌以下多种分子。

• 黏附分子，如诱导邻近肺毛细血管内炎性细胞在血管边缘聚集的细胞间黏附分子-1（ICAM-1）。

• 趋化因子，如募集炎症细胞进入肺组织的白细胞介素（interleukin，IL）（如IL-8）。

• 细胞因子，如通过进一步刺激炎症细胞来增强炎症反应的IL-1、IL-6、肿瘤坏死因子。

• 生长因子，如刺激负责组织修复细胞（如成纤维细胞）的转化生长因子β和表皮生长因子。

• 细胞外基质蛋白，如启动组织修复的胶原蛋白、透明质酸。

免疫反应一旦启动，大量吞噬细胞就进入肺组织。免疫球蛋白、补体和其他调理素增强了吞噬细胞的识别。严重感染时，吞噬细胞杀死微生物所用的活性氧，可能溢出溶酶体并进入肺组织，加重组织损伤。

三、化学危害

影响可吸入化学物质预后的某些因素，具体如下。

• 颗粒大小：与前述生物颗粒一样，直接影响肺内沉积的部位。

• 水溶性：一旦进入肺组织，水溶性将影响其在肺中清除的速度。相比脂溶性物质，水溶性物质需要更长的时间才能被吸收到血液，然后运到其他地方清除。

• 浓度：由于肺的代谢活动易饱和，故吸入化学物质的浓度很重要。

• 代谢：尽管在动物体内进行过广泛研究，但已知物种间差异很大，对吸入化学物质在人肺内的新陈代谢知之甚少。呼吸道黏膜的所有细胞均可代谢，但动物的代谢活动，在棒状细胞（club cells）和Ⅱ型肺泡细胞中尤其活跃（见第8页）。与肝脏类似，有毒化学物质的肺脏代谢包括以下两相。

• Ⅰ相：将有毒分子转化为不同的化合物，常通过氧化反应。在肺内，主要是借助细胞色素P-450单加氧酶、少数是基于黄素的单加氧酶系统实现的。对

于混合功能氧化细胞的色素P-450系统，肺是主要的肝外器官，当然其活性远较肝脏逊色。

• Ⅱ相："载体"分子结合代谢产物，降低其生物活性，增加水溶性，从而更易排出。在肺部，此阶段代谢通常通过结合葡糖醛酸或谷胱甘肽进行。

吸入化学物质的代谢变化并非都是有益的，尤其是许多合成有机化合物和香烟烟雾中的某些化学物质（见第222页）的代谢。Ⅰ相代谢可能将某些基本无害的化合物转化为强致癌物（激活），代谢时的微小变化，结果可能就截然相反。激活和灭活途径间的平衡因物种而异。关于人类肺部的有限数据表明，我们幸运地拥有一个非常有利的平衡，即潜在致癌物的灭活率高出啮齿动物100倍。据推测，若无这种进化优势，人类的吸烟史可能会有所不同。

四、内源性化合物的肺血管处理

某些激素原形通过肺循环，某些激素可能在单次肺循环时几乎被完全清除，某些激素则可能在肺循环时被激活（表11.2）。

表 11.2　激素在通过肺循环时的代谢改变总结[*]

分类	通过肺循环后的改变		
	激活	无变化	灭活
氨基酸类		多巴胺 肾上腺素 组胺	5-羟色胺 去甲肾上腺素
肽类	血管紧张素Ⅰ	血管紧张素Ⅱ ANP 催产素 血管升压素	缓激肽 内皮素
花生四烯酸衍生物	花生四烯酸	前列环素 PGA_2	PGD_2、 PGE_2 PGF_{2a} 白三烯 腺苷
嘌呤衍生物			ATP、ADP、 AMP

注：ANP：心房钠尿肽；PG：前列腺素；ATP、ADP 和 AMP 分别为腺苷三磷酸、腺苷二磷酸和腺苷一磷酸。

肺的众多种细胞中，内皮细胞的代谢最活跃。最重要的代谢部位是肺毛细血管的内皮细胞，但必须强调，已证明全身范围内多种血管的内皮细胞代谢过程相似。尽管缺乏与代谢有关的细胞器，尤其是线粒体、滑面内质网或微粒体，但肺内皮细胞仍表现出丰

富的代谢活动。此外，胞膜小窝又显著增加了这些细胞已广阔的表面积（约126 m²），这对膜结合酶特别有利。

（一）儿茶酚胺和乙酰胆碱

去甲肾上腺素

肺循环中，去甲肾上腺素和肾上腺素代谢差异显著。血液中儿茶酚胺的半衰期约为20 s，一次肺循环清除约30%去甲肾上腺素，而肾上腺素（及异丙肾上腺素和多巴胺）则不被代谢。肺内皮细胞中单胺氧化酶和儿茶酚-O-甲基转移酶等效代谢所有胺类衍生物，因此肺内皮细胞特异性地代谢去甲肾上腺素在于细胞膜，其选择性地只摄取去甲肾上腺素和5-羟色胺。去甲肾上腺素的神经外摄取不局限于肺的内皮，与其他组织（摄取2）相比，肺对去甲肾上腺素摄取（摄取1）的特异性较高。

肺能非常有效地清除5-羟色胺，一次肺循环的清除率高达98%。与去甲肾上腺素的代谢过程很相似，5-羟色胺被内皮（主要是毛细血管内皮）摄取，然后被单胺氧化酶迅速代谢。血液中5-羟色胺的半衰期约1~2 min，肺代谢可有效防止其再循环。

尽管肺组织中单胺氧化酶丰富，但由于缺乏跨内皮细胞的转运机制，肺循环时不会清除组胺、多巴胺和肾上腺素等分子。

乙酰胆碱在血液中迅速水解，半衰期不足2 s，这往往掩盖了肺部乙酰胆碱酯酶和假性胆碱酯酶的功能变化。

（二）肽类

1. 血管紧张素

人们早就知道，肾素作用于血浆α₂球蛋白（血管紧张素原）形成十肽的血管紧张素Ⅰ，再通过血浆孵育转化为有血管活性的八肽血管紧张素Ⅱ。血管紧张素转换酶（angiotensin converting enzyme，ACE）在血浆中是游离的，亦可与内皮表面结合。血管紧张素转换酶与内皮表面结合很常见，但肺血管内皮细胞表面血管紧张素转换酶尤其多，也可沿胞膜小窝内部分布，并延伸到管腔的突起上。约80%的血管紧张素Ⅰ在单次肺循环中转化为血管紧张素Ⅱ。血管紧张素转换酶是一种含锌的、有两个位于蛋白质侧面的深槽中活性位点的羧肽酶。通过槽内的结合位点，血管紧张素转换酶与蛋白质底物牢固结合，随后含锌的催化部分裂解苯丙氨酸-组氨酸键（血管紧张素Ⅰ）或苯丙氨酸-精氨酸键（缓激肽）。血管紧张素转换酶抑制剂（见后文）通过简单地掩盖蛋白质深槽处的活性位点，使之失活。

2. 缓激肽

缓激肽是一种血管活性九肽，在通过肺和其他血管床时被高效清除。在血液中其半衰期约为17 s，而在不同的血管床中其半衰期不到4 s。与血管紧张素Ⅰ类似，血管紧张素转换酶负责代谢缓激肽。

通过影响缓激肽和血管紧张素，血管紧张素转换酶对控制动脉血压很重要。促进血管扩张和血压降低的缓激肽被灭活。而（代谢得到的）血管紧张素Ⅱ会导致一系列血压升高的事件，如肾脏潴留钠、血管收缩和释放去甲肾上腺素。血管紧张素转换酶抑制剂现广泛用于治疗心血管疾病。另一方面，血管紧张素转换酶抑制剂降低了对缓激肽的降解（尽管其他酶也能够代谢缓激肽），这也是血管紧张素转换酶抑制剂降压机制的一部分。血管紧张素Ⅱ、血管升压素和催产素肺循环时未被代谢。

3. 心房钠尿肽

许多动物中，心房钠尿肽（atrial natriuretic peptide，ANP）主要由肺清除。而在人类，由于左右心房均可分泌心房钠尿肽所引起的方法学问题（译者注：右心房血经右心室经过肺循环，而左心房血是通过左心室，不经过肺循环，直接进体循环，但研究者在分析和解释数据时无法区分右心房分泌的心房钠尿肽在肺部的代谢），导致对人类肺部代谢心房钠尿肽的能力产生疑虑。使用放射性同位素标记心房钠尿肽的研究表明，人类心房钠尿肽的肺内代谢并不显著。

4. 内皮素

内皮素是一组由21个氨基酸组成的多肽，具有多种生物活性（见第75页），可被肾脏、肝脏及肺脏代谢，其血浆半衰期仅为几分钟。尚不清楚肺内代谢内皮素的酶，但据信人类有其中几类。

（三）花生四烯酸衍生物

肺是合成、代谢、摄取和释放花生四烯酸代谢物的主要场所。花生四烯酸是一组含20碳的羧酸，又称为类二十烷酸。花生四烯酸代谢的起始阶段包括通过磷脂酶A₂将膜磷脂转化为花生四烯酸，再分别由环氧合酶（cyclooxygenase，COX）和脂氧合酶2个主要的途径氧化（见图3.10和图11.3），经COX氧化和环化生成的是前列腺素（prostaglandin，PG）G₂（下标2

表示碳链上有两个双键）。进而，非特异性过氧化物酶将PGG_2转化为前列腺素PGH_2，PGH_2是合成多种重要衍生物的前体化合物（图11.3）。

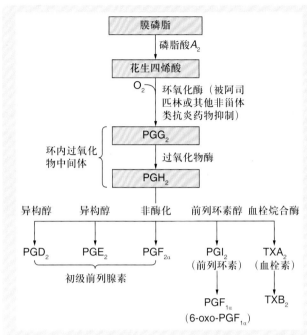

图 11.3　花生四烯酸产生的环氧化酶通路，及其衍生物转化形成前列腺素类（PG）及血栓素类（TX）。其在肺内发生的代谢可见本文

类二十烷酸不能预先储存，而是由肺内许多类型细胞（内皮细胞、气道平滑肌细胞、肥大细胞、上皮细胞和血管肌细胞）按需合成。多种刺激（如炎性细胞因子、补体激活、激素、过敏原或机械刺激等）通过激活磷脂酶启动该通路。此通路下一步的酶COX有多种异构体，包括低浓度的结构酶COX-1和炎性细胞因子诱导的酶COX-2。在正常肺组织中，这些COX异构体的生理作用尚不明确，但在某些哮喘患者中，阿司匹林抑制COX-1可引起支气管痉挛，而抑制COX-2则不然（见第310页）。

前列腺素$PGF_{2\alpha}$、PGD_2、PGG_2、PGH_2和血栓素收缩气管和支气管，相比于正常人，$PGF_{2\alpha}$和PGD_2在哮喘患者中的作用更强。而PGE_1和PGE_2扩张支气管，特别是雾化给药时。肺内的前列腺素通常具有抗感染作用，例如，PGD_2和PGE_2能一定程度抑制T辅助细胞（Th9）形成，而Th9可导致某些过敏性肺部疾病。物种间，前列环素的效应存在差异。对于人类来说，在最大心血管效应剂量下，PGI_2都不影响气道直径。前列环素和PGE_1扩张肺血管，PGH_2和$PGF_{2\alpha}$收缩肺血管。

肺内多种特异性酶大量代谢PGE_2、PGE_1和$PGF_{2\alpha}$，但PGA_2和前列环素以原型通过肺循环。与儿茶酚胺代谢一致，特异性的肺前列腺素代谢在于摄取途径，而非细胞内酶的代谢。

白三烯也是花生四烯酸通过脂氧合酶途径所产生的类二十烷酸（见图3.10）。白三烯LTC_4和LTD_4主要负责原先称为慢反应物质A（SRS-A）所致的支气管收缩。SRS-A还含有LTB_4，其是一种较弱的支气管收缩剂，但会增加血管通透性，这些由肥大细胞合成的化合物，在哮喘的发生过程中有重要作用，其释放机制在第二十八章中讨论，而抑制白三烯的药物则在第32页中叙述。

（四）嘌呤衍生物

肺内皮细胞表面的特异性酶，可降解AMP、ADP和ATM为腺苷。腺苷强效影响循环，但也可通过快速摄入内皮细胞而在肺内代谢，在内皮细胞中，腺苷被磷酸化为AMP或脱氨后生成肌苷，最终形成尿酸排出。

五、药代动力学与肺

（一）药物转运

吸入药物治疗肺部疾病可认为是呼吸道的局部用药，但与其他局部给药相比，药物的全身吸收可能要大些。与其他给药途径比，旨在全身起效的药物经肺部给药优点众多，如快速进入循环、避免肝脏的首关代谢。

要将药物输送至肺泡，3 μm左右最佳，因为较大的颗粒往往沉积于气道中，而较小的颗粒则吸入后易被呼出，不会沉积肺组织中（见第157页）。通过调整颗粒的大小、吸入药物的时机，以及吸入时呼吸模式等方式，可将药物靶向输送到呼吸道的特定区域。未来，可能会更特异地将吸入药物靶向送入特定区域，有研究表明，在气溶胶溶液中添加磁性氧化铁纳米颗粒，并利用磁场可改变气溶胶在肺部的沉积部位。目前临床使用的大多数给药装置产生一系列大小不一的气溶胶颗粒，直径为1～35 μm，主要有以下3种类型的吸入给药装置。

• 定量吸入器（metered dose inhaler，MDI）（译者注：MDI是吸入疗法较常应用的一种装置，其贮药罐内药物溶解或悬浮在液态助推剂中，距喷口10 cm处微粒直径1.4～4.3 μm，每次手压驱动，计量活瓣供应25～100 μL溶液。主要优点是能够定量、快捷地气道内直接给药，携带、使用方便；主要缺点是需要患者良好地协调吸气和喷药动作，吸入到下呼吸道的药量少，大约为10%）；将已知数量的药物释放到吸入气体中，可由患者手动启动，也可根据吸气流量自动启动（呼吸感应式）。现代的MDI可沉积40%～50%释放的药物于肺部，但若只计算到达小气道的小直径颗粒（<4.7 μm）的比例，则将进一步降低。多年来，MDI的推进剂一直都是氯氟烃（译者注：氟利昂），因其对环境的影响，现已被氢氟烷烃所取代，这就需要重新设计输送系统，从而改变了某些药物的粒度分布。使用MDI配套的间隔器装置可减少患者激发MDI和呼吸协调的需求，可使得最大的颗粒在吸入前从气溶胶中沉积，这就改善了药物输送并大大减少了药物沉积于咽部的不良反应（译者注：间隔器装置内空间可以让药物颗粒在吸入过程中慢慢沉积和减小，尤其是大颗粒更容易沉积，这意味着大颗粒会在患者吸入药物之前从气雾剂中脱落，而不会直接进入咽部，这样可以减少大颗粒对咽部的撞击，降低咽部刺激和不适的发生风险。由于大颗粒已脱落，这样患者吸入的气雾剂中就只包含较小的粒子。较小的粒子更容易到达肺部深处，从而改善药物输送，这对于那些对MDI的协调能力较差、容易出现咽喉不适的患者，尤其是儿童和老年人，具有重要的意义）。

• 干粉吸入器：无须使用推进剂便可将类似比例的药物输送到肺部，但为确保所有粉末药物气雾化，仍要求患者手口协调并需要更快的吸气流速。

• 雾化器：使用各种技术将液态药物转化为细雾状，同样是粒度范围不等。药物颗粒的持续流动意味着无需患者配合，大剂量的药物便可被输送到患者气道，使之成为紧急情况下理想方法。然而，大剂量输送药物也使得不良反应更常见，而且雾化器所需的输送设备复杂且昂贵。

（二）药物的消除

肺对内源性及吸入性物质代谢的机制众多，因而几乎不可避免会对药物代谢产生影响。

对于在气道和肺泡的代谢，吸入性药物与前面描述的其他有毒化学物的相似，在肺中，混合功能氧化酶和细胞色素P-450系统都很活跃，因此推测肺代谢药物的方式与肝细胞相同。已知类固醇和异丙肾上腺素均可在肺气道组织内代谢。

1. 肺循环

许多药物肺循环时被清除。然而，大多数情况下，这些药物只是在肺内滞留，而非真正的代谢。肺中代谢酶活性低的原因有二：首先，内皮细胞摄取代谢酶高度特异性，这极大造成了内源性化合物的高选择性代谢；其次，代谢身体其他部位药物的氧化系统可能主要位于气道，从而血源性药物难以进入这些代谢系统。碱性药物（pKa>8）及亲脂性药物易被肺循环摄取，而酸性药物则优先结合血浆蛋白。任何静脉给药，肺循环中的药物结合可作为首过滤器。然后，这种储存在肺内的药物可缓慢释放，甚至当结合位点饱和，或当一种药物被对同一结合位点具有更强亲和力的竞争性药物所取代时，可导致血药浓度的快速变化。

2. 药物的肺毒性

某些药物及其他有毒物质在肺部蓄积，可能造成危险的局部毒性。百草枯就是一个典型例子：其被肺泡上皮细胞缓慢吸收，在那里促进活性氧的产生（见第267页），导致肺损伤。一些药物通过类似机制引起肺毒性，如呋喃妥因和博来霉素，博来霉素的肺毒性还与暴露于高浓度氧密切相关（见第275页）。胺碘酮是一种高效且常用的抗心律失常药，6%的患者用药后会出现肺毒性。一旦发生，往往很严重，致死率可达10%，其原因尚不清楚，但形成活性氧、激活免疫和直接细胞毒性均可能与之相关。

六、内分泌与肺

要成为真正的内分泌器官，肺必须分泌一种物质到血液中，从而在远处组织中产生有效的生理反应。前文虽描述肺广泛地参与多种物质的新陈代谢，但肺的内分泌功能仍不明确。以下是肺分泌的可能作用于内分泌效应器的物质。

• 炎性介质：吸入变应原激活肺内免疫系统后，释放出组胺、内皮素和类花生酸（见第二十八章）。毫无疑问，这些介质可引起心血管及机体其他脏器的一些生理改变，如皮疹、外周血管扩张和血压下降。当然，该生理效应是否有益仍存疑虑。

• 缺氧性内分泌反应：动物研究表明，肺组织有多簇分泌肽类和胺类物质的细胞，这些细胞在急性缺氧时脱颗粒，但分泌的物质及其效应仍不明确。故这些细胞属于人体内"广义的内分泌系统"的一部分，但它们的作用极不明确。

• NO：NO是调节气道平滑肌（见第31页）和肺血管阻力（见第73页）的重要物质，同时因其对血小板功能和全身其他部位血管的影响而闻名。目前尚未发现肺内皮分泌到血液的NO会在其他地方起效，主要是因为血红蛋白快速摄取NO（见第138页）。然而，这并不排除肺NO对外周血流的间接影响，外周血流可能受不同形式的NO-血红蛋白复合物间的平衡控制（见第138页）。

（谭建龙译；王丽，罗玲，祝筱茜，赵鑫，张骅，周朕，刘岗校）

参考文献

扫码查看

关键词

肺的其他功能；滤器；栓子和栓塞；新陈代谢；吸入物质的防御；免疫系统。

摘要

• 由于整个心排血量都通过肺循环，因此肺能充当滤器，防止栓子进入体循环。

• 肺构成机体与外界之间的巨大界面，这就需要多个系统来防御吸入的生物及化学危害。

• 肺循环会对许多内源性化合物（包括胺、肽和类花生酸类）进行主动吸收和代谢。

小结

• 几乎整个心排血量都要通过肺循环，因此肺可起过滤器作用，防止栓子进入体循环而可能严重损害重要脏器。肺毛细血管的平均直径为7 μm，但某些情况下，经支气管和肺循环间的毛细血管前吻合或肺内动静脉吻合，大于7 μm的栓子也可穿过肺循环。静脉栓子也可通过未闭合的卵圆孔进入左心。Valsalva动作期间，当右房压力超过左房时，10%的健康受试者中可观察到右向左的分流。

• 血流量显著增加时，肺循环的几何结构可使肺动脉压仅轻微升高（见第六章），这意味着大量肺栓塞未必就会导致肺动脉高压。肺内皮具有多种有效的清除血栓的蛋白水解系统，尽管激活这些系统也可能引发肺内炎症反应。

• 呼吸道的所有传导气道都覆盖着气道衬液，用以捕获和清除吸入的颗粒，以及湿化吸入气体。气道衬液有截然不同的两层：由水和电解质组成的纤毛周围层，上皮细胞的纤毛在其中摆动，纤毛周围层的上面是黏液层。黏液层是由水和称为黏蛋白的大糖蛋白构成的黏稠凝胶组成的。纤毛顶端粘住黏液层底部，以12～14次/s的频率协调地摆动，沿气道向前推进黏液层。通过这种方式，黏液以4 mm/min左右的速度沿上气道上升，通过喉部吞咽进入食道或咳嗽进入咽部。纤毛周围层的深度对纤毛的正常功能至关重要，并由上皮细胞表面的氯离子通道精确控制。

• 如湿热交换器，气道衬液加温加湿吸入气体。吸气时，气道衬液通过其表面蒸发的水分为吸入气体加温加湿，而呼气时，呼出气中水蒸气在气道衬液上凝结，将大部分热量和水分返回气道。这样，肺内约保存了半数所需的热量和水分。

• 根据大小，吸入肺部的颗粒物捕获机制不同。惯性碰撞使大颗粒物（直径<3 μm，译者注：应>3 μm）撞击气道侧壁并黏附于黏液上。直径为1～3 μm颗粒到达细支气管处，在那里缓慢的气流使它们"掉落"并沉积在气道衬液（沉降作用）。直径<1 μm的颗粒仍悬浮于呼吸气体中，大部分随后被同次呼气呼出，但留在肺泡内的颗粒均由肺泡巨噬细胞清除。

• 被气道衬液捕获的任何病原体均会被许多非特异性免疫系统灭活。大多数直接被黏液运输系统从肺内清除，并被吞咽。气道衬液还包含多种灭活病原体的分子，比如调理常见病原体的表面活性蛋白A和D、破坏细菌细胞壁的溶菌酶，以及抗菌肽（杀微生物肽）、α-防御素和β-防御素。最后，气道衬液含有可破坏病原体蛋白的蛋白酶，但肺上皮同时也必须具有抗蛋白酶系统来防止蛋白酶破坏自身。

• 气道衬液也有特异性免疫系统。体液免疫包括分泌免疫球蛋白进入气道衬液，细胞免疫包括上皮细胞识别病原体和募集其他炎症细胞至气道黏膜。上皮细胞表面的Toll样受体表型众多，可识别来自常见肺部病原体的各种分子，包括病毒RNA和细菌脂多糖。

• 肺循环具有代谢活性，可灭活某些分子（如去甲肾上腺素、缓激肽、内皮素、嘌呤和前列腺素D、E和F），可激活某些分子（如血管紧张素I），也可对某些分子不代谢。内皮细胞的特异性主要在于特异的摄取蛋白，而非细胞内代谢酶。

• 作用于气道的药物可通过吸入的方式送至作用部位。有多种常用的吸入装置，包括定量吸入器、干粉吸入器和雾化器。选择吸入装置要考虑患者协调呼吸与激发装置的能力、产生的气溶胶粒度分布等因素。目前吸入器产生的颗粒大小不一，并不完全适合输送到小气道。

第二部分 应用生理学

2

第十二章　孕妇、新生儿和儿童

要点

◆ 孕期激素水平的变化刺激呼吸，引起潮气量增加和低碳酸血症。
◆ 孕晚期，增大的子宫减少了肺容积，仰卧位时更明显。
◆ 人出生时肺发育尚不完全，约3岁前新的肺泡都会继续形成。
◆ 与成年人相比，新生儿的呼吸系统顺应性很低而阻力很高。
◆ 若肺功能以单位肺容积或身高去衡量，则儿童肺功能的测量值大多与成年人相同。

一、妊娠期呼吸功能

孕期会发生多种影响呼吸功能的生理变化。雌激素水平升高导致液体潴留，引起整个气道黏膜水肿和血容量增加（从而显著增加氧输送）。与非孕期相比，妊娠期孕酮水平升高了6倍，对呼吸控制产生重要影响，最终导致动脉血气的显著变化。孕晚期，增大的子宫直接影响呼吸力学。表12.1总结了孕期常见呼吸测量值的变化。

• 肺容积：在孕晚期，增大的子宫进入腹腔使膈肌向头侧移位，降低了残气量（约20%）和补呼气量，从而大大地减少了功能残气量（表12.1）。肺容积的降低在仰卧位时更加明显，大幅度降低了机体的最大氧储备，因而在麻醉状态或呼吸系统疾病时，孕妇更易缺氧。而肺活量、第1秒用力呼气量、最大自主通气量孕期基本无变化。

表 12.1　妊娠期肺功能

参数	非孕期	孕早期	孕中期	孕晚期
VT（L）	0.52	0.6	0.6	0.72
RR（次/min）	18	18	18	18
VE（L/min）	9.3	11	11.8	13.1
RV（L）	1.37	1.27	1.26	1.01
FRC（L）	2.69	2.52	2.48	1.95
VC（L）	3.50	3.45	3.58	3
$\dot{V}O_2$（mL/min）	194	211	242	258
P_aO_2（kPa）	12.6	14.2	13.7	13.6
（mmHg）	95	106	103	102
P_aCO_2（kPa）	4.7	3.92	3.93	4.05
（mmHg）	35	29	29	31
CO_2反应斜率[L/（min·kPa）]	11.6	15	17.3	19.8
S_aO_2反应斜率[L/（min·%）]	0.64	1.04	1.13	1.33

注：非孕数据是指平均体重为60 kg的正常受试者；孕期数据是指每个孕期末时的数据。

• 氧耗量：整个孕期，氧耗量都在增加，足月时氧耗量增加最多，可达15%～30%，氧耗量增加主要是满足胎儿、子宫和胎盘的需求，因此机体单位体重的氧耗量几乎没有变化。

• 通气：妊娠期呼吸频率恒定，但潮气量增加，因而每分通气量也增加，足月时可较未妊娠时增加40%。通气量的增加超过机体摄氧量或二氧化碳生成增加的需求，肺泡和动脉PCO_2可降低至4 kPa（30 mmHg），肺泡和动脉PO_2上升约1 kPa（7.5 mmHg），这两种改变都有利于胎盘血气交换。

现认为可能是中枢化学感受器对孕酮的敏感性增加导致过度通气。妊娠导致$PaCO_2$/VE曲线斜率增加了3倍，低氧通气应答增加了2倍，大多数增加在孕中期前就发生，此时氧耗量几乎还未开始增加。

超半数的孕妇会呼吸困难，通常在孕早期、子宫增大的占位效应还未明显时就出现，与非呼吸困难孕妇相比，两组孕妇孕酮水平相似，但呼吸困难孕妇过度通气更大，因此推测孕早期的呼吸困难可能由化学感受器对升高的孕酮更敏感所致。孕晚期轻度活动引发呼吸困难几乎不可避免，人们认为其主要原因不是感知改变导致了呼吸困难，而是增加潮气量需要呼吸肌的额外做功导致了呼吸困难。

二、胚胎期肺

（一）胚胎学

在很多转录因子的调控下，肺的发育经过以下4个阶段。

• 假腺样期（孕5～17周）受精后约24天，前肠的腹侧突起首先出现，约孕第5周开始形成基本的气道和血管结构，成年人气道和血管系统的树枝状分支模式认为是通过共同的分支形态发生过程发展起来的，确保了气道和血管系统在肺组织中密切相关。受肺内液体（lung liquid，LL）和胎儿呼吸运动有关的物理因素影响，上皮细胞不断分裂，气道不断生长。

• 导管期（孕16～26周）原始肺的毛细血管和气道上皮更紧密结合，肺结缔组织逐渐形成，而参与胎肺形成的各种细胞（包括成纤维细胞）逐渐凋亡，降低了胚胎肺结构的壁厚。

• 囊泡期（孕24周～足月）远端气道的管壁内随后发育出原始肺泡，形成呼吸性支气管。呼吸性支气管末端形成肺泡囊，就是原始的肺腺泡。

• 肺泡期胚胎细支气管上肺泡囊接着扩张并进行分隔，形成与成年人肺腺泡中看到的肺泡群。该发育过程始于孕36周，常认为持续到约出生后2年，尽管某些证据表明肺泡期持续整个童年期，尤其是早产儿中。足月婴儿中，出生前肺的主要结构已完全形成，但肺泡数量仅约成年人的15%，这种出生后肺结构的成熟现象只见于晚熟哺乳动物（如人类、小鼠和兔子），其在出生后仍保持"无助"状态。与之相比，早熟哺乳动物（如牧场动物）在出生时肺结构就成熟，为出生后活动做好了准备，一旦肺泡发育完成，进一步的肺生长就只是空间上的变化，即现有结构的简单扩大［译者注：晚熟哺乳动物指的是那些出生时发育不成熟，需要父母的帮助才能成长的哺乳动物，其在出生时通常无法移动，缺少成年动物的毛发、羽毛和某些能力，人类和某些鸟类（鹭鸟、鹰、杜鹃、猫头鹰）都属于这种；早熟哺乳动物指在更成熟和自我能力较强的状态下出生的动物，能够独立移动、睁眼，出生后不久就能调节体温］。

约孕24～28周时，肺开始含有表面活性物质并开始发挥作用，这是早产儿可能存活的重要原因。然而目前为止，人们对肺表面活性物质（尤其是其中的蛋白）形成的影响因素知之甚少。

（二）肺液

胎肺含有上皮细胞，其分泌肺液，经发育中的气道，肺液流入羊膜腔或胎儿的胃肠道，参与羊水及胃肠液的构成，同时冲刷气道中的杂质。肺液的一个更重要功能是阻止发育的肺组织陷闭。现认为肺液使胎肺组织内保持略高于羊水的压力，这种扩张状态还刺激细胞分裂和肺组织的发育，尤其是促进气道分支的形成。在孕晚期胎肺呼吸道内大约有40 mL肺液，但肺液代谢迅速，据估计每天更新500 mL。呼吸道内肺液量约40 mL与胎儿娩出自主呼吸后功能残气量大

致相符。

始于孕中期的胎儿呼吸运动也促进肺发育，而在孕晚期常伴随整体胎动，每小时可有20 min以上的呼吸运动。胎儿集中呼吸时（译者注：由于胎儿呼吸通常出现在胎儿整体活动时，故胎儿的呼吸并非均匀分布，而是在特定的时间段内集中出现），频率可达45次／min，膈肌可能是主要的呼吸肌，随胎儿每次呼吸，约有2 mL的肺液转移。

保持发育时胎肺正压，需要上呼吸道对肺液外流提供一定阻力。呼吸暂停时，塌陷的咽部和喉固有阻力，可抗肺组织的弹性回缩和肺液的持续生成。与成年人一样，胎儿吸气时常伴有上呼吸道扩张。平静吸气时，这可使肺液外流增加，但同时膈肌收缩会对抗肺液外流（译者注：虽然吸气时，扩张的上呼吸道压力相对较低，肺液易外流。但当膈肌收缩时，胸腔内的压力下降，又阻碍了肺液外流。正常情况下，这种对抗作用可防止过多的液体从气道流出，有助于维持肺部的液体平衡，并保持适当的肺部膨胀和功能）。在张口用力呼吸时，咽部液体可能被"吸入"气道，从而促进肺扩张。因此，人们认为胎儿呼吸运动有利于保持肺扩张，缺乏呼吸运动将使肺的发育受损。

（三）出生后的肺发育和肺功能

孕期，肺在子宫内发育要面对各种环境的挑战，并影响个体在儿童期和成年期的肺功能。孕期对胎肺功能的不良影响包括增加儿童喘息（可能是哮喘）、成年后哮喘或减少肺容量。研究认为导致这些肺部问题的因素包括以下几个方面。

• 低出生体重：出生时低体重与儿童和成年人的低肺容积有关，21岁时最明显，并增加哮喘或成年时因呼吸道疾病住院的风险。造成这些影响的原因仍不确定，虽然出生后肺早期生长也会影响未来的肺健康，但最可能由于孕早期胎肺发育不良所致。

• 早产：早产降低儿童期肺容量，并存支气管肺发育不良的新生儿肺容量更低（见170页），到21岁时肺内气体交换仍低于对照组，但未对运动能力造成不良影响。

• 母亲吸烟：母亲吸烟可导致胎儿出生体重较轻和早产，因此意味着婴儿肺功能较差。母亲孕期（尤其是孕早期）吸烟，孩子儿童期喘息和哮喘发生率增高（见224页）。现认为烟中尼古丁是影响胎肺发育的主要因素，导致人们担心电子烟（见224页）可能

对胎儿健康同样有害。宫内烟雾暴露也会引起胎儿的表观遗传变异（DNA甲基化所致），这意味着后代呼吸道疾病的发生率可能也会增高。

孕妇应激：孕妇（尤其超重孕妇）应激，导致儿童在2～3岁更容易喘息。母体皮质醇水平升高可能直接影响胎肺的早期发育，且母体应激对胎盘功能和免疫系统发育的影响，使得母体应激对胎儿健康的影响更广泛。

室内空气污染（见228页）：产前暴露于室内一氧化碳与出生后第一年肺功能受损有关。

（四）胎儿循环

胎儿出生成为新生儿后，循环系统变化很大（图12.1）。胎儿期，由于右房压高于左房压，故使卵圆孔开放，右心房的血液一部分通过卵圆孔分流入左心房。胎儿期，由于肺循环阻力大于体循环，故右室压大于左室压，使血液经动脉导管从右向左分流，故右心室排血量只有不到10%进入肺循环，其余大部分血液通过动脉导管流入体循环和胎盘。

通过静脉导管，脐静脉血流入胎儿的下腔静脉，

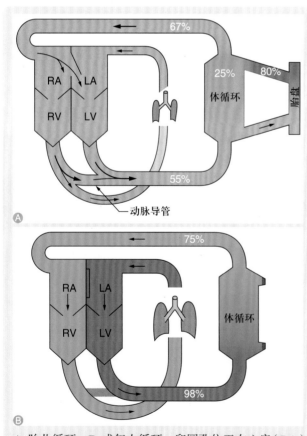

A.胎儿循环；B.成年人循环。卵圆孔位于右心房（RA）与左心房（LA）之间。LV：左心室；RV：右心室。

图12.1　胎儿循环与成年人循环对比

相比上腔静脉血，下腔静脉血氧合更好。由于心房和卵圆孔的特殊解剖结构，氧合更好的下腔静脉的血液优先流入左心，供应大脑（图12.1中未显示）。胎儿期PCO_2总压力为6.4 kPa（48 mmHg）、PO_2总压力为4 kPa（30 mmHg）。胎儿在子宫内大部分时间无呼吸，血气分析结果显示的低氧和高碳酸血症，可能部分原因是中枢缺氧性呼吸抑制（见第49页）。

三、出生时的事件

由于胎儿氧储备很少，新生儿必须在出生后数分钟内建立有效的自主呼吸和摄氧，这就需要呼吸功能和循环功能的根本性改变。

（一）启动呼吸的因素

出生后，大多数新生儿在20 s内首次呼吸，通常在90 s内形成规律的自主呼吸。经阴道分娩时，胎儿胸廓受压缩小，娩出后肋骨反弹，使空气被动地吸入新生儿肺内，但刺激新生儿自主呼吸的主要原因是新生儿离开母体后皮温降低和机械刺激兴奋呼吸中枢，并非胸廓受压后的反弹。否则，经剖宫产娩出的新生儿，未能经过阴道胸廓挤压的，应在娩出后立即就会呼吸困难，但事实并非如此。目前来看，因为中枢缺氧性通气抑制（请参见先前讨论），故由呼吸暂停或钳夹脐带引起的低氧血症不太可能可靠地刺激新生儿呼吸（见之前的讨论）。

肺液的去处

分娩前和分娩时，肺液会减少，部分原因是某些残留液体可能在阴道分娩期间胸廓挤压时被挤出，但这不是主要原因。在胎儿期，肺上皮细胞主动分泌肺液，但出生时，新生儿的肺上皮细胞的功能逆转，从分泌肺液逆转为吸收肺液。从气道和肺泡吸收肺液是一个由钠通道（见第319页）和水通道蛋白（一种跨膜蛋白，促进膜内外水的转运）促进的主动过程。孕晚期，为增强钠通道的功能和活性，甲状腺激素和类固醇激素会对已有的钠通道进行调节，当胎儿娩出后，新生儿的肾上腺激素和氧气激活钠通道，上皮细胞开始吸收肺液。

（二）循环系统的变化

出生后，新生儿循环结构的形状和布局发生了迅速且根本的改变。因自主呼吸后力学因素和动脉血气的变化，首先显著降低了肺循环血管阻力。同时动脉血管收缩和胎盘血液循环终止增高了体循环阻力，从而终生右房压都低于左房压。由于右房压低于左房

压，卵圆孔关闭（图12.1），随后动脉血PO_2升高引起平滑肌主动收缩，动脉导管随之关闭。血液循环也因此从胎儿模式（肺循环和体循环基本上并行）转变为成年人模式（肺循环和体循环先后串联）。

（三）出生时肺血管阻力降低的机制

由于肺通气、循环重构和动脉血气变化的共同作用，出生后肺血管阻力降低。通过排空肺液形成的气液界面（而导致的表面张力），显著增加肺的弹性回缩力，同时胸廓顺应性也可能改变，最终形成与成年人一致的胸膜腔负压。胸膜腔负压使肺泡和胸膜腔之间形成跨膜压力梯度，扩张肺毛细血管（见第71页），降低肺血管阻力。现认为跨膜压力梯度将分娩时血管阻力降低了半数以上。现认为跨膜压力梯度降低了分娩时半数以上的肺血管阻力。胎盘循环终止和动脉导管闭合，增加体循环血管阻力，因此升高左心压力，导致卵圆孔关闭和肺循环血流量迅速增加，肺毛细血管的开放和扩张又促进了这一过程。该肺血管的扩张可能通过增加内皮细胞上的剪切应力，刺激释放血管扩张介质，而进一步扩张肺血管。

由于PO_2升高和PCO_2降低，肺血管阻力进一步降低。胎儿娩出，新生儿吸入第一口空气后，肺泡动脉氧分压升高，减弱宫内活跃的缺氧性肺血管收缩（见第74页）。在出生后几小时和几天内，缺氧性肺血管收缩有效减弱，可能的原因为内皮细胞释放前列环素和NO。几周内，气道细胞中钾离子通道功能改变和肺动脉平滑肌细胞逐渐减少，导致肺血管阻力降至成年人的低阻力状态。

三、新生儿的肺功能

（一）呼吸力学

新生儿功能残气量大约为30 mL/kg，总呼吸系统顺应性为50 mL/kPa（5 mL/cmH₂O）。肺扩张的阻力多数源于肺，主要取决于肺泡表面活性物质。新生儿的胸廓顺应性非常好，而成年人胸廓和肺组织的顺应性大致相同。新生儿总体的呼吸系统阻力为7 kPa·s/L（70 cmH₂O·s/L），其中大部分来源于支气管树。总之，新生儿呼吸系统的顺应性大约是成年人的1/20，而阻力是成年人的15倍。新生儿进行第一次呼吸时，胸膜腔负压约能达到7 kPa（70 cmH₂O）。

（二）肺通气和换气

3 kg的新生儿，呼吸频率高达25～40次/min，通

气量为0.6 L/min。正常体重的新生儿，无效腔几乎达潮气量（VT）的一半，因此正常体重的新生儿平均肺泡通气量仅为0.3 L/min。新生儿出生后即刻肺内分流约为10%。然而，新生儿肺内气体分布较成年人更为均匀，新生儿的肺体积小，自然重力作用下的微小肺纵轴的静水压梯度可以忽略不计。

2～4 kg体重的新生儿通常氧耗量20～30 mL/min，$PaCO_2$约4.5 kPa（34 mmHg），PaO_2约9 kPa（68 mmHg）。由于10%的静脉分流，肺泡氧分压/动脉氧分压差约为3.3kPa（25 mmHg），而年轻成年人这一差值小于12.5 mmHg。动脉pH值在正常成年人范围内。

（三）呼吸控制

动物研究显示，相对于成年人，胎儿颈动脉化学感受器就很活跃，但这些化学感受器对氧分压的敏感度要低得多，需要更低的氧分压才能激活。与成年人相比，通气应答曲线明显左移。由于脑干抑制呼吸中枢，虽然颈动脉窦仍有兴奋性，但宫内胎儿仍有长时间的呼吸暂停。相对于呼吸反应，胎儿心血管系统对低氧的反应发育较完善，心动过缓和血管收缩是新生儿对缺氧的公认反应。出生后，新生儿呼吸控制迅速向成年人模式转变。脑干低氧性呼吸抑制消失，出生数周内颈动脉化学感受器兴奋阈值达到成年人水平。若按体表面积计算，新生儿对二氧化碳的通气应答与成年人相似，呼吸暂停的阈值（见第46页）可能更接近新生儿的正常PCO_2，因此新生儿更易出现呼吸暂停。

出生后，宫内长时间呼吸暂停的呼吸模式已经不能满足其离开母体后生长发育的需要，故呼吸模式必须有重大改变。尽管大多数变化发生在出生后不久，但真正建立规则的成年人呼吸模式可能需要数周，特别是早产儿和小样儿，以及有其他呼吸问题导致反复缺氧的新生儿中。同时，新生儿时期可有多种呼吸模式，如周期性呼吸（呼吸频率和潮气量缓慢振荡性变化）和周期性呼吸暂停（反复发生4 s以上的呼吸暂停，其间有几次正常呼吸）。对于小于2个月的正常婴儿，每天可出现大于200次的呼吸暂停和50 min的周期性呼吸，可能伴随氧饱和度的暂时性下降。随着月龄的增长，规则呼吸的比例增多。超过3个月以后，婴儿的周期性呼吸和呼吸暂停比例明显减少。轻度降低吸氧的浓度（15%），类似于一般客机的飞行高度

或在海拔类似高度的吸氧浓度（见第十六章），会显著增加3个月大的婴儿周期性呼吸暂停的时间，表明还未建立起成年人那般完善的低氧刺激反应。

早产儿中，异常的呼吸模式更为严重，呼吸暂停和周期性呼吸的时间更长，导致严重的低氧，这些异常的呼吸模式和未发育成熟的肺，导致氧合更加困难，引起慢性间歇性低氧的恶性循环，恶化远期预后。

（四）血红蛋白

正常新生儿出生时红细胞较多，平均血红蛋白浓度约为180 g/L、红细胞比容（红细胞压积）为53%。约70%血红蛋白为胎儿血红蛋白（HbF），P_{50}（译者注：血红蛋白氧饱和度达到50%时PaO_2）远低于成年人（见图10.9）。因此尽管新生儿PaO_2低，但动脉血氧含量却接近正常成年人值。出生后血红蛋白浓度迅速降低，3周后血红蛋白浓度迅速降至低于成年人的正常值，HbF也逐渐下降，到6个月时已基本不存在，P_{50}也上升到成年人水平。

四、早产与肺

（一）呼吸窘迫综合征

新生儿肺透明膜病［又称新生儿呼吸窘迫综合征（respiratory distress syndrome，RDS）］包括出生后数小时内发生的呼吸窘迫，占所有存活婴儿的2%，但早产儿中发病率显著上升，该病主要病因是缺乏肺泡表面活性物质，表面活性物质最早在孕24周时即已产生，但在孕30周以后才显著增加。因此，早产是RDS的主要发病因素，其他危险因素还包括男婴、剖宫产、围产期应激、出生窒息、母亲糖尿病等。现认为该病有遗传易感性，肺泡表面活性蛋白A和B的遗传变异可能是病因（见第14页）。

由于肺泡衬液缺乏肺泡表面活性剂，肺泡表面张力升高、肺顺应性降低，因此使患婴吸气困难。若进展，则可出现通气衰竭、肺泡塌陷、透明膜形成，以及肺水肿（使肺泡表面活性剂变性），最终干扰气体交换，导致低氧血症。低氧升高肺血管阻力增加右房压，卵圆孔可重新开放而增加分流。

为减轻肺顺应性下降时的呼吸做功，治疗方法的生理学基础是补充肺泡表面活性剂，并临时用人工通气作为权宜之计。

因为内源性肺泡表面活性剂组成比较复杂，主要由磷脂和蛋白质组成（见第14页），故肺泡表面活性剂替代治疗非常困难。外源性表面活性剂可以人工合成（主要是磷脂）或是从哺乳动物的肺中提取的天然制剂（含有磷脂和部分表面活性剂蛋白质，但与内源性肺泡表面活性剂相比，各成分类型和比例仍不尽相同）。气管内滴注天然表面活性剂时，表面活性蛋白对于促进肺泡表面活性剂在肺内均匀分布非常重要，因此认为天然肺泡表面活性剂比人工合成制剂可能更有效。现已证明补充表面活性剂可提高RDS患儿的生存率并降低并发症。

人工通气在第三十二章叙述。由于新生儿肺的特点和保护性通气的要求，人工通气时，应设定较快的呼吸频率，吸气时间和呼气时间可能只有0.3 s，吸气末平台压与成年人一样，通常设定不超过3 kPa（30 cmH₂O）。相对于小婴儿而言，呼吸机回路中可压缩体积和无效腔都相对较大，因此压力控制优于容量控制模式。就像成年人一样，目前（小儿）人工通气的发展趋势已从气管插管通气逐渐转变为经鼻持续正压通气及经鼻高流量治疗的无创通气（见第274页）。

（二）支气管肺发育不良

支气管肺发育不良是指新生儿因肺功能不良需氧疗超过28天，是RDS常见的并发症，其既可能只是小婴儿机械通气气压伤的一种形式（见第365页），也可能是早产引起的肺发育不良。气道损伤，包括平滑肌增生、炎症和纤维化都会发生，肺泡发育（见166页）也可能异常。虽然10~14岁时，肺泡数量可能正常，但肺功能的长期损害至少持续到儿童期，甚至可能影响患者一生。新生儿监护的改善伴早产儿存活率的提高，意味着支气管肺发育不良的总体发病率不变，只是疾病模式发生了变化。

五、婴儿猝死综合征

婴儿猝死综合征（sudden infant death syndrome，SIDS）简单来说，就是小于1岁的婴儿经全面检查（包括临床病史回顾、尸体解剖和死亡情况调查），猝死仍不明原因。发病高峰在2~4个月，有多种病因学说，大多涉及呼吸系统。有学者提出了一个三重风险模型，即一定对SIDS易感，一定处于稳态控制的关键阶段，且一定有应激源（如感染、父母吸烟或俯卧位睡觉）。

呼吸障碍可能也属于稳态控制异常。SIDS的呼吸暂停假说仍流行，主要是因为3个月以下的婴儿几乎都会频繁的发生呼吸暂停及氧饱和度下降（见前面讨论部分）。SIDS发病高峰对应于胎儿呼吸模式向成年人呼吸模式转换的发展阶段，现认为这可能使婴儿易患呼吸紊乱。发生SIDS前，婴儿的正常睡眠觉醒模式就已改变。尽管呼吸暂停假说理论很流行，但目前仍无证据表明周期性呼吸或呼吸暂停直接导致SIDS。尸检发现大脑某些区域（包括成年人中被认为对控制睡眠觉醒的关键区域）结合5-羟色胺减少。此外，动物研究证明孕妇的饮食可能影响后代的5-羟色胺反应（包括影响呼吸调节的反应），为人类SIDS与贫困的相关性提出了潜在的机制［译者注：5-羟色胺是一种神经递质，对于正常的呼吸控制和睡眠调节至关重要。在体内，5-羟色胺无法直接透过血脑屏障，但5-羟色胺的前体物质色氨酸可透过血脑屏障，然后在脑内转化为5-羟色胺。可能在某些贫困的国家和地区，对于富含色氨酸的食物（如家禽、坚果、奶制品和豆类），孕妇或产妇易摄入不足，导致婴儿色氨酸摄入也不足］。

目前很多共识认为，俯卧睡姿在SIDS的婴儿中更常见，但具体机制至今尚未阐明。在20世纪80年代末和90年代初，许多国家发布国家卫生教育政策，鼓励避免俯卧位睡姿，SIDS事件的发生率降低了50%～90%。

六、儿童肺功能的发展

儿童期肺继续发育。胸廓顺应性出生时很高，但随后迅速降低，2岁时已接近成年人的数值。8岁以下，测量肺容量很困难，但8岁后常用的肺功能值的测量研究有许多。由于儿童生长发育的速度差异很大，通常肺功能的各项参考值与身高，而不是与年龄或体重相关。肺容量和身高的关系可用数学方程表示，部分以图形形式显示在图12.2中。

呼吸功能还有诸多参数与年龄和体型无关，因此可采用成年人的参考值，包括使用肺量计算的第1秒用力呼气量、用肺总量计算的功能残气量和呼气流量峰值（peak expiratory flow，PEF）、比气道传导率和比特定顺应性（见第18页），无效腔/潮气量比也可参考成年人值。

儿童肺发育受环境因素影响，特别是受出生后前几年的环境因素（包括空气污染、过敏原暴露和下呼吸道感染）影响。对许多个体，这些影响因素会导致

成年后肺容量低于相同身高的其他个体，低肺容量与终身易患呼吸系统疾病有关。

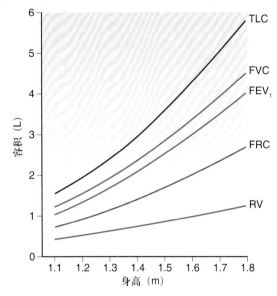

由于儿童生长差异较大，当确定儿童肺功能参考值时，常用身高（单位：m）而非年龄作为衡量标准。每个图代表男孩和女孩的肺功能指标的平均值，而同等身高情况下，男孩肺功能测量值比女孩更大。FEV_1：第1秒内用力呼气量；FRC：功能残气量；FVC：用力肺活量；RV：残气量；TLC：肺总量。

图12.2　随身高变化的肺容积

血气和呼吸调节也很重要。与新生儿相比，儿童的$PaCO_2$和肺泡PO_2没多大变化，但PaO_2在1岁内明显升高，1岁后增加缓慢，最终年轻成年人可达13 kPa（98 mmHg），因此很难制定儿童PaO_2确切的正常参考值。幼儿对高碳酸血症和低氧血症的呼吸刺激反应最敏感，随着年龄增长，呼吸反应逐渐下降至成年人水平。其中低氧血症的呼吸兴奋反应的变化较小，而高碳酸血症的呼吸兴奋反应的变化较大，现认为主要与幼儿的高代谢率有关。

（程国玲译；张盛鑫，方年新，罗春，刘岗校对）

—— 参考文献 ——

扫码查看

关键词

孕期呼吸生理学；胎儿和新生儿的肺发育；胎儿循环；出生时变化。

摘要

- 孕期激素水平的变化刺激呼吸，引起潮气量增加和低碳酸血症。
- 孕晚期，增大的子宫减少了肺容积，仰卧位时更明显。
- 人出生时肺发育尚不完全，约3岁前新的肺泡都会继续形成。
- 与成年人相比，新生儿的呼吸系统顺应性很低而阻力很高。
- 若肺功能以单位肺容积或身高去衡量，则儿童肺功能的测量值大多与成年人相同。

小结

- 孕期，呼吸系统必须应对因子宫增大和胎儿发育而增加约1/3的代谢需求，并须克服明显增大的子宫带来的机械压力。激素的改变，主要是孕酮水平升高，直接影响呼吸中枢和增加静息通气，降低$PaCO_2$和升高PaO_2，也增加了对高碳酸血症和低氧血症的通气应答。孕晚期，增大的子宫使得腹腔脏器及膈肌均向头侧移位，从而降低残气量和功能残气量，仰卧位时更明显。因这些改变，孕妇呼吸困难很常见。

- 孕5周时，胎肺开始发育，且气道和血管同时呈树状分枝样发育。孕16周后，这些原始结构壁开始变薄，24周时气道末端形成囊泡。肺泡在36周后才开始形成，这一过程被称为"隔膜化"，出生后肺泡继续发育，直到3岁左右肺泡数量达到成年

人水平。在宫内肺发育过程中，胎儿通过呼吸运动从羊水中吸入肺液而膨胀，现认为肺液对于扩张肺和促进肺发育至关重要。

- 通过损害早期肺发育和降低肺容积或使儿童易于喘息或哮喘，孕期的多种环境因素会影响肺功能和生命后期的健康，这些因素包括孕妇吸烟和应激，以及任何导致低体重儿和早产的情况。

- 因胎盘，胎儿体循环阻力明显降低，因胎肺发育不成熟及缺氧性肺血管收缩，胎肺循环阻力高，因卵圆孔和动脉导管，部分血液绕过肺循环。分娩后，钳夹脐动脉，吸入相对较高PO_2的空气和肺扩张，使体循环阻力大于肺循环，几分钟内建立起成年人循环。

- 新生儿的肺顺应性低，而胸廓顺应性高，总顺应性约为成年人的1/20，因气道较窄，阻力约是成年人的15倍。新生儿无效腔和氧耗量较大，与成年人相比，即使正常新生儿，呼吸模式也不稳定，前3个月内会有呼吸暂停和周期性呼吸，但程度一般较轻，通常并不足以引起低氧血症。

- 早产儿会导致称为急性RDS的肺部疾病，主要由肺泡表面活性剂功能不足。该病常通过呼吸支持和气道内滴注肺泡表面活性剂治疗。在某些婴儿中，RDS会导致支气管肺发育不良，可能是因人工通气损伤了气道结构性损伤。

- SIDS多发生在2～4月龄的婴儿，多病因，发病机制仍不清楚。认为呼吸调节异常与之有关，可能是大脑中5-羟色胺结合异常，导致婴儿睡眠中呼吸受到危险时唤醒模式异常。

第十三章　运动

要点

◆ 随着运动耗能增加，氧耗量线性增加。

◆ 增加的组织需氧量，由增加的心排血量和血氧摄取提供。

◆ 为适应这些变化，运动开始时，肺通气量就随着运动线性增加。

◆ 随着运动强度的增加，肌肉无氧代谢产生乳酸，故血乳酸水平升高，最初达稳态，但剧烈运动时，进一步上升。

根据运动强度，可将运动的呼吸反应方便地分为以下三个等级。

• 中强度运动低于受试者的无氧阈（anaerobic threshold，AT），动脉血乳酸水平未升高，这是因为机体能提供运动所需的所有氧并保持生理稳态。

• 高强度运动高于受试者的无氧阈，动脉血乳酸水平会升高，但到一定水平后恒定，也视为一种稳态。

• 剧烈运动远高于受试者的无氧阈，动脉血乳酸水平持续上升，这是一种失稳状态，故运动做功不能持久。

一、运动时的氧耗量

运动做功与氧耗量关系密切（图13.1）。静息时的氧耗量（基础代谢率）为200~250 mL/min。随着运动的进行，氧耗量增加约12 mL/（min·W）。运动强度常用代谢当量（metabolic equivalent，MET）表示，代谢当量是指受试者正常静息氧耗量的倍数。例如，图13.1所示，平地快走，氧耗量约为1 L/min（即4个代谢当量），而以12 km/h（7.5英里/h）的速度跑步，氧耗量约为3 L/min（即12个代谢当量），更多例子如图13.1所示。

（一）氧耗量增加的时间进程

运动开始，氧耗量迅速上升，并伴随二氧化碳产量增加和血乳酸小幅度增加。中强度运动（图13.2A）时，无论氧耗量、二氧化碳产量还是血乳酸，都很快就到平台期，但乳酸值远低于正常最大静息水平时乳酸值（<3.5 mmol/L）。剧烈运动时，$\dot{V}O_2$（氧耗量）、$\dot{V}CO_2$（二氧化碳产量）和乳酸值均更快上升，同样在几分钟内达到稳态水平，数值大小和受试者的做功功率和体能有关（图13.2B）。若

运动强度高于受试者最大运动能力的大约60%（见下文），氧耗量的增加常有一个继发的"缓慢相"，在这个"缓慢相"，血乳酸值持续增加，并最终阻止继续运动（图13.2C）。对"缓慢相"，现有多种解释，包括体温升高、呼吸氧耗、乳酸酸中毒，以及长时间运动中动用不同类型的肌纤维导致的肌代谢变化。但运动时，肌肉氧需量与供氧量间关系，以及该反应时间进程的生理机制，仍未得到充分解释。

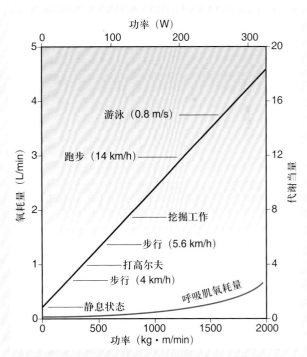

连续红线表示全身氧耗量与运动功率的函数关系，而运动时增加的过度通气的估计氧价（译者注：氧价，步行1 m所消耗的平均能量。通常用每千克体重的吸氧量表达。氧价越低，说明步行的能量利用效率越高，或越省力）则用蓝色曲线表示。METs：代谢当量，不同活动所需基础氧耗量的倍数。

图13.1　不同运动强度下稳态氧耗量

（二）最大氧耗量（即摄氧量）

［译者注：Oxygen consumption（氧耗）就是Oxygen Uptake（摄氧），它们指的是同一概念，即身体在进行运动或其他活动时吸收氧气的速率或数量。文献中，这两个术语常常被用来描述相同的生理过程，即身体通过呼吸系统吸入氧气并将其利用于能量生产和代谢过程。为了便于理解，这章就用氧耗代替摄氧。］

$\dot{V}O_{2max}$是指受试者可能达到的最大氧耗量。一个健康年轻女性能够达到的最大氧耗量为40 mL/（min·kg），男性为48 mL/（min·kg），相当于70 kg的（健康）男性每分钟耗氧 > 3 L。然而，引起最大氧耗量的运动类型因人而异，因此若只进行一次分级运动测试，记录的最大氧耗量则代表此分级运动下的峰值氧耗量（$\dot{V}O_{2peak}$）（译者注：分级运动测试是一种逐渐增加运动强度的测试，用于评估一个人的心肺功能。在这种情况下，只进行一次测试可能无法完全准确地测量一个人，因此记录的最高值被称为峰值氧耗量），表示该受试者的功能上限，而峰值表示该受试者在单个测试期间的功能上限，故本文首选这个术语。30岁后，峰值氧耗量正常值大约每10年下降8%。久坐不动的生活方式可使降至预期值的50%。相反，规律运动可增加峰值氧耗量，运动员通常可达到5 L/min。其中，赛艇运动员最高（ > 6 L/min），与其他运动员相比，他们动用更多的肌肉并更强有力地呼吸，如每分通气量约200 L/min（每分钟62次呼吸，潮气量3.29 L）。

峰值氧耗量也是运动生理学中常用于衡量心肺耐力的指标，受试者行渐进性运动后通过肺量计连续测定氧耗量（见第150页）。除剧烈运动，所有运动类型均在几分钟内达到一个平台（图13.2），即峰值耗氧量。而如运动员的高强度运动，因为氧耗量的"缓慢相"，难以预计何时达到最大氧耗量，即使精英运动员的，也很难达到明显的平台期，此时峰值氧耗量可用诸如高血浆乳酸值或高呼吸交换率等次要标准来定义。训练有素运动员达到时，约80%的氧耗用于肌肉运动。随着运动时的高每分通气量，呼吸肌的氧耗量也显著升高，中等强度运动时呼吸肌的氧耗量约占总氧耗量的5%，在峰值耗氧量时约占10%（图13.1）。

（三）氧输送系统的响应

氧耗量无论增加10倍还是20倍，都需要循环系统和呼吸系统的复杂适应。

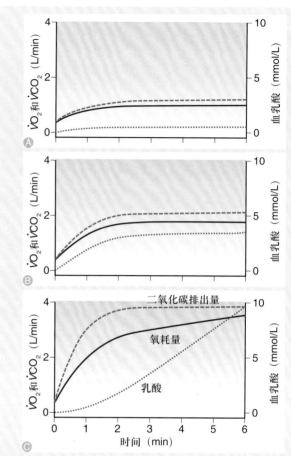

A. 轻中度运动时，乳酸不或很少增加；B. 高强度运动时，乳酸增加，但达到一定水平后恒定；C. 剧烈运动，超过无氧阈后，随运动的进行，乳酸水平继续上升。值得注意的是，剧烈运动（图C）时，氧耗量的增加呈双相，有第二个"缓慢相"。

图13.2 不同运动强度下，氧耗量（$\dot{V}O_2$，红色实线）、二氧化碳产量（$\dot{V}CO_2$，蓝色虚线）和血乳酸（橙色虚线）的变化曲线

1. 氧输送

氧输送等于心排血量和动脉血氧含量的乘积（见第145页）。动脉血氧含量无法大幅度提升，因此增加氧输送主要取决于提升心排血量。然而，心排血量没有，实际上也做不到与氧耗量成比例增加。例如，氧耗量4 L/min时，比静息状态增加了16倍（如图13.3紫色外框所示），而在该运动水平下，典型的心排血量只有25 L/min，仅为静息状态的5倍。因此，还必须增加血液中的摄氧量。如图13.3显示，中等强度运动时，心排血量的相对增量最大，如氧耗量为1 L/min，此时心排血量已经接近其最大值的50%。

2. 氧耗

静息状态下，右心混合静脉血的血红蛋白饱和度为70%，这就有大量可用的氧储备，随着氧耗量增

加，动脉/混合静脉含氧量差也逐渐增大，特别在高强度运动中，混合静脉血氧饱和度可能低至20%（图13.3）。混合静脉血氧饱和度的下降位于氧解离曲线的陡峭段（见图10.9），因此PO_2的下降幅度相对较小（5~2 kPa或37.5~15.0 mmHg）。在高强度运动中，高水平的血乳酸可右移氧解离曲线，有助于增加氧摄取。

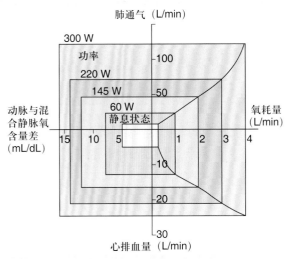

图13.3　不同功率下，通气、氧耗量、心排血量和氧摄取的变化

运动时，回心静脉血量增加且氧饱和度越来越低，这就要求增加肺泡的氧含量，否则混合静脉血中储备氧将在一到两个循环周期内耗尽。幸而呼吸系统通常会快速响应这一需求。

二、无氧代谢

在剧烈运动中，当总做功量超过氧输送限制的有氧做功量时，超过部分就是无氧做功，无氧代谢的主要产物是乳酸（见图10.12），而乳酸几乎完全电离为乳酸盐和氢离子。无氧阈则被定义为测得的摄氧量能满足整个能量需求的最高运动强度。由无氧阈决定的运动强度不仅取决于单位时间内做功，还取决于许多其他因素，如环境温度、受试者的训练程度和海拔高度，此外，由于不同的骨骼肌纤维代谢产物不同，故另一个影响无氧阈的因素则是用以完成该项运动的肌肉群，因为骨骼肌不同，代谢产物就不同。

剧烈运动时，乳酸值持续上升（图13.2C），当乳酸值＞11 mmol/L（正常静息水平的10倍）时引起不适，乳酸堆积似乎能限制持续剧烈做功，血乳酸的逐渐增加导致运动强度与运动维持时间呈负相关。因此，奔跑不同距离时，运动速度和记录的运动时间呈

反向关系。

（一）氧债

总运动做功和有氧做功间的差，就是无氧代谢（碳水化合物无氧代谢成乳酸）做功，乳酸最终转化为柠檬酸进入柠檬酸循环，然后被完全氧化（见第143页），与葡萄糖一样，乳酸的呼吸商为1.0。尽管剧烈运动时，乳酸会持续氧化，但仍有未氧化的乳酸积累，在恢复足量氧供的早期，过剩的乳酸会被加速氧化。因此，恢复期氧耗高于静息期氧耗，即"偿还氧债"，"偿还氧债"的持续时间和强度与运动结束时的乳酸水平有关。

在海豹和鲸等潜水哺乳动物中，偿还氧债尤为发达（见第292页）。潜水时，这些动物的血液主要流向心脏和大脑，骨骼肌几乎完全是无氧代谢。当它们重新浮出水面时，大量的乳酸突然释放到循环中，并在两次潜水间迅速代谢。

运动后过量氧耗

即使受试者的血乳酸只有轻微升高，持续剧烈运动后也会增加氧耗，过量氧耗可持续数小时，且与运动的强度和持续时间有关。曾有假说提出过量氧耗的原因为体温升高和脂肪代谢增加，但证据不足。达到约75%的运动会提高分解代谢激素（如皮质醇和儿茶酚胺）水平，这可能是增加的原因。

三、运动的通气应答

（一）时间进程

在先前章节中观察到，没有快速通气应答的运动即使不致命，也是危险的。事实上，呼吸系统确实反应非常迅速（图13.4）。运动开始时（阶段Ⅰ），通气量会立即增加，甚至可能略早于运动开始；中强度运动时，通气量会进一步增加（阶段Ⅱ），约3 min内达平衡（阶段Ⅲ）；高强度运动时，通气量会有二次增加，二次增加后可能会达到一个平台期，但在剧烈运动时，通气量还会持续增加。运动结束时，每分通气量在几分钟内降至静息水平。高强度和剧烈运动后，由于须偿还氧债、恢复正常乳酸值，通气水平恢复到静息状态需更长时间。

（二）氧通气当量

氧耗量增加，每分通气量就会相应增加，在未经训练的受试者氧耗量≤2 L/min时，每分通气量与氧耗量近似于线性关系，而在训练的受试者中，在更大范围内呈近似线性关系（图13.5）。线性部分的斜率

是氧的通气当量，每1 L/min的氧耗量对应20～30 L/min的每分通气量，该斜率似乎不随（受试者）训练而改变。

高强度运动，当氧耗量超过临界氧耗（Owles点）时，通气量就增加到通气量/氧耗线性曲线的预测水平之上（图13.5），这就超过了气体交换的需求，并伴有低碳酸血症（动脉血二氧化碳分压下降约1 kpa，即7.5 mmHg），可能是由乳酸酸中毒导致了过度通气。如图13.5所示：训练有素的运动员，线性偏离发生在氧耗量值较高时，加之对高每分通气量耐受性更好，使得这些运动员可提高自己的峰值氧耗量。

（三）每分通气量与呼吸困难

通常认为，正常受试者的通气系统不限制运动。当有氧代谢达最大80%时，约需动员50%～60%的最大随意通气量。然而，常由呼吸急促决定运动的临界点，即当运动通气需要较高比例的最大随意通气量时，就会呼吸急促，所以最大随意通气量与峰值氧耗量关系密切。

正常受试者，接近最大随意通气量的每分通气量不会超过片刻时间，但运动员运动时曾记录到每分通气量高达200 L/min。最大运动量时，潮气量约是肺活量的一半，正常情况下，健康的年轻受试者70%～80%的最大随意通气量只能勉强维持15 min。一般来说，最大氧耗量时，通气量约为最大随意通气量的60%，然而，通过训练可提高该百分比。

（四）通气的控制

对运动需求，为何通气能显著而有效地适应，仍是几代生理学家面临的挑战，完整的解释仍扑朔迷离。

1. 神经因素

早已显而易见，神经因素对控制通气至关重要，特别在运动开始时，甚至开始前（Ⅰ期），此时除心排血量增加外，通常就只有通气量增加（图13.4），这些增加通气量的神经因素可能涉及运动肌肉和大脑高级中枢的传入。脊髓麻醉中断外周传入，从而降低运动的通气应答，是肌肉运动传入会增加通气量的证据。而观察到的Ⅰ期通气应答可能部分是对运动开始的"习得"反应，是大脑高级中枢的传入增加通气量的证据。在非运动、放松的受试者中仅凭想象运动就会导致通气增加，而此时，正电子发射体层成像显示激活了大脑皮层几个区域，再次表明运动时通气量的早期增加是一种行为反应。

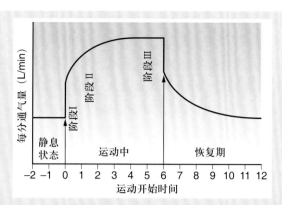

请注意，记录运动开始时，运动的代谢产物尚未形成前，通气量就瞬间增加。

图 13.4　短时中强度运动相关的、随时间变化的通气进程

2. 动脉血气分压与化学感受器

充分证据表明，海平面氧耗量高达3 L/min的运动中，无论是动脉血的PCO_2还是PO_2，大多数受试者均无显著变化。一项研究显示，即使运动到筋疲力尽（氧耗量达到3.5 L/min），动脉血PO_2也与静息状态时相同，而PCO_2降低。因此，乍看之下，健康受试者的动脉血氧分压似乎并非增加每分通气量的主要因素，但对该结论，我们需要持谨慎的态度。

已知运动时，PO_2/通气应答曲线更陡峭（见图4.8），此时正常动脉PO_2的微小波动就会影响通气。颈动脉体切除或（为抑制颈动脉体活性而）注射多巴胺可降低运动的通气应答，特别是Ⅱ期的通气应答（图13.4）。因此，外周化学感受器可能参与了运动时的过度通气，特别在非稳态情况下。非稳态期的通气应答，可能不是由PO_2的变化而是由PCO_2的波动引起的。不同于静息状态下肺泡内被弥散的气体交换（见第6页），运动时气体交换更主动，深呼吸使肺泡内气流实际上更加如涨潮退潮般波动，动脉血PCO_2也随着每次呼吸升降。据信，通过颈动脉体，PCO_2波动的幅度会影响呼吸驱动，而与平均PCO_2（平均PCO_2兴奋中枢化学感受器）无关，而低氧会加大该效应。

3. 体液机制

在中等运动中体液因素的作用较小，但在高强度和剧烈运动中作用重要，因为代谢性酸中毒会影响高强度和剧烈运动受到代谢性酸中毒的影响。乳酸酸中毒会导致剧烈运动时过度通气（图13.5），进而导致动脉血PCO_2略有下降。轻微增加的呼吸驱动可能源于体温过高。

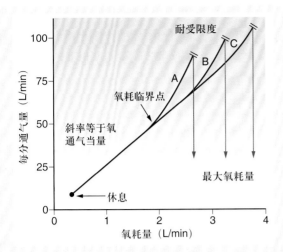

训练有素的运动员在更高氧耗量时出现线性中断（Owles 点），也能耐受较高的每分通气量，这两种机制结合，使这些运动员能增大他们的最大氧耗量，而 A 到 C 表示逐步增加的训练水平。

图 13.5　运动氧耗量增加导致每分通气量改变

四、健身和训练

本章开头对中等强度、高强度和剧烈运动的定义需要因人而异。一个习惯久坐不动、又未健身的受试者，其剧烈运动时的能量消耗，还不如训练有素的运动员中等强度运动消耗的能量。无论是否健身和训练，能量消耗和氧耗量始终线性关系（图13.1），但这条线延伸的距离（即受试者的峰值氧耗量）变异极大。

未经训练的健康受试者中，乳酸水平的快速上升通常会限制运动耐量。肌肉细胞内乳酸酸中毒会导致肌肉无力和痉挛，呼吸代偿迅速达到让受试者难以耐受的分钟通气状态，最终筋疲力尽而失代偿。训练改善了运动生理学的许多方面。例如，改善心血管健康会改善氧输送，从而只在氧耗量大大增加时才升高乳酸值。与未经训练的受试者相比，训练有素运动员肌肉释放的乳酸较少（见后文），动物研究表明，训练还提高了肝脏清除循环乳酸的能力。最后，训练有素的运动员可耐受的血乳酸值高达20 mmol/L，而未经训练受试者最高只能耐受10 mmol/L。

训练能最大限度地提高生理和身体适应性，这是公认的，最近人们对确定最佳运动"处方"产生了兴趣。有氧训练大体上分为慢性耐力训练和高强度训练，而高强度训练有爆发性运动，其间穿插休息期。高强度训练可进一步分为短冲间歇训练（sprint interval training，SIT）（译者注：短冲间歇训练是

发展ATP-CP供能能力的训练方法。采用与专项有关的最快速度或最大力量的5～10 s全力运动，以达到ATP-CP的最大消耗；间歇30～90 s，使ATP-CP达到最佳的恢复，又能维持下次运动而不动用糖酵解供能，血乳酸只维持在低水平上）和高强度间歇训练（high-intensity interval training，HIIT），短冲间歇训练包括短暂（＜30 s）的超最大强度（通常为无氧）运动，而高强度间歇训练则为较长时间（1～4 min）的较低强度（通常为有氧）运动。从训练时间的效率角度，现已推广高强度训练替代耐力训练，并描述了高强度训练提高了氧耗动力学（译者注：氧耗动力学是指人体开始进行运动时，氧耗的变化速率和过程）和骨骼肌线粒体功能。迄今为止，对短冲间歇训练和高强度间歇训练的研究还局限于健康、体能较好的人群，这种训练在高龄或合并疾病人群中的效果及适用性尚不明确。

训练对呼吸系统两方面的影响还需要通过进一步研究证实。

（一）每分通气量

受流速依赖性气道闭合的限制（见第29页），最大呼气流量相对不受训练影响。但训练可增强呼吸肌的力量和耐力，从而能更有效地工作，更长时间地维持较高的呼气流速，从而提高了运动时持续最大呼气流速的比例。训练有素的运动员能够维持的通气量高达最大随意通气量的90%。最大强度运动时，年龄和性别对呼吸功、操作性肺容积（译者注：operating lung volumes，操作性肺容积是指不同的呼吸状态下肺容积，这里指在运动过程中测量的肺容积，不同的呼吸状态下，人体会调整呼吸模式和肺容积来满足不同的氧需求和代谢要求。测定这些指标有助于了解人体在运动过程中的呼吸机能的变化）、呼气气流受限和呼吸困难影响显著。最大强度运动达到相同每分通气量时，女性和老年受试者的呼吸功较高，但在次最大每分通气量时呼吸功的差异不显著。

（二）氧通气当量

尚无证据表明训练可以改变通气量与氧耗量曲线的斜率（图13.5）。然而，曲线的向上拐点（Owles点）在训练的受试者中右移，这表明相同的每分通气量能达到更高的氧耗量。图示曲线的直线延长部分，是通过改善骨骼肌中代谢进程从而最大限度减少乳酸的刺激作用实现的。充分证据表明，训练可通过多种

适应增强肌肉的有氧运动能力，如增加肌肉中毛细血管网的密度。由此降低了乳酸酸中毒，从而减少了过度通气，再加上增加了可耐受的每分通气量，共同提高了氧耗量，如图13.5所示。由此可见，增加的主要因素是改善了骨骼肌和心血管系统性能，而非改善了特定的呼吸功能。

（三）运动性动脉低氧血症

不同于心肌和骨骼肌，肺不会因训练改变结构或形态，但这通常不是问题，因为海平面或接近海平面时，健康个体运动能够保持正常的动脉血氧。某些证据表明，峰值氧耗量高的个体静息时肺毛细血管血容量更大，某些情况下肺弥散功能也更强。尽管如此，约一半的男性运动员和略高比例的女性运动员中，达到最大运动强度前就会出现动脉低氧血症。已提出了许多可能的原因，包括吸收大量氧气时形成的弥散屏障（见第111页）、通气/血流失调，以及机械限制（呼气气流受限）。吸入氦氧混合气可改善呼气流速受限（见第27页），因为其能减少湍流的阻力，并减轻运动性动脉低氧血症（exercise- induced arterial hypoxaemia，EIAH）。纯种赛马中，运动性动脉低氧血症是一个严重的问题，因为纯种赛马无法产生足够的通气来匹配其巨大的运动能力（见第292页）。

（四）心肺疾病

心血管或呼吸系统疾病患者的运动耐力差，主要有三个原因。首先，相对于健康人群，心血管或呼吸系统疾病患者运动时兴奋通气更快，这是因为机体需要更大的每分通气量来达到特定的氧耗量；其次，患者可耐受最大随意通气量的程度降低，结合患者之前的观察结果，这导致在出现呼吸困难前运动耐力就极端受限，呼吸系统疾病患者运动时更易出现低氧血症或高碳酸血症；最后，运动时心排血量增加有限，这不仅意味着混合静脉血氧水平将更快下降到低水平，

心排血量只能有限增加还会导致肌肉血供不足，这就损害了呼吸系统和其他系统的肌肉功能，因此，无氧代谢更快发生，这又加重了通气需求和衰竭。

运动测试

心肺疾病患者对运动的呼吸反应有限，导致将运动测试作为量化疾病严重程度或评估他们是否可承受大手术等生理应激的一种手段。有多种运动测试可观察和监测患者的运动情况。往返测试指受试者在相距9 m的两点间往返，按听觉信号（指令）调整行走速度，然后记录受试者因疲劳或者其他症状而停止时完成的往返次数。6 min步行试验（6-minute walk test，6MWT）则简单测量了固定时间内的步行距离。这两种测试都是衡量呼吸系统疾病严重程度的有用指标，但一定程度上比较主观，例如，6 min步行试验距离受测试期间给予患者言语指令的影响。更复杂的测试是心肺运动测试（cardiopulmonary exercise testing，CPET），在逐渐增加运动负荷下，须检测很多指标，包括无氧阈、氧通气当量和二氧化碳通气当量。在心脏和（或）呼吸系统疾病患者中，这些指标会降低，并证明这些指标可预测重大高风险手术患者的不良预后。测量哪些参数，不同机构不同，以及对其解释也缺乏共识，例如，无氧阈多少可视患者为"高风险"。最近为提高心肺运动测试的执行效率和相关证据，制定了关于心肺运动测试的组织、实施和解释的指南。已开发了基于患者报告的运动状态的评分标准，比如杜克活动状态指数（duke activity status index），已证明该指数可用于预测围术期死亡和心肌梗死。然而，所有上述评分和指标仅应视作为围术期复杂的临床决策提供附加数据信息。最近一个相对较新的研究领域是"呼吸预康复"，即除了术前测试心肺功能外，患者还需要在运动测试反馈的基础上，为改善预后进行术前训练。

（杨淋译；王开金，苏俊，阮志强，李云雷，王楠，刘岗校）

---- 参考文献 ----

扫码查看

关键词

呼吸变化；乳酸；有氧；无氧；峰值氧耗量；最大氧耗量；预康复；心肺运动测试。

摘要

• 随着运动中耗能增加，氧耗量线性增加。

• 增加的组织需氧量，由增加的心排血量和血氧摄取提供。

• 为适应这些变化，运动开始时，肺通气量就随着运动呈线性增加。

• 随着运动强度的增加，肌肉无氧代谢产生乳酸，故血乳酸水平升高，最初达稳态，但剧烈运动时，进一步上升。

小结

• 中强度运动中，通过增加氧耗量和二氧化碳产量，提升了运动做功。在更高的运动强度下，当无法完全满足肌肉需氧量时，会产生乳酸，但血乳酸会恒定。剧烈运动时，血乳酸逐渐升高，导致pH下降和衰竭。

• 运动时，氧耗量随着运动做功的增加而呈线性增加，最终可增加到静息时的数倍，例如，以14 km/h的速度跑步会增加氧耗量到静息值的约12倍。年轻人可达到的最大氧耗量（峰值）为40～50 mL/（min·kg），并随着年龄的增长而下降。精英运动员的最大氧耗量能达到更高的值，而峰值可用来衡量运动体能。

• 一旦超过受试者的有氧代谢能力（"无氧阈"），肌肉就会产生乳酸，导致"氧债"。即使运动停止，由于要代谢过量的乳酸，氧耗量仍较高。

• 通过两种生理机制实现运动所需的氧输送增加。一是增加心排血量，但最多仅约静息值的5倍。因此，也必须增加血液中的氧摄取，混合静脉饱和度在运动过程中迅速下降，可低至20%。

• 为促进运动时肺大量摄氧，必须增加肺通气量，分3个阶段。阶段Ⅰ是立即增加通气量，然后是中等强度运动中缓慢增加通气（阶段Ⅱ），运动开始约3 min后达到平衡（阶段Ⅲ）。运动兴奋通气应答的机制尚不清楚。运动时PO_2和PCO_2无明显变化，因此不能驱动通气增加，该兴奋反应更有可能是神经调节的，最可能由于肌肉或大脑皮层信号输入增加所致。事实上，运动开始前，呼吸就增加了，这表明该反应至少部分是习得行为。

• 训练可改善运动的许多生理反应，包括呼吸肌的力量和耐力，以及提高肌肉对氧的利用，这意味着在渐进式运动中达到无氧阈更晚。

• 对于心肺疾病患者，多种原因显著降低运动耐量。因此，需要对患者进行运动测试来测量他们对运动的反应，已发现测试结果与疾病的严重程度或承受大手术生理应激的能力相关。

第十四章　睡眠

要点

◆ 在正常睡眠时潮气量会降低，快速眼动睡眠期间降至最低，此时呼吸也不规律。

◆ 咽部肌肉反射速度和强度的降低，会增加气道阻力，导致许多正常人打鼾。

◆ 睡眠呼吸障碍包含了睡眠期间的连续异常，从偶尔打鼾到频繁的气道阻塞和低氧血症。

一、正常睡眠

根据脑电图（electroencephalogram，EEG）和眼电图（electrooculogram，EOG），睡眠分为快速眼动期（rapid eye movement，REM）和非快速眼动期（N1～N4期）睡眠。

N1期是瞌睡状态，易唤醒，脑电图特点是低电压、频率混杂，但以快波为主。N2期的背景脑电图与N1期相似，但有周期性睡眠纺锤波（频率12～14Hz）和K复合波（具有特征性外观的大双相波）。自N2期开始出现缓慢、大振幅的（δ）波并在进入N3期后占主导地位，而N3期，纺锤波已不明显，K复合波也难以识别。N4期，通常称为深度睡眠，脑电图主要是高电压（大于75 mV）波，50%以上的波为慢频率（δ）波。

快速眼动睡眠特征则完全不同。脑电图模式与N1期相同，但眼电图截然不同，表现为频繁的快速眼动，而非快速眼动睡眠期的眼电图是滚动运动。快速眼动期的骨骼肌张力常下降，做梦也发生在此期。

整夜，睡眠期不断变化，不同个体间、同一个体不同夜晚的睡眠期也有所不同（图14.1）。睡眠从N1期开始，通常经历N2期、再到N3期，但不是每次都有N4期。快速眼动睡眠与非快速眼动睡眠在整夜的睡眠期间不断交替。平均每晚有4～5次快速眼动睡眠，接近清晨，快速眼动睡眠期的持续时间趋于增加。而夜间睡眠早期则以N3和N4期为主。

（一）呼吸变化

1.通气

随着非快速眼动睡眠的加深，潮气量降低，到快速眼动睡眠期降至最小，比清醒状态时减少约25%。快速眼动睡眠期的呼吸节律常不规则，但呼吸频率常不变。随着潮气量降低，每分通气量逐渐成比例下降，这些通气变化也是由引起睡眠的神经化学变化导致的。睡眠时，GABA神经元活性增加，直接抑制呼

吸中枢（见图4.4），而认为激活胆碱能神经元导致了非快速眼动睡眠期呼吸模式变化。

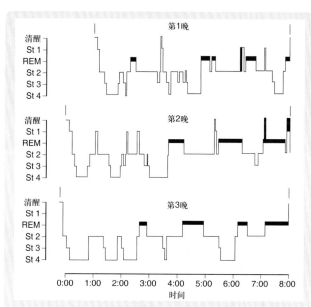

粗水平条表示快速眼动睡眠。REM：快速眼动睡眠。

图14.1　一个20岁健康男性连续3晚的睡眠模式

动脉血PCO_2分压常略升高约0.4 kPa（3 mmHg）。健康青年人中，动脉血PO_2的减少量与PCO_2的增加量大致相同，因此氧饱和度基本正常。快速眼动睡眠时，胸式呼吸（见第59页）占整个呼吸的比接近正常清醒仰卧位时的值（29%），但非快速眼动期增加。

2.化学敏感度

人类睡眠时，高碳酸血症和低氧通气应答曲线的斜率显著降低，在非快速眼动睡眠期间，两者降低约1/3，且在快速眼动期间甚至进一步降低。但幸运的是，两种情况下通气应答始终存在。

3.年龄影响

相比年轻人，老年人清醒时通气模式不稳定（更为多变），这似乎导致老年人睡眠时更多呼吸不稳定和呼吸暂停发作。睡眠时，老年人上呼吸道阻力也波动显著（见下文），这可能导致了睡眠时观察到的通

气变化。因此，随年龄增长，即使其他方面健康，老年人也会在睡眠时发生短暂性的低氧血症，氧饱和度甚至低至75%。这些变化必须视为正常的老龄现象。

4. 咽部气管阻力

正常情况下，上气道拐弯处的气流通常是层流，但研究认为即使正常受试者，该气流非常也接近于湍流。咽肌可能在保持气管最佳形状以维持层流方面至关重要，这些控制机制精确控制着咽部压力改变的反应速度（见第56页）。任何稍微减弱或延迟这些反射的情况，如睡眠或酒精摄入，都会严重影响咽部气流，破坏正常层流。

睡眠时，通常经鼻呼吸，而在吸气和快速眼动期，上呼吸道阻力持续增加，其增加的主要部位是软腭和下咽。随睡眠变化，咽肌活动的变化是复杂的。以紧张性活动为主的肌肉（如张腭肌）（译者注：张腭肌就是腭帆张肌，是同一个肌肉的不同名称。其是一种宽阔、薄、带状的头部肌肉，起源于蝶骨的蝶突，其主要作用是紧张软腭，从而协助提腭肌将软腭抬高，以防止食物在吞咽时进入鼻咽部。紧张的软腭因此为咽肌在吞咽时提升咽部提供了一个稳定的平台），在非快速眼动睡眠加深时，其活动逐渐下降，N4期睡眠中仅有清醒时的20%～30%，该强制性活动的丧失与上气道阻力增加有关。与清醒状态不同，睡眠时，张腭肌无法对吸气阻力负荷做出反应，而以吸气为主要功能的肌肉（如颏舌骨肌和颏舌肌）很少受非快速眼动睡眠期的影响，尽管它们能在非快速眼动睡眠期能维持时相性活动，但颏舌骨肌的紧张性活动减少，而颏舌肌的紧张性活动保存良好，并能对阻性负荷做出适当反应。因此，睡眠主要影响的是鼻咽肌的紧张性活动，而下咽阻力的增加似乎是继发于下游气道塌陷。

因为咽部阻力在正常睡眠中会增加且持续存在，所以呼吸系统对气道阻力增加的通气应答至关重要，通常情况下该反应保持良好。正常睡眠的成年人鼻腔闭塞后，膈肌和颏舌肌的吸气动作会显著迅速增加。

（二）打鼾

任何年龄均可打鼾，但发病率呈双峰分布，10岁以下和40～59岁最多见。男性多于女性，与肥胖有关，也常见于孕晚期。睡眠的任何阶段都可以打鼾，通常随着非快速眼动睡眠的加深而明显，而在快速眼动睡眠中常减弱。正如所预料的，与仰卧相比侧卧睡觉时打鼾程度较轻。约1/4的人群是习惯性打鼾者，从偶尔打鼾（如饮酒后或有上呼吸道感染）到习惯性、持续性和重度打鼾不等（译者注：这句话的表述可能有些混淆，习惯性打鼾者是指那些经常打鼾的人，这些人通常每晚都会打鼾，而不是偶尔打鼾，既然是习惯性打鼾者，怎么会有偶尔打鼾者）。

打鼾源于口咽部，最轻微打鼾的原因是软腭和咽后柱的振动。然而，更严重的情况可能是在咽腭部梗阻（如前所述）或可能是鼻息肉、鼻感染或腺样体肥大等病变（儿童打鼾最常见的原因）阻塞了上游气道，导致吸气时产生口腔负压，使口咽壁塌陷、舌根后缩，气道梗阻引起气流振动（即打鼾）。随着梗阻加重，吸气肌做功极大增强，胸腔负压可能降至 $-7\,kPa$（$-70\,cmH_2O$）。

目前认为"正常"打鼾不会伴有频繁的睡眠觉醒、呼吸暂停或血气变化，但可能是严重睡眠相关呼吸障碍的早期表现。随着年龄的增长和肥胖，更可能进展为严重的睡眠相关呼吸障碍。

二、睡眠呼吸障碍

该术语用于描述睡眠期间出现的一系列呼吸系统异常，从单纯的打鼾到危及生命的阻塞性睡眠呼吸暂停，影响近1/5的30～49岁人群和约1/3的50～70岁人群，此症以呼吸暂停为特征，是否伴气管狭窄/阻塞则因人而异，呼吸暂停导致睡眠时反复皮层下觉醒和动脉低氧血症，肥胖患者更易有动脉低氧血症。整个夜间睡眠周期的反复觉醒会导致白天过度嗜睡。本文描述了以下4种综合征，但它们间有很大重叠。

• 上气道阻力综合征：潮气量和动脉血氧饱和度（SaO_2）正常，但需要极强的呼吸做功，导致每小时觉醒超过15次。

• 阻塞性睡眠低通气：表现为频繁的（每小时大于15次）气道阻塞，其严重程度足以使潮气量在10 s内减少到不足正常的50%，并且SaO_2可有轻微下降。

• 阻塞性睡眠呼吸暂停：每小时超过5次、每次持续时间超过10 s的阻塞性呼吸暂停，并伴有SaO_2的严重下降。事实上，呼吸暂停的持续时间可能长达90 s，发作频率可高达160次/h。严重时，50%的睡眠时间可能没有潮气量呼吸。

• 后两种综合征通常被归类为睡眠呼吸暂停/低通气综合征（sleep apnoea/ hypopnoea syndrome，SAHS）：可通过记录呼吸暂停/低通气指数（apnoea/

hypopnoea index，AHI）来量化严重程度，该指数为每小时呼吸暂停或低通气持续时间超过10秒的次数。

随着患者年龄的增长和肥胖体重的增加，轻度睡眠呼吸障碍往往发展到为更严重的阶段。在美国人群中，仅基于呼吸暂停/低通气指数超过5的标准，约25%的男性和10%的女性患有睡眠呼吸暂停/低通气综合征，但当把白天嗜睡纳入定义时，其患病率分别下降到4%和2%。

呼吸暂停或低通气既可以是中枢性的，也可以是阻塞性的。通过在睡眠过程中连续记录胸廓和腹部运动，可方便地区分中枢性和阻塞性呼吸暂停（图14.2）。若上气道阻塞，腹部和胸廓运动就会不协调（图14.2C），然后导致低通气。当这些运动相等但相位上相反时（即吸气相却表现为呼气相运动时），就表示出现了阻塞性呼吸暂停（图14.2D）。无论是快速眼动或非快速眼动睡眠，都可能发生阻塞性呼吸暂停，但最长的呼吸暂停期往往发生在快速眼动睡眠。至于打鼾，相比仰卧位，侧卧时气道阻塞少。

中枢性呼吸暂停更常见于老年人。心力衰竭患者的睡眠呼吸障碍患病率很高，常表现为周期性的中枢性呼吸暂停，并导致潮式呼吸（见第50页）。胸腔内压的反复波动和低氧血症的发作，对患者已下降的心功能雪上加霜。遗憾的是，可能因正压通气同样对心功能有不良影响，对这些睡眠呼吸障碍的患者正压通气并未改善预后，甚至可能恶化生存率（见第363页）。

肥胖低通气综合征特指重度肥胖患者伴低通气综合征，在第190页中有描述。

睡眠呼吸障碍（包括打鼾）在儿童中很常见，4%的儿童患有睡眠呼吸暂停/低通气综合征，在唐氏综合征等某些疾病中患病率更高。儿童的病因通常包括扁桃体和腺样体肥大。睡眠呼吸暂停/低通气综合征儿童的睡眠紊乱会导致行为和神经认知问题而非白天嗜睡，但这些可通过治疗得到改善。

（一）气道梗阻的机制

导致梗阻性睡眠呼吸障碍的因素有4个：气道解剖结构狭窄、气道肌肉控制不足、呼吸暂停时是否易唤醒（唤醒阈值）和呼吸控制系统的不稳定。

1.气道解剖结构狭窄

平均而言，睡眠呼吸暂停/低通气综合征患者的气道比对照组更窄，气道形状也不同。现认为气道解剖结构狭窄与3个主要因素有关。

首先，肥胖会影响腭后区咽气道大小，中心型肥胖（常见于男性的）会有包括颈部组织在内的广泛脂肪沉积，这解释了睡眠呼吸暂停/低通气综合征与颈

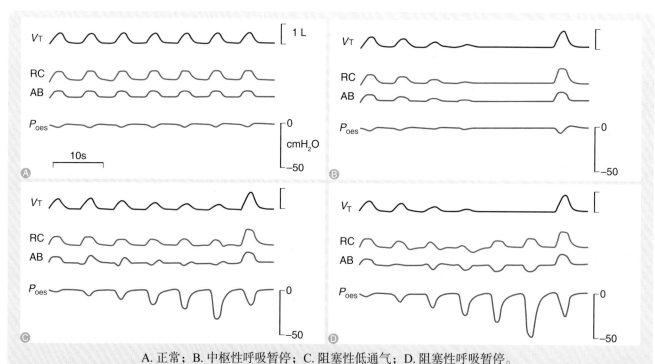

A.正常；B.中枢性呼吸暂停；C.阻塞性低通气；D.阻塞性呼吸暂停。

图14.2 连续记录不同类型的呼吸暂停和低通气期间的呼吸情况，显示潮气量（V_T）、胸式（RC）和腹式（AB）呼吸大小、食道压（P_{oes}）

围之间的相关性。脂肪组织最好使用MRI显示，对睡眠呼吸暂停/低通气综合征患者使用CT/MRI观察时，发现脂肪聚集总是在咽旁（即翼状肌和颈动脉之间）（图14.3）。即使非肥胖的睡眠呼吸暂停/低通气综合征患者，咽部脂肪含量也高于正常水平。此外，咽部脂肪组织的数量与呼吸暂停/低通气指数相关，且可以预见减轻体重可减少脂肪组织数量和睡眠呼吸暂停/低通气综合征程度。

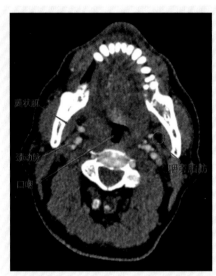

该CT中，脂肪组织呈黑色。

图14.3 颈部口咽水平的计算机体层血管成像图像
（由于原书图版权问题，这里选用了来自广西壮族自治区人民医院的图像）

其次，一些睡眠呼吸暂停/低通气暂合征可能是由面部结构独特所致，包括小颌畸形（小下颌）或后颌畸形（下颌后移）。两者都常使舌后移，需要颏舌肌额外运动来维持气道正常大小。这一假设提出了一个值得关注的可能，即睡眠呼吸暂停/低通气综合征可能始于儿童早期（儿童早期的特应性或增大的腺样体和扁桃体引起的张口呼吸可能会影响面部骨骼的发育），以及这也可能是睡眠呼吸暂停/低通气综合征和打鼾"家族聚集"的原因。

最后，夜间卧位睡眠时，可能会出现组织间液从腿部向头颈部转移，导致咽部组织肿胀，从而恶化睡眠呼吸暂停/低通气综合征。这方面最令人信服的证据是在有液体潴留疾病（如心或肾衰竭等）的患者中，睡眠呼吸暂停/低通气综合征患病率较高，同样孕期也会因此发生睡眠呼吸暂停/低通气综合征，液体潴留还可能导致围术期睡眠呼吸暂停/低通气综合征。

2. 气道肌肉控制不足

清醒时，可能是对异常解剖气道的生理反应，与对照组相比，睡眠呼吸暂停/低通气综合征受试者会产生更大的咽部负压，这会刺激咽扩张肌更活跃（见第56页），使气道打开。然而，睡眠时，维持气道大小所需的咽部肌肉活动增加可能难以维持。在肥胖受试者中，通过肌肉活动增加的程度可进一步确定哪些个体会患上睡眠呼吸暂停/低通气综合征。

气道塌陷仅发生于阻塞性睡眠呼吸暂停，通常是由于软腭后方的上游阻力增加导致下游区域继发性塌陷造成的。塌陷的程度取决于下咽壁的顺应性（易塌陷性），而咽扩张肌的作用可对抗该塌陷。当咽部顺应性高时，特别是当咽部黏膜下脂肪增加时，更易塌陷，该情况男性比女性更常见。当上游阻力增加、膈肌收缩增强、咽扩张肌活动抑制/不同步或以上的综合作用，都可能导致下咽塌陷。

3. 唤醒

呼吸暂停和低通气通常在患者唤醒时终止，但该唤醒通常发生在皮层下，即此时患者并未完全恢复意识。唤醒后，咽扩张肌活动迅速增加，开放咽部气道。虽然氧和二氧化碳通气应答曲线受到抑制，但低氧和高碳酸血症还是有助于气道的开放，同时压力敏感咽受体的传入输入增加也可能参与了气道开放。目前观点认为，这些事件并非都与睡眠唤醒有关，但这些因素的综合作用会导致呼吸驱动的增加，从而开放咽部。无论其机制如何，唤醒通常都伴有显著的交感神经兴奋。

不同睡眠呼吸暂停/低通气综合征患者，唤醒阈值差异很大，这可能是临床严重程度的主要决定因素，同时唤醒后，睡眠会再次加深，直到下一次呼吸暂停，该过程所需的时间也是决定严重度的一个重要因素。

4. 呼吸不稳定

不稳定的呼吸控制系统也会改变睡眠呼吸暂停/低通气综合征患者的呼吸模式。多个反馈回路参与控制呼吸（见第四章），例如，对PCO_2、PO_2及咽机械性反射。若反馈回路检测生理变化的速率或对生理变化做出反应时发生微小变化，都将导致整个系统不稳定。现认为睡眠足以干扰呼吸反馈回路，从而导致呼吸节律不稳定，形成一种周期性低呼吸，即（唤醒前即刻）过度刺激呼吸，随后紧跟着反弹性的低刺激呼吸。最基本的例子是老年人的正常周期性呼吸（见第

50页），更严重的例子是伴有长时间的呼吸暂停、低氧和高碳酸血症的严重睡眠呼吸暂停/低通气综合征。

5. 药物对睡眠呼吸暂停/低通气综合征的作用

由于睡眠呼吸暂停/低通气综合征中，气道肌肉活动、睡眠状态和呼吸的化学控制间存在微妙平衡，因此几乎任何镇静药物都会加剧病情。酒精（最广泛使用镇静物）会增加呼吸暂停的次数和持续时间，并加重呼吸暂停期间的缺氧程度。某些证据表明苯二氮䓬类药物和阿片类药物也有类似的作用，但加重睡眠呼吸暂停/低通气综合征的机制仍尚不确定。这些药物多数具有多种生理效应，包括对呼吸的化学控制（见第51页）、维持气道通畅和睡眠模式，这些都可能促成睡眠呼吸暂停/低通气综合征。患有睡眠呼吸暂停/低通气综合征的儿童似乎对阿片类药物的不良反应特别敏感，认为这导致了某些患儿扁桃体切除术后死亡。

尽管这些药物对睡眠呼吸暂停/低通气综合征的效应大多不利，但药物干预在该疾病治疗方面仍有一席之地。在睡眠呼吸暂停/低通气综合征患者的特定的小亚组中，镇静药实际上通过改变了睡眠模式，改善了呼吸暂停/低通气指数，例如，通过减少快速眼动期睡眠（约1/3的呼吸暂停主要发生在快速眼动期间）来降低整体呼吸暂停/低通气指数。三环类抗抑郁药地昔帕明具有中枢去甲肾上腺素和胆碱能兴奋作用，已证明可以消除睡眠期间颏舌肌活动的正常抑制，对大部分睡眠呼吸暂停/低通气综合征患者，这是潜在的治疗方法。

（二）睡眠呼吸暂停/低通气综合征的影响

睡眠呼吸暂停/低通气综合征的影响不容忽视，随发病时间推移，睡眠呼吸暂停/低通气综合征患者的发病率和死亡率远高于对照组，但证明这一观察结果与睡眠呼吸暂停/低通气综合征本身，而非吸烟、肥胖和饮酒相关，可能很难。现认为排除了这些混杂变量后，睡眠呼吸暂停/低通气综合征（特别是严重的睡眠呼吸障碍）与心血管疾病依然相关。发病率和死亡率增加的主要原因有以下2个。

• 睡眠剥夺：即使皮层下的唤醒，但一夜数百次，也会使个体白天严重嗜睡，导致许多方面能力的下降。比如损害驾驶能力，以至于睡眠呼吸暂停/低通气综合征患者的事故发生率高于对照受试者，一些研究发现呼吸暂停/低通气指数与事故可能性直接相关。经鼻持续气管正压通气（nCPAP，见后文讨论）治疗可逆转这一观察现象。

• 健康影响：每次唤醒，特别是与低氧血症相关的唤醒，都会显著激活交感神经。每晚多次显著的交感神经激活，通过启动和扩大炎症过程，对心血管系统造成多种不利影响。因此，睡眠呼吸暂停/低通气综合征与高血压密切相关，也就不足为奇了，同样也认为与心力衰竭、缺血性卒中、代谢综合征、高胆固醇血症、慢性肾病和认知缺陷有关。

（三）治疗原则

1. 保守治疗

避免饮酒、服用镇静药物和仰卧位睡姿都会改善呼吸暂停/低通气指数。对于肥胖的睡眠呼吸暂停/低通气综合征患者，减肥可有效降低呼吸暂停/低通气指数，这被认为是通过减少咽周脂肪、增加气道直径和降低气管塌陷趋势来发挥作用。某些研究表明，体重减轻与呼吸暂停/低通气指数的大幅降低有关，但很少有睡眠呼吸暂停/低通气综合征患者通过体重减轻达到"治愈"。治疗睡眠呼吸暂停/低通气综合征相关白天嗜睡的药物仍在研发中，包括非特异性中枢神经系统兴奋剂莫达非尼及最新作用于中枢的多巴胺和去甲肾上腺素再摄取抑制剂索利氨酯。

nCPAP旨在避免产生足以塌陷下游咽部组织的负压。其需要一个适合外鼻孔的贴合鼻罩或软塑料管，然后由压缩空气提供所需的气流，气流最好经过加湿，呼气时，nCPAP无有益作用。目前已经开发出呼气时将气道压力恢复到大气压的系统，实际上，这就提供了一个低水平的间歇正压通气，该技术现在已被广泛接受为治疗睡眠呼吸暂停/低通气综合征的最有效方法，包括能减轻日间嗜睡对患者生活的不利影响，而nCPAP的唯一局限性是患者的依从性。

夜间使用口腔器械，可前移舌头和下颌骨（下颌前移装置），从而增加气道的大小，这是一种无创治疗睡眠呼吸暂停/低通气综合征的方法，比nCPAP更无创，在一项研究中该方法降低呼吸暂停/低通气指数26%。尽管疗效不如nCPAP，但患者的依从性更高，因此两种疗法的整体有效性可能相差无几。

2. 手术解除梗阻

对于单纯的打鼾，首先是清除任何导致下游塌陷的病理性阻塞，如鼻息肉，尽管这可能并不会改善睡眠呼吸暂停/低通气综合征患者的症状（译者注：睡眠呼吸暂停/低通气综合征患者可能并非仅由一处解剖结构的问题引起，往往涉及多个解剖因素，包括喉部、舌根，以及其他相关肌肉和组织的功能异常，还可能与包括肥胖、解剖学异常、生活方式等多种因素有关，因此，仅仅去除导致下游塌陷的病理性阻塞可能不足以解决问题）。过去，已尝试过各种激进的根治性手术，包括旨在通过减小软腭大小来抑制腭弓振荡和塌陷的悬雍垂腭咽成形术等。其中，面部骨骼异常的非肥胖睡眠呼吸暂停/低通气综合征患者，可能受益于颌面矫正手术，通常会前移前下颌骨和（或）上颌骨。而某些难治性病例，（仅夜间开放的）气管造口可作为最后的治疗手段。手术治疗睡眠呼吸暂停/低通气综合征的益处仍不确定，通常只适用于有特定的且已确认气道塌陷部位的睡眠呼吸暂停/低通气综合征患者，作为综合治疗的一部分。

3. 上气管刺激

可通过手术植入舌下神经刺激器，激活该刺激器可使舌头稍突出，从而缓解气管阻塞并改善呼吸暂停/低通气指数和症状，但该治疗方式的有创性较大。该治疗还包括在肋间肌中植入一个感应电极，方便该装置只能在吸气期激活。目前正在开发一种有创性更小的经皮刺激方法，其早期效果满意。

（潘春熹译；阮志强，苏俊，薛世民，张龙举，刘岗校对）

参考文献

扫码查看

关键词

呼吸系统变化；缺氧；打鼾；阻塞性睡眠呼吸暂停和低通气；持续气管正压通气（CPAP）。

摘要

• 正常睡眠时，潮气量降低，快速眼动睡眠期间降至最低，此时呼吸也不规律。

• 咽部肌肉反射速度和强度的降低，增加气道阻力，导致许多正常人打鼾。

• 睡眠呼吸障碍包含了睡眠期间的连续异常，从偶尔打鼾到频繁的气道阻塞和低氧血症。

小结

• 正常睡眠包括一系列基于脑电图的分期，按照脑电图表现分为快速眼动期和睡眠"深度"逐渐增加的四个非快速眼动期。快速眼动期是一种轻度睡眠阶段，类似于非快速眼动期的N1期，但快速眼动期眼球快速运动、肌肉张力降低和做梦。

• 在睡眠期间，呼吸频率正常，但在快速眼动睡眠期或老年受试者中，呼吸模式可能不规则。潮气量减少可高达25%，因此每分通气量减少，动脉$PaCO_2$略有增加。高二氧化碳通气应答和低氧通气应答均降低。

• 睡眠期间，咽部扩张反射的紧张性和时相性

活动都会减弱，增加了上呼吸道阻力。吸气时，为克服口咽部狭窄，需要更大的吸气努力来降低气道压，从而导致气道进一步狭窄，最终气道振动而打鼾。

• 睡眠呼吸障碍描述了一系列与睡眠期间气道狭窄或梗阻相关的综合征，其中最常见的是睡眠呼吸暂停/低通气综合征，男性患病率25%，女性患病率10%，且与肥胖密切相关。由于气管狭窄或阻塞，患者常出现呼吸减少或停止（每小时大于5次），随后从睡眠中觉醒（尽管通常觉醒不完全），接着通过增加咽部肌肉的活动克服气管阻塞。同时，整夜频繁觉醒会导致第二天白天嗜睡——这是睡眠呼吸暂停/低通气综合征的主要症状。睡眠呼吸暂停/低通气综合征患者们的气道更狭窄，在清醒下咽部扩张肌活动更高，使得他们一旦入睡，就更容易梗阻。镇静药物（含酒精）都会恶化睡眠呼吸暂停/低通气综合征，但其机制尚不清楚。

• 尽管使用持续气道正压装置防止气道阻塞的依从性很差，但这是治疗睡眠呼吸暂停/低通气综合征最好的方法。其他的治疗选择还包括减肥、夜间口腔放置下颌前移装置或手术缩小软腭大小。

第十五章　肥胖

要点

- 因大量的胸壁和腹内容物压迫胸腔，肥胖受试者的静态和动态肺容积减少。
- 肥胖降低了胸壁顺应性，以及因较低肺容量减小了肺顺应性、增加了气道阻力，都使得气道闭合更频繁。
- 尽管肥胖患者氧耗更大，但肥胖时激素变化（如瘦素水平升高）影响呼吸控制，有助于充足呼吸，故大多数肥胖受试者动脉O_2和CO_2水平正常。
- 以上这些改变可导致或加重阻塞性呼吸道疾病，儿童肥胖甚至可能影响肺发育，以至于今后更易患上呼吸道疾病和出现症状。

"obesity"一词来源于拉丁语"obesus"，意思是"肥胖"，400年来一直被用来描述超重个体。在拉丁语中，obesus的其他含义包括"粗糙的"或"臃肿的"，故几个世纪以来，常用"corpulent"这个词更温和地描述肥胖。

肥胖的量化方式有多种，最常用的是体重指数，即受试者的体重（kg）除以身高（m）的平方。但体重指数没有考虑爱运动个人的肌肉质量或体脂分布，是一个相对不精确的衡量标准，但如表15.1所示，其仍被广泛用于评估临床肥胖及其严重程度。腰围或腰臀比可反映肌肉质量或体脂分布，高腰围或腰臀比可用于识别与更大健康风险相关的中心性肥胖（男性更常见）。

表 15.1　成年人临床肥胖的分型及其功能残气量的变化

体重指数（kg/m^2）	分类	相对于非肥胖受试者，功能残气量的变化
<18.5	体重过轻	
18.5~24.9	健康	
25~29.9	超重	-10%
30~34.9	Ⅰ度肥胖	-22%
35~39.9	Ⅱ度肥胖	
≥40	Ⅲ度肥胖（病态肥胖）	-33%

几个世纪以来，肥胖率一直在上升，现已认为是一种全球流行病。肥胖增长率也在加速，据估计，1980—2017年，全球肥胖率翻了一番，目前儿童约占5%，成年人约占12%。不同国家间差异很大，在社会人口统计指数（sociodemographic index，SDI）较高地区，成年人和儿童的肥胖患病率普遍较高，同时，个人收入和教育程度等因素也较高（译者注：SDI是一个国家/地区发展状况的综合指标，由25岁以

下女性的总体生育率、15岁及以上女性的平均教育水平、人均收入等数据综合评估得出。高SDI国家/地区包括澳大利亚、加拿大、法国等；中低SDI国家/地区包括安哥拉、孟加拉、喀麦隆等）。然而，某些人口群体中（如年轻男性），肥胖患病率增长最快的是中低SDI的国家，且大多数地区，儿童肥胖症患病率的增长率高于成年人。与肥胖患病率变化相关的疾病负担巨大，2015年全球估计400万人死亡与肥胖相关，心血管疾病和糖尿病占肥胖相关死亡的大多数，但其对呼吸道疾病的不良影响也很重要。肥胖可能会增加多种呼吸系统疾病的发生率，原因如后文所述。即使没有呼吸道疾病，由于重度肥胖造成的重度生理限制，呼吸困难和屏气时间缩短等呼吸系统症状也很常见。

一、肥胖呼吸生理

轻中度肥胖对呼吸系统的影响很小，重度肥胖的生理影响主要是造成胸壁组织增厚。图15.1显示了重度肥胖个体肺部CT，清楚地显示了肺和胸壁的相对大小，这意味着相对于非肥胖者，肥胖者扩张肺需要更多做功。

（一）肺容积和呼吸力学

因胸壁的重力压迫，胸膜腔压力增加，呼吸系统顺应性降低（见第18页），其中肺和胸壁顺应性均降低。胸壁顺应性降低可能因胸壁和纵隔脂肪沉积，而肺顺应性的降低则可能因肺容积的减少。肺容积减少也增加了气道阻力（见第29页），并导致可能的气道闭合和气道疾病（见后文）。肥胖者的呼吸功（见第62页）和呼吸的氧耗量都大大增加。

1.静态肺容积

由于这些改变，大多数肥胖个体肺容量都下降，

相对于直立位来说，仰卧位因为来自腹腔内容物的压力增加，膈肌朝向头侧移动，减少了胸腔容量，下降更明显。图15.2总结了非肥胖和肥胖受试者直立（坐位）和仰卧位静态肺容积的变化。除潮气量外，肥胖减少了所有静态肺容积，尤其是补呼气量和功能残气量（图15.2；译者注：该图涉及第三方版权，详图请见英文原版第200页）。在肥胖和非肥胖受试者中，只要肺容积正常，测得的静态顺应性就相似，但肥胖者试者中，只要肺容积改变，静态顺应性就都降低。功能残气量较低，肥胖受试者因此在呼吸顺应性曲线较不利的位置呼吸，易增加呼吸功。

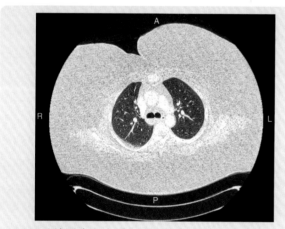

CT 显示单层隆突水平，可以轻松看到相对于肺大小的胸壁厚度。

图 15.1　重度肥胖患者胸部 CT

闭合容量（见第29页）似乎与体位无关，不受肥胖的影响，虽闭合容量正常，但功能残气量的降低仍导致气道闭合增加。

2. 肺动态容积

体重指数与第1秒用力呼气量呈负相关。现认为这种第1秒用力呼气量下降在轻度和中度肥胖者并不明显，与女性受试者相比，男性受试者的第1秒用力呼气量下降更明显，若个体体重下降，则第1秒用力呼气量下降可逆。中心性或"腹型"肥胖在男性中更常见，与体重或体重指数相比，中心性或"腹型"肥胖与第1秒用力呼气量和用力肺活量的降低更密切相关，这与已描述的腹内容物损害呼吸力学的机制一致。一项研究表明，腰围每增加1 cm，伴用力肺活量下降13 mL且第1秒用力呼气量下降11 mL。重度肥胖患者的其他肺功能指标，如最大自主通气量（见第65页）也下降。

（二）呼吸肌

肥胖者的上呼吸道阻力增加，对睡眠呼吸障碍的影响见第十四章。

在肥胖人群中，由于负荷较大，因此抗重力肌肉的绝对力量增加，但其他肌肉（包括膈肌）并非如此。肥胖降低了膈肌的收缩性能，动物研究表明，与非肥胖动物相比，肥胖动物膈肌的最大功率输出和抗疲劳性都下降。快/慢纤维的比例无变化（见第61页），膈肌功能障碍的机制仍不确定，但最可能始于骨骼肌组织内的脂质累积。

（三）通气/血流比

考虑到肥胖患者肺容量的变化和呼吸道阻力的增加，预计 $\dot{V}/\dot{Q}$ 比也异常。在轻至中度肥胖的受试者中，动脉血气保持正常，表明 $\dot{V}/\dot{Q}$ 匹配良好。早期使用放射性示踪剂的研究（[133]XE，见第97页）发现，对于补呼气量显著降低的重度肥胖患者（当受试者几乎处于残气量呼吸时），上肺区通气反而多。在非重度肥胖的受试者中，即在功能残气量≤正常值的2/3之前，认为增加的肺弹性回缩力可抵消低肺容量时小呼吸道阻力上升的影响，从而保持均匀通气。另一种评估局部通气的方法包括通过CT测量肺组织密度，该技术显示了体重指数增加与肺组织更大的密度异质性直接相关，强烈提示不同肺区域的通气量差异较大。因此，在重度肥胖个体中，非重力依赖区的通气量可能增加，$\dot{V}/\dot{Q}>1$ 的肺区增加，最终导致一定程度的肺泡无效腔（见第90页）。

（四）呼吸控制

重度肥胖时，维持正常血气是一个生理挑战。额外组织的代谢率可能与非肥胖者相似，或脂肪组织的代谢率可能更低，但总氧耗和CO_2产量不可避免地增加。交感神经系统长期兴奋性升高和许多肥胖者的低度炎症过程可能会加剧氧耗和CO_2产量增加，呼吸肌对氧的需要量也增加。因此，尽管呼吸力学不良，但肥胖的受试者必须维持高于正常的呼吸驱动和每分通气量。幸运的是，额外的需氧量很容易通过$\dot{V}/\dot{Q}$调节代偿，此外多项研究还发现肥胖患者肺弥散功能正常。

可接受的CO_2排出不易实现。按体表面积校正后，尽管重度肥胖受试者CO_2产量正常，但总体CO_2生成量仍较高，故导致夜间易出现高碳酸血症，某些情况下还会导致日间高碳酸血症。尽管肥胖个体的气体交换存在这些障碍，但大多数肥胖个体的血气仍然正常，包括一半极重度肥胖（体重指数＞50 kg/m²）的患者。

对为何仅部分肥胖受试者发生高碳酸血症仍知之甚少，原因是多方面的（图15.3）。CO_2的产量和肺泡无效腔的增加无疑会导致高碳酸血症，但为什么只有少数肥胖患者发生CO_2潴留，这提示CO_2调节发生了改变。在高碳酸血症的重度肥胖患者中，高碳酸血症通气应答曲线的斜率（见第45页）低于单纯肥胖患者。尚不清楚高碳酸血症通气应答的低斜率是高碳酸血症的原因，还是长期高碳酸血症导致的结果。原因的可能性较小，因为在肥胖个体中没有已知的发生高碳酸血症的遗传倾向，结果可能性较大，因为已知在其他情况（如潜艇）下也有长期高碳酸血症减弱高碳酸血症通气应答的事例，该变化的机制可能涉及生物化学效应，如增加细胞外液碳酸氢盐浓度和改变中枢CO_2化学反射。与清醒时相比，作为睡眠呼吸障碍的一部分，肥胖受试者睡眠时高碳酸血症和缺氧的发作更频繁且更严重，现认为这些夜间变化会加剧碳酸氢盐浓度的代偿性增加，甚至在白天也会减弱对CO_2的通气应答。

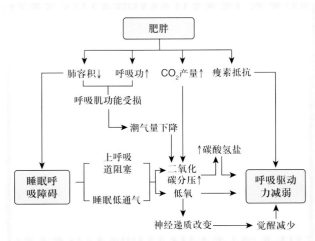

图15.3　肥胖受试者发生高碳酸血症的生理变化概述
（源自参考文献17）

内分泌的改变也可能导致肥胖患者呼吸控制的改变。瘦素是脂肪细胞产生的一种可进入中枢神经系统、调节食物摄入和能量消耗的激素，也是一种呼吸兴奋剂，在呼吸中枢的多个区域（包括孤束核和对化学感受器敏感的斜方体后核）发挥作用（见第38页）。瘦素还可以通过外周作用刺激呼吸，增加颈动脉体、颈动脉窦神经的活动，特别是在肥胖的最初阶

段。血清瘦素浓度随着体脂的增加而增加，被认为导致了肥胖患者呼吸驱动的"正常"增加。某些肥胖者或重度肥胖者对瘦素的反应减弱可以解释为什么其高碳酸血症进展，针对此，目前已有学者提出了许多瘦素反应减弱的可能机制。重度肥胖和代谢综合征的动物模型可显示颈动脉体对瘦素信号抵抗。重度肥胖也会出现中枢性瘦素抵抗，这是由于瘦素在血脑屏障的转运受损和瘦素受体反应改变共同导致的。

二、肥胖对肺部疾病的影响

肥胖对睡眠呼吸障碍的影响在第十四章中描述。

（一）儿童期肺发育

肥胖母亲所生的孩子患新生儿呼吸问题的风险更大，并且在童年时更易出现喘息症状。肥胖母亲常发生2型糖尿病和早产，两者都与新生儿低肺功能相关，但这并不能解释所有病例。肥胖为何可能影响胎儿的宫内肺发育和围产期肺功能，有其合理的机制。动物研究发现，怀孕期间过度喂养会影响基因表达，从而会损害产生表面活性物质（见第14页）的Ⅱ型肺泡上皮细胞的发育，以及负责产生表面活性物质某些分子成分的酶的发育。孕晚期表面活性物质缺乏是新生儿呼吸窘迫综合征的一个主要因素（见第170页"呼吸窘迫综合征"）。瘦素也与此有关，因为其受体存在于胎儿肺中，已证明母体瘦素水平会影响胎儿脂肪组织形成。最后，瘦素具有免疫调节功能，并能影响气管上皮细胞的体外生长。

1. 失调生长（dysanapsis）

出生时，人肺尚未完全发育，约3岁前会持续形成新的肺泡，此后肺的大小继续增加，直至成年（见第十二章）。随着肺的生长，气道和肺实质的相对大小可能不会恒定。肺的两个功能部分的生长不平衡被称为失调生长，认为是个体间正常的生理差异现象。相对于所在的肺组织大小而言，某些受试者的气道较窄。童年时，女孩的气道似乎比男孩更宽或更短（失调生长较少），但成年后相对于肺的大小，男性气道相对更大。通过计算呼吸道阻力测量值（通常是第1秒用力呼气量与用力肺活量的比值）与肺容量测量值（通常是第1秒用力呼气量或用力肺活量）的比值，失调生长易量化。一项大型研究发现，约1/4的儿童患失调生长，且更易发生在超重或肥胖儿童中。此外，超重或肥胖的儿童患哮喘和失调生长后症状更严重，如病情易急性加重和需要服用类固醇药物。即使

无哮喘的儿童，失调生长也会导致更多的呼气流速受限，从而导致劳力性呼吸困难。

失调生长和肥胖间关联的机制尚不清楚，但在高原低氧条件下的儿童中也可以看到类似的肺生长模式（见第195页），这提供了一种可能的联系。目前还不清楚早期失调生长是否会导致一生中更易出现呼吸道症状和疾病，但考虑到儿童肥胖患病率日益增加，从长期来看，失调生长可能导致相当大的呼吸道疾病负担。

2. 哮喘肥胖表型

无论在成年人还是儿童中，肥胖均是哮喘的风险因素（特别对于成年女性），并与症状控制不良有关。以上所述的肥胖对肺容积的影响可以部分解释这些观察结果。同样，呼吸力学的改变也可导致肥胖哮喘患者在运动时动态肺过度充气（见第309页），导致运动能力较差。这些影响可以解释为何肥胖患者哮喘症状更重，但不能解释为什么肥胖患者哮喘发作更频繁。肥胖伴发的激素变化越来越认为是哮喘的潜在诱因。肥胖合并哮喘的患者抗炎激素脂联素的水平降低，而瘦素水平升高，瘦素除呼吸兴奋作用外，还是一种促炎症激素。此外由于与生殖激素的相互作用，这些激素对女性哮喘症状的影响可能更大。

随着体重减轻，肥胖和哮喘间的相互影响大多可逆。例如，减肥手术后的体重减轻可降低周围气道阻力，改善用力呼气量，同时体重减轻也可减少全身和支气管炎症。

（二）慢性阻塞性肺疾病

肥胖和慢性阻塞性肺疾病存在相关性，轻度慢性阻塞性肺疾病患者的肥胖比例高于健康人群，而重度慢性阻塞性肺疾病患者中肥胖的比例较少。肥胖与慢性阻塞性肺疾病严重程度间的相关性可能涉及由脂肪组织激素（如脂联素）介导的炎症反应或是肥胖对呼吸肌力的影响。

肥胖悖论

肥胖患者中，轻度慢性阻塞性肺疾病患病率较高的一个可能原因是肥胖患者的慢性阻塞性肺疾病症状较轻，而且确实某些证据表明慢性阻塞性肺疾病的

肥胖患者有生存优势，这被称为"肥胖悖论"，该现象也出现在重症患者中，但重症患者中营养需求的变化可能是肥胖患者低死亡风险的原因之一。还有一个有趣的解释是运动时慢性阻塞性肺疾病患者的肺力学得到改善。慢性阻塞性肺疾病患者运动期间常见动态肺过度充气，并可导致肺容积（包括功能残气量）增加。而肥胖患者的功能残气量较低（图15.2），增加的功能残气量使得肺顺应性曲线恢复到更有利于呼吸的部分，与患有相同程度慢性阻塞性肺疾病的非肥胖患者相比，这就降低了呼吸困难的严重程度。如前所述，肥胖哮喘患者也有动态肺过度充气，并且在这些患者中可引起劳力性呼吸困难，这可能是因为肥胖哮喘患者的肺过度充气使得肺容积远高于正常的功能残气量。

三、肥胖低通气综合征

肥胖低通气综合征（皮克威克综合征）描述了肥胖、日间高碳酸血症和睡眠呼吸障碍（常为重度阻塞性睡眠呼吸暂停）的三联征。对于为何某些个体会出现这种极端的睡眠呼吸障碍，尚不清楚，但重度肥胖是原因之一。另一种可能的解释是阻塞性发作非常频繁，睡眠时呼吸系统阻力大大增加，以至于呼吸暂停时通气不足，导致重度的夜间高碳酸血症。夜间发生的代偿性代谢性碱中毒会减弱白天正常的CO_2介导的呼吸控制。正如所讨论的，对于为何某些重度肥胖的个体会发生白天高碳酸血症，而另一些个体不发生这种情况的原因，尚不清楚。肥胖低通气综合征未经治疗时预后差。虽然早期诊断和开始无创通气仍较重要，但现在建议采取更全面的方法来管理会导致死亡的炎症和代谢问题。

（李刚译；刘岗，潘春熹，李子广，周琳婧校对）

—————— 参考文献 ——————

关键词

肥胖呼吸生理学；呼吸力学；儿童肺发育；
肥胖低通气。

摘要

• 因大量的胸壁和腹内容物压迫胸腔，肥胖受试者的静态和动态肺容积减少。

• 肥胖降低了胸壁顺应性，以及因较低的肺容量减小了肺顺应性、增加了气道阻力，都使得气道闭合更频繁。

• 尽管肥胖患者氧耗更大，但激素变化（如瘦素水平升高）会影响呼吸控制，有助于充足呼吸，故大多数肥胖受试者动脉氧气和二氧化碳水平正常。

• 以上这些改变可导致或加重阻塞性呼吸道疾病，儿童肥胖甚至可能影响肺发育，以至于其今后更易患上呼吸道疾病和出现症状。

小结

• 无论成年人还是儿童，全球肥胖的患病率不断上升，尤其在富裕国家。

• 重度肥胖时，大量的胸壁和腹内容物会压迫胸腔，降低静态和动态肺容积，尤其仰卧时。胸壁顺应性降低，较低的肺容积降低了肺顺应性及增加了气道阻力，都使得气道闭合更为频繁。对于肥胖患者，弥散容量大多正常，在发展至重度肥胖前，通气/血流比也保持正常，但重度肥胖时，会增加高通气/血流比的区域，增加肺泡无效腔。

• 肥胖会引起呼吸控制的激素变化。例如，随着脂肪组织的质量增加，瘦素水平增加，瘦素会影响外周和中枢化学感受器来增加呼吸驱动，这有助于维持充分的呼吸，尽管氧需求和二氧化碳产量增加，但大多数肥胖患者的动脉氧和二氧化碳水平仍然正常。在某些非常极度肥胖的患者中，会出现高碳酸血症，对瘦素的呼吸效应的抵抗加剧了高碳酸血症。

• 这些变化可能会导致或加剧阻塞性呼吸疾病，包括睡眠呼吸障碍、哮喘或慢性阻塞性肺疾病，而在慢性阻塞性肺疾病的轻度病例中，肥胖可能反而改善通气力学。肥胖母亲所生的婴儿更易出现童年喘息症状。最近有证据表明，儿童早期肥胖会对肺发育不利，导致失调生长，即呼吸道和肺泡组织不成比例地生长，使儿童更易出现运动性呼吸困难和哮喘控制不良。

第十六章　高海拔和飞行

要点

- 随海拔升高空气中氧分压下降，导致缺氧。人体会立即通过过度通气改善缺氧。随着习服环境过度通气会更加明显，引发低碳酸血症，以及提升血氧水平。
- 高海拔相关疾病的严重程度取决于海拔上升的速度和高度。从轻症急性高山病到重症可能致命的高海拔肺水肿，有多种表现类型。
- 高海拔地区的人群会有一些习服环境的特征，比如通过增大肺部表面积提高气体交换率，从而过度通气程度较小（译者注：即习服后，他们可用较少的呼吸次数和呼吸氧耗达到更好的氧合状态，从而缓解缺氧状况）。
- 通过加压，商用飞机客舱内的气压相当于海拔2400 m（8000英尺）以下的高度，这意味着客舱内的氧气含量和海平面上呼吸15%的氧气相当，因此，可以减少低氧影响［译者注：一般国内的民航飞机的飞行高度在9000 m（30 000英尺）左右，不同大小的飞机有不同的高度层］。

海拔增加伴随着大气压下降，但空气中氧浓度（0.21）和体温下饱和水蒸气压（6.3 kPa或47 mmHg）仍保持恒定。吸入气PO_2与大气压的关系如下。

$$吸入气PO_2 = 0.21 \times （大气压-6.3）kPa$$

或

$$吸入气PO_2 = 0.21 \times （大气压-47）mmHg$$

海拔增高时饱和水蒸气压对空气中氧分压的影响变得就相对更为重要，当海拔到达19 000 m（63 000英尺）时饱和水蒸气压就等于肺泡内压，此时肺泡PO_2和PCO_2为零（译者注：在海拔约19 000 m或63 000英尺时，饱和水蒸气压接近大气压，这意味着空气中只有水汽，没有其他任何气体，肺泡中氧气和二氧化碳的分压都会变成零，也就没有任何气体交换发生，这是一种极端情况，若没有特殊装备，人类将无法生存）。

表16.1是海拔和大气压的相互关系表。在某些情况下，特别是在低纬度地区，实际气压与预计气压差异很大。在珠穆朗玛峰顶峰，实际气压比预计值高2.4 kPa（18 mmHg），这对于无额外供氧下登顶至关重要。图16.1（译者注：该图涉及第三方版权，详图请见英文原版）中最上方的曲线显示了随海拔变化大气PO_2的预计值，符号X表示喜马拉雅山脉大气PO_2实测值，实测值始终高于预计值。

等效氧浓度

通过降低海平面吸入氧浓度可模拟高海拔吸入PO_2降低的急性影响（表16.1），该技术已广泛用于缺氧研究和患者飞行前的临床评估（见后文）。理论依据表明，由于吸入气体密度和组织中PN_2值不同等影响，在常压和低气压环境下，同样的氧分压，可能会有不同的生理效果（译者注：随着气压下降，呼吸气体的密度也会下降，从而影响组织中氧气和氮气的扩散速度。相同的低氧分压，在常压环境下呈现缺氧表现，而在低压环境下，人体对低氧的适应可能会增强，可能会出现高海拔相关疾病，另外PN_2下降过快有可能会罹患减压病）。

海拔10 000 m（33 000英尺）以内，适当提高吸氧浓度，可将吸入PO_2维持在与海平面相同水平（表16.1）。当海拔在10 000 m和19 000 m间，即使高浓度吸氧，PO_2也较低，而海拔高于19 000 m时，会出现体液沸腾，常规给氧无效（译者注：随着海拔的升高，大气压降低，液体的沸点也随之降低。海拔约5000 m处，水的沸点降至约70℃，而海拔高于19 000 m时，身体液体的水会达到沸点，转化为气体状态，在皮下大量积聚形成气肿，称体液沸腾）。

一、呼吸系统对高海拔的反应

当人类进入高海拔地区，呼吸系统会面临三大挑战，分别是吸入PO_2进行性下降、相对低湿度和户外极端严寒，低氧无疑是重中之重。为了能在高海拔地区正常活动，人体需要做出显著的生理调整，最终调整效果取决多方面因素，如人们平时生活的海拔高度、海拔上升速度、当前所处海拔和个体健康状况等。

表 16.1　大气压与海拔的关系

海拔		大气压		大气 PO_2		等效海平面氧浓度（%）	维持海平面 PO_2 时吸入氧浓度
（ft）	（m）	（kPa）	（mmHg）	（kPa）	（mmHg）		
0	0	101	760	19.9	149	20.9	20.9
2000	610	94.3	707	18.4	138	19.4	22.6
4000	1220	87.8	659	16.9	127	17.8	24.5
6000	1830	81.2	609	15.7	118	16.6	26.5
8000	2440	75.2	564	14.4	108	15.1	28.8
10 000	3050	69.7	523	13.3	100	14.0	31.3
12 000	3660	64.4	483	12.1	91	12.8	34.2
14 000	4270	59.5	446	11.1	83	11.6	37.3
16 000	4880	54.9	412	10.1	76	10.7	40.8
18 000	5490	50.5	379	9.2	69	9.7	44.8
20 000	6100	46.5	349	8.4	63	8.8	49.3
22 000	6710	42.8	321	7.6	57	8.0	54.3
24 000	7320	39.2	294	6.9	52	7.3	60.3
26 000	7930	36.0	270	6.6	47	6.6	66.8
28 000	8540	32.9	247	5.6	42	5.9	74.5
30 000	9150	30.1	226	4.9	37	5.2	83.2
35 000	10 700	23.7	178	3.7	27	3.8	–
40 000	12 200	18.8	141	2.7	20	2.8	–
45 000	13 700	14.8	111	1.8	13	1.9	–
50 000	15 300	11.6	87	1.1	8	1.1	–
63 000	19 200	6.3	47	0	0	0	–

注：在 10 000 m（33 000 ft）处吸 100% 氧气与海平面吸空气，二者 PO_2 水平相当。ft：英尺。

高海拔暴露对生理的影响

现代运输技术使人们不必费力攀登，就可以快速抵达高海拔地区。铁路、航空、缆车或汽车运输可在几小时内将乘客从近海平面水平运抵海拔 4000 m（13 100 英尺）高度。

1. 通气变化

在高海拔地区，吸入的气体中 PO_2 降低，导致肺泡和动脉中 PO_2 也降低。低氧会刺激呼吸中枢，引起过度通气，从而代偿缺氧，这种机制称为缺氧驱动通气。然而，当人们到达高海拔地区时，在兴奋通气后的低碳酸血症和缺氧驱动通气效应下降的共同作用下，低氧通气的兴奋效应其实非常短暂（见第 48 页和图 4.7）。在高海拔地区停留几天后，这种不利的负反馈会逐渐因习服而消除（见后文）。

2. 症状和体征

视觉受损是高海拔地区缺氧的最早表现，海拔 2400 m（8000 英尺），微光（黄昏）条件下对比敏锐度和色彩灵敏度均受损。相比视网膜的视锥细胞，视杆细胞对缺氧更敏感，在海拔仅 1200 m（4000 英尺）时，在暗光（夜视）条件下，即可发生视力受损。然而，暴露于高海拔地区最严重的问题是精神能力受损，这对航空人员意义重大。虽然难以研究，但有证据表明，在高海拔地区记忆力、认知灵活性和反应时间都会受损，但幸运的是，这些海拔往往高于商业飞机（见第 198 页）的飞行高度。缺氧除直接损害脑组织外，还可因过度通气低碳酸血症收缩脑血管，共同损害认知功能。

急性暴露在高海拔最终会导致失去意识，这通常发生在海拔超过 6000 m（约 20 000 英尺）时。意识丧失的时间因海拔而异，这对于高空失压情况下飞行的飞行员意义重大（图 16.2）。在 16 000 m（52 000 英尺）以上高空飞行时，意识丧失持续时间最短也要约 15 秒，该持续时间是由肺脑循环时间和脑中高能磷酸盐的储备所决定的（见第 256 页）。

193

3. 高海拔习服

习服是指在相对低海拔地区生活的个体进入到高海拔地区后，经过数小时至数周，其耐受性和机能得到改善的过程。习服永远无法恢复血气或机能到海平面水平，但可有显著的生理效果。例如，来自低海拔地区的居民，在良好习服后，可在无额外氧供情况下直接攀登珠穆朗玛峰（译者注：世界最高峰），但尚未习服之前，峰顶低氧会导致意识迅速丧失（图16.2）。高海拔适应（稍后描述）指的是高海拔地区永久居民的生理差异，与习服差异很大。

高海拔探险中许多山脉景致秀美，但环境恶劣，针对习服的早期研究多是在此种情况下进行的。由于自然环境对研究条件的限制，人类在实验室模拟了两个实验，名为"珠峰行动Ⅱ"和"珠峰行动Ⅲ"，实验中志愿者生活在一个减压仓内，模拟登顶珠峰顶峰的过程，进而对休息和运动状态下人体生理学进行了广泛研究。

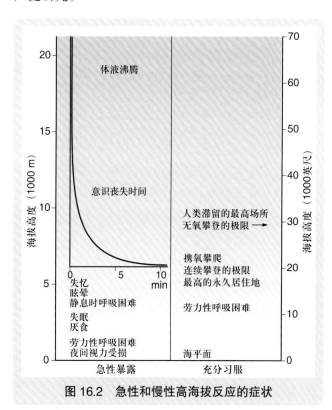

图 16.2　急性和慢性高海拔反应的症状

1）通气控制

长时间缺氧会导致通气和动脉血气复杂变化，如图16.3所示。急性高海拔地区暴露，最初缺氧驱动通气应答短暂，约30 min后，通气量恢复到略高于常态水平，PCO_2则略低于对照水平（图16.3），这种不足的通气应答导致严重的低氧血症，进入高海拔最初几小时和几天内出现的多种症状均与此有关。后续的几天里，通

气量慢慢增加，相应地PCO_2降低，PO_2升高，这种PO_2的增幅有限，无法使其恢复到正常（海平面）水平，但似乎足以改善急性暴露时大多数症状。

2）血气

图16.3显示了高海拔地区习服过程中血气随时间变化的进程，图16.1显示了充分习服后登山者肺泡气体分压随海拔高度的变化。出人意料，极高海拔下肺泡PO_2仍能有效维持。即便海拔超过8000 m（26 000英尺），肺泡PO_2亦能接近4.8 kPa（36 mmHg）。珠峰行动Ⅱ和Ⅲ发现，在相当于珠穆朗玛峰峰顶的大气压下，动脉PO_2值为3.6 kPa和4.1 kPa（27 mmHg和31 mmHg）（表16.2；译者注：该表涉及第三方版权，详表请见英文原版），静息时肺泡/动脉PO_2差小于0.3 kPa（2 mmHg）。2007年考德威尔极限珠峰探险队在8400 m（27 559英尺）处获得动脉血样，平均PO_2为3.3 kPa（25 mmHg），还发现显著的肺泡/动脉PO_2差，为0.7 kPa（5 mmHg），作者认为在如此低水平PO_2时，还有如此显著的肺泡/动脉PO_2差，可能是亚临床的肺水肿造成氧弥散障碍所致。

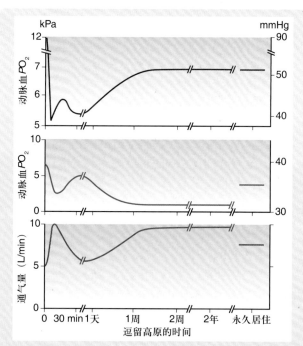

该图的第一部分显示了第四章描述的急性缺氧反应和缺氧性通气量下降。然后进入习服过程，通过长期过度通气和低碳酸血症，部分恢复了PO_2，该情况在高海拔地区会无限期维持。在该海拔终身居住者，仅以较轻微的过度通气就可维持类似的PO_2值，但其每分通气量仍高于正常海平面值。

图 16.3　高海拔地区（相当于 4300 m，4100 英尺）长时间缺氧对通气和血气的影响

3）血红蛋白浓度和氧亲和力

高海拔适应最早就表现为血红蛋白浓度增加。初始原因是血浆容量减少，进入高海拔地区几小时后，促红细胞生成素水平升高，血红蛋白含量在几天内开始大量增加，约三周后达到稳定水平。来自海拔8400 m（27 559英尺）的受试者的数据显示，血红蛋白从148 g/L增加到193 g/L，静息状态下，血氧饱和度为54%，动脉血氧含量约15 mL/dL。

高海拔环境下，pH和2，3-二磷酸甘油酸浓度都会位移血红蛋白解离曲线（见第136页）。高海拔环境下，2，3-二磷酸甘油酸浓度通常会增加，使曲线右移，而由于过度通气，pH一直居高不下，使曲线左移。因此，高海拔环境下的P_{50}（见第136页）的报告相互矛盾，差异来自所研究的人群（高海拔原住民或低海拔居民），习服程度，研究的海拔高度等。然而，一般认为pH效应（血液pH对血红蛋白解离曲线位移的影响，当血浆pH降低，氢离子会与血红蛋白氨基酸结合，减少血红蛋白对氧气的亲和力，右移血红蛋白解离曲线，该现象被称为波尔效应，pH升高则相反）占主导地位，高海拔性呼吸性碱中毒，左移血红蛋白解离曲线，3600 m（12 000英尺）的人体数据支持这一点，这表明高海拔环境下，优先保证肺内的氧储备，而非维持组织释放氧的PO_2。

4.高海拔适应

适应是指那些在高海拔地区长期或永久居住的个体，在几年至数代时间内发生的生理、表观遗传和基因变化。无论质和量，习服和适应都有差异，但两者都非常有效。高海拔地区居民在极端缺氧条件下仍有较好的运动能力，但他们的适应能力与低海拔地区居民的习服有众多显著差异。世界上不同海拔居民的适应能力也各不相同。

有关试图登顶珠穆朗玛峰的登山者死亡率的数据表明，相比于低海拔居民的习服，高海拔适应更为有效。夏尔巴登山者（译者注：夏尔巴人是一个生活在喜马拉雅东部高山地区的民族）的死亡率只有0.4%，而习服登山者的死亡率为2.7%。

1）生理适应

与习服低海拔居民相比，高海拔居民对缺氧的通气应答下降，这导致通气量减少，PCO_2上升，但不论高海拔还是低海拔居民，PCO_2都无法恢复到海平面值（图16.3）。高海拔地区居民通气量减少，因此肺泡PO_2较低，但高海拔地区居民的动脉PO_2值与习

服后低海拔地区居民类似。因此，肺解剖结构显然发生了适应性改变，提升了肺的弥散能力，即通过生成更多的肺泡和相应的毛细血管来增加弥散面积。在高海拔地区，这是婴儿成长过程中肺可塑性发育的一个例子。通过分隔宫内形成的囊泡，人类肺泡的形成主要是在出生后完成的（见第166页），缺氧经未知机制刺激该过程。因此，永久移居高海拔地区的成年人永远达不到高海拔地区原住民的适应程度，这也解释了高海拔原住民的运动能力远大于高海拔临时访客。但不幸的是，肺泡组织的生长并未有匹配的气管生长，即失调生长（见第189页），这易导致个体发生气流受限。

心脏和横纹肌的血管增生，似乎是高海拔地区居民的另一个重要适应，该变化对训练有素的运动员也很重要。对于高海拔地区居民而言，灌注量的增加可能是由循环中较高水平的NO产物所介导的，这似乎有效代偿了动脉血氧含量的降低。

2）表观遗传适应

该术语描述了基因组的非序列变化，缺氧时DNA会甲基化，这就调节了由缺氧诱导因子（见表23.1）介导的众多转录反应。对稳定缺氧诱导因子的基因，甲基化选择性地抑制。表观遗传学变化见于成年人的缺氧研究，但动物研究表明，作为对间歇性缺氧的反应，它们也发生在子宫内或婴儿期，虽然机制不甚明了，但表观遗传适应可以遗传。

3）遗传适应性

相同海拔下，安第斯山脉居民过度通气程度低于西藏居民。相对于安第斯山脉居民，这可能降低了西藏居民慢性高海拔病（见下一节）和一些通常与高海拔生活有关的妊娠并发症的易感性。相较世界上其他高海拔地区，西藏地区人类活动更早，西藏居民生理上的这些差异可能代表了对恶劣环境更高级的遗传适应。

红细胞增多症在高海拔居民中常见，并受海拔、人群、性别和职业的影响。不同高海拔地区人群间血红蛋白水平的差异已有叙述，西藏人群红细胞增多症程度普遍低于安第斯山脉人群。最初认为是因为遗传变异，进一步的研究表明这种差异可能与职业性肺病有关，如安第斯山脉高海拔地区采矿活动所致的职业性肺疾病可能与严重的红细胞增多症有关，而这两个地区健康个体的血红蛋白水平可能与习服的低海拔地区居民相当。高海拔运动受血红蛋白浓度的影响，较低水

平的血红蛋白浓度与较高的运动能力相关，这被认为由于较低的血黏度改善了组织血流及氧输送，也表明红细胞增多症实际上可能是一种适应不良性反应。

4）慢性高山病（蒙赫病）

少数长期居住高海拔地区的人会患此种危险的疾病。其特点是对缺氧的通气代偿特别差，导致低动脉PO_2，高PCO_2，伴有发绀、高红细胞压积、杵状指、肺动脉高压、右心衰竭、呼吸困难和嗜睡。

5. 高海拔运动

1978年，Messner和Habeler在无额外氧供的情况下成功登上了珠穆朗玛峰顶峰。此后不乏许多后继者也做到了这点。人类在不同的海拔高度（包括珠穆朗玛峰的峰顶），以及在珠峰行动Ⅱ和Ⅲ的模拟登顶中，对运动开展研究。出于安全必要，这些观察研究很大程度上局限于非常健康的对象。

1）做功能力

随着海拔增加，人体运动时的最大功率输出逐渐减少。在"珠峰行动Ⅱ"中，在海平面功率可达300～360 W，在59 kPa大气压下（相当于4300 m，14 000英尺）功率可达240～270 W，在37kPa大气压下（相当于7600 m，25 000英尺）功率达到120 W。最大运动摄氧量（$\dot{V}O_{2peak}$）也随着海拔升高而下降，在32 kPa大气压下降为1177 mL/min。静息心排血量中等海拔地区没有变化，在极高海拔地区也仅轻度增加。相同功率的运动时，无论海拔高低，个体的总功率消耗是固定的，而心脏为了满足相同功率的需求，心排血量的增加相同。

2）氧耗量的通气当量

图13.5显示，通气量与氧耗量（$\dot{V}O_2$）的函数关系，相对恒定。随着训练增加，曲线长度增加，但线性部分斜率恒定（即函数关系不变）。随着海拔升高，线性部分的斜率和截距都急剧增加达海平面值的四倍，最大通气量接近200 L/min（图16.4），这是因为通气量是在生理条件下报告的，而氧耗量是在标准条件下报告的（见附录C）。

幸运的是，空气密度的下降与海拔高度处气压成正比。空气密度下降，湍流阻力减少，因此，在特定的每分通气量下呼吸功较少。即便如此，高海拔仍须加大通气来供氧，这意味着固定的运动强度，呼吸功耗远高于海平面。

3）PCO_2和PO_2

高海拔地区运动时，肺泡PCO_2下降，肺泡PO_2

上升。动脉血PCO_2随肺泡PCO_2下降而下降，但肺泡/动脉PO_2差值的增幅大于肺泡PO_2的上升。导致在高海拔地区运动时，动脉PO_2持续下降，从而PO_2非常低。较低的肺泡到肺毛细血管的PO_2梯度，加上运动时肺毛细血管传输时间较快，导致氧摄取的弥散受限，这可能会通过扩张肺血管得到改善。因为肌肉摄氧能力更强，高海拔地区的运动精英比体质较差的个体更易出现运动性低氧血症。

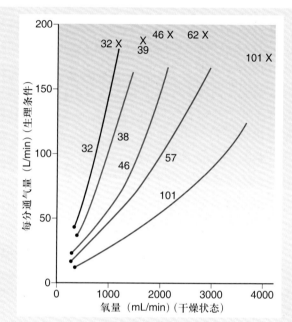

相对于低海拔地区，高海拔地区的曲线有根本性变化，主要是因为通气量是在生理条件（正常体温、标准大气压、水蒸气饱和后的气体状态）下报告的，而氧耗量是在标准条件（环境温度0℃、标准大气压、充分干燥后的气体状态）下报告的。图中数字表示气压，单位为kPa，·表示安静状态的点，X来自参考文献10，代表运动高峰期氧耗量（$\dot{V}O_{2peak}$）（其余数据来自参考文献2）。

图16.4　高海拔地区静息和运动时的每分通气量和氧耗量间的曲线

二、高海拔疾病

（一）急性高山病

急性高山病（acute mountain sickness，AMS）的特点是头疼和至少以下一项：恶心、疲乏、头晕和睡眠障碍（见后文）。大多数关于AMS的研究使用路易斯湖调查问卷（lake louise questionnaire）来量化疾病的发生和严重程度（表16.3；译者注：该表涉及第三方版权，详表请见英文原版）。症状通常开始出现于海拔超过2000 m（6600英尺）时，在4500 m

（14 760英尺）以上发病率陡然增加，约一半的徒步旅行者发病。在此高度，未习服的受试者还有极度的劳力性呼吸困难，并可能在休息时也会有呼吸困难。患者间的严重程度差异很大，从轻微头痛不适到严重危及生命的脑和肺水肿。

患AMS的可能性与海拔高度（特别是睡眠时的海拔高度）、上升速度和劳力程度有关。登山者受海拔影响的方式与飞行员不同，因为登山者的体力消耗更大，暴露高海拔地区的时间过程也不同。从海平面开始，登山者每天的上升速度很少超过2000 m（6500英尺），在极高海拔地区，每天上升速度降至只有300 m（1000英尺）。在到达高海拔地区的最初几天，吸烟者的AMS发病率较低，但长远来看，吸烟会削弱长期习服。

（二）高海拔肺水肿

在高海拔地区，所有个体都可能都有轻度亚临床肺水肿，但少数受试者水肿可进行性加重并危及生命。与高山病一样，患高海拔肺水肿（high altitude pulmonary oedema，HAPE）的比例取决于海拔〔译者注：术语在线将"high altitude pulmonary oedema"翻译成"高原肺水肿"，对高原肺水肿的解释是近期抵达高原（一般指海拔3000 m以上）后出现的肺水肿。临床表现为呼吸困难、胸闷、压塞感、咳嗽、咳白色或粉红色泡沫痰，患者感到全身乏力或活动能力下降，其主要病理变化是广泛的肺泡水肿，呈片块状分布，偶尔可见透明膜形成。但译者将"high altitude pulmonary 0edema"翻译成"高原肺水肿"，有些不同意见，高原是一个相对平坦的高地区，而高海拔则是一个广泛的概念，包括了高山、高原及高空，地形和气候条件可能更加多样化和复杂，相对来说高山地带更易出现肺水肿，故译者认为"high altitude pulmonary oedema"翻译成"高海拔肺水肿"可能更合适〕。肺水肿的严重程度取决于海拔上升速度、运动剧烈程度和个体对该病的易感性。高海拔肺水肿最常见于未习服和好高骛远的登山者，其临床特征包括咳嗽、呼吸困难和缺氧，伴有肺水肿的临床和放射学表现。未经治疗的HAPE死亡率接近50%，但经恰当治疗，其死亡率通常低于3%。

高海拔肺水肿的病理生理非常复杂。罹患高海拔肺水肿的个体因缺氧出现显著的肺动脉高压，而肺毛细血管楔压低提示左心室功能正常。易感高海拔肺

水肿的个体似乎有过度的缺氧性肺血管收缩反应，部分原因是内皮舒张因子（如NO）的释放受损（见第73页）。与不易出现高海拔肺水肿的个体相比，高海拔肺水肿易感个体在高海拔地区旅行时，呼出气NO浓度更低。高海拔肺水肿易感个体体内肺血管收缩剂（如内皮素-1）浓度较高，对缺氧有更强的交感神经反应。罹患高海拔肺水肿的个体胸部X光常表现为斑片状肺部阴影，表明部分肺区域血流匮乏，而其他区域血流激增。低氧时，肺部MRI显示，所有个体的缺氧性肺血管收缩都呈斑片状（见第74页和图6.9），但高海拔肺水肿易感个体中该现象更明显。现认为肺部局部区域毛细血管高灌注会导致毛细血管"应力衰竭"，可导致动物出血性肺水肿。马在海平面运动所诱发的肺出血也属于同样机制（见第294页）。毛细血管应力衰竭也解释了运动和高海拔肺水肿间的关联，随着心排血量的增加，大量血液流经肺血管收缩较少的区域。虽然人们不认为炎症是高海拔肺水肿发病的主要原因，但在严重病例中确实有发现，这解释了为何下呼吸道感染等肺部感染会恰巧加重，甚至导致HAPE。

（三）高海拔地区的其他医疗问题

脑水肿亦可能致命，在早期阶段表现为共济失调、认知受损和意识水平下降，若不加治疗，可能会发展为昏迷，甚至死亡。严重急性高山病的肺型和脑型可能共存，但共同病因尚不明确。轻度或局部的脑部肿胀可发生在所有高海拔地区的个体中，但不确定这是否就代表脑水肿。

在高海拔地区，咳嗽亦很常见。在尼泊尔，近半数徒步旅行者主诉咳嗽症状，且可能较严重。进入高海拔地区几天后，通常会咳嗽，由于低湿冷空气的过度通气，气管对刺激物的敏感度增加。然而，咳嗽也可能是高海拔肺水肿的首要表现。

在高海拔地区，可有睡眠障碍：当海拔超过4000 m（13 000英尺）时大多数个体会出现周期性呼吸（见第50页），习服后亦不会减少。同时，潮气量呈周期性变化，通常伴有中枢性（而非阻塞性）呼吸暂停，可有睡眠觉醒（见图14.2）。严重呼吸暂停会导致高海拔地区更严重的低氧血症，但大多数个体平均SaO_2尚可维持。现认为高海拔缺氧和高碳酸血症增强通气应答，诱发了周期性呼吸。高海拔地区的原住民因低氧驱动钝化，很少出现周期性呼吸。脑血流，特别是

脑循环对二氧化碳的反应性（下降），似乎也减弱了周期性呼吸的发生。

（四）高海拔疾病的治疗

对于任何严重的急性高山病，特别是怀疑有高海拔肺水肿或脑水肿时，首选治疗是吸氧和下降到低海拔地区。挽救濒危生命的急救措施还包括使用便携式高压氧舱，可用脚踏泵轻松充气加压，最大能相当于2000 m（6500英尺）的等效海拔下降。

轻度急性高山病（路易斯湖问卷评分≤4分）无须离开高海拔地区。经休息、补水和对症治疗，大多数高海拔疾病的症状会因习服而消失。对于中重度急性高山病（路易斯湖问卷评分≥5），可能需要药物治疗，有多种给药方案可选。

推荐应用碳酸酐酶抑制剂乙酰唑胺预防并治疗急性高山病，抑制碳酸酐酶（见第116页）可通过多种机制减轻急性高山病，其中最重要的机理是抑制肾小管的碳酸酐酶，导致碳酸氢盐从尿中排出，从而诱发代谢性酸中毒，刺激通气。其他机制包括降低二氧化碳向细胞外转运，导致细胞内酸中毒，延髓化学感受器细胞酸中毒能兴奋呼吸。最后，抑制脉络丛的碳酸酐酶可减少脑脊液的形成从而降低颅内压，而小剂量的乙酰唑胺还可降低脑组织氧需。这些作用实际上都会加速习服。

糖皮质激素地塞米松也有利于防治急性高山病，并增加高海拔地区的运动能力。作用机制大多未知，可能包括抑制交感神经、抗炎、抗氧自由基和减轻缺氧性肺血管收缩等作用。该药不良反应发生率较高，限制了其广泛使用。

钙通道阻滞剂硝苯地平，是高海拔肺水肿行之有效的治疗用药，并可预防易感人群发生高海拔肺水肿。作为治疗肺动脉高压的有效药物，方便的口服或舌下含服，使其成为登山者的首选。

磷酸二酯酶5（见第77页）抑制剂西地那非和他达拉非通过扩张肺血管发挥作用，并可以口服。已证明西地那非可有效地减少缺氧引起的高海拔肺动脉高压，因此有可能成为治疗高海拔肺水肿的有效方法。

三、飞行

迄今为止，只有极少数的人会到达海拔足够高的地方，并经历本章描述的呼吸变化。然而，在全球范围内，每年有近20亿人乘坐商业飞机，因此必须考虑航空对呼吸系统影响。

（一）高空暴露

由于须节省燃油和避免天气影响，商业飞机飞行在9000～12 000 m（30 000～40 000英尺）高空。因此，客舱必须对气压增压。典型的设计目标是使增压后客舱分压至少≤2400 m（8000英尺）等效高度，被称为"客舱高度"。该客舱压力不是强制性的，但业界认为是"最佳的"，其兼顾了乘客可承受的缺氧水平、燃料成本和客舱内外压差对飞机结构等众多影响。在一项研究中，美国207个商业航班加压后平均最高客舱等效高度约为1900 m（6300英尺），但10%的航班客舱加压后客舱等效高度在某些时候超过了2400 m（8000英尺）。最近设计的飞机机身，由能够抵御较高客舱压力的碳纤维组成，因此设定为最大客舱等效高度目标为1800 m（6000英尺）。

军用飞机在海拔约22 400 m（73 500英尺）长时间执行侦察任务，驾驶舱需加压到9000 m（30 000英尺）的等效高度。因此，为保持精神专注，飞行员必须通过面罩吸入100%的氧气，来保持吸入PO_2接近海平面的水平。头足方向的惯性力造成的超重，以及高浓度吸氧（见第236页）可能会导致飞行员肺不张。在9000 m这个高度，军事飞行员也有可能出现高空减压病，详见第208页。

理论上，对健康个体而言，低于2400 m（8000英尺）的等效机舱高度的生理挑战应最小，仅导致SaO_2下降百分之几。实际上，一项对正常飞行模式下健康机组人员的研究表明，超过半数机组人员SaO_2下降至90%以下。虽然该高度上可能会出现夜视或色彩识别受损，但该程度下的低氧对人体的影响是有争议的（见第193页）。对乘客来说，飞行期间平均SaO_2值约为92%，而在运动和睡眠期间可能更低（图16.5）。比降低SaO_2值更令人担忧的是轻度缺氧对肺血管的影响，实际和模拟飞行的证据表明，健康乘客的缺氧性肺血管收缩是活跃的。肺血管阻力的上升（图16.6）大约需要1 h，这表明缺氧性肺血管收缩的第二阶段（见第74页）起主要作用，并且在老年受试者中更明显。

减压

在高空，无论设备故障还是事故，机舱失压都极其罕见。在机舱缓慢减压而飞机又尚未下降时，为乘客供氧可作为一项临时措施。在海拔约12000 m（40000英尺）吸入100%的氧，粗略相当于海平面大气PO_2水平，为避免意识丧失提供了充分保护。

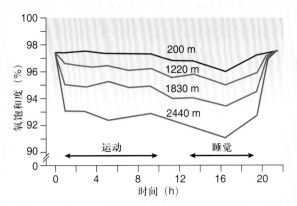

200 m（650 英尺）、1220 m（4000 英尺）、1830 m（6000 英尺）和 2440 m（8000 英尺），2440 m（8000 英尺）是商业飞行中使用的最高等效"机舱高度"。运动期间，受试者每小时在跑步机上行走 10 min，而在睡眠期间，受试者是在飞机上的经济舱座位上睡觉。

图 16.5　健康受试者模拟 4 个不同海拔高度的低压舱中呼吸空气时的氧饱和度

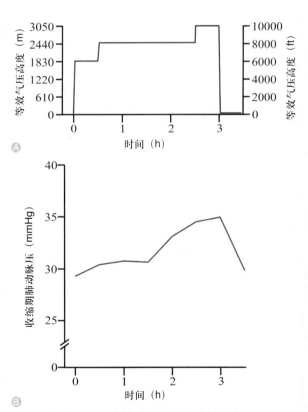

A. 研究的等效机舱压力变化图；B. 肺血管阻力图，显示在缺氧约 1 h 后才会增加。

图 16.6　基于健康受试者在低气压舱中 3 h 的模拟飞行，研究商业飞行对肺血管阻力的影响

偶有报道，偷渡者躲在现代飞机的轮舱里长途飞行，在几乎没有保护作用的轮舱里经历了远胜于珠穆朗玛峰的寒冷和严重高海拔缺氧，半数偷渡者死亡并不奇怪，但令人惊奇的是，竟然有半数能幸存下来，极度低温让这些人在严重缺氧环境中得以幸存。

（二）呼吸系统疾病患者的航空旅行

对有呼吸道疾病的患者来说，飞行可能对生理是个重大挑战，特别是在海平面上已有动脉低氧血症的情况下，这时需要行仔细的飞行前评估。推荐使用各种飞行前临床评估和检查来确定呼吸系统疾病患者的飞行风险。英国胸科协会（British Thoracic Society）指南的摘要见表16.4（译者注：该表涉及第三方版权，详表请见英文原版）。对于某些患者，建议进行缺氧激发试验来确定是否需要飞行中吸氧，这个测试需要在模拟飞行条件下吸入低氧混合气体（通常是 15% 的氧气）来测量动脉 PO_2。该吸入气的 PO_2 相当于舱内等效高度为 2400 m（8000英尺），代表商业飞行期间会遇到的最低的 PO_2（表16.1）。

（三）机舱空气质量

飞行时，飞机通风系统为每位乘客提供 4~8 L/s 的空气。然而，从能源角度，压缩和温度调节外部新鲜空气代价高昂，因此目前大多数飞机都设计成机舱空气的再循环系统，其输送的空气总量保持不变，但高达50%是再循环而非新鲜的空气，这种机舱空气的再循环引起了空气中病原体在乘客间潜在传播的担忧。然而，这些担心似乎没有依据：再循环的空气在重新进入机舱前会通过高效微粒空气过滤器进行过滤，且对比乘坐有再循环和100%新鲜空气通风系统飞机的乘客，发现在飞行后他们的普通感冒发病率没有差别。

飞机上的二氧化碳浓度经常超过普遍接受的1000百万（ppm）的"舒适"水平，预计飞机上再循环空气越多，二氧化碳浓度就越高。飞机上二氧化碳浓度大约在700~1700 ppm，当乘客在机舱待飞时，机舱内二氧化碳浓度最高，而在巡航高度飞行时，浓度最低。在700~1700 ppm浓度下，二氧化碳本身并不会引起呼吸系统问题，而是更多地被用于判断通风是否充分。

机舱的湿度总是很低，大多数研究发现飞行中相对平均湿度为14%~19%，而大多数海平面环境中，湿度超过50%。像二氧化碳一样，在地面时飞机机舱湿度最大，而在巡航高度时最小。飞机的低湿度可导致眼睛和上呼吸道的许多轻微症状，但在少于3～4 h的暴露时这些症状不太常见。

因此，除了低湿度之外，几乎没有证据表明飞机机舱内的空气对健康乘客构成任何威胁。乘坐飞机后报告的众多症状几乎可以肯定源于与航空有关的其他活动，特别是饮酒和调整时差。

（亢锴译；孙思庆，潘春熹，黄孝娴，刘岗校）

—— 参考文献 ——

摘要

• 随着海拔升高，空气中氧分压下降，导致缺氧。人体会立即通过过度通气改善缺氧。随着习服环境过度通气会更加明显，引发低碳酸血症，同时提升血氧水平。

• 高海拔相关疾病的严重程度取决于海拔上升的速度和高度。从轻度症急性高山原病到重症可能致命的高海拔肺水肿，有多种表现类型不等。

• 高海拔地区的人群会有一些习服环境的特征，比如通过增大肺部表面积提高气体交换，从而下调过度通气程度（译者注：即习服后，他们可用较少的呼吸次数和呼吸氧耗达到更好的氧合状态，从而缓解缺氧状况）。

• 通过加压，商用飞机客舱内气压相当于海拔2400 m（8000英尺）以下的高度，这意味着客舱内的氧气含量和海平面上呼吸15%的氧气相当，因此，可以减少低氧影响。

小结

• 大气压随海拔增加而下降，但吸入氧浓度不变，从而降低了吸入PO_2。在19 000 m（63 000英尺）肺泡的PO_2和PCO_2都接近零，而肺内饱和水蒸气压不变。增加吸氧浓度可代偿海拔10 000 m（33 000英尺）以下吸入气PO_2的下降。

• 随着海拔增加和吸入PO_2下降，视力（特别在光线不足时）受损，然后精神状况下降，接着是意识障碍乃至昏迷。当突然处于高海拔环境（如机舱失压）时，在数秒内丧失意识。

• 高海拔缺氧最初会刺激通气（见第四章），导致PCO_2降低，PO_2增加相应的量。然而，在几分钟内，低碳酸血症和低氧诱导的通气量下降削弱了该反应。几天后，随着机体习服，通气量再次增加，PO_2上升。对呼吸习服的机制知之甚少，但涉及颈动脉体和延髓呼吸中枢对缺氧的敏感度增加。其他的呼吸变化包括由于高pH导致氧合血红蛋白解离曲线左移和2，3-二磷酸甘油酯水平导致氧合血红蛋白解离曲线右移的矛盾影响。不过，高海拔地区解离区线左移更常见。

• 高海拔适应是指居住在高海拔地区多年后或世代居住高海拔地区后发生的适应变化。红细胞增多症很常见，其可增加携氧量。高海拔居民对缺氧的通气应答减弱，但尽管如此，其动脉PO_2仍高于低海拔习服居民，这是由于在肺部发育的囊泡阶段（见第十二章），婴儿肺受低氧影响所致，儿童期形成更多的肺泡，因此增大气体交换面积。

• 尽管低空气密度降低了呼吸系统阻力（译者注：但高海拔地区过度通气需要更大的呼吸频率和深度才能满足身体的需求，呼吸系统总体阻力应该是增加的），但高海拔地区运动能力显著降低，运动时低氧血症常见。

• 许多个体到达高海拔地区时都会出现急性高山病，并可因海拔高度、海拔上升速度和用力活动的增加而加剧。头痛是主要症状，但恶心、疲乏、头晕和睡眠不佳也很常见。少数个体可能出现高海拔肺水肿。认为易感个体有局部过度的缺氧性肺血管收缩反射，引起局部肺区血流灌注过多，导致毛细血管应力衰竭和水肿。

• 所有高海拔疾病（尤其重症）的治疗，包括给氧和下降到低海拔地区。对于轻症病例，通过有效地加速呼吸系统的习服，乙酰唑胺可帮助防治症状。而肺血管扩张剂，如硝苯地平或西地那非可减轻肺动脉高压。

• 商业飞机飞行高度约10 000 m（33 000英尺），所以舱内大气需要加压，但通常最高也只能将舱内气压加压到相当于2400 m（8000英尺）等效高度。即便该较低的海拔，乘客的氧饱和度通常也只有92%左右，现有证据表明，即使是健康人，在这种条件下，肺动脉压也会增加20%。对于有呼吸系统疾病的患者而言，飞行可能是一项生理挑战，现有指南帮助评估乘客的安全。在某些情况下，可能需要行低氧激发试验，需要患者在海平面上降低吸氧浓度至15%。

• 机舱内空气再循环可能降低机舱内空气质量，但尽管如此，飞机飞行时，机舱内二氧化碳和其他污染物的水平都很低。大多数呼吸道症状可能由机舱内低湿度所致。

第十七章　高压和潜水

要点

◆ 潜水时，吸入气密度增加和水中呼吸增加的呼吸功，都会影响运动时气体交换。

◆ 当绝对压力＞约4个大气压时，氮气具有麻醉作用，呼吸气体中必须以氦气代替氮气，这也克服了气体密度增加的问题。

◆ 潜水上浮时，体内封闭的气体膨胀及组织和血液中形成的气泡，可导致肺气压伤和减压病。

自从潜水钟（译者注：用于载人水下观察的常压舱或用于潜水站与潜水现场之间往返输送潜水员的压力舱）问世以来，人类得以在高压环境中短暂停留。这一发明源于古代何时已不明确，但据说亚历山大大帝曾使用潜水钟潜入海底。

潜水者所处的环境往往是水环境，但也并非总是如此。饱和潜水员（saturation divers）大部分时间在气体环境的生活舱中度过，舱中的压力接近他们工作位置深度的水压。隧道工人和沉箱工人同样也可能处于高压的气体环境。在水环境中，躯干受到与陆地不同的重力作用，这些重力会影响呼吸和身体其他系统的力学。无论是水还是气体环境的潜水者，都面临环境压力和呼吸气体分压增加相关的生理问题〔译者注：饱和潜水（saturation diving）指潜水员在高压环境下长时间停留，其体内各类组织所含呼吸气的惰

性气体成分达到完全饱和状态的潜水方式。沉箱也称潜水箱即半潜式平台每个立柱下端所连接的独立浮体〕。

与其他领域相同，潜水领域同样有多种单位，表17.1中列出了其中的某些单位。特别值得注意的是，"大气压力计（atmosphere gauge）上显示的压力"是指高于环境压力的那部分大气压，因此，2个绝对大气压＝1个海平面大气压＋大气压力计上显示的1个标准大气压。在本章中，大气压指的是绝对大气压，而非大气压力计上显示的大气压。

一、氧和二氧化碳的气体交换

（一）压力对肺泡PCO_2和PO_2的影响

压力对PCO_2和PO_2的影响复杂而重要。肺泡中CO_2浓度等于其产生速率除以肺泡通气量（见第99

表 17.1　不同海水深度的压力和PO_2值

海水深度		压力（绝对值）		吸入空气的PO_2				达到海平面的吸入PO_2所需要的吸入氧浓度
				吸入气体	肺泡气体	吸入气体	肺泡气体	
（m）	（ft）	（atm）	（kPa）	（kPa）	（mmHg）	（kPa）	（mmHg）	
0	0	1	101	19.9	149	13.9	104	20.9
10	32.8	2	203	41.2	309	35.2	264	10.1
20	65.6	3	304	62.3	467	56.3	422	6.69
50	164	6	608	126	945	120	900	3.31
呼吸空气的通常极限								
100		328		11		1110		1.80
200		656		21		2130		0.94
饱和潜水的通常极限								
高压神经综合征的阈值								
500		1640		51		5170		0.39
1000		3280		101		10 200		0.20
抹香鲸到达的深度								
2000		6560		201		20 400		0.098
2500		8200		251		25 400		0.078

通过药物改善高压神经综合征后，非水生哺乳动物能耐受的最大压力。注：10 m海水深度＝51 atm（表压），假设肺泡PO_2比吸入气PO_2低6 kPa（45 mmHg）。

页）。然而，两种气体的容积必须在相同的温度和压力下进行测量。在10个绝对大气压时，肺泡中CO_2浓度约为海平面上的十分之一（译者注：10个绝对大气压下，已吸入肺的气体体积会减小到原来的十分之一，所以肺泡单位体积内气体分子数也减少到原来的十分之一，因此浓度降低），即0.56%，而海平面上为5.3%。当肺泡中CO_2浓度乘以绝对大气压可得出肺泡PCO_2时，10个绝对大气压下肺泡PCO_2与海平面的值相似。因此可以粗略估算出，肺泡中CO_2浓度与环境压力成反比，但PCO_2接近其海平面值。

压力对PO_2的影响则略显复杂。吸入氧浓度与肺泡中氧浓度差等于氧摄取与肺泡通气量的比值（译者注：吸入和肺泡中氧浓度差是由在肺泡中氧气的生理交换过程导致的，该差异取决于氧的摄取和呼吸过程的肺泡通气量。空气中氧进入肺泡并与肺泡中血液发生气体交换，这个过程被称为氧摄取。氧摄取的量取决于肺泡通气量，即进入肺泡的空气量），该比值就像肺泡中CO_2浓度一样，随着压力的增加呈反比下降。不过，肺泡PO_2持续接近海平面值。因此，吸入PO_2和肺泡PO_2差值大致恒定，且肺泡PO_2增加的量大致与吸入气PO_2的增加相同（图17.1）。然而，以上所述仅考虑了压力对气体分压的直接影响，还须考虑其他对呼吸力学和气体交换更细微的影响。

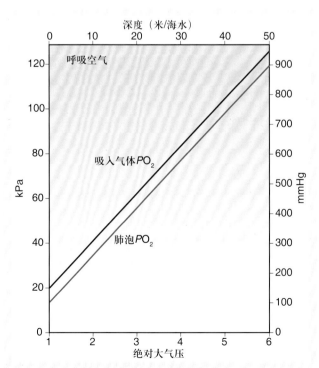

图17.1 平静呼吸空气时，随压力增加吸入气PO_2和肺泡中的PO_2增加的函数图

（二）对呼吸力学的影响

必须考虑压力对呼吸力学的两大影响因素。首先，高压会增加气体密度，但可通过改变吸入气体的组成来降低气体密度。其次，水会对身体产生压力，改变了呼吸系统常受到的重力效应。

气体密度与压力成正比。因此，10个标准大气压时空气密度为海平面的10倍，高压时，气体湍流的阻力会增加（见第26页），其结果是导致气道阻力增加，尤其运动时增加更多，但无论是处于休息状态还是运动状态，都会限制达到最大随意通气量。事实上，由于高压下可能会氮麻醉（见后文），通常在环境压力超过6个标准大气压时，潜水员会吸入氦/氧混合气。氦气密度仅为空气的1/7，因此更有利于呼吸。此外，随着压力的增加，吸入低浓度氧不仅可行，而且确实有益（表17.1）。因此，在15个标准大气压下吸入98%氦气和2%氧气的混合气是合理的，这将使潜水员在该压力下吸入该气体时所能达到的最大随意通气量提高一倍以上（译者注：主要是氦的低密度使气体流动更容易，减少了气道阻力，这意味着潜水员可以更轻松地吸气和呼气，从而提高了气体交换效率，允许更大的最大随意通气量）。氢气的密度甚至比氦气更低，目前已加入深潜（超过500 m）时所使用的混合吸入气体中。

浸深效应（effec of immersion）是独立于吸入气体的密度改变的另一效应。使用开放式呼吸管道的浮潜呼吸中［译者注：浮潜（snorkeling）是指在水中呼吸的同时，在水面上游泳和观察水下景观的活动。其通常通过一个称为浮潜管的装置实现，这个管子被插入口腔，使得潜水者能够呼吸水面的新鲜空气，而无须潜入水下］，肺泡内气压接近于正常大气压，但躯干会受到潜水员所处深度水压影响，而潜水深度会受到浮潜管长度限制，这相当于让潜水员口腔持续产生负压（对抗外界环境压力）来呼吸。负压＞5 kPa（50 cmH₂O）时吸气较为困难，这相当于平均浸深仅为50 cm，因此几乎不可能在超过水深1 m的位置使用浮潜管。另一方面，正常浮潜管的长度设计成游泳者刚浸没于水面下时所处的深度，因而不会有以上问题。

通过向潜水员的气道提供接近其周围静水压的气压，可防止负压负荷。通过由周围水压控制的减压阀，提供超过呼吸所需的气体流速可防止负压（译者注：这种额外的气体流速由减压阀控制，该阀门的开启和关闭受到周围水压的控制。当水压增加时，减压阀打开，允许更多的气体进入潜水员的气道。当水压减小时，减压阀关闭，限制气体流速，以维持气道中压力接近周围水的压力。这样的设计可以确保潜水员的气道中始终有足够的气体供应，并防止负压）。通过水面上空气泵供气，该减压阀曾用于传统头盔式的潜水装置。自由潜水员自携压缩气体（而不依赖于水面空气泵等供气装置），其压缩气体的吸气阀由吸气动作和潜水员周围的水压共同调节。

这些装置供应的气压接近于躯干周围的静水压。然而，精确的"肺静态负荷"取决于压力控制装置与胸部几何形状的位置关系。潜水员的不同体位会导致"肺静态负荷"的细微差异。因此，若潜水员"头朝上"，阀门位于咬嘴水平时，则气道压力平均比躯干周围的压力低约3 kPa（30 cmH$_2$O）。如果潜水员"头朝下"，则气道压力大于躯干所承受的压力。因此，头朝上姿势对应负压呼吸，而头朝下姿势对应正压呼吸。尽管头朝上时减少功能残气量20% ~ 30%，但还是认为潜水员头朝上时呼吸比头朝下时更容易。

除此之外，浸没水中对呼吸功能的影响相对较小，水中呼吸时，由于呼吸造成的水流动似乎并不会显著增加总的呼吸功。

（三）对气体交换的影响

评估动脉血氧合效率的最佳指标是肺泡气/动脉血PO_2梯度。高压下测量动脉血气分压，困难很大。然而，在2.8个、47个和66个绝对大气压环境下的研究报告显示，肺泡气/动脉血PO_2梯度仅小幅度上升。由于通常为深海潜水员提供至少0.5倍绝对大气压的吸入氧分压，因此健康受试者不太可能因低通气或通气/血流比失调而发生低氧血症。

动脉PCO_2的变化尚不清楚。高碳酸血症是公认的潜水并发症，潜水员可能会出现不明原因的PCO_2通气应答迟钝。在潜水员水下静息时，高碳酸血症不常见，但在水下运动时，呼气末二氧化碳分压及动脉PCO_2平均升高。66个绝对大气压下，潜水员潜水期间PCO_2会升高至6.2 ~ 8.3 kPa（47 ~ 62 mmHg），这个水平有一定的风险，因为PCO_2高至9 kPa左右时可致意识障碍，对深潜的潜水员具有潜在危险。现认为深水处高气体密度导致呼吸负荷增加，是潜水运动过程中通气不足的原因。

（四）氧耗量

如图13.1所示，无论是否身处水下，与正常压力相比，在高达66个绝对大气压下，功率输出和氧耗量之间的关系无显著差异，这个氧耗量是以标准温度和压力的干燥条件下（标准条件；见附录C）来表示的，因此代表氧的绝对含量。然而，当以潜水员所处的环境压力下来表示氧耗量时，氧耗量与压力成反比。因此，当潜水员处于10个标准大气压的环境中时，1 L/min（标准条件）的氧耗量测量值仅为100 mL/min，CO_2产量的测量也同样需考虑。

若氧耗量在标准条件下测量、而每分通气量在潜水员的体温、饱和水蒸气及潜水员所承受的压力（见附录C）下测量，如图13.5所示，与正常压力时相比，相同氧耗量的通气需求在压力增加时无显著差异。然而，因为表示气体容积的方法不同，若选择不当，结果可能相当混乱，尽管结果差异在海平面上微不足道，但高压环境下差异很大。

运动

自由泳时，氧耗量可能非常高（见图13.1），当仅以2 km/h的速度游泳时，氧耗量以标准条件表示时约为2 ~ 3 L/min。轻度高压（<20 绝对大气压）环境使得运动期间峰值氧耗量略有增加，这是由于在该深度通常使用高氧（0.3个绝对大气压下的氧气）导致的（译者注：高压氧可提高氧溶解度，并增加氧供。因此，在运动期间，当潜水员处于适度高压的环境下时，可更有效地利用吸入的氧气，从而略微提高峰值氧耗量）。随着潜水深度的增加，无论氧分压如何，运动能力都会逐渐下降，这是因为气体密度升高，限制了潜水员的呼吸运动。

二、吸入气体组成的影响

（一）空气

1. 氧气

在6个绝对大气压下呼吸空气时，吸入气PO_2约为126 kPa（945 mmHg），肺泡PO_2为120 kPa（900 mmHg），这低于约2个绝对大气压（即1500 mmHg）的氧惊厥阈值，但若持续暴露数小时，则会超过肺氧中毒的阈值（见第二十五章）。

2. 氮气

实际上，正是氮气限制了呼吸空气时潜水的深度，其有3种单独的不良影响。

首先，氮气是一种麻醉剂，由于其脂溶性，因而在约30个绝对大气压的分压下，氮气可导致充分的手术麻醉。当在约4个绝对大气压下呼吸空气时，氮气的麻醉作用开始显现。到达10个绝对大气压时，氮气的麻醉作用就严重妨碍了身体机能，这种效应叫作氮麻醉或"深海迷幻"。为防止氮麻醉，一般禁止在超过100 m深（11个绝对大气压）的水下呼吸空气，而事实上，人们在压力>6个绝对大气压时就不使用空气了。在较高的压力下，氦气是氮气的首选替代品，至少在100个绝对大气压的压力下未检测到氦气的麻醉作用。

氮气的第二个问题是高压下密度过高，这会显著阻碍高压时的呼吸功能（描述见前文）。氦气的密度只有氮气的1/7，这是选择氦气的第二个原因。

氮气的第三个问题是其在人体组织中易溶，导致减压时形成气泡，这将在后面的章节中进行更详细的讨论。其他惰性气体，特别是氦气，在身体组织中其溶解性较低，这是在高压使用氦气的第三个原因。

（二）氦/氧混合气体

鉴于上面所论述的原因，当压力大于6个绝对大气压时，氦气是首选的惰性稀释气体。表17.1显示了不同浸深产生与海平面相同的吸入气PO_2需要的氧浓度。事实上，为在气体混合错误时提供安全余地，并对通气不足或气体交换障碍提供保护，通常的做法是提供约0.5个绝对大气压（50 kPa或375 mmHg）的吸入PO_2，即使长时间的饱和潜水，该水平的PO_2似乎也低于肺氧中毒的阈值。

氦气的一个特殊问题是其导热率很高，除非加热潜水员所处的环境，否则易失温。辐射和蒸发的热量损失基本不变，但呼吸道和皮肤的对流散热大大增加。在使用氦/氧混合物的饱和潜水期间，舱室通常需保持在高达30~32℃的温度。

（三）氦/氧/氮混合气体

呼吸氦/氧混合气体时，人体所能承受的压力（即下潜深度）受到高压神经综合征（high-pressure nervous syndrome，HPNS）的限制（译者注：高压神经综合征：高静水压和加压产生的多种因素共同作用导致的病理生理综合征。主要发生在深度潜水时，尤其在下潜速度过快时，其表现为肢体或全身震颤、恶心、呕吐、眩晕及思维障碍，脑电图出现θ和δ睡眠波。上述症状随下潜速度加快而加重，在某一压力

下，随着时间迁延，症状可以缓解）。HPNS是一种中枢神经系统的过度兴奋状态，似乎是由于自静水压本身，而非气体分压的变化所致。HPNS在20个绝对大气压时开始出现，>50个绝对大气压变得严重。

增加潜水员安全作业的深度，有许多方法。最实用的方法是在氦/氧混合气体中加入5%~10%的氮气，这实际上通过部分氮麻醉作用逆转了HPNS，而反过来HPNS也抑制了氮麻醉（氮麻醉与HPNS相互抵消）。含有5%氮气的氦/氧/氮混合气体可让潜水员在超过600 m深的水下正常工作。

三、潜水活动的类型及其对呼吸系统的影响

浮潜是人类潜水最简单的形式，但如前所述，潜水的呼吸效应将浮潜限制在水下50 cm的范围内。因此，演变出其他的潜水形式。

（一）屏气潜水

最简单的就是屏气潜水，目前仍用于娱乐和收集海底物品。呼吸空气后，一般屏气60~75 s，屏气后肺泡气体分压变化参见图4.10所示。令人惊讶的是，目前屏气潜水的最深记录达到了214 m。许多卓越的机制相互作用，促成了这一记录。

1. 肺容积

根据玻意耳定律（boyle's law）（见第410页），压力增加肺容积减小（即气体容积减小）。因此在10个绝对大气压时，原本6 L的肺容积将压缩至约600 mL，远低于残气量，同时失去5.4 kg浮力。下潜时，当超过中性浮力点后（译者注：下潜过程中，肺与外界无气体交换，肺容积不断变小，浮力就逐渐下降，当深度达到一个点时，浮力等于重力，这个点就是中性浮力点，超过这个点，重力大于浮力，身体便会下沉而无法上浮，是导致潜水死亡的主要原因之一），身体将继续下沉。为增加潜水前的肺容积，屏气潜水员发明了舌咽充气法，即先往口咽部吸入空气并压缩，然后压入已完全膨胀的肺，这样肺容积可比正常肺总容积至少增加2 L。此时，舌咽充气法后，肺内压高于大气压，不利于静脉回流、心脏充盈和肺血流，并可能导致气压伤。为增加其呼气流量，提高说话音量，舌咽充气法也用于患有严重呼吸系统疾病的患者。舌咽排气法是一种类似的方法，有助于潜水员练习将肺容积降至肺残气量以下，潜水到200 m深度时，肺几乎完全萎陷，必须在上浮时重新充气。这种操作与目前人们对肺呼吸力学的理解出入很大。

2. 肺泡 PO_2

随着水深增加，肺泡内气体被压缩，肺泡PO_2升高，大约8 m深时肺泡PO_2翻倍。因此随水深增加，肺泡内有更多的可用氧。反之，上浮时肺泡PO_2下降，部分原因是氧的消耗，但主要原因是水压下降。因此，潜水员在上浮到水面前有低氧血症的风险。然而，当肺泡PO_2低于混合静脉PO_2时，混合静脉血中的氧会反向弥散进入肺泡，此时的动脉PO_2就高于未发生氧从混合静脉血反向弥散进入肺泡时的动脉PO_2（译者注：该情况下，发生了从静脉氧到肺泡氧，再到动脉氧的转移过程，该过程维持了动脉PO_2，但降低了静脉PO_2，增大的动静脉PO_2差有助于给组织和细胞更多供氧，以满足身体的氧需求。这样可确保足够的氧供应，从而维持正常的生理功能和活动）。这可能是潜水员在上浮的最后阶段防止意识丧失的一个重要因素。

3. 肺泡 PCO_2

与肺泡PO_2改变的机制类似，虽然都是屏气，但屏气潜水时肺泡PCO_2高于海平面上单纯屏气时的值。当环境压力大于大气压仅12 kPa（90 mmHg）（即760+90=850 mmHg）时，肺泡PCO_2将大于混合静脉血的PCO_2，此时CO_2由肺泡反向弥散至动脉血中。所幸肺泡气体中CO_2含量有限，反向弥散且在下潜后期和上浮时可逆转。

（二）限时潜水

大多数潜水的持续时间相对较短，包括快速下降到作业深度并在此停留一段时间，然后上浮，但上浮需要避免溶解在人体组织的惰性气体释放（形成气泡），故上浮速度有限制。下潜深度、水下停留时间和稀释惰性气体的性质共同决定上浮的方式和持续时间。

• 潜水钟：潜水钟是最简单和最古老的潜水技术。空气被滞留在钟的表面，但随着下潜，空气被压缩，钟罩内水位上升。潜水钟在水下的有效时间一般不超过20~30 min。近来，通过水面加压向钟内注入额外的空气（来延长水下停留时间）。

• 头盔式潜水器：约从1820年至今，头盔式潜水是潜水至100 m的标准方法，即从水面上将空气泵入头盔，下潜时，（避免因水深增加而导致的过度压力）多余的空气再从由水压控制的阀门中逸出。这比旧式潜水钟灵活性更大，让潜水员得以执行复杂的任务。

• 自持式水下呼吸器（self-contained underwater breathing apparatus，SCUBA）：多年来，潜水员们一直希望能自身携带气体供应装置，这在1943年首次实现。SCUBA中由环境压力和潜水员吸气控制按需阀〔译者注：按需阀（demand valve），是指在SCUBA系统中，会根据潜水员的呼吸需求，控制从气瓶中释放气体的流量阀门。当潜水员吸气时，按需阀打开，气体从气瓶流向潜水员的呼吸器。当潜水员呼气时，按需阀关闭，停止气体供应，同时允许废气排出。按需阀通常具有可调节的灵敏度，以便根据潜水员的需求进行调整。其能够根据环境压力和潜水员的呼吸强度自动调节气体供应的流量，以保持潜水员在各种深度和条件下的适当供气〕。采用SCUBA潜水时，潜深通常限制在30 m内，也可能更深，但深潜时必须采取特殊的防护措施来避免减压病。SCUBA潜水比头盔式潜水更具灵活性，几乎能在任何体位下工作。

• 沉箱和隧道：自1839年以来，隧道和桥梁的基础建设就通过对环境加压排水来建造。加压的工作环境通常<4个绝对大气压，工作人员通过气闸舱（airlock）进出〔译者注：气闸舱是一种密封的舱室或门，用于在两个或多个环境之间进行物质或人员的传递，同时保持环境的隔离和压力控制。气密舱通常由两道或更多的门组成，这些门不能同时打开，以确保在一侧的门打开期间，另一侧的门保持关闭，这样可以防止不同环境之间的气体或液体的混合，同时控制压力的变化。使用气闸舱时，人员或物品被置于一侧的环境中，首先关闭该侧的门，然后通过适当的程序打开另一侧的门，以使其进入或离开另一个环境〕。进气闸舱可快速加压，但如果工作压力>2个绝对大气压，退出气闸舱就要遵循适当的流程。

• 自由潜艇逃生：从浸深100 m的潜水艇自由上浮逃生是可行的。首先，潜艇员进入一个逃生舱，对其加压使其与外部水压相等（译者注：潜水艇内部，压力通常相对较低，而外部的水压则会随着水深的增加而增加。若潜水员直接从潜艇内部逃生，将会立即面临一个巨大的压力差，这可能会严重伤害身体，甚至可能致命。因此，潜水员需要首先进入一个逃生舱中，加压到其内部压力等于外部水压，然后再逃生）。然后打开一个与外部连接的舱门，离开舱室。根据玻意耳定律，在上浮过程中潜水员肺内气体会膨胀。因此，潜水员必须一直打开声门张开嘴巴，让气体持续逸出（译者注：自由上浮逃生时，由于潜水员的肺部和胃肠道内的气体会随压力的降低而膨胀，所以这些部位内的压力会大于周围的水压，这就意味着，只要潜水员保持呼吸道开放，气体就可以顺利地从肺部逸出，而不会有水进入。这是一个非常重要的防护机制，可以防止水进入呼吸道或胃肠道）。如果不这么做，几乎都会气压伤（见后文）。若逃生顺利，潜艇员在高压中暴露的时间非常短暂，并无减压病的风险。

（三）饱和潜水

如果潜水员需要长时间在深水区重复工作，那么将潜水员安置在船舶或石油钻井平台的干燥生活舱内、将舱内压力维持在接近预期工作水深的压力水平将更方便。工作需要时，潜水员进入一个与下潜深度周围压力相同的更小舱室。随后，潜水员离开舱室开始工作，期间压力无较大变化。潜水员仍可通过脐带缆（umbilical cord）与舱室连接。完成工作后潜水员返回舱室，可以上浮等待下一次水下工作，此时舱内仍保持与水下工作区相同的压力。潜水员下潜工作时间一般为3周，整个时期都在不超过20个绝对大气压的作业压力环境中度过，呼吸氦/氧混合气体。长期高压下，人体组织内惰性气体会完全饱和，因此潜水员减压需要较长时间，可能数天。

四、减压病的呼吸系统表现

潜水后返回水面是一个危险的过程，可能会出现各种并发症，比如"屈肢症"〔译者注：屈肢症（bends），又称潜水病或减压痛，认为是由于潜水员因减压病而在关节中经历的疼痛和僵硬〕、"气哽"〔译者注：气哽（Chokes）多与屈肢症同步存在，但比屈肢症发生晚，也比屈肢症的病情重，仅为全部症状的20%，但可危及生命，涉及胸骨后不适、咳嗽及呼吸困难等，若合并胸部皮肤紫组或斑点，则可能发生晕厥〕或沉箱病。最轻的形式为短暂的关节疼痛，但更严重的表现包括肺气压伤或能导致永久性残疾的神经功能受损。19世纪末，在了解减压病前，沉箱工人深受其害。例如，600名参与美国圣路易斯大桥水下地基建造的男子，119人发生严重的减压病，14人死亡。如今，估计每5000～10000次娱乐性潜水就出现1次某种形式的减压病，而商业潜水则为每1000次中出现1次。该疾病主要有两种形式。

（一）气压伤

因压力变化，故体内所有的含气密闭体腔都可能发生气压伤，该情况常在上浮过程中气体膨胀时发生，中耳、内耳、鼻窦和牙齿最常受累。肺气压伤虽罕见，但更危险。未经训练的潜水者，例如，潜艇逃生训练的人员（参见前文讨论），快速上浮时可能忘记持续呼气，这时就会肺气压伤。气压伤导致气管或肺泡壁破裂，空气可能进入肺血管或肺间质，从而沿组织平面扩散至胸膜、纵隔或皮下组织。上浮时，纵隔或胸膜下气泡不断膨胀，直到潜水人员浮出水面几分钟内时才停止膨胀，这时潜水员可能会出现胸痛或呼吸困难。

某些潜水者在相对较浅潜的水下时就会气压伤，目前学者正努力研究哪些潜水者更易气压伤。对此，研究者认为相对浅潜水出现的气压伤是因小气管闭塞导致肺外周陷闭气体的膨胀造成的。因此，理论上来说，低肺容积时呼气流速降低的人员（包括某些哮喘患者）气压伤的风险更高。

（二）减压病

当组织内气体"超饱和"时，即溶解的气体（如氮气、氧气、氦气和二氧化碳）分压总和超过周围局部的绝对压力，就会形成组织气泡。例如，SCUBA潜水时呼吸氮/氧混合气，若减压后组织中氮分压（PN_2）>周围环境压力，从而形成氮气泡，该情况与打开碳酸饮料瓶时情况相同。不过，即使在气体过饱和的组织中，气泡的形成也需要一个"微核"作为其中心。目前认为该"微核"是起源尚不明确的组织微泡（直径10 mm）。下潜时组织中PN_2的增加和上浮时PN_2的减少均为指数曲线。灌注不良组织的吸收和消除的半衰期最慢。因此，减压时PN_2在灌注不良的组织（如软骨）中降低最慢，从而导致了屈肢症。目前对这些气泡如何引起减压病还知之甚少。多数潜水员潜水后的血液中检出微粒（细胞来源的膜囊泡，直径1 mm），激活中性粒细胞也较为常见，但这些变化与疾病症状的关系尚不清楚。

动脉气体栓塞是另一种形式的减压病。减压时静脉内常出现气泡，而肺对气泡的过滤极为有效，但过滤系统超负荷或气泡进入肺动静脉吻合口（见第9页），就可能导致动脉气体栓塞，但目前认为该情况只在严重的减压病时出现。越来越多的证据表明，动脉气体栓塞是含气泡的血液通过无症状的房间隔缺损右向左分流到动脉系统（见第155页）时形成的。无论起源如何，研究者都认为动脉气体栓塞是导致减压病神经功能损害的主要因素，并可能导致职业潜水员的长期神经损害。

减压病的治疗重在预防。详细表格数据提示安全的减压速率取决于压力和暴露时间。氧疗可降低血液 PN_2，加速血液和组织对气泡的吸收。情况严重（包括遭受神经功能损害）时，潜水员都需要先在加压舱内紧急重新加压，然后在氧疗及其他治疗措施的基础上缓慢减压。

（三）高空减压病

军用飞机高空飞行时，飞行员明显处于减压状态，9000 m（30 000英尺）高度的机舱压力相当于约0.3个绝对大气压。实际飞行中，精英飞行员为避免影响职业生涯，往往漏报减压病的症状。然而，3/4的飞行员在其职业生涯中曾有过减压病症状，近40%的见习飞行员在正常飞行高度的低压舱测试中出现症状。不出所料，关节疼痛最常见，而1%～3%的病例有"气哽"（胸骨后疼痛、咳嗽和呼吸困难）。高空飞行前，吸纯氧60 min可显著减轻以上症状，这也是美国空军飞行前的要求。

潜水后不久即乘坐商用飞机的加压舱（见第198页），会增加这部分人罹患减压病的风险。最后一次潜水的深度越深、潜水和飞行间的间隔越短，出现症状的概率越大。潜水深度＜18.5 m，且潜水和飞行间隔＞24 h，发生减压病的风险最小，但不为零。

（黄孝娴译；孙思庆，杨姣，张骅，唐飞，罗春，刘岗，王楠校）

―――――― 参考文献 ――――――

扫码查看

关键词

PO_2效应、PCO_2效应、气体密度、呼吸功、气压伤、减压病

摘要

• 潜水时，吸入气密度增加和水中呼吸增加的呼吸功，都会影响运动时气体交换功能。

• 绝对压力＞约4个大气压时，氮气具有麻醉作用，呼吸气体中必须以氦气代替氮气，这也克服了气体密度增加的问题。

• 潜水上浮时，体内封闭的气体膨胀及组织和血液中形成的气泡，可导致肺气压伤和减压病。

小结

• 高压生理学中，压力通常以绝对大气压描述。在10 m深的海水中，压力为2个绝对大气压（其中1个绝对大气压为海平面空气的压力，海水深度每增加10 m将增加1个绝对大气压）。当在高压环境中呼吸混合气体时，周围环境压力增加，而氧气、二氧化碳和氮气的浓度比例恒定，因此各气体分压就非常高。

• 高压环境下，气体密度增加，不仅加大了气管阻力还降低了最大呼吸能力，例如，运动时最大呼吸能力下降。因此，气压＞6个绝对大气压时，通常呼吸含氦混合气体，氦气的密度约为空气的1/7。潜水时，胸部承受的水压会影响呼吸力学，该效应取决于体位，尤其是胸部的高度与口腔的相对位置。高压下氧合能够很好维持，但潜水员对二氧化碳的呼吸反应较为迟钝，因此可发生高碳酸血症，特别是运动期间。

• 高氮气分压（＞4个绝对大气压）会导致反应迟钝甚至麻醉，因此深潜时呼吸气体不能含氮气。因氦气低密度（见前文）和在组织中的低溶解度，故用氦气代替氮气。在人体承受极高的物理压力下（＞20个绝对大气压），神经系统兴奋性增高，称为高压神经综合征。深潜时为防治高压神经综合征，会在氦/氧混合气体中会添加少量氮气。

• 屏气潜水指在尽力吸气后尽可能深的潜水，目前世界纪录是难以置信的214 m。随着潜水员下潜，不断增加的压力可维持肺泡PO_2，上浮时相反，肺泡PO_2可降至极低，这时意识丧失较为常见，极低的肺泡PO_2还可能导致氧从静脉血扩散到肺泡中。SCUBA潜水之类的限时潜水使潜水员有了很大程度的灵活性，但潜水深度和时长受限。饱和潜水时，潜水员不仅在深水中工作，还生活在相同压力的加压舱中，这样可"潜水"多日而无须减压。

• 气压伤或组织气泡导致减压病。当空气陷闭在远端小气管，上浮时气体膨胀，损害肺组织并扩散到附近的胸腔结构时，就会发生肺气压伤。当组织中气体分压超过环境压力时，就会形成气泡，气泡形成速率取决于组织灌注：灌注不良的结缔组织最易形成气泡，导致常见的关节疼痛等症状（"屈肢症"）。使用纯氧治疗减压病，可降低其他气体的分压。若病情严重，可再加压来治疗。

• 无论是高空军事飞行的人员，还是娱乐潜水后不久即乘坐商用飞机的平民，飞行时均可能发生减压病。

第十八章　封闭环境和空间中的呼吸

要点

◆ 在紧闭循环式麻醉、潜艇和航天器等环境中的呼吸属于在封闭环境和空间中的呼吸。

◆ 在所有这些环境中，将CO_2和吸入污染物维持在可接受的低浓度水平是常须面对的问题。

◆ 在微重力的空间，静态肺容量减少，通气和血流灌注更匹配，睡眠时气道阻塞很少见。

◆ 在未来长期太空任务中，大气再生可能需要物理、化学和生物系统的结合。

因人类对探索的痴迷，像第十六章和第十七章描述的高海拔和水下环境已远远不能满足人类的需要。得益于地球上其他看似无关的用于维持呼吸的各种技术，使我们能够在迄今为止探索过的最恶劣环境（太空）中维持生命。无论是高海拔、水下环境还是太空，都面临着共同的问题，即能否在脱离地球大气的情况下维持呼吸。

一、紧闭系统麻醉

这可能不是封闭环境中呼吸最生动的例子，但在实际中最为常见。仔细控制呼吸气体的成分是紧闭系统吸入麻醉的关键。麻醉医师必须保持患者安全肺部O_2和CO_2的浓度，同时精确地控制吸入麻醉药的剂量。在100多年前人们就认识到，通过让患者再次吸入某些呼出的气体（包括麻醉蒸汽），可延长麻醉时间。如果往麻醉回路中添加O_2并去除CO_2，则其他气体就可以在呼吸系统中循环呼吸多次，会产生呼吸气体变暖湿等有益效果。再（重复）呼吸系统也可用于减少麻醉剂用量和手术室的环境污染。

麻醉期间，完全紧闭的系统意味着所有呼出的气体都被患者再吸入，只添加O_2可用于补充消耗的O_2，添加麻醉剂可以补充患者吸收的麻醉剂。实践中，低流量但非全紧闭麻醉更常用，其中患者呼出的气体超过一半被再吸入。根据使用吸收剂不同，CO_2通过与钙、钠、钾或氢氧化钡发生化学反应而被吸收，进而可形成各种碳酸盐和水。CO_2吸收反应不可逆，使用后必须丢弃吸收剂。

因难以维持患者所耗气体（O_2和麻醉药等）的足够浓度，紧闭系统麻醉的广泛使用受到限制。然而，现在普遍用于低流量麻醉的气体监测系统，有助于准确控制呼吸系统的气体成分。

紧闭回路中其他气体的积聚

在恒定的供氧和耗氧的情况下，紧闭式呼吸系统可能使进入呼吸回路（或通过新鲜气体或来自患者本身）的其他气体潴留，这将以两种截然不同的方式对患者产生影响。首先，惰性气体（如氮气和氩气）可能会积聚并达到稀释呼吸回路中O_2的程度。其次，呼吸回路内可能会产生较多较低浓度的有毒气体。

麻醉开始时，氮气从患者体内进入回路系统。体内溶解的氮很少，但肺部的功能残气量中可能含有$2\sim3$ L的氮，这些氮在麻醉开始后最初几分钟内从肺部转移到呼吸回路中。如果不准备把氮作为紧闭系统气体混合物的一部分，在麻醉前，患者必须通过吸入高浓度O_2进行"祛氮"，或者必须首先使用更高的新鲜气体流速将氮气从紧闭系统中冲洗出来。

空气中氩气的浓度为0.93%。氧浓缩器能有效地去除空气中氮（译者注：氧浓缩器是一种设备，用于从空气或其他气体混合物中提取氧，并将其浓缩到高浓度的氧气流中，以便供给需要氧疗的患者使用。这种设备主要通过分子筛或半透膜技术来实现氧的浓缩，同时过滤掉其他气体成分，如氮气等），以与氧气相似的比例浓缩氩气，使氩气浓度达到5%左右。在一项使用氧气浓缩器供氧的封闭系统的志愿者呼吸研究中，仅80 min后，呼吸系统中氩气水平就达到40%。医用级氧气瓶和医院液氧蒸发器中氩气可以忽略不计，因此潴留的风险很低。

在结肠远端由厌氧菌发酵生成的甲烷，大部分直接从消化道排出。然而，某些甲烷被吸收到血液中，甲烷溶解度低，迅速从肺部排出，随后在紧闭回路中积聚。在不同受试者间，甲烷的生成量差异很大，因此，紧闭麻醉期间回路内甲烷浓度差异也很大。在健康患者的循环系统中，甲烷平均浓度超过9×10^{-4}（ppm），虽仍远低于在其他封闭环境中不可接受的水平，但足以干扰某些麻醉气体分析仪。

丙酮、乙醇和一氧化碳的血液溶解度高，因此在非紧闭麻醉时的呼吸回路中的浓度低，但紧闭麻醉时呼出气的再吸入会导致丙酮、乙醇和一氧化碳在呼吸回路中蓄积，故血液浓度也会升高。即使如此，血中达到的水平一般仍较低，但丙酮蓄积可能与术后恶心有关。对于丙酮或酒精排出增加的患者（如未控制的糖尿病、近期饮酒或长期饥饿），不建议使用紧闭系统麻醉。

二、潜艇

潜水艇已经使用了近100年，直到最近几十年前，它还几乎只用于军事目的，但随后，潜水艇也被广泛用于海底勘探和工业。潜水时，需维持潜艇内大气压与水面大气压大致相同，潜水时间受限于维持船员所需的充足O_2和适当CO_2水平。

• 柴油动力：和水面战舰一样，在两次世界大战中广泛使用的潜艇也是由柴油发动机驱动。显然，由于发动机需要使用O_2，其在潜水时无法使用，只能应用于水面之上，因此潜水时只能使用电池驱动的发动机，从而将潜水时间限制在几个小时内。潜艇内空气调节是对潜水时间更重要的限制因素。当时，由于因技术限制及设施不完善，因此无法控制艇内空气，在水面通气后，潜艇带着交换过的内部空气下潜。约12 h后，艇内空气中含有15%的O_2、5%的CO_2，以及多种气味和污染物。当氧含量低至潜艇人员呼吸急促且无法点燃香烟时，潜艇便须返回水面。

• 核动力：短暂的下潜时间严重限制了柴油动力潜艇的使用。核动力的发展使潜艇能够完全不依赖氧而产生充足的热量和电力供应，使潜艇能够在水下长期活动。因此，需要空气再生，现今的核动力潜艇通常会在水下停留数周。

• 空气再生：充足的海水和电力供应使水的水解成为制氧的主要方法。首先，海水必须通过蒸发和去离子相结合的方法清除所有的电解质（译者注：水解制氧过程时，其实电解质对于电离反应是必需的，电解液中电解质可以作为载流子，并在电解池内形成离子电流，促进水分子的分解，释放出O_2和H_2。去除电解质的过程是为了去除海水中的其他杂质和离子，以获得高品质的水，从而提高水解制氧的效率和质量）。理论上，1 L的水可以产生620 L的O_2，因此，即使电解效率低于100%，也很容易产生大量的O_2。潜艇的空气中氧浓度维持在21%±2%。

潜艇空气中CO_2通过单乙醇胺被吸收，单乙醇胺与CO_2化学结合，生成碳酸盐。当完全饱和时，既可以更换吸收剂，也可以用蒸汽加热再生，此时释放出的CO_2排放到海里。这种方法将潜艇中的CO_2浓度维持在0.5%~1.5%，尽管有进一步降低的可能，但这样做能耗过高。

众所周知，潜艇在长期巡航中会产生大气污染，数百种来自机器和船员的物质进入艇内大气，这些物质包括挥发性碳氢化合物（如苯）、油滴、一氧化碳、镉和微生物，在潜艇的不同部位，其浓度各不相同。目前已对许多化合物进行持续监测，并确定了长期巡航过程中的最高允许浓度。潜艇空气净化器包括催化燃烧器（将CO、氢气和其他碳氢化合物氧化为CO_2和水；译者注：催化燃烧器是一种通过催化作用使燃料与O_2发生燃烧反应的装置。其可使燃烧反应在较低的温度下进行，从而减少环境中有害物质的排放）、炭吸附器（可吸附任何残留的污染物）。因此，人们认为潜艇工作影响健康的风险极小。

长期高碳酸血症的生理效应

长期以来，如何定义空气中CO_2的"安全"水平一直困扰着潜艇设计者。吸入气中CO_2浓度升高引起的症状很常见，包括呼吸道症状、脸红、出汗、头晕和感觉眩晕，但潜艇中认知功能受损与常见浓度的CO_2无关。吸入低浓度CO_2（<3%）与吸入较高浓度CO_2的呼吸反应相似（见第44页），但代偿性酸碱变化似乎差别很大。

1. 呼吸变化

空气中1%的CO_2浓度可导致吸入PCO_2升高1 kPa（7.5 mmHg），使每分通气量平均增加2~3 L/min。然而，受试者之间过度通气程度的差异很大，可能与他们对CO_2的中枢化学感受器敏感度的差异有关（见第45页）。对潜艇人员动脉血气的测量表明，每分通气量的增加限制了动脉PCO_2的增加，其升高均值只有0.14 kPa（1 mmHg）。几天后，通气量的增加逐渐下降，每分通气量慢慢恢复正常，这使得动脉PCO_2进一步增加，升高的动脉PCO_2反映了吸入PCO_2的增加。通气量的快速下降，说明其并非由血液酸碱代偿导致（见后文），目前认为是中枢化学感受器反应的小幅度衰减导致了通气量的快速下降。

2. 钙代谢

动脉PCO_2升高导致呼吸性酸中毒，常在1~2天内通过肾脏潴留碳酸氢盐代偿（见第253页）。当吸入气中的CO_2<3%时，pH变化似乎太小，肾脏的代偿反应难以量化评估，故pH在一段时间内仍略有降低。在此期间，CO_2以碳酸钙的形式沉积在骨骼中，为促进碳酸钙沉积，尿液和粪便中的钙排泄量大幅减少。除pH降低，血清钙也降低，提示细胞外钙向细胞内转移。约3周后，当骨骼储存的CO_2饱和时，肾脏对钙离子和氢离子的排泄量开始增加，pH趋于正常。吸入的CO_2浓度只要升高到0.5%，就能证实钙代谢异常。

下面将介绍在太空旅行期间大气中CO_2含量低所造成的其他一些影响（见第213页）。

三、太空

太空代表了人类曾经旅居过的最恶劣的环境。在离地球80 km（50英里）处，空气稀薄，无法对飞行器行空气动力学控制，在离地球200 km（125英里）处，几乎完全真空。真正的太空位于700 km（435英里）以上，在那里粒子变得十分稀少，以至于两个原子间碰撞的可能性可以忽略不计。即使这样，估计每立方米也有108个粒子（主要是氢），相比之下，地球表面每立方米有1025个。在这种（几乎完全真空、粒子稀缺）太空中，维持能呼吸的空气十分困难，美国和苏联的太空先驱在开发合适技术的过程中失去了生命。目前的经验是基于近地球的探险，包括地球轨道或月球旅行，这意味着大气再生的原材料可以从地球反复供应。

（一）空气组成

表18.1总结了载人航天号和所用的空气。航天器内气体循环系统几乎完全封闭，而早期苏联的目标就是建立完全密闭环境的航天器。他们的设计者对航天器的结构充满信心，人们认为没有必要紧急储存O_2，直到1971年，联盟11号在返回时失压，3名宇航员不幸遇难，才考虑增加应急氧气库。即使航天器内部空气的压力较低，美国阿波罗号每天也会在太空中泄漏大约1 kg的气体（表18.1）。

早期美国航天器使用的总压力为34.5 kPa（259 mmHg），这就需要高吸氧浓度，才能提供足够的吸入氧分压（表18.1）（译者注：$760 \times 0.21 \div 259 = 61.6\%$，也就是说在259 mmHg的总压力下至少需要61.6%的吸入氧浓度才能提供一个大气压下吸入氧浓度21%时的氧分压）。由于1967年发射台上的致命火灾，在相同压力下，发射期间航天器内气体成分从100%氧变成了64%氧和36%氮，但仍然产生了超过正常海平面值的吸入氧分压。前苏联的设计都是基于维持正常的气压，而目前使用的太空飞行器在吸入氧浓度接近21%的情况下继续维持正常的气压。太空中舱外活动是一个特殊问题，与地球上活动截然不同。为了在太空真空环境中使航天服保持可接受的灵活性，内部压力仅为28 kPa（212 mmHg），这需要在对航天服谨慎减压和祛氮后，充入纯氧。

表 18.1 载人航天器及其呼吸环境概述

载人航天号	使用期限	乘员数	可居住空间（m^3）	舱室压力（kPa）	舱室压力（mmHg）	氧浓度（%）	大气再生方法 供氧	大气再生方法 二氧化碳去除
东方号Vostok	1961—1965年	1	2.5	100	760	100	超氧化钾	超氧化钾
水星Mercury	1961—1963年	1	1.6	34	258	100	加压O_2	氢氧化锂
双子座Gemini	1965—1966年	2	2.3	34	258	100	液态O_2	氢氧化锂
联盟号Soyuz	1967年至今	2/3	—	100	760	22	超氧化钾	超氧化钾/氢氧化锂
阿波罗Apollo	1968—1972年	3	5.9	34	258	100[a]	液态O_2	氢氧化锂
礼炮号Salyut	1971—1986年	5	100	100	760	21	超氧化钾	超氧化钾/氢氧化锂
太空实验室Skylab	1973—1974年	3	361	34	258	72	液态O_2	分子筛
航天飞机Shuttle	1981—2011年	7	74	100	760	21	液态O_2	氢氧化锂
米尔号Mir	1986—2001年	6	150	100	760	23	电解/化学	分子筛
国际空间站	2001年至今	6	388	100	760	21	电解/化学	分子筛

[a] 为减少火灾风险，发射期间，将氧浓度降至60%。

（二）供氧

太空中，储存O_2和其他气体的难度很大。发射过程中，所用重型容器至关重要，储存大量O_2需要高压，因此需要坚固的重型储罐。

苏联的太空航天器主要使用化学制氧法。超氧化钾遇水时释放O_2，生成的氢氧化钾作为中间产物，故也会吸收CO_2，相应方程式如下。

$$4KO_2 + 3H_2O + 2CO_2 \rightarrow 2K_2CO_3 + 3H_2O + 3O_2$$

1 kg的KO_2可释放超过200 L的O_2，但该反应不可逆，故用过的罐子必须丢弃。氯酸钠蜡烛只要点燃就会释放O_2，曾用于苏联太空航天器的紧急制氧，至今仍用于失效潜艇的大气再生。

水电解是太空中制氧的有效方法，太阳能电池板提供电力。与潜艇不同，也出于减轻发射重量的考虑，太空飞行器中水资源稀缺。在国际空间站（international space station，ISS）中，O_2是通过利用来自航天员的废水电解产生的，但这本身并不足以为一个高强度活动的宇航员供氧。

（三）去除CO_2

美国太空飞行器去除CO_2主要利用氢氧化锂的化学吸收，而如前所述，苏联太空计划使用的是KO_2。像用于潜艇的可逆化学反应经改进后已用于太空去除CO_2，并可通过将吸收剂暴露于太空真空后再次循环使用。

分子筛允许化学基质吸附CO_2，而不发生任何化学反应。当CO_2饱和时，将分子筛置于太空真空中会导致被吸附气体的释放。使用两层或四层分子筛可以让一半的处理器持续去除CO_2，而其他处理器再生（译者注：分子筛使用的是物理吸附，也称为压力吸附，是一种将气体分子吸附在固体表面的过程，而不涉及气体分子之间的化学反应。在分子筛中，CO_2分子被吸附在化学基质内，而不会与基质中分子发生化学反应，这种过程因为不会改变分子结构，所以是可逆的。当分子筛饱和时，通过将其暴露于真空环境的方式进行再生，使CO_2分子从化学基质中释放出来）。

在未来长期的太空任务中，从能源和耗材成本上看，维持低水平CO_2可能不可接受。鉴于此，全球三家太空机构开展了一项联合研究计划，研究1.2%和0.7%空气CO_2浓度对各种生理系统的影响。在此项研究中，正常志愿者在地面封闭的模拟"空间站"中度

过22天。已对其中的一些研究结果进行了评述（见第211页）。研究结果表明，大气中CO_2浓度0.7%时总体上影响极小。然而，当浓度为1.2%时，呼吸和钙代谢显著变化，更重要的是，精神状态受损，警觉性和视觉运动能力下降。国际空间站中吸入PCO_2保持在$0.5 \sim 0.8$ kPa（$3.8 \sim 6.0$ mmHg）或0.5% ~ 0.8%。

（四）空气污染

航天器内的化学污染主要来自航天器的宜居区，来自推进剂等的外部污染罕见。大气污染最大的污染源是宇航员本身，但其释放的化合物（如一氧化碳、氨、甲烷和吲哚等）都很容易用标准方法处理。更复杂的化学物质可通过一种被称为废气排放的过程释放到大气中。几乎所有非金属物质（特别是塑料）在制造后数月或数年里都会释放少量挥发性化学物质，这在低气压的空间环境中更易发生，就像早期的航天器一样，但由于反复运送补给，因此非金属物质释放污染物仍然是（现代的）国际空间站当前面临的一个问题。在封闭环境中，这些化学物质可能累积到有毒水平，因此需要复杂功能和特性的空气净化器。

（五）长期太空旅行

前往比月球更遥远行星的载人太空探险需要数年时间，而且无法从地球获得补给。例如，前往火星的旅程时间约为6个月，因此最短的实际任务持续时间为2年。预计在此期间维持6名乘员所需的补给重量将超过45吨，远超过目前航天器的运载能力。因此，近年来再生式生命支持系统得到了广泛研究，并旨在逆转动物代谢对封闭空气环境的影响。许多人认为生物解决方案是唯一可行的选择，生物圈将在后面的章节中讨论。然而，理化方法现在也是现实的选择，有望成为有价值的备份系统。

CO_2还原反应是将CO_2还原为O_2，并介绍了两种主要的方法。Sabatier反应需要氢气来产生甲烷和水：

$$CO_2 + 4H_2 \rightarrow CH_4 + 2H_2O.$$

然后，甲烷可以转化为固体碳和氢气，再进入Sabatier反应器。Bosch反应只需一步就能产生固体碳：

$$CO_2 + 2H_2 \rightarrow 2H_2 + 固体C$$

水电解产生O_2和H_2，H_2进入Bosch反应或Sabatier反应，生成的水被循环利用，这两种反应最终都会产生固体C，这些碳必须定期从反应器中加以清除。目

前的设备，在必须清空碳沉积前，产生的O_2可供60人呼吸1天。

火星上可用的就地资源：火星大气由95.3% CO_2、2.7%N_2、1.6%Ar、0.13%O_2和0.07%CO组成。无论哪种火星航天器，这些气体都可以用于空气再生，如图18.1所示。分离火星大气气体会产生出少量的O_2，以及更大量的氮气和氩气，这些大量的氮气和氩气可充当航天器中的大气缓冲气体。长期航行中，由于泄漏和气闸启动造成航天器缓冲气体损失是个重大问题。火星上丰富的CO_2可以进入Sabatier反应器，产生的甲烷可作为航天器的推进剂，水可以给宇航员使用，也可以用于为生命支持系统制造O_2，H_2可以重新进入Sabatier反应器。

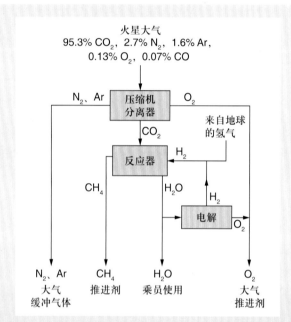

火星大气
95.3% CO_2，2.7% N_2，1.6% Ar，
0.13% O_2，0.07% CO

N_2、Ar —— 压缩机分离器 —— O_2
来自地球的氢气
CO_2
反应器 —— H_2
CH_4 —— H_2O —— H_2
电解 —— O_2
N_2、Ar / CH_4 / H_2O / O_2
大气缓冲气体 / 推进剂 / 乘员使用 / 大气推进剂

利用一系列简单的理化过程，火星的大气层可为航天器的空气提供缓冲气体和O_2，辅以从地球运来的H_2。火星的大气还可以生成甲烷和水，甲烷作为飞行器的推进剂，水供航天员使用或用于制造O_2。

图 18.1　火星上的原地资源利用
（摘自参考文献14）

四、微重力

所有有质量的物体都互相施加引力，所以理论上零重力不可能。一旦进入太空，远离具有巨大质量的地球或其他行星，引力就可忽略不计，被称为微重力。但绕地球轨道的航天器仍受地球相当大的引力作用，不过这些引力被航天器高切向速度产生的离心力完全抵消。在轨航天器的乘员受到的引力常约为地球表面的10^{-6}倍。

第七章包含了许多关于重力对肺局部形态，以及血流和通气分布影响的参考文献。因此，可以预测微重力对呼吸功能影响显著。

对短期微重力的早期研究使用了喷气式飞机以一系列抛物线弧形飞行，产生大约25 s的失重状态。相对去太空研究，这项研究技术成本和复杂程度较低，仍用于许多微重力生理学研究。不幸的是，随着喷气式飞机驶离飞行的抛物线弧段，在一个微重力期结束到另一个微重力期开始前，受试者会受到类似微重力期时间段增加的引力（2个重力加速度），这可能会影响生理研究的结果（译者注：这和蹦极类似，先失重，后超重）。在太空中进行了持续微重力的研究。1991年，空间实验室生命科学1号对7名研究对象进行了一系列进一步的研究，该空间实验室生命科学1号由航天飞机送入轨道，执行为期9天的任务，国际空间站对长期微重力的研究仍在继续。

1. 肺容量

短期微重力时，坐位胸片显示，部分受试者在功能残气量时（译者注：即呼气末）膈肌略抬高。这与坐姿受试者在抛物线弧研究时测量到的功能残气量降低413 mL相一致。在坐位微重力下，腹式呼吸增加，可能是因为腹肌失去了姿势张力（译者注：因为在微重力环境中，腹部肌肉不需要像在地球上那样支撑脊柱和内脏，因此可以更多地参与呼吸运动），这一观察结果现已在太空研究中得到证实。

与1个重力加速度时相比，持续微重力期间，除了残气量低于坐位和仰卧位下残气量，肺容量的各个值均介于坐位和仰卧位的相关肺容量值间（图18.2）。与飞行前的站立值相比，功能残气量减少了750 mL。这些肺容量的变化是由于呼吸力学的改变和胸腔血容量的增加引起的。

2. 通气和血流的局部不均

如预期的那样，在利尔喷气机上使用单次呼吸氮冲洗法（见第86页）的早期结果表明，失重状态下通气和血流灌注的局部不均性显著降低。然而，太空实验室更详细的研究表明，尽管失重状态下不均性有了重大改善，但令人惊讶的是，血流和通气的不均仍部分存在。现认为微重力下通气不均是由于低肺容量时持续气道关闭，气道关闭呈斑片状导致的（译者注：在失重状态下，在肺中空气的自由流动被抑制，通气不均和部分气道闭合现象容易发生，这些部分气道闭合可能发生在肺的不同区域，呈现出不连续或分散的状态，称为"斑片状气道闭合"）。失重时肺持续灌注不均的最可能原因是肺水平切面从中心至外周有个呈"径向"压力梯度（见第88页），在地面时，该水平压力梯度与垂直灌注梯度相比，微乎其微，常忽略不计，但在失重时，垂直灌注梯度消失，该水平压力梯度效应显现，造成了肺血流分布不均。

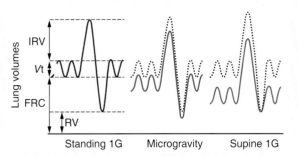

虚线表示用于比较的地球上正常站立位置。微重力下除了残气量进一步减小，其余各种肺容量通常介于1个重力加速度时站立值和仰卧值之间。Lung volumes：肺容量；IRV：补吸气量；Vt：潮气量；FRC：功能残气量；RV：残气量；Standing 1G：站立位1个重力加速度；Microgravity：微重力；Supine 1G：仰卧位1个重力加速度。

图18.2　在持续微重力状态下，在地球轨道飞行9天后的静态肺容量

3.微重力条件下呼吸生理的其他变化

睡眠时打鼾和气道梗阻很常见，一个原因是咽扩张肌活动减少，就可能无法拮抗地球引力作用而诱发阻塞（见第181页）。一项对在轨航天飞机上宇航员睡眠的研究证实了重力在睡眠呼吸障碍中的作用，此时他们的呼吸暂停/低通气指数显著下降（见第182页），打鼾几乎消失。在微重力下，大多数宇航员的运动能力（基于氧耗量峰值评估）降低，其原因是血容量减少所致肌肉供氧减少，肌肉内氧扩散受损，以及肌肉停训效应。最后，在太空中，吸入颗粒的行为（见第157页）发生改变，因失重，颗粒在微重力下不可能沉降。虽然这减少了吸入颗粒的肺沉积，但也导致小颗粒（1 μm）沉积在肺外周，而不是气道。

五、生物圈

生物圈被定义为"与环境保持平衡的、两个或多个相连生态系统的封闭空间"。只有能量进出生物圈。地球是已知最大和最成功的生物圈，尽管其生态系统之间的平衡几乎肯定在改变（见第三十四章）。创造更小生物圈的尝试主要由长期太空旅行的前景推

动的。如前所述，维持生命的物理化学方法有许多局限性，而生物系统有许多优点。植物利用叶绿素进行复杂的CO_2还原化学反应，同时，它们不产生碳，而是产生不同数量的食物。植物还通过蒸腾作用起到有效的水净化效应。

（一）小规模生物空气再生

1961年，首次报道了长期的生物空气再生，当时一只小白鼠在一间密闭舱内饲养了66天，这间密闭舱的空气通过一个装有4 L小球藻溶液（用人造光源照射）的第二小室循环。在实验过程中，舱内的氧浓度从21%增加到53%，CO_2浓度保持在0.2%以下。美国和苏联研究人员随后的研究证明了小球藻维持人类生命的可行性，最终将1名研究人员在1个4.5 m^3的房间里封闭30天，只需30 L的海藻溶液就能维持生命。但单靠藻类不适合长期生命支持，其优异的大气再生特性源于其较快的生长速度，但一般认为小球藻不可食用，在一个完全封闭的系统中存在重大的处理难题。此外，无论什么原因（如细菌污染）导致藻类溶液酸化，藻类都可能产生数量不可接受的一氧化碳。

广大科学界并不知道，从1963年开始，苏联在西伯利亚克拉斯诺亚尔斯克市的生物物理研究所设立了一个"生物"研究中心。1983年，两名研究人员在生物圈（生物圈3号）中成功生活了5个月，该生物圈满足了他们的所有大气再生需求，并提供了超过3/4的食物。在这些研究中，植物是水培生长的，即没有土壤，其根浸泡在精心控制的营养液中。为最大限度地促进生长，用连续的氙气照明，这样，小麦每年可以收获六次。估计13 m^2的种植面积将为一个人提供足够的O_2，尽管可能需要30多平方米才能生产出差不多足够的食物。

美国对受控生态生命支持系统（controlled ecological life-support systems，CELSS）的研究始于1977年，并专注于基础植物生理学。空气再生通常是最易克服，而所使用的植物种类对CELSS居民的饮食摄入和心理健康有重要的影响（译者注：植物可能会为居民提供更多的视觉和嗅觉刺激，某些植物被认为具有促进放松和降低焦虑的效果，而某些植物则具有刺激和兴奋的作用）。不同于美国这项计划，欧洲航天局正在开发一种以微生物为中心的长期太空旅行的生命支持系统，微生物在生物化学方面用途更多。例如，细菌可将宇航员废物和不可食用的植物成分转化成可

促进植物生长的含氮肥料。

（二）生物圈2号

小型生物圈实验从未达到完全封闭，特别是在食物供应和废物处理方面未达到完全封闭，且总在处理积累的有害气体化合物方面困难重重。考虑到这些问题，在亚利桑那州进行了一系列雄心勃勃的生物圈研究，最终于1991年开始了生物圈2号项目。

专门建造了一个占地3.15英亩（1.3公顷）的全密闭建筑复合体，其具有不锈钢内层，主要的覆盖物为玻璃。为减少复合体内压力随着大气膨胀和收缩而变化，包含了两个柔性壁（或称"肺"）。计划进行为期2年的封闭，建筑群内有多种动植物，包括8个人。与之前使用的水培技术不同，所有植物都选择土壤作为生长介质。选择土壤作为生长介质是为了通过土壤床反应器促进空气净化，大气空气被泵入土壤，土壤中的细菌作用是提供了一个适应性强、高效的净化系统。为控制大气中的CO_2水平，生物圈2号包括一个CO_2"洗涤"系统，特别是在冬季，日照较短，植物光合作用下降时，CO_2"洗涤"系统就尤为重要。此外，相对于大气量，已知耗O_2的生物量相对较高，因此预计CO_2水平会有小幅增加（译者注：在生物圈2号中，有许多生物活动，这些生物消耗大量O_2，相对于生物圈2号系统的空气体积而言，这种消耗比例很高。当空气中O_2水平下降后，为了保持恒定的气体比例，CO_2的水平可能会略有增加，因为生物排放的CO_2无法立刻被充足的O_2吸收和转化。因此，预计在生物圈2号中CO_2的水平会略微增加）。

生物圈2号旨在尽可能地利用生态工程。通过纳入大量物种（总共3800种），人们希望各系统间将有足够的灵活性来应对环境的变化。特别是，微生物多样性认为对维持生物圈1号（地球）极为重要，为促进这种多样性，在生物圈2中建立了多种生物环境模型。

为期两年封闭计划的结果

生物圈2号中的O_2和CO_2浓度非常不稳定（图18.3），16个月后，O_2浓度降至14%。在内居住者报告了大量症状，包括工作能力显著下降，必须向大气中添加外部O_2。冬季的CO_2水平确实略有增加（图18.3；译者注：该图涉及第三方版权，详图请见英文原版），这时就需要洗涤器系统去除CO_2。

从未指望所有引入生物圈2号的物种都能存活，某些物种的灭绝认为是生态系统稳定的自然反应。然而，21个月后，灭绝的物种为数众多，包括25种脊椎动物中的19种和大多数昆虫，包括所有传粉昆虫。相比之下，蚂蚁和蟑螂茁壮成长。

因此，作为一个封闭的生态系统，生物圈2号只是获得了有限的成功，与以前使用的较小的生物圈相比，基本的大气再生是一个重大问题。CO_2浓度的任何增加都应该匹配O_2浓度的等量减少，因为CO_2和O_2之间的生物反应通常是等摩尔的。从图18.3能清楚地看到，即使考虑到回收系统所去除的CO_2，氧损失也比CO_2生成要大得多，对此有双重解释。首先，与光合作用相比，生物圈中的呼吸作用进行得更快，最可能是由于土壤中微生物活动过多，这就导致了O_2的耗尽。其次，土壤中微生物呼吸产生的大部分CO_2通过与建造生物圈综合体的混凝土发生化学反应而从大气中丢失。

我们离建立一个远离地球的长期宜居的大气层还任重道远。

（欧阳暾译；唐飞，周朕，刘岗，张骅校）

参考文献

关键词

　紧闭麻醉；重复呼吸；低流量；海底系统；微重力。

摘要

• 在紧闭循环式麻醉、潜艇和航天器等环境中的呼吸属于在封闭环境和空间中的呼吸。

• 在所有这些环境中，将CO_2和吸入污染物维持在可接受的低浓度水平是常须面对的问题。

• 在微重力的空间，静态肺容量减少，通气和血流灌注更匹配，睡眠时气道阻塞很少见。

• 在未来长期太空任务中，大气再生可能需要物理、化学和生物系统的结合。

小结

• 诸多探索活动，人类需要在完全封闭的环境中呼吸，最难的就是在航天器中呼吸。对其他一些较为温和的不这么苛刻的环境（译者注：潜水、高空飞行、地下探险等）的研究也有助于开发系统来帮助人类在航天器呼吸，并且对这种环境的研究一直持续进行，以期承担长期性太空任务。

• 紧闭式麻醉时，患者在只有几升空气的近乎紧闭的环境中呼吸（译者注：主要是功能残气量、气道和呼吸回路的容量），该麻醉方式现已得到广泛使用。紧闭式麻醉时，必须添加O_2以补充患者消耗的氧，并去除CO_2。当患者吸收药物时，必须维持紧闭系统内吸入麻醉剂的水平恒定。CO_2的去除一般通过化学方法实现，包括与氢氧化物颗粒的反应，该反应还会加湿和加热吸入的气体。不必要的气体可能会在呼吸系统中积聚，这些气体可能是会将O_2稀释到危险水平的惰性气体，其中可能包括来自患者的氮气，也可能会包括来自供应O_2的氩气（若使用氧浓缩器）。另外，可能会积累更多的有毒气体，如甲烷、丙酮、乙醇或一氧化碳。

• 潜水艇中，需要完全封闭的大量空气。在早期的柴油动力潜艇中，因潜水时无法调节艇内空气，潜水时间只限于几个小时。有了核动力的无限电力供应，水的去离子和电解提供了O_2，因为使用可逆的化学方法去除CO_2，所以潜水可以持续数周。潜艇中使用的设备会给空气增加更多潜在的有毒污染物，必须将其清除。尽管有高效和现代的空气再生系统，但CO_2水平仍可能接近1%，这对每分通气量和钙代谢有轻微影响。

• 在早期的航天器中，空气控制依赖于化学方法，但现代航天器中，使用携带液氧和废水的电解制氧，以及用可重复使用的分子筛去除CO_2。对于长期的太空任务，已经开发了更复杂的化学系统来逆转生物呼吸，现在还使用可以将CO_2转化为固体碳并释放气态氧的技术（Sabatier和Bosch反应）。

• 微重力对呼吸生理学有重大影响。在0重力加速度时，胸壁和膈肌的位置介于1重力加速度时直立位和仰卧位之间，功能残气量也是如此。通气和血流分布更均匀，尽管通气和血流分布的不平衡仍然存在（见第七章）。因为舌头失重，不会阻塞呼吸道，所有打鼾和睡眠呼吸障碍不常见。

• 利用植物逆转动物呼吸产物的生物再生系统是长期空气再生的一种有吸引力的系统。少量快速光合作用的藻类可轻松地将CO_2转化为O_2，但藻类不能食用，只能让其逐渐增加。大规模的实验试图创造生物圈（一个与环境平衡的封闭生态系统）。其中一个生物圈是一座占地3英亩的建筑，有8个人在里面生活了近21个月，但超过这段时间，无法维持充足的空气中O_2。目前只有一个已知的功能生物圈——地球，甚至其大气也开始显示出不稳定的迹象（见第三十四章）。

第十九章　溺水

要点

- 温水淹溺时，激活气道保护性反射，只有在耗尽肺内氧储备，缺氧使气管开放后，才会发生误吸。
- 冷水淹溺时，激活冷休克反射引起水下喘气和过度通气，（立即）误吸大量冷水并迅速严重缺氧。

据估计，每年全球有超过36万的溺水者。多数国家，溺水是意外死亡的主要原因，尤其是儿童。相比高收入国家，溺水在中低收入国家更为常见，与女性相比，男性溺水更为常见，且常与饮酒相关。据估计，每一例溺亡背后，都有几例需要住院治疗的近乎溺死［译者注：近乎溺死或溺闭（near-drowning），描述溺水后存活超过24 h，并须积极救治一种以上溺水相关并发症的患者，并发症可能包括肺炎、急性呼吸窘迫综合征、神经性并发症等。不过，目前溺死、溺死相关死亡、近乎溺死或溺闭等定义还存在争议，因为溺死与近乎溺死通常不能依据时间（24 h）区分］，还可能有数百例其他不太严重事件（译者注：即溺水事故的严重性不仅包括死亡病例，还涵盖了一系列幸存者的健康状态，其中有些需要住院治疗，而有些则可以在其他医疗环境下得到处理）。溺水后初期正常的患者，可能在溺水相当长一段时间后死于肺部并发症（继发性淹溺）。

溺水的本质特征是窒息，但误吸的水量，以及水中溶解或悬浮的物质也决定了溺水后许多生理反应。水温至关重要，在极冷的水中对于近乎溺死的溺水者，低体温是影响生存的主要因素。

一、溺水的生理学

溺水时，人体承受的静水压可能巨大。引起静脉血回流大幅度增加，导致肺血容量及心排血量增加，继而尿量显著增加。腹压升高导致膈肌头侧移位，加之直接作用于胸壁的压力增高，使呼吸功增加约65%。

呼吸系统有以下3种反射在溺水中发挥作用。

- 气道刺激性反射：水误吸入口中最初会刺激吞咽，随后咳嗽、声门关闭和喉痉挛。如果误吸的水进入至声门下呼吸道，将导致支气管痉挛。
- 冷休克：指的是整个人体突然浸入冷水时所出现的若干种心血管和呼吸的联合反射。突然浸入25℃以下的水中会强烈刺激呼吸，最初导致大喘息，随后

是严重的过度通气。水温越低，刺激越强，10℃时最强。功能残气量急剧增加，个体可能会感觉自己几乎在肺总量位呼吸，且呼吸困难。屏气时间显著下降，通常降至不到10 s，这会削减溺水者逃离水下密闭空间或寻求安全前的定向能力。

- 潜水反射：大多数哺乳动物中，当冷水刺激面部和眼时会表现为心动过缓、外周血管收缩和呼吸暂停的潜水反射。为降低氧耗量而延长潜水时间，潜水反射在潜水哺乳动物中特别发达（见第292页）。人类也有潜水反射，且婴儿的潜水反射更活跃。健康成年人突然将头浸入冷水中，最初会引起冷休克反应，伴过度通气，但在1 min内就会出现与潜水反射一致的呼吸频率下降。

二、溺水的生理机制

吸入水导致的声门闭合、肺误吸、冷休克和潜水反射均会影响溺水后事件的进程，而在众多因素中，影响预后相对重要的是溺水者的年龄和水温。目前认为副交感神经反射（潜水反射）和交感神经反射（冷休克）对心脏的矛盾性影响，导致部分溺水者死于心律失常。

（一）干性溺水

发生率不到10%。温度中性的水中溺水时［译者注：温度中性（thermoneutral）被用来描述环境温度与人体产热相平衡状态。当人体处于温度中性状态时，环境温度与人体产热的速率相匹配，使得人体体温恒定，而不需要额外的生理调节来保持体温平衡。这里，"温度中性的水"指的是水温与人体产热速率相匹配。当水温与人体的产热速率相当时，冷刺激反应会最小，因此，在"温度中性的水"中，潜水反射和冷休克反应等生理反应较小］，冷刺激反射最小，溺水时喉部完全紧闭，某些溺水者会在吸入水之前失去意识。肺泡氧及其随后的动脉氧分压下降速度取决于肺容积和氧耗量。即使最大吸气后，肺泡中储氧量也不太可能超过1 L，在游泳或拼命挣扎时3 L/min的

氧耗量并不罕见。肺泡氧分压下降引起的意识丧失常会突然无预警地发生。

冷水溺水时，继发于声门关闭的缺氧仍可发生。此外，冷休克和潜水反射更易使溺水者出现心血管并发症（如心律失常和突发循环衰竭等），从而导致落水后误吸水之前就死亡。这种冷水中干性溺水可能在老年人中更为常见。

（二）湿性溺水

几乎90%的溺水者都误吸大量的水。突然冷水落水后，相比潜水反射，认为冷休克反射更常见，过度通气导致迅速误吸水。在温度中性水中，有意识的溺水者可以控制呼吸并防止声门闭合，或者是因缺氧而开放声门，无论哪种情况，都会误吸水。一旦水误吸，反射性支气管痉挛就会迅速发生，进一步恶化呼吸功能。

1. 淡水溺水

淡水吸入支气管树深处，会快速深度改变肺泡表面活性物质，导致肺泡正常的弹性特性丧失和通气/血流比失衡。淡水淹溺时，除稀释了肺泡表面活性物质，还有肺泡水迅速吸收导致的肺泡塌陷和肺内分流，这种快速形成的肺内分流导致缺氧。某些研究表明，脑缺氧引起的神经源性肺水肿可能与误吸后的肺泡内积液并存。由溺水导致的肺功能变化似乎能快速逆转，幸存者很有可能恢复至正常的肺功能。

大量淡水可经肺吸收，淡水溺水的婴儿中报道过导致抽搐的严重低钠血症，但大多数溺水者经肺仅吸入少量的水，并且吸收的水迅速重新分布而得到纠正。实际上，低血容量更常见于近乎溺死后。

2. 海水溺水

海水是高渗溶液，渗透压是血液的三倍多。因此，吸入肺内的海水最初不仅不会被全身吸收，且会将血液循环中液体吸收入肺泡。动物研究发现，吸入海水后的恢复期，肺清除的肺液量比最初吸入的海水还多50%，这么高的肺液量显然说明更多肺泡有积液，这导致了持续性肺内分流，降低动脉氧分压。

三、低温效应

近乎溺死的受害者常会出现不同程度的低体温，常33～36℃。机体缺氧时，低温降低脑（和全身）代谢，这起到保护作用，认为在那些众多长时间冷水淹溺后存活的报道中，尤其是儿童的报道中，低体温是保护因素。有报道称，近乎溺死的儿童和成年人

被困冰下长达80 min仍存活。然而，基于之前所述的原因，（冷水溺水时）迅速出现的动脉低氧血症（不利于保护），且体温是如何快速下降而达到不同程度的脑保护，尚存争议，这是因为机体受到寒冷刺激后会引起生理反射（如外周血管收缩和颤抖），因此认为体表温度下降并不能使核心体温迅速下降。即便如此，儿童相对于体型有较大的体表面积，理论上，体表面积越大，通过体表的热传导更快，核心体温下降也越快。

长时间溺水，经肺或胃吸收的冷水可降低体温，但从量上来说，不太可能吸收达到降温所需的液体吸收量，尤其是海水。另一种可能的解释是，冷水进出冲刷呼吸道时，虽然不会吸收，但会导致热量丢失。动物研究表明，冷水冲刷气道在几分钟内就可降低几度颈动脉血温，这足以有效地降低脑需氧量。最后，反复误吸冷水可能通过鼻咽部的传导性热损失而直接冷却大脑深部区域。

尽管有某些潜在的益处，但是对大多数溺水者来说，低体温可能弊大于利。32℃左右时意识丧失，进一步误吸几乎不可避免，低于28℃时，常心室颤动和心脏停搏。即使获救，到达医院前，近乎溺死的患者体温常进一步降低。

四、近乎溺死的治疗原则

一般治疗原则高度一致，具体如下。

（一）即刻治疗

训练有素的救援人员可行水中复苏，虽无法水下心脏按压，但可行人工通气，早期通气可提高生存率。当患者垂直体位（如被直升机绞盘吊起）被救出水面时，患者可能出现循环衰竭和意识丧失，原因可能是患者突然离开水面，水压消失，相比水中，导致受重力影响血容量更多分布至腿部。因此，目前推荐尽可能采用俯卧位的方式将溺水者从水中救出。

在溺水现场，很难判断溺水者是否出现过心搏甚至呼吸骤停。然而，很多记录显示，长时间溺水后看似溺亡的遇难者，在康复后并无脑损伤的证据。因此，无论现场救治的预期有多绝望，在未全面的院内评估前，所有溺水者都应行心肺复苏（cardiopulmonary resuscitation，CPR）。

近乎溺死的早期治疗至关重要，这就需要对那些可能在溺水区域参与救援的人员进行有效的CPR指导。心肺复苏应遵循标准流程，但为尝试清除肺内积

水，建议胸外按压前先给予5次初始的人工通气，而不是标准的2次。院外救治时，口对口通气是首选的方式，但当肺内大量积水时，往往需要较高的通气压力。应避免通过体位引流或腹部加压（如海姆立克急救法）的方式将肺内的水排出体外，因为这很可能导致胃内容物反流并误吸，且该做法将延迟人工通气。为保护气管防止误吸，应尽早气管插管。大多数幸存者在救出水面后1~5 min内恢复自主呼吸。在院内评估前，不应做出停止复苏的决定，特别是意识状态受到低温症干扰时。

（二）院内治疗

到达医院后，应将患者分为以下几类。

- 意识清楚。

- 意识受损（但有反应）。

- 昏迷。

前两类溺水者存活率都超90%，但患者仍应入院观察及出院后随访，因为任何一个误吸的溺水者都可能出现迟发（常误吸后4 h内）的肺功能损伤，亦称"继发性溺死"，也是急性肺损伤（见第三十一章）的类型之一。任何一个误吸的溺水者都可能发生，一般在误吸后4 h内出现。昏迷或低氧血症患者须入住重症监护病房，遵循缺氧性脑损伤和吸入性肺损伤的治疗原则。若患者的自主呼吸不能维持机体满意的动脉氧分压（PO_2）和动脉二氧化碳分压（PCO_2）的水平，则可尝试持续气道正压通气，常有效。若不成功，或者患者有神经功能损伤，则需要人工通气。

（程国玲译；章文豪，李子广，周琳婧，方年新，刘岗审校）

———————— 参考文献 ————————

扫码查看

关键词

缺氧、溺水、近乎溺死、气道反射、淡水、海水、低温、治疗。

摘要

• 温水淹溺时，激活气道保护性反射，只有在耗尽肺内氧储备，缺氧使气管开放后，才会发生误吸。

• 冷水淹溺时，激活冷休克反射引起水下喘气和过度通气，（立即）误吸大量冷水并迅速严重缺氧。

小结

• 溺水时，根据溺水者的年龄和水温，可能会发生各种反射。气道刺激性反射会引起咳嗽、喉痉挛和支气管痉挛。如果水温低于25℃，就会发生冷休克，包括突然的、剧烈的吸气后过度通气，这就降低屏气能力。潜水反射是指冷水刺激面部时的反应，包括心动过缓、血管收缩和呼吸暂停，婴儿的潜水反射更活跃。

• 当溺水反射性气道迅速关闭时，可能不伴有误吸，但这会导致缺氧和意识丧失，但更常见的是，因为缺氧减弱保护性反射或因冷休克，水被吸入。淡水误吸可从肺吸收入血液循环，但吸入高渗海水，导致液体转移进入肺部而引起肺水肿。无论吸入淡水还是海水，都会稀释和破坏表面活性物质，恶化肺功能。

• 通过降低脑氧耗，低体温可能保护溺水幸存者免受神经系统损伤。使大脑迅速冷却的机制尚不明确，但可能与咽部或肺部的冷却液有关，而非体表降温。

• 溺水的治疗包括将从水中救出溺水者，若需要，除给予五次初始抢救呼吸来试图清除肺部水分（译者注：心肺复苏时，抢救呼吸是指救助者通过口对口或口对鼻的方式向受害者提供人工呼吸，以帮助维持受害者的呼吸功能），还要进行标准的心肺复苏。若溺水者体温过低，则难以决定何时停止复苏。若大量的误吸，数小时后可能会发生肺水肿和急性肺损伤。

第二十章　吸烟和空气污染

要点

◆ 尽管烟草流行趋势有所下降，但英国仍有1/5的人吸烟，且全球范围内吸烟者数量仍在增加。

◆ 吸烟导致人体定期吸入各种可激惹气道的刺激性受体，以及激活肺部炎症通路的有毒化合物。

◆ 被动吸烟的影响开始于子宫内，若胎儿肺部发育受损，则将增加婴幼儿罹患下呼吸道疾病的风险。

◆ 室内外的CO、O_3、NO_2和颗粒物等空气污染，与多种呼吸系统疾病及症状相关。

我们呼吸的空气很少是氧气、氮气和水蒸气的简单混合物，对世界上大多数人，空气中还含有各种其他有害的气体和颗粒。此外，还有相当大比例的吸烟者通过烟草烟雾进一步污染空气。

一、烟草烟雾

在16世纪从美洲传入欧洲之前，烟草在美洲用于医疗已有多个世纪。Walter Raleigh爵士将吸烟介绍给Elizabeth女王一世后，吸烟便成为当时欧洲每一位绅士必不可少的时尚活动。自此，吸烟开始稳步流行，但直至第一次世界大战（1914—1918年）后才爆炸性增长。

总有人反对吸烟，国王James一世（1603—1625年）将吸烟描述为"一种刺激眼睛、鼻子，对大脑有害且对肺部造成损伤的不良习俗"。不过，直到大约350年后，才有了"吸烟伤肺"的确切证据。直到最近，才明确吸烟者的死亡率更高，而增加死亡率的原因包括多种呼吸系统疾病。目前全球烟民超过10亿。自出现严重健康后果的证据，高收入国家的吸烟者比例普遍下降，目前，在英国和美国吸烟比例为20%。然而，全世界的吸烟者数量正在增加，吸烟的卫生费用巨大，其中超过80%的吸烟者生活在中低收入国家，其男性吸烟率可能超过70%。全世界约1/3的吸烟者将死于习惯性吸烟，据估计，在21世纪内吸烟将导致1亿人过早死亡。

（一）烟草烟雾成分

目前已在烟草烟雾中发现了2000多种潜在有害成分，某些存在气相中，另一些存在颗粒相或焦油相中。"颗粒相"中物质是指能够被孔径为0.1 μm过滤器滤掉的颗粒，然而，这并不意味着这些物质能被"香烟滤嘴"过滤，实际上"香烟滤嘴"可让大量颗粒物通过。

通过改变种植和加工条件，香烟种类众多，以及是否使用过滤嘴，各品牌和类型香烟的烟草烟雾成分差异很大。通风过滤嘴在滤嘴和烟草间有一圈小孔，吸气时可通过这些小孔吸入空气，从而稀释烟雾中的成分。

1. 气相

香烟烟雾含有CO，吸烟时从香烟烟蒂排放的浓度可高达1%～5%，此浓度远超毒性阈值。血液的碳氧血红蛋白百分比能更好地反映CO暴露程度。非吸烟者碳氧血红蛋白百分比常小于1.5%，但易受空气污染和二手烟的影响（见后文）。而吸烟者碳氧血红蛋白百分比通常为2%～12%，该值同样会受吸烟数量、烟草种类和烟尘雾吸入方式的影响。

烟草烟雾还含有极高浓度（约400 ppm）的NO和微量NO_2，NO在有氧气时缓慢氧化为NO_2，这些化合物的毒性众所周知。NO_2在肺泡衬液中水合形成亚硝酸和硝酸的混合物，其中亚硝酸根离子可转化血红蛋白为高铁血红蛋白。

烟草烟尘的其他有害气相成分包括氢氰酸、氰、醛、酮、亚硝胺和挥发性多环芳烃（polynuclear aromatic hydrocarbons，PAHs）。

2. 颗粒相

能被剑桥过滤器（cambridge filter）过滤的物质统称为"总颗粒物"，其气溶胶颗粒大小为0.2～1.0 μm。烟草烟雾的颗粒成分包括水、尼古丁和"焦油"。每支香烟含尼古丁0.05～2.50 mg、焦油0.5～35.0 mg。

（二）个体烟草暴露

通常以"个体烟草暴露"来表示吸烟数量和吸入方式的复杂关系。

1. 量化吸烟数量

通常用"包·年"来量化烟草暴露。包·年=每天吸烟包数（每包烟有20支）×吸烟年数，然后将受试者每个阶段的"包·年"相加，即可得到总量。

2. 烟草烟雾吸入方式

吸烟方式差异非常广泛，使人体对有害物质的吸收程度也有所差异。通常以一连串的"抽吸"的方式吸入香烟烟雾，每次吸入的体积为25～50 mL。可简单地将烟雾吸入口中，并迅速排出而无明显吸入。然而，长期吸烟者要么直接将烟雾吸入肺部，要么更常见的经口或经鼻将烟雾吸至肺，通过将舌贴紧上颚消除口腔中气体空间，将烟从口腔挤压到咽部。由于吸烟时吸气特别深，导致肺的无效腔都充满了烟雾。

因此，吸烟者从单支香烟中获得的尼古丁、焦油和CO的量，并不固定，吸烟的数量和种类不是决定烟草烟雾暴露水平的唯一因素。为维持血液中特定的尼古丁水平，长期吸烟者会调整他们的吸烟模式。譬如，在改吸尼古丁含量较低的品牌后，吸烟者通常会调整吸气，最大限度地吸收尼古丁。

3. 吸烟对呼吸系统的影响

吸烟对呼吸功能影响广泛，现已明确吸烟与诸多呼吸系统疾病相关，尤其是慢性阻塞性肺疾病和支气管肺癌，分别在第二十八章和第三十章讨论。虽然我们仍无法明确为何吸烟者最后仅有1/5发展成为慢性阻塞性肺疾病，但很可能与吸烟者对烟草烟雾影响的遗传易感性有关（见第311页）。研究表明，吸烟者DNA甲基化可对多个基因表达进行修饰，与肺功能减退、慢性阻塞性肺疾病和肺癌有关。烟草烟雾可引起肺内皮细胞损伤，包括肺泡上皮屏障功能障碍、内皮炎症、细胞凋亡和血管活性介质的改变，这些病理生理过程与急性呼吸窘迫综合征（acute respiratory distress syndrome，ARDS）、慢性阻塞性肺疾病的肺气肿和血管重构等相关。

4. 气道黏膜

关于吸烟者气道敏感性问题，许多实验室研究相互矛盾。譬如，有研究认为吸烟者吸入低浓度氨气后气道敏感性增加，而对辣椒素的气道敏感性降低。戒烟对咳嗽反射的影响的研究结论也不尽相同。虽然如此，普遍的认识是吸烟者存在着气道高反应性，其原因可能是炎症介质刺激下增加了迷走神经的兴奋性。

体外研究显示颗粒和气相化合物均抑制气道的纤毛运动，但体内研究显示结果相互矛盾。一些体内研究却表明烟草烟雾会增强气道纤毛运动；另一些研究表明，吸烟者气道纤毛结构可能异常；还有一些研究显示吸烟抑制了负责正常气道纤毛产生的鞭毛内转运（intraflagellar transport，IFT）基因的表达，这就减

少纤毛的长度。而气道纤毛长度的小幅缩短就可能会显著降低气道黏液清除功能（见第157页）。

人们一致认为，长期吸烟者的气道黏液增多，即使无症状，气道黏膜下腺体增生和杯状细胞数量也会增加。吸烟者的气道黏液清除功能普遍受损，加之黏液生成和气道敏感性都增加，常可引起咳嗽咳痰。除长期气道炎症已造成了不可逆的气道损伤，戒烟3个月后上述病理改变大多能逆转。

5. 气道直径

烟草烟雾颗粒和气道黏液分泌增多，都可反射性收缩支气管，故吸烟可导致气道直径急剧缩小。长期小气道炎症将导致慢性气道狭窄，对肺功能有多种影响。气道狭窄促进呼气时气道过早关闭，导致闭合气量增加和通气/血流失调。因此，吸烟者的单次呼吸氮测试（见第85页）显示的吸入气体分布常通常异常，且长期的小气道狭窄将导致第1秒用力呼气量逐渐下降（稍后描述）。吸烟者出现症状之前，往往肺功能已严重下降。

6. 通气容量

第1秒用力呼气量应在成年后早期达峰，与女性相比，男性第1秒用力呼气量达峰时间较晚，但无论男女，在成年期至40岁前该值应维持在较高水平，40岁后第1秒用力呼气量随着受试者年龄的增长而逐渐下降，如图20.1所示。对第1秒用力呼气量的纵向研究显示，吸烟者第1秒用力呼气量下降始于成年早期，且下降速度快于非吸烟者。肺功能的下降最终引起了肺部病变。

（三）被动吸烟

当与吸烟者同处一室，非吸烟者必然会暴露在烟草烟雾中。暴露程度与房间的大小和通风情况、吸烟人数，以及软装饰品和衣服对烟雾的吸收等相关。据报道，吸烟者室内CO浓度平均为20 ppm，高于推荐的环境浓度（见后面的讨论）。焖烧的烟蒂产生"侧流烟雾"［闷烧（smouldering）是指一种缓慢、低温的燃烧，有烟雾但无明显的火焰］，比主动吸烟通过气流燃烧产生的"主流烟雾"含有更多的有害物质。平均而言，在每分钟吸烟中，会有58 s产生"侧流烟雾"，而平时测量香烟的"烟雾"时并不测量"侧流烟雾"。

被动吸烟会对人体健康产生不利影响的证据确凿，成年人被动吸烟与肺癌、心血管疾病、哮喘和慢性阻塞性肺疾病有关。

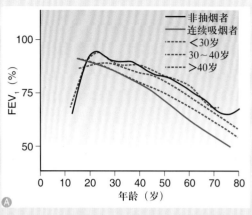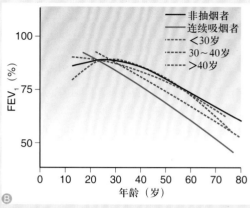

A. 男性受试者；B. 女性受试者。红线表示终身非吸烟者，相比女性成年早期就达第1秒用力呼气量峰值，男性非吸烟受试者年龄较晚。极高龄男性第1秒用力呼气量增加的原因可能是幸存者偏倚或样本量少。与非吸烟者相比，终身吸烟者（蓝线）肺功能下降是立即的，且下降速度更快，戒烟的效果取决于什么时候开始戒烟（虚线），30岁前戒烟认为烟草对第1秒用力呼气量的影响甚微（第1秒用力呼气量以25岁时第1秒用力呼气量值计算）。

图20.1　显示吸烟对第1秒用力呼气量终身变化的影响示意

（数据来自参考文献8）

母亲吸烟

吸烟孕妇，其婴儿出生时（更可能）是低体重儿，更可能早产，婴儿猝死综合征的风险也更大（见第171页）。2岁前，父母吸烟的婴幼儿都更易患下呼吸道疾病和喘息发作，当年龄增大时父母吸烟，幼儿的肺容量减少，碳氧血红蛋白水平升高，即使在14岁时父母吸烟，孩子也更容易患哮喘。目前尚不清楚这是由于宫内被动吸烟还是出生后在家中暴露在烟草烟雾所致的，但是越来越多的证据表明这是吸烟孕妇所生婴儿先天免疫功能低下所致的。有研究者认为，被动吸烟的婴儿下呼吸道疾病的风险增加与由于出生时气道管径小，致使他们的气道在常规感染或过敏时，更易缩窄闭陷。增龄几年后，尽管这些儿童的肺功能仍比那些在生命早期无下呼吸道疾病的儿童差，但由于其气道管径增粗可减轻喘息等相关症状。

（四）吸烟与围术期并发症

吸烟者气道对吸入刺激物的敏感性增加，所以全身麻醉诱导时不良事件（如咳嗽、屏气和喉痉挛）的发生率增加，即使是被动吸烟者中，也是如此。

充分证据表明，吸烟者围术期发生并发症发生率增加，包括死亡和术后肺部并发症（见第246页）。

（五）戒烟

戒烟有助于抑制和逆转气道的病理改变，并降低吸烟相关性肺癌等长期风险。采取综合干预措施可以最大程度增加"戒烟率"，如行为支持治疗和尼古丁药物替代治疗。

电子烟

目前英国有200万电子烟用户，但日益流行的电子尼古丁输送系统引发了争议。电子烟以加热含有溶媒和尼古丁溶液的方式来产生气溶胶。吸电子烟是尼古丁替代疗法的一种有效形式，可提高戒烟率。

［译者注：此处说法不科学。电子烟是通过雾化芯加热方式（温度可达200℃以上）雾化烟油，产生含尼古丁的"气雾"，烟液受热雾化形成烟雾和可吸入气溶胶，从而产生与吸食传统卷烟相似的体验。尽管有研究显示电子烟可以在一定情况下帮助一些吸烟者戒烟，但这些研究的确定性较低，且研究所涉及的产品往往是单一的，电子烟的种类五花八门，并没有办法确认所有电子烟产品都可以产生同样的效果，故电子烟作为人群层面的戒烟手段所能发挥的作用，尚不明确。而且，对戒烟的定义是有争议的，如果戒烟仅仅是戒除烟草制品，换句话来说，吸烟者可能从传统卷烟转而去使用含尼古丁的电子烟，那么使用多长时间就会成为新的问题，因为长期使用电子烟可能会增加健康风险，所以仅仅是从传统卷烟转而使用电子烟，并不能彻底保护人们的健康。因此，在没有足够证据之前，电子烟不应被作为戒烟工具来推广使用。］

电子烟时虽可能让周围的人被动吸入尼古丁，但由于蒸汽只有在吸电子烟时才会释放（译者注：电子烟产生的是蒸汽，而传统香烟产生的是气溶胶。传统吸烟，烟草燃烧产生的烟雾含有固体颗粒和液滴，它们悬浮在空气中，形成可见的烟雾，这些固体颗粒和液滴构成了烟草烟雾中的气溶胶。而电子烟则不进行燃烧，其使用加热元件将液体转化为蒸汽，蒸汽通常是无色的，不产生传统吸烟那样可见的烟雾。因此，常将电子烟产生的物质称为蒸汽，而不是气溶胶。需要注意的是，电子烟的蒸汽中可能仍然含有一些微小的颗粒或化学物质，因此有时也被称为气溶胶，这是由于某些电子烟液体中的成分可能会以微小的颗粒形式存在。所以在某些情况下，也可以将电子烟产生的物质称为气溶胶，但通常更常见的是称其为蒸汽），因此与燃烧的香烟相比，电子烟在环境中释放的有毒物质少。虽然电子烟的危害可能小于烟草，但仍需数十年的使用才能最终确定其对健康的长期影响。电子烟代替烟草吸烟时，尼古丁仍会进入肺部，仍可能造成伤害。最新的研究，发现电子烟可影响组织损伤标志物和炎症标志物的水平。暴露于电子烟溶液4个月的小鼠身上出现与慢性阻塞性肺疾病相关的改变，例如，细胞因子表达、气道高反应性和肺组织破坏。在调整了香烟和二手烟暴露的变量后，使用电子烟的青少年慢性支气管炎症状的发生率增加。人们担心电子烟是"安全的"尼古丁这样的想法可能诱使儿童对尼古丁上瘾，从而导致他们吸烟。虽然政府已经制定了电子烟在公共空间中的生产、销售和消费规范，但这些规范还不够完善。

二、吸烟相关性肺损伤的机制

烟草烟雾的许多化合物对肺有直接刺激和毒性作用。从长远来看，可能是改变气道基因表达介导的。即便是低水平的烟草烟雾暴露（如被动吸烟），也会导致128个不同基因表达的改变，这些基因发挥着许多生理作用。烟草烟雾导致肺损伤主要有以下3个机制。

（一）氧化损伤

氧化损伤（包括膜脂质的过氧化）是烟草烟雾致肺损伤的重要机制，这可能是通过上调磷脂酶A_2和各种过氧化物酶基因的表达介导的。

1. 直接氧化损伤

烟草烟雾的焦油相中含有醌、氢醌等活性氧物质，气相中含有NO，这些化合物可还原体内的氧，产生超氧阴离子，进而生成具有高破坏性的羟自由基。

2. 细胞介导的氧化损伤

这是吸烟激活或增强呼吸道内中性粒细胞和巨噬

细胞所致。支气管肺泡灌洗液显示，吸烟者肺泡内巨噬细胞数量较多，还有大量非吸烟者中通常不存在的中性粒细胞。烟雾中颗粒成分募集和激活肺泡内中性粒细胞，这表明颗粒物与肺泡巨噬细胞相互作用释放出中性粒细胞趋化因子，激活中性粒细胞，使其释放蛋白酶或活性氧。香烟烟雾可直接激活中性粒细胞和巨噬细胞，也可经轻度感染吸烟者可能产生的过量活性氧而间接激活。

吸烟者体内氧化应激的证据主要基于肺和血液中抗氧化剂活性的测量。与非吸烟者相比，吸烟者肺泡液中维生素E水平降低、血浆中维生素C浓度降低、肺泡巨噬细胞的超氧化物歧化酶和过氧化氢酶活性显著增加。

（二）致癌作用

虽然吸烟可导致多器官癌变，但显然呼吸道接触致癌物的频率最高。烟草烟雾中有两类化合物具有致癌性，它们主要存在于烟草烟雾颗粒相的焦油中。其中一类是碳氢化合物，特别是多环芳烃，而其他碳氢化合物如芳香酚（苯酚、吲哚和邻苯荼酚）等则是辅致癌剂和肿瘤促进剂，当它们不存在时，致癌物则相对无害；另一类具有致癌性的是亚硝胺类和尼古丁衍生物，由于其易吸收入血，这使得癌症不仅可发生在呼吸道和食管，甚至还可导致胰腺等远处器官癌变。人们对烟草致癌物有所了解后，就试图通过改变烟草成分来降低这些致癌物在烟雾中的浓度。自1955年以来，烟草中的焦油水平几乎下降至原来的1/3，但这对肺癌的发病率几乎没有影响（见第334页），所以戒烟仍然是避免吸烟相关性癌症的最佳方法。

（三）免疫激活

与非吸烟者相比，吸烟者的血清免疫球蛋白E（immunoglobulin E，IgE）水平可能是其2倍，原因尚不明确，但可能有两方面原因。烟草有害成分的直接毒性和氧化性细胞损伤增加了气道黏膜的细胞通透性，使过敏原更易接触潜在的免疫活性细胞。吸烟还会增加某些T淋巴细胞亚群的活性，进而产生IL-4，IL-4是一种公认能刺激IgE产生的细胞因子，已知会导致长期的全身性炎症反应。

三、空气污染

污染是全球最大的环境疾病和早逝原因，每年造成约900万人死亡。空气污染带来了严重的疾病负担，包括呼吸系统、心血管系统和神经功能障碍，还可能导致妊娠期并发症和低体重出生儿。那些最贫穷和最脆弱的人群受污染的影响最严重，约92%污染相关的死亡发生在低、中收入国家。儿童、老年人和心肺疾病患者也更易受其影响。据估计，欧洲多达21%的城市人口所处环境中，污染物超过欧盟规定的标准。燃料（化石燃料或生物质燃料）燃烧导致了85%的空气颗粒物污染。世界范围内，家庭空气污染正缓慢下降，而环境空气污染继续恶化。面对空气污染这一公认的全球问题，世界卫生组织（world health organization，WHO）的空气质量指南规定了常见污染物的最大可接受标准。自2017年以来，健康效应研究所（Health Effects Institute）每年发布汇集有关空气质量和健康的信息的全球空气状况报告。世界卫生组织预测，如果持续减少如煤炭、O_3和甲烷等短期气候污染物的排放（这些短期气候污染物仅存在数天到几十年，不像温室气体一样存在数百甚至数千年），那么在2030年前每年或许可减少350万人死亡，并在10年内缓解全球气候变暖（译者注：参考文献写于2015年，就是说在2025年前可缓解全球气候变暖）。

尽管空气污染与非恶性呼吸系统疾病死亡率的相关性尚未证实，但空气污染与心脏病高患病率、肺癌的高发病率，以及自然死亡率的增加相关。虽然最新的观察结果尚未证实空气污染与非恶性呼吸系统疾病死亡率的相关性，但某些证据表明，交通相关的空气污染增加了慢性阻塞性肺疾病和哮喘的患病率，更广泛的共识是，污染加重了慢性阻塞性肺疾病和哮喘患者的病情。流行病学研究还发现空气污染影响儿童肺功能，儿童的居住地距离繁华的道路越近，其第1秒用力呼气量随年龄增长而增加得越缓慢，越可能罹患感染和哮喘等呼吸道疾病。研究者对成年人的肺功能也观察到了类似的结果。早期交通污染似乎会增加儿童喘息的风险，但只有整个儿童期长期暴露空气污染才会增加患哮喘的风险。细颗粒物和NO_2（见后文）可能是导致死亡率增加的主要污染物。

（一）污染物来源

1. 初级污染物

初级污染物是指从污染源直接排放到大气中的物质，主要来源于化石燃料的燃烧。汽油发动机供氧受限，其燃料燃烧产生不等量CO、氮氧化物，以及苯、多环芳香族化合物等碳氢化合物，可用催化转换器来减少这些污染物（译者注：催化转换器是一种排

气净化装置，通过催化氧化还原反应将内燃机排气中有毒气体和污染物转化为较少的有毒污染物，常用于燃油或柴油的内燃机，有时也用于煤油加热器和炉子。催化转换器最早广泛应用于美国汽车市场。为了符合美国环境保护署对排放更严格的规定，从1975年开始，大多数汽油动力车辆都配备了催化转换器）。相比之下，柴油机在燃烧燃料时供氧充足，产生的一氧化碳很少，但会生成较多的氮氧化物和颗粒物。目前人类正在限制煤炭、石油和生物质的燃烧，仅限于发电。产生的污染物取决于燃料的类型，以及在"清洁"排放上花费的努力程度，然而，仍不可避免地产生颗粒物和氮氧化物，以及二氧化硫。

2. 次级污染物

初级污染物在大气中发生化学变化，形成次级污染物。汽车发动机产生的NO迅速转化为NO_2，在此过程中可能与O_3反应，降低O_3的大气浓度。另外，在低层大气及光照条件下，NO和NO_2都会与氧气反应产生O_3。

3. 气象条件

气象条件会影响空气污染。强风可迅速吹散污染物，而多云时不太可能形成次级污染物。当晴朗、无风的天气出现"逆温"时，能加剧城市的地面污染。在晴朗的夜晚，地面的热量辐射到大气中，导致地表空气急剧冷却（图20.2A）。黎明时分，地面迅速被太阳辐射加热，地表空气变暖，地表空气上升，抬升冷空气到50～100 m的高空形成冷空气毯。在高空无风的静止情况下，气团混合缓慢，相对寒冷的空气位于暖空气的上方。与此同时，早高峰时段产生的大量污染物无法分散，于地面附近积聚（图20.2B）。

（二）污染物对呼吸系统的影响

常见污染物允许的最大标准见表20.1。在不同国家、不同年份，这些标准差别很大。

患者体内可产生微量CO，但主要还是来源于吸烟和空气污染。当吸入的空气被CO污染时，形成的碳氧血红蛋白量取决于受试者的每分通气量。一项研究报告伦敦出租车司机的碳氧血红蛋白水平为0.4%～9.7%，但非吸烟司机的最高水平也有3%。如表20.1所示允许的最大污染物标准，是通过计算，确保中度运动时，体内的碳氧血红蛋白浓度仍低于2.5%。尽管CO污染多见于室内，但当室外严重污染时，体内的CO水平也能和吸烟者持平（见后文）。

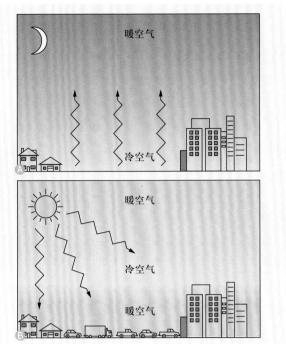

A. 夜晚，地面热量辐射至大气，地面空气冷却；B. 早晨，在强烈的阳光和无风的静止条件下，地面迅速升温，抬升冷空气，从而阻止了有效的空气混合，并将交通工具产生的污染物限制在地表。

图 20.2　早高峰时"逆温"产生污染

表 20.1　世界卫生组织空气质量指南

污染物	暴露持续时间		
	短时间（≤1 h）	中等时间（8～24 h）	年均
O_3		$100\ \mu g/m^3$	
颗粒物PM_{10}	$50\ \mu g/m^3$		$20\ \mu g/m^3$
颗粒物$PM_{2.5}$	$25\ \mu g/m^3$		$10\ \mu g/m^3$
二氧化硫	$500\ \mu g/m^3$	$20\ \mu g/m^3$	
NO_2	$200\ \mu g/m^3$		$40\ \mu g/m^3$
CO	$25\sim87$ ppm	10 ppm	

注：ppm：百万分之几；PM：颗粒物。

译者注：PM 是英文 Particulate Matter（颗粒物）的首字母缩写，PM_{10} 和 $PM_{2.5}$ 分别指的是空气动力学直径小于等于 10 μm 和 2.5 μm 的颗粒物。PM_{10} 又称为可吸入颗粒物，$PM_{2.5}$ 又称为可入肺颗粒物或细颗粒物，是表征环境空气质量的两个主要污染物指标。$PM_{2.5}$ 能较长时间悬浮于空气中，其在空气中含量浓度越高代表空气污染越严重。

NO_2 是一种初级污染物，但也有少量由 NO 生成。在英国，大气中 NO_2 约一半来自车辆尾气。室内的 NO_2 浓度常高于室外，其对呼吸的影响将在下一节中描述。

O_3 是阳光作用于氮氧化物形成的次级污染物，因此城市和公路下风向的农村地区往往浓度最高。对阳光的依赖意味着日间 O_3 逐渐增加，傍晚交通高峰时段后达到峰值。暴露于 O_3 会造成氧化应激，导致脂质氧化和气道炎症。O_3 对呼吸道的毒性大小取决于暴露浓度和持续时间。若暴露于 $200\ \mu g/m^3\ O_3$ 中，则仅数小时就会引起咽喉刺激、胸部不适和咳嗽等症状，这是由于 O_3 直接刺激气道受体、激活炎症通路所致的。O_3 吸入可能会刺激支气管收缩，伴第 1 秒用力呼气量下降及运动受限。对 O_3 暴露下肺功能测定，不同个体差异很大，约 10% 的受试者显示肺功能严重下降，这是遗传易感性差异所致的。值得注意的是，实验室研究未能证明哮喘患者更易出现 O_3 诱导的肺部症状。即便如此，仍有充分的证据证明高浓度的 O_3 暴露与医院就诊率增加和呼吸问题有关，尤其是儿童。据计算，成年人吸入的 O_3 每增加 5 ppb（5×10^9），下呼吸道慢性疾病的死亡风险就增加 5%。

近年来，煤炭使用量的减少大大降低了二氧化硫的排放量。目前英国约 2/3 的二氧化硫排放源自燃油发电站。大气中正常水平的二氧化硫短期内暴露对健康者不会造成影响，但哮喘患者暴露 100～250 ppb 二氧化硫后可能会发生支气管收缩。

大气污染颗粒物由煤烟、液滴、再凝结的金属蒸汽和有机碎片混合组成。颗粒污染物的不同性质反映了其极其多样的起源，在城市，柴油发动机是其主要来源。现认为只有直径 <10 μm 的颗粒才是"可吸入肺的"（见第157页），因此颗粒污染是以小于这一直径的颗粒物浓度来衡量的，称为 PM_{10}。颗粒物可再细分为以下几种。

• 直径在 2.5～10.0 μm 的粗颗粒占 PM_{10} 较少，虽然研究较少，但仍认为其对健康影响显著。

• 细颗粒也称 $PM_{2.5}$，其直径 <2.5 μm，是空气污染中数量最多的颗粒物，也是颗粒物中影响身体健康最主要的颗粒。大规模的流行病学研究表明，$PM_{2.5}$ 浓度每增加 $10\ \mu g/m^3$，全因死亡率就会增加 7.3%。其机制可能与氧化剂和抗氧化剂间的失衡有关。目前人们正在开发一种新的分析方法来表征 $PM_{2.5}$ 的氧化潜力，即 $PM_{2.5}$ 产生活性氧的能力。

• 超细颗粒是指直径 <0.1 μm 的碳颗粒。由于其体积小，意味着这些颗粒应在不被气道衬液截留的情况下吸入后呼出（157页）。然而，某些颗粒长期停留在肺中，可能被巨噬细胞吞噬，但目前尚无全身吸收的证据。目前尚不明确超细颗粒是否影响身体

健康。

颗粒物对肺功能的急性影响还包括气道刺激、第1秒用力呼气量及用力肺活量等肺容量的轻度下降。然而，大多数研究的重点是$PM_{2.5}$水平与总体死亡率之间的关系。颗粒物污染对肺上皮细胞和巨噬细胞有广泛的促炎作用，可引起局部（肺部）和远处的炎症反应，其中凝血途径的激活或许能够解释为何PM会增加心血管疾病的死亡率。

（三）室内空气污染

世界范围内，家庭空气污染（household air pollution，HAP）最常见的来源是明火烹饪产生的烟雾，为减少室内明火的使用，因此人们呼吁改进炊具。生物燃料的燃烧会产生大量颗粒物，这与很多呼吸道疾病（包括儿童呼吸道感染）有关。评估使用更清洁的生物炉是否会降低儿童肺炎发病率的研究尚无定论。仅靠减少烹饪来源的HAP或许收益不大，除非将其纳入清洁空气战略。此外，产生健康获益所须降低HAP的程度尚未明确。尽管有些生物学机制或理论可以解释为什么HAP与慢性阻塞性肺疾病进展相关，但未得到证实。迄今为止的大型研究结果相互矛盾。

在发达国家，大多数家庭配备了高效供暖系统和全面的隔热设施，这就升高了室内的温度和湿度、减少了通风，从而导致室内空气质量巨大变化。据估计，多数人在室内度过的时间超过80%，所以任何室内空气污染都可能对公众健康影响重大。被动吸烟对呼吸系统的影响如前所述（见第223页），而第333页讨论了环境氡暴露对肺癌的影响。

室内空气质量大体上反映了室外空气质量，但由于O_3与家用合成材料反应快，所以室内的O_3水平总是低于室外。除了外部污染物，室内还有以下3种特定污染物。

1.过敏原

室内温暖潮湿的空气、通风不良和大面积的地板覆盖物为尘螨滋生和许多过敏原滞留提供了理想条件。最近的研究认为这也导致了哮喘等变应性疾病患病率激增，第二十八章将对此进行讨论。

2.一氧化碳

家庭供暖设备故障时，可能会释放CO到室内，由此引发的急性CO中毒十分常见。而室内长期低水平暴露于CO的可能性被低估。头痛、不适感和流感样症状均为长期CO中毒的特征性症状，所幸只要脱离CO环境，就可以认为上述症状完全是可逆的。而碳氧血红蛋白水平持久升高的吸烟者似乎不会出现以上症状。

3.二氧化氮

燃气灶、炉灶和锅炉均可产生NO_2，其产量取决于能否顺利排放废气。其中，煤气灶是罪魁祸首，因为它们很少与烟囱烟道连接，常将废气直接排放到厨房中。烹饪产生的NO_2水平可高于750 μg/m^3，远超室外的污染控制目标（表20.1）。在NO_2约550 μg/m^3（哮喘患者）或1800 μg/m^3（非哮喘患者）可观察到轻度气道刺激效应。临床上，长期暴露于NO_2的显著效应包括恶化儿童哮喘症状。

（杨姣译；王丽，张骅，刘岗，杨淋审校）

参考文献

○扫码查看

关键词

烟草、碳氧血红蛋白、尼古丁、气道反应性、电子烟、氧化损伤、致癌作用、污染物、O_3、颗粒物。

摘要

• 尽管烟草流行趋势有所下降，但英国仍有1/5的人吸烟，且全世界范围内吸烟者的数量仍在增加。

• 吸烟导致定期吸入各种可激惹气道刺激性受体，并激活肺部炎症通路的有毒化合物。

• 被动吸烟的影响开始于子宫内，若胎儿肺部发育受损，增加婴幼儿罹患下呼吸道疾病的风险。

• 室内外的CO、O_3、NO_2和颗粒物等空气污染，与多种呼吸系统疾病及症状相关。

小结

• 尽管高收入国家烟草流行趋于下降，但烟民仍约达20%的人口。全球范围内，吸烟人数正在增加，目前全球烟民超10亿，其中1/3将死于吸烟。

• 烟草烟雾中含有成千上万种成分，大致可分为气相和颗粒相成分。目前发现的气相成分包括CO、NO和氢氰酸，颗粒相成分包括尼古丁和含有许多致癌物的"焦油"。吸烟者吸入烟草烟雾成分的量取决于吸烟量、香烟的组成（如是否有过滤嘴），以及个人的吸烟方式。

• 烟草烟雾不仅通常会导致气道高反射，引起咳嗽，还会导致分泌细胞增生，因此增加黏液分泌。气道纤毛功能和结构的异常使黏液清除无效。气道改变和反射性支气管收缩导致气道狭窄和关闭，使通气/血流比失调。上述改变影响肺容量，表现为随年龄增长，吸烟者的肺容量较非吸烟者下降更快。

• 烟草烟雾通过直接毒性和改变气道中基因表达两大机制造成损伤。烟草烟雾或活化的炎症细胞所释放的活性氧，均可造成氧化损伤。因为

呼吸道可吸收较小的致癌分子，所以烟草烟雾相关的癌症可发生在肺和其他器官。最后，吸烟可以改变肺部的免疫反应，增加过敏性肺疾病的易感性。

• 尽管日益普及的电子烟提高了吸烟者的戒烟率，但人们仍担忧"电子烟"的长期影响和安全性。即使并无烟草燃烧，尼古丁和其他有害成分也会被吸入肺部。

• 吸二手烟或被动吸烟，也与不良健康影响有关，主要发生在吸烟者未实际吸烟时，释放到空气中的烟草侧流烟雾。母亲孕期继续吸烟对儿童的呼吸健康有重大不利影响，但尚不清楚这种影响来源于胎儿在子宫内被动吸烟还是儿童时期的家庭空气污染，或二者兼而有之。

• 空气污染已认识到很多年。尽管空气质量已有所改善，但对健康的不利影响仍存在。人群中，空气污染增加了自然死亡率，并使哮喘和慢性阻塞性肺疾病病情恶化，且影响了儿童的肺发育。

• 初级污染物（包括一氧化碳、氮氧化物和颗粒物）直接来源于化石燃料的燃烧，次级污染物（包括NO_2和O_3）由其他分子在大气中形成。

• 一氧化碳可与血红蛋白结合，从而降低其携氧能力，但与吸烟相比，来自空气污染的一氧化碳对其影响较小。O_3是氮氧化物在阳光的作用下形成的，其直接刺激气道，进而收缩支气管。

• 颗粒物来自柴油发动机或生物质燃烧，其主要由大小不一的含碳颗粒组成。直径<2.5 μm的颗粒最丰富，危害也最大，因为它们可以被吸入肺中，在那里促炎，对肺部和全身造成不利影响。

• 室内空气污染同样对健康有不利影响。在世界许多地区，室内明火烹饪时大量的颗粒污染物会释放。除此之外，烹饪时厨具释放的NO_2也会加剧气道疾病。

第二十一章 麻醉

要点

- 所有麻醉药均会降低通气量，降低机体对高碳酸血症和低氧的通气应答。
- 麻醉可抑制上呼吸道肌肉功能，易阻塞软腭水平的气道。
- 由于呼吸肌活动改变导致胸腔形状和容积变化，麻醉诱导几分钟内，功能残气量即可降低。
- 大多数患者麻醉期间会有小面积肺不张，复张这些不张的肺组织需要较高的膨肺压。
- 麻醉后这些改变损害了氧合，导致$\dot{V}/\dot{Q}$失调程度增大，同时增加了肺泡无效腔和肺分流。

［译者注：肺外科手术常采用侧卧位，手术侧朝上，非手术侧朝下，手术侧肺常不通气，非手术侧肺通气，故本文把"dependent lung"翻译成下肺（非手术侧通气肺），而把"non-dependent lung"翻译成上肺（手术侧非通气肺）。］

自1846年首次成功地公开演示全身麻醉后仅12年，John Snow就报道了吸入氯仿时呼吸的显著变化。随后的观察证实，麻醉对呼吸系统有深远影响。然而，这些影响具有多样性和高度特异性，某些方面改变显著，而其他方面基本不受影响。

一、呼吸控制

（一）无刺激下通气

众所周知，麻醉可抑制肺通气，若保留自主呼吸，高碳酸血症就十分常见。每分通气量下降部分是因代谢需求下降，但更重要的是麻醉干扰了呼吸的化学性调节（尤其降低了机体对二氧化碳的敏感性，如后所述）。麻醉时若无并发症，则增加的呼吸阻力不足以影响每分通气量，但若发生呼吸道阻塞，则每分通气量就可能会显著下降。

较低吸入麻醉的浓度时，每分通气量可能不变，但常出现小潮气量和较高的呼吸频率，这会减少肺泡通气和增加$PaCO_2$。随着麻醉深度增加（尤其无手术刺激时），呼吸变慢，自主每分通气量可能降至极低的水平，这将不可避免地导致高碳酸血症。显然，若麻醉医师准备让患者忍受重度通气不足，则高碳酸血症就可能无限加重。

世界上许多地区的麻醉医师都认为麻醉期间一过性高碳酸血症对健康患者无害。自1846年以来，除了可能增加手术出血，似乎没有令人信服的证据表明其有害，但肯定有数以亿计的患者经历过这种一过性生理紊乱。世界上也有其他地区的麻醉医师为偏离正常生理担忧，会使用手动储气囊辅助自主呼吸，或在常规肌肉松弛下人工通气。

麻醉期间人工通气时，$PaCO_2$则完全不同，麻醉医师可根据其认为合适的水平设定每分通气量而调节$PaCO_2$。在过去，患者常因过度通气而出现低碳酸血症，但现在，在常规监测呼气末PCO_2的情况下，人工通气可根据预设的目标PCO_2调整。

（二）对$PaCO_2$/通气应答曲线的影响

无论吸入何种麻醉剂，随着肺泡内麻药浓度逐渐增加，$PaCO_2$/通气应答曲线的斜率都会下降，深麻醉时，可能对PCO_2完全无反应。此外，不同于清醒受试者，若PCO_2降至呼吸暂停阈值以下，麻醉患者一定会发生呼吸暂停（见第46页）（译者注：因为清醒受试者还可以通过意识控制呼吸）。在图21.1中，向左上方上升的紫色较平坦曲线代表各种$PaCO_2$/通气应答曲线的起点。吸入麻醉气体中未加入二氧化碳时，麻醉加深会伴有通气减少和$PaCO_2$升高，并且起点逐渐向右下移动。沿该曲线的间隔显示了向（不同最低肺泡有效浓度）吸入麻醉气体中加入二氧化碳产生的$PaCO_2$/通气应答曲线。

在同等麻醉深度下，通过绘制不同吸入麻醉剂的等效麻醉浓度下$PaCO_2$/通气应答曲线的斜率（图21.2），可方便地显示出目前使用的几种吸入麻醉剂对$PaCO_2$/通气应答曲线的抑制程度相似，不同麻醉剂的等效麻醉浓度以最低肺泡有效浓度（minimum alveolar concentration，MAC）的倍数表示，但使用MAC倍数是否有效受到质疑。不同于后面描述的抑制缺氧的通气应答，低浓度吸入麻醉（0.2 MAC）几乎不抑制高碳酸血症的通气应答。

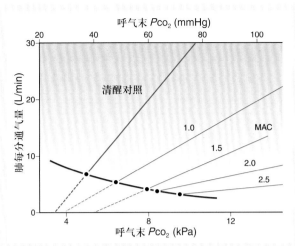

紫色曲线向右下位移表示在无外源性二氧化碳刺激时随着呼气末氟烷浓度的升高，PCO_2兴奋呼吸的效应减弱，以及呼吸抑制所导致的通气变化。虚线表示呼气末PCO_2在该浓度（之下）时，会发生呼吸暂停。MAC：最低肺泡有效浓度（译者注：MAC 是指50%的动物对切皮刺激不发生体动反应时肺泡气中吸入麻醉药的浓度）。

图 21.1　不同呼气末氟烷浓度下PCO_2/通气应答曲线的位移

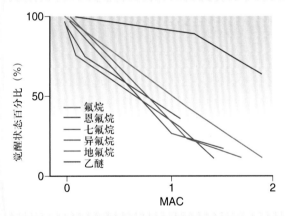

图 21.2　以最低肺泡有效浓度为横坐标，显示不同吸入麻醉药对CO_2通气应答的相对抑制

　　手术刺激会拮抗麻醉对PCO_2/通气应答曲线的抑制。无论麻醉深度如何，对于自主呼吸的患者，均易发现手术切皮可增加通气。在无手术刺激的长时间麻醉期间，长达3 h的应答曲线无进行性变化。除氯胺酮，静脉麻醉药对通气的影响与吸入麻醉药相似。

（三）对PO_2/通气应答曲线的影响

　　正常的PO_2/通气应答曲线在第46页及后续描述。长期以来，人们一直认为PO_2/通气应答曲线与PCO_2/通气应答曲线不同，直到生命垂危时，低氧兴奋通气

才会失去功能，故认为麻醉不会影响PO_2/通气应答曲线。在20世纪70年代前，这一理念一直是麻醉医师的实践依据，直到70年代证明了氟烷麻醉可降低人类的急性低氧通气应答。研究很快表明，吸入麻醉不仅影响低氧通气应答，而且实际上也极为敏感（图21.3），因为低氧兴奋通气在0.1 MAC深度的吸入麻醉时就明显减弱，而在麻醉恢复过程中，麻醉深度在相当长的时间内都会高于0.1 MAC。对于抑制PO_2/通气应答曲线，目前使用的所有吸入麻醉剂和丙泊酚均发现效应类似。

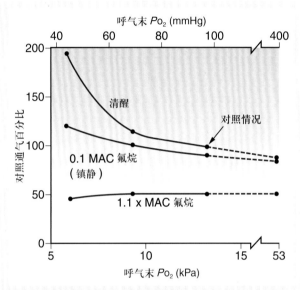

现有学者质疑这张图中上的数据，详见正文。MAC：最低肺泡有效浓度。

图 21.3　氟烷麻醉对低氧通气应答的影响
（源自参考文献 12）

　　这些发现一直被广泛接受，直到1992年Temp等的研究显示急性低氧通气应答仅在同时伴发高碳酸血症时才减弱（才质疑了这些发现），这项研究带动了大量的进一步研究，这些研究和许多其他相关研究的结果总结见图21.4。这些研究结果最显著的特点是它们的不一致性，例如，相似浓度的异氟烷（特别是镇静水平的异氟烷）进行的不同研究，结果完全相反。然而，对于其他吸入麻醉药物，尽管0.1 MAC时研究结果仍变异相当大，但似乎确实普遍存在剂量依赖性地抑制低氧通气应答。为何这些研究结果有差异，可能的解释有许多，主要与各研究间的方法学差异有关，具体如下。

　　• 麻醉剂：不同麻醉剂对急性低氧通气应答效应的差异并不显著（图21.4）。然而，对37项研究的定

量回顾确实发现了差异，低剂量七氟烷对急性低氧通气应答的抑制作用最小，异氟烷和恩氟烷抑制逐渐增加，氟烷抑制作用最大。

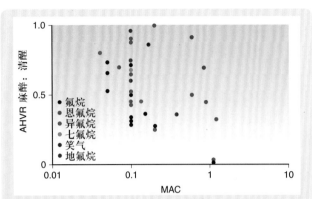

纵坐标表示急性低氧时，麻醉/镇静状态下的通气应答增量与清醒状态下（对照组）的通气应答增量之比。因此，比值1代表未抑制通气应答，而比值0代表了通气应答完全消失。除了两个绿色圆圈的研究在异氟烷+不同的PCO_2下进行，其余所有研究均在PCO_2不变的条件下进行，详见正文。AHVR：急性低氧通气反应；MAC：最低肺泡有效浓度。

图21.4　吸入麻醉或镇静对急性低氧通气应答的研究总结

• 受试者刺激：已知受试者的唤醒程度会影响急性低氧通气应答。当处于"镇静"麻醉深度（≤0.2 MAC）时，对受试者施以不同刺激量时的低氧应答研究中，某些研究迫使受试者保持清醒，其他研究则让受试者免受干扰。总体而言，尽管受试者刺激不是吸入麻醉剂抑制急性低氧通气应答的关键因素，但对于某些低浓度麻醉剂而言，受试者刺激可能是影响急性低氧通气应答的一个因素。

• 低氧刺激：低氧的发生速度、程度和持续时间都会影响通气应答，通常是双相反应，低氧开始的几分钟后发生低氧性通气下降（见图4.7）。一些关于急性低氧通气应答的研究使用快速"阶跃式（译者注：即快速大幅度的）"变化进入低氧状态，而其他研究则使用了几分钟内相对缓慢发生的"斜坡式（译者注：即渐进）"低氧，因此"斜坡式"低氧反应包含了急性低氧通气应答和低氧性通气下降。然而，低氧刺激的类型似乎对通气应答无重大影响，且低氧性通气下降似乎不受麻醉的影响。

• 二氧化碳浓度：可以是正常、缺氧前的水平等PCO_2（译者注：即$PaCO_2$稳定，PCO_2可高、可低、可正常，但需要稳定）或有自由水平（异PCO_2，译

者注：即$PaCO_2$不稳定，无固定值）。PCO_2对清醒受试者有较大影响，在异PCO_2时低氧通气应答显著下降（见图4.7）。但在高达0.85 MAC异氟烷麻醉—异PCO_2期间，低氧通气应答基本维持，即睡眠时低氧兴奋通气与清醒时相同，这引发了一种观点，即麻醉对低氧通气应答本身的影响较小，但可能减弱低氧和高碳酸血症对通气应答的叠加兴奋作用（见图4.8）。

目前普遍认为通过外周化学感受器，麻醉影响急性低氧通气应答，但也可能只有在镇静状态时才通过该机制发挥作用。

（四）麻醉药抑制急性低氧通气应答的意义

麻醉抑制急性低氧通气应答有以下4个重要的现实意义。

• 患者不能通过过度通气应答作为自身低氧的警报。

• 对PCO_2敏感度已降低的患者（如部分慢性呼吸衰竭患者），在麻醉诱导时一旦消除低氧驱动，就会导致呼吸停止。

• 在极高海拔地区或其他生存依赖低氧过度通气的应答情况下，麻醉可能是危险的（见第十六章）。

• 亚麻醉浓度下（译者注：即麻醉苏醒期或麻醉镇静状态）低氧驱动迟钝，这种抑制将持续到患者恢复意识并能自理的术后早期。

亚麻醉浓度的麻醉剂对急性低氧通气应答的不确定影响，使人们怀疑将早期研究结果应用于麻醉苏醒患者的有效性。患者所受的刺激程度很可能会影响其急性低氧通气应答，因此包括疼痛程度、周围环境中他人的活动等诸多因素都可能会影响急性低氧通气应答。患者可能出现PCO_2异常，因此应尽可能降低对急性低氧通气应答的抑制。最后，从麻醉中苏醒的患者常会继发于阿片类药物给药后的高碳酸血症，有时还会合并气道阻塞，这时，与清醒状态相比，亚麻醉状态下，低氧合并高碳酸血症的急性低氧通气应答基本会下降。尽管人们质疑Knill和Gelb早期研究中急性低氧通气应答的降低和麻醉的相关性（图21.3），但仍有充分的证据表明，苏醒室内的患者可能无法对低氧做出适当的通气应答。

二、呼吸肌的收缩模式

呼吸相关的肌肉效应是麻醉作用特异性最显著的例证之一，其中许多效应几乎无法预测，但具有非常重要的临床意义，并构成了本章后述的众多继发效应的基础。

（一）咽

除非采取保护措施，麻醉常会引起咽气道阻塞。图21.5显示了仰卧位硫喷妥钠麻醉诱导后，咽部矢状面几何形状的即刻变化。软腭倒向咽后壁，几乎所有患者的鼻咽部都被阻塞，推测是因干扰了部分或全部咽肌活动导致的（见第56页）。MRI也有类似发现，丙泊酚麻醉时，软腭水平咽部的平均前后径从清醒时的6.6 mm下降到麻醉时2.7 mm。放射学检查显示舌和会厌有相当大的后移，但通常不足以堵塞口腔或下咽气道（图21.5）。

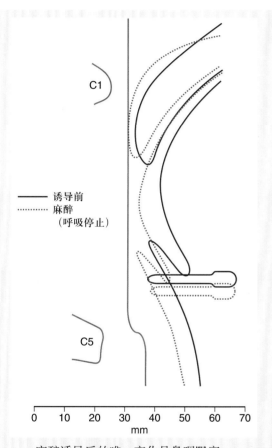

麻醉诱导后的唯一变化是鼻咽阻塞。

图21.5　咽部正中矢状面显示清醒状态（连续红线）和随后麻醉诱导（蓝虚线）间的变化

（摘自 Nandi PR，Charlesworth CH，Taylor SJ，et al. Effect of general anaesthesia on the pharynx.Br J Anaesth. 1991，66：157-162. With permission of the Editor of the British Journal of Anaesthesia and Oxford University Press.）

鼻咽阻塞后，当患者尝试呼吸时，会有继发性改变。上游气道阻塞则常引起整个咽部明显的被动塌陷（图21.6），该机制特征与睡眠呼吸暂停低通气综合征有相似之处（见第182页），这种继发性的咽部塌陷是因干扰了咽扩张肌（特别是颏舌肌）的正常作用，会厌功能障碍也可能是下咽部梗阻的部分原因，图21.5和图21.6可以清楚地看到会厌后移。

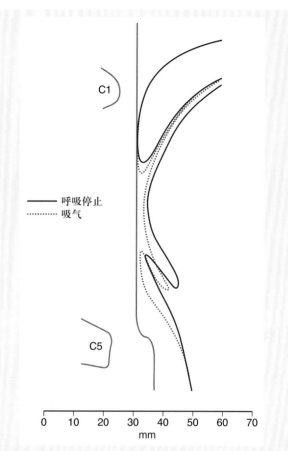

麻醉时正中矢状切面显示呼吸停止状态（连续红线，对应图 21.5 中的蓝虚线）和随后的吸气尝试（蓝虚线）间的变化。

图 21.6　鼻咽部的上游气道阻塞导致下游气道的口咽和下咽塌陷

（摘自 Nandi PR，Charlesworth CH，Taylor SJ，et al. Effect of general anaesthesia on the pharynx.Br J Anaesth. 1991，66：157-162. With permission of the Editor of the British Journal of Anaesthesia and Oxford University Press.）

保持咽气道通畅

伸展颈部可使颏舌肌的起始部前移1～2 cm，通常有助于保持下咽气道通畅，上抬下颌骨可使颏舌肌的起始部进一步前移。使用口咽通气道（如Guedel口咽通气道），通常有助于保持咽部气道通畅，但通气道头端可能会卡在咽和会厌中，或者舌可能被口咽通气道向下和向后推动，进而阻塞气道头端。目前的麻醉中，多数未插管患者使用喉罩（laryngeal mask airway，LMA），喉罩在喉周围提供气密密封，并允许自主通气，这些保持咽部气道通畅的方法均未提供对反流胃内容物的保护，在可能反流时需要气管插管（译者注：现在，其实某些口咽通气道和喉罩可对胃内容物反流提供一定的保护）。

（二）吸气肌

早期，John Snow对麻醉期间呼吸的观察揭示了胸廓呼吸运动的减少可能作为麻醉加深的标志，确实也选择性抑制了某些吸气性肋间肌。人体胸骨旁肋间肌的肌电图显示，1 MAC吸入麻醉就能完全消除其活动，而在某些受试者中，仅0.2 MAC时肌电图电活动便消失了。硫喷妥钠降低了胸骨甲状肌、胸骨舌骨肌和斜角肌肌电图电活动，而膈肌功能似乎在麻醉时不受影响，特别是对吸气相的肌电图电活动影响很小。这种同时发生的肌肉活动变化常会引起矛盾性吸气运动，其中膈肌收缩扩张了下肋骨和腹部，而由于胸内负压和上肋骨呼吸肌（受吸入麻醉剂抑制而）缺乏支撑力，上肋骨向内收缩。这种矛盾性吸气运动常见于胸壁顺应性更大的儿童，在成年人中，当呼吸阻力增加时，胸膜腔内压更大，下降时也会有矛盾性吸气运动。然而，某些研究发现，异氟烷不会减少胸廓运动，如在1 MAC时，且可能麻醉期间脊柱变弯曲导致早期对胸廓运动的研究高估了吸入麻醉对吸气肌的影响。因此，不应将早期研究发现的胸廓运动的选择性抑制认为是麻醉时自主通气的普遍特征，特别当临床麻醉深度恰当和使用低阻力导管并保持气道通畅时，该选择性抑制并不总出现。

接下来描述麻醉期间胸腔和膈肌的静息位置和大小。

（三）呼气肌

全身麻醉会引起腹肌的呼气相活动，在清醒仰卧位受试者中腹肌常是静止的。麻醉药、阿片类药物和高碳酸血症均刺激腹肌的呼气相活动。某些受试者中，仅0.2 MAC氟烷就会刺激腹肌的呼气相活动，只要继续自主呼吸，腹肌的呼气相活动就很难消除。激活腹肌的呼气相活动似乎无任何重要意义，且不会对功能残气量有显著影响。

麻醉自主通气时，呼吸肌协调常受到干扰。上下胸壁、胸和腹肌间的矛盾运动，伴有吸气肌群和呼气肌群间呼吸时相的变化，这些都认为是麻醉对呼吸中枢不同呼吸神经元的选择性作用，当气道阻力较高时更明显。最常见的紊乱是腹部和骨性胸廓运动间的相位延迟，如图21.7所示。

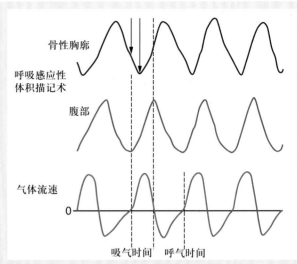

图 21.7　1.5 MAC 氟烷麻醉期间的呼吸感应性体积描记术描记的儿童骨性胸廓、腹部运动和伴随的呼吸气体流速。注意：用实线箭头表示腹部和骨性胸廓运动间的相位延迟，在示例中延迟到约为吸气时间的30%。Ti：吸气时间；Te：呼气时间。
（From reference 31, with permission of the authors and the publishers of Anesthesiology.）

三、功能残气量变化

1963年，Bergman首次报告麻醉期间功能残气量降低。目前已知功能残气量降低具有以下特征。

• 在所有研究过的麻醉药物麻醉期间，功能残气量均降低，尽管个体差异相当大，但仰卧位清醒时功能残气量平均降低约15%~20%。

• 麻醉诱导后功能残气量立即降低，在数分钟内达到高峰，整个麻醉期间似乎不会逐渐下降。直到麻醉结束后数小时才恢复正常。

• 无论患者是否使用肌肉松弛药（简称肌松药），麻醉期间功能残气量的降低程度相同。

• 功能残气量的降低与患者的年龄有弱但有统计学意义的相关性。

• 肥胖患者功能残气量降幅更大。

功能残气量降低的原因

普遍认为，可能有3个因素导致功能残气量下降，如下所示。

• 胸部形状：CT首先证实，麻醉期间，胸腔横截面积减少，对应于肺容量减少约200 mL。随后改进的CT扫描技术允许在短短0.3 s内扫描一半胸部，并对整个胸部结构进行三维（3D）重建和分析。这些研究证实，胸壁形状的变化可减少功能残气量约200 mL。关于胸壁形状改变的原因尚存争议，可能的解释包括已描述的呼吸肌的活动改变、膈肌位置/活动，或脊柱弯曲的变化。

· 膈肌位置：在仰卧位的清醒受试者中，呼气末膈肌有残余张力，可防止腹部内脏在重力作用下将膈肌过度推向胸部（即头侧）。20世纪70年代初，Froese和Bryan证实，麻醉状态下，膈肌的重力依赖区（即背侧部分）向头侧移位，而非重力依赖区（即腹侧部分）很少或没有运动。对CT扫描进行三维重建的研究证实，麻醉期间膈肌的主要变化是形状而非位置。由膈肌形状变化导致的功能残气量降低平均<30 mL。麻醉期间胸壁和膈肌位置的变化总结见图21.8。

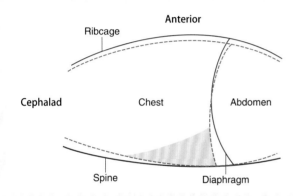

注意：骨性胸廓容积的减少，脊柱弯曲增加和膈肌位置的变化（译者注：腹侧膈肌向足侧移动、背侧膈肌向头侧移动）。阴影部分为麻醉期间肺不张常发生的位置。Cephalad：头侧；Ribcage：骨性胸廓；Anterior：前侧（译者注：可以理解为腹侧）；Chest：胸部；Abdomen：腹部；Spine：脊柱；Diaphragm：膈肌。

图21.8　清醒状态下（红实线）和麻醉状态下（蓝虚线）胸壁和膈肌的正中矢状切面示意图

· 胸腔血容量：曾认为麻醉时血液从外周循环转移至胸部导致功能残气量降低，但尚未得到证实，目前认为不太可能是功能残气量下降的主要原因。

四、麻醉时的肺不张

为解释麻醉时P（A-a）O_2增加的原因，Bendixen等首次于1963年提出麻醉期间的"粟粒性肺不张"。然而，过去的胸部X线检查未能显示任何明显的不张区域，推测因为大多数肺不张在前后位胸部X片上位于膈肌后（见下文）。瑞典Hedenstierna研究小组首次在麻醉期间对受试者进行CT扫描时发现肺部阴影，这些阴影通常发生在膈肌正上方的肺重力依赖区，称为"压迫性肺不张"，其程度与计算得到的肺内分流密切相关，动物研究表明，阴影区域具有典型的肺萎陷组织学表现。最近，使用肺超声检查显示肺基底区和重力依赖区的肺不张大小与低氧[氧合指数（PaO_2/FiO_2）<300计算]中度相关。

无论老少，使用肌松药的全身麻醉中75%~90%的健康人会肺不张（图21.9），这个比例几乎会持续到术后。右膈顶正上方单个CT扫描最常用于定量肺不张，以肺不张面积/横截面积的百分比来表示，以这种方式记录的麻醉期间肺不张百分比似乎较小，通常约为3%，但肺不张区域每单位体积所含的肺泡远多于通气良好的肺组织，故这3%的横截面积相当于约10%的肺组织。

（一）肺不张的原因

有3种密切相关的机制共同形成肺不张。功能残气量降低导致的气道闭合可能引起肺不张。仰卧位时，补呼气量平均值约为1 L（男性）和600 mL（女性）。因此，麻醉诱导后功能残气量的降低将

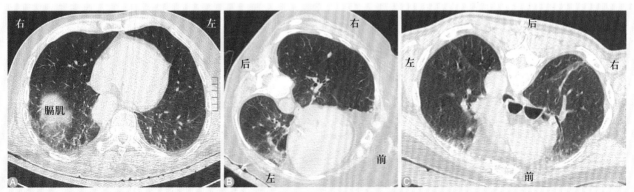

A. 仰卧位；B. 半侧位；C. 俯卧位。无论哪种体位，由肺不张导致的肺密度增加见于肺的重力依赖区。请注意，在胸部CT扫描中，是从脚的方向观察患者。

图21.9　全身麻醉时3名患者不同体位下胸廓横切面的CT

使肺容量接近残气量，更容易将呼气末肺容量降低至闭合容量以下，特别在老年患者中（见图2.11），这将导致气道闭合、肺萎陷。接近残气量吸氧的清醒受试者中，很容易见到肺不张，图21.10显示了模拟麻醉期间的功能残气量降低对动脉PaO_2的影响。即使未发生肺萎陷，肺容量减少引起的气道狭窄也会产生低$\dot{V}/\dot{Q}$比值的区域，从而导致气体交换障碍。

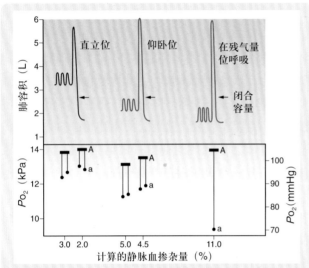

箭头表示闭合容量。水平条显示理想肺泡（A）PO_2，黑圆圈显示动脉（a）PO_2。假设动脉/混合静脉血氧含量差异为5 mL/dL，预估静脉血掺杂量。

图21.10 John Nunn 博士 45 岁时，相对于肺活量，呼吸时潮气量的变化计算预估的静脉血掺杂量

（摘自 Nunn JF. Measurement of closing volume. Acta Anaesthiol Scand Suppl. 1978，70：154-160. With permission of the editors of Acta Anaesthesiologica Scandinavica. ）

该问题的一个重要方面是麻醉期间闭合容量的可能变化。早期研究表明闭合容量恒定，但随后的研究得出结论，麻醉诱导后功能残气量和闭合容量均同步降低。麻醉剂引起的支气管扩张（见后文）可能抵消功能残气量降低导致的气道口径下降。

因胸壁和膈肌位置改变，导致腹内高压向胸部传递，压迫肺部可能导致压迫性肺不张。如图21.9所示，肺不张主要位于重力依赖区，也提示背侧膈肌附着位置变化也有一定作用。

当气道部分或完全闭合，气道远端肺单元内的气体就会吸收入血而发生吸收性肺不张。气体吸收本身一般不会引起肺不张，但若各种机制导致气道狭窄或闭合，实际上气体吸收会加速塌陷，血液快速摄取氧是吸收性肺不张的重要病因（见后文）。

（二）肺不张的预防

对麻醉时肺不张的认识引起了人们对如何预防其发生的极大兴趣，已有几个有趣的发现。

1. 吸入氧浓度

麻醉期间高浓度吸氧预计会加速肺不张，这一点在全麻的不同阶段均有证据支持。

• 预氧合：与麻醉诱导时FiO_2为0.3/0.21的患者相比，诱导前即刻FiO_2为1.0导致的肺不张显著增多。一项比较FiO_2为1.0、0.8或0.6的研究显示，诱导后CT发现的肺不张横截面积百分比分别为5.6%、1.3%和0.2%，似乎$FiO_2>0.6$是肺不张恶化的临界点。

• 麻醉维持：复张麻醉期间肺不张复张后（见后文），发现高FiO_2会导致肺不张更易复发。然而，麻醉期间高FiO_2是否会引起术后呼吸问题仍不清楚。两项研究比较了维持麻醉时FiO_2为0.3或≥0.8，发现术后24小时内氧合并无差异。

• 拔管前：手术完成时拔管前FiO_2为1.0，与术后即刻更多的、由CT证实的肺不张相关。

因此，全身麻醉前、麻醉中和麻醉结束时吸入纯氧似乎与肺不张彼此关联，这些观察结果表明，是时候质疑麻醉期间常规吸入纯氧的必要性。若难以维持气道通畅，麻醉医师则会在诱导和拔管前使用100%氧气，以推迟低氧发生的时间。然而，可以尝试FiO_2为0.8的预氧合策略，该策略仅能略微缩短该安全期，但可显著减少肺不张。

2. 氧化亚氮

数学建模表明，在氮氧混合气中加入氧化亚氮对吸收性肺不张发生速度的影响并不重要。根据气体进出肺部的弥散过程来看，该模型发现氧化亚氮从混合静脉血中弥散入肺单元的速度比氮气从肺单元弥散出的速度更快，因此肺容积得以保持，并防止肺不张。体内的情况显然更复杂，肺和血液中氧化亚氮分压很少处于稳态，肺单元闭合的时间也不同，导致氧化亚氮对肺不张的影响不可预知（见第328页）。

3. 气道正压

诱导前对患者应用贴合型面罩，可在患者入睡前使用持续气道正压通气（continuous positive airway pressure，CPAP），诱导后使用呼气末正压。已证明诱导前使用低水平（6 cmH₂O）的持续气道正压通气，可消除肺不张，并可延长麻醉诱导后呼吸停止期间血氧饱和度降至90%所需的时间。

在麻醉维持期间，中等水平（10 cmH₂O）的呼气末正压可预防复张操作后再次肺不张（见后文）。在非腹部手术的健康受试者中，已证明单独使用呼气末正压（7～9 cmH₂O）可减少肺不张，但肺复张（recruitment manoeuvre，RM）需要更高水平的呼气末正压。

麻醉后苏醒室患者苏醒后发生较难控制的氧合障碍常认为是肺不张所致的。气管插管患者拔管前咳嗽量并不影响术后早期氧合，拔管前使用持续气道正压通气也不影响术后早期氧合。针对肺部疾病患者的一项研究发现，在拔管前使用1.0而不是0.3的FiO_2与术后60 min的气体交换恶化有关，但该研究认为这是肺部血流的变化，而非肺不张所致。

（三）肺复张

当前提供两种方法来复张肺不张，这些肺复张如图21.11所示。

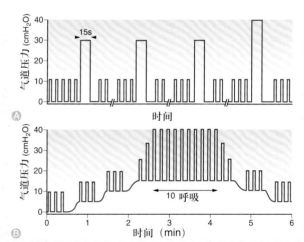

A. 肺活量膨肺操作：包括3次足以达到30 cmH₂O气道压力的大呼吸，随后单次呼吸至40 cmH₂O，4次大潮气量呼吸时每次持续15 s，横坐标上的中断代表每次大潮气量间恢复3～5 min的正常潮气量间歇正压通气；B. 呼气末正压和大潮气量通气：呼气末正压逐渐增至15 cmH₂O，随后增加潮气量，直至气道峰压40 cmH₂O或潮气量为18 mL/kg，然后维持10次高呼气末正压和大潮气量通气。

图21.11　麻醉期间肺复张操作示意图
（摘自 From Rothen HU, Sporre B, Engberg G, et al. Reexpansion of atelectasis during general anaesthesia: a computed tomography study. Br J Anaesth. 1993；71：788-795 and Tusman G, Böhm SH, Vazquez de Anda GF, et al. 'Alveolar recruitment strategy' improves arterial oxygenation during general anaesthesia.Br J Anaesth. 1999；82：8-13. With permission of the authors and Oxford University Press.）

1. 持续气道正压通气

首次报道的用于复张肺不张的肺复张包括一系列过度膨肺动作，采用3次膨肺至气道压达30 cmH₂O的大潮气量，第4次膨肺至气道压40 cmH₂O，每次膨肺持续15 s（图21.11A）。在这些大潮气量膨肺之间，继续正常间歇正压通气3～5 min。该膨肺操作过程中CT扫描显示，首次膨肺充气达30 cmH₂O可减少肺不张面积一半，随后30 cmH₂O的膨肺操作几乎未增加复张面积，但最终膨肺至40 cmH₂O可完全复张肺。同一组研究人员的后续研究显示，40 cmH₂O的膨肺压无须持续15 s，仅2 s后就有一半的肺不张复张，3/4的患者7～8 s后肺不张全部复张。

2. 呼气末正压

复张肺需要高水平的呼气末正压。此外，高水平的呼气末正压后肺不张未完全消退，停用呼气末正压后数分钟内再次出现肺不张。此外，高水平的呼气末正压可引起肺内$\dot{V}/\dot{Q}$比的显著变化，可能无法改善氧合。若与大潮气量联合使用，高水平的呼气末正压将更有效。一种被广泛接受的技术，逐步增加呼气末正压值至15 cmH₂O或20 cmH₂O，然后增加潮气量，直至气道峰压达到40 cmH₂O（图21.11B）。

在这两种肺复张操作技术中，气道峰压均达到40 cmH₂O。如此高的气道压并非没有风险，包括可能的肺气压伤（见第三十二章）或心血管功能障碍。因此，如果肺复张时平均血压或心率变化超过20%，那么推荐中断肺复张。与呼气末正压相似，这些肺复张可减少肺内分流，但会导致$\dot{V}/\dot{Q}$失调程度增加，因此氧合常仅有小幅度改善（见后文）。

五、呼吸力学

（一）下呼吸道口径

1. 功能残气量降低的影响

图3.5和图21.12均显示了肺容量与气道阻力之间的双曲线关系。图21.12清楚地显示，仰卧位时，曲线在功能残气位附近呈陡峭曲线，因此预计麻醉期间的功能残气量降低会显著增加气道阻力。然而，如以下段落所述，大多数麻醉药可能具有一定的支气管扩张作用，该作用几乎完全抵消了肺容量减少的效应。因此，麻醉期间的总呼吸系统阻力仅略高于清醒仰卧位受试者，总呼吸系统阻力的轻度增加大多数是源于肺/气道阻力的增加，而非胸壁弹性阻力增加（表21.1）。

表 21.1　麻醉期间的呼吸力学

顺应性（静态）	麻醉状态下		清醒正常范围	
	L/kPa	mL/cmH$_2$O	L/kPa	mL/cmH$_2$O
呼吸系统	0.81	81	0.5～1.9	47～190
肺	1.5	150	0.9～4.0	90～400
胸壁	2.0	203	1.0～3.5	100～350
阻力	kPa·s/L	cmH$_2$O·s/L	kPa·s/L	cmH$_2$O·s/L
呼吸系统	0.48	4.8	0.12～0.44	1.2～4.4
肺组织/气道	0.35	3.5	0.07～0.24	0.7～2.4
胸壁	0.13	1.3	0.05～0.20	0.5～2.0

资料来源：Data during anaesthesia are in the supine position from Pelosi P，Croci M，Calappi E，et al. The prone position during general anesthesia minimally affects respiratory mechanics while improving functional residual capacity and increasing oxygen tension. Anesth Analg. 1995，80：955-960.

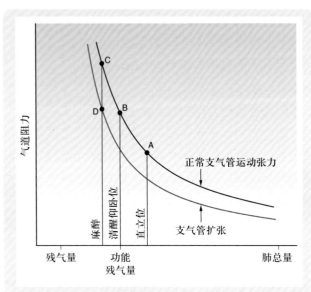

A. 清醒直立位；B. 清醒仰卧位；C. 清醒仰卧位，无支气管扩张；D. 麻醉仰卧位，常发生一定程度的麻醉期间的支气管扩张。请注意，气道阻力 B 和 D 相似，麻醉期间支气管扩张近似代偿了功能残气量降低而增加气道阻力的效应。

图 21.12　正常支气管运动张力和支气管扩张时，气道阻力与肺容积的关系

2. 吸入麻醉剂

通过直接松弛气道平滑肌、抑制气道迷走神经反射或抑制支气管收缩介质的释放，所有吸入性麻醉剂均可扩张支气管。在健康患者中，现代吸入麻醉剂研究的结果各不相同，某些研究显示1 MAC时气道阻力降低，而其他研究未发现影响。地氟烷甚至可能增加气道阻力，特别是处于高MAC值时，可能是由于气体密度增加所致。因此，临床使用的吸入麻醉剂浓度对支气管扩张药直接作用于气道的效果几乎没有影响，当临床上用于克服哮喘、吸烟等增加的气道阻力

时，更可能是通过单纯抑制气道反射奏效。

静脉麻醉药的作用与吸入麻醉药相似。与吸入剂相比，其对平滑肌的直接作用大多较弱，在临床实践中，减弱神经反射性支气管收缩是静脉麻醉药扩张支气管作用的主导机制。

（二）气道阻力增加的其他部位

1.呼吸系统：呼吸系统、瓣膜、接头和气管导管等装置可能产生过大阻力或阻塞，如导管可能扭结、管腔可能堵塞、套囊可能膨出并阻塞导管下端、导管下端也可能紧贴隆突或气管侧壁。气管导管直径的减小也极大地增加了其阻力，如图21.13所示的情况下，气流介于层流和湍流间。人工通气时，由于高阻力需要高流速来克服，而高流速以及气管导管在气道中的位置和方向（图21.14；译者注：该图涉及第三方版权，详图请见英文原版）共同影响了吸入气体在肺内的分布。喉罩施加的气道阻力小于相应尺寸的气管导管（故所需的气体流速就较小）。

2.咽和喉：在麻醉过程中，除非采取积极措施保持通畅，否则咽部通常会受到本章前面描述的机制的阻塞。即使麻醉深度能抑制其他气道保护性反射，反射性喉痉挛也仍有可能发生。大多数情况下，痉挛最终可自行消退，但也可通过应用持续气道正压通气改善，或借助加深麻醉或给予神经肌肉阻滞药终止。

（三）顺应性

麻醉期间呼吸系统总顺应性低至接近正常范围的下限（表21.1）。相比清醒状态，静态和动态顺应性（见第22页）均下降。在麻醉的极早期，顺应性似乎便已降低，但变化并非进行性的。

图21.15（译者注：该图涉及第三方版权，详图

请见英文原版）总结了麻醉对肺和胸壁压力-容积曲线的影响，该图显示了清醒状态和麻醉状态间的主要差异，麻醉时是否使用肌松药仅有微小差异。左侧部分显示了整个呼吸系统（含肺和胸壁）的压力-容积曲线。麻醉期间的曲线清楚地显示了功能残气量（此时肺泡压和环境压力相同）的降低。对气道施加高达30 cmH₂O（3 kPa）的正压可使肺膨胀至术前肺总量的近70%，这意味着整个呼吸系统顺应性降低。表21.1和图21.15右侧的两个部分显示顺应性改变主要发生在肺部而非胸壁。

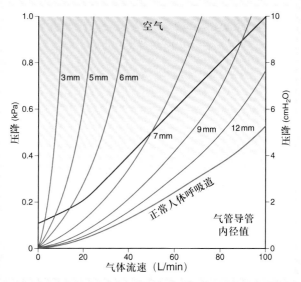

深紫色线是建议的成年人可接受阻力的上限。虽然层流时导管阻力与导管半径的四次方成反比，但即使导管半径增大压降也不会显著增加，这是因为导管接头在整个管路内形成相同的阻力，所以压降并不完全根据半径的四次方增加。与纯氧相比，使用70%N₂O/30%O₂在相同气体流速下，湍流时压降约40%，而在层流时几乎没有差异（译者注：压降，流体在管中流动时由于能量损失而引起的压力降低。这种能量损失是由流体流动时克服内摩擦力和克服湍流时流体质点间相互碰撞并交换动量而引起的，表现在流体流动的前后处的压力差，即压降，压降的大小随着管内流速增加而增加。当气体流速增加时，狭窄对通气阻力的影响也会增加，因此，气管内气体流动时的压降与通气阻力直接相关）。

图21.13 一组气管导管（包括接头和导管接合器）的气体流速/压降

为何观察到肺顺应性降低，至今难以解释。尚无令人信服的证据表明临床浓度的麻醉剂影响肺表面活性物质，更可能的解释是肺容量减少降低了肺顺应性。

六、气体交换

麻醉时，影响气体交换的所有因素都可能改变，其中许多改变必须视为是麻醉状态的正常特征，这些"正常"变化通常不会对患者构成威胁，因为其影响很容易通过单纯增加FiO₂和每分通气量来代偿。与这种"正常"改变形成鲜明对照的是麻醉期间因气道阻塞、呼吸暂停、支气管痉挛或气胸等一系列气体交换的病理改变，这些情况可能危及生命，需要采取紧急措施加以纠正。

对麻醉期间气体交换不利影响的主要变化是每分通气量减少（如前所述）、无效腔和分流增加（根据第89页和图7.10中描述的三室模型考虑）、V̇/Q̇比值的通气（V̇）和血流（Q̇）分布改变。

（一）无效腔

考虑到气管导管及其连接装置的无效腔，在自主或人工通气麻醉期间，气管隆嵴以下的无效腔/潮气量比平均为32%，这约等于正常清醒受试者中包括气管、咽和口腔在内的无效腔（约70 mL）与潮气量的比率。生理无效腔等于解剖和肺泡无效腔的总和，气管隆嵴下解剖无效腔正常情况下不增加。因此，麻醉期间气管隆嵴下生理无效腔的增加一定是肺泡无效腔。

在一研究中，气管隆嵴下的解剖无效腔始终显著小于生理无效腔，在潮气量大于350 mL时解剖无效腔最大可达约70 mL（图21.16；译者注：该图涉及第三方版权，详图请见英文原版），这大致符合下呼吸道的预期几何尺寸。在较小潮气量下，解剖无效腔小于预期的几何容积，在某些潮气量小于250 mL的患者中记录到解剖无效腔小于30 mL，这是由于轴向气流和心跳的混合效应降低了解剖无效腔，其对呼吸抑制患者重要且有益。

肺泡无效腔随潮气量增加而增加，使解剖和肺泡无效腔之和（即生理无效腔）始终约占32%的潮气量。无并发症的全身麻醉期间肺泡无效腔增加的原因并不明显。没有证据表明这是肺动脉低血压导致了1区的形成（见第72页），仰卧位时肺垂直高度降低已缓解了1区形成。另一种解释是血流相对不足的肺泡通气过度且分布不均。接下来概述的V̇/Q̇研究支持了这一观点，但麻醉时并不总能观察到这种分布不均。

气管插管或喉罩将避开口腔和咽部的大部分正常解剖无效腔，但出于实用目的，在计算麻醉期间的肺泡通气量时，必须将气管导管或喉罩及其连接装置的无效腔包括在内，此时总的无效腔可增加到潮气量的50%左右（图21.17）。在使用面罩时，需要将面罩及其连接的容积添加到生理无效腔中，现在这部分无效腔还包括气管、咽部和口腔，这样总无效腔约占潮气量的2/3。因此，看似足够的每分通气量（6 L/min）预计实际只有2 L/min，这几乎不可避免地会导致高碳酸血症。

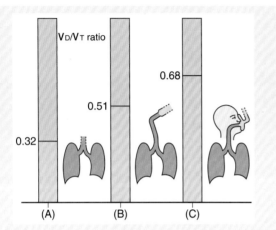

A.气管隆嵴以下生理无效腔加仪器无效腔（如有）占潮气量之比；B.在A的基础上加上气管插管或喉罩和接头的无效腔，占潮气量之比；C.在B的基础上再加上上气道、面罩和接头的无效腔，占潮气量之比。V_D/V_T ratio：生理无效腔/潮气量比值。

图21.17　麻醉患者无效腔占潮气量之比

为维持肺泡通气，可通过增加每分通气量来补偿无效腔的增加。在人工通气的麻醉患者中，问题几乎不存在。患者虽然可有较大的无效腔，但通常选择的高每分通气量可提供充分的补偿。因此，肺泡通气几乎总是大于二氧化碳稳态所需的通气量。通过监测PCO_2，维持正常肺泡通气量很少有困难。然而，肺泡无效腔的存在意味着麻醉期间PaO_2通常比呼气末PCO_2大0.3～0.5 kpa（2.5～3.7 mmHg）。

麻醉期间保留自主呼吸的低通气患者中，图21.16中所示的较小潮气量下无效腔的下降防止了肺泡低通气。无效腔的下降与代谢率降低共同导致高碳酸血症的程度远低于有时观察到的每分通气量值的对应值。毫无疑问，多年来，这些因素帮助许多患者渡过了难关。

（二）分流

1. 麻醉期间分流的程度

在清醒的健康受试者中，分流或静脉血掺杂

量仅占心排血量的1%～2%（见第94页）。因此，呼吸空气时，年轻健康受试者$P(A-a)O_2<1$ kpa（7.5 mmHg），但$P(A-a)O_2$随肺部疾病和年龄增长而增加。麻醉时，$P(A-a)O_2$的增加通常相当于平均约10%的分流。测量肺静脉血掺杂时已经考虑并校正混合了静脉血氧含量，测量的肺静脉血掺杂与10%的分流率一致。约10%左右的分流率为预测无并发症麻醉期间PaO_2值的变化奠定了基础，亦可据此算出为患者提供适宜PaO_2所需要的吸入氧浓度，在无并发症的麻醉中，通常约30%～40%的吸入氧浓度已足够。

2. 麻醉期间静脉血掺杂的原因

观察到的静脉血掺杂约一半是上述肺不张区域的真性分流。分流（以有灌注肺泡的$\dot{V}/\dot{Q}$比值<0.005来衡量）与CT观察到的肺不张面积$\dot{V}/\dot{Q}$容积比有极强的相关性。应用同位素技术的研究已证实，肺内分流与CT所见肺不张区域相同。麻醉期间的静脉血掺杂也包含$\dot{V}/\dot{Q}$失调和低$\dot{V}/\dot{Q}$比肺泡的灌注（译者注：0.005～0.100）区域等因素。

（三）通气/血流比

肺的三室模型（见第89页）从肺功能上定义了无效腔和分流，这些参数易于测量、可重复测量，并为针对性治疗提供了基础，然而肺功能参数并不能反映肺内正在发生的真实情况。另外，还可通过多种惰性气体消除（见第99页）或放射性同位素扫描技术来确定肺通气和血流的分布（$\dot{V}/\dot{Q}$比），但测定更为复杂。

在全身麻醉时，无论自主呼吸还是肌松后机械通气，患者的$\dot{V}/\dot{Q}$比失调均较清醒时更大（图21.18）。其他麻醉时使用肌松药后人工通气存在$\dot{V}/\dot{Q}$比失调的研究一致发现，无论何种体位，腹侧肺区优先通气（见图32.7），且血流在一定程度上受重力影响（见第87页），故俯卧位通气时$\dot{V}/\dot{Q}$比更匹配。因未观察到自主呼吸的麻醉患者存在通气向腹侧的再分布，故这种气体再分布是正压通气而非麻醉所致。

1. 年龄对麻醉期间$\dot{V}/\dot{Q}$比值的影响

清醒患者中，年龄增加导致$\dot{V}/\dot{Q}$比失调程度增加，麻醉后进一步增大。因此，可预计随着年龄增长，麻醉时肺内分流也会相应增加，但可能因测量技术及老年患者肺部病理程度的差异，麻醉对分流影响的研究结果并不一致。最深入的研究仅包括45例23～69岁的患者，结论是肺不张（如CT所见）和真

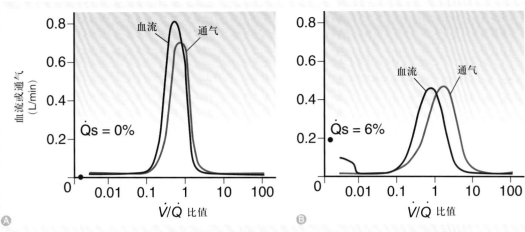

图 21.18　清醒（图 A）和麻醉肌松（图 B）患者的通气 / 血流比值曲线
（Data from reference 41.）

性肺内分流（通过多种惰性气体消除技术确定，以肺泡的 $\dot{V}/\dot{Q}<0.005$ 为确定标准）与年龄无关。然而，该研究中，无论肺不张还是真性肺内分流，均证实麻醉时显著增加并相互关联，随着年龄的增加，PaO_2 的下降能力也会增强。按三室模型计算，静脉血掺杂从麻醉前心排血量平均值的 5.5% 显著增加至麻醉期间的 9.2%，这是因为随着年龄的增加，$\dot{V}/\dot{Q}$ 比失调程度增加（图 21.19），加之低 $\dot{V}/\dot{Q}$ 比（0.005～0.1）的肺泡灌注增多，因此静脉血掺杂随着年龄的增加而急剧增加（0.17%/ 年）。

2. 呼气末正压的作用

众所周知，相对于重症监护，麻醉期间呼气末正压通常对改善 PaO_2 无效。无效有两个原因：首先，与呼气末正压相关的心排血量减少，降低了流经剩余分流区域的血氧饱和度（译者注：剩余分流指的是使用呼气末正压时仍然存在的肺内分流），从而降低了 PaO_2；其次，仰卧位时呼气末正压虽然会增加肺重力依赖区的通气，但同样也会增加该区域的血流，使区域性 $\dot{V}/\dot{Q}$ 比几乎不变（图 21.20）。麻醉患者与重症监护患者的本质差异可能是：多数重症监护的患者，需要提高气道压对抗肺顺应性的下降（硬肺），而在麻醉患者中提高气道压可能会损害胸内血管（译者注：重症患者往往由于肺实变，需要较高的气道压，呼气末正压可以打开实变的肺，增加肺顺应性，从而降低胸腔内压力，增加腔静脉回流，增加心排血量。虽然呼气末正压也会生理性地增加胸腔压力，但相对于病理性的肺实变，总体是改善的。而一般麻醉患者肺生理正常，呼气末正压会增加胸腔内压力，降低腔静脉回流，从而降低心排血量）。

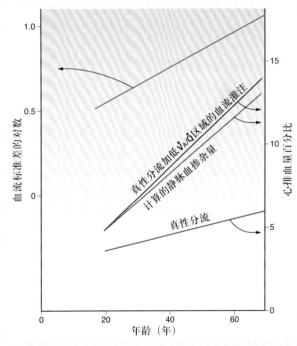

与清醒时（未显示）相比，麻醉期间血流灌注的对数标准差（橙色线）显著增大，且无论在清醒时还是在麻醉阶段，血流灌注的对数标准差对年龄均有显著回归。与麻醉前相比，麻醉时的真性分流（绿线）显著增加 10 倍，但与年龄的相关性不显著。与麻醉前相比，通气不良区域（0.005 < $\dot{V}/\dot{Q}$ < 0.100）的灌注显著增加，并且无论麻醉与否，随年龄增加而增加。静脉血掺杂（蓝线）代表由分流方程（见第 93 页）得到的数值，与低 $\dot{V}/\dot{Q}$（紫色线）区域的分流量和灌注之和非常吻合。

图 21.19　麻醉期间影响 $P（A-a）O_2$ 各因素随年龄的变化

3. 麻醉期间影响通气 / 血流的其他因素

通过减少通气不足肺泡的血流，缺氧性肺血管收缩可维持正常的 $\dot{V}/\dot{Q}$ 比（见第 74 页）。吸入麻醉药抑制缺氧性肺血管收缩（见第243页），因此理论上可能会加重麻醉期间的$\dot{V}/\dot{Q}$调。动物研究的某些证据可以佐证，而一项人体麻醉研究证实，静脉注射巴比妥类药物只有少量的肺内分流，据此可认为巴比妥类药物麻醉对缺氧性肺血管收缩的影响较小。即使通气不良的肺泡，高浓度吸氧也会将PAO_2维持在高水平从而抑制缺氧性肺血管收缩。某些研究表明，与纯氧通气相比，麻醉期间低浓度吸氧（30%）与较小的$\dot{V}/\dot{Q}$失调相关。

（四）总结

这些麻醉期间$\dot{V}/\dot{Q}$比的研究相互佐证，极大地增加了麻醉对气体交换影响的深入了解。麻醉对气体交换的影响总结如下。

• 麻醉降低了通气和血流的匹配，降低的幅度与年龄相关，还可能受到吸入氧浓度和使用的麻醉剂的影响。

• 因高（但通常不是无限高）$\dot{V}/\dot{Q}$区域通气量增加，导致肺泡无效腔增加。

• 麻醉时，静脉血掺杂增加约至5%～10%，但这种增加明显受到增龄的影响，年轻人增加极小。

• 麻醉期间静脉血掺杂增加的部分原因是肺不张导致肺内真性分流增加，部分原因是低（但不为零）$\dot{V}/\dot{Q}$比值区域的肺泡血流增加。

• 清醒与麻醉状态的主要差异在于通气，尽管这两种状态下通气时的气体空间分布不同，但肌肉松弛后人工通气并未显著改变气体交换的参数。

• 呼气末正压和膨肺均可减少分流，但会加剧$\dot{V}/\dot{Q}$失调，降低心排血量（降低混合静脉血氧含量），这就抵消了对PaO_2的有益作用。

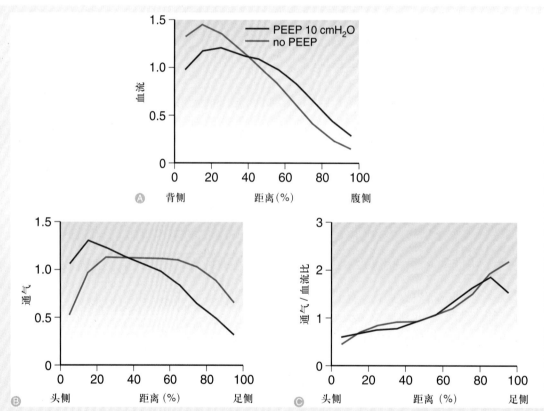

所示通气和血流为该肺区相对于所有肺区均值的变化（译者注：将所有肺区域的通气和血流值的平均值作为基准值，来计算特定肺区域的通气和血流相对于该基准值的变化。这种相对的比较方式可以更好地比较和描述不同肺区域的通气和血流差异）。注意呼气末正压的应用如何以类似的方式改变局部通气和血流，从而对$\dot{V}/\dot{Q}$比影响极小（译者注：经查原文，图A颜色标反，紫色曲线应该是 no PEEP，蓝色曲线应该是 PEEP 10 cmH2O）。PEEP：呼气末正压。

图21.20 仰卧位健康受试者麻醉肌松后通气时，使用双同位素 SPECT 法（见第97页）观察呼气末正压对血流（图A）、通气（图B）和 V/Q 比（图C）的影响

（From Petersson J，Ax M，Frey J，et al.Positive end-expiratory pressure redistributes regional blood flow and ventilation differently in supine and prone humans.Anesthesiology. 2 010；113：1361-1369.With permission of the publishers of Anesthesiology.）

讨论的各因素的常见值见表21.2。

表21.2　麻醉诱导后影响气体交换因素的变化

	清醒	麻醉后		
		自主呼吸	IPPV	IPPV+PEEP
FiO_2	0.21	0.4	0.4	0.4
Qs/Qt（%）	1.6	6.2	8.6	4.1
$\dot{V}_D/\dot{V}_T$	30	35	38	44
心排血量（L/min）	6.1	5.0	4.5	3.7
PaO_2（kPa）	10.5	17.6	18.8	20.5
PaO_2（mmHg）	79	132	141	153
平均（$\dot{V}/\dot{Q}$）时的$\dot{V}$	0.81	1.3	2.20	3.03
平均（$\dot{V}/\dot{Q}$）时的$\dot{Q}$	0.47	0.51	0.83	0.55

注：IPPV：间歇正压通气；PEEP：呼气末正压。
资料来源：From Nunn JF. Oxygen—friend and foe.J R Soc Med.1985，78：618-622.

七、全身麻醉对呼吸系统的其他影响

（一）对气道阻力增加的代偿反应

前述内容可能会让人们误以为麻醉会严重损害患者在气道阻力增加时增加呼吸功的能力。然而事实并非如此，麻醉患者仍保留了克服额外阻力的非凡能力。麻醉患者对吸气负荷的反应分为两个阶段：第一阶段，当呼吸负荷首次加载时，吸气肌（主要是膈肌）的收缩力瞬间增强。由气道或肺受体感受吸气阻力的增加，麻醉状态下这些受体仅被轻微抑制；第二阶段要慢得多，移除吸气负荷时就会过度代偿，这种缓慢的代偿反应表明这是由$PaCO_2$增加介导的。通过这两个阶段，使得麻醉患者吸气负荷增加高达约0.8 kPa（8 cmH₂O）时亦能良好代偿。更显著的是麻醉患者对呼气阻力的复杂精细反应不受影响（见图3.11），吸入麻醉时，每分通气量随呼气阻力负荷的增加而显著增加（译者注：说明患者对于呼气阻力的反应发生异常）。

（二）低氧性肺血管收缩

有学者认为，麻醉时缺氧性肺血管收缩受干扰，加重了$\dot{V}/\dot{Q}$失调，但麻醉对缺氧性肺血管收缩效应值得进一步讨论。早期使用离体肺的动物研究发现，几种吸入麻醉剂可抑制缺氧性肺血管收缩，但静脉麻醉剂未发现这种作用。尽管体外研究提供了吸入麻醉剂抑制缺氧性肺血管收缩的明确证据，但体内研究并不一致，不一致的原因之一是吸入麻醉剂同时抑制心排血量。在第六章中，解释了低氧增加肺血管阻力，不仅与肺泡PO_2有关，还与混合静脉血PO_2部分

相关。若氧耗不变，心排血量下降必将降低混合静脉血PO_2，这将加剧肺血管收缩。因此，吸入性麻醉剂的直接作用是抑制缺氧性肺血管收缩，但由于降低心排血量，其又可能通过减少混合静脉PO_2来间接增强缺氧性肺血管收缩。即便吸入麻醉剂降低心排血量，大多数研究者依然得出吸入麻醉剂抑制缺氧性肺血管收缩的观点。一个可能涉及缺氧性肺血管收缩的临床麻醉应用实例是单肺通气，参见第376页。

八、特定患者的麻醉

（一）儿科患者

围手术期呼吸系统不良事件是儿科患者致残和致死的主要病因。对于2岁以下的儿童，因呼吸控制（见第169页）和反射不成熟，导致气体交换不足时代偿延迟，以及上下气道较小且更易塌陷等因素，麻醉时呼吸衰竭的风险最高。与成年人相比，儿科患者呼吸肌效率低下和气体交换表面积减少，也是呼吸衰竭的重要因素。发生高碳酸血症时，尽管健康足月新生儿会过度通气，但早产儿的通气应答减弱。此外，急性低氧通气应答后，其后的低氧性通气下降在早产儿中尤为显著，其中呼吸频率在缺氧仅1~2 min后降至基线以下。新生儿（尤其是2个月以内的新生儿）因肌张力低下和神经元不成熟，易诱发上呼吸道动态阻塞。任何影响神经元功能的事件（如麻醉），都可能增加上呼吸道塌陷的风险。与成人群一样，麻醉时儿童的功能残气量降低，年龄<11岁儿童功能残气量下降更明显，可达清醒时功能残气量的44%。除成年人功能残气量降低的原因外，儿童肺的弹性回缩力

较小，导致肺实质和小气道支撑减少。因儿童胸壁顺应性更佳，肺不张更常见，且与成年人一样，高浓度吸氧可能会加重肺不张。与成年人相比，麻醉时新生儿和婴儿的肺顺应性降幅更大，若自主呼吸，呼吸功增加则可导致呼吸肌疲乏。

（二）肥胖

第十五章描述了肥胖对呼吸功能的影响。仰卧时，肥胖患者的功能残气量较小，麻醉后进一步降低，导致随体重指数（body mass index，BMI）增加，麻醉时功能残气量呈指数级下降。同样，越肥胖，麻醉时肺顺应性下降和肺阻力增加越显著。麻醉时，肥胖患者肺不张更大，麻醉诱导前无创通气可减少肺不张的发生。肥胖患者的肺不张在术后也会持续更长的时间。如前所述，尽管可能需要更高的气道压（50~55 cmH_2O）行肺复张，但肺复张在肥胖患者中特别有效，可让肺不张复张和氧合改善。但对肥胖患者临床资料的分析表明，低呼气末正压和高潮气量通气常未与肺复张联合使用。对已液体负荷的肥胖患者，肺复张的心血管不良影响不太明显，但术中肺复张的有益影响似乎未持续到术后。与非肥胖患者相似，呼气末正压在肥胖患者麻醉期间的作用不确定。对应病态肥胖患者（BMI=40 kg/m^2），中等水平的呼气末正压（10 cmH_2O）（译者注：最佳呼气末正压）可改善功能残气量和弹性回缩力，但对氧合的影响报道不一。

麻醉时，为病态肥胖患者设置潮气量应基于理想体重而不是实际体重，这点尤为重要。体重为150 kg（331磅）的患者若按实际体重设置潮气量（8 mL/kg）将迅速导致高气道压、肺组织过度膨胀和潜在的气压伤。

九、麻醉期间相关的特殊情况

（一）患者体位

1. 侧卧位

在第七章中，解释了为何在侧卧位时清醒患者吸入气体优先分布至下肺（见表7.1），这种下肺优先通气与肺血流的分布大体一致。麻醉时，无论自主呼吸还是人工通气，麻醉会干扰这种有利的气体分布，肺脏的非重力依赖区（上肺野）优先通气，重力依赖区（下肺野）继续优先灌注。与仰卧位相比，可预计侧卧位将增大$\dot{V}/\dot{Q}$比失调，进一步降低PO_2。侧卧

位时，在CT扫描上观察到的肺不张仅在肺重力依赖区，但肺不张和肺内分流的总量与仰卧位麻醉肌松时观察到的相似（见第377页和图21.9）。

2. 俯卧位

为允许俯卧位麻醉的患者腹部和下胸部自由移动，应对上胸部和骨盆进行支撑。在俯卧位的麻醉肌松的患者中，呼吸力学仅受到极小的影响，功能残气量和PaO_2均优于仰卧位。与仰卧位患者相比，俯卧位时人工通气增加了腹侧（即俯卧位时的重力依赖）区域的局部通气。血流在很大程度上仍保持重力依赖性，腹侧（重力依赖区）的血流也有类似增加，从而比仰卧位有更好的$\dot{V}/\dot{Q}$匹配。而在俯卧位使用10 cmH_2O的呼气末正压可重新改变通气和血流，并可能阻碍气体交换。

（二）腹腔镜

与开放手术相比，腹腔镜手术的诸多益处现已得到确认，因此腹腔镜手术的数量不断增加。随着对该技术的信心和理解的提高，手术越来越复杂，时间越来越长，且尝试突破以往的手术禁忌。

腹腔内的气体分压及其在腹膜组织中的溶解度，决定了腹腔对气体的吸收。混合气体很少使用，因此腹腔气体分压常等于注气压力。氦或氮等不溶性气体的吸收要小得多，但若发生罕见的气体栓塞并发症时，不溶性气体的预后往往不良。空气、氧气和氧化亚氮均助燃，禁忌电切电凝，而电切电凝是腹腔镜手术的基础。因此，二氧化碳仍是腹膜腔手术的常用气体，并因此错误地将其命名为"气腹气体"。腹腔镜手术需将二氧化碳注入腹腔至腹腔内气体压力为10~15 mmHg，通常还将患者摆成头高位（用于上腹部手术）或头低位（用于下腹部和盆腔手术），故这些手术对呼吸有两个不利的影响（既恶化了呼吸力学，又增加了二氧化碳吸收）。

1. 呼吸力学

除已描述的全身麻醉对呼吸力学的影响外，腹腔镜手术时腹内压的升高进一步限制了膈肌和下胸壁的运动。呼吸系统顺应性进一步降低，间或伴有气道阻力增加，特别是肥胖患者。在腹腔镜手术中，气道压必然增加。头高位可能会减弱前述的某些不良改变，但头低位会进一步恶化并显著降低的呼吸系统顺应性。健康患者中，呼吸力学的这些显著变化对$\dot{V}/\dot{Q}$比的影响较小。一项动物研究表明，气腹减少了通气

不良肺重力依赖性区域的灌注，这可能是高碳酸血症增强了缺氧性肺血管收缩（见第76页）。一项对9例健康患者使用多种惰性气体消除技术分析$\dot{V}/\dot{Q}$比值的研究发现：气腹腹腔镜下手术时，除肺分流一过性减少，肺泡无效腔或$\dot{V}/\dot{Q}$比值异常失调的肺区均无显著变化。行腹腔镜手术时，成功的人工通气须面临下述所有相同的挑战，肥胖和头低位让困境雪上加霜。此外，联合肺复张和适度呼气末正压（10 cmH$_2$）（译者注：最佳呼气末正压）似乎是应对这些挑战最有效的策略。

2. 二氧化碳吸收

腹腔镜手术开始后几分钟内，经腹膜吸收二氧化碳进入血，估计为30～50 mL/min。若通气不变，除迅速增加$PaCO_2$外，二氧化碳还弥散入体内，贮存在庞大的二氧化碳缓冲系统中慢速隔室中（见第122页和图9.10）。长时间手术后，随着$PaCO_2$升高及二氧化碳缓冲系统的饱和，术后高碳酸血症可能持续数小时。不幸的是，当患者术后不再人工通气，且尚待从全身麻醉中恢复时，该阶段通气需求增加是需要重点解决的问题。为防止这种情况，手术时应允许增加每分通气量以维持正常的$PaCO_2$。肥胖或有呼吸系统疾病的患者因顺应性变化将进一步阻碍二氧化碳的呼出，故需要更大的每分通气量。呼末二氧化碳监测可用于估计所需通气，但某些患者的$\dot{V}/\dot{Q}$失调意味着不能可靠地通过呼末二氧化碳预测PCO_2。

十、局部麻醉

通过椎管内药物吸收后的中枢效应，或通过影响呼吸肌的收缩模式或强度，硬膜外或蛛网膜下腔麻醉可能会影响呼吸系统。虽然这些影响通常较小，但鉴于呼吸系统疾病患者或呼吸功能异常的产科患者常使用局部麻醉，因此意义重大。

呼吸控制

由于胸廓运动下降，胸段硬膜外麻醉可能引起静息潮气量小幅下降，但可预见腰椎硬膜外麻醉后不会发生这种情况。硬膜外麻醉时对高碳酸血症和低氧通气应答的研究结果相互矛盾，可能通过抑制肋间肌活动，胸段硬膜外麻醉降低了对高碳酸血症的通气应答，而腰椎硬膜外曾报道增加了对高碳酸血症的应答，这种增加反应认为是焦虑（这项研究是在术前即刻进行的）刺激或是利多卡因对呼吸中枢的直接刺激作用。急性低氧通气应答不受胸段硬膜外麻醉的影

响，但腰段硬膜外可能通过一种未知的机制增加低氧的通气应答。

对于高平面腰段硬膜外麻醉（阻滞达T1水平）时的呼吸肌功能，已用肌电图和CT进行了广泛研究，证实胸廓运动对此时的静息通气作用下降，同时由于膈肌向足侧运动增加和胸腔血容量减少，发现功能残气量增加300 mL。尽管如此，硬膜外麻醉时，除用力肺活量和呼气峰流速（peak expiratory flow rate，PEFR）微小变化外，大多数呼吸功能测量值基本不变。但在孕晚期，常规使用局部麻醉时则完全不同，据研究表明，局部麻醉后，孕妇的用力肺活量、呼气峰流速和呼气峰压（一种腹肌活动指标）均显著降低。

硬膜外麻醉时氧合基本不受影响。在Hedenstierna小组的一项腰段硬膜外麻醉的研究中，除1例高体重指数患者截石位手术时CT出现肺不张，其余患者既无$\dot{V}/\dot{Q}$比值或肺分流变化，也无CT下肺不张的表现。

十一、术后呼吸功能

（一）术中生理变化的逆转

在（氧化亚氮麻醉）苏醒的最初几分钟内，可因体内须经肺清除氧化亚氮，从而氧化亚氮进入肺泡稀释了肺泡氧（弥散性缺氧）和二氧化碳，但弥散性缺氧通常短暂。小手术后，麻醉期间的功能残气量降低和升高的$P(A-a)O_2$常在几个小时内就恢复正常。大手术后，恢复正常的$P(A-a)O_2$可能需要数天，低氧血症很常见。有以下几个影响因素。

肺容积下降和肺不张诱发术后改变，而功能残气量持续降低也通常会在术后1～2天降至最低值，然后在1周内缓慢恢复正常。靠近膈肌（上腹部或胸部切口）的手术患者，功能残气量降幅最大，但上腹部腹腔镜术后，这种降低效应就不那么明显。大手术的患者中，麻醉期间CT成像所见的肺不张至少持续24 h，这些术后变化对$\dot{V}/\dot{Q}$比及氧合的影响，与麻醉时相似，但术后吸入足够高浓度的氧则不太可能纠正这些改变（译者注：主要是因为术中机械通气时为正压通气，而术后自主呼吸时为负压通气，还可能因疼痛减少了胸壁和膈肌活动及麻醉药物的残留效应）。术后48 h盲法连续氧饱和度监测显示，低氧血症发生率高，且可能为重度：21%的患者氧饱和度低于90%≥10 min，5%的患者血氧饱和度低于85%≥5 min。

大手术后几乎所有呼吸肌（气道肌、腹肌和膈肌）的正常活动都可能受损，原因包括麻醉剂和神经肌肉阻滞药（肌松药）、术后镇痛药物（特别是阿片类药物）、疼痛、睡眠模式紊乱，以及手术的炎症反应。呼吸肌活动异常不仅源于肌无力，还源于不同肌群之间的协调受损，以及它们活动所依赖的正常生理反射和控制机制的失效。

主观用力的肺功能检查（如用力肺活量、一秒用力呼气量和呼气峰流速）在术后均显著降低，尤其是疼痛控制不充分时。腹腔镜术后也伴有较轻但仍有统计意义的肺功能下降，下降程度与手术部位有关。麻醉和手术后呼吸控制异常可能持续数周，表现为对高碳酸血症和缺氧的应答降低，这对手术后睡眠时克服气道阻塞有重大影响。即使无炎症、疼痛，也未使用镇痛药，术后6周对高碳酸血症和缺氧的应答仍轻度受损，提示手术时受损的呼吸控制机制需要一段时间才能恢复正常。

（二）术后肺部并发症

术后肺部并发症（postoperative pulmonary complication，PPC）是一个广泛用于描述肺部一系列并发症（包括肺炎、肺不张、肺误吸和急性呼吸窘迫综合征等）的术语。现认为术中功能残气量减少、$\dot{V}/\dot{Q}$失调程度增加和肺不张是术后肺部并发症的病因。术后肺部并发症会引起更高的致残率和致死率，意外入住重症监护病房的风险也更高，住院时间也更长。

1. 避免术后肺部并发症的术前干预

为预测术后肺部并发症风险，以及确定可改变和不可改变的风险因素，已做了许多尝试。择期手术的术前阶段可纠正的风险因素包括贫血、近期的呼吸道感染和术前低氧饱和度（$[SaO_2] < 96\%$）。某些证据表明，术前物理治疗和对术后呼吸锻炼的教育可减少上腹部大手术患者术后肺部并发症的发生率。若可能，应优化哮喘和慢性阻塞性肺疾病等慢性肺部疾病患者的呼吸功能，特别是当这些患者近期罹患感染时。

据术后肺部并发症定义，已知吸烟者术后肺部并发症比非吸烟者高出数倍，这是由于吸烟者气道分泌物增多、黏液清除障碍和小气道狭窄所致。大多数关于吸烟对围手术期影响的研究针对的都是大手术（通常是心胸或上腹部手术）患者，这些患者呼吸道并发症的发生率较高，使其成为理想的研究人群，围手术期吸烟对较小规模手术后呼吸道效应的了解相对较少。

因此，降低术后肺部并发症风险的一个关键策略是术前戒烟，但对明显降低术后肺部并发症的发生率所需的戒烟时间尚有争议。尼古丁是许多心血管不良改变的原因，其半衰期只有30 min，而碳氧血红蛋白在呼吸空气时半衰期为4 h。因此，短短几个小时的戒烟将有效消除与一氧化碳和尼古丁有关的风险。心脏手术患者中进行的某些较早的研究发现，与持续吸烟至术前一天的患者相比，术前戒烟少于8周的患者术后肺部并发症的发生率更高。其他一些研究未能证明这种效应，也有学者担心原有的研究统计效力不足以得出这一结论。目前的建议是，吸烟者应始终努力在术前戒烟，戒烟时间越长，术后出现肺部并发症的可能性越小。不可纠正的术后肺部并发症风险因素（如年龄增加、并发症、急诊手术等）均增大了患者术后肺部并发症的风险，试图降低这些患者术后肺部并发风险的措施只能在术中和术后进行。

2. 术中注意事项

为降低术后肺部并发症风险，术中须使用基于肺保护性的通气策略。目前为止，与肺损伤患者相比，麻醉患者的通气策略很少受人关注（见第三十一章）。人们认为，麻醉期间患者的通气时间相对较短且肺部通常健康，意味着他们发生机械通气相关性肺损伤（ventilator-induced lung injury，VILI；第365页）的风险极小，但与之相反的证据日益增多，例如，全身麻醉仅3 h后，就出现了肺弥散量降低（不能仅用肺容量下降来解释）和肺泡损伤的生物标志物证据。导致重症患者VILI的病理生理机制［肺不张、随呼吸周期性的气道打开和关闭（塌陷伤）、肺泡过度膨胀和显著的全身炎症反应］也会发生在麻醉期间的某些患者中。更可能发生在如心脏、胸部或开腹手术的患者中，其中麻醉和手术对呼吸的影响效应可持续至术后早期，这些因素导致麻醉期间的通气应遵循与肺损伤患者相似的方案（见第348页），即所谓的"保护性通气"。无呼气末正压时，麻醉期间常规通气通常旨在通过大潮气量（10~15 mL/kg）通气减少肺萎陷，这种方案的制定可能仅仅是因为在过去，手术室中使用的呼吸机性能简单，无法设置其他参数。保护性通气的特征包括小潮气量、适度的呼气末正压和常规肺复张（见第236页）。许多随机对照研究和荟萃分析显示，保护性通气的临床预后更好。现在普遍认为潮气量为6~8 mL/理想体重（kg）是最佳的，但术中肺复张和呼气末正压的最佳水平仍不清楚。最佳呼气末正压认为是可防止肺不张创伤，同时避免通气肺泡过度膨胀的呼气末正压，最佳呼气末正压因患者而异。已描述了确定最佳呼气末正压的各种方法。一种方法是使用有创技术，如进行食管压力测定来评估跨肺压（见第15页）。微创方法包括使用电阻抗断层扫描实时绘制通气分布，或通过计算调节呼气末正压变化后（早期的）吸入潮气量与呼出气量的差值来评估改变的呼气末肺容积，估计跨肺压，这样可确定呼气末肺容量的变化，并相应调整潮气量。小潮气量联合低呼气末正压（$<5\ cmH_2O$）可能与围手术期死亡率增加有关，已发现$5\ cmH_2O$呼气末正压不足以预防肺不张。但动物研究显示，高呼气末正压（$10\ cmH_2O$）可增加肺部炎症标志物，在人类研究中，高呼气末正压（12 vs. $2\ cmH_2O$）时术后肺部并发症发生率相似，但心血管问题发生率更高。

肺应变是一个旨在了解人工通气导致肺损伤机制的概念。输送的潮气量（肺容量变化）和潮气量相对应的功能残气量决定了应变大小。驱动压（driving pressure，ΔP）是平台压和呼气末正压间的差值，为单位呼吸系统顺应性下对应的潮气量大小。已证明较高的驱动压与急性呼吸窘迫综合征的预后较差有关（见第三十一章）。一项对2250名麻醉和机械通气患者的荟萃分析也发现较高的驱动压与术后肺部并发症相关，其预测价值大于潮气量。确定能准确反映可预测临床预后生理变量的有用的床边指标，是目前正在进行研究的课题。

旨在研究术中通气对术后肺部并发症影响而设计的研究，在方案、研究对象和预后指标等方面差异相当大。例如，已经在对照组中使用基本的肺保护策略

的研究并未显示更个体化的通气设置能改善预后。标准化围术期的预后指标可能有助于解决这一问题，但需要进一步研究不同患者人群中最佳的通气策略。与全身麻醉相比，椎管内麻醉可降低慢性阻塞性肺疾病患者术后肺部并发症的发生率，尽量避免机械通气或许对这些患者有益。

3. 术后注意事项

术后气道阻塞常与残留肌松相关，这也是麻醉结束后不久缺氧的常见潜在原因。如前所述，麻醉剂对通气控制的残留效应可能加重气道阻塞。影响术后早期充分恢复呼吸和发生术后肺部并发症的另一个显著风险因素是使用肌松药并用新斯的明逆转。逆转肌松药时谨慎管理有助于降低术后神经肌肉阻滞的风险，但残留肌松效应（定义为4个成串刺激比值<0.9）时，用力肺活量和呼气峰流速值均显著降低，故即使看似完全逆转，仍可能因逆转后残留的呼吸肌无力或新斯的明对呼吸肌或气道功能的不良影响，导致使用肌松药与术后肺部并发症发生率增加。许多术中因素如诱导和维持药物的选择，以及阿片类镇痛剂的使用，都影响术后气道反射和呼吸肌的功能。已证明术后保护性气道反射的恢复速度因术中使用的挥发性麻醉药而异，即使标准化使用和逆转肌松药，相比七氟烷，地氟烷麻醉后气道反射的恢复更快。

许多患者在术后痰液潴留。全身麻醉，尤其是需要气管插管的全身麻醉，会损害气道黏膜纤毛转运功能，该效应可能持续至术后。再加上功能残气量降低、残余肺不张和无效咳嗽，导致术后肺部并发症。术后多学科方法可降低术后肺部并发症的发生率，重点方法是激励式肺功能测定、咳嗽和深呼吸、良好的口腔护理、早期活动和患者教育。

（刘岗译；亢锴，陆霓虹，赵鑫，王楠校对）

参考文献

扫码查看

关键词

通气应答；肺不张；功能性残气量；$\dot{V}/\dot{Q}$失调；急性低氧反应；呼吸肌；术后肺部并发症。

摘要

• 所有麻醉药物都会降低通气量，削弱机体对高碳酸血症和缺氧的通气应答。

• 麻醉抑制了上气道肌肉功能，阻塞软腭水平的气道。

• 由于呼吸肌活动改变导致胸腔形状和容积变化，麻醉诱导后几分钟内，功能性残气量即可降低。

• 大多数患者麻醉期间会有小面积的肺不张，复张这些不张的肺组织需要较高的膨肺压。

• 麻醉后这些改变损害了氧合，加大了$\dot{V}/\dot{Q}$比失调，同时增加了肺泡无效腔和肺分流。

小结

• 呼吸控制深受全身麻醉（general anesthesia, GA）的影响。静息通气减少，导致高碳酸血症。麻醉药物以剂量依赖性方式抑制高碳酸血症的通气应答，手术刺激可拮抗该抑制。低氧通气应答对麻醉药物的抑制更敏感，在镇静剂量下（当患者看似清醒时）通气应答就可能受损，这就减弱了基本的和可能挽救生命的通气反射。

• 呼吸肌活动受全身麻醉的影响。咽肌松弛导致诱导时气道即刻阻塞，需要采用双手托颌法和伸展颈部等操作打开气道。随着麻醉深度增加，肋间肌活动逐渐减少，但膈肌功能大多不受影响。在低麻醉深度时，腹部呼气肌活跃，并引起异常呼吸模式，各肌群失去协调，尤其是部分气道梗阻时，该异常呼吸模式会显著恶化。

• 无论是否使用肌肉松弛剂，仰卧位全麻诱导后，功能残气量立即下降15%～20%，脊柱、胸壁和膈肌形状改变（膈肌的重力依赖区向头侧移动）都导致了肺容量下降。

• 麻醉时，多数患者（儿童中更常见）都会肺不张，常位于膈肌背侧的重力依赖区，最好用CT检测和定量。许多患者，肺不张持续至术后。三个因素促进肺不张：功能残气量减少导致的气道闭合、胸腔形状改变对肺的压迫和气体（如氧气）的快速吸收。因此，在全麻的不同阶段（包括预氧合阶段和苏醒时）使用纯氧与更多的肺不张相关。

• 预防肺不张的策略包括避免纯氧，在诱导前和诱导时使用气道正压通气，以及在麻醉时使用呼气末正压。一旦肺不张，重新打开塌陷肺区就需要行肺复张。肺复张可有两种手法：持续膨肺数秒或在几次呼吸中联合使用高呼气末正压和高膨肺压。无论哪种手法，复张塌陷肺至少需要40 cmH₂O的气道压力。

• 主要因功能残气量降低导致气道阻力增加，故全麻时呼吸阻力略微增加。吸入麻醉药的某些支气管扩张作用，可轻微拮抗呼吸阻力增加，尽管这些药物高浓度时可松弛气道平滑肌，但在临床相关浓度时，其作用更可能由于抑制支气管收缩反射。由于地氟烷吸入麻醉时气体混合物的密度较高，高浓度地氟烷麻醉时可能会增加气道阻力。全麻时低肺容量导致低肺顺应性，而低肺顺应性是呼吸系统顺应性降低的主要因素。

• 全麻时生理无效腔增加。气道容积大致不变，但面罩和呼吸回路增加了解剖无效腔，尤其当小潮气量通气时。由于$\dot{V}/\dot{Q}$比恶化，通气患者的肺泡无效腔也常会增加。

• 全麻时分流量从正常的1%～2%增加至约10%，约一半的增加是因血流通过不张的肺区所致，其余由于$\dot{V}/\dot{Q}$比值恶化所致。虽然总体$\dot{V}/\dot{Q}$比值大致正常，但主要因腹侧肺区通气增加，导致高和低$\dot{V}/\dot{Q}$比值的肺区均增加，老年患者更是如此。这些恶化导致氧合受损和肺泡无效腔增加。呼气末正压对改善全麻期间受损的气体交换变化作用不大。虽然其增加了肺重力依赖区的通气，但也减少了肺重力依赖区的血流，降低了心排血量，增加了分流对动脉氧合的影响。而俯卧位时$\dot{V}/\dot{Q}$更匹配，气体交换较仰卧位时好。

• 麻醉期间的人工通气可能会损伤肺，尤其是腹部、胸部或心脏手术，以及肥胖手术的患者。用于肺损伤患者的"保护性"通气策略（见第三十一章）可能有助于减少肺的损伤，这些策略包括小潮气量（6～8 mL/kg理想体重）通气、常规肺复张和中等水平呼气末正压（5～10 cmH₂O）。

• 高浓度吸入麻醉药可削弱缺氧性肺血管收缩反应，但在体外时可能是因麻醉药影响混合静脉血氧饱和度，结果差异很大（译者注：看正文，应该是"体内"结果不确定）。

• 肥胖患者全麻时的呼吸变化包括功能残气量

和顺应性的大幅下降，以及持续至术后的更长时间、更大面积的肺不张，这些肺不张需要定期肺复张，甚至可能需要比非肥胖患者更高的肺复张压力才能奏效。

•腹腔镜手术进一步加剧了全麻的呼吸生理变化，尤其在垂头位手术时。此外，每分钟从腹膜吸收的二氧化碳30~50 mL，也给呼吸系统带来了额外负担。

•局部麻醉对呼吸的影响很小，除非当胸段硬膜外阻滞和高位脊髓阻滞降低了胸腔肌肉对呼吸的作用，此时用力肺活量和最大呼气流量略有降低，但这些变化在孕晚期更严重。

•术后早期，由于麻醉剂、镇痛药和神经肌肉阻滞药物的残留效应，呼吸系统仍未恢复正常。大手术后肺不张、呼吸肌功能和协调性异常、黏液清除受损和呼吸控制机制异常等各种异常仍可能存在，有时会持续数天。

第二十二章　二氧化碳分压的改变

要点

- 相对于CO$_2$生成，当常由缺氧、酸中毒或者肺部疾病引起肺泡过度通气时，会发生低碳酸血症。
- 高碳酸血症最常发生于多种原因导致的肺泡低通气，较少见的原因是CO$_2$产量增加。
- 动脉血二氧化碳分压（carbon dioxide partial pressure，PCO_2）影响脑循环——低碳酸血症可引起潜在有害的血管收缩，而高碳酸血症扩张血管可升高颅内压。
- 高碳酸血症及其引起的酸中毒都抑制心血管系统，而由高碳酸血症诱发释放的儿茶酚胺则兴奋心血管系统。

常规监测呼气末和动脉血PCO_2，意味着现在几乎所有临床情况下，应该都能避免低碳酸血症和高碳酸血症。然而，近年来人们对高碳酸血症的兴趣仍持续，有两点原因。第一，重度肺损伤中人工通气的改变，导致采用"允许性高碳酸血症（permissive hypercapnia，PHC）"策略（见第347页）；第二，腹腔镜外科手术中CO$_2$气腹的大量使用，使麻醉医师必须在显著增加肺二氧化碳呼出量的条件下调控动脉血PCO_2（见第244页）。

在详述CO$_2$对各种生理系统的影响前，本章先简要概述动脉血PCO_2变化的原因

一、低碳酸血症病因

低碳酸血症仅由相对于CO$_2$产生的肺泡过度通气所致。低动脉血PCO_2多出现于人工通气过度或因焦虑等精神紊乱引起自主过度通气。低动脉血PCO_2也可仅由动脉穿刺时过度通气所致。持续低PCO_2值可能是由以下一个或者多个原因导致的过度呼吸驱动。

低碳酸血症的常见原因为低氧血症，导致PO_2低于8 kPa（60 mmHg）的右向左分流先天性心脏病、高海拔居住、肺病变及其他疾病都可能是病因。低氧血症所致的低碳酸血症可对抗低氧血症的通气应答（见第49页）。

为最大程度减少代谢酸中毒的pH降低，会代偿性过度通气（"空气饥饿感"，译者注：即感觉缺少空气、吸不够气，形容这种感觉的词语包括气短、气急、气促、倒不上气、吸不到底、窒息感等；空气饥饿感主要源于呼吸驱动的增加，当发放给呼吸肌的传出信号和来源于肺脏和胸壁的传入信号不匹配时，空气饥饿感的程度加重，其可能机制主要为神经机械分离，常见情况为各种原因所致限制性通气

功能障碍，慢性阻塞性肺疾病或支气管哮喘所致肺过度充气）。过度通气是糖尿病酮症酸中毒（diabetic ketoacidosis，DKA）显著特征，动脉血PCO_2值低于3 kPa（22.5 mmHg）在严重代谢性酸中毒中并不罕见，这是一种重要的代偿性机制。若因疲乏或人工通气不足无法维持所需的过度通气，可导致致命性动脉血pH快速下降。

肺力学异常可通过迷走神经反射驱动呼吸，导致PCO_2轻度下降。肺纤维化、肺水肿或哮喘患者常在进展到Ⅱ型呼吸衰竭前有PCO_2降低（见第298页）。

神经系统疾病可导致过度通气和低碳酸血症。通常见于血性脑脊液的情况下（如头外伤或者蛛网膜下腔出血之后）。

二、高碳酸血症病因

健康个体，动脉血PCO_2高出正常范围并不常见，任何大于6.1 kPa（46 mmHg）都属异常，但可通过屏气暂时达到6.7 kPa（50 mmHg）。

高碳酸血症只有以下4种可能病因。

- 吸入性气体中CO$_2$浓度增加：通常是医源性的高碳酸血症，并不常见，但危险性大，并且本质区别于其他原因。因此，在使用外接仪器呼吸时意外发现高碳酸血症患者，应首先排除吸入性气体中CO$_2$浓度增加。CO$_2$可能来源于呼出气的重复吸入（内源性）或者CO$_2$加入吸入气体中（外源性）。重复吸入引起的高碳酸血症更常见，但幸运的是PCO_2上升速率有一定限制。若所有代谢产生的CO$_2$都未呼出，储存分布在体内，动脉血PCO_2上升速度不会高于0.4～0.8 kPa/min（3～6 mmHg/min）。

- CO$_2$产量增加：若人工通气每分通气量固定，而CO$_2$产量增加（如恶性高热），则必定出现高碳酸

血症。与前述CO_2吸入浓度升高一样，这也是麻醉期间高碳酸血症少见但危险的原因。CO_2产生量增加非常常见却不引人注意的原因是脓毒症导致的发热，常导致人工通气患者高碳酸血症。另外一种情况虽不是严格意义上CO_2生成增加，但腔镜手术中腹膜或者胸膜对CO_2的吸收，也会引起高碳酸血症。

• 通气不足：每分通气量不足是高碳酸血症最常见的原因，且远远高于其他原因。低通气的病理性原因很多，在第二十七章和图27.2会详细论述。在呼吸内科，长期性高碳酸血症的最常见病因是慢性阻塞性肺疾病。

• 无效腔增加：这类原因往往是通过排除其他原因后方能确定，也就是当患者PCO_2值较高，然而每分通气量正常，并且无高代谢状况或吸入CO_2证据时。而无效腔增加可能是由于未正确设置呼吸设备或者各种病理原因造成的肺泡无效腔增大（见第90页）。

三、二氧化碳对神经系统的影响

诸多特定难点干扰了PCO_2变化对各个生理系统效应的理解。首先，物种差异性极大地阻碍了动物实验结论直接推广至人类相同领域；其二，CO_2效应既有直接也有继发效应（呼吸性酸中毒）；其三，CO_2作用于体内许多不同部位，有时对某一特定生理功能（如血压）效应相反（见后论述）

CO_2对大脑至少有以下5种主要效应。

• CO_2是调控脑血流量（cerebral blood flow，CBF）的核心因素。

• CO_2通过改变脑血流量从而影响颅内压（intracranial pressure，ICP）。CO_2是影响细胞内pH的主要因素，已知细胞内pH对细胞的新陈代谢和功能有重要效应。

• 根据其与氧化亚氮相似的物理特性，可以推测CO_2发挥了惰性气体的麻醉作用。

• CO_2可影响特定神经元兴奋性，特别对网状激活系统意义重大。

尽管这些效应的相互作用难以理解，但其总体效应明确。

（一）对意识的影响

长期以来，人们都知道CO_2会导致进入意大利Grotto del Cane的犬失去意识，在那里，火山口释放的CO_2在地面附近形成一层CO_2被膜。作为短程麻醉剂，CO_2已广泛用于小型实验动物研究的短时间手术中。吸入30% CO_2足以麻醉人体，但常伴发惊厥。对于通气衰竭患者，当PCO_2升高超过约12 kPa（90～120 mmHg）时，即会发生CO_2麻醉。

CO_2麻醉效应可能并非源自其惰性气体麻醉作用，因从CO_2的脂溶性预计的麻醉效力比其真实的效力要弱得多（译者注：全麻的脂溶性学说认为全麻药的脂溶性与麻醉强度正相关，脂溶性越强，麻醉效力也越强）。而CO_2可能是通过改变细胞内pH，进而导致代谢紊乱，从而对中枢神经系统产生重大影响。动物研究中，麻醉效应与脑脊液pH相关性优于与$PaCO_2$的相关性。

第211页描述了长时间吸入低浓度CO_2的影响。

（二）脑血流量

PCO_2为3～10 kPa（20～80 mmHg）时，脑血流量随动脉血PCO_2增加而增加，PCO_2每上升1 kPa则脑血流量上升7～15 mL/（100g·min）（每mmHg上升1～2 mL/（100 g·min），其完整效应曲线为S型（图22.1）。PCO_2极低时，脑血流量下降效应可能受组织缺氧引起的血管扩张作用限制（译者注：在非常低的PCO_2时，脑血流量极度下降会伴有一定的组织缺氧），而PCO_2高于16 kPa（120 mmHg）时脑血管扩

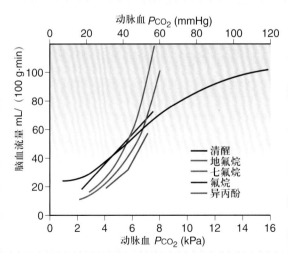

由于需要模拟极限PCO_2值状态，清醒组的实验曲线只能通过动物实验来获得。全麻醉状态下，由于不同人群的情况会有所不同，因此曲线则来自多项人体研究，都代表了大概一个最低肺泡有效浓度或者等效值下的相关效应。显示的相应变化代表了整体大脑，对于局部变化则不能一概而论。

图22.1　在清醒和各类全麻醉效果下脑血流量和动脉血PCO_2之间的关系

张几乎最大。低/高碳酸血症都影响脑血流量的自主调节，这就使得保持恒定脑血流量的脑灌注压范围变窄。最后，脑血流量与PCO_2之间的关系存在昼夜节律，晨起较高，并受交感神经系统调控。

1. 机制

在动物体中，PCO_2（升高）舒张脑血管和上升血压，导致脑血流量上升（见后文）。PCO_2改变（译者注：应该是指升高）可引发一系列复杂反应，从而舒张脑血管。对于成年人，脑血管舒张源自微动脉区域的细胞外pH变化，通过产生NO和合成环鸟苷酸（cyclic guanosine monophosphate，cGMP）直接和间接地改变了细胞内钙水平。而长期低碳酸血症及相对较轻的高碳酸血症中，脑血流量的变化在数小时后恢复至基线水平，此系脑脊液pH改变代偿了细胞外酸中毒效应。在脑肿瘤、脑梗死或脑外伤等病理情况下，脑循环对CO_2的敏感度可能丧失。通常在大脑受伤区域会有固定的血管舒张，若弥散性血管舒张，可引起危险的颅内压升高。

2. 麻醉

吸入麻醉剂可直接舒张脑血管，显著增加正常PCO_2下的脑血流量。同时还增强了脑血流量对低碳酸血症和高碳酸血症的反应，即增大了PCO_2-CBF曲线的斜率（图22.1）。尽管低碳酸血症时曲线斜率也增大，但麻醉期间过度通气时，全脑脑血流量通常仍高于清醒时，而硫喷妥钠和丙泊酚等静脉麻醉剂可降低正常PCO_2下的脑血流量，脑血流量的下降与脑氧耗量的降低一致。过度通气导致血管持续收缩（图22.1），但与清醒相比，较深度麻醉时血管收缩效应减弱。

随着PCO_2上升，由于脑血管扩张，颅内压也趋于增高。多年来过度通气用于脑损伤后急性降低颅内压的标准治疗，但其降低颅内压的作用也是短期的，并且对脑血流量的影响也是不确定的。因颅内压降低可能增加脑血流量，这就会拮抗低碳酸血症性血管收缩引起的脑血流量减少。因此最好是监测颅内压，若无法监测颅内压，则仅在其他治疗手段无效时，才可使用过度通气降低颅内压。

（三）对自主神经和内分泌系统的影响

重度高碳酸血症患者的存活，很大程度上依赖于自主神经反应。CO_2对其他系统诸多影响全部或者部分来自自主神经对其变化的效应。

动物研究表明，在窒息时气团运动下的氧合过程中，PCO_2上升增加了血浆肾上腺素和去甲肾上腺素血浆浓度。尽管有差异，但在吸入CO_2混合气体的人类志愿者中，在PCO_2较低的范围的结果类似。动物研究表明，PCO_2上升使交感神经冲动增加，交感神经直接激活腹外侧延髓神经元，从而增加儿茶酚胺释放。

循环儿茶酚胺浓度上升，一定程度代偿了因pH下降时靶器官的敏感度降低，靶器官敏感度的降低也加重了CO_2对靶器官的常见的直接抑制效应。

四、对其他身体系统的影响

（一）呼吸系统

第四章已经阐明了CO_2在呼吸调控中的作用，此处不做进一步讨论。动物研究表明，高碳酸血症对肺组织有多重有害影响。如通过内吞作用妨碍了水肿液的清除、失活钠钾泵（见第319页），还抑制了对肺部非特异性免疫重要的细胞因子IL-6和肿瘤坏死因子（tumor necrosis factor，TNF）。

1. 肺循环

PCO_2上升收缩肺循环血管（见第76页），但其效应弱于缺氧。虽然如此，健康个体中呼气末PCO_2 7 kPa（52 mmHg）可使肺血管阻力上升32%，同时心排血量上升，平均肺动脉压上升60%。尽管尚未证实血流的局域性变化，但认为该效应和缺氧性肺血管收缩（见第74页）相似，降低了通气不良肺泡的灌注。而低碳酸血症显著抑制了动物中的缺氧性肺血管收缩，但未在人体中得到证实。相关证据显示，是pH变化而非PCO_2本身介导了肺血管系统变化。

2. 血液氧合

除影响通气，CO_2对血液氧合还有3个重要影响。首先，若氮（或者其他惰性气体）浓度固定，肺泡气体中CO_2浓度上升必定伴有氧气下降，也就是此消彼长。其次，PCO_2上升右移氧解离曲线（见第137页）。最后，动物研究显示，使用多重惰性气体消除技术（见第99页）测量到PCO_2变化会影响$\dot{V}/\dot{Q}$比分布，这不仅是pH变化影响了肺血管（如上一段所述），还是小支气管直径变化的结果所致。

（二）心血管系统

因对循环系统不同组成部分的作用不同，CO_2对循环的影响比较复杂。一般来说，高碳酸血症和酸中毒都直接抑制心肌细胞和血管平滑肌，但该效应通常被升高的PCO_2引起的儿茶酚胺增加效应所拮抗。不同情形下，这类拮抗作用往往使得CO_2对心血管系统的整体效应难以预测。尽管存在这一问题，当轻度的高碳酸血症可以模拟正性肌力药（如多巴酚丁胺）的作用时，认为具有治疗脓毒症休克的潜力（译者注：该研究者的意思是，脓毒症休克时，由于种种原因，使用常规的正性肌力药可能无法有效，而轻度的高碳酸血症可以在某种程度上起到类似的作用，因而具有一定的治疗潜力）。

1. 心肌收缩力和心率

离体标本中，PCO_2上升所致的pH下降，可能是心肌收缩力和心率下降的原因。然而在体内，CO_2直接抑制作用被交感神经系统介导的兴奋作用所掩盖。人工通气的人体中，PCO_2上升引起心排血量增加，以及外周总阻力（total peripheral resistance，TPR）的轻微降低，因此血压趋于升高。清醒健康受试者的无创多普勒超声心动图也显示了相似变化。当呼吸末PCO_2为7 kPa（52 mmHg）时，心率和每搏量增加导致心排血量上升约1 L/min，并伴随着血压小幅度上升。测量的左心室收缩和舒张功能并未改变，这也证明了儿茶酚胺的兴奋作用比CO_2对心脏直接抑制作用要更显著。大多数麻醉药都会削弱高碳酸血症导致的心排血量增加。

2. 心律失常

有报道称，在急性高碳酸血症期间，清醒的人会出现心律失常，但似乎很少有严重的心律失常。然而，一项研究报道称轻度高碳酸血症的正常个体，在高碳酸血症期间心电图显示QT离散度增加，该结果反映出心室局部复极化异常，而在其他情况下，如缺血性心脏病，易发展成致死性心律失常。

3. 血压

如前所述，PCO_2的上升常常引起血压的小幅度上升，清醒或麻醉状态下的患者都会发生。然而，该效应多变，不能作为高碳酸血症绝对可靠的诊断标志。若脊髓麻醉阻断交感神经系统，高PCO_2也会伴有低血压。

（三）肾脏

轻微的PCO_2改变几乎不影响肾血流量和肾小球滤过率，但当PCO_2升高到一定水平时，入球小动脉收缩会造成无尿。长期高碳酸血症导致肾脏重吸收碳酸氢盐增强，进一步升高血浆碳酸氢盐水平，形成代偿性代谢性碱中毒。而长期低碳酸血症则肾重吸收碳酸氢盐降低，进而造成血浆碳酸氢盐进一步下降，出现代偿性代谢性酸中毒，这些情况下动脉血pH都趋于正常，但碳酸氢根离子浓度进一步偏离正常值。

（四）血液电解质含量

高碳酸血症伴发的酸中毒会引起钾离子从细胞内转移到血浆。因钾离子再转运回细胞内需要相当长的时间，短时间内反复发生的高碳酸血症会逐步增高血浆中的钾。

过去认为总钙中离子钙降低，是严重低碳酸血症患者手足搐搦的病因。然而降低的程度太小，不足以解释手足抽搐。只有在离子钙显著减少时，甲状旁腺疾病患者才会出现手足抽搐。所有神经都可能过度兴奋，最终导致自发活动。肌肉痉挛可能来自本体感觉纤维活动所致的反射性肌肉收缩。

五、高碳酸血症的临床实践

临床体征

无论是内源性还是外源性地吸入高浓度CO_2，过度通气都是这类高碳酸血症的基本体征，然而通气不足是大部分的高碳酸血症患者（包括慢性阻塞性肺疾病患者）的病因。

可能有呼吸困难，呼吸中枢驱动性衰竭的患者可能完全没有呼吸困难，但因机械性呼吸系统衰竭（气道阻塞、气胸、肺纤维化等）所致通气不足的患者，呼吸困难则通常很明显。

慢性阻塞性肺疾病患者可发生高碳酸血症，通常表现为皮肤潮红和洪脉，以及偶发性期前收缩。血压常升高，但这不是可靠的诊断病症。肌颤和典型的扑翼样震颤可能会在即将昏迷时出现，也可能发生惊厥。当PCO_2达到12～16 kPa（90～120 mmHg）时，患者可能会昏迷。高碳酸血症始终是不明原因昏迷的可能病因。

临床体格检查不能确诊高碳酸血症，当存在低通气的神经学基础时尤其如此。所有疑诊高碳酸血症的患者，都应测动脉CO_2分压。

重度高碳酸血症

记录的无缺氧的重度高碳酸血症患者数据足以表明可能完全康复，甚至就应该是这样。1990年的一份报告详述了5名无缺氧的高碳酸血症患儿，动脉血PCO_2达到21～36 kPa（155～269 mmHg），都为木僵或昏迷状态，但都康复了。另一个则报道了误吸大量谷粒，PCO_2达到66.8 kPa（501 mmHg）依旧存活下来的病例。这些病例表明在已报道的案例中完全康复似乎很常见，缺氧似乎比高碳酸血症更危险。

（陈侠译；刘凯雄，张骅，黄勇，刘杰，刘岗校对）

---------- 参考文献 ----------

扫码查看

关键词

低碳酸血症；高碳酸血症；低通气；过度通气；脑血流量；颅内压；意识丧失；昏迷状态；心血管效应。

摘要

• 相对于CO_2的生成，当常由缺氧、酸中毒或者肺部疾病引起肺泡过度通气时，会发生低碳酸血症。

• 高碳酸血症最常发生于多种原因导致的肺泡低通气，较少见的原因是CO_2产量增加。

• 动脉血PCO_2可影响脑循环——低碳酸血症引起有潜在有害的血管收缩，而高碳酸血症扩张血管可升高颅内压。

• 高碳酸血症及其引起的呼吸性酸中毒都抑制心血管系统，而高碳酸血症诱发释放的儿茶酚胺则兴奋心血管系统。

小结

• 低碳酸血症常因肺泡过度通气所致，这种过度通气可能是因焦虑、癔症等自发形成的，也可能是低氧血症或酸中毒驱动的。

• 高碳酸血症可由多种原因引起：①吸入气体中CO_2浓度增加引起高碳酸血症，最常见的原因是呼吸系统故障等导致呼出气的重吸入；②CO_2产生增加导致或引发高碳酸血症，其原因包括发热和更少见的恶性高热；③通气不足导致高碳酸血症，详细描述见第二十七章；④如果呼吸系统无法增加潮气量以进行补偿，那么大无效腔也会很容易导致高碳酸血症。

• CO_2改变对中枢神经系统影响最大。CO_2具有麻醉剂特性，临床实践中常见的水平（动脉血PCO_2大于10 kPa，大于75 mmHg）会导致镇静，更高的浓度下则具有麻醉作用。脑血流量和颅内压对PCO_2非常敏感，低碳酸血症和高碳酸血症都会影响脑血流量的自动调节。高碳酸血症可激活交感神经系统。

• PCO_2上升的呼吸效应包括收缩肺血管，而低碳酸血症则削弱了缺氧性肺血管收缩。肺泡CO_2的上升稀释了肺泡氧，可能导致低氧血症，PCO_2对血红蛋白携氧的影响很大（详见第十章）。

• 高PCO_2水平抑制心肌，但这些抑制作用被增加的交感神经活动所拮抗，故高PCO_2水平时心率和血压通常会上升。高水平PCO_2可收缩肾入球小动脉，导致无尿。长期的PCO_2改变会导致肾脏排出碳酸氢盐的代偿性变化。

• 高碳酸血症的临床体征依病因而定，但可能包括过度通气、呼吸困难、皮肤潮红和洪脉。

第二十三章　缺氧

要点

◆ 细胞缺氧后因无氧代谢,很快引起细胞内酸中毒,当血液和葡萄糖供应充足时细胞内酸中毒会更严重。

◆ 无论直接的,还是缺乏高能底物(如ATP)的间接效应,缺氧都会抑制离子通道活性,从而降低细胞跨膜电位,最终升高细胞内钙离子水平。

◆ 神经组织中,兴奋性氨基酸释放失控加剧了缺氧损伤。

◆ 缺氧会激活转录蛋白"缺氧诱导因子-1(hypoxia-inducible factor 1,HIF-1)",HIF-1进一步诱导机体产生大量具有多种生物学功能的蛋白质。

除了最简单的生命形式,其他形式的所有生命都进化出利用氧化代谢的巨大优势,而代价就是依赖氧生存。缺氧的基本特征是当线粒体内氧分压低于临界值时,就会停止氧化磷酸化(见第143页)。接着,无氧代谢途径,特别是糖酵解途径(见图10.12)开始起效。这引发了一系列复杂的细胞变化,先降低细胞功能,最终细胞死亡。本章主要介绍急性缺氧时的生理改变,关于慢性缺氧的内容详见第193页。

一、缺氧的生物化学改变

(一)高能化合物耗竭

与有氧代谢相比,每摩尔葡萄糖经无氧代谢所生成高能磷酸分子(ATP)的量仅为有氧代谢的1/19(见第143页)。对于大脑等高代谢率的器官,无法通过增加葡萄糖的转运来充分生成正常水平的ATP。因此缺氧时,ATP/ADP比值下降,其他高能化合物的水平也会迅速降低(图23.1)。动脉低血压时也会发生类似变化。这些改变将迅速抑制大脑功能,而能量需求较低的器官功能维持更久,因而更耐缺氧。(见后文)。

缺氧时,两种途径可最大限度地减少ATP的降低,但都仅在短时间内有效。首先,磷酸肌酸中高能磷酸键可用于生成ATP,最初这会减缓ATP的下降速度(图23.1)。其次,在腺苷酸激酶反应催化下,两分子ADP结合形成一个ATP和一个AMP。移除(消耗)AMP推动了该反应,AMP先转化为腺苷(一种强效血管扩张剂),然后再转化为肌苷、次黄嘌呤、黄嘌呤和尿酸,伴随着腺嘌呤核苷酸不可逆地损失(下降)。在第271页讨论了这一途径对产生活性氧的影响。

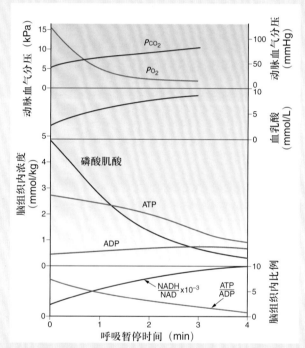

除血乳酸外,所有指标均在重启肺通气后5 min内完全恢复(数据来自参考文献1)。ADP:腺苷二磷酸;ATP:腺苷三磷酸;NAD:烟酰胺腺嘌呤二核苷酸。

图23.1　大鼠在30%的吸氧浓度吸氧后停止呼吸4 min的生化改变

(二)新陈代谢的最终产物

有氧代谢的终产物是二氧化碳和水,这两种物质都很容易扩散并从体内排出,而无氧代谢主要产生氢离子和乳酸根离子,其大部分从全身各处进入循环,通过血液内的碱剩余,可量化评估。然而,血脑屏障对带电离子的通透性相对较低,因此氢离子和乳酸根离子将滞留在缺氧的大脑神经元中。乳酸酸中毒仅当血供尚可、能提供转化为乳酸的大量葡萄糖时才会发生。

严重脑缺氧时，功能障碍和细胞损伤的主要原因是细胞内酸中毒，而不单纯是高能化合物耗竭。所以相比完全性脑缺血，脑单纯低灌注更具破坏性，因为完全性脑缺血限制了葡萄糖的供应，从而减少了乳酸形成。类似地，相较脑缺血发作（如脑卒中）时血糖水平小于等于正常患者，高血糖脑出血患者脑损伤更严重。

（三）启动糖酵解

6-磷酸果糖激酶（6-phosphofructokinase，PFK）是糖酵解途径的限速酶（见图10.12）。ADP、AMP和磷酸盐可增强PFK的活性，缺氧时，这些物质迅速聚积从而加速糖酵解，但缺氧引起的酸中毒又抑制PFK的活性，限制葡萄糖迅速转化为ATP。来自ATP降解的细胞内磷酸盐也促进糖原磷酸化酶的活性，该酶能催化糖原分子裂解产生果糖-1，6-二磷酸，果糖-1，6-二磷酸随后进入糖酵解途径，并在PFK限速反应下代谢，这样在葡萄糖代谢过程中就少消耗了两分子ATP。因此糖酵解时一分子果糖-1，6-二磷酸可以产生四分子ATP，而一分子葡萄糖只能产生两分子ATP。由于酸中毒对糖酵解的后续阶段无明显抑制，因此，只要细胞内有糖原，通过果糖-1，6-二磷酸途径，糖原就能成为ATP的重要来源。

二、细胞缺氧损伤的机制

缺氧诱导细胞损伤或死亡的机制很多，虽具体作用尚不清楚，但普遍认为不同组织对缺氧的反应方式截然不同。此外，缺氧损伤的性质（发病缓急、缺氧程度、血液灌注、血糖浓度、组织代谢）也影响很大，这些性质都会影响其后的组织功能障碍。

（一）细胞对缺氧的即时反应

由于神经系统损伤的严重临床后果，神经元细胞的研究最广泛，是本节所述机制的基础。图23.2显示了缺氧神经元细胞膜电位的改变及伴随的主要生理变化。缺氧时，不同中枢神经细胞类型表现不同，有的立即呈现轻微超极化（见图23.2），而有的呈现去极化。然后，细胞膜电位逐渐降低，达到阈值时就自发地快速极化，在该阶段离子通道功能严重异常，正常的细胞内外离子浓度梯度消失，导致细胞死亡。

1. 钠 – 钾泵通量

缺氧对钾离子通道有着直接影响（见第47页），增加跨膜钾离子电导，引起快速超极化。细胞内钾离子外流，升高胞外钾离子浓度，细胞膜更易去极化。

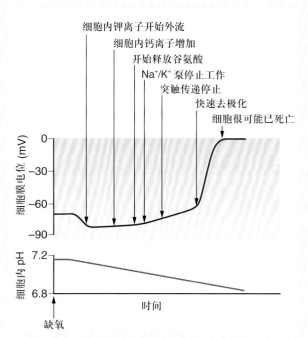

图中标记了缺氧损伤过程中的重要生理事件。一旦膜电位到达零，细胞死亡几乎不可避免（详见正文）。从缺氧到快速去极化间的时间差异很大，从完全缺血时仅需 4 min 到保留血流缺氧的近 1 h 不等。

图23.2　突然缺氧后，神经元细胞膜电位和细胞内 pH 的变化

当ATP水平下降导致Na$^+$/K$^+$-ATP酶失活时，钾离子外流和钠离子内流都会加速。快速去极化之后，钠钾通道可能会持续开放，这使得离子自由通过细胞膜，从而破坏细胞（译者注：通量是在流体运动中，单位时间内流经某单位面积的某属性量，是表示某属性量输送强度的物理量）。

2. 钙

缺氧后不久，细胞内钙离子浓度就会增加，为应对膜电位下降，电压门控钙通道打开，细胞内钠离子浓度增加（译者注：缺氧时，细胞内钠离子浓度的增加主要是由于Na$^+$/K$^+$-ATP酶失效导致的。缺氧时，ATP水平下降，Na$^+$/K$^+$-ATP酶的活性受到抑制，导致钠离子从细胞外流入细胞内，增加细胞内钠离子浓度），从而在激活膜结合钠/钙交换蛋白后呈反向交换（钙离子转入细胞内，钠离子移出细胞外）。当细胞内内质网上的雷诺丁受体（ryanodine receptor，RyR）检测到膜电位改变时，就会导致内质网和线粒体释放钙离子。细胞内钙增加通常有害，不仅会在ATP严重不足时激活ATP酶，还激活蛋白酶，而蛋白酶的激活会破坏肌膜和细胞骨架，并失控性地释放神经递质（见下文）。在该阶段，细胞或许并未因自发去极化而不可逆地损伤，但钙通道的功能紊乱抑制了突触的正常传递，从而阻碍了细胞功能。另外，由AMP降解形成的细胞外腺苷，也认为在缺氧时起到一定的钙通道阻断作用。

3. 谷氨酸释放

在缺氧损伤早期，许多神经元释放的兴奋性氨基酸（主要是谷氨酸，以及少量天冬氨酸）浓度可达正常值的2～5倍，且在快速去极化后进一步急剧增加。此时谷氨酸再摄取机制也失效，细胞外谷氨酸浓度迅速达到神经毒性水平，作用于N-甲基-D-天（门）冬氨酸（N-methy-D-aspartate，NMDA）受体损伤神经。能量储备耗尽的细胞更易损伤，但谷氨酸和天冬氨酸导致细胞损伤的机制尚不清楚。

4. 非谷氨酸机制

缺氧损伤细胞的其他机制包括细胞外ATP的效应。功能正常的细胞中，细胞内ATP浓度约为10 mmol/L，而细胞外浓度为10 nmol/L。在功能障碍的缺氧细胞中，通过各种离子通道，ATP分子可转移到细胞外。一旦细胞外ATP浓度升高，胞外的ATP就可激活P2Y或P2X嘌呤能受体，进一步增加细胞膜通透性，从而损害细胞骨架并释放细胞因子。

其他非谷氨酸机制包括已叙述过的对钾离子通道的影响，以及激活非特异阳离子通道——瞬时受体电位（transient receptor potential，TRP）通道。大脑中，TRPM7（译者注：一种具有离子通道和激酶活性的双功能蛋白）通道有助于钙和镁离子的稳态，并调节细胞生长，但缺氧时，受异常膜电位和钙水平影响，TRPM7会促使细胞死亡。因此，影响TRP通道功能的药物有望成为一种神经保护类药物。

（二）细胞对缺氧的迟发性反应

脑损伤后，脑水肿往往在最初损伤后持续进展数小时，这种迟发性神经元损伤有几种可能的解释，涉及激活许多不同的细胞系，在此不做深入讨论。新近关注的重点则是细胞对缺氧的适应性变化，这是一个完全不同的临床问题。许多实体恶性肿瘤因瘤体生长迅速，血管生成相对缓慢导致肿瘤血供不足。而肿瘤细胞缺氧往往与肿瘤的恶性程度高、侵袭性相关，这通常导致其疗效不佳。因此，最近大量的研究都集中在了解缺氧的细胞效应，以期开发新的治疗方法。

表23.1列举了可能被缺氧诱导的众多基因。缺氧激活的大多数基因有助于细胞克服缺氧状况，例如，促红细胞生成素能增加血红蛋白浓度、糖酵解酶能增加无氧代谢时ATP产量。某些激活的基因可能加速细胞增殖，增加肿瘤恶变的可能，而另一些激活的基因可促进细胞凋亡并抑制肿瘤生长。

缺氧诱导因子1

许多细胞对缺氧的适应，是由一种叫作HIF-1的转录调节蛋白介导的。HIF-1是一种蛋白二聚体，其中HIF-1α亚基位于细胞质中，HIF-1β亚基则在细胞核中持续表达。通常细胞质内遍布HIF-1α，但脯氨酰羟化酶蛋白（prolyl-hydroxylase protein，PHD-1）会迅速羟基化HIF-1α使其失活，该反应需要氧作为共底物，细胞缺氧时，PHD-1羟基化HIF-1α失败，使HIF-1α能长时间稳定进而进入细胞核，与HIF-1β结合，启动多种缺氧诱导的基因转录（译者注：共底

表23.1 缺氧诱导的基因及其作用

功能	基因	生物活性
氧输送	促红细胞生成素 转铁蛋白	刺激红细胞产生 铁运输
增加血流量	VEGF NOS	促血管生成 扩张血管
生成ATP	葡萄糖转运蛋白-1 己糖激酶 二磷酸果糖酶 乳酸脱氢酶 丙酮酸脱氢酶激酶	转移葡萄糖到细胞内 糖酵解（见图10.12） 调节线粒体氧耗量
调节pH	碳酸酐酶	缓冲代谢性酸中毒
炎症	白介素-6、白介素-8	激活炎症细胞

注：ATP：腺苷三磷酸；NOS：一氧化氮合酶；VEGF：血管内皮生长因子。

物指的是在某个化学反应中与其他底物一起参与并被耗费的底物。即氧在脯氨酸羟化酶反应中与HIF-1a亚单位的羟化反应相互作用，以使HIF-1a失活，在此反应中氧被消耗，且无足够氧时，该反应无法正常进行，导致HIF-1a保持稳定并进入细胞核以启动相关的基因转录）。表23.1中列举了几个广为人知的基因。被HIF-1羟基化的其他辅因子包括来自三羧酸循环的琥珀酸和延胡索酸等分子（见图10.13），此外还有铁，第75页解释了铁状态对缺氧时肺循环的影响。HIF-1系统与许多疾病有关，包括肠道炎症、癌症、血管疾病和肺动脉高压，因此是目前治疗药物的主要潜在靶点。

（三）缺血预适应

研究发现，组织在一段时间内，交替经历缺氧和正常氧水平，会影响组织随后对长期缺血损伤的反应，该现象称为缺血预适应。虽然缺血预适应已经在许多组织中证实，但研究最多的还是心肌细胞，描述了3种形式。

1. 早期保护

缺血预适应后，缺血期的损害能立即减轻，并持续2~3 h。现认为该保护作用的机制主要是激活肌膜和线粒体上ATP依赖的钾离子通道（KATP）。在缺血预适应后，KATP通道活性的增强有助于稳定膜电位，减缓细胞对缺氧即刻反应的进展速度。长时间缺氧期间，线粒体膜内外也会发生液体和电解质失衡，损害细胞充分利用细胞内剩余氧的能力，激活的线粒体KATP通道也降低这些变化的速度。引起缺血预适应的细胞外触发因素包括腺苷、嘌呤、缓激肽和儿茶酚胺，它们都通过G蛋白和蛋白激酶C激活KATP通道。

2. 延迟保护

缺血预适应后约12 h出现的保护机制，也是激活KATP通道介导，但不如早期保护有效。主要由编码蛋白质的基因转录产生的诱导型一氧化氮合酶、超氧化物歧化酶（见第272页）或环氧合酶（见第160页）等实现的。

3. 远端缺血预适应

该项技术具有巨大的临床应用前景。具体方法是将血压计袖带充气到收缩压以上加压维持5 min，诱导手臂或腿部多次（通常是3~4次）短暂缺血。已证实"预适应"患者的远端器官（通常是在血运重建

术期间的心脏）的缺血损害较轻。遗憾的是，损伤生物标志物确实改善，但并未改善临床预后，例如两项关于心脏手术中远端缺血预适应的研究并未发现临床获益。原因可能是多方面的，包括麻醉药物（见下一节）或患者因素（如糖尿病患者可能对缺血预适应反应欠佳）影响。

4. 用于缺血预适应的药物

一些药物，尤其是吸入性麻醉剂，可产生类似于短暂缺血发作的方式对心肌预适应。其基本机制相似，大部分有效药物都以某种方式增强KATP通道的活性。惰性气体氙气和氩气也有类似的效果，这可能是通过调节一氧化氮对N-甲基-D-天（门）冬氨酸受体的拮抗作用或激活KATP通道介导的。在新生儿缺血性脑病中，氙气可能有潜在的神经保护作用。

因此，尽管这些药物的实验结果令人振奋，但迄今，缺血预适应仍未能成为常规临床实践中有效的选择，然而，不可否认这种方法在预计会有缺血性损伤方面的治疗潜力。

三、发生缺氧时的氧分压水平

"临界氧分压"是指维持细胞有氧代谢的最低PO_2。已知在离体线粒体中这一数值小于0.13 kpa（1 mmHg），虽肌细胞氧耗量很大，但在肌细胞线粒体中该数值可能低至0.01 kpa（0.1 mmHg）。$P\bar{v}O_2$接近于毛细血管末梢血氧分压，尽管数值变异较大，但即使在工作强度最大的骨骼肌中，一般也都超3 kpa（约20 mmHg）。因此，当组织细胞邻近毛细血管中的最低PO_2都大于线粒体所需氧PO_2的200倍（译者注：20/0.1=200）时，很难设想除了极端情况外，如何会发生细胞缺氧，但活体细胞中的真实情况也许并非如此。

首先，细胞内测量PO_2很困难。目前最常用的技术仅适用于肌细胞，通过测量肌红蛋白氧饱和度来确定肌细胞氧分压。研究表明，根据细胞活性不同，细胞内氧分压波动于0.5~2.0 kPa（3~15 mmHg）。此外，由于细胞质的蛋白质特性，认为氧在细胞内扩散缓慢，因此细胞内PO_2可能变化很大。故而与离体的线粒体（低临界PO_2）不同，在体细胞中的临界PO_2很可能为0.5~1.3 kpa（3~10 mmHg），接近毛细血管末梢的PO_2值。

维持组织功能的临界动脉血氧分压

PaO_2的最低安全水平即是能维持组织有氧代谢

的最低水平，除PaO_2外，还取决于血红蛋白浓度、组织灌注量和组织氧耗量，这些因素与Barcroft将"缺氧"分为乏氧性缺氧、贫血性缺氧和淤滞性缺氧一致（见第145页）。

该问题可进一步扩展，相当于讨论什么情况下$P\bar{v}O_2$（也代表组织PO_2）可能低于其临界水平，即静脉血32%的血氧饱和度和6.4 mL/dL的含氧量的临界水平该对应多少$P\bar{v}O_2$。若大脑的平均氧耗量为46 mL/min，血流量为620 mL/min，则动/静脉含氧量差为7.4 mL/dL。因此，在脑灌注、血红蛋白浓度、pH等指标均正常时，满足大脑基本消耗对应的临界动脉含氧量为13.8 mL/dL（译者注：即6.4+7.4=13.8），此时动脉血氧饱和度为68%，PaO_2为4.8 kPa（36 mmHg）。然而上述影响因素变异很大，可能不正常，当患者有基础疾病（如贫血或脑供血不足）时对PaO_2要求更高；而患者慢性缺氧导致红细胞增多，或低温、麻醉期间脑耗氧减少时对PaO_2要求可能减低。实际临床情况复杂得多，难以考虑每种可能的情况。

这一讨论最重要的信息是对于PaO_2（及$P\bar{v}O_2$）的安全下限，没有一个简单的答案：对于习服的登山者，即使PaO_2低至3.28 kPa（25 mmHg，详见第十六章）也仍能在高海拔地区保持清醒，类似的例子还有严重呼吸道疾病患者在PaO_2低至相同水平时也能维持清醒意识。这主要是因为两者都有代偿性红细胞增多和最大程度的脑血管扩张。然而，急性暴露于低氧环境中失代偿受试者不太可能在如此低的PaO_2下清醒，但可预计个体差异很大。

四、缺氧效应

缺氧严重威胁机体安全，其代偿机制的优先级较高。因此，例如，在低氧伴有低碳酸血症时，尽管PCO_2降低，但仍会出现代偿性过度通气和脑血流量增加。所以无论缺氧原因是什么，某些缺氧的代偿机制都会发挥一定的作用，但有效性很大程度上取决于缺氧的原发病。例如，过度通气对停滞性或贫血性缺氧基本无效，因为呼吸空气时的过度通气几乎不能增加动脉血氧含量，通常也不能增加机体的血液灌注量。

PaO_2降低会导致过度通气，但其效应非线性（见图4.8）。在PaO_2降至约7 kPa（52 mmHg）前几乎不增加通气，增加通气的最大效应在4 kPa（30 mmHg）。在第四章讨论了缺氧与呼吸调控中其他因素间的相互关系。

由于缺氧性肺血管收缩，因此缺氧可改善肺血流分布（见第74页）。

交感神经系统参与许多缺氧代偿反应，特别是增加器官的灌注量。缺氧会适时释放儿茶酚胺，但在血中测得儿茶酚胺之前，化学感受器已诱导即刻反射性交感神经兴奋。即使间歇性缺氧也会激活交感神经，所以这对睡眠呼吸功能紊乱的患者有严重影响（见第182页）。脑和可能的心肌血管阻力的降低则不依赖于自主神经系统，而取决于血管周围的局部反应。除肺血管外，缺氧可导致体内几乎所有部位血管扩张，这主要是因为细胞缺氧时产生的腺苷和其他代谢物的直接扩血管作用。

缺氧还会增加心排血量，以及几乎所有重要器官的局部血流，尤其是大脑。

在急性缺氧，尤其是呼吸暂停时，脾脏收缩会导致血红蛋白浓度一过性升高，该反应可能是由儿茶酚胺介导的，虽然对人类来说不太重要，但却是潜水性哺乳动物的一种重要的反射（见第292页）。居住在高原地区或存在慢性呼吸道疾病导致慢性缺氧时，血红蛋白含量也会增加。

2，3-二磷酸甘油酸的增加和（可能的）酸中毒都会右移氧合血红蛋白解离曲线，因为其常使组织中的PO_2升高（详见图10.10）。

（阮志强，胡婷婷译；刘凯雄，陈俊文，王一聃，高亭，章文豪，刘岗校对）

参考文献

扫码查看

关键词

无氧代谢；乳酸；糖酵解；细胞缺氧；神经损伤；钙；谷氨酸；缺血预适应；效应。

摘要

• 细胞缺氧后因无氧代谢，很快引起细胞内酸中毒，当血液和葡萄糖供应充足时细胞内酸中毒会更严重。

• 无论直接的，还是缺乏高能底物（如ATP）的间接效应，缺氧都抑制离子通道活性，从而降低细胞跨膜电位，最终升高细胞内钙离子水平。

• 在神经组织中，兴奋性氨基酸释放失控会加剧缺氧损伤。

• 缺氧会激活转录蛋白"HIF-1"，HIF-1进一步诱导机体产生大量具有多种生物学功能的蛋白质。

小结

• 当细胞缺氧时，高能分子ATP迅速耗竭，细胞功能障碍。最初，磷酸肌酸和ADP用于产生急需的ATP，但当ATP耗尽时，细胞开始低效的无氧代谢。这会导致细胞内大量产生乳酸，特别是当组织仍有血流及葡萄糖供应时。

• 神经元细胞中的钾离子通道也受到缺氧的影响，最初细胞膜超极化，随后由于细胞内钾离子外流和Na^+/K^+-ATP酶失活而逐渐去极化。去极化还会导致细胞内钙离子逐渐增加。当达到阈值膜电位时，细胞完全去极化，离子通道开放。释放兴奋性神经递质如谷氨酸等，并通过再次激活细胞离子通道造成进一步的损害。

• 为缓解长期缺氧效应，缺氧还会激活HIF-1（一种普遍存在于细胞内的蛋白质），HIF-1激活后可改变许多基因的转录水平，能缓解长期缺氧的效应。这些基因可编码包括诸如促红细胞生成素（增加机体的携氧能力）、血管生长因子（改善组织血供）、参与糖酵解的各种酶（提高无氧代谢时ATP的产量），以及炎症介质。

• 缺血预适应描述了一种为激活细胞对缺氧的反应来减轻损伤，从而在预计缺血损伤前有意诱导组织缺血的技术。已证实该技术有早期保护和延迟保护两种效应，并认为与激活线粒体上ATP依赖的钾离子通道有关。预适应也可能远端起效，例如，术前诱导肢体缺血可减少心脏手术期间心肌的缺氧性损害。

• 缺氧的临床效应包括过度通气、缺氧性肺血管收缩引起的肺血流重分布、激活交感神经系统和增加血红蛋白浓度。

261

第二十四章　贫血

要点

- 贫血几乎不影响肺内气体交换，但血红蛋白浓度的下降会等比例地降低动脉血的氧输送。
- 氧输送降低的代偿机制包括增加心排血量、增加组织氧摄取率，以及氧合血红蛋白解离曲线右移。
- 高龄及心脏储备功能不足的患者贫血时代偿不佳。

贫血是一种影响组织氧输送的常见的高患病率病理生理学疾病。全球近四分之一人口罹患贫血，多见于妇女、儿童，尤其是低收入国家的妇女和儿童。高收入国家，贫血病因多种多样，常为缺铁、慢性出血和终末期肾功能衰竭。而在中低收入国家，因食物匮乏及感染钩虫、疟疾等寄生虫，贫血呈地方性流行。

贫血本身对肺功能无重大直接影响。单纯贫血患者，PaO_2和血氧饱和度可保持正常，但对动脉血氧含量和由此的氧输送有关键影响。机体主要通过增加心排血量和动脉血氧摄取率，以及较小程度的右移氧合血红蛋白解离曲线来代偿。然而，这些代偿是有限的，其决定了人体可耐受的最低血红蛋白浓度及不同程度贫血时机体的运动极限。

第138页讨论了输血和血液替代品的生理作用。

一、肺功能

（一）气体交换

干大气压、吸入氧浓度，以及氧耗量与肺泡通气量的比值决定PAO_2（见第99页）。已有研究表明，静息状态下，血红蛋白浓度大于50 g/L的贫血中，假定干大气压、吸入氧浓度不变，则氧耗量、肺泡通气量不受贫血影响（见下文），因此对于该程度的贫血，没有理由认为会对PAO_2或PCO_2造成影响。

心排血量增加（见下文讨论）将导致肺血流通过肺毛细血管时间略微缩短，再加上肺毛细血管中血红蛋白的总量减少，会轻度降低肺弥散能力（见第111页）。然而，作为肺毛细血管血液与肺泡气体达到平衡的能力，弥散能力有较大的储备（见图8.2），其轻度降低不太可能对肺泡/肺毛细血管PO_2差产生任何可测量的影响，可忽略不计。因此，贫血时肺毛细血管末梢血PO_2也应正常。

氧降阶梯是从大气环境到耗氧组织的PO_2持续下降梯度，从环境空气到肺泡，再从肺泡到肺毛细血管的PO_2下降是氧降阶梯的前两步，下一步阶梯就是肺毛细血管末梢血和混合动脉血间的PO_2梯度，在该步的PO_2梯度主要是由肺内分流和低$\dot{V}/\dot{Q}$比引起的。没有证据表明这些因素贫血时会有改变，因此PaO_2应是正常的。由于兴奋外周化学感受器的是PaO_2而不是动脉含氧量的降低（见第46页），因此贫血不刺激呼吸，除非缺氧引起无氧代谢和乳酸酸中毒。

（二）血红蛋白解离曲线

众所周知，贫血时红细胞内的2，3-二磷酸甘油酸水平升高（见第138页），当血红蛋白浓度为60 g/L时，其从正常值5 mmol/L上升到约7 mmol/L。这可使P_{50}从3.6 kPa（27 mmHg）增加到4.0 kPa（30 mmHg）。这时的血红蛋白解离曲线右移对动脉血氧饱和度的影响微乎其微，但会促进血红蛋白与氧解离，从而增加组织PO_2，从组织PO_2的角度来看，这在较小程度上代偿了氧输送减少的影响。

（三）动脉血含氧量

虽然贫血时动脉血氧饱和度通常正常，但动脉血氧含量会随着血红蛋白浓度的降低而近似成比例降低。动脉血含氧量的计算公式如下。

$$CaO_2=（[Hb]×SaO_2×1.39）+0.3 ［公式24.1］$$
mL/dL　g/dL　%/100　mL/g　mL/dL

例：20=（14.7×0.97×1.39）+0.3

注：CaO_2表示动脉血氧含量；[Hb]表示血红蛋白浓度；SaO_2表示动脉血氧饱和度；1.39为血红蛋白与氧分子的结合力（见第135页）；0.3为正常PaO_2时血中溶解氧量。

二、氧输送

氧输送（oxygen delivery，$\dot{D}O_2$）被定义为心排血量（Q）和动脉血氧含量的乘积，其具体内容在第144页详细讨论，公式如下。

$$\dot{D}O_2 = \dot{Q} \times CaO_2 \times 10$$
mL/min L/min mL/dL

例：1050＝5.25×20×10 ［公式24.2］

（由于不同的体积单位，右边乘以10的换算系数）。

组合公式24.1和24.2可得如下公式。

$$\dot{D}O_2 = \dot{Q} \times \{(\,[Hb] \times SaO_2 \times 1.39\,)+0.3\} \times 10$$
mL/min L/min g/dL %/100 mL/g

例：1050＝5.25×{（14.7×0.97×1.39）+0.3}×10 ［公式24.3］

（右侧再次乘以换算系数10）。

$\dot{D}O_2$正常值约为1000 mL/min，约为正常时静息氧耗量250 mL/min的4倍。因此，组织从动脉血中摄取了25%的氧，这与动脉血氧饱和度为97%时，混合静脉血氧饱和度为72%的情况一致（译者注：97%-25%=72%）。

若忽略血中少量的溶解氧（0.3 mL/dL），氧输送则与心排血量、血红蛋白浓度和动脉血氧饱和度的乘积成正比。同样，在标准大气压下，单纯贫血患者代偿性增加血氧饱和度对提高氧输送的作用也可忽略。

（一）贫血对心排血量的影响

由公式24.3可知，若其他因素不变，降低血红蛋白浓度将导致氧输送量成比例降低。因此，心排血量不变，血红蛋白浓度为75 g/L时，$\dot{D}O_2$将减半至500 mL/min，接近一般人能耐受的临界值。然而，严重贫血患者静息状态很少有缺氧的症状，且活动耐力也远远高于预期。由于不能增加动脉血氧饱和度，只能通过心排血量和血红蛋白浓度间的相互关系来尽力代偿，因此，如果血红蛋白浓度减半，维持正常氧输送就需要心排血量加倍。代偿作用不一定完全，但幸运的是，血红蛋白浓度的降低通常会伴随心排血量的增加。

1.急性贫血

贫血时，心排血量的早期研究中，测量了单纯贫血患者治疗前后的心血管参数。在患者血红蛋白浓度增加前，心排血量显著增加。然而贫血时，年龄和心指数负相关，反映老年患者代偿能力相对较弱（译者注：其实年龄和心脏指数负相关是普遍现象，并不是贫血特有的）。近期某些研究对健康人群和患者行干预性等容血液稀释[译者注：等容血液稀释，是在血液稀释前抽取患者一定量的自体血在室温下保存备

用，通过将等量的液体（通常是生理盐水或其他补液）注入体内，在不改变血液总容量的情况下，稀释血液中的成分（如血红蛋白浓度）]，其中一项研究将血红蛋白浓度从131 g/L降至50 g/L，其对心血管系统的影响如图24.1（译者注：该图涉及第三方版权，详图请见英文原版）所示。在健康志愿者中，很容易观察到心指数和血红蛋白浓度间预计的线性关系。

心排血量增加的机制尚不清楚，但研究显示每搏输出量和心率均增加。为何每搏输出量和心率均增加，可能的解释包括血液黏度降低减小心脏后负荷，以及容量血管张力增加升高静脉回流而导致的前负荷增加。

2.慢性贫血

在一项等容血液稀释的研究中，将血红蛋白浓度降至平均100 g/L并维持14天，在诱导贫血后，心排血量立即显著增加（约55%），但在14天后，下降到仅比对照水平高17%。

（二）心排血量对氧输送的影响

健康受试者的血红蛋白浓度急剧降低后，对于中度贫血（Hb 100g/L），心排血量可代偿至近乎正常的氧输送。但随着急性贫血的进一步加重（Hb 50g/L），氧输送可能无法维持（图24.1C），混合静脉血氧饱和度也会下降（图24.1D）。然而，在慢性（2周）贫血时，心排血量的增加（仅17%）不足以维持氧输送，相比急性贫血组，慢性贫血时氧输送降低了27%。

若心排血量不增加，血红蛋白浓度降低至60～80 g/L时就可能后果不良。显然，心血管系统增加心排血量是贫血代偿的一个重要方面，麻醉、高龄及其他心脏储备减少的患者代偿性增加心排血量的能力较差。

氧输送与氧耗量的关系

我们已在第145页等讨论了氧输送和氧耗量之间的关系。无论何种原因的氧输送下降，起初氧耗量维持正常，但随着氧摄取量增加，混合静脉血氧饱和度也随之降低。当氧输送降至"临界值"以下，氧耗量随氧输送的减少而降低，此时通常伴有外周血中的乳酸增加这类缺氧的证据。临界氧输送值取决于患者的病理生理状态，因病情而异。

单纯贫血患者的氧输送临界值尚不明确。在对急性诱导性贫血的研究中发现，即使血红蛋白浓度低至

50 g/L，也未有证据表明氧耗量降低（图24.1E）和组织缺氧。维持健康志愿者血红蛋白浓度100 g/L达14天，发现氧输送从约1200 mL/min降至900 mL/min，而氧耗量几乎不变。在慢性贫血患者中，即使血红蛋白低至60 g/L，其氧输送也仍高于临界值。

三、贫血与运动

面对氧输送下降，维持氧耗量恒定只能以降低混合静脉氧饱和度为代价，这是动脉血氧摄取增加所致，这在急性贫血和慢性贫血中都得到了证实，但混合静脉血氧含量下降削弱了贫血患者动用氧储备的能力，而这对运动很重要。对标准体重70 kg的人来说，若血红蛋白降至100 g/L，其运动时的最大氧耗量从3.0 L/min降至2.5 L/min（急性贫血）和2.1 L/min（持续14天的慢性贫血）（图24.2；译者注：该图涉及第三方版权，详图请见英文原版）。增加相同氧耗量，贫血者需增加的心排血量大于正常人，但以达到最大氧耗量为标准，贫血时心功能略下降，其心排血量略低于正常人。血红蛋白浓度正常者在剧烈运动时混合静脉血氧饱和度可降至约23%，而在贫血者中可降至极低的12%。

正常人平地快走时氧耗量约需1 L/min、心排血量约达10 L/min。当血红蛋白浓度只有50 g/L时，则需要20 L/min的心排血量来满足同样的氧耗量（1 L/min），并维持运动结束后混合静脉血氧饱和度在理想水平。显然，该程度的贫血中，心功能是决定患者运动能力的关键。

运动耐量同时受呼吸和循环能力的限制。单纯性贫血患者不应受到呼吸限制，因此，初步估计下，运动耐量最主要是由氧输送方程24.3中的其他因素决定的。假设最大可持续心排血量仅受到贫血的轻微影响，可预计运动耐量的下降将与血红蛋白浓度成正比，现有的证据也支持该假设（图24.3）。

利用血红蛋白提高运动能力

据前文所述，推测是否可通过提高血红蛋白浓度超正常范围，就可提高运动能力。通常做法是预先抽取一定量的受试者血液，经过数周等受试者血红蛋白浓度得到一定程度恢复后再回输其中的红细胞，该方法被称为血液兴奋剂。现在使用促红细胞生成素可更简便地达到同样效果。针对训练有素的运动员的研究非常困难，因为该方法对血容量和血红蛋白浓度变化都有增加，难以区分，但显然该策略有效。例如，

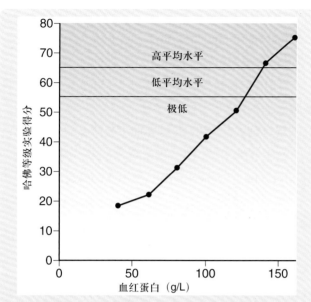

图 24.3　运动能力与血红蛋白浓度的关系
（After Viteri FE, Torun B. Anaemia and physical work capacity. Clin Hematol. 1974，3：609-626, by permission of the authors，as well as the editor and publishers of Clinics in Haematology.）

一项对训练有素的跑步者进行的对照研究发现，当平均血红蛋白浓度达到167 g/L时，其最大摄氧量从4.8 L/min增加到5.1 L/min，有临床意义。

四、临床中的贫血

基于合理的生物学因素，进化导致人类血红蛋白浓度在130～160 g/L，此数值达到携氧能力、心排血量和血液黏度之间的最佳匹配。多年来，认为血红蛋白浓度大于100 g/L可接受。在此水平，心排血量增加适中，尽管运动耐量可能会降低，但无太大不良影响。有证据表明，某些情况下，人体可以耐受更低的血红蛋白浓度。"耶和华见证者"的宗教信仰拒绝被输血，但常有大手术，有报道他们在血红蛋白浓度低于30 g/L时，在呼吸和循环支持下仍能存活（译者注：根据耶和华见证者对圣经的解读，他们认为血液具有神圣的意义，并且宣称接受输血是违反上帝意愿的。基于这一信仰原则，耶和华见证者通常会选择替代性的医疗方法，例如使用非血液成分补液、自体输血、手术技术改进减少出血等）。也有观点认为，较低的血红蛋白值实际上可能有益，因为血液黏度减低可以改善通过病变血管的血流，从而增加组织氧合，但在患者中的作用尚不明确。

然而，输血直到现在仍是有风险的且经济成本高昂的治疗手段，因此近年来有许多研究致力于探

索血红蛋白降到何值该启动输血，即输血阈值（the transfusion trigger，TT）是多少。许多不同的临床研究比较了限制性输血阈值（维持Hb 70～90 g/L）和开放性输血阈值（维持Hb 100～120 g/L），大多研究认为限制性策略不劣于开放性策略（甚至更好）。世界多个研究机构推荐的输血阈值都在70 g/L左右，但对于急性冠脉综合征或慢性心血管疾病患者则为80 g/L以上。也有某些证据表明，围手术期输血阈值定为70～75 g/L可能与较高的死亡率相关，因此建议采用更开放的输血阈值。

决定机体能耐受贫血程度的器官主要是心脏，心肌细胞的氧摄取率通常大于50%。因此，进一步代偿性提升氧摄取量作用有限，为满足心排血量增加时的氧需求，必须增加冠脉血流量。正如之前的建议中认识到的，冠状动脉缺血的患者比冠状动脉正常的患者对贫血的耐受性要差得多。

近年来的限制性输血策略故意让患者严重贫血，也进一步推动了基础科学对贫血时对身体各个器官、系统影响的基础科学研究。动物试验表明，当血红蛋白浓度为50 g/L时，大脑、肾脏和肝脏中缺氧诱导因子1显著升高（见第256页），也有报道血红蛋白浓度为70g/L时（该血红蛋白水平在临床中很常见），就可升高激活肝脏中的缺氧诱导因子1。当血红蛋白浓度在60～70 g/L时，动物与人类会出现继发性神经损伤，而患者继发性神经损伤的血红蛋白浓度范围也接近60～70 g/L。在这种严重贫血状态下，大脑中的一个重要代偿机制是增加所有一氧化氮合酶的亚型活性（见第73页），扩张血管，从而改善氧输送。

贫血与肾功能衰竭

慢性肾脏疾病会导致促红细胞生成素释放不足，从而导致严重的症状性贫血，血红蛋白常低于80 g/L。得益于促红细胞生成剂在临床中的应用，许多患者可以部分纠正贫血，极大地改善了生活质量。然而，关于最佳的目标血红蛋白浓度仍有争议。有充分证据表明，重度慢性肾性贫血常导致心脏并发症，但也有某些研究证实，将血红蛋白浓度提升至正常范围与增加心脏并发症有关，所以目前认为将血红蛋白浓度提升至115 g/L似乎是一个安全的可接受值。

（张颖译；于佳，肖奎，南勇，安荣成，孙思庆，刘岗审校对）

———— 参考文献 ————

扫码查看

关键词

氧输送；氧合血红蛋白解离曲线；病因学；急性；慢性；输血阈值。

摘要

• 贫血几乎不影响肺内气体交换，但血红蛋白浓度的下降会等比例地降低动脉血的氧输送。

• 氧输送降低的代偿机制包括增加心排血量、增加组织氧摄取率，以及氧合血红蛋白解离曲线右移。

• 高龄及心脏储备功能不足的患者在贫血时代偿不佳。

小结

• 贫血不影响肺功能，但会显著影响组织的氧输送。贫血引起的心排血量增加缩短了红细胞通过肺毛细血管的时间，但这并不妨碍氧合。

• 贫血时，红细胞内的2, 3-二磷酸甘油酸浓度增加，导致氧合血红蛋白解离曲线右移，这有利于向组织中释放氧。

• 动脉血氧含量下降与血红蛋白降低程度成正比。因此，心排血量代偿性增加，可能由血液黏度降低后负荷减少所致。当血红蛋白浓度高于100 g/L时，增加心排血量能良好地代偿动脉血氧含量的下降，氧输送不变。低于100 g/L，氧输送开始下降，为维持组织的氧合必须增加氧摄取率。因此，在贫血非常严重前，氧耗量均可不变。高龄或有心脏疾病的患者无法充分提高心排血量来代偿，所以贫血的临床表现更严重。因为进一步增加心排血量从而为组织提供额外所需氧气的能力有限，故贫血会显著降低运动耐量。

• 在临床实践中，最佳血红蛋白值尚有争议。因为输血治疗费用昂贵且可能有严重并发症，最近在重症监护、部分外科手术及胃肠道出血方面的研究表明，如果血红蛋白值不低于60~80 g/L，则不建议输血。有组织氧合不足体征或合并缺血性心脏病的患者可能需要高于80 g/L的血红蛋白水平。

第二十五章　氧中毒和高氧

要点

◆ 大气压增加，动脉血PO_2也随之明显升高，而静脉血PO_2和由此的末梢组织PO_2只在3个绝对大气压（atmosphere absolute，ATA）压力下才会增加

◆ 机体正常代谢过程中，特别线粒体内，会产生一系列作用强大的氧化衍生物，部分为活性氧。

◆ 不仅能灭活活性氧的酶，且内源性抗氧化分子也都普遍存在，共同拮抗活性氧的危害。

◆ 肺易受氧中毒危害，健康受试者在吸入100%氧气约24 h后就会有首个可觉察和定量体征。除急诊，我们也逐渐认识到高氧在围手术期、重症监护时的临床影响。

◆ 高压氧已被用于治疗多种疾病，如组织感染、一氧化碳中毒和运动损伤，但其应用仍存在争议。

第二十三章描述了缺氧对依赖氧生物的灾难性后果，但对于大多数生物来说，缺氧并不常见。然而，在细胞水平上，氧本身有毒性，生物体不得不形成复杂的抗氧化系统来对抗这种毒性。大多数时候，毒性氧衍生物和抗氧化系统的活性完美平衡。然而，人们越来越意识到，氧化机制长期占主导地位，也可能是衰老相关的功能普遍退化的原因。当各种疾病中或者暴露于过量的氧气时，平衡被彻底打破，并导致不必要的生理变化或直接损伤。

一、高氧

呼吸空气时，过度通气可使动脉血PO_2升至约16 kPa（120 mmHg），但只有提高吸入氧气浓度和（或）环境气压才能获得更高的PO_2。同时，虽动脉血PO_2可升至较高水平，但动脉血氧含量的增加常相对较小（表25.1）。这是因为动脉血氧饱和度通常大于95%，若要增加动脉血氧含量，除提高血氧饱和度到100%，就只能增加物理溶解的氧。除此之外，只要动脉/混合静脉含氧量差恒定，那么静脉含氧量将与动脉含氧量同步上升。相对于动脉血PO_2，静脉血PO_2更接近于人体末梢组织血PO_2，因此静脉血PO_2（表25.1）很重要。因常压下吸入100%氧气时动脉血氧含量增加有限，也就几乎不能升高静脉血PO_2，要想静脉和组织的血PO_2大幅度增加，则必须在3个绝对大气压下吸氧，这是因为只有这样溶解氧才能大幅升高静脉血和组织的PO_2，从而满足身体的大部分需求，毛细血管和静脉血的氧饱和度也才会接近100%。

达到高氧有两种简便方法：第一种是在常压下吸入高浓度氧；第二种是在高压下吸氧，称为高压氧。然而，我们有必要先了解一下氧破坏生物分子的分子基础。

表 25.1　改变吸入氧分压，正常受试者的氧压

单位	正常大气压		2 个绝对大气压	3 个绝对大气压
	空气压	氧压	氧压	氧压
（湿化后）吸入气中的氧分压				
（kPa）	20	96	190	285
（mmHg）	150	713	1425	2138
动脉血PO_2[a]				
（kPa）	13	80	175	270
（mmHg）	98	600	1313	2025
动脉血氧含量[b]				
（mL/dL）	19.3	21.3	23.4	25.5
动/静脉血氧含量差				
（mL/dL）	5.0	5.0	5.0	5.0
静脉血氧含量				
（mL/dL）	14.3	16.3	18.4	20.5
静脉血PO_2				
（kPa）	5.2	6.4	9.1	48.0
（mmHg）	39	48	68	360

注：氧诱导的血管收缩意味着血PO_2升高可减少组织灌注。这往往会增加动脉/静脉血氧含量差，从而限制静脉血PO_2的升高。因此，本表中显示的静脉血PO_2的增加可能大于体内。
[a] 假定PCO_2和肺泡/动脉血PO_2差值合适；[b] 假设 Hb、pH 等值为正常值。

二、氧中毒

（一）氧分子和活性氧衍生物

两个氧原子组成的氧分子（图25.1）与众不同，外层壳层有两个不成对的电子（2P）（译者注：2P指的是电子的能级和轨道。在原子物理学中，电子的能级用主量子数n表示，而轨道用角量子数表示。角量子数可以取0到n-1的整数值，分别用字母s、p、d、f等表示。因此，2P指的是主量子数为2，角量子

数为1的电子轨道），但因这两个电子的轨道是平行的，所以具有稳定性。同时这两个未成对电子也赋予了顺磁性特性，这种几乎只存在于氧的特性已被用来分析氧，即顺磁氧技术（见第148页）。

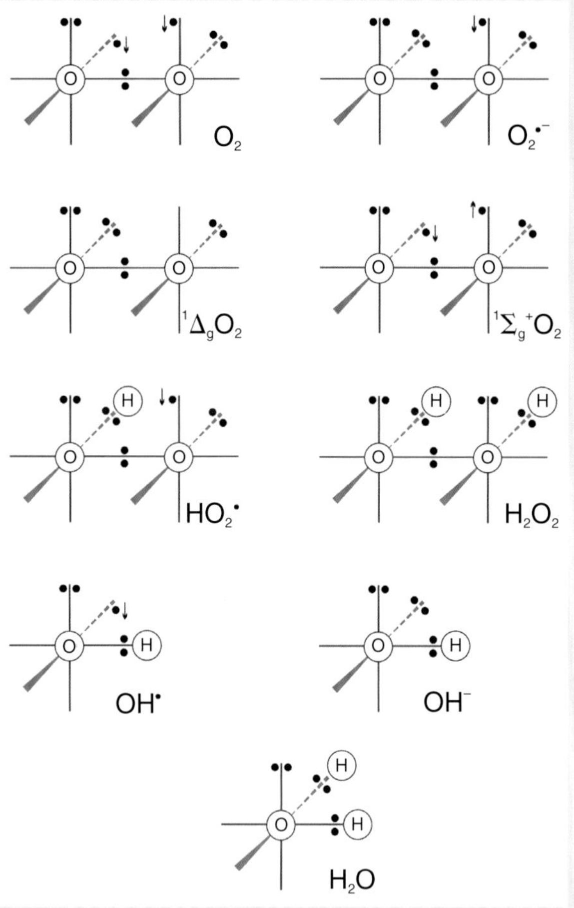

3条线分别表示轨道的x、y和z轴，箭头表示未配对电子的旋转方向，其属性和相互关系参阅正文。O_2：基态氧或分子氧；$O_2^{\cdot-}$：超氧阴离子；$1O_2$：两种形式的单线态氧；$HO_2^{\cdot}$：过氧羟自由基；H_2O_2：过氧化氢；$OH^{\cdot}$：羟基自由基；OH^-：羟基离子；H_2O：水。

图25.1 电子外层p轨道（从左到右，从上到下）

尽管基态氧（分子氧）是一种强大的氧化剂，但分子稳定、半衰期无限。然而，如下文所述，氧分子可以转化为一系列的活性氧和其他剧毒物质，其中大多数远超氧本身的反应性（译者注：基态是原子中电子或原子核所能存在的最低能量状态）。

1. 单线态氧

分子氧未配对电子的内部重排形成了两种高反应性物质，称为单线态氧（$1O_2$）。在$1\Delta gO_2$（译者注：$1\Delta gO_2$是单线态氧的一个形式）中，一个未配对的电子转移到另一个电子轨道上（图25.1），使

其比基态高出22.4 kcal/mol的能量。由于无剩余的未配对电子，$1\Delta gO_2$并不属于活性氧。在$1\sum g^+$中（译者注：$1\sum g^+$是单线态氧的另一个形式），其中一个未配对电子在外界能量的作用下反向旋转，使其比基态高出37.5 kcal/mol的能量，这个分子是一种活性氧。$1\sum g^+$具有极强的反应性，迅速衰变为$1\Delta gO_2$。该过程在生物系统中，尤其是在脂质过氧化中，特别重要〔译者注：单线态氧又叫激发态氧分子，以$1O_2$表示。基态氧分子中两个氧原子的外层电子分别占据两个$2p\pi^*$轨道，且自旋平行，当它们吸收能量而被激发后，原本两个$2p\pi^*$轨道中两个自旋平行的电子，既可以同时占据一个$2p\pi^*$轨道，自旋相反，也可以分别占据两个$2p\pi^*$轨道，自旋相反，形成两种激发单线态，即较低能量的O_2（$a^1\Delta g$）和较高能量的O_2（$b^1\sum g^+$），后者寿命极短，很快弛豫变成O_2（$a^1\Delta g$），即单线态氧。由于电子壳层的不同，单线态氧具有极高的反应性，通常由激发的光敏色素或光敏剂将能量传递给氧分子而产生，也可以由氧自由基反应产生〕。

2. 超氧阴离子

下列情况中，氧分子可能通过接收单个电子后部分还原，该电子与其中一个未配对的电子配对，形成超氧阴离子（图25.1中的$O_2^{\cdot-}$），超氧阴离子既是阴离子又是活性氧，这是产生一系列毒性氧源性活性氧和其他化合物的第一个关键阶段。生理pH下，超氧阴离子在体液中相对稳定，但因遍布超氧化物歧化酶（superoxide dismutase，SOD）（译者注：歧化是指一种物质同时发生氧化和还原反应），其生物衰变迅速（见后文）。因带电，超氧阴离子不易通过细胞膜。

3. 过氧羟自由基

超氧阴离子与一个氢离子结合形成过氧羟自由基，过氧羟自由基是一种活性氧，具体如下：

$$O^{\cdot-}+H^+=HO_2^{\cdot}$$

该反应依赖pH，pK（解离常数的负对数）为4.8，因此在生物体系中该平衡极度左偏。

4. 过氧化氢

SOD催化电子从一个超氧阴离子分子转移到另一个分子。超氧阴离子分子变成分子氧，而受体分子迅速与两个氢离子结合形成过氧化氢（图25.1）。虽然过氧化氢不是一种活性氧，但其是一种强有力的毒性氧化剂，在氧中毒中起重要作用。整体反应如下：

$$2O_2^{\cdot-}+2H^+\rightarrow H_2O_2+O_2$$

在体内，过氧化氢不断产生，但有两种酶能快速清除过氧化氢，其中一种是过氧化氢酶，是一种仅对氢、甲基和乙基过氧化物有效的高特异性酶。过氧化氢被还原为水，如下所示：

$$2H_2O_2 \rightarrow 2H_2O + O_2$$

另一种则是可还原更多的过氧化物（R–OOH）的谷胱甘肽过氧化物酶，催化这些过氧化物（R-OOH）与谷胱甘肽（GSH）反应，如下所示：

$$ROOH + 2G\text{-}SH \rightarrow R\text{-}OH + G\text{-}S\text{-}S\text{-}G + H_2O$$

我们将在后面的部分进一步讨论过氧化氢酶和谷胱甘肽过氧化物酶。

5. 氧还原的三步反应

图25.2总结了线粒体内氧还原为水的三步反应，与更常发生于终端细胞色素中氧单步完全还原到水最终达到稳态、且能被氰化物抑制不同，图25.2中显示线粒体内氧还原不仅是三步反应，也不会被氰化物抑制。

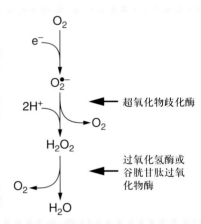

第一步是单电子还原形成超氧阴离子活性氧；第二步，歧化反应（由 SOD 催化）的第一个产物是分子氧和一个短暂的中间体，然后分子氧结合两个质子形成过氧化氢；第三步形成水（由过氧化氢酶或谷胱甘肽过氧化物酶催化），即氧的完全还原形式。

图25.2　氧还原为水的三步反应

（二）氧还原产物的二次衍生物

超氧阴离子和过氧化氢不但都具有直接毒性，而且其相互作用会产生更危险的物质。图25.3的右侧称为芬顿反应或哈伯-韦斯反应，该反应会形成无害的氢氧根离子，以及两种极活泼的物质，即羟基自由基（OH·）和单线态氧$1O_2$〔译者注：芬顿反应在二价铁离子催化下，过氧化氢歧化产生高氧化活性羟基自由基的反应，其反应通式为

$Fe^{2+}+H_2O_2 \rightarrow Fe^{3+}+OH+OH^-$，1890年由英国化学家芬顿（H. J. HFenton）发现。在生物体内参与细胞氧化应激损伤途径，同时也常用于有机化合物的催化降解。哈伯-韦斯反应是在三价铁离子催化下，超氧自由基与过氧化氢反应。净反应方程式为$H_2O_2+O_2\text{-} \rightarrow O_2+OH^-+OH$，1932年由德国化学家哈伯（Fritz Haber）和奥地利化学家韦斯（J. Weiss）共同发现。在生物体内参与细胞或组织的氧化应激损伤途径〕。

羟基自由基是氧产生的最危险的活性氧。

图25.3左侧是过氧化氢与氯离子反应生成次氯酸。该反应发生在中性粒细胞的吞噬囊泡中，并在髓过氧化物酶的协助下发挥杀菌作用。卵子受精后，也会立即启动髓过氧化物酶反应，所生成的次氯酸可聚合蛋白质形成膜，从而阻止其他精子进一步进入。

$$O^{\cdot-}+H_2O_2 \rightarrow OH^-+OH^{\cdot}+1O_2$$

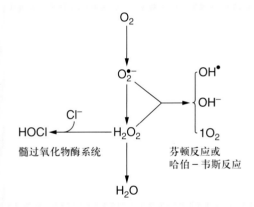

芬顿或哈伯-韦斯反应中，超氧阴离子与过氧化氢相互作用生成羟基自由基、氢氧根离子和单线态氧。通过髓过氧化物酶系统，过氧化氢生成次氯酸。

图 25.3　芬顿或哈伯-韦斯反应

（From Nunn JF. Oxygen—friend or foe. J Roy Soc Med. 1985，78：618-622，by courtesy of the editor of the Journal of the Royal Society of Medicine.）

上述变化与电离辐射引起的变化有许多共同点，无论氧化应激还是电离辐射，羟基自由基（OH·）都是最危险的产物。因此，高PO_2会增加辐射效应也就不足为奇了。当组织PO_2约< 2 kPa（15 mmHg）时，其对辐射损伤的抵抗性逐渐增强，当PO_2降至零时，抵抗性增加3倍，这种不幸的效应促进了肿瘤缺氧区恶性细胞对放疗不敏感（见第337页）。

通过与超氧阴离子反应生成过氧亚硝酸根（ONOO⁻），一方面，NO可类似活性氧。氧亚硝酸根（ONOO⁻）离子可自身重新排列成相对无害的亚硝

酸盐或硝酸盐（见第138页），或产生类似羟基自由基生物活性的衍生物。而另一方面，NO也可能作为抗氧化剂，与亚铁离子结合，防止亚铁离子形成超氧阴离子形成（见下文）或参与芬顿反应。因此体内，NO究竟是活性氧还是抗氧化剂，尚不清楚。

（三）氧还原为超氧阴离子的电子源

图25.3显示超氧阴离子是许多其他活性氧的源头。因此，将氧还原为超氧阴离子的第一步在氧中毒中至关重要。

1.线粒体酶

正常氧化呼吸时，复合体1（烟酰胺腺嘌呤二核苷酸+NADH氧化还原酶）和其他各种线粒体酶可能会将电子"泄露"给分子氧，从而产生超氧阴离子。动物研究表明，近2%的线粒体氧耗量可能用于产生超氧阴离子，这表明线粒体内高效的SOD对其正常运作极其重要（见下文）。由线粒体膜通透性转换孔（mPTP）通道来严格控制线粒体活性氧分子的浓度。当线粒体内氧化还原状态不佳时，mPTP通道短暂打开，使活性氧出线粒体进入细浆，被细胞质抗氧化系统清除。线粒体中过量的活性氧会导致mPTP通道开放时间更长，从而损害线粒体和细胞。因此正常情况下，作为信号分子，活性氧可调控自身的活性氧，但也很容易损伤自身细胞。

2.NADPH氧化酶系统

NADPH氧化酶系统是中性粒细胞和巨噬细胞的主要电子供体，由位于吞噬细胞囊泡膜内的NADPH氧化酶从NADPH中提供电子。吞噬囊泡在吞噬时，就激活了该机制，增加细胞氧耗量会短暂增加该机制活性，该过程不被氰化物抑制，这就是为应对包括细菌内毒素、免疫球蛋白和白介素类在内的各种刺激，发生在所有吞噬细胞中的所谓呼吸暴发的现象〔译者注：呼吸暴发又称氧暴发，多种细胞受到激活迅速产生大量活性氧与活性氮（包括H_2O_2、O_2、$^1O_2$、HOCl、NO等）。常指中性粒细胞、单核细胞、巨噬细胞等免疫细胞遇到病原性异物激活后释放活性氧的过程，是吞噬细胞氧依赖性杀菌的重要途径之一。高等动物的卵子受精后和某些植物细胞也有呼吸爆发现象，在免疫系统中起着重要的作用〕。释放到吞噬泡中的超氧阴离子，被还原为过氧化氢，然后与氯离子反应，在髓过氧化物酶反应中形成次氯酸（图25.3）。多年来，人们一直认为由吞噬细胞释放的活

性氧是吞噬细胞杀菌的主要方式，但近期对感染肺炎球菌小鼠的肺中性粒细胞的研究驳斥了这一说法，尽管活性氧参与调节中性粒细胞，但并没有发现其杀菌的证据。中性粒细胞释放入吞噬体中的强大蛋白酶可能才是最重要的杀菌主体。

虽NADPH氧化酶系统生物学功能极其重要，但毫无疑问，它在边缘中性粒细胞的不适当激活会损害肺内皮细胞，且很可能在急性肺损伤的过程中发挥作用（见第三十一章）。

3.黄嘌呤氧化还原酶与再灌注损伤

黄嘌呤氧化还原酶（XOR）催化次黄嘌呤和黄嘌呤转化为尿酸（图25.4），XOR是一种大分子量（300 kDa）蛋白质，包含黄素腺嘌呤二核苷酸辅因子和钼分子两个独立的底物结合位点。在体内，约80%XOR为黄嘌呤脱氢酶，其余为黄嘌呤氧化酶，这两种形式可相互转换。无论哪种形式中，XOR均可催化次黄嘌呤转化为黄嘌呤及黄嘌呤转化为尿酸，并在正常条件下使用NADH作为辅因子。在缺血或缺氧组织中，次黄嘌呤大量蓄积（见第256页），降低NADH，可能就倒置了XOR的氧化酶和脱氢酶的比率。由于这些变化，当细胞恢复供氧时，XOR催化黄嘌呤和次黄嘌呤数量发生变化，NAD^+和氧作为辅因子，产生过氧化氢和超氧阴离子（图25.4）。因此，在再灌注期间，可能会产生大量的活性氧。

4.亚铁

亚铁离子（Fe^{2+}）失去一个电子后转变为三价铁（Fe^{3+}），这是亚铁为何有毒的重要原因。血红蛋白自发氧化为高铁血红蛋白的过程中也会有类似的失电子反应（见第139页）。因此，幼稚红细胞中有大量的SOD、过氧化氢酶和其他保护剂，其耗尽细胞很可能就会死亡。亚铁除供应电子，还是芬顿反应的催化剂（参见前面的讨论）。

5.高PO_2

无论其他因素如何，根据质量作用定律，只要高PO_2，活性氧的产生就会增加。正常组织中，通常仅在组织PO_2约≤60 kPa（450 mmHg）时才能有效防御活性氧（稍后讨论），这与将在后面章节讨论的临床氧中毒一致。

6.外源性化合物

各种药物和有毒物质均可类似NADPH氧化酶，从NADPH转移电子到氧分子。最典型的是百草枯，其可进入电子传输链，传递电子时，在单价离子和双

价离子间转换。高PO_2会加速电子转移，因此百草枯和氧之间存在协同效应。百草枯在肺泡Ⅱ型上皮细胞中浓度很高，而肺泡Ⅱ型上皮细胞的PO_2又是身体中最高的。由于活性氧半衰期很短，损害仅限于肺。博来霉素和一些抗生素（如呋喃妥因）作用相似（见下文）。

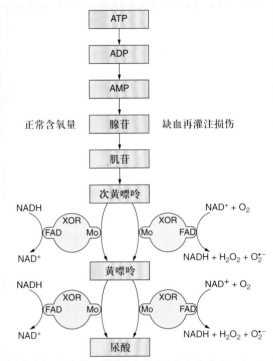

细胞氧水平正常时（左侧），NADH 是辅因子，结合在黄素腺嘌呤二核苷酸（FAD）位点，而底物与位于黄嘌呤氧化还原酶（XOR）分子另一侧的钼结合位点反应。在缺血期后（右侧）的再灌注，在黄嘌呤氧化还原酶的 FAD 位点与氧反应的，不是 NADH 而是氧化的 NAD，从而产生过氧化氢或超氧阴离子。

图 25.4　黄嘌呤氧化还原酶催化氧生成超氧阴离子

（四）活性氧的生物学效应

活性氧在调节吞噬细胞及杀死微生物方面有益。在细胞内的其他部位，活性氧的有害影响和抗氧化剂

间的平衡（见下文），称为细胞的氧化还原状态。细胞，更具体地说是线粒体的氧化还原状态被认为是重要但知之甚少的信号系统的一部分，例如，能感知颈动脉体氧水平作用。此外，活性氧对生物系统的大多数效应是有害的，改变氧化还原状态与一系列疾病有关。

活性氧损伤的3个主要生化靶点是DNA、脂质和含巯基的蛋白质，三者对电离辐射也都很敏感。活性氧与电离辐射损伤有许多共同机制，并会协同作用。

- DNA：1978年，首次于动物肺成纤维细胞培养中，证实了高浓度氧会导致染色体断裂。随后研究表明，活性氧参与损伤细胞核和线粒体的DNA，包括错误修复、双链断裂，以及激活转录因子和信号蛋白。这些机制都是活性氧致癌作用的基础。高压氧治疗（hyperbaric oxygen therapy，HBOT）的体内研究也显示了DNA损伤。然而，尽管部分人群细胞抗氧化或DNA修复系统效率较低，但尚未证实高压氧的不良临床预后。

- 脂类：毫无疑问，脂质过氧化是活性氧损伤组织的主要机制。活性氧与不饱和脂肪酸相互作用不仅破坏了不饱和脂肪酸，还产生了另一种活性氧，从而发生链式反应，直至抗氧化剂阻止该反应。脂质过氧化破坏细胞膜，并在肺氧中毒时破坏完整的肺泡/毛细血管屏障。

- 蛋白质：蛋白质的巯基损伤后会形成二硫键，从而失活一系列蛋白质。

干扰这些基本细胞分子生理学意义广泛。超氧阴离子和由NO生成的过氧亚硝酸盐引发了许多不同类型的病理过程，包括灭活神经递质、抑制蛋白质、释放细胞因子和发挥直接的细胞毒作用（图25.5）。这必然会迅速导致细胞功能障碍，长期则可引发炎症、

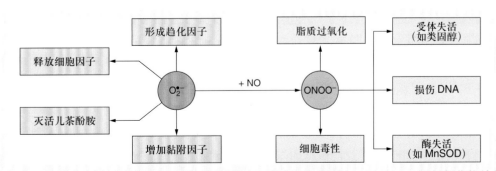

这些强大的细胞效应启动了许多病理过程，包括炎症、恶变及细胞死亡。MnSOD：锰超氧化物歧化酶。

图 25.5　超氧阴离子和过氧亚硝酸盐的生化效应

（From reference 10，with permission of the publishers of Nature Reviews Drug Discovery.）

恶变及细胞死亡。在动物生命周期的不同阶段，活性氧诱导的损伤是渐进性的，与心血管和神经系统疾病、恶性肿瘤和衰老的退行性变化密切相关。

三、抗活性氧

氧化环境下的生命之所以能够存在，是因为所有需氧生物都具备了强大的抗氧化防御能力（见第三十四章）。

（一）抗氧化酶

除大多数专性厌氧菌，抗氧化酶在不同器官、不同物种中均有广泛分布。幼年动物的SOD和过氧化氢酶水平较高，从而对氧中毒抵抗力更强。抗氧化酶催化的反应如前所述。

超氧化物歧化酶

SOD有3种类型，即胞外SOD、含锰的细胞质SOD（MnSOD）和含铜锌的线粒体SOD（CuZnSOD），每一种基因都不同。多种机制均可诱导SOD额外产生，其中高氧最显著，而干扰素、肿瘤坏死因子、白介素类和脂多糖等炎性细胞因子也是刺激动物体内产生SOD的重要物质。

动物研究一致表明，诱导SOD对氧中毒有一定的保护作用，由此推断，增强SOD活性可能保护上述各种病理过程。临床应用SOD治疗存在困难，因为最重要的SOD主要存在于细胞内或线粒体酶中，血浆中SOD的半衰期非常短。因此，通过直接静脉注射的方式应用范围极小。若以脂质体形式，SOD可能进入细胞，同时胞外SOD已有直接肺内滴注的使用模式。为达到治疗目的，近年来从尝试增强SOD活性已转向开发SOD模拟物。现已发现许多小分子多环化合物（大多含有一个中心锰分子），能催化与SOD相同的反应。SOD模拟物正在临床试验研究阶段，结果仍有待确定。

无论是在细胞内还是细胞外分布，过氧化氢酶都类似于SOD，在清除超氧阴离子时与SOD紧密协同（图25.2）。虽研究较少，但认为过氧化氢酶与SOD的诱因相同。同样，当给予外源性抗氧化酶时，联合SOD和过氧化氢酶的研究结果通常更好。

谷胱甘肽过氧化物酶系统不仅可以清除活性氧，还可以清除脂质过氧化过程中形成的反应性物质。通过形成连接半胱氨酸残基的二硫键，将两分子的三肽（甘氨酸-半胱氨酸-谷氨酸）谷胱甘肽氧化成一分子还原型谷胱甘肽（GSSG）。由NADPH提供质子，谷胱甘肽还原酶催化GSSG生成谷胱甘肽（译者注：SOD是催化超氧阴离子自由基（O_2^-）歧化为过氧化氢和分子氧的酶，是存在于几乎所有需氧生物内的一类重要抗氧化酶）。

（二）内源性抗氧化剂

抗坏血酸（维生素C）是一种小分子物质，抗氧化特性显著，对清除羟基自由基尤为重要。除直接化学影响细胞氧化还原状态，还影响NO合成，并可能通过该机制影响细胞生物化学反应。人类和豚鼠和蝙蝠一样，缺乏产生抗坏血酸所需的酶，必须摄取足够的维生素C来补充。在这些哺乳动物中，SOD活性明显高于那些能够产生内源性抗坏血酸的哺乳动物。

维生素E（α-生育酚）是一种高度脂溶性化合物，因此在细胞膜中的浓度很高。如前所述，可预见其主要抗氧化作用是防止脂质过氧化连锁反应。

作为之前描述的谷胱甘肽过氧化物酶系统中的一部分，发现气道衬液中谷胱甘肽浓度较高。目前应用广泛的对乙酰氨基酚，剂量较大时会降低肺内谷胱甘肽水平，减弱其抗氧化活性，从而增加氧化应激，并可能增加哮喘和慢性阻塞性肺疾病的发病率（慢性阻塞性肺疾病相关内容见第二十八章）。

在肺部，表面活性物质可能有抗氧化作用。动物研究表明，给予外源性表面活性物质可以延长导致肺损伤所需的氧暴露时间。

（三）外源性抗氧化剂

• 别嘌呤醇：由于黄嘌呤氧化还原酶在图25.4所示的反应中起着关键作用，因此探索使用别嘌呤醇似乎是合理的，它抑制了包括黄嘌呤氧化还原酶在内的一系列酶。正如预期那样，黄嘌呤氧化还原酶主要在缺血-再灌注损伤中发挥作用，但在这种情况下，别嘌呤醇对嘌呤代谢有多种影响，可能根本不是作为黄嘌呤氧化还原酶抑制剂发挥作用。

• 铁螯合剂：由于亚铁既是氧转化为超氧阴离子的强大电子供体，也是芬顿反应的催化剂，体外研究中，铁螯合剂去铁胺具有抗氧化性能。

• 线粒体靶向抗氧化剂：慢性心力衰竭时，膈肌无力与升高的氧化应激有关，这种膈肌功能受损会加剧呼吸困难。动物研究证明，靶向线粒体活性氧的药物可缓解膈肌无力，并提出了一种在临床实践中虽仍处于实验阶段，但可能治疗膈肌无力的方法。

然而，这些化合物，以及其他体外抗氧化剂（如

N-乙酰半胱氨酸、β-胡萝卜素和二甲基亚砜），在人类疾病中常未达到预期效果。有3种可能的解释：首先，人体细胞中活性氧产生和抗氧化剂的研究相对较少，且物种多样性相当大。其次，外源性抗氧化剂进入活性氧产生部位（如线粒体）或损伤部位（如核DNA）的能力可能很差。最后，需要活性氧参与的（中性粒细胞调节等）生理系统都是至关重要的，所以任何非特异性的抗氧化机能都可能有害。因此，外源性抗氧化剂在氧中毒或已知涉及活性氧疾病中的治疗作用远未完全阐明。

四、常压高氧治疗

在常压下，增加吸氧浓度的最常见适应证是预防由通气不足（见第303页）或静脉血掺杂（见第133页）引起的动脉性低氧血症（"anoxic anoxia"：无氧性缺氧）。增加FiO_2也可用于减轻低灌注（"stagnant hypoxia"：停滞性缺氧）的影响。表25.1中的数据表明，常压氧疗只能轻微改善氧输送（见第144页），但这在某些情况下可能很重要。"贫血性缺氧"通过氧疗只能部分缓解，但与血红蛋白浓度正常的受试者相比，贫血患者结合氧的能力低，因此增加血液中的溶解氧相对更重要。

氧疗可显著降低静脉血中溶解气体的压力（译者注：主要是因为去除了静脉中的氮压力），这就大大加速了体内气腔气体的清除（表25.2）。静脉血中溶解的气体压力降低后，可增加毛细血管血液清除小腔中溶解气体的能力（译者注：这由于体内气腔气体的压力与静脉内气体的压力差加大所致）。不吸氧时，静脉血中的气体压力也总是略低于大气压，这对于防止空气在潜在空间（如负压的胸腔）积聚至关重要。因此，氧疗可用于治疗空气栓塞（见第324页）和气胸（见第338页）。

尽管许多临床情况下过量氧疗会产生不良影响，但确定氧疗为唯一诱因且最重要的临床疾病是早产儿视网膜病变（retinopathy of prematurity，RP）和氧的肺毒性。

表25.2　正常动脉和混合静脉血气分压

	kPa		mmHg	
	动脉血	静脉血	动脉血	静脉血
呼吸空气				
PO_2	13.3	5.2	98	39
PCO_2	3.3	6.1	40	46

续表

	kPa		mmHg	
	动脉血	静脉血	动脉血	静脉血
PN_2	76.0	76.0	570	570
总气体分压	94.6	87.3	708	655
吸纯氧				
PO_2	80.0	6.4	600	48
PCO_2	5.3	6.1	40	46
PN_2	0	0	0	0
总气体分压	85.3	12.5	640	94

增加吸氧浓度

有许多系统能增加吸氧浓度，了解这些系统对有效治疗至关重要。

1. 输送固定氧浓度设备

该设备不受患者的呼吸影响，可独立输送已知固定浓度的氧气，即输送的氧浓度不受呼吸频率、潮气量和吸气流速的影响。该设备可分为低流速（封闭）或高流速（开放）输送系统。

封闭式氧输送系统包括封闭式气流输送装置和患者气道间缝隙的密闭物。通过带套囊的气管导管或气管切开导管获得气密性密封，或在低气道压力下，使用紧密贴合的面罩或喉罩来实现，这些装置能完全控制吸入气体的成分。为防止重复呼吸的同时不会造成明显的呼吸阻力，任何封闭式输送系统使用的呼吸装置都应将吸入和呼出气体适当分离。另外，也可以控制患者气体环境中的氧浓度。由于氧帐体积大，泄漏率高，除非减少体积并使用高氧流速，否则难以达到并维持高氧浓度，因此使用率下降，此外，氧帐的火灾隐患不容忽视。当患者为婴儿时，这些问题最小，且保温箱中可满意地精确控制氧浓度。在重症监护环境中，使用的头罩（"航天头盔"）也类似氧罩，其中患者的头部被封闭在一个小型、透明、可呼吸的气体中。

开放式输送系统的装置不密封，相反，它们提供的高流量气流可将面罩和面部间的气体冲刷到大气中，从而防止空气流入。所需的空/氧混合气体流量需要超过吸气峰流量。对于正常的静息通气，大约需要30 L/min，呼吸窘迫患者所需的吸气峰流量要更高。

氧气通过文丘里喷嘴时，形成的负压会吸入空气。基于文丘里效应的装置来制备氧浓度在25%～40%的高流量空/氧混合气体，便捷且非常经济。例如，3 L/min的氧气通过夹带比率为8∶1的文丘里喷嘴，将提供30%氧浓度的空/氧混合物27 L/min。较高的氧浓度需要较低的夹带比，因此为维持足够的总输送流量，就需要较高的氧流量。空/氧混合气体的总流量足够大时，文丘里面罩就无需紧贴面部。高流速气体通过面颊周围和面罩上的小孔逸出，有效地阻止了室内空气进入文丘里面罩。许多研究表明，文丘里面罩能很好地控制吸入氧浓度，吸入氧浓度大多不受患者通气量变化的影响，但不能提供高吸氧浓度〔译者注：可调式通气面罩又称文丘里面罩（Venturi mask），是一种通过一狭窄的管道供氧，利用氧射流产生的负压从侧口夹带空气的吸氧面罩。空气夹带量受管道狭窄程度，以及侧口大小控制，管道越狭窄或侧口越大，夹带空气量就越多。其可以较精确、恒定地控制氧浓度，但氧的消耗量较多，目前是使用较广泛的吸氧面罩〕。

2. 输送不固定氧浓度设备

简单的一次性氧气面罩和鼻导管旨在将氧气吹入呼吸道。氧气与吸入空气的混合，产生的吸氧浓度受设备几何形状、氧流速、患者的通气量，以及患者是经嘴还是经鼻呼吸的复杂影响。有效的吸氧浓度不可预测，而且变化范围可能非常大。当需要确保精确的吸氧浓度时，这些设备不能用于氧疗，但是在其他许多情况下有用，如从常规麻醉中苏醒。在简单的氧气面罩中，配一个在呼气时储存新鲜气体，供吸气时使用的小型吸气储气囊，这常会增加吸入氧浓度，但以某种不确定的方式仍无法准确预测具体吸氧浓度。

在使用诸如鼻导管或鼻塞之类的装置时，通气量越低，固定氧气流量占吸入混合气的比例就越大。因此，低通气水平时吸入氧浓度就较高，这就对通气不足有一个近似的补偿。尽管通气量逐渐下降，动脉血PO_2仍可维持，但这并不能阻止PCO_2的上升，PCO_2可能在未发生氧饱和度下降时就达到危险水平。

3. 经鼻高流量氧疗

经鼻高流量氧疗（high-flow nasal therapy，HFNT），不同的文献描述不同，如经鼻高流量吸氧或高流量鼻塞吸氧。理想情况下，吸入的是流速可高达60 L/min的21%～100%氧浓度的气体，加温加湿的气体也有助于避免黏膜和气道分泌物干燥。相比传统的高流量氧面罩或头盔，患者更容易接受，因此治疗依从性总体上较好。经鼻高流量氧疗具有提供高浓度的氧、在咽部产生正压、通过清除上呼吸道的二氧化碳来减少无效腔和重复吸入呼出气的作用。无论是自主呼吸还是呼吸暂停的患者，均可使用经鼻高流量氧疗。

已证明经鼻高流量氧疗能够在某些疾病和情况下使临床获益，例如，在急性呼吸衰竭患者、择期或紧急清醒光纤插管的患者中，或在呼吸道手术期间及危重患者紧急插管期间。其还可以在围手术期（降低术后肺部并发症的发生率）或在慢性病的治疗中发挥作用（如减少慢性阻塞性肺疾病患者的恶化天数）。

与持续气道正压期间恒定的正压不同（见第353页），经鼻高流量氧疗产生的正压并不恒定，在呼气时最大。因为经鼻高流量氧疗的正压受诸如张口还是闭口及鼻部病变、解剖结构变化等因素的影响，但一项研究发现，在30～50 L/min范围内，经鼻高流量氧疗流速每增加10 L/min就会增加1 cmH$_2$O的呼气末正压。尽管经鼻高流量氧疗的正压并不固定，但增加的呼气末压力足以有益于呼吸衰竭患者。经鼻高流量氧疗通过减少呼吸功、增加动态肺顺应性和降低吸气阻力来改善呼吸力学。在自主呼吸的呼吸衰竭患者中，经鼻高流量氧疗对清除二氧化碳尤为有益。

在呼吸暂停（如气管插管或气道手术）期间，对于为便于呼吸道操作而无任何通气也就无任何潮气量的患者，应用经鼻高流量氧疗是旨在维持动脉血PO_2。在这些情况下，由于氧气大量进入肺部，氧合可维持较长时间（见第123页）。然而，值得注意的是，与不使用经鼻高流量氧疗或在低流速下使用经鼻高流量氧疗相比，可以观察到经鼻高流量氧疗时二氧化碳水平在呼吸暂停期间缓慢增加。呼吸暂停期间二氧化碳清除的研究仍在进行，目前研究表明，包括湍流、心源性振荡和分子扩散造成的气体混合在内的许多机制对清除二氧化碳都十分重要（译者注：心源性振荡是气道压力、流量波形随心动周期的规律性波动，机械通气时，当流速变化达到呼吸机设置的触发灵敏性阈值时，可以触发呼吸机送气）。

五、常压高氧的临床效应

（一）早产儿视网膜病变

早产儿视网膜病变（retinopathy of prematurity，RP），早期被称为晶体后纤维增生症，于1942年首次被提出，不久后即证实高氧是其主要病因之一。随后，严格限制了新生儿使用氧气，但导致了因缺氧造成致残率和致死率的增加。此后，为引导人们在缺氧的"斯库拉巨岩"和ROP的"卡律布狄斯漩涡"间的狭窄范围安全行驶，使用氧气都经过精准滴定（译者注：斯库拉巨岩和卡律布狄斯漩涡来源于希腊神话，前有斯库拉巨岩，后有卡律布狄斯漩涡，常被用来比喻"左右为难"）。早产儿的最佳目标血氧饱和度尚不确定，因此氧合和早产儿视网膜病变间的平衡至今仍在继续。早产儿视网膜病变的进展分为两个阶段：在第一阶段，视网膜血管发育延迟，周围区域无血管；第二阶段，血管增殖导致玻璃体内血管生成。这些异常是由于PO_2的变化影响了低氧诱导因子的活性（见第258页），特别是PO_2对人类眼睛发育这一关键阶段影响了血管生长因子。目前已有研究表明抗氧化剂（如维生素E）治疗早产儿视网膜病变的某些前景，但往往有不可接受的不良反应，因此目前的治疗策略旨在抑制血管生长因子。

（二）氧的肺毒性

肺组织的PO_2是全身最高的，此外，肺还会吸入一些其他氧化性物质，如常见的空气污染物和香烟烟雾的成分（见第二十章）。因此，肺最容易受到氧毒性影响，故肺已经形成了一套防御机制。呼吸道衬液的总体抗氧化活性（来自相关酶和其他内源性抗氧化剂）非常高。呼吸道组织富含胞外SOD，其调节异常可能会导致某些肺部疾病。产生表面活性物质的肺泡Ⅱ型上皮细胞（见第14页），也发现可将维生素E结合到表面活性物质的脂类中。

实验动物（如大鼠）中，氧的肺毒性是明确且致命的。人类似乎没有那么敏感，但对人类志愿者和患者的研究极为困难。需要氧疗的患者，往往有肺部病变，因此临床氧毒性的研究往往由于有肺部病变而错综复杂。

1. 症状

高浓度氧会刺激气管支气管树，最初引起胸骨后紧缩感。持续高氧暴露则会导致胸痛、咳嗽和深呼吸冲动。常压100%氧疗约24 h后，肺功能首先表现为肺活量减少。超过24 h的氧气暴露会导致下文所述的广泛结构性变化，最终导致急性肺损伤和不可逆的肺功能变化。

2. 细胞变化

电子显微镜显示，暴露在1个大气压高浓度氧中的大鼠，主要表现是毛细血管内皮细胞空泡化和变薄。通透性增加，组织间隙液体积聚。后期在猴肺组织的研究中，肺泡上皮大面积丢失，肺泡Ⅰ型细胞也可丢失（见第8页），并伴随着相对耐氧的Ⅱ型细胞的增殖。肺泡/毛细血管膜显著增厚，部分原因是Ⅱ型细胞取代了Ⅰ型细胞，部分原因则是细胞间质积液。

3. 生存极限

不同物种间，氧的肺毒性差异很大，可能是因为对活性氧的防御水平不同。多数品种的大鼠在1个大气压的高浓度氧中存活时间不会超过3天。猴子一般能存活两周左右，而人类耐受性可能更强。已有对人类耐氧性的研究，但这些研究只是基于肺活量减少等早期氧毒性阶段（译者注：这句话的转折说明人类研究主要关注"肺活量减少等"的层面，而前面的"鼠"和"猴子"都研究到"生存期"了，由于人类伦理道德等方面的考虑，对人类进行氧毒性的全面研究会受到限制，人类研究的时间跨度太短）。PO_2与可耐受暴露的持续时间近似反比的关系。因此，暴露于1个大气压下20 h与2个大气压下10 h或4个大气压下5 h的损害相似。

氧的肺毒性似乎与PO_2有关，而非吸入浓度。早期的美国宇航员在约1/3个大气压下呼吸100%氧气多天（表17.1），无明显的不良反应。充分证据表明，长期暴露于这种环境中并不会导致明显的氧的肺毒性，因此确定34 kpa（255 mmHg）的PO_2为安全水平。这也证实了导致肺氧毒性的重要因素是PO_2，而非氧浓度。相反，氧浓度而非PO_2是导致吸收性肺萎陷的重要因素（见后文）。

4. 吸收性肺萎陷

无论人类对氧的肺毒性易感性有多大的不确定性，但毫无疑问，在低$\dot{V}/\dot{Q}$比值肺区，高浓度吸氧将导致肺萎陷，这在麻醉时经常发生（见第236页），健康志愿者中也可能证实。在肺残气量位时呼吸几分钟纯氧就会导致影像学上的肺萎陷、动脉血PO_2降低和尝试最大程度吸气时的胸骨后疼痛。

5. 博来霉素肺毒性

博来霉素是一种用于生殖细胞肿瘤化疗的静脉细胞毒性药物，几十年来一直被认为会导致严重的，有时甚至是致命的肺毒性。其细胞毒性作用包括与DNA和铁分子结合，然后将铁分子氧化成Fe^{3+}状态，释放活性氧破坏DNA。循环中博来霉素最初会损伤肺毛细血管内皮细胞，导致液体渗漏到肺间质，药物进入易受到活性氧破坏的Ⅰ型肺泡细胞中，导致肺损伤。动物研究表明，SOD模拟分子可减轻肺损伤，从而证明了活性氧在博来霉素肺中毒中的关键作用。据报道，博来霉素治疗的患者中有2.8%～6.3%发生了肺毒性，预测该并发症的因素包括高龄、肾脏损害和博来霉素应用的总剂量。SOD模拟物分子可减轻肺损伤。氧疗在加剧博来霉素肺毒性中的作用，以及治疗后患者面临风险的持续时间存在争议，不同病例的报告相互矛盾。缺乏明确结果的一个可能的解释是，高氧只是加剧了已存在的肺损伤，无论该肺损伤（如肺弥散能力降低）是临床显而易见的还是亚临床的。因此，对博来霉素治疗的患者，尽量减少氧暴露似乎仍是明智的，大多数临床医师目前采用目标氧饱和度来指导FiO_2，如下所述。

（三）围手术期高氧血症

尽管几乎没有证据表明$FiO_2 \geq 0.8$有临床获益，但麻醉诱导期间常规提高FiO_2往往导致在围手术期继续使用高FiO_2。围手术期高FiO_2的有益影响可能包括较低的术后恶心呕吐、术后疼痛和手术部位感染。大多数对围手术期高氧血症的研究比较了FiO_2值为$0.3 \sim 0.4$与$0.6 \sim 0.8$。

术后恶心呕吐（post-operative nausea and vomiting，PONV）。有研究认为高氧可以减少术后恶心呕吐，据称是通过改善肠道黏膜的氧供实现的。研究和荟萃分析的结果相互矛盾，其中最大的发现是，高氧仅对未接受预防性用药的高危术后恶心呕吐患者有益，"每治疗15人，才有一个患者获益"。

手术部位感染和疼痛。目前仍缺乏强有力的证据支持高氧有助于预防手术部位感染。推测可能是高氧增加组织PO_2，从而提高了活性氧利用率，促进中性粒细胞杀灭病原体。然而，2016年一项对28项随机研究（包括7537名患者）Cochrane综述得出结论，没有足够的证据支持在围手术期使用较高的FiO_2。最近一项5749例手术的研究表明，0.8与0.3的FiO_2对持续2 h以上的大型肠道手术后的严重感染和愈合相关并发症的发生率没有影响。术后疼痛似乎同样不受FiO_2的影响。

此外围手术期，较高的FiO_2可能会对致残率和致死率不利，特别是对心肺功能不利。一篇关于心脏手术期间和术后高氧对心血管影响的综述表明，由于氧化应激，高氧可能损害心血管功能。提出的机制是，高氧诱导血管收缩，破坏微循环，并可能导致舒张功

能障碍，进而减少心排血量和增加心肌损伤。与0.3相比，术中FiO_2 0.8围手术期肺不张程度更严重，并以剂量依赖的方式与较高的术后重大肺部并发症发生率相关。围手术期FiO_2为0.8与癌症手术患者的长期死亡率显著增加有关，尽管因果关系尚未得到证实。

（四）急诊医学中的高氧

在临床实践中，无论医院还是社区中，急诊患者几乎常规氧疗。预防更危险的低氧始终是第一要务，尽管氧疗有各种危险，但低氧必须得到治疗。目前广泛使用的脉搏血氧仪使得许多指南质疑紧急状况下的反射性氧疗，而建议应根据靶向预定的血氧饱和度进行氧疗，大多数急性病患者，建议血氧饱和度的靶向值为94%～98%，而存在高碳酸血症风险的急诊患者中，建议靶向值为88%～92%。最近一项包括16 000多名患者的荟萃分析发现，与更保守的治疗策略相比，在急诊内科中，不受限制的氧疗（平均血氧饱和度为96.4%）增加了急性心肌梗死、脑卒中、脓毒症和心搏骤停等急性疾病的住院死亡率。因此，血氧饱和度超过94%～96%时氧疗可能对患者不利。当单纯增加吸氧浓度不能增加氧输送时，重要的是要记住通过改善心排血量和血红蛋白水平也可以增加氧输送。

质疑目前常规氧疗的临床情况包括如下几个。

• 慢性阻塞性肺疾病的恶化：不良效应的机制在第310页有描述。非控制性氧疗与增加死亡率相关。

• 急性心肌梗死：有证据表明，急性心肌梗死后最初几个小时内的氧疗并不能提高存活率，反而可能与较差的预后有关。氧疗与较高的再梗死发生率和较大的梗死面积相关。一项针对非低氧血症（$SaO_2 \geq 90\%$）的可疑急性心肌梗死患者的大型随机临床研究显示，与呼吸环境空气的患者相比，通过面罩以6 L/min的速度氧疗6～12 h，未改善1年后的预后。高氧收缩全身血管，冠状动脉也是如此，该效应受维生素C的抑制，提示机制与活性氧有关，对已处于氧化应激状态的病变动脉，高氧的收缩效应可能更显著。

• 急性缺血性脑卒中：有证据表明，对于人工通气的严重缺血性脑卒中患者，高氧会增加死亡率。已知高氧会降低脑血流，认为之前描述高氧的血管收缩效应是脑卒中后预后更差的原因。

• 心肺复苏（Cardiopulmonary resuscitation，CPR）：心肺复苏时（见第366页），为最大限度地

增加心脏按压时不良循环中的氧含量，应给予100%的氧。然而，现已证明，在自主循环恢复（return of spontaneous circulation，ROSC）时，使用的FiO_2会影响后续患者的生存率，高氧（$PaO_2>40$ kPa，300 mmHg）患者的死亡比值比为1.8（CI 1.5～2.2）。一旦自主循环恢复建立良好，脉搏血氧仪读数准确后，应根据脉搏血氧仪读数将FiO_2滴定到正常水平。

（五）重症监护中的高氧

1967年对长期人工通气后死亡患者的一项研究发现，纯氧通气患者肺部结构性异常（纤维蛋白膜、水肿和纤维化）更多。然而，对于高氧通气可能会用于气体交换功能严重受损的患者，因此很难区分是氧本身的不良影响还是原发病的情况。最近，高氧血症相关的不良临床预后，引发了重症监护中最佳目标氧饱和度或PO_2的讨论。2017年对14 000多名重症监护患者进行的多中心回顾研究发现，高氧血症（$PO_2\geq26.6$ kpa，200 mmHg）与增加死亡率和呼吸机上机天数有关（图25.6；译者注：该图涉及第三方版权，详图请见英文原版）。然而，一项更大规模的研究发现，一旦调整并发症，高氧无不良影响，还需要进一步的研究来确定高氧是否确实是预后较差的标志或原因，如果是，高氧持续多少时间和维持多高的水平将变得重要。目前重症监护时，确实不再不受控制地氧疗和高氧，趋向于更精准地控制动脉氧合，采取"允许性低氧血症"策略，并认识到应按上述在其他急诊患者中已提倡的那样根据目标血氧饱和度滴定人工通气患者的吸氧浓度。

六、高压下高氧

（一）氧惊厥（paul bert效应）

众所周知，暴露的PO_2超过2个大气压可能会导致惊厥，通常先出现各种非特异性神经系统症状，如头痛和视力障碍。这限制了密闭式氧设备的使用范围。值得注意的是，当大脑组织中PO_2急剧增加时，就可能接近于氧惊厥的阈值（表25.1，译者注：这暗示有个微妙的平衡，即需要提供足够氧来满足脑组织的需求，同时又不过度增加PO_2以避免不良反应，这对于医务人员来说是一个重要的考虑因素，同时也强调了对血气平衡和氧疗准确控制的重要性）。通过观察发现，PCO_2升高降低惊厥阈值支持了惊厥与脑组织PO_2相关，高PCO_2增加了脑血流量，因此脑组织的PO_2高于动脉血PO_2。过度通气和麻醉对惊厥都有保护作用，但效果有限。

知之甚少的γ-氨基丁酸和NO间细胞相互作用的改变导致了惊厥，由于γ-氨基丁酸是一种抑制性神经递质，所以其水平降低可能导致惊厥并非没有道理。低氧时，NO敏化了γ-氨基丁酸对神经元的毒性作用，也参与了高氧性惊厥。NO抑制剂可延缓高氧患者惊厥的发生，但矛盾的是，某些NO供体中也有同样的效果。无论NO的作用是什么，最终的共同途径似乎是通过紊乱钙离子流动和升高环磷酸鸟苷浓度所介导。

发生率

如下文所述，间段暴露在低于3个大气PO_2的治疗性高压氧，几乎无氧惊厥的风险。一项大型报告表明，2个大气氧分压下，超过12 000次的治疗未发生惊厥。一氧化碳中毒的高氧治疗与惊厥发生率（1%～2%）较高有关，这是因为使用的压力较高（通常是2.8～3.0个大气压）及一氧化碳对大脑的毒性作用。

（二）高压氧的疗效

短期内实施极高的PO_2策略可通过如下多种机制产生疗效。

• 对PO_2的影响：高压氧是使动脉血PO_2超过90 kPa（675 mmHg）的唯一方法。组织并未暴露在腔室中PO_2中，人们曾使用过"用氧气浸泡组织"之类的术语，但这些术语毫无意义。事实上，研究也支持了表25.1中所示的简单计算，表明只有动脉血的PO_2约≥270 kpa（2025 mmHg）时，静脉血中的PO_2才大幅度增加，因此很可能最小组织中的PO_2也会大幅度增加，此时可通过溶解氧满足整个组织的氧需求。然而，动脉血PO_2和组织PO_2之间的关系变异很大（见第111页），高氧诱导大脑和其他组织中的血管收缩限制了静脉和组织中PO_2升高。环境氧的直接进入会增加浅表组织中的PO_2，尤其是当皮肤破裂时。

• 对PCO_2的影响：静脉血中氧饱和度的增加降低了其缓冲能力和对氨基甲酰（二氧化碳的一种存在形式）的转运能力，可能导致二氧化碳潴留。但由此导致的组织PCO_2增加不太可能超过1 kPa（7.5 mmHg）。然而，大脑中PCO_2增加可能会导致脑血流量显著增加，从而导致脑组织PO_2的二次上升。

- 血管收缩：如前所述，高PO_2收缩血管，这可能对减少肢体缺血再灌注和烧伤时的水肿有利（见下文讨论）。

- 血管生成：当PO_2增加到超过1个大气压力时，会改善新生血管的生长，尽管机制尚不清楚。当缺氧一段时间后恢复至正常氧压水平时，会产生活性氧，这些活性氧可以刺激多种生长因子的产生，从而启动血管生成。同样的机制可能发生在高压氧治疗中。

- 抗菌效果：多年来，人们认为氧通过形成活性氧发挥杀灭细菌的作用，特别是在中性粒细胞和巨噬细胞中，尽管这一观点最近被驳斥（见第271页）。然而，氧仍对微生物（特别是厌氧细菌）有直接的毒性作用，缓解缺氧会改善中性粒细胞的性能。

- 玻意耳定律效应：根据玻意耳定律，体内气体空间的体积与绝对压力成反比（见第410页），该效应也造成了高压氧疗时静脉血中气体总分压的降低（表25.2）〔译者注：玻意耳定律（boyle law），在定量定温下，理想气体的体积与气体的压力成反比〕。

（三）高压氧治疗的临床应用

在临床实践中，高压氧治疗是指将患者置于PO_2为2~3个大气压的舱内，提供使其吸入100%氧的设备，通常是一个紧密贴合的面罩。治疗时间通常为每日1~2 h，最多30天。自1960年首次使用以来，人们对高压氧疗的热情时起时落，使用的中心相对较少。从对照研究中得到明确的适应证的过程很慢，诚然，在声称受益的条件下进行对照研究非常困难。特别是，适当的"对照"组患者必须在高压氧舱中接受虚假治疗（译者注：原文"sham treatment"可称为"虚假治疗"，意指在患者不知情的情况下，对患者不进行任何处理或治疗，但患者仍以为自己已经接受了治疗），虚假治疗在研究中很少使用。最普遍接受的适应证如下。

感染是高压氧应用最持久的领域，特别对厌氧细菌感染。高压氧增加了活性氧的产生，活性氧不仅对厌氧菌，对需氧菌也有杀灭作用。最强适应证是梭状芽孢杆菌肌坏死（气性坏疽）、难治性骨髓炎和坏死性软组织感染（包括皮肤溃疡），已证明对大肠杆菌和假单胞菌也有抑菌作用。

某种气体或空气栓塞和减压病是高压氧治疗的明确适应证，治疗的原理在本章前面和第十七章已经讨论过了。

一氧化碳中毒可能是由于暴露在汽车尾气、火灾和使用有故障的供暖设备导致的。一氧化碳中毒后高压氧的适应证包括意识丧失、神经功能障碍、缺血性心脏改变、严重代谢性酸中毒或碳氧血红蛋白（COHb）水平超过25%，目的是降低死亡率和减少幸存者的神经后遗症。最初的治疗原理似乎很简单，就是增加碳氧血红蛋白的离解率，碳氧血红蛋白的半衰期在呼吸空气时为4~5 h，在高压氧下仅为20 min。然而，常压下吸入100%氧气也可以将碳氧血红蛋白的半衰期缩短至只有40 min，因此，许多情况下，当患者转运到高压氧舱时，碳氧血红蛋白的水平已显著降低。通过将一氧化碳对细胞色素c氧化酶的不良影响减至最轻，并通过减少中性粒细胞的脂质过氧化来减轻免疫介导和炎性后遗症，认为是高压氧治疗的其他潜在益处。

即使间歇使用，高压氧也可促进伤口愈合。当缺血（如糖尿病或外周血管疾病）导致伤口无法愈合时，高压氧特别有效，其机制涉及改善组织氧水平，可能由于氧直接弥散至受累的浅表组织和生长因子释放增加所致。

20世纪80年代初，人们对高压氧在多发性硬化症中的治疗价值兴趣浓厚。然而，14个对照试验研究的综述表明，不能推荐高压氧治疗多发性硬化症。

总体而言，在有经验且持证的治疗机构的指导下使用，认为高压氧治疗安全且耐受性良好。

（苏俊，周芸译；于佳，张骅，李爱民，刘岗校对）

--- 参考文献 ---

扫码查看

关键词

活性氧类型；抗氧化剂；高压；组织感染；肺损伤；博来霉素；溶解氧；高流量氧疗。

摘要

• 大气压增加，动脉血PO_2也随之明显升高，而静脉血PO_2和由此的末梢组织PO_2只在3个绝对大气压下才会增加。

• 机体正常的代谢过程中，特别在线粒体内，会产生一系列作用强大的氧化衍生物，部分为活性氧。

• 不仅能灭活活性氧的酶，且内源性抗氧化分子也都普遍存在，共同拮抗活性氧的危害。

• 肺易受氧中毒的危害，健康受试者在100%氧疗约24 h后就会有首个可觉察和定量的体征。除在急诊，我们也逐渐认识到高氧在围手术期、重症监护时的临床影响。

• 高压氧已被用于治疗多种疾病，如组织感染、一氧化碳中毒和运动损伤，但其应用仍存在争议。

小结

• 正常大气压下，高浓度吸氧会大幅度增加动脉血PO_2。但由于只能增加溶解氧，因此对增加血氧含量和静脉血PO_2作用很小。增加环境气压时（高压）时，溶解氧更高，3个大气压时，溶解氧就足以满足正常组织的氧耗量。

• 氧分子有多种高反应性衍生物，其中某些被称为活性氧，其外壳中含有未配对的电子。活性氧中的超氧阴离子，可能会与氢离子反应生成过氧羟自由基和过氧化氢，最终可生成水和氧气。NO也可以作为一种活性氧，特别是当它结合超氧化物形成过氧亚硝基活性氧时。活性氧的电子源包括线粒体酶、烟酰胺腺嘌呤二核苷酸磷酸和黄嘌呤氧化还原酶。

• 活性氧能与其他生物分子反应，并能直接损害附近的蛋白质和DNA，因此有害。活性氧与脂膜上的不饱和脂肪酸反应，不仅损害膜本身，还可引发脂质过氧化的链式反应，造成广泛的细胞损伤。

• 为免受活性氧损害，所有需氧生物的保护系统无处不在。两种普遍存在的酶，SOD和过氧化氢酶可快速完全地将大多数活性氧转化为水和氧。通

过直接的化学反应，细胞中抗坏血酸、维生素E和谷胱甘肽也失活活性氧。一些外源性分子也具有抗氧化活性，例如，抑制黄嘌呤氧化还原酶的别嘌呤醇和阻止铁催化活性氧形成的去铁胺（一种铁螯合分子）。

• 通常常压下氧疗是为了治疗由通气不足或静脉血掺杂引起的低氧血症。试图通过氧疗来治疗因血流不足或贫血造成的组织缺氧，由于未能明显增加血液中的氧含量，因此很可能效果不太大。

• 有多种氧疗技术。固定供氧浓度的设备提供已知固定浓度的氧气，供氧浓度不受患者的呼吸模式影响，这些氧疗设备包括在氧疗系统和患者的气道间起封闭作用的密闭式输送系统（如气管导管或气管造口的相关物件），或是可以封闭患者（至少他们的头部）的系统（包括氧帐和头罩）。开放式输送系统不密闭患者的气道，而旨在提供与患者的吸气峰流量相等的气体流量，这样患者呼吸的氧浓度也由设备决定。不固定供氧浓度的设备，如简单的一次性氧气面罩和鼻导管，只是向吸入的气体提供恒定的氧流量。实际达到的浓度未知，且通常较低，取决于吸气时夹带的空气量，而夹带的空气量又高度依赖于患者的吸气流速。经鼻高流量氧疗，即以高达60 L/min的流速向患者输送高流量的湿化氧，正越来越受欢迎，得到了广泛的临床应用。

• 所有组织中，肺暴露的PO_2始终最高，因此最易氧中毒。早期症状包括气管支气管刺激、胸骨后发紧、咳嗽、肺容积减少，最终导致急性肺损伤。人类100%氧疗24 h后会发生轻微病变，但导致肺损伤所需的剂量未知，似乎与暴露时间和PO_2有关，而与氧浓度无关。博来霉素是一种用于治疗某些癌症的细胞毒性药物，通过产生活性氧来破坏细胞核DNA，有时可能会因氧疗而加剧其肺毒性。

• 某些研究表明，围手术期的高氧血症（呼吸的氧浓度≥80%）可减少术后恶心和呕吐，但其有助于减少手术部位感染的证据并不充分。围手术期的高氧血症可能导致更高的致残率和致死率。在急诊和重症监护中（如在慢性阻塞性肺疾病急性加重期、心肌梗死、缺血性脑卒中期间，以及在心肺复苏成功之后），越来越多的证据表明，不受控的氧疗可能有害，这些观察结果最可能的机制是高氧收缩全身血管，该效应是由活性氧介导的，在已经处

于氧化应激下的病变动脉中可能更明显。

• 高压氧包括在高压（通常为2～3个大气压的PO_2）氧舱中100%的氧疗。较高的压力下，由于大脑中γ-氨基丁酸和NO的紊乱，可引起氧惊厥（paul bert效应）。高压氧可能通过提高组织PO_2、诱导水肿性组织的血管收缩、促进血管生成或发挥活性氧的直接抗菌作用等作用，产生治疗作用，其适应证包括细菌（特别是厌氧菌）感染、减压病、一氧化碳中毒和运动损伤。

第二十六章　比较呼吸生理学

◆ 为应对气体交换的挑战，动物界有多种解决方案，如体壁呼吸、水生动物的外鳃或内鳃呼吸，以及通过气管系统或肺呼吸。

◆ 影响呼吸系统构造的因素包括呼吸介质（水或空气）、体温和活动水平（代谢率）。为获取足够的氧，恒温（温血）动物需要更有效的系统和足够的空气来呼吸。

◆ 用以气体运输的循环系统各不相同，从原始生物含血淋巴的"开放"系统，到鱼类所拥有的鳃和其他器官串联形成的单循环系统，再到恒温动物的肺–体双循环系统。

◆ 动物界仅有3种类型的氧结合分子，其基本形式均属于金属原子结合蛋白，其中最常见的就是我们所熟知的血红蛋白，而血红蛋白也有不同的功能形式。

◆ 哺乳动物已适应了各种挑战它们呼吸极限能力的极端特殊环境，如地下洞穴、高海拔地区、海洋（可实现长时间深海潜水）。

◆ 为提高运动效率，选择性培育了纯血马，其运动能力几乎是人类的两倍，不过也正因为适应性改变，使纯血马在极限运动时更易罹患某些肺疾病，如运动性肺出血。

到目前为止，本书只讨论了单一物种（人类）的呼吸系统。除人类，为适应各种生存环境及生活方式，动物界其他数百万不同物种构建的呼吸系统千差万别。本章简述了动物界主要门类间不同呼吸系统的概况（表26.1）。就人类而言，目前进化出的呼吸系统虽然已足够好，但与许多其他动物相比，其设计缺陷和局限性显而易见，本章中动物在极端条件下生理性适应的例子就说明了这一点。但是某些动物的呼吸系统也有严重的局限，因此，本章也会阐述兽医实践中常见的呼吸系统疾病的病理生理学。

表 26.1　动物界分类及其呼吸系统的某些特征

门	纲	举例	气体交换	呼吸循环	氧载体
环节动物门	分节蠕虫	蚯蚓	经体壁弥散	封闭式循环，多颗心脏，经皮下毛细血管进行气体交换	细胞内外均为Hb单体
节肢动物门	螯肢亚门	蜘蛛、鲎	气管和书肺	开放式循环，多颗心脏，不能输送呼吸气体	细胞外Hb或血淋巴中的Hc
	多足纲	蜈蚣、千足虫	气管	开放式循环，多颗心脏，不能输送呼吸气体	胞外Hc
	甲壳纲	虾、龙虾、蟹	内鳃，位于每条腿上方的鳃腔内	开放式循环，有阀门系统引导气流	胞外Hc
	六足总纲	昆虫	气管	开放式循环，多颗心脏，不能输送呼吸气体	无（幼虫期为Hb）
腕足动物门	有铰纲	灯贝	经外套膜表面弥散	开放式循环	体腔液中粉红色血细胞的Hc
脊索动物门	两栖纲	蛙、蝾螈	多模式：幼年经鳃呼吸，成年后经肺和皮肤呼吸	双系统，双心房，单心室	三聚体（还原Hb）或四聚体（氧合Hb）
	爬行纲	爬行动物	原始肺	双系统、心脏结构可变（三腔室或四腔室）	Hb四聚体
	鸟纲	鸟	—	双系统，四腔心脏	Hb四聚体
	哺乳纲	哺乳动物	—	双系统，四腔心脏	Hb四聚体

门	纲	举例	气体交换	呼吸循环	氧载体
脊索动物门	软骨鱼纲	软骨鱼类，如鲨鱼	鳃	单循环，鳃和身体组织串联	无腭鱼中为单体Hb，其他均为四聚体Hb
	硬骨鱼纲	硬骨鱼	鳃	单循环，鳃和身体组织串联	Hb四聚体
刺胞动物门		水母、海葵	弥散，代谢活跃的细胞位于体表	无	无
棘皮动物门		海星、海胆	通过体壁乳突弥散	水管系	二聚体（还原Hb）或四聚体（氧合Hb）
软体动物门	腹足纲	蛞蝓、蜗牛	经体壁或含空气的外套腔弥散	开放式循环	Hc
	头足纲	章鱼、鱿鱼	由行进或外界水流产生的水流流经内鳃呼吸	闭式循环，一颗主心和多颗"鳃心"	Hc
	双壳纲	蛤、牡蛎、贻贝	由纤毛运动产生的水流经内鳃呼吸	开放式循环	四聚体或二聚体Hb（某些物种为Hc）
扁形动物门		扁形虫	弥散	无	无
多孔动物门		海绵	弥散，由鞭毛运动产生的水流通过心房来辅助	无	无

注：表中仅包括本章讨论的那些动物。Hb：血红蛋白；Hc：血蓝蛋白。

［译者注：书肺也叫"肺囊"，节肢动物门蛛形纲特有的呼吸器官。在蜘蛛腹部前方两侧，有一对或多对囊状结构，叫气室，气室中有15～20个薄片，由体壁褶皱重叠而成，像书的书页，因而叫"书肺"。当血液流过书肺时，与这里的空气进行气体交换，吸收O_2，同时排出CO_2完成呼吸过程。

腕足动物门中的某些物种含有血蓝蛋白，正常情况下，腕足动物含血蓝蛋白的血液在含氧状态下是无色的，而在缺氧状态下可能呈现蓝色。］

一、呼吸系统的构建

呼吸系统的主要功能是将O_2和CO_2转运至/出各自在细胞内的产生和作用位点。气体分子运输有以下3种方式。

• 弥散：已在第八章中详细讨论，气体从高分压区向低分压区运动，其运动速率受分子大小和温度的影响。而溶解在液体中的气体因溶解度不同使弥散运动更加复杂（见第105页），且液体中的弥散速度显著慢于混合气体［译者注：因为在液体中，气体分子运动的阻力更大，因此弥散速度更慢，这也是气体在气体呼吸系统（如肺）中的弥散速度要比在水呼吸系统（如鱼鳃）中更快的原因之一］。例如，20℃时，氧在水中的弥散速度比空气中慢20万倍。

• 集团运动：气体和液体中均可发生。在混合气体中，是指总压差驱动下的气体运动，如肺的潮式通气或飞行时空气进入昆虫的气管系统。溶解于液体中的气体亦可发生集团运动，如含氧的水流经鱼鳃时。

• 易化集团运动：这是一种通过改变液体成分来提高载气能力的系统，例如，通过添加某种分子载体（如血红蛋白）来提升O_2和CO_2的运输。

（一）气体交换器官的结构设计

如图26.1所示，具体分类如下。

• 经体壁呼吸：经体表弥散的小规模气体交换可行，且通常也是单细胞生物的唯一呼吸途径。仅靠弥散呼吸时，生物体必须生活在水中，或者拥有潮湿的体壁，能让气体在经细胞膜弥散前溶解。许多更大、更复杂的动物，如两栖动物，将体壁呼吸作为其他气体交换方式的补充。

• 外鳃：鳃是水生动物的气体交换器官，其最简单的工作方式就是将鳃伸出体外到周围水中进行气体交换。常通过分支结构，将鳃气体交换的表面积最大化，简单的鳃可能只含细胞质或液体，而复杂的鳃则会包含血管。为了使气体交换更加有效，弥散屏障需尽可能薄，故外鳃结构非常脆弱，易受到外界环境损伤。

• 内鳃：对于不适合外鳃的大型动物，它们通常使用内鳃，内鳃被一种叫"鳃盖"的保护结构覆盖。有了这种保护，内鳃可以更大，以及为最佳气体交换而构建更好的结构。

• 气管系统：昆虫利用体腔管系统，将空气直接弥散到组织中，这种系统是高效的，除了后文提及的受大小限制外。

• 肺：肺是一种体内结构，空气以集团运动的方式进入肺行气体交换。与水相比，空气的黏度较低、含氧量更高，更易进行集团运动，因此经肺呼吸能以更小的气体交换面积满足更大的代谢需求。大多数物种的肺部气流本质上是潮汐式的，但某些动物（如鸟类）的肺部气流几乎是连续的。经肺呼吸的一个缺点是为维持有效弥散，必须保持气体交换表面湿润，通过将肺置于体内，该问题已得到了解决。

对于拥有循环系统的高级动物，气体交换的核心问题是外部环境中的空气或水是如何与体内血液接触的（图26.2）。由于血流直接暴露于环境气体分压下，最简单的经体表弥散呼吸足矣，但与更专业的气体交换器官相比，皮肤对弥散的屏障就太大了。潮式呼吸的动物（包括人类）中，循环系统释放的二氧化碳和进入肺内的氧混合（图26.2B），导致无论是二氧化碳还是氧，肺泡气体分压值都介于血液和吸入气

分压值间，因此，驱动气体在血液和肺内弥散的分压差要低于吸入气体与血液间的分压差。逆流气体交换系统则更高效，即当肺或鳃的毛细血管血流方向与气流或水流方向相反时，呼吸交换最有效，且理论上至少可使流出肺或鳃血液中的二氧化碳分压和氧分压约等于其在空气或水中的分压。由于经肺或经鳃膜的弥散屏障，总有一定差异，但逆流式呼吸始终比潮式呼吸更有效。最后，在鸟类肺部的交叉流结构中，空气和血流通道的解剖结构类似于前述逆流系统。经副支气管，气流与肺部血流反向流动〔译者注：在鸟肺中三级支气管称"副支气管（parabronchus）"〕，而毛细血管则跨过微支气管并贯穿整个副支气管（图26.2D，译者注：air capillary，即微支气管，管径仅有3～10μm，管壁由单层扁平细胞构成，分支很多，彼此吻合，并被毛细血管包围着。气体交换就在微支气管和毛细血管间进行。故鸟肺并无哺乳类那样的盲端肺泡，作为气体交换部位的微支气管没有盲端彼此连通的管道系统。这种由管道系统构成的海绵状肺，体积虽然不大，但和气体接触的面积极大，这是鸟类所特有的高效能气体交换装置）。因此，随着副支气管含氧量的下降，前毛细血管要比后毛细血管的氧合更好。

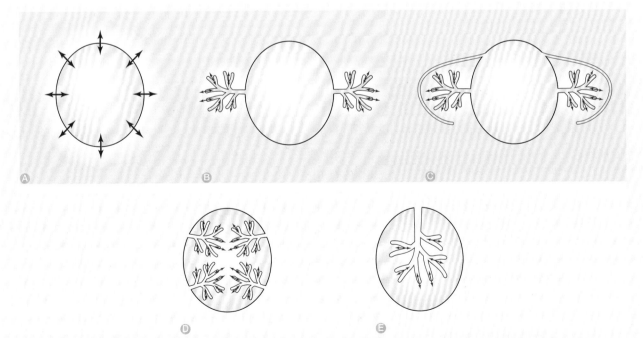

A.直接经细胞膜弥散进入细胞质；B.外鳃：血流经其进行气体交换；C.内鳃：气体交换结构被鳃盖保护性覆盖；D.昆虫气管系统：气体沿着气管运输到邻近组织的部位；E.肺：空气经肺进入体内，在组织内外进行气体的循环运输。蓝色表示水生环境，黄色表示大气环境，不过也有例外。

图26.1　气体交换系统的构建

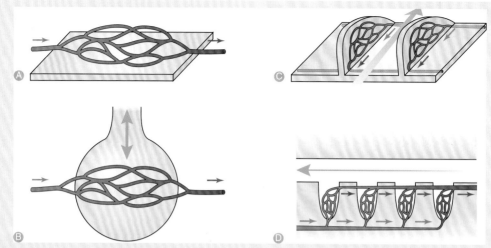

A.通过皮肤交换开放系统；B.哺乳动物的肺采用"池式"系统，空气通过潮式呼吸进入终末肺泡；C.鱼鳃的逆流机制，水流以血流相反的方向通过鳃小瓣；D.鸟肺的交叉流机制，气流沿副支气管以血流相反的方向通过肺泡毛细血管。

图26.2 空气／水与血液气体交换的不同结构

（二）呼吸系统构建的影响因素

1.呼吸介质

如表26.2所示，不同环境中，不同周围介质中氧的可用性差异巨大。通过此表可以看出，呼吸空气更利于摄取氧，即使在超高海拔地区，空气中氧含量也比水丰富。除了海拔，其他环境因素也可能影响呼吸介质的成分，如穴居哺乳动物的生活环境。盲鼹鼠长期生活在明显低氧和高二氧化碳浓度的地下环境中（测量到的已知最低氧浓度为6.1%，最高CO_2浓度为7.2%）。为了能在该环境中生存，这些高度活跃的小型哺乳动物进化出了一系列适应能力，包括改变对低氧和高碳酸血症的通气应答、更大的肺部氧弥散量，以及更密集的肌肉毛细血管。

表26.2 不同呼吸介质中的氧含量

	介质	氧含量（mL/L，以海平面为标准）
空气	海平面	209.4
	海拔3050米（10 000英尺）	144.0
	海拔6100米（20 000英尺）	66.1
淡水	3℃	9.4
	10℃	7.9
	20℃	6.4
	30℃	5.3
海水	3℃	7.4
	10℃	6.3
	20℃	5.2
	30℃	4.4

注：表中所示为1个大气压绝对压力下的数值。

资料来源：Data from reference 1.

而水生动物的氧合环境则更为艰难，氧含量会因水温、盐度、深度，以及水的混合情况而变化巨大（译者注：水的混合是指水的运动、搅拌和混合，由于不同部分混合，从而改变了水体的物理和化学性质。自然环境中，水体的混合可以由风、海流、潮汐和河流等因素驱动。当混合时，表层水和底层水会混合，从而促进氧在水中的弥散。若水不流动，表层水和底层水不会混合，这可能导致底层水缺氧。因此，水的混合对于维持水中氧含量至关重要）。此外，水生环境中耗氧生物的数量也产生显著影响，过多则会使水体几近乏氧状态。因此，地球上大面积的海洋大多是低氧的，而来自人类和其他陆地动物的污水使水中细菌数量增加，更加剧了许多沿海水域的低氧。故与大多数呼吸空气的动物相比，鱼类更能适应低氧生存。

2.体温

大多数动物都是变温动物（译者注：又称外温动物），虽然可以通过日晒等方式来调控体温，但主要还是由环境决定。变温动物的产热效应并不显著，代谢活动与对呼吸的需求也相对较低。只有哺乳动物和鸟类等恒温动物（译者注：又称内温动物）的内源性代谢产热能严格控制体温恒定，而实现这一目标所需的能量及呼吸需求都非常高。因此，恒温动物都进化出了一套基于空气呼吸的肺和体肺双循环的复杂呼吸系统。

3.代谢率

环境温度会影响恒温动物产热的呼吸需求，对恒温动物和变温动物来说，活动水平对呼吸需求影响更显著。例如，相较于其他门类体型大小相似的动物，飞行动物（如某些鸟类和昆虫）的能量需求要高得多。

无论采用何种呼吸系统构建方式，气体交换始终取决于气体在组织间的弥散。在相似物种中，肺或鳃的气体交换表面积的估计值与体重一般呈线性关系（图26.3；译者注：相似物种指的是具有相似形态、生态和生活方式的物种，可能属于同一物种或非常接近的物种，具有相似的生物学特征和行为习性。例如，猫科动物中的狮子、老虎和豹都属于相似物种）。恒温动物由于呼吸需求更高，故比变温动物需要更大的气体交换面积，但变温动物中，金枪鱼有许多种类例外，因为它们非常活跃，特定情况下可有一定程度的内部产热，且可通过提高身体某些部位（如肌肉）的温度来改善代谢率，所以与恒温动物类似，如图26.3所示。

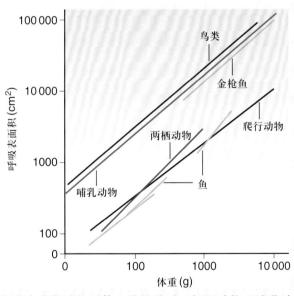

注意大多数动物群体呈线性关系，恒温动物（哺乳动物和鸟类）对于气体交换表面积的需求普遍更高。不同种类鱼的气体交换表面积会因其活动水平和正常环境温度而异。

图26.3　动物界呼吸气体交换表面积与体重的关系
（From reference 4.）

二、主要门类动物的呼吸系统

不同动物群体的呼吸系统构建，可分为主要进化用于生活在水中、空气，以及两者兼有功能的呼吸系统。然而，正如下面的例子，这种划分比较模糊，通过适应，许多动物将一个系统完美地适用于不同的环境，特别是陆蟹和肺鱼。

（一）水中呼吸

1. 小型物种的弥散呼吸

除了水生生物，其他生物界的单细胞生物均可通过弥散作用充分呼吸。通过长有纤毛的表面及其在水中的运动，减少生物体周围的乏氧边界层，细胞质的内部运动（"搅拌"）则使气体集团运动。在生物介质中，氧的最大弥散距离理论上可达到0.9 mm。所以对于小型动物（如鱼鳃发育之前的鱼苗）来说弥散呼吸已经够用，但当水中PO_2下降时整个鱼苗群易缺氧和死亡。

较大的单细胞动物可通过改变体型来弥散呼吸，例如，小型水生蠕虫既能通过使身体扁平化（如扁虫），也能通过身体的起伏来增加气体交换，从而实现仅靠弥散呼吸存活。而对于更复杂的动物，则需要通过循环系统将血液带到体表来进行弥散呼吸。

通过各种方式，许多较大的水生动物已适应了弥散呼吸。所有的多孔动物（海绵动物）完全依靠弥散呼吸，而较大的动物通过泵水流过体内的心房（常用鞭毛），或为防止乏氧边界层的形成，生活在流动水中。刺胞动物（译者注：又称腔肠动物），如水母进一步展示了弥散呼吸最大化的策略，即所有代谢活跃的细胞均位于体表，而离氧源最远的内部结构（主要由结构蛋白组成的凝胶状物质）则无需氧代谢。

2. 棘皮动物

棘皮动物（如海星、海胆）体内有一个与庞大的"水管系统"相连的液体体腔，由纤毛促进水管系统中的水循环（译者注：水管系统是棘皮动物特有的一种液压系统，由围绕食道的环管和由其上分出的5条辐管构成，主要用于运动和摄食）。例如，海星的水管系统与众多体表的鳃乳突及下方的管足相连，由于鳃乳突和管足都是薄壁结构，能使气体在体腔液和周围水体间弥散，从而发挥了许多小型外鳃的功能。水管系统向上延伸至五星的每个触手，并汇于身体中点，使含氧液（尤其在运动和需氧量增加时）能分布于全身。

3. 软体动物

这种大型海水栖息门生物的特点是体内有外套膜或充满海水的体腔。因物种不同，外套膜也含有数量不等的内鳃，这些内鳃受软体动物的身体或外壳保护，从而免受外界环境的影响。通过纤毛摆动，大多数类别的软体动物中水流与鳃血流相反的方向流经外套膜，从而建立起逆流系统。许多软体动物的鳃为片状结构，纤毛通过相邻鳃层面间的孔隙推动水，使鳃与水的接触表面积最大化。头足纲（如乌贼、章鱼）的外套膜由于不含纤毛，水流则由动物游动或外部水流产生［译者注：外套膜是软体动物内脏团背侧的皮肤褶向下延伸形成的包被内脏团、鳃等器官的薄膜。外套膜与内脏团之间形成的腔称外套腔。腔内常有鳃、足等，肛门、肾孔、生殖孔等亦开口于外套腔。外套膜由内外两层上皮构成，外层上皮的分泌物能形成贝壳，内层上皮细胞具纤毛，纤毛摆动，造成水流，使水循环于外套腔内，借以完成呼吸、排泄、摄食等。左右两片外套膜在后缘处常有一二处愈合，形成出水孔和入水孔。有的种类出入水孔延长成管状，伸出壳外称为出水管和入水管。引自软体动物主要特征（scnu.edu.cn）］。

软体动物门的腹足纲是陆生动物（如蛞蝓、蜗牛），主要依靠弥散呼吸，须生活在潮湿环境中。不过某些特殊的称为"肺足纲"的腹足纲动物已进化出一个充满空气的外套腔，通常位于它们的壳内。虽然它们没有鳃，但却拥有高度血管化的外套膜内衬（原始肺），可补充经体壁呼吸，尤其是当身体运动使某些气体集团运动进入外套腔时。

4. 甲壳动物

十足目甲壳类动物（如蟹、虾类、龙虾）因其胸廓有5对足而得名，其特征是外骨骼覆盖了胸部和头部，称为甲壳，其起源于足的鳃位，于甲壳和胸骨间充满水的腔隙中，每个鳃都有一个鳃腔。颚舟叶或鳃瓣有节奏地拍动水流，驱动其快速流经鳃腔，以单向模式建立起与鳃血流逆流的呼吸水流系统。而陆蟹也保留了相同的解剖结构，鳃腔用同样的方式以气流代替水流来进行气体交换。由于空气中氧含量比水中更高（见表26.2），相比水生的近亲，陆蟹的鳃更小，而扩大的鳃腔进化出有利于呼吸气体交换的血管化内膜。

5. 鱼类

鱼鳃由排成一列的软骨性鳃弓组成，每个鳃弓上都有两排鳃丝，形成波纹结构，水流过该波纹结构（图26.4）。每条鳃丝都有许多从两侧垂直伸出的二级鳃瓣（每1 mm鳃丝大约有40个鳃小片），血液逆水流方向流过二级鳃瓣，形成逆流系统（图26.4C）。

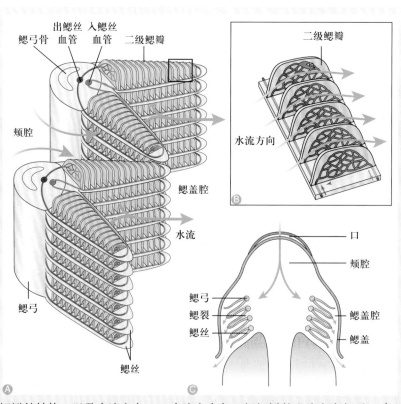

A. 鳃弓、鳃丝和二级鳃瓣的结构，以及水流方向；B. 水流方向与二级鳃瓣的血流方向相反，建立了有效的逆流系统；C. 水流经颊腔，穿过鳃，再从鳃盖腔流出，肌肉控制腔的开口，以便在需要时通过腮泵出水。

图26.4　硬骨鱼鳃的结构和功能

因此，气体交换的效率取决于水流经鳃的速度，而不同的鱼类进化出各种不同的控制方法。最常见的是颊–鳃盖泵（图26.4C），口和鳃盖交替开闭，鳃腔的肌壁通常将水流持续地泵入鳃内，这种泵水的动力可以来源于颊腔产生的正压、鳃盖产生的负压或两者兼有。为获得更大的水流，鱼类还可以采用"撞击"通气，即游动时口腔和鳃腔同时开放，依靠这种协同运动推动水流经鳃。金枪鱼这种特别活跃的鱼类尤其需要"撞击"通气，除能获得更高速的水流，"撞击"通气也导致了运动时自动摄取氧，即鱼游得越快，由增加经过鱼鳃的水流速和摄氧率自动提供的所需能量和氧就越多。

除气体交换，大多数水生动物（包括鱼类）的鳃还有许多其他功能，比如进食、排泄水溶性废物、调节体内酸碱平衡和电解质平衡等。故鳃的血气屏障往往比肺更厚，最常见的原因是离子交换功能也需要更多的结构细胞（柱状细胞）来防止鳃塌陷（图25.5），鳃的这种双重功能便催生了"渗透压–呼吸平衡"这个术语（译者注：鳃需要同时兼顾氧气交换与电解质交换，这种兼顾平衡本身也会损害鳃的呼吸功能，这是因为电解质交换需较厚的血气屏障，这可能限制了氧的跨鳃膜扩散，从而降低了呼吸效率）。淡水鱼的鳃需要从经过的水流中主动吸收电解质，而海鱼的鳃则需要排出从周围高渗环境中吸收入体内的多余电解质。

如前所述，水生环境意味着更易出现乏氧环境，而鱼类很好地适应了这一挑战。吞咽空气和快速达到海面附近的富氧水域，是改善急性缺氧的有效方法。鳃拥有氧敏感的神经上皮细胞，与哺乳动物的球状细胞非常相似（见第46页），所以受到刺激时的反应也类似，包括鳃过度通气。最后，如果缺氧持续数日，某些物种鳃细胞则可发生形态改变，以增加气体交换表面积。

能呼吸空气的鱼提醒我们陆生动物是由水生动物进化来的。它们的气体交换可能发生在灌注良好的气囊壁或被认为是原始肺的一种更为特殊结构中，但气

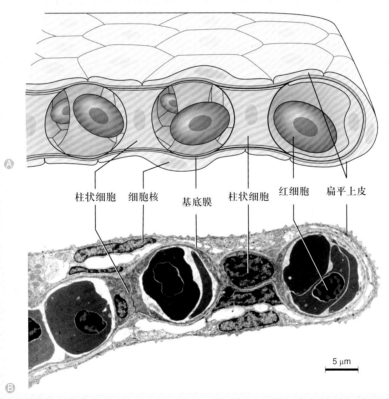

柱状细胞　细胞核　基底膜　柱状细胞　红细胞　扁平上皮

5 μm

与图1.8所示的哺乳动物结构相比，毛细血管和水流间接触面积很小，弥散屏障较厚。弥散屏障较厚是因为有柱状细胞（防止鳃塌陷的）及覆盖其上的扁平上皮细胞（扁平上皮细胞比肺泡上皮细胞更厚），这是由于柱状细胞及扁平上皮细胞也都是活跃的离子交换细胞。此外，还须注意鱼的红细胞是有细胞核的。

图 26.5　鱼鳃瓣细胞结构的示意图（图 A）和电子显微图（图 B）

（Electron micrograph kindly provided by Professor Olson. Reproduced by permission of the publishers of the Journal of Experimental Zoology.）

囊壁和原始肺区别的认定相当随意。顾名思义，肺鱼在现存的鱼种中拥有最先进的气体交换系统，其肺含有复杂的、覆盖着呼吸上皮的脊状软骨，肺鱼的呼吸上皮与哺乳动物的肺泡上皮非常类似（见第8页，译者注：肺鱼类为硬骨鱼类的一个古老类群，能在干涸环境中用鳔直接呼吸空气）。

6. 两栖动物

两栖动物是水生动物离开水后进化到脊椎动物的下一个进化步骤。大多数两栖动物幼体生活在水中，成长后变成既能在空气中也能在水中生活。它们是多模式呼吸的最好例证，在幼体时用鳃呼吸，而成体能同时用肺和体壁（皮肤）呼吸。两栖动物幼体的鳃可以是外鳃（蝾螈），也可以是内鳃（无尾两栖类的蛙和蟾蜍）。与哺乳动物相比，成年两栖动物的肺是原始的：严重依赖经表皮呼吸的蝾螈可能根本没有肺或只有气囊。无尾两栖动物的肺相对更发达，其内壁有多个褶皱并呈现"蜂窝状"结构。吸气是口腔底部的颊泵产生正压，反复将空气挤入肺部，而呼气大多是被动的。两栖动物中，肺实际上主要用于摄氧，而二氧化碳主要通过皮肤排出。当在冷水中冬眠时，由于其在低温下氧需求非常低，因此蛙在很长一段时间内可完全只依靠皮肤呼吸。

（二）空气呼吸

1. 环节动物

分节蠕虫（如蚯蚓）通过体壁下的毛细血管弥散呼吸，为生存，其体壁必须时刻保持湿润。而空气通过土壤颗粒间的间隙弥散至地下，如果土壤中的水位增高，那么弥散就减少，迫使蠕虫到达地表来寻求空气。因弥散表面积有限，故通常仅适用于小型的、平时低活动量动物。

2. 节肢动物

节肢动物门的两个主要亚门，多足纲（如蜈蚣、千足虫）和六足总纲（昆虫），均利用气管系统交换气体。气管是从动物体壁进入体内组织的空气通道，为保证气管通畅性，其内壁含有几丁质（译者注：又称甲壳质）。连续分叉导致气管越来越小，末端为直径小于0.2 μm的微气管。气管中的气体主要以弥散的方式沿着气管运动，并直接从微气管弥散到细胞内。微气管的最终分布与组织的需氧量相匹配，因此，飞行昆虫的翅膀肌肉中通常微气管密度最高。高代谢需求时，尤其飞行时，昆虫的躯体运动会使空气大量进入微气管来辅助弥散呼吸。

该系统的一个重大设计缺陷是微气管中水分的蒸发流失，通过在体壁只设置少量的气管开口，且所有的气管开口都被精心控制的气门所覆盖，只在为满足进行当前新陈代谢所必需的气体交换时才打开，以此将水分流失减少到最小。空气中氧浓度变化时，气门控制通气也会随之改变，从而限制组织暴露于高氧或低氧环境，该适应机制比脊椎动物更有效。

气管呼吸系统还限制了节肢动物的最终大小。当节肢动物体积越来越大，其体内气管所占的比例也会增加，故约束了动物的最终大小。古生代化石记录所显示的巨型昆虫为何如此巨大，当时空气的氧浓度较高（不需要大的气管呼吸系统）（见第三十四章）肯定是原因之一，当然还可能有其他原因（译者注：其他原因包括环境因素、食物可用性、生态系统动态以及遗传因素等）。

节肢动物的第三个亚门——螯肢动物亚门（马蹄蟹、蜘蛛和蝎子）利用气管呼吸，但某些种类也进化出了更特殊的呼吸结构，称为"书肺"（或在马蹄蟹中称为"鳃"），因其类似于一本书的页码而得名，其隐藏在螯肢动物亚门的身体下方，是一组灌注良好的气体交换组织，能通过振动其附近身体表面区域来"通气"。

3. 爬行动物

大多数爬行动物与它们从进化而来的两栖动物中的肺相似。通常为单腔肺，有时上皮会褶皱形成可行气体交换的血管化隔膜。某些爬行动物保留了两栖动物的颊泵通气系统，但大多数通过扩张胸腔或其他身体结构来产生负压，从而将空气吸入肺内。蛇和蜥蜴仅通过扩张骨性胸廓进行呼吸，但其他爬行动物的骨性胸廓是固定的，须借助其他方法通气，例如，乌龟只需伸展四肢即可通气。与我们所熟悉的哺乳动物肺相比，这些呼吸方式可能听起来效率低下，但注意爬行动物是变温动物，通常生活较为静态，所以代谢需求也相对更低。

鳄鱼类爬行动物（如鳄鱼、凯门鳄和短吻鳄）拥有更专业的呼吸系统，即肺可通过"肝活塞（hepatic piston）"系统通气，在从肝韧带到骨盆位置的纵肌的活动下，肝脏在体腔内的头/尾向运动带动了肺通气。此外，鳄鱼的肺结构类似于鸟类（后文描述），其参与气体交换的气流是单向的，而非潮汐式的。鳄鱼并不拥有像鸟类那种复杂的气囊，如何实现该呼吸运动尚不可知，但这的确提供了高效呼吸，也从进化的角度上解释了为何鳄鱼是古老的物种。

4. 哺乳动物

从爬行动物功能简单的单腔肺进化到哺乳动物可通过潮式呼吸系统进行肺泡通气的肺，促进了恒温动物的发展。与爬行动物肺结构的根本区别是哺乳动物的肺被细分成数百万个小的薄壁肺泡，以相似的组织容积实现更高的气体交换效率，甚至在不同的人体之间也存在这种区别，这就是为什么高海拔地区的人群能终生维持更高的氧输送能力（见第195页）。相反，肺气肿（见第312页）产生的肺大疱使得气体交换效率退化到早期进化的水平。

5. 鸟纲（鸟类）

许多鸟类都可在高空飞行，例如，被目击到在珠穆朗玛峰上空飞行，迁徙时能穿越喜马拉雅山的斑头雁。鸟类飞行高度最高的纪录是鲁氏粗毛秃鹫，曾在11 285 m（37 900英尺）的高空与一架商业客机不幸相撞。与哺乳动物相比，鸟类的体温更高（40℃），一般活动也较多，每单位体重需消耗的能量也更多。飞行是费力的，根据状态不同，飞行时的氧耗量可达静息时的13～30倍。为在高原地区的这种高氧耗供氧，需要鸟类的呼吸系统与哺乳动物完全不同，鸟类进化出了肺—气囊系统。

鸟类身体的大部分由气囊组成，通过体腔的肌肉来对气囊进行充放气。气囊对鸟类的呼吸至关重要，同时也有许多其他功能，如减轻鸟飞行时的身体比重，以及提供空气在通过鸣管时发声。与哺乳动物相比，鸟肺在身体中所占的比例就要小得多，且大小几乎不变，牢牢地固定在肋骨上。不同于哺乳动物的潮式呼吸，鸟类的吸气和呼气，气流均以相同方式通过各种气囊，所以肺实则只是一个被动的气体交换器。气体交换通过两个主气囊群实现，不同鸟类间的气囊差异很大，但可大致分为尾侧气囊和头侧气囊（图26.6）。吸气时，气体通过喉和鸣管进入肺内主支气管，部分主支气管的气体进入背侧的次级支气管，其余的气体则进入尾侧气囊使其膨胀。从次级支气管中，空气进入众多的副支气管，在此处行气体交换，并通过腹侧的次级支气管进入头侧气囊。呼气时，尾侧气囊排空，将其中的气体释放入背侧次级支气管，气体通过肺并再经主支气管呼出。基于这种呼吸方式，呼气时吸入的空气几乎连续地从尾端流向头端，而肺部血流则是由头端流向尾端，形成了一个高

效的交叉流气体交换系统（图26.2）。

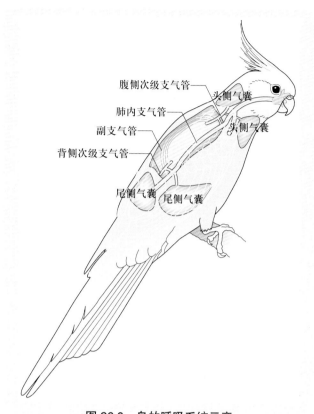

图 26.6　鸟的呼吸系统示意

鸟类的其他生理特征也进一步提高了气体交换效率。从微观水平上看，位于副支气管盲端的微支气管（相当于哺乳动物的肺泡，但形状上更呈管状）在结构上与毛细血管并排，进一步完善了逆流系统（图26.2D）。由于无潮式呼吸所需的重复运动，因此无需太高的结构强度，所以肺部的血气屏障也比哺乳动物薄得多。两个独立的逆流气体交换系统和更薄的血气屏障也意味着吸入气体的PO_2和肺静脉血的PO_2几乎相等。最后，鸟类缺乏显著的缺氧性肺血管收缩，为在低氧环境中保证运动所需的高氧供，相对于体型来说，鸟类的心脏也比其他动物更大。

三、血液中的气体运输

（一）循环结构

表26.1总结了前面描述的动物循环系统。无脊椎动物大多拥有一个缺乏血管的"开放式"循环系统，由体内含有血淋巴的液体空间组成。一个或多个心脏运动或肌肉收缩推动体内血液前行，以分配营养物质和输送呼吸气体。"开放式"循环系统的运输功能效率低下，对液体运动的控制有限，但在相关动物中已经足够。

1. 鱼类

鱼鳃循环与体循环是串联的，即鱼无独立的肺循环。因此，鳃血流循环是动脉-动脉而不是动脉-静脉的，这有两个影响：①通过鳃毛细血管泵送血液显著增加了总血管阻力，导致组织灌注减少，某些物种通过辅助心脏克服了这个问题；②（用于气体交换的）脆弱鳃结构需承受体循环动脉压，这要求鱼类的鳃比低压肺循环的哺乳动物或鸟类的肺更结实，这就形成了更厚的气体交换膜。这两个因素也解释了为什么陆地上永久居住的生物体必须进化出高压的体循环和低压的肺循环。

2. 两栖动物

多模式的呼吸方式需要一个适应性强的循环系统。单心室同时供应体循环和肺循环，肺循环还需要为皮肤提供血供，而皮肤是两栖动物主要的呼吸器官。在水下时，肺循环显著减少，尽管只有一个心室，但其循环结构可使含氧血液对器官按需分配。

3. 爬行动物

为更好地控制血流方向，通常爬行动物的单心室会有一个不完整的、将心室分成两个独立区域的隔，但大多数爬行动物的心脏结构与两栖动物相似。然而，除非心室完全分成两个腔室，否则肺动脉压和体循环动脉压相同。因此，肺循环和体循环的相对血流量和体循环的氧合，将取决于这两个循环的血管阻力。爬行动物中，肺血管阻力和通气灌注匹配受自主神经系统控制，许多物种也有缺氧性肺血管收缩反射。鳄鱼和蟒蛇是少数已完全进化为四腔心和真正具有体循环和肺循环双重循环的爬行动物。

4. 鸟类和哺乳动物

如前所述，因需氧量增加，恒温动物需要一个更薄和更大的气体交换组织面积，这要求必须形成单独的低压高流量的肺循环，该策略的示例在第六章有详细介绍。

（二）载氧分子

正如第十章中对人类所描述的，血液中氧以物理溶液和与血红蛋白结合的方式所输送。只有一种物种，即南极冰鱼，由于溶解氧足够，其血液中不含载氧分子。由于生活在氧含量很高的冷水中（表26.2），以及大多数时间静止不动的生活习性最大限度地减少了氧需求，同时拥有一个能保持高心排血量的大心脏，因此南极冰鱼可不需要血红蛋白携氧。但

对于其他所有物种，仅凭溶解的氧是不够的，必须进化出携氧分子。在整个动物界，载氧分子只有3种，都是基于一个与蛋白质结合的金属原子，它们可能位于血细胞内或细胞外（组织、血液或血淋巴中）。

1. 蚯蚓血红蛋白

尽管蚯蚓血红蛋白（haemerythrin，Hr）的名称含有"血红素"（haem）一词，但这个分子却不包含血红素基团，而是包含一个附着在蛋白质上的二铁氧结合位点。蚯蚓血红蛋白通常位于称为"粉色血细胞"的有核细胞中，这种"粉色血细胞"可存在于海洋蠕虫和许多腕足动物门矽藻类动物们的体腔液中。在一些生活在海洋潮间的腕足类动物中，当动物离开正常海水环境时，认为蚯蚓血红蛋白可持续供氧最多2 h。

2. 血蓝蛋白

血蓝蛋白是一种同样被误命名的分子，不含铁，而是两个铜原子直接与蛋白质链结合以携氧运输，节肢动物和软体动物门的许多物种都有血蓝蛋白［见表25.1，译者注：血红蛋白和血蓝蛋白是根据颜色命名的。血红蛋白含有铁，使血液呈现红色，而血蓝蛋白不含铁而含有铜，使血液呈现蓝色，作者的意思是尽管血蓝蛋白功能上与血红蛋白相似（都是用于运输氧气），但在化学结构上，其并不含有使血红蛋白显色的关键成分——铁元素，血蓝蛋白既然不含铁，其命名中就不该含有"血"字］。血蓝蛋白链非常大，通常位于细胞外，脱氧时无色，氧合时呈蓝色。在不同的物种中，铜-蛋白质复合物结合成六聚体或十聚体。

3. 血红蛋白

尽管有些物种的血红蛋白是单体或二聚体分子，但最常见的血红蛋白是四聚体，其结构和功能已在第十章中描述。人类血红蛋白A含两条α链和两条β链，这也是其他动物中最常见的形式。不同物种虽血红蛋白结构相似，但其功能有差异。不同物种的生理环境，特别是体温和血液pH方面的差异，意味着两个物种中相同的血红蛋白分子功能特征却不同。此外，血红蛋白分子在结构上确实有微小差异，特别是组氨酸侧链位置和数量会有差异，这对于缓冲氢离子影响重大（见第118页）。

所有这些分子都含有多个蛋白质亚基，通过组成复杂的四级结构，实现结合氧的协同起效（见第134页），高等动物中四级结构更加复杂。由于恒温动物

相对恒定的血液温度、pH、PCO_2等，其血红蛋白适应性较差，而大多数其他动物的生理条件变化较大。例如，鱼的血红蛋白与哺乳动物的区别在于，其表现出了鲁特效应（root effect），一种扩大的波尔效应的形式（见第136页），其中氢离子使血红蛋白分子稳定在T态，这有效地阻止了协同起效，并降低了氧的亲和力，以至于无论当时的PO_2是多少，氧都与血红蛋白分离。在某些组织中，如鱼眼和鱼鳔，乳酸的主动分泌故意诱导局部区域的鲁特效应，从而为组织提供氧气。

四、在生理上最极端的动物

（一）高海拔地区的哺乳动物

人类对高海拔地区的呼吸适应已在第十六章中详细描述，鸟类为了适应在高空飞行而进行肺结构的进化，在前文已有概述。在高海拔地区，人类主要的呼吸适应即过度通气，这在所有哺乳动物身上都有一定程度存在，但在高海拔地区生活了数千年的动物还进化出了多种其他的适应能力。南美骆驼科（如大羊驼和羊驼）是适应高海拔生活的哺乳动物的最佳例子之一，因为它们分布于不同的海拔高度，可以比较不同海拔高度的生理适应。

1. 氧载体

经过进化，大多数生活在高海拔地区的动物提高了血红蛋白-氧结合的效率。若在缺氧环境中肺仍能充分氧合血液，则增加血红蛋白对氧的亲和力（即氧合血红蛋白解离曲线左移，第136页）将会改善组织氧供。经过进化，高原物种的血红蛋白结构不同，常通过替换少量不同的氨基酸来产生功能更强的血红蛋白。例如，斑头雁的P_{50}（见第136页）远低于低海拔的相近物种，同样，某些哺乳动物也有类似的高海拔与低海拔的区别，例如，与大鼠相比，栗鼠或豚鼠P_{50}低得多。生活在高海拔地区的骆驼科动物和某些蛙类的血红蛋白分子进化出较少的对2，3-二磷酸甘油酸结合位点，以增加氧的亲和力。最后，一些高海拔的成年物种（如羊驼和牦牛）终生保留了很大比例的胎儿血红蛋白作为适应手段（见第135页）。

尽管人类为了呼吸适应而增加红细胞比容，但血液黏度的增加可能会抵消增加的氧供，而红细胞比容的升高在高海拔动物中并不常见。然而，骆驼科物种具有独特的高海拔适应能力，经过进化，对于增加携氧能力，它们已经能达到人类相似的血红蛋白浓度，但红细胞比容更低，这是通过改变红细胞结构的进化来实现的，以产生具有特别高的细胞内血红蛋白浓度的小卵圆形红细胞。这种进化能使它们与其他物种拥有相同的载氧能力，但相对降低了红细胞比容和相关的血液黏度，减少了心脏负荷，并增加了组织血流量。

2. 肺血管系统

大多数哺乳动物都有缺氧性肺血管收缩，这使高海拔地区的哺乳动物易患肺动脉高压。缺氧性肺动脉高压的临床表现最初是在高海拔地区的牛中观察到的。长期暴露于缺氧环境导致肺动脉平滑肌重构（见第324页），引起肺动脉压渐进性不可逆地增加。与继发性肺动脉高压患者相同（见第324页），随后右心室肥厚，最终导致右心衰竭。在牛的高山病中，缺氧引起的右心衰竭只发生在部分牛身上，但相对较低的海拔（1600 m，5250英尺）也可发生右心衰竭。只有停留或下降到低海拔地区，才能有效地预防或治疗右心衰竭，这些特征与易感人群的高海拔肺水肿惊人的相似（见第197页）。其他哺乳动物发生肺动脉高压的危险程度不等，但通常低于牛。减少心排血量可降低缺氧性肺血管收缩的心血管影响，这是绵羊在高海拔环境下表现出优秀适应性的原因。高海拔地区的原生动物（如美洲驼、牦牛、豚鼠）已进化出了仅含少量平滑肌的薄壁肺血管，就不易产生危险的肺动脉高压。

3. 侧支通气

通过肺泡间隙（Kohn孔）、支气管-肺泡（兰伯特通道）或支气管间（马丁通道）的交通支，大多数哺乳动物能有效侧支通气。犬、绵羊、兔的侧支通气程度较高，而牛和猪几乎没有。健康人群也有少量的侧支通气，例如，通过Kohn孔（见第7页）进行，但侧支通气可能在肺实质疾病（特别是肺气肿）中很重要（见第312页）。通过从高通气区域向邻近低通气区的气体流动，侧支通气能改善局部的过度通气，而显著的侧支通气是动物的另一种匹配区域肺通气和血流（见第七章）的机制。通过比较大量不同的物种发现，侧支通气量和缺氧性肺血管收缩反应的强度负相关。牛和猪的侧支通气较差，必须用缺氧性肺血管收缩来匹配通气和灌注需求，因此在高海拔地区容易发生肺动脉高压。然而，犬和绵羊有较发达的侧支通气，可以防止显著的$\dot{V}/\dot{Q}$失调，因此不需要显著的缺氧性肺血管收缩反应。

（二）赛马

赛马运动，就我们今天所认识的形式而言，始于17世纪，通过高度选择性的育种计划，培育出我们今天所熟知的纯血马（译者注：乘用型马。目前世界上短距离速力最快的马，体质干燥、细致，毛色主要为骝毛和栗毛，青毛和黑毛次之。头和四肢多有白章，体高一般在160 cm左右，原产于英国）。按最大化运动能力的标准，该人工选择计划培育出了体能最高效的动物之一，这是由于比赛时纯血马大部分是有氧供能。比赛时，纯血马的最大氧耗量（$\dot{V}O_{2max}$）将增加到其静息值的30倍，为140 mL/（min·kg），几乎是精英运动员的两倍（见第174页）。与人类一样，在达到最大氧耗量前，随着运动强度的增加，$\dot{V}O_2$线性增加，超过最大氧耗量后变为无氧代谢，运动效率降低。

按单位重量计算，与人类相比，赛马的通气、心排血量和氧扩散量增加，但仍受限于呼吸系统，此点在后文详述。按单位体重算，马和人类运动员的每搏输出量相似，马完全通过增加心率而实现更强的心排血量。

马运动性过度通气的机制与人类有很大不同。运动时，马通过胃肠道对膈肌的作用力增强吸气和呼气。极限运动时，马在疾驰时保持呼吸与步态1∶1的比例。当前肢着地时，胃肠道器官向头端移动，推动膈肌向头端移位，主动呼气。而后肢着地时则相反，辅助吸气。因此，呼吸频率与运动强度有内在的联系，实际上，参与运动的肌肉（译者注：这里指的是马在运动过程中主要负责肢体运动的肌肉，例如腿部、臀部和肩部的肌肉）就成了次级呼吸肌，这种运动–呼吸耦合存在于许多动物中，特别是四足动物，甚至也可能一定程度上存在于运动的人群中。

然而，马的呼吸道阻碍了有效的呼吸。马只能用鼻呼吸，其相对较差的上呼吸道结构不利于极端运动，这在休息时影响不大，但在高强度运动需要的高分钟通气时，鼻阻力会占高达90%的气流阻力。

尽管有许多有效的生理反应，但低氧和高碳酸血症仍会发生在赛马时，而在人类运动时低氧和高碳酸血症却很少见（见第177页）。升高的肺泡–动脉PO_2差［（A-a）dO_2，第131页］，几乎都由运动性动脉低氧血症导致，低氧血症的原因有以下数个。

- $\dot{V}/\dot{Q}$比失调：增加约占升高的（A-a）dO_2原因

的1/3。与人类相比，马高心排血量会减弱区域通气变化对$\dot{V}/\dot{Q}$比的不利影响。

- 弥散障碍：运动时弥散障碍明显，据信是因为红细胞过快地通过肺毛细血管（见第107页），没有足够的时间让其完全氧合。

- 过度通气不足：与人类相比，马运动时过度通气不足，不能完全满足肌肉的代谢需求，这也加重了低氧和高碳酸血症。与其和人类比较，更有帮助的比较是马和矮种马，赛马和矮种马是同一物种，而矮种马未经多代选择性育种。运动时，矮种马的过度通气更强，低氧和高碳酸血症更少见。然而，应记住的是矮种马的运动能力显然要低得多，这充分说明，虽然选择性繁殖的赛马能有极高的运动能力，但其肌肉氧耗量超过了心肺系统的氧输送。

然而，所有的马都有进一步的生理适应能力，这也有助于进一步提升其运动动力。在代谢应激阶段（包括剧烈运动期），马可以通过动员巨大的脾脏储备血液增加红细胞比容，在某些情况下会加倍红细胞比容和氧输送。

（三）潜水哺乳动物

潜水哺乳动物依靠屏气潜水，它们有多种适应能力，使它们能长时间在水下停留，并潜到极深的深度。例如，抹香鲸可以达到1000 m的深度，威德尔海豹可以达到500 m，并停留70 min。这些能力取决于各种生物化学、心血管系统和呼吸系统的适应能力。对于大多数潜水哺乳动物，处于水深30～100 m时肺泡会完全塌陷，此时气体交换停止，并阻止了肺内高氮分压的形成，这种肺泡完全塌陷只在胸壁和肺泡顺应性极高、气道相对坚硬时才会发生，使动物潜水时空气能从肺泡进入气道。由于会丧失表面活性物质功能，因此大多数哺乳动物肺的反复塌陷和复张是有害的，但潜水哺乳动物已进化出了不同的表面活性剂功能（由表面活性剂蛋白C介导；第14页），允许肺反复塌陷和再复张。

潜水时，许多潜水哺乳动物也使用脾脏作为含氧血液的储备库。某些潜水物种中，脾脏占体重的10%以上，且比陆地动物有更多的肌肉包膜。长时间潜水时，脾脏收缩可能导致血红蛋白浓度从150 g/L增加到250 g/L。并且这些动物每公斤体重的血容量是人类的两倍，因此，潜水时血液中的储备氧约是人类的3倍。

五、兽医学实践中动物呼吸系统疾病的病理生理学研究

（一）反刍动物

大多数反刍动物的肺实质分为8个独立的肺叶，每个肺叶都有明显的叶状结构，并被粗厚的组织隔分隔，从而不同肺叶间界限清晰。由于组织隔作为物理屏障，可防止感染在肺叶间传播，因此，这种结构可最大限度地减少广泛肺部感染的风险。与其他类似大小的哺乳动物相比，反刍动物的总肺泡表面积和肺泡毛细血管密度较小。虽然肺足以提供基本的代谢需求，但反刍动物的呼吸储备有限，它们一般有久坐不动的生活习性。

1. 牛呼吸道疾病

牛呼吸系统疾病（bovine respiratory disease，BRD）包括了引起与牛呼吸道相关临床症状的任何疾病，最常见的是细菌性肺炎。发病机制包括环境应激（如牛犊断奶或迁徙；译者注：将断奶或迁徙视为环境应激因素是因为它们引入了牛的新环境或新生活方式，从而对它们的身体和生理状态产生了一定程度的应激。断奶是牛犊从母乳喂养转向自主饲料摄入的过程，这意味着它们需要离开母牛，适应新的饮食模式和社会环境，这可能引起牛犊的焦虑和应激。类似地，迁徙意味着牛被带离熟悉的环境，转移到新的场所或牲畜运输中进行短暂的移动，这个新环境可能会有新的饲料和水源，还可能会面临季节性气候变化的应激，这种变化可能导致牛不安、紧张或适应困难，从而增加了它们面临的环境应激）及可降低动物控制上呼吸道共生细菌、原发性病毒或分枝杆菌感染的能力。地方流行性肺炎是牛呼吸系统疾病的一种常见形式。幼牛主要是由多杀巴斯德菌引起的，而成年牛中，致病菌更多。与人类相同，细菌定植会导致弥漫性急性胸膜肺炎，损害功能性肺组织，影响气体交换。牛呼吸系统疾病的临床表现从亚临床疾病到猝死不等。如前所述，相比其他哺乳动物，反刍动物的肺结构更不能耐受肺实质组织损伤，为防止发展为更严重、甚至危及生命的疾病或对肺组织造成长期性功能丧失，当出现牛呼吸系统疾病的早期迹象（如发热、生产力降低或呼吸急促）时，须及时治疗。众所周知，幼牛患上呼吸道疾病会降低其一生的生产力，如生长速度减缓、达到性成熟和产牛犊的时间延缓、奶牛的总体产量降低、死亡率升高，这些都会导致重大的经济损失。

2. 急性间质性肺炎

急性间质性肺炎俗称为"再生牧草热"或"母牛哮喘"，在放牧的牛中可见，通常当它们被赶到含有高水平色氨酸的新鲜牧场时。在动物的瘤胃中，色氨酸被厌氧菌发酵产生3甲基吲哚（3-MI），再从胃肠道吸收进入到循环中（译者注：反刍胃的第一室。接收来自食道的食物或反刍的食物，在微生物的帮助下发酵部分消化食物，并将其传送到网胃）。在肺棒状细胞中，3-MI随后被转化为有毒的代谢物，同时生成副产品活性氧（见第二十五章）。由此产生的细胞损伤与其他哺乳动物的肺氧毒性中观察到的相似，包括Ⅰ型肺泡上皮细胞的损伤，以及随后Ⅱ型肺泡上皮细胞增殖（见第8页），病理上，这会导致肺泡和间质水肿，以及肺气肿。肺间质水肿增加了肺叶间隔的厚度，压迫附近实质组织，限制了气体交换的区域，这些病理改变的临床表现可能很严重，甚至将牛从致病牧场转移至别处，让牛做出所谓的"艰难的跋涉"，都可能导致其肺功能和气体交换能力的进一步下降，引起猝死。

3. 腔静脉血栓

牛因静脉栓塞导致肺疾病，说明了肺作为循环过滤器起效（见第155页）。腔静脉血栓最常见于尾腔静脉，但也可起源于颅腔静脉。脓毒性栓子最常见的形成原因是肝脓肿破裂直接进入尾腔静脉，也可来自蹄、乳房或子宫内感染或幼牛感染的脐带。通过形成多发性肺脓肿和肺动脉炎，扩散到肺的脓毒性栓子导致了转移性、慢性化脓性支气管肺炎。发病早期就会形成肺脓肿，得益于牛肺独特的小叶性质，感染仍局限在一个肺叶内，无明显临床体征。随着栓塞进一步扩散，更多肺区受累，由于进一步丧失肺实质，呼吸窘迫开始显现。肺动脉炎是疾病晚期的征象，其可能继发于血栓释放的免疫介质损伤（如某些形式的人类肺栓塞中可见；见第二十九章），常会引起致命性肺出血。

4. 寄生性支气管炎（肺蠕虫或蠕虫性支气管炎）

寄生性支气管炎是由胎生网尾线虫引起的，最常见于牛，其他反刍动物（如鹿）也可得病。当幼虫从草中被牛摄入后，蠕虫遵循线虫的标准生命周期生长。成虫随后在牛的肺部发育，产卵孵化，然后幼虫被咳出，再被牛吞下，进入胃肠道并通过牛粪排回牧场。

以前未接触过寄生虫的第一年放牧动物最易发病，常导致群体广泛咳嗽，严重感染的动物表现为呼吸急促和呼吸困难。虽然发病率可能很高，但若蠕虫感染不是很严重，死亡率通常较低。

由于足够的低水平暴露，对寄生虫产生了强烈的免疫反应，成年动物很少发病。为在接触寄生虫前提高免疫力，通常会在首次放牧季前给动物接种通过灭活幼虫制备的疫苗。

（二）马呼吸系统疾病

与反刍动物相比，马肺结构截然不同，如只有中等程度的分叶，以及相邻肺叶间广泛的侧支通气，这使马更易患弥漫性肺部疾病。然而，马最常见的呼吸疾病源于上呼吸道，因为马的解剖结构使其只能经鼻呼吸。

上呼吸道梗阻（upper airway obstruction，UAO）是马常见疾病，通常会降低马运动耐量。虽然所有马都可能发生，但因为疾病会影响赛马比赛的表现，赛马的研究报道得更多。通常选择在马活动时，直接内镜观察进行诊断。上呼吸道梗阻的原因包括喉麻痹、喉偏瘫、软腭背侧移位、会厌嵌顿和咽背侧塌陷。喉麻痹和喉一侧麻痹发病隐匿，引起缓慢进展的梗阻，导致运动性高碳酸血症逐渐恶化。其他导致上呼吸道梗阻的病因起病急，引起急性气道阻塞和突发疲劳，导致马突然停止运动。运动时气道阻力的增加对氧合无直接影响，但会加重高碳酸血症，增加胸膜腔压的呼吸振荡，使马更易发生运动性肺出血（exercise-induced pulmonary haemorrhage，EIPH），稍后所述。

炎症性气道疾病（inflammatory airway disease，IAD）是一种公认的以气道无菌性炎症为特征的疾病。任何年龄、任何种类的马都可能发生，当然最常见的是壮年赛马，典型的临床表现包括运动耐量差、咳嗽和内镜检查中气道黏液量异常，对其病因知之甚少，但认为环境因素（特别是吸入的有机粉尘和无机粉尘）是主要病因，过敏反应和感染也可能有关。因临床症状隐匿，在非赛马中，早期很难发现。然而，赛马中，炎症性气道疾病非常重要，因为小气道的炎症引起气流阻塞，以至于气体交换因$\dot{V}/\dot{Q}$匹配不良而受损。因此，尽管高碳酸血症似乎没有加重，但得病的马将出现运动能力受损和运动性低氧血症逐渐恶化。

运动性肺出血被定义为"气管支气管树出现来自肺泡毛细血管的血液"，在纯血马中普遍存在。比赛结束时的双侧鼻出血是运动性肺出血的主要表现，确诊须进行动态内镜检查。与高海拔地区人类的肺损伤一样，运动性肺出血是高肺血流量时肺血管应激衰竭的表现（见第197页），特别是在缺氧和过度通气时。在极限运动时，马的肺动脉和毛细血管内的压力可以达到80～100 mmHg。运动性肺出血的病理生理机制尚不清楚，但最可能的原因是极高的肺毛细血管压和显著胸内负压共同导致了极具破坏性的毛细血管内外压力差。血管重塑（主要发生在肺尾背区）可能会加重赛马的毛细血管内外压力差。肺泡毛细血管结构的破坏导致肺泡和气道出血，随着肺区失去通气，气体交换效率立即下降。已知人类很少发生运动性肺出血，但马为何如此易感尚不清楚，最可能的原因是马运动时，既有巨大的心排血量，又有极低的胸腔内压（由于阻塞了气道）这种特征性改变。从矮种马进化到纯血马，是选择性培育能提高生理功能的惊人证明，但就对呼吸系统疾病的易感性而言，也付出了巨大的代价。

（罗玲，祝筱茜，薛世民译；刘岗，苏俊，阮志强，孙思庆，薛世民，马炜全，张骅，王楠，黄勇校对）

———— 参考文献 ————

扫码查看

关键词

呼吸系统；结构性气体交换；恒温动物；变温动物；水；空气；两栖动物；载氧体。

摘要

• 为应对气体交换的挑战，动物界有多种解决方案，如体壁呼吸、水生动物的外鳃或内鳃呼吸，以及通过气管系统或肺呼吸。

• 影响呼吸系统构造的因素包括呼吸介质（水或空气）、体温和活动水平（代谢率），为获得足够的氧气，恒温（温血）动物需要更有效的系统和更多的空气来呼吸。

• 用以气体运输的循环系统各不相同，从原始生物含血淋巴的"开放"系统，到鱼类拥有的鳃和其他器官串联形成的单一循环系统，再到恒温动物的肺-体双循环系统。

• 动物界仅有3种类型的氧结合分子，其基本形式均属于金属原子结合蛋白，其中最常见的是我们熟知的血红蛋白，但血红蛋白也有不同的功能形式。

• 哺乳动物已经适应了各种挑战其呼吸极限的极端环境，如地下洞穴、高海拔地区、海洋（可实现长时间深海潜水）。

• 为了提高运动效率，选择性培育了纯血马，其运动能力几乎是人类的两倍，不过也正因为适应性改变，使纯血马更易出现某些肺疾病，如运动性肺出血。

小结

• 呼吸气体可通过3种基本机制进行运输：弥散、集团运动（如潮气通气）和易化集团运动（如通过血液中的血红蛋白运输气体）。

• 呼吸系统的构造包括通过皮肤的体壁呼吸、水生物种的外鳃或内鳃呼吸，以及通过气管系统或肺的空气呼吸。最终，这些系统都需要一个足够大的气体扩散薄膜屏障。对于复杂的系统，呼吸气体和血液如何接触对呼吸效率至关重要，与潮式呼吸（哺乳动物）相比，逆流式呼吸（鸟类和鱼类）高效得多。

• 呼吸介质（空气或水）、环境温度、正常体温、代谢率和活动水平都影响动物功能呼吸系统的构造。恒温（温血）动物比变温（冷血）动物需要更多的呼吸，才能获得保暖所需的大量氧气。

• 水中呼吸极具挑战性，因为水中的氧气含量即使是在非常冷的时候，也不到空气中1/20。小型水生动物只能依靠氧弥散，体型较大的动物，如海绵、海星等，可以用鞭毛将水注入体腔和内部的"水管系统"，而水母所有代谢活跃的组织都位于体表。软体动物（如蛤蜊、鱿鱼、章鱼）有一个原始的血液循环系统和一个充满液体的外套膜，外套膜内含有能增加气体交换的鳃。陆栖软体动物（蛞蝓和蜗牛）中，为补充皮肤上的气体交换，外套膜中充满了空气。

• 鱼鳃有许多软骨弓，内衬的鳃丝上有二级鳃瓣，通过二级鳃瓣，血液向相反的方向流动，形成逆流机制。因此，气体交换依赖于通过鳃的水流量，水流可通过颊-鳃盖泵机制，或通过撞击通气（指当鱼张开嘴时向前游动强迫水通过鳃）提供。

• 两栖动物具有多模式呼吸，包括水下的外皮呼吸和在陆上通过颊泵驱动的肺呼吸。

• 多足纲类动物（蜈蚣等）和六足纲类动物（昆虫）的呼吸系统是由气管系统组成的，形成从体表深入组织的气道。气体沿着气管弥散入组织，这限制了这些物种可生长的大小。该系统的另一个缺点是水蒸气丢失，为最大化减少水蒸气的丢失，可通过控制体表气门进入气管的空气量来实现。

• 鸟类的呼吸系统与哺乳动物完全不同。通过呼吸时呼吸囊对肺通气，鸟类的肺无须随呼吸膨胀和收缩。因此，鸟类的肺弥散屏障很薄，其血液灌注以特殊方式排列形成逆流系统。肺静脉血气水平接近吸入气体，所以鸟类可以高海拔飞行。

• 促进气体运输的循环系统在动物体内有多种形式。原始动物拥有含血淋巴的"开放式"系统，通常通过躯干运动驱动循环。两栖动物和爬行动物有独立的体循环和肺循环，但多数为单心室，肺血管阻力的变化控制着两个循环的相对血流分布。鱼是单一的循环，通过鳃与其他器官串联，相对于肺，这使得腮要承受更高的压力，也需要比肺更大的强度和更厚的弥散屏障。

• 整个动物界只有3种类型的氧载分子，都由金属原子结合蛋白构成。某些海洋动物体内的蚯蚓血红蛋白含有蛋白质结合铁，蚯蚓血红蛋白最多可供氧两小时。大多数软体动物都有血蓝蛋白，血蓝蛋白有两个与非常大的细胞外蛋白质结合的铜原子。血红蛋白是最常见的氧气载体，通过球蛋白链结构或组织中pH的微小变化，在不同的动物中具有各种不同的功能形式。

•某些哺乳动物已进化出适应在高海拔地区生活的特征。适应机制包括低P_{50}值的血红蛋白、成年后仍保留胎儿血红蛋白，以及减少心排血量来降低肺动脉高压和肺部广泛的侧支通气，以避免需要使用肺血管收缩来匹配通气和血流灌注。

•为防止化脓性感染的扩散，反刍动物（如牛）的肺具有由厚组织间隔分隔的明显肺叶。组织间隔限制了各种病原体引起的肺炎扩散，但肺和组织间隔的水肿限制了邻近肺叶的通气，反而可加重病情。食用含L-色氨酸的草可产生3甲基吲哚（3-MI），并通过产生活性氧损害肺，导致间质性肺炎。

•经过精心培育，纯血马已成为精英运动员，其功率是人类运动员的两倍。运动时，通过进一步增加肺通气、心排血量和弥散量，来实现做功的跃升，奔跑时，通过主动呼气实现极高的通气，因为肌肉运动会带动腹部内容物推动膈肌向头侧移位，使呼吸与马的步伐同步。尽管有这些适应，但剧烈运动时，缺氧和高碳酸血症仍常出现。

•运动时，纯血马易患一系列气道阻塞相关的疾病，这限制了达最大运动时所需的巨大通气量。它们也容易发生运动性肺出血，这是因为运动时巨大的心排血量和胸膜腔内压力波动，对肺毛细血管壁造成巨大的压力差，最终导致损伤和出血。

第三部分

肺部疾病生理学

3

第二十七章　通气衰竭

要点

◆肺泡通气量下降而无法维持正常的PaO_2时，就会通气衰竭。

◆通气衰竭的病因很多，包括呼吸中枢抑制、呼吸肌或神经肌肉接头病变，以及胸壁、肺组织或气道的异常。

◆适当提高吸入氧浓度可纠正通气衰竭引起的低氧血症，但同时可能会加重高碳酸血症。

一、定义

呼吸衰竭定义为不能维持正常的动脉血气分压的一种状态，但除外心脏和其他肺外分流引起的低氧。根据$PaCO_2$小于等于正常（Ⅰ型）或增高（Ⅱ型），呼吸衰竭可再分型。$PaCO_2$正常平均值为5.1 kPa（38.3 mmHg），95%的可信区间为5.1 kPa±［2个标准差（SD）］1.0 kPa（7.5 mmHg）。正常PaO_2比较难定义，因为PaO_2会随着年龄增加而降低（见第138页），并且极易受到吸入氧浓度的影响。造成呼吸衰竭的原因包括通气衰竭（肺泡通气量减少），以及由于单纯的肺内分流或通气血流失调造成的静脉血掺杂（见第七章）。

通气衰竭是指肺泡通气量病理性降低，低于维持正常肺泡气体分压所需的水平。与$PaCO_2$不同，由于PaO_2极易受分流的影响，所以通气是否充分常由$PaCO_2$很容易地判定出，尽管呼气末PCO_2和PO_2也可反映通气是否充分。本章主要讨论单纯性通气衰竭，其他呼吸衰竭的病因在第二十八至第三十一章中描述。

二、动脉血气变化模式

如图27.1，在PO_2/PCO_2图中，显示了呼吸衰竭时动脉血气恶化的典型模式。浅蓝色区域表示随年龄增加，正常值范围相应左移。肺部正常的年轻人，单纯性通气衰竭会导致PO_2/PCO_2曲线沿虚线变化。慢性阻塞性肺疾病是通气衰竭的最常见病因，常发生在老年人，变化模式如图27.1的橙色箭头所示。当呼吸空气时，慢性阻塞性肺疾病患者达到生存极限时，PO_2约2.7 kPa（20 mmHg），PCO_2约11 kPa（83 mmHg）。生存极限取决于低PO_2而非高PCO_2。由于低氧的通气兴奋作用，因此可防止PCO_2升至过高水平，除非患者吸入氧浓度增加（译者注：通气衰竭会导致PO_2下降，同时PCO_2升高，如果PO_2下降不

多，那PCO_2也就升高不多，这就是说PO_2的下降可防止PCO_2升至过高水平，除非通气衰竭患者吸氧，这时PO_2上升，PCO_2也升高，通气衰竭患者吸氧是造成PCO_2升至过高水平的重要原因之一）。吸入CO_2也可能使其升高到11 kPa以上，无论是增加吸入氧浓度还是增加吸入CO_2浓度，PCO_2超过11 kPa常认为是医源性的。图27.1中绿色箭头表示分流或肺静脉血掺杂引起的血气变化模式（见第七章）。

一般而言，若患者呼吸空气，PaO_2表示呼吸衰竭的严重程度，而PCO_2提示能鉴别诊断是通气衰竭还是分流，如图27.1所示。当然，在呼吸系统疾病中，通气衰竭和肺内分流往往并存，是通气衰竭为主，还是肺内分流为主，决定是向Ⅰ型，还是向Ⅱ型呼吸衰竭发展。

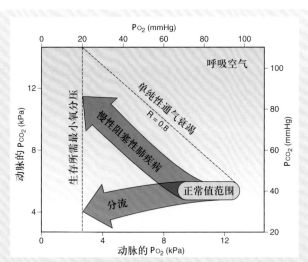

淡蓝色区域表示20～80岁动脉血气分压的正常范围。虚线显示单纯性通气衰竭导致的PaO_2和PCO_2的理论变化。在慢性阻塞性肺疾病中，在相同的PCO_2值下，PaO_2总是低于单纯性通气衰竭时预期值。关于分流的讨论见第七章，关于慢性阻塞性肺疾病的进一步讨论见第二十八章。

图27.1　慢性阻塞性肺疾病和肺分流中动脉血气恶化模式

急性通气衰竭患者血气变化的时间进程

尽管图27.1上部的箭头显示了已确诊的通气衰竭对动脉血气的影响，但在急性通气衰竭时会短期偏离这种模式，这是因为PO_2和PCO_2对通气急剧变化反应的时程差异较大。

体内的氧储备很少，呼吸空气时约为1550 mL。因此，随着肺泡通气水平的巨大变化，肺泡和动脉的PO_2迅速达到新值，变化的半衰期仅为30 s（见147页和图10.18）。相比之下，体内CO_2的储存量非常大，约120 L。因此，在肺泡通气水平发生巨大变化后，肺泡和动脉的PCO_2只能缓慢地达到新肺泡通气确定的值。此外，通气减少时所造成的PCO_2增加速度比通气增加时所造成的PCO_2下降速度要慢（见图9.11），通气巨大减少后，PCO_2上升一半的时间为16 min。

实际情况是，在急性低通气的早期，可能PCO_2虽然增加，但仍在正常范围内，而PO_2可能已降低。因此，在某些情况下，如呼吸空气时，脉搏血氧仪比二氧化碳探测仪更早地发现通气不足，这打破了PCO_2是肺泡通气基本指标的规律，且可能误诊为肺内分流而非通气不足。

三、通气衰竭的病因

通气衰竭病因的分类取决于解剖部位，这些位点如图27.2所示。A~E部位的病变或功能障碍会导致神经系统对呼吸肌的控制减弱，呼吸困难表现不明显，容易忽略通气衰竭的诊断。G~J部位病变或功能障碍导致明显的呼吸困难，一般不至于漏诊通气不足。现在将单独讲解各个位点。

• 延髓的呼吸神经元因缺氧和极高水平的PCO_2（可能达到40 kPa，即300 mmHg）而受抑制，但在某些药物的作用下，稍低水平的PCO_2也可抑制呼吸神经元（见下文）。PCO_2降低到呼吸暂停阈值以下会导致无意识患者呼吸暂停，但通常不会在有意识患者中出现呼吸暂停。各种类型的长期通气衰竭中（尤其是慢性阻塞性肺疾病），都会发生呼吸系统对二氧化碳的敏感度丧失，这将在第310页进一步讨论。无论是静脉注射还是吸入，包括阿片类药物、巴比妥类药物和大多数麻醉药物在内的许多药物，均可能导致中枢性呼吸暂停或呼吸抑制（见第51页）。呼吸神经元也可能受到各种神经系统疾病（如颅内压升高、卒中、创伤或肿瘤）的影响。

• 支配呼吸肌的上运动神经元易因创伤而中断。

只有第三或第四颈椎以上的完全性病变才会影响膈神经，导致完全性呼吸暂停，但下颈椎的骨折脱位较常见，会导致肋间肌和呼气肌失去运动能力，但不影响膈肌功能。上运动神经元可受各种疾病影响，如肿瘤、脱髓鞘，偶见于脊髓空洞症。

• 前角细胞可能受到各种疾病的影响，其中最重要的是脊髓灰质炎。幸运的是，脊髓灰质炎现在在发达国家很少见，但其可导致不同程度的呼吸肌受累，甚至使所有呼吸肌完全瘫痪。

• 支配呼吸肌的下运动神经元易于遭创伤而受损，过去利用手术切断膈神经以治疗肺结核。目前，膈神经损伤最常见的原因是外科手术后医源性损伤或胸内肿瘤的压迫。晚期运动神经元疾病可导致下运动神经元支配区的通气衰竭。急性炎性脱髓鞘性多发性神经炎（吉兰-巴雷综合征）仍然是通气衰竭的相对常见的神经系统病因，该综合征由免疫介导，以快速上升的运动神经麻痹为特征，20%~30%的患者发展为四肢瘫痪和呼吸肌麻痹。在现代通气支持和免疫治疗下，约75%的患者能完全恢复神经功能，但不幸的是，仍有3%~7%的患者死于该疾病或其并发症。

• 导致神经肌肉连接功能受损的病因：肉毒中毒、用于麻醉的神经肌肉阻滞药物、有机磷和神经毒气中毒等。然而，重症肌无力目前是该病因引起通气衰竭最常见的疾病，15%~20%的病例出现明显的呼吸肌无力。重症肌无力是一种自身免疫性疾病，神经肌肉接头上乙酰胆碱受体被破坏，导致进行性肌无力。服用抗胆碱酯酶药物（如依酚氯铵）可增加神经肌肉连接处乙酰胆碱浓度，并立即改善症状。血浆置换、静脉注射免疫球蛋白或胸腺切除术是目前有效的治疗方法。

• 单纯呼吸肌病变很少导致通气衰竭，但在各种呼吸系统疾病中，呼吸肌病变常减少肺泡通气。例如，充气过度（慢性阻塞性肺疾病常见）严重损害了呼吸肌的收缩效率。在这些患者中，尽管膈肌的曲率可能正常，但胸廓-膈肌对合区减少（见图5.1和图5.2），由此导致的膈肌纤维缩短显著损害了其功能。单侧膈肌麻痹通常无症状，但双侧膈肌麻痹会导致严重的呼吸困难，尤其仰卧位时，膈肌对呼吸的作用更大（见第59页）。呼吸肌也可能因对抗过度阻抗而疲劳，但现在认为呼吸肌疲劳只在大多数急性呼吸疾病晚期才会发生。重症监护的患者常发生多发性神经病变或呼吸肌病变，尤其当脓毒症造成的多器官功能衰竭时。激活细胞因子和营养不良是呼吸肌病变的机制之一。此外，长期人工通气后，呼吸肌"失用性萎缩"。这些因素都使脱机困难（见第359页）。因血液供应减少，心力衰竭可导致呼吸肌无力，通常还伴有肺水肿引起的肺顺应性下降（见第二十九章）。

呼吸肌肌力评估在第65页有描述。

• 肺或胸壁顺应性丧失是导致通气衰竭的重要原因之一，其可能发生在肺（如肺纤维化或急性肺损伤），也可发生在胸膜内（如脓胸；见第339页），也可能发生在胸壁（如脊柱后凸侧弯）或皮肤（如儿童烧伤的瘢痕挛缩）。容易忽略的是，施加在胸部看似轻微的压力就可能导致严重的呼吸困难，甚至完全性呼吸暂停。仅需6 kPa（45 mmHg或2英尺水柱）的持续压力就足以阻止呼吸。当人群失去控制，人们互相压倒在一起，或者儿童或成年人意外被埋在沙子或其他重物下时，就可能发生这种情况。

• 丧失胸壁结构完整性可能导致通气衰竭，例如，多根肋骨骨折。当多根肋骨两处断裂时，使得中间、"连枷"的肋骨部分不随着前后部"固定"的那部分肋骨移动时，称为"连枷胸"。连枷肋骨部分的运动由胸膜腔内压的变化决定，自主呼吸时，连枷段会发生反常呼吸运动，如果连枷胸足够大，则往往降低潮气量。尽管通过有效镇痛（有时还辅以肋骨固定）保守治疗连枷胸越来越普遍，但连枷胸患者仍可能需要人工通气。

闭合性气胸影响通气的程度与胸腔内积气量成正比，具体见第338页。

• 小气道阻力增加仍然是通气衰竭最常见和最重要的病因。第二十八章描述了影响气道阻力有关疾病的生理学，此处不再进一步讨论，但气道阻力和通气衰竭间的关系复杂，后面再展开讨论。临床上，虽然直接测量气道阻力较少，但常可通过测量通气量来推断气道阻力。

• 很多情况会发生上呼吸道阻塞，如气道和咽部肿瘤、上呼吸道感染、吸入异物和压迫气道的颈部肿瘤或出血。喘鸣很常见，提醒临床医师应尽快寻找呼吸窘迫的病因。婴儿和儿童的气道直径较小，因此比成年人更易发生上呼吸道阻塞，由感染（如喉炎或会厌炎）引起的呼吸道水肿会迅速引起剧烈的喘鸣。呼吸系统非凡的克服气道阻力能力（见第34页）使得该类型的通气衰竭通常较晚发生。

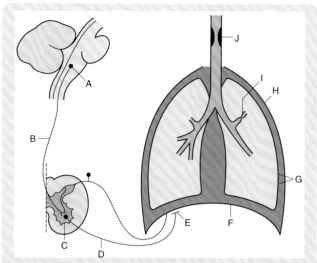

A：呼吸中枢；B：上运动神经元；C：前角细胞；D：下运动神经元；E：神经肌肉接头；F：呼吸肌；G：肺或胸壁弹性阻力改变；H：胸壁和胸腔结构完整性丧失；I：小气道阻力增加；J：上呼吸道阻塞。

图27.2　可能导致通气衰竭的病变、药物作用或功能障碍的部位汇总

无效腔增加

在极少数情况下，无效腔的大幅度增加可能导致通气衰竭。每分通气量可大于等于正常，但肺泡通气减少，患者出现高PCO_2。动脉/呼气末PCO_2梯度增加（大于2 kPa或15 mmHg）表明肺泡无效腔增加。这可能由肺大面积无灌注区通气（如与支气管相通的气囊）、肺栓塞或肺动脉压降低所致〔译者注：肺动脉压降低引起无效腔增加其实就是west分区的1区增大。在正常情况下，1区（灌注不良的区域含有大量的无效腔）并不存在，但是肺动脉压下降，1区就出现了，也就是无效腔增大了，所以对于低血压休克、控制性降压的患者，无效腔就会增加，在机械通气，尤其使用高呼气末正压通气时，肺泡压增高也会让无效腔增大〕。无意或有意地增加外部或仪器无效腔也常减少肺泡通气。

三、通气量与通气衰竭的关系

在第65页描述了通气容量的测量方法，然而，通气容量的严重降低并不一定意味着患者就会出现通气衰竭。图27.3显示，在第1 s用力呼气量为0.3～1.0 L的严重异常范围内，慢性阻塞性肺疾病患者的第1 s用力呼气量与$PaCO_2$缺乏相关性。

需要再次强调的是，通气容量的常规测试取决于呼气肌，而呼吸做功通常是通过吸气肌的运动实现的。

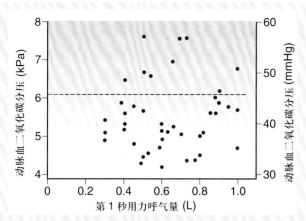

虚线表示PCO_2正常值的上限。

图 27.3 44 例慢性阻塞性肺疾病患者 $PaCO_2$ 与第 1 s 用力呼气量缺乏相关性

（数据来自 Nunn JF, Milledge JS, Chen D, et al. Respiratory criteria of fitness for surgery and anaesthesia. Anaesthesia. 1988, 43: 543-551.）

代谢需求与通气衰竭

肾衰竭患者，蛋白质摄入是尿毒症发病的主要因素。同样，通气衰竭患者中，代谢需求与低氧和高碳酸血症的发生直接相关。就像肾衰竭患者可以从低蛋白饮食中获益一样，那些通气量严重下降的患者可通过限制自身运动保护自己。

随着慢性阻塞性肺疾病的进展，通气量下降，维持特定活动水平所需的每分通气量就增加。通气需求增加是由于无效腔和呼吸氧耗增加。因此，患者陷入通气能力下降和通气需求增加的夹击运动中（译者注：所谓的钳形运动即双重打击）。随着夹击器闭合（译者注：即双重打击加重），首先限制剧烈运动，然后限制中度运动，直到患者静息时也出现呼吸困难。摄氧量恒定时，所能达到的通气量百分比，限制了个人能达到的体能状态。

这些因素间复杂相互作用如图27.4所示，上图显示的是正常状态。假设未经训练的受试者，可在无呼吸困难的情况下，轻松维持约其最大随意通气量30%的每分通气量，则其具有足够用于休息和100 W功率输出的通气储备。但若功率输出达到200 W时，其每分通气量需求就会超过最大随意通气量1/3，则在需要200 W呼吸做功水平活动时，会有呼吸困难的感觉。

图27.4B显示中重度慢性阻塞性肺疾病，变化如下。

• 最大随意通气量从150 L/min降至60 L/min。

• 无效腔通气/潮气量比从30%增加到40%。

• 无论何种程度的活动强度，呼吸氧耗都增加10%。

无论何种活动强度，第2和第3个因素都会增加每分通气量。再次假设在每分通气量达到最大随意通气量的30%前，无明显的呼吸困难，则此时的通气储备量足以支持静息状态下呼吸，但在呼吸做功为100 W时会导致呼吸困难。最后，在图27.4C中，已进展到在静息状态下每分通气量超过最大随意通气量30%时，患者在静息状态时也会出现呼吸困难。

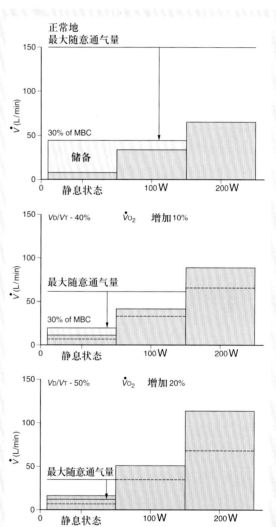

箭头显示的是 30% 的最大随意通气量，通常在该水平可维持正常呼吸而呼吸困难。基于不同的通气需求，通气储备量介于此水平及各种通气需求水平之间。A. 正常；B. 通气量中度丧失，呼吸时氧耗量增加；C. 通气量严重丧失，呼吸时氧耗量显著增加，即使静息状态下也无通气储备。图 B 和图 C 的虚线显示了图 A 的正常分钟通气量。

图 27.4 最大随意通气量与静息状态、100 W 和 200 W 呼吸做功时的通气需求的关系

四、呼吸困难

呼吸急促或呼吸困难定义为"一种呼吸不适的主观体验，包括了不同强度、不同性质的感觉"。该定义既适用于健康受试者在剧烈运动时的呼吸感觉，也适用于呼吸衰竭或心力衰竭患者的呼吸困难。健康受试者剧烈运动时，这种呼吸困难的感觉是正常的，也是意料之中的。然而，呼吸衰竭或心力衰竭患者的呼吸困难，则是一种病理性症状。

感觉起源

缺氧和高碳酸血症可迫使患者深呼吸，但其本身并不造成呼吸困难，呼吸困难源自通气应答而非刺激本身。尽管血气异常，但脊髓灰质炎引起的呼吸麻痹患者常无呼吸困难。目前认为呼吸困难是一种与疼痛相似的生理状况。与疼痛一样，呼吸困难也含有一种痛苦的感觉，常被称为"空气饥饿感"，这种感觉似乎更多是由高碳酸血症而不是呼吸做功造成的（译者注：在呼吸过程中，呼吸肌为克服弹性阻力和非弹性阻力而实现肺通气所做的功为呼吸功）。某些患者在相对低水平的呼吸做功时出现呼吸困难，而另一些患者在相对高水平的呼吸做功时反而无呼吸困难。脑功能成像也显示，激活呼吸困难的皮层区域接近激活疼痛的区域。最后，与疼痛一样，呼吸困难无疑有情感和情绪反应两方面的心理成分。一方面，呼吸系统疾病引起的呼吸困难，尤其是急性呼吸困难，常伴有焦虑和恐慌，这会加剧症状；另一方面，许多无任何呼吸道疾病但有重大心理疾病（如惊恐障碍）的患者也会呼吸困难。由于每个患者呼吸困难的生理和情绪成分各不相同，量化呼吸困难最好使用多维度工具。

关于什么导致了呼吸困难，早期理论是呼吸肌的张力和由此导致的肌纤维缩短间的"不匹配"。来自呼吸肌传入神经的感觉输入向大脑表明呼吸在某种程度上受阻，这可能引起呼吸困难的"努力/费力"的感觉（需要努力/费力地进行呼吸），这个理论后

来被扩大到呼吸系统其他感觉受体，再次表明呼吸困难由呼吸中枢的运动输出和感觉输入不匹配所致。这些理论似乎符合屏气期间的观察结果（见第50页），这些观察结果提供了某些呼吸困难起源的见解，因为血气分压绝不是限制屏气时间的唯一因素。呼吸困难的其他神经系统因素包括呼吸中枢，当呼吸肌肉对呼吸中枢的呼吸需求应答失调时，就会导致空气饥饿感（呼吸冲动，渴望呼吸空气）。

目前，说完全理解呼吸困难还任重道远，呼吸困难似乎是多病因的，机制显然是复杂的。

呼吸困难的治疗

管理呼吸困难症状的最佳方法显然是对造成呼吸困难基础疾病的治疗。然而，对于众多呼吸系统疾病的后期，以及几乎所有的恶性肿瘤患者，呼吸困难都是个棘手而苦恼的问题。目前认为缓解呼吸困难很有必要，还可以进一步了解症状的多因素性质。个体患者所描述的呼吸困难的感觉类型也许可以指导最佳的治疗方法（表27.1）。简单的措施（如风扇吹脸或针灸等）都有效。吸氧能缓解许多患者的呼吸困难，甚至对一些非低氧的患者也有用，经鼻高流量氧疗（见第274页）或无创通气（见第352页）也可能有所帮助。无论是外源性给予，还是运动产生的内源性阿片类物质，对缓解呼吸困难都有效，但尚不清楚该效应是通过减少呼吸驱动（空气饥饿感）来调节的，还是仅仅通过改变患者对自己呼吸困难的感知介导的。

五、通气衰竭的治疗原则

许多患者在$PaCO_2$水平高达8 kPa（60 mmHg）仍可正常生活。更高水平的$PaCO_2$与越来越高的致残率增加相关，主要是因为高水平$PaCO_2$的患者在呼吸空气时伴随的低氧血症（见图27.1）。治疗可分为缓解低氧血症症状和尝试改善肺泡通气。

（一）通过给氧治疗低通气性低氧血症

低氧必须优先处理，氧疗是最快、最有效的方法。

表27.1 呼吸困难的不同亚型及其潜在的生理和病理来源，以及对症治疗方法

分型	生理起源	疾病举例	可减轻症状的治疗
气促	激活化学反射	肺膨胀过度（COPD、哮喘发作晚期）	NIV、CPAP、支气管扩张药
呼吸增强	激活大脑运动皮层	肌无力（神经肌肉疾病）	NIV
胸部紧迫感	刺激大气道中慢适应感受器	支气管痉挛（哮喘发作早期）	支气管扩张药
呼吸加速	刺激肺C纤维	肺间质病、肺静脉瘀血	阿片类药物、高流量鼻导管氧疗

注：COPD：慢性阻塞性肺疾病；CPAP：持续气道正压通气；NIV：无创通气。

资料来源：参考文献12。

第三部分 / 第二十七章 通气衰竭

PAO_2和肺泡通气间的关系在第129页解释，且如图10.2所示。若其他因素不变，吸入气体PO_2的增加将导致肺泡通气中PO_2同等程度的增加。因此，缓解低通气引起的低氧只需小幅度增加吸入氧浓度就可以。图27.5（及图9.9）显示了PCO_2和肺泡通气的矩形双曲线，上面的数字显示了在不同程度的肺泡低通气情况下，恢复正常PAO_2所需的吸入氧浓度。可见当低通气导致$PACO_2$高达13 kPa（约100 mmHg）时，需用30%的吸氧浓度纠正伴有的低氧血症。显然PCO_2达13 kPa不可接受，因此，在未能改善肺泡通气时，30%的吸氧浓度可作为姑息性缓解通气衰竭所致低氧的吸氧浓度上限。

即使肺泡严重通气不足，高浓度给氧也可防止低氧，其代价是可能导致高碳酸血症。肺泡通气不足是高浓度给氧的禁忌证，对慢性阻塞性肺疾病患者的影

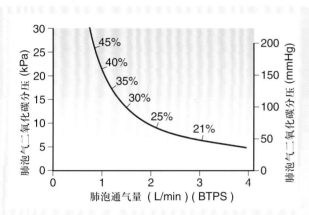

百分比表示恢复正常肺泡PAO_2所需的吸氧浓度。BTPS：生理条件。

图27.5 静息时肺泡通气是$PACO_2$函数

响可能更严重，因高浓度氧疗对慢性阻塞性肺疾病患者来说往往导致高碳酸血症（见第310页）。对这一可能出现的问题的认识往往很不幸地导致了因担心引起高碳酸血症而停止氧疗。原则上，必须首先治疗缺氧，因为缺氧致死性快，而高碳酸血症的致死性慢。但必须记住，通气衰竭患者的氧疗不能改善PCO_2，还可能会使其恶化。

（二）改善肺泡通气

改善肺泡通气是降低$PaCO_2$的唯一途径。一线治疗是通过治疗潜在病因来提高通气量，同时提供控制性氧疗和避免使用呼吸抑制药物。

二线治疗是对呼吸的化学刺激。多沙普仑通过作用于外周化学感受器刺激呼吸（见第52页），对治疗慢性阻塞性肺疾病急性加重期有效，但只在入院后的前几个小时内有效。

三线治疗方法是无创通气，最后的选择是人工通气，两者都在第三十二章有描述。对于人工通气，很难给出明确的指导方案，不能孤立地考虑$PaCO_2$值。若通过其他方法无法降低的PCO_2超过10 kPa（75 mmHg），经评估为可治愈者，是人工通气的明确指征。然而，即便PCO_2水平远低于上述数值，若呼吸功持续增加导致实际或即将发生呼吸肌疲劳时，亦可人工通气。当然，呼吸肌疲劳可能很难诊断或预测。虽然现已认识到，就像其他骨骼肌在剧烈运动时会产生肌肉疲劳一样，剧烈呼吸活动也会导致呼吸肌疲劳，但人们也认为此原因导致的通气衰竭只发生在大多数呼吸系统疾病的极晚期。

（方年新，徐艺辉译；安荣成，南勇，张骅，刘岗，柳威校对）

———— 参考文献 ————

扫码查看

关键词

通气衰竭；病因；Ⅰ型；Ⅱ型；呼吸中枢；呼吸肌；治疗。

摘要

• 肺泡通气量下降而无法维持正常的PaO_2时，就会通气衰竭。

• 通气衰竭的病因很多，包括呼吸中枢抑制、呼吸肌或神经肌肉接头病变，以及胸壁、肺组织或气道的异常。

• 适当提高吸入氧浓度可纠正通气衰竭引起的低氧血症，但同时可能会加重高碳酸血症。

小结

• 呼吸衰竭定义为不能维持正常的PaO_2，不包括心脏和其他肺外形式的分流。Ⅰ型呼吸衰竭$PaCO_2$正常或降低，Ⅱ型呼吸衰竭$PaCO_2$升高。

• 通气衰竭是肺泡通气功能病理性降低至维持正常血气水平以下，通常导致PCO_2升高。当通气量的急剧减少，PO_2和PCO_2变化的时间进程明显不同，PO_2在数秒内达到新值，而由于体内储存大量的CO_2，PCO_2需要数分钟（见第九章）。

• 通气衰竭的病因众多。延髓呼吸神经元可被各种药物抑制（见第四章）或与呼吸肌上运动神经元中断联系，特别是颈部创伤时。脊髓灰质炎可影响呼吸运动神经的前角细胞，而下运动神经元可因吉兰-巴雷综合征而暂时受损。重症肌无力是一种影响神经肌肉接头处的自身免疫性疾病，可导致通气衰竭。呼吸肌功能障碍很常见，可由慢性阻塞性肺疾病、心力衰竭和危重疾病等多种病变引起。创伤导致的胸壁完整性缺失可能会导致"连枷胸"，从而阻止产生足够的潮气量。最后，任何导致胸壁、肺弹性丧失或呼吸系统阻力增加的疾病都可能给呼吸肌带来更大的、可能无法充分代偿的负荷。

• 通常情况下，即使运动时，个体的通气容量也常能超过其代谢需求。对于慢性阻塞性肺疾病患者，随着通气量下降，运动时所需的通气量同样增加，呼吸运动所需的氧耗也随之增加，因此运动耐量逐渐降低。

• 呼吸急促或呼吸困难是一种在呼吸时感到困难的主观体验，运动时可能是生理性的，在伴有心脏或胸部疾病时也可能是病理性的。导致这种感觉的原因很复杂，而且人们对其知之甚少，但其可能来自呼吸肌或呼吸中枢传入大脑的信号，表明呼吸需求未得到满足。呼吸困难的神经生理学与疼痛相似，涉及大脑的多个区域，常见情感和情绪成分。

• 通气衰竭的治疗应侧重于治疗病因。低浓度氧疗可改善PaO_2，但可能掩盖高碳酸血症的发生，最大给FiO_2应不超过0.3。多沙普仑可以改善肺泡通气不足，但大多数情况下，需要某种形式的人工呼吸支持（见第三十二章）。

第二十八章 气道疾病

要点

◆ 气道狭窄，无论何种病因，都会导致呼气流速受限、气体陷闭和肺过度充气，表现为呼吸困难。

◆ 哮喘是由气道炎症和支气管平滑肌收缩引起的间歇性、可逆性气道阻塞，无论是气道炎症还是支气管平滑肌收缩，均为肥大细胞和嗜酸性粒细胞释放介质所致。

◆ 慢性阻塞性肺疾病是一种因气道炎症和肺组织弹性丧失引起的进行性气道狭窄疾病，可逆性差，大多由吸烟诱导气道中中性粒细胞激活所致。

◆ 囊性纤维化（cystic fibrosis，CF）是一种遗传性疾病。气道中氯离子的异常转运破坏了正常的肺防御机制，导致慢性、破坏性的肺部感染。

本章讨论了3种最常见的肺部气道疾病（哮喘、慢性阻塞性肺疾病、囊性纤维化）的生理改变。哮喘和慢性阻塞性肺疾病有诸多临床和生理特征相似之处，两者占据了临床中绝大多数呼吸系统病例。

一、哮喘

据估计，目前全球4.3%的人罹患哮喘，在过去，哮喘患病率每10年递增约50%。发达工业国家，目前认为日益增加的患病率已趋于平稳，患病率稳定在人口总数的10%～15%，且某些发达工业国家哮喘患病率甚至可能正在下降。与此同时，随生活方式的改变，发展中国家哮喘患病率正迅速增加。过去的50年中，发达国家儿童哮喘患病率增加了2～3倍。虽然现在世界范围内哮喘的患病率不再增加，但因哮喘而住院的人数仍在持续攀升。幸运的是，由于治疗方法改进，自20世纪80年代以来，哮喘致死率不断下降，但在社会人口指数较低的国家，哮喘的致死率仍然居高不下。

（一）临床特征

由小气道炎症和下气道支气管平滑肌收缩共同引发气道狭窄，哮喘引起反复的胸部"发紧"、喘息、呼吸困难和咳嗽。急性哮喘发作包含以下3个密切相关的阶段。

支气管收缩出现在哮喘"发作"的早期，这在过敏性哮喘中尤为突出，暴露于过敏原后数分钟内即出现喘息。气道平滑肌（airway smooth muscle，ASM）收缩引起小气道狭窄，具体细胞机制见下一节。哮喘发作时不同肺区支气管收缩程度可能不同。两种不同的扫描技术显示，许多哮喘患者通气不均匀，出现聚集性通气不良的肺区（图28.1；译者注：该图涉及第三方版权，详图请见英文原版），这可能会导致肺通气及灌注失调，但进一步研究表明通气不良区域的血流灌注也相应降低，这可能与缺氧性肺血管收缩有关（见第74页）。目前尚不清楚为何只有部分哮喘患者存在通气障碍，一种可能的解释是易感人群的气道分支非对称分布。很明显，支气管收缩的异质性与更严重的临床疾病相关，这对吸入治疗意义重大，因为上述研究表明大多数吸入式药物倾向于沉积在通气效果更好的区域，而非最需要的地方。

随着支气管收缩加重，呼气时气道开始关闭、气体潴留、肺过度充气。虽然哮喘本质上只影响呼气，但当肺的功能残气量最终接近肺总量时，患者会在试图呼吸时产生吸气性呼吸困难。肺过度充气的生理效应见第312页。

无论是自发还是经过治疗的，支气管收缩都可能迅速缓解，但更常见是进展到哮喘晚期反应阶段。

急性支气管收缩数小时后进入以气道炎症为主要特征的哮喘晚期反应阶段，持续气道阻塞，并有咳嗽、咳痰表现。呼吸道感染诱发的哮喘可能无早期的急性支气管收缩期，其症状进展较为缓慢。

气道高反应性（airway hyperresponsiveness，AHR），是指对正常人几乎没有影响的刺激物却引起哮喘患者喘息，刺激物可以是冷空气、运动、污染（见第227页）或吸入性药物等，其由正常肺组织中的神经通路介导（见第31页）。可通过测定导致第1秒用力呼气量减少20%的吸入乙酰甲胆碱或组胺浓度，可准确测量气道高反应性。

（二）哮喘的表型

"哮喘"病患者年龄涵盖了一系列各个年龄段，

从病毒感染导致的6月龄气喘婴儿到反复发作喘息症状的年轻人，乃至慢性肺病的老年人。因此，哮喘不是一种单一的疾病，而是一组具有不同的临床表现、生理特征和预后的一组异质性基础疾病。为能整合哮喘患者的生物学和临床特征，最终达到更个性化的治疗，哮喘表型的概念应运而生。常见的临床表型包括如下几种。

• 过敏性哮喘：常在儿童期发病，与特应性病史有关，痰检的典型表现为嗜酸性炎症。

• 非过敏性哮喘：成年人发病，与引发支气管痉挛的过敏诱因无关。痰检可能显示中性粒细胞、嗜酸性粒细胞增多，或有少量炎性细胞。

• 迟发性哮喘：成年后出现，多见于女性患者，表现为非过敏性喘息。

• 固定气流受限性哮喘：长期哮喘患者会出现持续的气流受限，通常认为继发于气道重塑。

• 哮喘伴肥胖：详见第190页。

（三）哮喘的细胞机制

众多类型的细胞参与了哮喘的病理生理过程。图28.2总结了这些细胞在过敏性哮喘时的相互作用，也描述了促进细胞间互相作用和信息传递的主要细胞因子。

肥大细胞在气道壁和肺泡中大量存在，也游离在

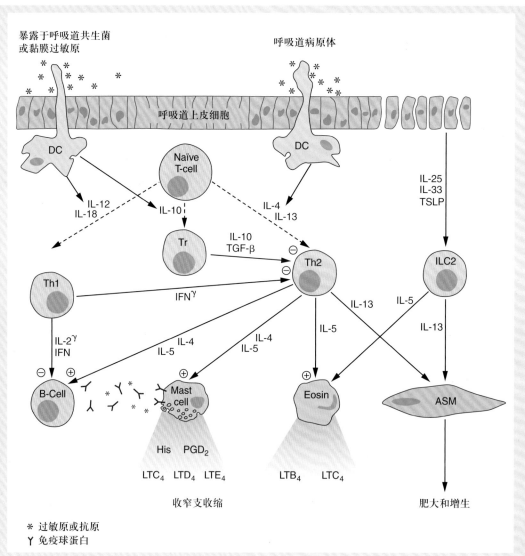

图示的免疫途径综合了动物和人类研究。气道上皮受损时，如图右侧所示，会释放 IL-25 和 IL-33。ASM：气道平滑肌细胞；B-cell：B 淋巴细胞；DC：树突状（抗原提呈）细胞；Eosin：嗜酸性粒细胞；ILC2：天然 2 型辅助细胞；IL：白介素；IFN：干扰素；Th1 和 Th2：辅助性 T 淋巴细胞亚型；TGF：转化生长因子；Tr：调节性淋巴细胞；TSLP：胸腺基质淋巴细胞生成素；Mast cell：肥大细胞。

图 28.2 参与过敏性哮喘的炎症细胞，以及相互作用和信息传递的主要细胞因子

气道腔内，可通过支气管灌洗收集。激活肥大细胞是过敏性哮喘时急性支气管痉挛的主要原因。肥大细胞表面含有大量免疫球蛋白IgE的结合位点，抗原桥接少量IgE位点就能激活肥大细胞，补体分子（C3a、C4a和C5a），以及P物质、物理刺激、众多药物或其他有机分子也能激活肥大细胞。

因此，肥大细胞极易激活，并由三磷酸肌醇和细胞内Ca^{2+}浓度增加介导。在激活后30 s内即出现（细胞）脱颗粒现象，释放表28.1中所示的一系列预形成的介质。组胺直接作用于H受体，激活支气管平滑肌中H_1受体收缩支气管，其他H_1受体则增加血管通透性，H_2受体可增加黏液分泌。肥大细胞释放的颗粒还包括大量的蛋白酶，以胰蛋白酶为主。蛋白酶可使上皮细胞从基膜脱落，导致脱屑，并可能激活导致进一步的支气管痉挛的神经元反射。

激活肥大细胞后的第二大步骤是合成花生四烯酸衍生物合成（图11.3）。环氧合酶途径最重要的衍生物是前列腺素PGD_2，其可收缩支气管，但具体临床意义尚不清楚。脂氧合酶途径诱导白三烯（leukotriene，LT）C_4形成，LTC_4能够继续分解为LTD_4和LTE_4（见图3.10）。

最后，肥大细胞还会释放多种细胞因子。IL-5和粒细胞-巨噬细胞集落刺激因子（granulocyte/macrophage colonystimulating factor，GM-CSF）对嗜酸性粒细胞具有趋化作用，而IL-4能刺激B淋巴细胞产生IgE，进而放大肥大细胞的激活。

黏膜下层的各个部位，嗜酸性粒细胞与肥大细胞分布相对均匀，认为是哮喘晚期反应的主要效应细胞。特别是嗜酸性粒细胞和肥大细胞释放的LTB_4和LTC_4，是一种持久的强效支气管收缩剂。许多炎性细胞分泌的粒细胞-巨噬细胞集落刺激因子可将嗜酸性粒细胞和肥大细胞吸引到黏膜下层，然后再由肥大细胞和淋巴细胞分泌的IL-5激活。

淋巴细胞在激活肥大细胞和嗜酸性粒细胞中起重要作用。活化的B淋巴细胞产生引起肥大细胞脱颗粒所需的抗原特异性IgE。B淋巴细胞反过来又受各种T辅助淋巴细胞亚群的控制。

哮喘时，Th2细胞是重要的促炎细胞，通过刺激肥大细胞、嗜酸性粒细胞和B淋巴细胞促进支气管痉挛和炎症。其反应为非特异性反应，在负责抗原呈递的树突状细胞（dentritic cell，DC）释放的IL-4和IL-13的刺激下，幼稚T淋巴细胞分化产生Th2细胞，并随后激活Th2细胞以产生其自身的促炎性细胞因子。气道上皮内也含树突状细胞，树突状细胞和气道上皮细胞一样有大量Toll样受体，树突状细胞一旦被其特异性抗原激活，为调控幼稚淋巴细胞向各种亚型分化，就会迁移到肺的淋巴组织中。

Th1细胞也由淋巴组织中幼稚T淋巴细胞在活化的树突状细胞释放的细胞因子作用下生成。Th1细胞常发挥抗炎作用，通过分泌干扰素和IL-2抑制Th2细胞和B淋巴细胞的活性。

直到最近，人们才普遍认识到Th1和Th2淋巴细胞相对拮抗活性在诱发哮喘和病情严重中起重要作用，然而，这种简单解释主要基于动物研究的结论，对人类哮喘则过于简化，特别是在Th1细胞生成方面。参与肺部免疫调节的第3种T淋巴细胞亚型是调节性T细胞（regulatory T cells，Tregs），在活化的树突状细胞分泌的IL-10作用下，调节性T细胞仍由原始T淋巴细胞分化。当暴露于呼吸道共生菌抗原或高水平的过敏原时，树突状细胞活化并分泌抗感染细胞因子IL-10、IL-12和IL-18。通过分泌IL-10和转化生长因子β，调节性T细胞发挥其抗感染作用，IL-10

表28.1 肥大细胞被免疫球蛋白E激活后所释放的介质

预成型介质	新生成的介质	细胞因子
组胺	前列腺素D_2	IL3、4、5、6和13
肝素	血栓素A_2	粒细胞-巨噬细胞集落刺激因子
5-羟色胺	白三烯C_4、D_4和E_4	肿瘤坏死因子
溶酶体酶：		血小板活化因子
胰蛋白酶		
糜蛋白酶		
β-半乳糖苷酶		
β-葡糖醛酸糖苷酶		
氨基己糖苷酶		

和转化生长因子β又可调节Th1和Th2细胞的活性。最后，新近提出的第4种调节性T细胞（见第2组固有淋巴细胞），是由受损的上皮细胞释放的IL-25和IL-33激活产生的。第2组固有淋巴细胞停留在上皮组织中，产生大量的IL-5，IL-5进而激活嗜酸性粒细胞，更重要的是激活IL-13。而IL-13又能导致气道高反应性和气道重塑，包括杯状细胞的增生。

中性粒细胞是介导非过敏性哮喘的重要因素，激活后能收缩气道和导致炎症反应。一系列不同于前述的细胞因子参与中性粒细胞介导的非过敏性哮喘，主要的是能激活Th1和Th17淋巴细胞的IL-6，而激活Th1和Th17淋巴细胞又能释放多种形式的IL-17进一步激活中性粒细胞。

（四）哮喘患者气道阻塞的原因

1. 气道平滑肌

图28.2和表28.1中列出的物质刺激支气管平滑肌解释了哮喘患者为何会出现某些气道狭窄，特别在急性期和早期。在特意诱发支气管收缩的过程中，（通过深呼吸）拉伸气道平滑肌细胞，哮喘受试者与非哮喘受试者相比，哮喘受试者的气道平滑肌拉伸（通过深吸气）反应不同。在正常肺组织中，深吸气会松弛气道平滑肌，从而减轻支气管收缩，而在哮喘受试者中，气道平滑肌无反应，甚至收缩，加剧了支气管收缩。

2. 炎症

晚期反应阶段或严重哮喘时，气道狭窄是由气道炎症引起的。哮喘发作时释放的大量细胞因子会影响血管通透性，导致上皮和基底膜水肿。仰卧（如夜间平躺）时，体液向头端移位可能会加重水肿导致的气道狭窄。蛋白酶酶解正常上皮结构引起上皮屏障缺陷，导致进一步炎症，最终上皮从基底膜上彻底分离。最后，黏液分泌过多和黏液纤毛清除受损是哮喘的两个公认特征。气道黏膜厚度的增加显著减少了气道横截面积，因此阻力大幅度增加。黏液、炎性细胞和上皮碎片会阻塞小气道，加重气流限制，阻碍有效咳嗽。

3. 气道重塑

反复激活炎症通路不可避免地使机体试图修复相关组织，这会导致气道平滑肌和呼吸道上皮细胞的形态学改变。肥大和增生的气道平滑肌细胞导致气道壁增厚，即使肌肉舒张时也是如此（图28.3），并加剧了肌肉收缩时发生的气道狭窄，因为小幅度的平

滑肌收缩会导致气道腔更大幅度的减少。哮喘患者气道平滑肌细胞会发生表观遗传学改变，最常见的是组蛋白的乙酰化或甲基化，从而改变了气道平滑肌细胞内基因的表达，杯状细胞增生也会发生，这加重了气道炎症时观察到的黏液高分泌。最后，哮喘患者的上皮基膜网状层增厚和细胞外基质改变，最终导致胶原沉积和肺部功能长期丧失，这些结构性改变大多由Th2细胞分泌的细胞因子（特别是IL-13）刺激所致（图28.2）。气道重塑在哮喘患者中的临床意义尚不清楚，但认为气道重塑是部分哮喘患者肺功能长期下降的原因。在致死性哮喘患者中，广泛的气道平滑肌增生更为常见。未来，气道平滑肌的总量检测可能作为帮助预测哪些患者将在未来发展为重症哮喘的相关指标。哮喘确诊或疾病加重之前气道重塑可能就已发生，不幸的是，逆转结构改变的有效药物尚未发现。

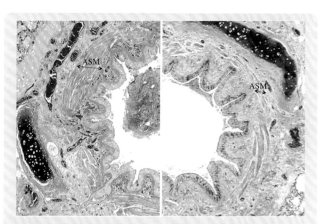

注意气道平滑肌的增厚层，不规则的黏膜皱襞和气道内的碎片。ASM：气道平滑肌。

图 28.3　慢性哮喘患者（左）和健康患者（右）的细支气管组织学切片

（Reproduced from reference 21 with permission of the authors and the American Thoracic Society.Copyright © 2019 American Thoracic Society.）

（五）哮喘的病因学

1. 遗传学

哮喘与其他过敏性疾病一样，与遗传因素密切相关。目前已知几个基因组区域与哮喘的发生发展有关。虽然环境因素能促进哮喘的发生，但哮喘的遗传易感性很强，有两条理由可以说明。首先，与哮喘相关的大多数细胞因子的基因都在5号染色体上紧密相连，哮喘患者可能存在这些基因的高表达。其次，参与树突状细胞对特定抗原致敏反应的人淋巴细胞抗原（human lymphocyte antigens，HLAs）是主要组织相

容性复合体的一部分，能允许免疫"自我识别"，因此能遗传。某些HLAs可能在处理常见过敏原时异常活跃，从而刺激Th2细胞或抑制调节性T细胞。

仔细检查哮喘患者的全基因组，已确定了几个与不同哮喘表型相关的基因位点，这些基因通过多种不同的机制促进哮喘的发生。例如，通过影响气道黏膜的屏障功能，从而改变过敏原或病原体与气道内免疫细胞之间的相互作用。研究最为广泛的哮喘相关基因是*ADAM*33（一种解聚素和金属蛋白酶，译者注：原文是Disentegrin，疑Disintegrin误写），其编码具有多种功能的蛋白质家族，这些蛋白能够控制细胞间和细胞–基质间的相互作用。在肺组织中，*ADAM*33编码的蛋白质在气道平滑肌细胞和肺成纤维细胞中表达，但未在上皮细胞中表达，表明其可能在哮喘气道重塑中发挥作用。

2. 过敏

人们认为生活环境的变化导致了哮喘患病率的增加。在发展中国家，人口从农村迁移到城市减少了寄生虫感染的机会，但增加了其他过敏原的接触。而且似乎大量原用于灭活寄生虫的免疫球蛋白IgE和肥大细胞，现对城市的过敏原发生反应。在发达国家，生活条件的变化导致接触过敏原的概率急剧增加，特别是增加了屋尘螨（house dust mite，HDM）、家畜和真菌等过敏原的暴露机会。哮喘更常见于富裕家庭，且与屋尘螨的暴露有关，屋尘螨是一种在温暖、潮湿、有大量地毯和床上用品的住房中易滋生的过敏原，这些条件对屋尘螨滋生及提供食物来源（脱落的皮屑）都是理想的。仅吸入过敏原只能解释过敏原暴露引起哮喘的部分原因，母亲孕期接触过敏原可能也起到一定作用。尽管全世界研究数十年，但屋尘螨过敏对哮喘的致病作用仍存在争议。

3. 感染

呼吸道病毒感染会诱发许多哮喘患者喘息，超过哮喘急性发作病因的一半。成年人最可能的感染病原体是"普通感冒"的鼻病毒，婴儿呼吸道合胞病毒或某些亚型鼻病毒感染与随后哮喘相关，但因果关系尚未确定。病毒感染引起的免疫反应与许多细胞和细胞因子有关，但T淋巴细胞由于既受到病毒特异性又受到病毒非特异性激活而显得尤为重要。Th2活性增加，必会通过前述机制引起喘息和气道炎症（图28.2）。此外，在病毒感染症状消退后，易感个体的过敏刺激仍会持续一段时间。例如，在单纯鼻病毒感染后，过敏原诱导的组胺产生和嗜酸性粒细胞诱导的晚期反应在感染后4～6周内仍持续增加。

4. 卫生假说

该假说说明了为何哮喘发病率会持续上升，该假说声称在清洁、卫生的发达国家中，儿童很少感染或接触到其他环境抗原。已知某些感染可能对预防儿童早期哮喘具有保护作用。幼年时，生活中接触到更多感染的孩子，如有哥哥姐姐或生活在农场的孩子，患过敏性疾病的可能性较小。因此有推断认为较低的人群感染率和有效的免疫保护可能导致了哮喘发病率的上升。如图28.2所示，通过改变淋巴细胞亚型，麻疹病毒、结核分枝杆菌、呼吸道和胃肠道共生菌、某些呼吸道病毒感染和甲型肝炎病毒都可能减少哮喘的发生。现代人类很少接触到被笔者称为"老朋友"的其他微生物，这些微生物包括未经处理的乳制品中的乳酸菌、泥土中的腐生分枝杆菌和蠕虫。已知这3种物质都能促进调节性T细胞的活性，可能预防哮喘的发生。为了获得上述许多微生物暴露的益处，完全暴露于这些微生物不是必需的，只需接触环境中的粉尘和环境污物中的抗原，如小型家庭农场的粉尘样品中丰富的脂多糖，就能够获得有益的免疫应答。

5. 吸烟和空气污染

吸烟包括被动吸烟和母亲孕期吸烟，都与哮喘有关，已在第二十章进行讨论。近几十年来，空气污染的总体趋势与哮喘发病率的上升趋势并不相符，许多污染物水平在下降，但哮喘则更常见。然而，现有证据表明，暴露于交通污染可能增加儿童哮喘的发病率和严重程度（见第226页），成年人也有类似数据。无疑，暴露于多种形式的空气污染中会加剧哮喘患者的症状。

6. 肥胖

肥胖在成年人和儿童哮喘中的作用在第十五章中描述。

7. 对乙酰氨基酚

耗竭肺内谷胱甘肽（见第272页）增加氧化应激，或降低干扰素介导的病毒感染炎症反应都是解释哮喘和对乙酰氨基酚相关性的潜在机制。几项大型队列研究表明对乙酰氨基酚和哮喘有关。当然这不能证明因果关系，还有其他可能的解释。例如，经常感染的儿童可能会更频繁地使用扑热息痛。然而，鉴于儿童增加对乙酰氨基酚的使用与儿童哮喘发病率上升的时间点较接近，进一步的研究可能最终会揭示对乙酰氨基酚对当前儿童哮喘流行的一个相对简单的因素。

（六）阿司匹林和哮喘

花生四烯酸衍生物参与了支气管平滑肌的正常调控（见表3.2和第160页），预示阻断这些通路的药物可能会影响哮喘患者的气道。阿司匹林和与之密切相关的（其他）非甾体抗炎药确实如此，有时会导致哮喘患者支气管痉挛。哮喘患者中，只有7.2%的患者表现为阿司匹林加重性呼吸系统疾病（aspirinexacerbated respiratory disease，AERD），但当口服阿司匹林激发哮喘时，第1秒用力呼气量降低的患者却高达21%。许多对阿司匹林敏感的哮喘患者都具有特征性的临床表现。通常情况下，AERD患者30岁左右发病，发病前几年有鼻炎和鼻息肉，2/3的患者有过敏史，女性略多于男性。

阿司匹林敏感度机制

抑制气道环氧合酶（cyclooxygenase，COX）途径会减少支气管扩张药前列腺素PGE_2的合成，但这不能完全解释AERD。失去PGE_2对肥大细胞的抑制也会增加组胺和白三烯的释放（图3.10），组胺和白三烯导致了AERD的大部分症状。细胞因子有多种亚型（见第160页），COX-1是大多数AERD病例的病因。昔布类是一组专门抑制COX-2的药物，似乎对AERD患者使用相对安全。对乙酰氨基酚的镇痛作用是通过抑制COX-3介导的，只有少数AERD患者使用对乙酰氨基酚时会发生支气管痉挛。对乙酰氨基酚诱导哮喘通常只在高剂量药物时轻微发作，且哮喘患者的发生率不到2%。

（七）哮喘的治疗原则

许多国家都发布了哮喘治疗的详细指南，但这超出了本书的范畴。除了轻度哮喘，现在的治疗已不再采用过去传统的"按需"使用支气管扩张药的方法。为预防病情恶化并抑制气道炎症，现在的治疗重点是应用药物和其他策略持续治疗，讨论治疗方法如下。

支气管扩张药仍是缓解急性支气管痉挛的常用治疗方法。虽然长期使用β2受体激动剂患者的死亡率仍令人担忧，但其（见第32页）仍使用广泛，其长效药物的使用也十分常见。虽然静脉注射β2受体激动剂对危及生命的患者副作用显著，但紧急治疗这类危重哮喘时，静脉注射支气管扩张药效果更佳，因为小潮气量或通气障碍可能会阻止吸入药物到达目标部位。其他支气管扩张药包括作用于支气管平滑肌上白三烯

受体拮抗剂（见第33页），其能阻断LTC_4、LTD_4和LTE_4，可有效治疗哮喘［包括晚期反应阶段出现的（可能更顽固的）支气管痉挛］，且可能对运动性哮喘或AERD患者特别有效。

无论是吸入制剂还是口服制剂，类固醇都是预防和治疗哮喘的宝贵方法。类固醇作用于细胞质中的糖皮质激素受体，随后受体药物复合物进入细胞核并调节许多基因的转录。通过直接和间接影响转录，类固醇抑制了多种炎症蛋白的合成，包括细胞因子、黏附分子和炎症受体。约1/3的哮喘患者对类固醇治疗反应不佳，这可能是由糖皮质激素诱导转录因子1基因的遗传变异引起的。

其他治疗哮喘的方法还有避免接触过敏原。对于已知过敏的患者来说，这是一个有吸引力的预防哮喘的策略，但很难有效减少过敏原负荷。尽管已证明搬到显著减少屋尘螨数量的低湿度高海拔地区、在家中实施严格的控制过敏原技术有效，但许多研究都未能证明过敏原减荷的临床获益。

"生物"制剂包括对许多靶向涉及哮喘发病细胞因子的单克隆抗体（图28.2），这可能开辟了未来更精确靶向特定气道免疫异常的治疗。

二、慢性阻塞性肺疾病

慢性阻塞性肺疾病的临床特征与哮喘相似，表现为喘息、咳嗽和呼吸困难，但支气管扩张药不能很好缓解气流受限。与哮喘相比，慢性阻塞性肺疾病患者年龄大得多，疾病的持续进展会严重影响患者的正常生活，最终导致呼吸衰竭（见第300页）。慢性阻塞性肺疾病是世界第三大死亡病因，大于45岁人群中患病率为10%。尽管在某些发达国家，慢性阻塞性肺疾病发病率已趋于稳定，但近几十年来，发展中国家吸烟人数的迅速增加意味着慢性阻塞性肺疾病的患病率正在以惊人的速度上升。虽然死亡率正在下降，但患病率的增加意味着全球死于该病的人数几乎未变。慢性阻塞性肺疾病与心血管疾病间相关性很强，部分原因在于二者有共同的风险因素（如吸烟），且都有全身性炎症及氧化应激。

不同于哮喘的间歇性气道阻塞，慢性阻塞性肺疾病的特点是进行性慢性气流受限伴间歇性加重，冬季加重尤为显著。这些急性加重表现为从症状轻度恶化到危及生命的恶化不等，常由病毒或细菌感染诱发加重，并与气道阻力增加和肺过度充气导致的呼吸困难

相关。

病理上，哮喘和慢性阻塞性肺疾病均以气道狭窄和炎症为病理特征，但两者的病因和临床病程差异较大。如图28.4所示，对慢性阻塞性肺疾病和哮喘病理认识的深入揭示了两者间的主要差异。据估计，大约10%的患者同时患有这两种疾病，现在称为哮喘-慢阻肺重叠综合征，该术语不是一种诊断名称，其描述了一组病变差异很大、需个性化治疗的异质性患者，若将他们作为单纯的哮喘或慢性阻塞性肺疾病治疗，则预后较差。

（一）慢性阻塞性肺疾病的病因学

吸烟是慢性阻塞性肺疾病的主要病因（见第223页）。吸烟者第1秒用力呼气量的快速下降（见图20.1）和15%～20%的吸烟者患慢性阻塞性肺疾病，这可能代表了吸烟者对烟草烟雾的极端反应，这种对烟草烟雾的易感性可能是遗传的。与未患慢性阻塞性肺疾病的吸烟者相比，罹患慢性阻塞性肺疾病的吸烟者氧化/抗氧化基因表达模式不同，例如，吸烟的慢性阻塞性肺疾病患者体内表面活性蛋白A和表面活性蛋白D水平降低，该降低与炎症和肺纤维化有关。体外研究中，尼古丁能激活信号通路，下调这些表面活性蛋白表达，研究人员从而能识别特定的信号通路。此外成年吸烟者中，发现小气道上皮丧失了从远端到近端表型特征性表达模式，体外动物研究通过将

小气道上皮基底细胞暴露于在吸烟者体内上调的表皮生长因子，可重现这一结果。试图确定吸烟者易患慢性阻塞性肺疾病的特定基因的研究还处于早期阶段。*FAM13A*基因是一个潜在的、常与慢性阻塞性肺疾病相关的致病基因。现认为过度激活*FAM13A*蛋白促进了细胞内分子普遍存在的β-连环蛋白的降解，而β-连环蛋白对修复气道和肺泡细胞至关重要，如修复香烟烟雾的损害。

现已认识到，早期肺部发育也可能会影响慢性阻塞性肺疾病发病，该机制与吸烟无关。早产、母亲孕期吸烟、儿童暴露于感染和空气污染等因素都会影响肺部发育，导致成年早期第1秒用力呼气量最大值（见图20.1）较低。无论随后第1秒用力呼气量的下降速率如何，40岁时第1秒用力呼气量预测值小于正常值的80%都会大大增加患慢性阻塞性肺疾病的风险。

慢性阻塞性肺疾病气道炎症的细胞机制中，与慢性阻塞性肺疾病强相关的是吸烟激活了中性粒细胞和巨噬细胞（见第223页），而非哮喘中观察到的激活嗜酸性粒细胞和肥大细胞。IL-17激活中性粒细胞并释放多种蛋白酶，这些蛋白酶降解肺弹性蛋白，导致肺组织弹性丧失，这是慢性阻塞性肺疾病的典型特征。吸烟还可诱导气道氧化应激，而激活的炎症细胞和细胞因子所产生的活性氧可加重慢性阻塞性肺疾病患者气道中的氧化应激反应，这些病理变化已比作肺

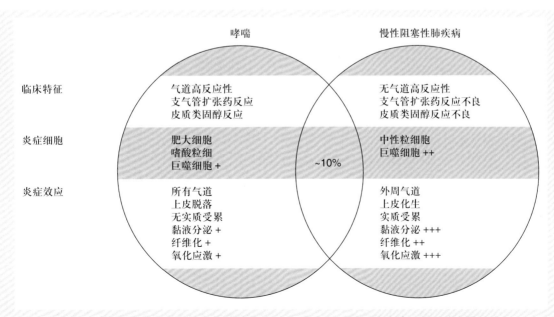

图 28.4　慢性阻塞性肺疾病与哮喘的临床和病理差异，可导致哮喘-慢阻肺重叠综合征

（From Barnes PJ. Mechanisms in COPD. Differences from asthma. Chest. 2000; 117: 10S-14S, by permission of the author and publishers.）。

的加速老化，了解这些病理变化为开辟潜在的新治疗提供了选择。

肥胖在慢性阻塞性肺疾病患者中的作用见第十五章。

慢性阻塞性肺疾病有3个病理生理变化：肺气肿、大气道黏液高分泌和小气道阻塞。

1. 肺气肿

肺气肿定义为终末细支气管远端气腔永久性扩大并伴有肺泡壁的破坏。开始是正常肺泡间孔的增大，随后是整个肺泡间隔破坏，还可能损伤终末细支气管的结构。肺气肿区域，无论$\dot{V}$和$\dot{Q}$都减少，尽管少数肺区$\dot{V}/\dot{Q}$比值≤1，但通常都>1（见图7.9C）。若$\dot{V}/\dot{Q}$比值>1的肺区广泛分布，则将导致肺泡无效腔（见第90页）。肺气肿导致的肺泡表面积损失会损害肺的弥散能力，并降低空气–水界面的表面张力（见第12页），从而提高肺顺应性。随着肺气肿越来越严重，相邻肺区会出现侧支通气。当气道阻塞时，侧支通气可能对防止肺气肿性肺萎陷有益，因为可以从邻近的肺组织继续通气。在许多动物中，该策略是匹配$\dot{V}/\dot{Q}$比的有效方法（见第291页）。不幸的是，人类的侧支通气也限制了旨在通过隔离受累的肺区治疗肺气肿技术的成功应用（见第375页）。最后，肺泡间隔内弹性组织的丧失降低了肺组织的弹性回缩，易导致小气道闭合，尤其在呼气相。

目前认为肺气肿的细胞损伤机制与肺部蛋白酶和抗蛋白酶的活性有关，这些酶通常是在烟草烟雾或感染激活中性粒细胞（如中性粒细胞弹性蛋白酶）或巨噬细胞后释放的。缺乏α_1-抗胰蛋白酶（最广为人知的抗蛋白酶）是早期形成肺气肿的一个重要危险因素（见第158页）。其他蛋白酶［如抗蛋白酶系统（如基质金属蛋白酶家族）］的紊乱，也与肺气肿有关，因为这些蛋白酶通常参与肺外细胞基质的重塑。具有抗弹性蛋白活性的蛋白酶可能引起肺气肿。肺内弹性蛋白沉积发生在幼儿期，在青春期后期以后极少发生。随后，任何因疾病而失去的肺弹性蛋白都可能被胶原蛋白取代，因此降低了肺弹性阻力，这可能解释了为何整个生存期肺弹性回缩力普遍下降。

2. 气道阻塞

小气道狭窄在慢性阻塞性肺疾病中起重要作用，但其病因存在争议。如上所述，呼气气流受限部分是因肺气肿，其余则由气道壁本身的改变所致。小气道炎症性改变在慢性阻塞性肺疾病中普遍存在，气道成

分也有广泛的重塑，包括上皮细胞增生和气管外膜（外层）中胶原蛋白沉积。在某些终末细支气管中，这些变化增厚了气道壁，而其他细支气管则被破坏，导致小气道总量下降，这些变化结合在一起导致不可逆的、临床上显著的气道阻塞。

大气道病变包括杯状细胞增生、黏膜水肿和过量黏液的产生，这些都是慢性支气管炎的关键病理改变。反复的呼吸道感染和吸烟无疑也是大气道病变的病因，这最终导致了慢性咳嗽伴咳痰，但慢性阻塞性肺疾病特征性的慢性咳嗽咳痰并非大气道病变所必需，反复的呼吸道感染和吸烟对整体气道阻塞的影响也因人而异。

3. 过度充气

气道狭窄及肺弹性回缩力丧失共同导致了小气道的气流受限。直径小于1 mm的气道壁缺乏软骨支撑，因此肺弹性回缩力对于维持小气道的通畅至关重要（见第5页）。呼气气流受限可导致受累肺组织的呼气时间常数延长、呼气不完全（气体陷闭），从而肺容积被迫增加，患者呼吸困难，在运动等任何需要更高每分通气量时更显著。肺过度充气理论上可对抗呼气时小气道的关闭（见图3.5），但也会显著降低呼吸肌的效率。特别是当膈肌下移时，胸廓–膈肌对合区减小（见图5.1），重度下移时膈肌扁平化，导致膈肌大部分活动或一侧膈肌拮抗另一侧膈肌的活动，或使胸廓下段向内收缩而非向外扩张（见图5.2）。最终，肺永久过度充气，并伴有胸壁的扩张（桶状胸）和膈肌不可逆的扁平化。

4. 慢性阻塞性肺疾病的呼吸肌

对于慢性阻塞性肺疾病患者，肋间肌（程度较轻）和膈肌异常。呼吸肌纤维类型向耐疲劳的Ⅰ型纤维转变（见第61页），降低了肌纤维的收缩效率。尚不清楚这些变化是肺过度充气引起的膈肌慢性牵拉、慢性阻塞性肺疾病引起的全身炎症，还是患者缺乏体力活动所致的，但异常的呼吸肌会进一步损害通气容量。

（二）治疗原则

与哮喘一样，详细的慢性阻塞性肺疾病的国际治疗指南已发布，这次指南是全球性的，而非国家性的。肺气肿的非药物治疗在第375页描述。

1. 戒烟（见第224页）

在所有治疗方式中，戒烟是核心。减缓肺功能下降的长期获益程度取决于患者何时开始永久戒烟（见

图20.1）。慢性阻塞性肺疾病患者通常已经吸烟多年，因此戒烟可能需要很大的决心和支持。虽然尼古丁替代疗法及一些药物疗法可提高戒烟的成功率，但慢性阻塞性肺疾病患者通常只有在多次尝试后才能顺利戒烟。

2. 药物治疗

慢性阻塞性肺疾病患者可吸入支气管扩张药，其疗效取决于患者气道病变的可逆程度。β2受体激动剂和抗胆碱能药物（见第32页）均可使用，通常使用长效制剂，长效制剂似乎更能有效地降低慢性阻塞性肺疾病急性加重的频率及严重程度。皮质类固醇对慢性阻塞性肺疾病的疗效不如哮喘，参与慢性阻塞性肺疾病发病的炎症细胞不同于哮喘（图28.2），因此可能对类固醇抑制不那么敏感。然而，某些慢性阻塞性肺疾病患者能从所谓的"三联疗法"（皮质类固醇联合两种支气管扩张药）中获益。为将药物输送到小气道而使用超细颗粒吸入药（中间粒径＜2 mm），可能特别有效（见第157页），这些药物能有效改善患者症状、提高生活质量，并减少急性加重次数，但不能改善慢性阻塞性肺疾病患者的肺功能持续性下降及长期生存率。

3. 长期氧疗

每天15～18 h的低浓度氧疗可提高伴有低氧血症的严重慢性阻塞性肺疾病患者的生存率。各国开始氧疗的血氧饱和度阈值各异，但都在88%左右，氧流量旨在将血氧饱和度升至90%以上。尚无证据支持夜间氧疗能减缓因夜间缺氧引起的肺动脉高压。

4. 肺康复

肺康复是目前慢性阻塞性肺疾病的重要治疗部分，其内容包括对患者进行教育和支持，以及定期、有监督的锻炼计划。推荐每周至少进行5次30 min的身体活动，医护人员监督2～3次，持续至少6周，最好更久。有充分证据表明，这些干预措施能提高患者运动耐力，减轻呼吸困难症状。然而，肺康复的长期获益尚不明确，现在的重点已经转向管理那些拒绝参加或未完成康复计划的患者。

（三）氧疗在慢性阻塞性肺疾病中应用

慢性阻塞性肺疾病患者，尤其在急性加重期，常发生Ⅰ型呼吸衰竭或Ⅱ型呼吸衰竭（见第298页）。患者发生哪种呼吸衰竭取决于气道疾病、肺气肿和肺弹性下降的轻重程度，以及机体化学感受器对氧和二氧化碳的敏感度。无论哪种类型的呼吸衰竭，重度慢性阻塞性肺疾病患者氧疗都能导致高碳酸血症。高碳酸血症的机制主要有以下两种。

氧疗引起的通气抑制可见于Ⅱ型呼吸衰竭的慢性阻塞性肺疾病患者，此类患者可能依赖低氧驱动维持通气。如果纠正低氧，比如动脉血PO_2≥正常，就可能抑制低氧驱动造成低通气。然而，对慢性阻塞性肺疾病患者中氧疗诱发的高碳酸血症的研究表明，无论是在呼吸道症状稳定期还是急性加重期，均未发现每分通气量持续的改变。氧疗引起的每分通气量减少，或变化太小而无法充分解释PCO_2的变化，或只有短暂变化，几分钟后就恢复到基线通气量。然而，一项纳入22名研究对象的报告中，有两位患者吸入纯氧仅15 min后就出现了严重的呼吸抑制，导致危险的高碳酸血症。因此，似乎少数慢性阻塞性肺疾病患者易发生氧疗诱发的呼吸抑制。

已提出氧疗改变$\dot{V}/\dot{Q}$可以解释每分通气量基本不变的慢性阻塞性肺疾病患者为何发生高碳酸血症。已知肺泡低PO_2增加缺氧性肺血管收缩（见第74页），缺氧性肺血管收缩有助于减少$\dot{V}/\dot{Q}$失调。因此，氧疗可降低通气不良区域的缺氧性肺血管收缩，增加通气不良区域的血流量，减少流向其他正常或较高$\dot{V}/\dot{Q}$区域的血流量。这样将进一步促进肺泡无效腔，增加动脉血PCO_2（见第90页）。

无法预测是哪种机制主要造成慢性阻塞性肺疾病患者氧疗后动脉血PCO_2升高，但无论什么原因，目前普遍认为，非控制性氧疗对急性加重的慢性阻塞性肺疾病患者具有潜在危害，患者死亡率随着院前治疗阶段FiO_2的升高而增加。因此，对慢性阻塞性肺疾病患者氧疗必须非常谨慎，并需要根据血氧饱和度持续滴定FiO_2（见第277页）。

三、囊性纤维化

囊性纤维化是一种常染色体隐性遗传病，每25个白种人中有一人携带该基因。每约3000个新生儿中就有一个新生儿患有此病，可在产前识别异常的囊性纤维化基因，但因临床疾病谱很广，通过遗传筛查预测表型毕竟困难，其病情严重程度由环境因素（如吸烟）和异常囊性纤维化基因的遗传修饰因子共同决定。囊性纤维化的死亡率虽然仍然很高，但近年来有所下降，2000年出生的囊性纤维化患者现在的预期寿命是50岁。尽管囊性纤维化出生人数恒定，但生存率的提高意味着囊性纤维化的患病率正稳步上升。

囊性纤维化影响机体多个系统的上皮细胞功能，对胃肠功能和呼吸功能的影响最大，本章只讨论对呼吸功能的影响。肺气道异常的防御机制导致细菌在囊性纤维化患者的肺终生定植。反复的呼吸道感染会导致黏液高分泌、咳嗽，多年后出现包括支气管扩张在内的正常肺结构破坏。

（一）囊性纤维化的病因学

1. 生化异常

囊性纤维化基因位于第7号染色体，编码在上皮细胞中发现的一种名为囊性纤维化跨膜转导调节因子（cystic fibrosis transmembrane conductance regulator, CFTR）的蛋白。CFTR蛋白主要是作为一种位于细胞膜上的活性氯离子通道，但也有其他潜在的多种功能，包括调节碳酸氢盐-氯离子交换、控制钠和水的运输及通过作用于上皮细胞间的紧密连接调节其通透性。因此，CFTR在控制上皮细胞分泌物中的盐浓度方面起重要作用。CFTR功能影响汗液的产生，囊性纤维化患者的汗液中钠离子浓度是正常人群的两倍以上，因此测量汗液中钠离子浓度仍可作为囊性纤维化的一种相对简单的诊断方法。

CFTR由3种通过一系列复杂的翻译后修饰的蛋白质亚基组装而成。一个环状的跨膜结构域穿过细胞壁的脂质双分子层形成一个通道（图28.5），其胞内部分是两个核苷酸结合结构域（nucleotide-binding domains, NBDs），需要ATP在通道被激活时供能。最后，单个调节结构域蛋白松散地附着在NBDs上，远离NBDs后可以"打开"通道而让氯离子进出细胞（图28.5）。通过与CFTR的调节结构域结合，细胞内蛋白激酶A激活该通道，而ATP供能并被NBDs去磷酸。目前已发现1000多种囊性纤维化基因突变，这些突变可能会导致CFTR蛋白功能缺陷或不全、错误折叠（可被快速降解）、异常（被整合到膜之前就会降解），或膜上位置适当但无任何功能。在正常人群中，CFTR蛋白还可抑制附近上皮细胞中钠通道起作用，但囊性纤维化患者通常这一功能缺陷，从而进一步损害了气道衬液（airway lining fluid, ALF, 见第157页）的调节作用。

2. 肺部病变的病因

CFTR功能异常导致肺组织病变的事件顺序仍有争议。由于黏膜纤毛清除作用受损，异常的气道内衬

液和黏液导致对吸入病原体的防御能力变差。在疾病早期就可有细菌定植，囊性纤维化患者对各种气道病原体出现过度的炎症反应，这样就形成了细菌感染导致气道炎症、黏液分泌和更多感染的循环，伴进行性肺组织损伤。CFTR功能异常可通过多种机制对气道清除吸入病原体的能力产生不利影响，具体如下。

盐-防御素假说。 人体肺组织可产生多种内源性抗生素，其中研究最多的是人β-防御素（human β-defensin, HBD），其可能在预防肺部感染中发挥重要作用。HBD是一种由64个氨基酸组成的多肽，已证明增加氯化钠浓度或者较低的pH可灭活HBD，从而使细菌在囊性纤维化患者的肺内增殖（图28.5）。

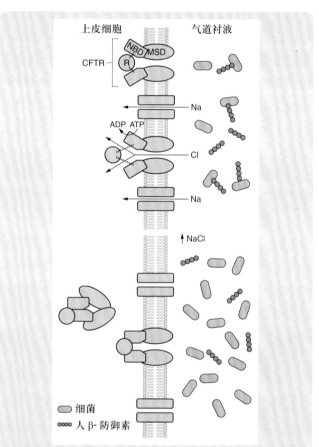

A. 正常肺中，当CFTR的氯离子通道从关闭（上）向开放（下）状态转变时，展现出调节结构域（R）的变化。钠离子通过改变跨膜电位的钠离子通道，跟随氯离子被动转运，人β-防御素可灭活气道衬液中的细菌；B. 囊性纤维化，CFTR蛋白存在缺陷，故不位于膜上，或者即使位于膜上也无功能，因此，气道内钠离子和氯离子浓度异常高，这可能会灭活人β-防御素或改变气道衬液的功能，而使细菌增殖。ADP: 腺苷二磷酸；ATP: 三磷酸腺苷；MSD: 跨膜结构域；NBD: 核苷酸结合结构域。

图28.5 囊性纤维化时钠离子、氯离子跨肺上皮细胞壁转运

炎症先行假说。该假说认为，气道炎症是囊性纤维化肺的首要事件，可能是由CFTR缺陷上皮细胞的异常细胞信号所致。炎症可能源于呼吸道上皮细胞免疫功能的先天性失调，导致疾病早期就有病原体定植。

细胞-受体假说。正常肺组织中，上皮细胞中CFTR（以及一系列细胞表面糖蛋白）能结合许多细菌病原体，是杀死吸入微生物常规过程的一环。然而囊性纤维化肺内上皮细胞周围的低pH抑制了肺部病原体与CFTR的结合。

气道衬液耗竭假说。尽管囊性纤维化肺上皮细胞中钠离子和氯离子的转运改变，但依然认为气道衬液的"溶胶层"或纤毛周围层（见第156页）是等渗的。但由于纤毛周围液量减少，干扰了纤毛与气道衬液的纤毛周围层、黏液层间的物理联系，有效阻碍了气道衬液的正常清除。异常变厚的黏液层抑制了HBD、乳铁蛋白和溶菌酶等内源性抗微生物系统的功能，还生成了一层可供厌氧菌繁殖的乏氧黏液。

（二）治疗原则

常规治疗主要包括通过物理疗法、体位引流和运动来促进气道分泌物的清除。囊性纤维化患者的黏液层黏性通常不高，但韧性好、黏附性强，因此难以清除。黏液的黏稠部分源于感染气道内大量炎症细胞的降解，其DNA可聚集并进一步增加黏度。吸入会分解DNA分子的重组人DNA酶，或吸入最近常用的多聚赖氨酸会缩减痰中分子，都被证明可促进痰液清除。无论是感染性急性加重，还是维持治疗，目前抗生素可用于所有囊性纤维化患者的感染治疗，并认为是囊性纤维化患者生存率提高的主要原因。

药物治疗：现已研发出能纠正CFTR蛋白中某些缺陷的药物。仅5%的囊性纤维化患者是*G551D*突变，其CFTR蛋白膜上位置正确，但离子通道无法正常开启。依伐卡托（ivacaftor）可部分纠正这一异常，临床使用能显著改善临床症状。约一半的囊性纤维化患者为F508del纯合子突变，突变使CFTR翻译后折叠不完全，导致该蛋白仍附着在内质网上。服用鲁玛卡托（lumacaftor）部分纠正了这种异常的折叠，从而增加了细胞膜上CFTR蛋白的数量，但功能仍异常，通过联合依伐卡托可进一步增强其活性，临床效果良好。其他药物还在研发中。

肺移植：治疗囊性纤维化的公认方法，详见第三十三章。

纠正异常的囊性纤维化跨膜转导调节因子

自1989年发现囊性纤维化基因以来，基因治疗就具有巨大的潜力，但遗憾的是，这种潜力尚未实现。正常的*CFTR*基因可以制造，但如何将该基因整合到气道细胞中，并刺激其在体内表达为有功能的CFTR蛋白是个问题。已尝试通过脂质体或病毒载体进行基因传递，但功能效应不佳，CFTR表达仅有短暂或微小的变化。近期研发的一种药物更具有前景，对于某些特定基因突变导致的囊性纤维化患者，该药物可改善CFTR的产生及功能，早期临床结果鼓舞人心。

（张钰，方年新，徐艺辉译；孙莉，于佳，王丽，罗春，张骅，肖奎，才万龙，刘岗校对）

—— 参考文献 ——

扫码查看

关键词

呼吸困难；慢性阻塞性肺疾病；哮喘；囊性纤维化；支气管收缩；病理生理学；治疗；肥大细胞；嗜酸性粒细胞；吸烟。

摘要

• 气道狭窄，无论何种病因，都会导致呼气气流受限、气体陷闭和肺过度充气，表现为呼吸困难。

• 哮喘是由气道炎症和支气管平滑肌收缩引起的间歇性、可逆性气道阻塞，无论是气道炎症还是支气管平滑肌收缩，均为肥大细胞和嗜酸性粒细胞释放介质所致。

• 慢性阻塞性肺疾病是一种因气道炎症和肺组织弹性丧失引起的进行性气道狭窄疾病，可逆性差，大多由吸烟诱导气道中中性粒细胞激活所致。

• 囊性纤维化是一种遗传性疾病，气道中氯离子的异常转运破坏了正常的肺防御机制，导致慢性、破坏性肺部感染。

小结

• 近几十年来，虽发达国家哮喘患病率已稳定在总人口的10%～15%，但全球范围内患病率一直在增加，且呈逐年上升趋势。

• 哮喘急性发作分为三个阶段。首先，支气管收缩通常是因吸入过敏原引起气道平滑肌收缩所致。其次，迟发相反应，黏液分泌增加和气道水肿。最后，气道高反应性，相比正常人，患者对冷空气、运动或空气污染等轻微气道刺激更敏感。慢性哮喘中，上述这三个阶段共同作用使气道长期处于狭窄、水肿及支气管高反应状态，常导致气道平滑肌和上皮组织重塑。

• 多种细胞参与诱发哮喘。过敏性疾病中，通过脱颗粒和释放大量能引起速发性和迟发性的支气管收缩的介质，肥大细胞能导致支气管痉挛。嗜酸性粒细胞也在某些哮喘患者气道中大量存在，并引发炎症反应。淋巴细胞在控制肥大细胞和嗜酸性粒细胞引发的反应中至关重要，启动哮喘部分取决于抗炎辅助性T淋巴细胞（Th1）和促炎细胞Th2之间的平衡。这两种细胞系的相对活性进一步受调节性T细胞和自然2型辅助细胞的调控。

• 有很多理论可解释哮喘患病率为何上升。全基因组扫描已确定了许多潜在的致病基因，大部分基因参与协调产生前述的免疫细胞因子。然而，临床上哮喘的遗传病因占比仍相当小，其发病取决于遗传易感性与环境因素间复杂的相互作用。增加的过敏原暴露可能也是原因，例如，在现代温暖的地毯房屋中暴露于屋尘螨过敏原。卫生假说认为，哮喘患病率增加源于在生命早期接触气道病原体或其抗原减少，从而改变了免疫系统发育。包括吸烟在内的空气污染会加重哮喘的症状，并可能参与诱发儿童哮喘。最后，儿童早期使用对乙酰氨基酚与哮喘有关，但尚未被证实因果关系。

• 哮喘的治疗通常包括β2受体激动剂扩张支气管及吸入性皮质类固醇减轻炎症。其他治疗包括避免接触过敏原或使用白三烯受体拮抗剂。出现急性危及生命的哮喘时，因通气不良及局部通气障碍阻止吸入药物达小气道，可能需要静脉用药。

• 慢性阻塞性肺疾病的临床特征与哮喘相似，但好发生于老年患者，气流受限通常是持续、不可逆的。全球范围内慢性阻塞性肺疾病的患病率持续增加，因慢性阻塞性肺疾病与吸烟密切相关，而吸烟率在发展中国家持续增加。

• 慢性阻塞性肺疾病有两种成分，气道阻塞和肺气肿，不同个体中比例不同。无论气道阻塞还是肺气肿，通常由吸烟激活的中性粒细胞和巨噬细胞引起的炎症所致。当炎症过程中释放的蛋白酶不可逆地损伤肺泡壁而形成大气腔，就会发生肺气肿。气腔的通气量和灌注量都低，灌注量特别低，因此，当气腔广泛分布时，这些区域就构成肺泡无效腔。蛋白酶和抗蛋白酶系统间的平衡决定了肺气肿的严重程度；抗蛋白酶系统的遗传缺陷会导致严重的早发性肺气肿。

• 慢性阻塞性肺疾病气道狭窄有两个原因。首先，肺气肿导致组织弹性丧失，而组织弹性是无软骨支撑的小气道保持通畅的主要机制。其次，气道壁炎症导致水肿、黏液分泌过多，长此以往，会重塑所有气道成分，使上述这些改变难以甚至不可能逆转。小气道阻塞导致呼气时气道关闭，（尤其在运动时）引起肺部气体陷闭、过度充气，进而引起呼吸困难，因为高肺容量时，肺顺应性降低，呼吸肌（尤其是膈肌）效率低下。

• 慢性阻塞性肺疾病的治疗最好通过戒烟来实现。当不能戒烟或戒烟无效时，吸入性支气管扩张药有效，通常使用β2受体激动剂和抗胆碱能药物。尽管皮质类固醇在慢性阻塞性肺疾病中疗效不如哮喘，但仍联合其他支气管扩张药广泛用于慢性阻塞性肺疾病的治疗。慢性阻塞性肺疾病患者感染加重应及时使用抗生素和皮质类固醇。对呼吸衰竭的慢性阻塞性肺疾病患者，由于对中枢呼吸驱动和通气血流灌注关系的影响，不受控的氧疗会导致高碳酸血症和不良预后。

•囊性纤维化是一种影响上皮细胞功能的常染色体隐性遗传病，该病的遗传缺陷影响CFTR的产生及功能，CFTR是一种在肺中负责控制气道内产生衬液的氯离子通道。囊性纤维化患者存在慢性肺部感染，会导致长期肺损伤，这种感染易感的病因尚不明确，但主要在于难以清除异常顽固的气道黏液，其他致病因素包括黏液中天然抗菌肽功能异常和上皮细胞的免疫应答改变。

•囊性纤维化的治疗包括强化物理治疗清除气道分泌物和使用抗生素控制细菌定植。现有药物可以增强某些较常见基因突变囊性纤维化患者的CFTR功能。迄今，囊性纤维化的基因治疗还未取得有价值的临床疗效，但目前增强CFTR功能的新药正在研发中。

第二十九章　肺血管疾病

要点

◆ 当肺毛细血管血压或肺泡/毛细血管膜通透性增加，导致液体在间质和肺泡积聚时，就会发生肺水肿。

◆ 无论血栓还是空气栓塞，肺栓塞都部分阻塞肺循环，增加肺泡无效腔和肺动脉压（pulmonary arterial pressure，PAP）。

◆ 肺动脉高压最常见的原因是长期缺氧或左房舒张末压升高，都与NO生成减少和肺血管重构相关。

一、肺水肿

肺水肿是定义为肺内漏出或渗出超过淋巴引流能力，血管外肺水增加，更严重时，肺泡中出现游离液体。

（一）解剖学因素

肺毛细血管内皮细胞间连接相当疏松（宽约5 nm），这些疏松连接允许相当大的分子（包括白蛋白）自由通过。在内皮细胞的腔内表面，覆盖着控制内皮细胞通透性的内皮糖萼（endothelial glycocalyx，EG，译者注：糖萼是指细胞膜表面被覆的多糖物质，以共价键与膜蛋白或膜脂结合形成糖蛋白或糖脂，其糖链都朝向胞外，使得整个细胞外层犹如一层糖的包被，好比花被包着花萼，在膜蛋白的保护和分子识别中发挥重要作用），内皮糖萼是结合在细胞表面的复杂大分子层，被动充当大分子和水的屏障（见后文）。内皮细胞和内皮糖萼屏障允许某些大分子通过，这就使肺淋巴液中白蛋白浓度约为血浆中的一半。在肺泡表面，肺泡上皮细胞紧密连接在一起，细胞间隙仅约1 nm。正常情况下，这些紧密连接阻止了大分子（如白蛋白）从间质组织液进入肺泡。然而，组成紧密连接的蛋白质并不仅是被动结构单元，这些蛋白质能被修饰（如在NO的作用下），这就增加了紧密连接的通透性。

肺的淋巴系统很发达，通过支气管和肺血管周围的网状淋巴通道，将间质液引流至肺门。淋巴管毗邻肺泡间隔区（见后文的讨论），常与细支气管伴行。直到第11级细支气管（见表1.1）前，淋巴管一直位于气道和血管周围的潜在腔隙中，该潜在腔隙将淋巴管、气道和血管与肺实质分开。在肺门，胸膜下浅丛的淋巴液回流到几组气管支气管淋巴腺。通常情况下，左肺的大部分淋巴液进入胸导管，而右侧淋巴液流入右侧淋巴管。

人类肺部的正常淋巴引流量出奇地少，仅约10 mL/h。然而，当间质的渗漏增多时，淋巴引流量可增加10倍，这可能发生在受肺水肿威胁时，但实际引流量在人体中不易测量。

（二）肺流体动力学

血管内液体进入肺泡必须跨越三道屏障。首先，必须从微循环进入间质（穿过内皮糖萼和内皮），其次穿过间质，最后从间质进入肺泡（穿过上皮；图29.1）。

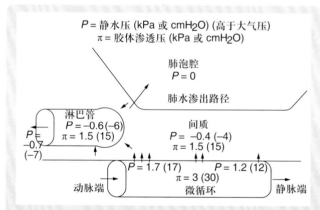

图 29.1　肺微循环、间质内静水压及血浆蛋白渗透压的正常值

1. 内皮内外的液体交换

由毛细血管和组织间的静水压差驱动，但被血浆蛋白的渗透压拮抗。压力平衡通常足以防止任何明显的渗漏，但各种病理情况可能会破坏该平衡。

通常用Starling方程来表示流体流动和压力平衡间的关系。对于内皮屏障，方程如下：

$$\dot{Q} = K\left[(P_C - P_{IS}) - \Sigma(\Pi_C - \Pi_{IS})\right]$$

$\dot{Q}$：渗漏液流速，在压力平衡状态下，等于淋巴引流的流速。

K：导水率（单位压力梯度下通过内皮的流体流速）。

P_C：肺毛细血管内静水压

P_{IS}：组织间隙内静水压

Σ：是反射系数，对内皮屏障来说，就是白蛋白的系数，该系数反映了内皮对溶质（白蛋白）的通透性。Σ为1表示全反射（完全不通透），对应于间质组织液中无溶质。当Σ为0时，表示溶质可以自由通过膜（这里指内皮屏障），且膜两侧浓度相等，溶质不能产生跨膜渗透压，这种溶质通常指血浆中晶体。

Π_C：溶质在肺毛细血管内形成的渗透压。

Π_{IS}：溶质在组织间隙中形成的渗透压。

正常情况下，人类的肺淋巴流量 $\dot{Q}$ 约10 mL/h，其蛋白含量约为血浆中的一半。肺微血管压（P_C）比大气压高0～2 kPa（0～15 mmHg），具体数值取决于肺野的垂直高度。此外，因为约一半的肺血管阻力分布在毛细血管中（见图6.2和图29.1），故毛细血管血压从动脉端到静脉端逐渐降低，这样，可认为单一的平均肺毛细血管血压值没有意义。

肺间质内静水压（P_{IS}）不易测量，但从动物研究中测得约为-0.40～-1.25 kPa（-4.0～-12.5 cmH$_2$O）。在离体肺中，肺间质压未有预期的那样因重力作用而出现垂直压力梯度，但在胸廓和胸膜完整的情况下测量肺间质压时，就可观察到这一垂直压力梯度。

健康肺中，白蛋白反射系数（Σ）约为0.5。血液和间质液间的总渗透压梯度约1.5 kPa（11.5 mmHg）。因此，促进渗漏和阻止渗漏的力量间存在微妙的平衡。上肺毛细血管静水压最低，安全范围相当大。然而，在肺的重力依赖区，静水压最高，安全范围较小。

如诸多几十年前的生理学原理一样，毛细血管流体运动的Starling方程模型过于简化。特别是，内皮糖萼在毛细血管流体运动中发挥着至关重要，但尚未被充分了解。例如，肺组织中，内皮-EG复合物的导水率可能并不恒定，这与Starling方程中假设的不同，且可能因不同的肺区、不同的充气压力或血管压力而变化。各种病理过程损伤内皮糖萼结构，会增强内皮糖萼对水和其他分子的通透性，从而导致肺水肿。

2. 间质内流体动力学

间质并不仅是液体转运到淋巴管的被动通道。在动物中，肺间质中蛋白聚糖和透明质酸分子像凝胶一样吸收水分，这样就尽量减少了肺间质压力的升高，并阻止胶原蛋白等其他细胞外结构的水合作用。现认为这些不同部位的分子特性差异导致了间质间隙和旁间隔区（淋巴管起源的部位）间的压力梯度，这些压力梯度可促进并一定程度上控制正常肺内液体从内皮流向淋巴管。

随着通过内皮向间质转移的液体增加，间质组织容纳了大量的水，而肺间质压仅略有增加，且间质顺应性高。人类肺间质和淋巴系统可容纳水约500 mL，肺间质压仅增加约0.2 kPa（2 cmH$_2$O）。最终，分子吸水能力超负荷，破坏蛋白聚糖结构，可能导致邻近胶原分子紊乱，进而影响基底膜功能，发生肺泡水肿。

3. 肺泡上皮内外的液体交换

肺泡上皮屏障对气体的通透性在第八章进行了讨论，该屏障允许气体、水和疏水物质自由透过，但对白蛋白几乎不通透。在正常人的肺中，肺泡主动清除其中的液体。由于方法学的原因，关于肺泡上皮屏障的研究大多研究了Ⅱ型肺泡上皮细胞，但认为Ⅰ型肺泡上皮细胞和远端气道的棒状细胞也能主动清除液体。在细胞的肺泡侧，细胞膜含有上皮钠离子通道和囊性纤维化跨膜调节通道（见第314页），分别主动转运钠离子和氯离子至细胞内。在细胞的间质侧，Na$^+$/k$^+$-ATP酶通道主动将钠离子转运出细胞，而氯离子则被动地转运出细胞。来自肺泡的水顺着渗透梯度随着这些离子转移进入间质。人类肺泡上皮细胞中发现了可能促进水进出细胞的水通道蛋白，但它们在肺中作用尚不清楚，而细胞间隙的水运动可能更重要。

正常情况下，肺泡主动清除的液体只是少量，但受肺水肿威胁时，主动清除机制至关重要。肺水肿1 h内，肺泡上皮细胞主动清除肺泡液体的量就会增加。儿茶酚胺刺激β$_2$肾上腺素受体，增加了现有Na$^+$/k$^+$-ATP酶通道对钠离子的转运，并将细胞内新通道整合进细胞膜。几个小时后，各种激素（如甲状腺素、醛固酮、糖皮质激素）和细胞因子（如肿瘤坏死因子）诱导新的Na$^+$/k$^+$-ATP酶通道的转录，增加液体清除。以上这些机制对于降低肺水肿的严重程度和消除诱因后清除水肿液都很重要。

（三）肺水肿分期

肺水肿前，推测有一个前驱期，此时淋巴引流增加，但血管外含水量没有增加，可能会进展到以下几期。

1. Ⅰ期：间质性肺水肿

最轻微的情况下，间质组织液增加，但水肿液未进入肺泡。光学显微镜下，首先观察到的是扩张的淋巴管袖套，常围绕相邻的支气管和肺动脉分支呈"8"字形（图29.2）。肺泡隔内有积液，但积液仅限于含有基质的肺毛细血管的"服务"侧，而"功能"侧的几何形状不变（见第7页和图1.8，译者注："功能"侧指的是肺毛细血管的血液活跃状态的那侧，即气体交换的一侧，这一侧主要定位在肺泡壁的较薄处。"服务"侧指的是毛细血管的另一侧，即供氧的一侧，包含支持非气体部分的基质或框架。间质性肺水肿时，因水分堆积局限在"服务"侧的基质和支持框架中，毛细血管壁对此形成了屏障，以免液体积聚进入肺泡中。血氧的供应不受影响，因此"功能"侧气体交换不受干扰），这样，虽然肺水量整体上增加，但相比预期，气体交换较少受到影响。

除可能出现轻度呼吸困难（特别是运动时），Ⅰ

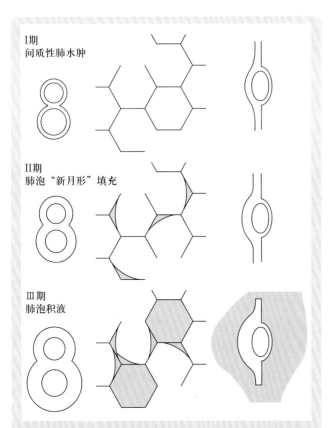

Ⅰ期
间质性肺水肿

Ⅱ期
肺泡"新月形"填充

Ⅲ期
肺泡积液

图左侧显示的是支气管和肺动脉分支周围扩张淋巴管的"袖套样"改变。图中间是肺充气时，光学显微镜下肺泡的外观。图右侧为电子显微镜下肺毛细血管的外观。毛细血管的"功能"侧在右侧。详见正文。

图 29.2　肺水肿各期示意图

期的体征通常极少。肺泡-动脉血PO_2差正常或仅轻微增加。

2. Ⅱ期：肺泡"新月形"充盈

随着血管外肺水量的进一步增加，肺泡间隔的间质水肿增多，液体开始进入某些肺泡腔，这些液体首先在间质上呈现为相邻间隔角上的"新月形"，至少在充气时固定出现（图29.2，译者注：呼气时，由于肺泡快速塌陷，这些因间质水肿引起的"新月形"表现可能会减轻或消失。因此，应在充气状态下观察间质水肿和新月体。在呼气状态下，"新月形"表现并不总明显存在）。肺泡中心和大部分肺泡壁仍清晰，气体交换未见异常，但静息状态下可能出现呼吸困难，胸部X线片上可能见到特征性"蝶翼征"。

3. Ⅲ期：肺水

在Ⅲ期，肺泡淹没呈全或无现象（译者注：即在给定的肺泡区域内肺泡淹没，呈现出一种非线性、不连续的概率分布特性）。有些肺泡完全被淹没，而另一些（常邻近的）肺泡腔内只有"新月形"液体充盈或完全没有液体。似乎液体积聚到一个临界点，曲率半径产生的表面张力可急剧增加渗漏压力梯度，这让每个独立的肺泡产生了全或无的淹没。由于重力对肺血管压的影响（见第72页），肺泡淹没往往发生在肺的重力依赖部位。吸气时肺部查体可闻及湿啰音，影像学上肺野内除整体透亮度下降还有"蝶翼征"。

毫无疑问，当肺泡间隔两侧都被淹没时，肺毛细血管中不能进行有效的气体交换，流经这些肺泡的血流就形成分流，这导致肺泡-动脉血PO_2差增加和低氧血症，可能危及生命。缺氧性肺血管收缩（见第74页）可能伴有间质肿胀致毛细血管狭窄，导致肺水肿区血流量略有减少，但分流量通常仍很大。

高碳酸血症通常不是问题。在较轻的肺水肿中，呼吸驱动通常会增强，部分因低氧血症兴奋通气，部分因兴奋迷走神经伤害性感受器（见第48页）。因此$PaCO_2$通常正常或者轻微下降。

4. Ⅳ期：气道泡沫

当肺水非常严重时，气道会被泡沫堵塞，这些泡沫会随呼吸来回移动，这有效地阻止了所有气体交换，除非治疗，否则会迅速致命。

（四）肺水肿的病因学

基于Starling方程，有可能对肺水肿的病因学做出合理的解释。根据Starling方程中各组分的作用，可将病因分为3类。

1. 毛细血管血压升高（血流动力性肺水肿）

为最常见的肺水肿，肺毛细血管壁内外的静水压梯度升高，当超过血浆蛋白的胶体渗透压后间质液开始积聚，当越来越多的间质液超过间质吸收并将其运输到淋巴管的能力后，液体开始进入肺泡，最初液体由肺泡上皮细胞主动清除，直到该系统也不堪重负，就出现了血流动力性肺水肿。水肿液中蛋白质的含量低于正常肺淋巴液或血浆。除了符合Starling方程的渗漏外，严重肺毛细血管高压可能破坏肺结构的完整性（见后文）。

肺毛细血管血压升高的病因很多，具体如下。

• 可能因血液（或其他血浆扩容剂）过量或过快输注，或因急性肾衰竭导致的绝对高容量血症。

• 可能因循环血容量重新分配到肺部（如头低脚高位或使用仅收缩体循环的血管升压药物将血液重新分布到肺循环的血管加压药）导致相对的高肺血容量。

• 左心衰竭可能升高肺静脉压，肺静脉压升高必然增加肺毛细血管血压。现认为左心衰竭时，严重劳力性呼吸困难是因肺毛细血管血压升高引起肺血流量减少、肺泡无效腔增加所致的。

• 无论何种原因，肺血流量增加可升高肺毛细血管血压，压力升高至一定程度足以引起肺水肿，原因可能是心脏分流（左向右）、贫血，运动性原因少见。

2. 毛细血管／内皮糖萼／肺泡屏障通透性增加（渗透性肺水肿）

为肺水肿的第二位常见原因，其机制是毛细血管/内皮糖萼/肺泡屏障的完整性丧失，使白蛋白和其他大分子进入肺泡，随之失去了拮抗渗漏的渗透压梯度。这时，水肿液中蛋白质含量接近血浆。

当肺毛细血管血压升高$3 \sim 5\,kPa$（$30 \sim 50\,cmH_2O$）时，肺毛细血管就会"应力衰竭"。肺毛细血管内皮和Ⅰ型肺泡上皮细胞不连续，而基底膜常保持完整，这似乎会导致肺毛细血管通透性增加和蛋白质渗漏到肺泡中。高原肺水肿（见第197页）就是渗透性肺水肿的一个实例。

3. 血浆蛋白渗透压降低

Starling方程表明，血浆蛋白渗透压是拮抗渗漏的关键因素。虽然血浆蛋白渗透压降低很少作为肺水肿的主因，但血浆白蛋白浓度降低在重症患者中很常见，这必然会降低开始渗漏时的微血管压力阈值。

4. 肺水肿的其他原因

神经源性肺水肿可继发于头部损伤或其他脑部病变。不论是对循环肾上腺素还是神经反应，特异性的肺静脉括约肌收缩，都可能导致肺毛细血管血压突然升高，就可能造成神经源性肺水肿，一项人类神经源性肺水肿的研究表明，水肿液中蛋白质含量通常较低，提示存在血流动力学机制，支持了该假说（见前文的讨论）。

当患者试图通过产生极端的胸内负压来克服严重气道阻塞时，会发生负压性肺水肿。这些患者水肿液的低蛋白特性也提示其起因仅仅是毛细血管和间质之间的静水压梯度增加。幸运的是，一旦气道阻塞消除，肺水肿常在数小时内就消退。

第338页介绍了复张性肺水肿，第380页介绍了肺切除术后肺水肿。

（五）治疗原则

即刻治疗旨在恢复PaO_2到正常值。必要时，应将吸入气氧浓度提高至100%。让患者坐位是减少中心血容量的简单方法。根据Starling方程和对病因学的理解，对肺水肿的根本病因进行治疗。

1. 血流动力性肺水肿

治疗旨在降低左房舒张末压。根据病因，治疗的方向是改善左心室功能和（或）减少血容量。减少血容量可通过扩张外周血管快速、简便地实现，如硝酸酯类或血管紧张素转化酶抑制剂等主要扩张容量（静脉）系统的药物最有效。扩张容量（静脉）系统可能也是呋塞米和二乙酰吗啡在紧急情况下有效的原因。利尿剂起效较慢，但长期治疗有益。本质上，是沿患者的Frank-Starling曲线向左滴定扩血管药（图29.3）。此外，若有可能，使用正性肌力药物辅助纠正左心室功能障碍（如缺血），曲线会向左上移动。

2. 渗透性肺水肿

治疗应致力于恢复毛细血管/内皮糖萼/肺泡屏障的结构完整性，不幸的是，这方面尚无特别有效的措施。然而，尽管左房舒张末压不是水肿的主要原因，也必须将其降至最低。如果血浆白蛋白浓度降低，可尝试增加血浆白蛋白浓度。

3. 人工通气和呼气末正压

严重肺水肿会引起不同程度的缺氧，可能快速致命，因此普遍需气管插管和正压通气，且治疗效果

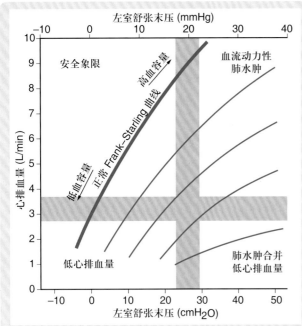

粗蓝色曲线是典型的正常 Frank-Starling 曲线，该曲线的右侧为进行性左心室衰竭的曲线。左上方象限是安全象限，包含了正常 Frank-Starling 曲线的很大一部分，而心室衰竭的曲线位于左上方象限的，就少得多。右上方象限代表正常心排血量而左房舒张末压升高，位于相对正常的 Frank-Starling 曲线的上端（如高血容量），患者有血流动力性肺水肿的风险。左下方象限代表左心房压≤正常，而心排血量低于正常，其 Frank-Starling 曲线位于所有曲线的下端（如低血容量），患者处于休克状态。右下方象限代表低心排血量和左心房压升高，同时存在肺水肿和休克的风险，最糟糕的 Frank-Starling 曲线就位于这个象限。

图 29.3　心排血量与左室舒张末压的象限图

往往十分显著。可吸引气道中泡沫，改善肺水肿肺不张区域。人工通气常与呼气末正压联合应用，从而进一步改善PaO_2。最初认为是正压驱使液体回流到循环中，但呼气末正压通气减少血管外肺水量的证据相互矛盾，人类研究很少。肺水肿的动物研究表明，随着肺容积增加，增加了间质容纳液体的能力。同样，对于动物的血流动力性肺水肿，呼气末正压通气并不改变肺水总量，但更大比例的肺水位于肺泡外间质组织，淋巴引流增加。对于血流动力性肺水肿，正压通气对衰竭的心功能有益（见第363页），可能是心脏效应而非对肺部影响，导致了人类的临床获益。

（六）血管外肺水的测量

在体内测量肺水很困难，这里介绍两种可用于患者的测量技术。双指示剂法与染料稀释法测量肺或中

心血容量的技术相同，不同的是使用两种指示剂。一种指示剂留存在循环中（常用吲哚菁绿），而另一种则扩散到间质液中（常用"冷却液"，如冷盐水）。然后，由两项指示剂所测得的体积之差得出血管外肺水。单指示剂法也使用冷却液作为指示剂，依靠分析指示剂衰减曲线的形状来评估胸内血容量和总水容量，因为这两个腔室的曲线衰减速率不同。两种方法均已通过体外技术验证，适用于重症监护。

二、肺栓塞

肺循环可能被气体、血栓、脂肪、肿瘤或异物等栓塞。肺循环的微血管结构非常适合将栓塞效应降至最低。大量的肺毛细血管往往呈直角从后小动脉发出，形成丰富、贯穿整个微循环的血管网，这有利于将小栓塞停留在远端的血液循环。然而，大的肺栓塞仍是一种严重的潜在致死性疾病。

（一）血栓栓塞

最常见的栓子来自大腿静脉和盆腔静脉丛的脱落性静脉血栓。较小的血栓在肺内过滤掉而不引起症状，但较大的栓子可能影响大血管，常在血管分叉处形成鞍状栓子。肺血管阻力可能灾难性增加致急性右心衰竭或心搏骤停。

1. 肺血栓栓塞的诊断

大面积肺血栓栓塞会导致心搏骤停和猝死，其中许多病例仅在尸检时确诊，约15%症状性病例快速致死。而肺小栓塞很常见，且完全无症状，不同的患者组群间发病率存在差异，但在经CT扫描的患者中发病率约占3%。而患者若同时有胸膜炎性胸痛、呼吸困难和呼吸急促的表现，提示中等大小的肺栓塞。肺栓塞后心电图变化反映了继发于肺动脉压升高的右心功能紊乱，通常是非特异性的，常只在大面积栓塞后出现。纤维蛋白D-二聚体的测定表明体内有纤维蛋白降解，若D-二聚体值低，则可能有助于排除肺栓塞。目前多种成像技术可供选择，现认为CT扫描是诊断肺血栓栓塞症的首选（图29.4），放射性同位素肺灌注扫描或肺通气-灌注扫描可检测出CT扫描未发现的较小栓子，但该技术灵敏性较低。

2. 病理生理学

3种机制导致肺栓塞的生理变化。首先是物理阻塞肺血管系统；其次，激活血栓内的血小板导致释放5-羟色胺（5-hydroxytryptamine，5-HT，又称血清素）和血栓素A_2，进一步增加肺血管阻力；最后，右

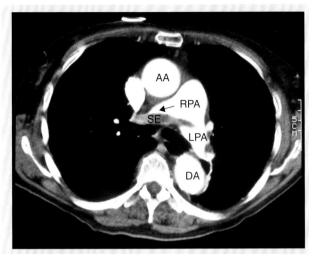

扫描前快速静脉注射造影剂，使血管呈白色。然后，栓子在血管腔内呈现为颜色较黑的区域。鞍状栓子（SE）主要位于右肺动脉（RPA）。AA：升主动脉；DA：降主动脉；LPA：左肺动脉。

图 29.4　肺血栓栓塞的螺旋 CT

心室无法代偿升高的肺血管阻力，心排血量下降，最终右心衰竭。

肺栓塞的主要呼吸损害是增加肺泡无效腔，导致动脉血/呼气末PCO_2梯度增加。因此，二氧化碳排出减少，若肺通气量不变，$PaCO_2$缓慢上升，尽管肺泡无效腔很大，但当恢复二氧化碳排出后$PaCO_2$也可能下降。然而，因为清醒的患者几乎总是存在过度通气，所以高碳酸血症不常见。刺激通气的原因尚不清楚，但可能涉及像空气栓塞（见后文）对伤害性感受器的刺激，或缺氧（若有）兴奋通气。

肺栓塞时，由于$\dot{V}/\dot{Q}$失调，导致PaO_2降低。最初，虽心排血量正常，但肺循环部分阻塞会导致血液过度流向仍有灌注的肺区，降低了这些区域的$\dot{V}/\dot{Q}$比。当右心衰开始降低心排血量时，肺灌注将降至正常水平以下，且低混合静脉血氧含量将加剧$\dot{V}/\dot{Q}$失调（见第95页）。肺动脉高压引起的右心房压升高，可能通过未被觉察的卵圆孔未闭引起心内右向左分流（见第155页）。

支气管痉挛是肺栓塞的公认并发症，认为是血小板释放的5-HT所致，也认为是无有效肺循环区域的肺局部低碳酸血症所致。大面积肺栓塞可能会降低肺顺应性，但发病机制尚不清楚。肺栓塞后可能会发生肺梗死，但很少，因为肺的氧供可直接从气道和肺泡内空气、肺静脉回流及支气管循环中获得。只有当以上氧供都受损时，如肺栓塞伴发局限性肺水肿或肺出血进入气道时，才会发生肺梗死。

3. 治疗原则

静脉注射肝素抗凝是肺栓塞主要的治疗方法，可防止肺或其他部位形成更多的血栓，并促进内源性纤溶。若右心室功能障碍或因低心排血量而血流动力学不稳，也可溶栓治疗。溶栓旨在再灌注肺组织，但出血并发症的风险高，若经中心导管将溶栓药物直接运送至肺循环溶栓，使用较低剂量会更安全。取栓术只适用于预计死亡风险高的严重肺栓塞患者。

（二）空气栓塞

空气栓塞可来自气胸或肺气压伤，但最常见的是医源性的。神经外科手术中，空气栓塞的常见原因是坐位下行后颅窝手术。手术部位的静脉压是负压，空气可能进入结构开放状态的硬脑膜静脉。在开放式心脏手术中，几乎不可能在关闭心脏前清除所有心腔内的微量空气。无论哪种静脉治疗，某种程度少量的空气栓塞几乎不可避免，但当加压袋加速静脉输注意外混入空气的液体或血液时，会发生灾难性空气栓塞。

1. 空气栓塞的检测

神经外科中，早期诊断空气栓塞至关重要，常用的方法主要有3种。用心前多普勒探头检测，探头探得循环血液中的气泡会发出非常特征性的声音，该方法的不足之处在于其过于灵敏，因为即使是一串非常小的气泡也会产生一个特别大的信号。最简单的方法是基于呼气末二氧化碳的浓度监测，该浓度可很容易通过二氧化碳描记术测得。许多因素会影响呼气末二氧化碳浓度（见第122页），但该浓度突然下降很有可能是心搏骤停或空气栓塞。经食管超声心动图是诊断空气栓塞的有效方法，也是目前唯一可行的诊断反常性空气栓塞的方法（见后文）。

2. 空气栓塞的病理生理学

若心内无右向左的大分流，少量空气会被肺部滤出，经肺逐渐排出体外，危害很小。肺泡无效腔随着肺循环被阻塞比例的增加而增加，由此增加了动脉血/呼气末PCO_2梯度，这是二氧化碳描记术检测空气栓塞的理论依据。大面积栓塞增加了肺血管阻力，右心室代偿增加的肺血管阻力会升高肺动脉压。

大量（可能须超过100 mL）栓塞性空气可在右心室积聚，压缩气泡会阻止右心室射血而导致心搏骤停。这时，治疗需要通过心脏导管抽吸空气，但这很困难。

3. 反常性空气栓塞

罕见情况下，心内无明显的右向左分流时，栓塞的空气从右心进入左心，这一点很重要，因为空气随后进入体循环动脉，可能会在体循环动脉发生栓塞和梗死（特别是大脑）。对于超过25%的成年人，探针可能穿过卵圆孔（见第155页），但由于左房舒张末压略高于右房舒张末压，因此反常性栓塞通常不会发生。然而，许多情况下（如肺栓塞后），右房舒张末压可能会升高至引起右向左心内分流的程度。

（三）脂肪栓塞

长骨骨折或大型骨科手术可能与脂肪栓塞有关。因为"脂肪栓塞综合征"的特征是由骨髓微栓子释放所致的，因此"脂肪栓塞"这个术语并不严格准确。几乎所有髋关节及膝关节置换术的患者都会出现一定程度的脂肪栓塞，但临床后遗症发生率不到1%。

微小的血管内骨髓碎片促进血管内凝血和血小板黏附（特别是在手术期间出现静脉淤滞时），因此会形成更大的"混合"栓子。最初出现生理无效腔增加，但很快伴随分流增加。肺部炎症介质的释放可引起支气管痉挛，增加毛细血管通透性，导致局限性肺水肿。

脂肪似乎能通过肺循环侵入体循环。血液和脂肪间表面作用力远小于血液和空气间表面作用力，因此对脂质穿过肺部不会有同样的阻力。体循环中，脂肪栓子会在腋前皱褶处引起特征性瘀点，且常有脑部受累的证据。

（四）羊水栓塞

羊水栓塞在分娩过程中罕有发生，在英国，约100 000例分娩中有1.7例羊水栓塞，但其中19%的病例死亡，常死于心功能障碍和由凝血功能障碍引起的出血。羊水栓塞增加肺血管阻力，但动物研究表明肺动脉高压只是一过性的，几分钟后就恢复正常。弥散性血管内凝血很快发生，导致严重的凝血功能障碍和

大出血。影响肺循环的原因尚不清楚。循环中羊水和胎儿细胞可能不会引起心血管变化，最可能是包括肥大细胞脱颗粒或补体激活免疫介导反应释放的血管活性介质导致了此临床综合征。

三、肺动脉高压

肺动脉高压（pulmonary arterial hypertension，PAH），定义为平均肺动脉压大于25 mmHg，最初表现为进行性呼吸困难，但最终导致右心衰竭（肺源性心脏病）和死亡。确诊后3年生存率在55%～73%。引起肺动脉高压的病因很多，可分为原发性或继发性（表29.1）。继发性病因更常见，因此首先考虑。

（一）继发性肺动脉高压

呼吸系统疾病：几乎任何导致慢性缺氧的肺部疾病都会增加肺血管阻力（表29.1）。居住在高海拔地区或间歇性缺氧（如睡眠呼吸暂停，见第十四章）也会发生类似增加肺血管阻力（见第十四章）的情况。这种变化最初是暂时、可逆的，但随着肺血管重构而进展为永久性的（见后文）。

左心疾病：左心瓣膜病升高左心房和肺静脉压，由此往往长期渐进性升高肺毛细血管压，并进一步重构肺循环，这些都会升高肺动脉压。原发性心脏瓣膜病或由此所致的右心衰竭引起的低心排血量，降低了混合静脉血PO_2，进而进一步增加肺血管阻力，也都会升高肺动脉压。

在经济和医疗资源丰富的国家，呼吸系统疾病和左心疾病占继发性肺动脉高压病因的97%，但在经济和医疗资源有限的国家，半数以上的继发性肺动脉高压是由先天性心脏病、风湿性心脏病、血吸虫病，以及高原病所致。

治疗应首先着眼于改善基础疾病，特别是如果基

表 29.1 肺动脉高压的原因

原发性	继发性		
	呼吸系统	心脏	其他
原发性肺动脉高压	COPD	左心衰竭	睡眠呼吸暂停
肝-肺综合征	肺气肿	瓣膜疾病	红斑狼疮
	肺纤维化	先天性疾病	硬皮病
	囊性纤维化		类风湿性关节炎
	慢性肺栓塞		艾滋病病毒感染
			血管炎
			高海拔
			血吸虫病

础疾病导致了慢性或间歇性缺氧。对于任何缺氧和肺动脉高压的患者，无论白天还是睡眠期间，长期氧疗都是有益的，也是推荐的。扩张肺血管治疗将在下一节讨论。

（二）原发性肺动脉高压

未缺氧情况下发生的肺动脉高压称为原发性肺动脉高压，患病率约为127/100 000，这是一种进展性疾病，常于成年早期发病。原发性肺动脉高压有家族性，罕见情况下，与晚期肝病或使用某些较老的食欲抑制药/当下的某些消遣性毒品（如甲基苯丙胺，俗称冰毒）有关，该病预后差，大多数患者在诊断后3年内死亡。

1. 原发性肺动脉高压血管重构的病理生理学

原发性肺动脉高压的特征是内皮细胞增殖、肺动脉平滑肌肥大和肺血管内血栓。随着疾病进展，血管内外膜都会纤维化，使血管永久失去弹性。现认为内皮功能异常是原发性肺动脉高压主要的功能缺陷，并激活了一系列炎症反应，从而又激活了成纤维细胞和巨噬细胞。已知肺动脉高压患者体内的内皮素水平升高，而内皮素是一种强大的细胞增殖因子，故认为内皮素（见第77页）可能与内皮功能异常有关。另一个可能导致肺动脉高压的原因是激活了缺氧诱导因子（见第258页），因为缺氧诱导因子可启动肺动脉中一系列的炎症通路和细胞重构。

2. 原发性肺动脉高压的治疗

近年来，已研发了多种可降低肺动脉压的药物（见第76页），这些药物现在都用于治疗肺动脉高压。前列环素及其类似物是治疗肺动脉高压的主要药物，特别是现在植入式肠外装置和口服活性药物正在推出。许多不同的延缓或逆转重构的药物正在研发中。内皮素受体拮抗剂现也常规使用，并显示既能改善症状，又能延长生存期。原发性肺动脉高压仍然是肺移植的常见适应证（见第三十三章）。

四、肝肺综合征

肝肺综合征（hepatopulmonary syndrome，HPS）是肝脏疾病、肺血管扩张和氧合受损的一种病症。在肝肺综合征中，肺循环血管异常扩张。正常静息状态下，肺毛细血管直径常小于7 μm，但可随心排血量增加（如运动时）生理性扩张到15 μm。而肝肺综合征中的肺毛细血管直径可达100 μm，并可形成肺动静脉分流或门肺分流。因此，大片低$\dot{V}/\dot{Q}$比区域（包含分流）导致缺氧。高心排血量状态下（肝衰竭常见），当大量血流流经扩张的肺毛细血管时，氧气没有足够的弥散时间，就会有弥散障碍（见第八章）。

肝肺综合征时肺毛细血管扩张是由过多NO生成所致。刺激生成过量NO的因素尚不清楚，可能的刺激因素包括内皮素-1或肿瘤坏死因子-α。因为肝肺综合征患者的碳氧血红蛋白水平高，故血红素加氧酶系统过多生成的一氧化碳也被认为参与扩张了肺毛细血管。

尽管使用肿瘤坏死因子-α拮抗剂可能有助于预防肝肺综合征，但使用某些NO拮抗剂治疗肝肺综合征的结果不一。虽然肺恢复所需的时间各不相同，但肝移植可逆转该综合征。

（方年新，徐艺辉译；安荣成，南勇，刘杰，孙莉，周联，刘岗校对）

———— 参考文献 ————

扫码查看

关键词

肺水肿；肺栓塞；栓子；肺动脉高压；静水压；渗透压；肝肺综合征。

摘要

• 当肺毛细血管血压或肺泡/毛细血管膜通透性增加，导致液体在间质和肺泡积聚时，就会发生肺水肿。

• 无论血栓还是空气栓塞，肺栓塞都部分阻塞肺循环，增加肺泡无效腔和肺动脉压。

• 肺动脉高压最常见的原因是长期缺氧或左房舒张末压升高，并与NO生成减少和肺血管重构相关。

小结

• 肺水肿是指肺部血管外含水量异常增多。当从血液中进入肺组织的水超过正常淋巴引流清除时，就会引发肺水肿。血液中水必须穿过毛细血管内糖萼层和内皮细胞才能进入间质间隙（interstitial space，IS），而肺毛细血管内糖萼层和内皮细胞对大分子和水都是半透性的。

• 水从毛细血管流向间质间隙受Starling方程控制，该方程描述了毛细血管和间质间隙间的静水压差如何驱动水流向血管外，而渗透压差将水保留在毛细血管。

• 间质间隙可容纳水的大量增加，通过间隙中大分子吸收水，肺间质压仅略有升高。一旦吸水超出该容积，水就会通过上皮细胞进入肺泡。肺泡细胞具有主动将水移回间质间隙的系统（包括钠离子、氯离子和水通道蛋白）。

• 肺水肿分四期，从间质间隙肿胀到肺泡内"新月形"液体，再到淹没肺泡，最后气道内浸水。随着各期逐渐推进，肺的摄氧量一步步减少。

• 肺水肿可能源于毛细血管静水压升高、内皮细胞/糖萼屏障通透性增加或胶体渗透压降低（通常是因为血浆白蛋白浓度低）。危重患者中，这3种病理生理学水肿可能并存，治疗应尽可能改善这

3种因素。常见病因有心力衰竭（静水压升高）或急性肺损伤（通透性增加）。

• 气体、脂肪、空气或血栓都可能造成肺栓塞，血栓栓塞常见，常无症状，较小的栓子在肺部被过滤和溶栓。大栓子引起胸痛和呼吸困难，若栓子非常大，可会因右心衰竭而迅速致命。肺栓塞的生理效应包括动脉分支闭塞升高肺动脉压，常因栓子释放血管收缩介质进一步升高肺动脉压。未血流灌注的肺形成肺泡无效腔，但缺氧或伤害性感受器兴奋通气通常可抵消肺泡无效腔降低二氧化碳清除的影响，故低碳酸血症更常见。未受累肺区血流过度增加，增加了该肺区的$\dot{V}/\dot{Q}$比，并导致低氧血症（译者注：应该是降低了这些区域的$\dot{V}/\dot{Q}$比）。

• 空气栓塞不常见，通常是医源性的，但也可由气压伤引起。肺血管中空气慢慢进入肺泡，然后从肺泡排出，但同时也会升高肺动脉压和增加肺泡无效腔。在某些情况下，静脉中空气可穿过房间隔（反常性空气栓塞），并引起重要器官梗死。

• 脂肪栓塞发生在骨折或骨科手术后，因骨髓成分释放到循环所致。脂肪栓塞增加肺泡无效腔，也增加炎症反应（导致支气管痉挛、局部肺水肿，并影响全身）。

• 因胎儿细胞和羊水释放到循环中，羊水栓塞也会影响全身。肺动脉压会显著但短暂地升高，随后出现心脏效应和深度凝血障碍，其中1/5的病例是致命的。

• 肺动脉高压可分为原发性或继发性，表现为进行性呼吸困难和右心衰竭。继发性肺动脉高压更常见，是由缺氧性呼吸系统疾病或引起肺血管压升高的心脏疾病所致。原发性肺动脉高压的病因未明，发生于年轻患者，其预后差。两种类型的肺动脉高压都以肺血管重构为特征，导致血管不可逆性肥厚和纤维化，可能由缺氧诱导因子或内皮素介导。治疗可包括氧疗（如果缺氧是病因），或使用肺血管扩张药物（如前列环素类似物或内皮素拮抗剂）。

第三十章　肺实质和胸膜疾病

要点

- 无论是肺组织受压，还是气道阻塞或严重狭窄的肺单元内气体的吸收，均可致肺萎陷。
- 间质性肺疾病种类繁多，从单纯的炎症性疾病（肺泡炎）到涉及轻症肺炎合并进行性加重的肺纤维化不等。
- 肺纤维化是由介导炎症和组织修复的细胞系统间失衡引起的。
- 肺癌是一种发病率较高且难以有效治疗的恶性疾病，预防方式主要是戒烟，以及避免氡照射。
- 胸腔积液、感染及气胸仍是呼吸科的较常见疾病，均可短期或长期地损害呼吸功能。

一、肺萎陷

肺萎陷可定义为肺或部分肺变得无气的获得性状态，目前肺不张通常用作局部肺萎陷的同义词，但肺不张的确切定义是指新生儿肺部从未扩张的状态。

肺萎陷的发病机制通常分为两种：一种是肺弹性回缩的反作用力丧失，导致肺容积减少直至气道闭合、气体陷闭；另一种是肺容量正常时，多种病因造成的气道阻塞，这也会导致气体无法通过阻塞气道而陷闭。无论气道闭合的病因如何，由于混合静脉血中气体的总分压始终低于大气压，所以陷闭气体被迅速吸收（见表25.2），在萎陷肺组织内产生的负压大于任何尝试扩张肺的力。

第二十一章介绍了麻醉期间的肺萎陷。

（一）肺弹性回缩的反作用力丧失

骨性胸廓向外的弹性回缩力及膈肌的静息张力均可防止肺萎陷。正常情况下，胸膜腔内不含气体，其内压力低于大气压，但如果有小气泡进入胸膜腔，则可能不再维持负压（见图2.4）。拮抗肺弹性回缩的力丧失导致肺萎陷的机制如下。

- 自发的肺容量减少。在呼吸空气的受试者中，肺容量自发性减少到闭合容量以下似乎不太可能导致肺萎陷。然而，在年龄较大的受试者中，肺泡/动脉血PO_2差增加，提示肺泡内气体陷闭（见图21.10）。

- 外部压力过高。当与气道不相通的外界环境压力超过6 kpa（60 cmH$_2$O）时，呼吸衰竭较为突出。然而这时也可能发生某种程度的肺萎陷（见第292页），潜水性哺乳动物在屏气时潜到很深的地方后常出现肺萎陷。常规潜水时，如果呼吸气体的气压与周围的水压相同，则肺容量基本保持正常，但其实无论是表面潜水还是浮潜，呼吸气体的气压都不可能与周围的水压相同（见第205页）。

- 骨性胸廓的完整性丧失。多发性肋骨骨折可能会影响骨性胸廓的弹性回缩力，达到一定程度后将导致局部肺萎陷，这取决于骨性胸廓损伤的程度，通常多根相邻肋骨有两处骨折就可导致肺萎陷。此外，骨性胸廓的广泛创伤也会影响呼吸力学，这通常比肺萎陷更严重。

- 腹部内容物侵入胸部。先天性膈肌缺陷可导致广泛肺不张。腹内容物膨入一侧胸腔致使该侧肺部完全不张。成年人巨大裂孔疝亦可发生上述变化，而腹水也会将膈肌挤入胸腔。单侧膈肌麻痹时，由于膈肌上抬，该侧肺基底部常趋于萎陷。

- 胸膜腔占位。空气进入胸膜腔（气胸），降低了拮抗肺回缩的力，是肺萎陷的重要病因之一（见图30.5A）。出现胸腔积液、脓胸及血胸时，也会发生肺萎陷。胸膜疾病相关内容，请参阅第337页及以下内容。

- 超重力。在军用飞机上所产生的极端重力使肺的重力依赖区压力升高，从而导致肺萎陷。

（二）陷闭气体的吸收

上述机制促使肺容量减少，可能导致了非阻塞气道远端、陷闭肺泡内的气体吸收。然而，肺容量正常时，完全或部分阻塞气道（内陷闭肺泡内气体吸收）是肺萎陷的主要病因。气道梗阻常继发于分泌物、脓液、血液及肿瘤，也可由局部支气管痉挛或气道水肿引起。

气体被陷闭在阻塞气道远端时，就会被肺血流吸收。虽然肺泡及混合静脉血中各类气体的压力梯度可能有很大不同，但混合静脉血的气体总压始终小于大气压（见表25.2）。

1.吸入及呼出气体的影响

若患者在气道阻塞前吸入纯氧，肺泡内将只含有氧气、二氧化碳和水蒸气。二氧化碳和水蒸气压力之和通常低于13.3 kPa（100 mmHg），肺泡内PO_2常高于88kPa（660 mmHg）。由于混合静脉血的PO_2通常不超过6.7 kPa（50 mmHg）左右，因此肺泡/混合静脉血的PO_2梯度将达到大气压的80%。气体吸收后，肺泡中并没有氮气来维持其膨胀状态，将会迅速萎陷。上述机制在麻醉期间具有重要意义，因为麻醉期间通常吸入纯氧（见第236页）。

患者若一直呼吸空气，情况要好得多，因为肺泡气体中多为氮气，肺泡气体中的氮气压仅比混合静脉血气体气压低约0.5 kPa（4 mmHg）。当氧气被吸收后，肺泡氮分压上升并高于混合静脉血，最终氮气被完全吸收［译者注：当氧气从肺泡中被吸收进入血液时，肺泡中氧气浓度会降低。由于肺泡中气体总压力保持不变，所以氧气浓度的降低会导致其他气体（如氮气）的分压相应升高。因此，随着氧气被吸收，肺泡中的氮气分压会升高至高于混合静脉血中气压］。肺萎陷难以避免，但这一过程比吸纯氧的患者慢得多。图30.1展示了各种混合气体导致肺萎陷所需时间的计算机模拟。氧化亚氮/氧气混合物的吸收速度几乎与纯氧的吸收速度一样快。一是因为氧化亚氮比氮气更易溶于血液；二是因为除非较长时间吸入，混合静脉血中一氧化二氮分压通常比肺泡中的小得多。

如果气道阻塞及陷闭后，吸入气体成分再发生变化，那么吸收模式将会变得十分复杂。若患者呼吸空气时发生气道阻塞，后再吸入氧化亚氮，由于大量较易溶解的氧化亚氮从血液进入肺泡，而体积较小且较难溶解的氮气从肺泡进入血液，会导致陷闭气体体积暂时性膨胀（图30.1，译者注：一般情况下，吸入氧化亚氮时，氧化亚氮会从肺泡进入血液。然而，这里我们讨论的是在呼吸空气时发生气道阻塞后吸入氧化亚氮时的情况。在这种情况下，陷闭肺泡中空气已经被阻断，无法与外界空气交换，就无氧化亚氮进入陷闭肺泡，也就无氧化亚氮从陷闭的肺泡中流入血液。因此，只有非陷闭肺泡中氧化亚氮进入血液，而当血液中流经陷闭肺泡壁时，血液中氧化亚氮会进入陷闭的肺泡中，并与肺泡中氮气发生交换；这就是大量溶解度较高的氧化亚氮会从血液进入肺泡，而溶解度较低的氮气以较小的体积从肺泡进入血液的原因）。这

一现象同样适用于体内所有密闭腔，如闭合性气胸、空气栓塞、肠道和咽鼓管堵塞的中耳。由于其潜在的危险性，未来在这种情况下可能禁止使用氧化亚氮作为麻醉剂。

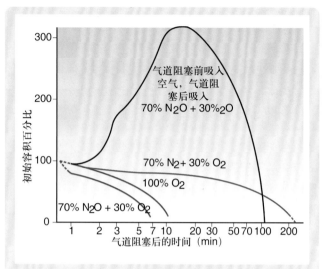

上方的曲线显示了一个在呼吸空气时局部气道阻塞的患者吸入氧化亚氮后，陷闭气体扩张。在下方的其他几条曲线，假定气道阻塞发生前后吸入的气体不变，显示的是气道阻塞后陷闭气体的吸收速率。身体其他地方的气体腔室密闭后也有类似改变。

图30.1　不同混合气体在肺泡吸收率的预测
（Reproduced from reference 1 by permission of the publishers of Anaesthesia.）

2.压力梯度的大小

需要强调的是，吸收陷闭气体会产生非常大的力。如果将37℃的水蒸气压力（译者注：37℃的水蒸气压力为47 mmHg）考虑进去，陷闭肺泡内气体压力为95.1 kPa（713 mmHg，译者注：760 − 47 = 713）。而混合静脉血中气压通常为87.3 kPa（655 mmHg）。7.8 kPa（58 mmHg，译者注：713 − 655 = 58）或78 cmH$_2$O的差值足以克服任何拮抗肺弹性回缩的因素。因此，呼吸空气时气体吸收后的肺萎陷可能会导致膈肌上移进入胸腔，使骨性胸廓容积下降及纵隔移位。如果患者一直在吸氧，那么混合静脉血中总气压仅为大气压的1/10，肺泡内陷闭气体的吸收会产生巨大的作用力。

3.降低通气/血流比的影响

即使呼吸道不完全阻塞时，只要$\dot{V}/\dot{Q}$比足够低，仍可发生吸收后肺萎陷。年龄较大的受试者，以及病理性$\dot{V}/\dot{Q}$失调的受试者（译者注：原文"scatter of $\dot{V}/\dot{Q}$"即$\dot{V}/\dot{Q}$为0～1，通常称之为$\dot{V}/\dot{Q}$失调），有大

量区域的肺泡$\dot{V}/\dot{Q}$为0.01～0.10，这在血流为纵坐标、$\dot{V}/\dot{Q}$为横坐标的曲线图中显示为一个典型的"披肩状"（图30.2；译者注：该图涉及第三方版权，详图请见英文原版）。如果患者吸纯氧，那么这些严重通气不足的区域很容易萎陷（图30.2B）。如果$\dot{V}/\dot{Q}$<0.05，即使吸入纯氧也不能补偿被吸收的氧气（假设正常的动脉/混合静脉血含氧量相差5 mL/dL）。随着$\dot{V}/\dot{Q}$<0.05，肺萎陷所需的临界吸入氧浓度也随之降低（图30.2C）。$\dot{V}/\dot{Q}$0.001～0.004曲线的平坦部分意味着吸入氧浓度在20%～30%的微小差异对是否会肺萎陷十分重要。因此，在$\dot{V}/\dot{Q}$非常低的肺组织中，肺萎陷更易发生，但并非不可避免，一项模型研究表明，即使肺泡窒息通气，肺弹性回缩力也能维持至关重要的气道开放。

（三）肺萎陷的诊断

我们可根据呼吸音轻及胸部浊音的体征诊断肺萎陷，但通常需完善胸部X线检查，X线可见肺透亮度低，合并有小叶间裂隙移位、膈肌升高及肺门或纵隔结构移位等肺容量减少的间接征象。直立时，肺萎陷最常位于基底部，除非曝光适当，否则常被心影所遮挡。CT可清楚显示肺不张区域（见图21.9）。

肺萎陷会降低肺顺应性，但肺顺应性正常值范围本身就比较广，因此诊断价值十分有限。若萎陷前做了对照测量，其他条件不变，那么顺应性的突然下降可能意味着肺萎陷。肺萎陷还会降低功能残气量和动脉血PO_2。但是，在氧合受损的患者中，动脉血PO_2的降低不能区分肺萎陷、实变及水肿这3种非常常见的情况。

（四）治疗原则

治疗取决于生理异常，尽可能地纠正气胸、胸腔积液、腹腔积液等促进肺弹性回缩的因素。在其他情况下（特别是胸壁完整性受损时），可能需要行人工通气治疗。肺萎陷的复张通常需要施加压给氧（见第236页），有可能恢复正常的肺容量。

当局部呼吸道阻塞引起肺萎陷时，最有效的防治方法是胸部物理治疗（见第351页），必要时结合经气管导管或支气管镜行气管-支气管灌洗。

自主最大吸气可有效改善气体吸收所致的肺萎陷，该动作是用于预防术后肺萎陷使用"激励性肺量计"的基础。

人工通气时，合乎逻辑的方法是使胸部过度充气或人工"叹气"。某些呼吸机可提供间歇性的"叹气"，但其有效性尚待证明。第三十二章描述了目前在人工通气过程中防止肺萎陷的方式。

二、肺实变（肺炎）

肺实质的炎症通常是由感染引起的，炎症导致渗出物在肺泡和小气道内积聚，进而导致肺实变。片状实变为支气管肺炎，局限于肺部分区域的实变为大叶性肺炎。由于周围肺组织气道变窄，肺萎陷常合并肺炎。临床特征为发热、咳嗽、呼吸困难，并伴有支气管呼吸音、胸闷、吸气相爆裂音等实变体征，但支气管肺炎可无体征。肺实变的诊断同样需要胸部X线检查，有时表现为肺部阴影，有时可见"支气管充气征"。随着感染的缓解，咳嗽时痰液量增多，肺部病变可在几周内恢复正常。

社区获得性肺炎最常见的病原体是肺炎链球菌（肺炎球菌），约导致了全球社区获得性肺炎总病例数的1/3。针对引起肺炎的某些细菌血清型的疫苗接种方案，以及改进的病毒检测方案，都可能准确地诊断和记录病毒性肺炎的发生率，从而记录到更多的病毒性肺炎。近年来出现了一些毒力较强的病毒性肺炎，比如报道的中东呼吸综合征和COVID-19（2019新型冠状病毒感染），这种冠状病毒存在于动物体内，并经常发生变异，因此能够跨越宿主种对人类有着高度传染性，导致某些感染者迅速进展和出现致命性肺炎。

对气体交换的影响

肺炎患者通常伴有低氧血症。肺实变的表现类似于肺萎陷，形成肺内分流，混合静脉血流经此分流区。此外，低$\dot{V}/\dot{Q}$（$\dot{V}/\dot{Q}$<0.1）的肺组织增多，但由于缺氧性肺血管收缩，对氧合指数降低的影响很小。肺炎患者吸氧后会进一步扩大$\dot{V}/\dot{Q}$为0～1的区域，即意味着吸氧后缺氧性肺血管收缩减少，但吸氧仍显著改善动脉血PO_2。与肺萎陷相比，肺实变通常使肺内分流更严重，从而导致缺氧加重。许多扩张局部肺血管的炎症介质作为对感染反应的一部分而释放，实际上扩张局部肺血管的效应远大于缺氧性肺血管收缩。

病理生理学

第二十八章详细描述了呼吸道炎症。当病毒及细菌侵入下呼吸道时导致进一步的炎性变化，其特征为循环中中性粒细胞迁移到肺组织中。根据所涉及的病原体，这种迁移的刺激可能源自肺上皮细胞或肺泡巨噬细胞，这些细胞释放的趋化因子促使中性粒细胞着边（译者注：原文"margination"意为着边，即炎症初期白细胞附集于血管壁），并开始激活一系列促炎性细胞因子途径。中性粒细胞一旦进入肺组织并被激活，就能高效地杀死入侵的病原体（见第344页）。作为炎性过程的一部分，炎性渗出物可导致肺组织实变，渗出液是一种复杂的混合物，包括入侵的生物、炎性细胞（死亡和存活）、免疫球蛋白和其他免疫介质、毛细血管通透性增加后形成的漏出液，以及由于激活蛋白酶导致肺组织破坏后的产物。

中性粒细胞的着边作用

在中性粒细胞参与炎症反应前，其必须先附着在血管壁（着边），在内皮、间质和上皮间迁移并被激活，为清除病原体做好准备（见图31.2），这些活动由一系列广泛的细胞因子调控，与气道炎症的调控方式非常相似（见图28.2）。与调控气道炎症类似，淋巴细胞同样也在肺实质炎症发挥重要作用，相较于参与气道炎症的嗜酸性粒细胞和肥大细胞，巨噬细胞在肺实质炎症中调控作用更大。

在体循环中，中性粒细胞着边作用已进行了广泛研究。内皮细胞表面表达的选择素与中性粒细胞迅速结合，使其沿着血管壁滚动。最终，内皮细胞上不同黏附分子（如细胞间黏附分子1）与中性粒细胞表面的特定受体（如β_2整合素CD11/CD18）结合，导致中性粒细胞与内皮细胞的黏附更为牢固。内皮细胞一旦"捕获"中性粒细胞，就会释放细胞因子，开始激活中性粒细胞。中性粒细胞在肺内着边的方式与身体其他部位不同。体循环中中性粒细胞在小静脉内着边，而在肺循环中中性粒细胞与内皮细胞的黏附主要发生在肺毛细血管内，因此可能不会发生选择素诱导的中性粒细胞滚动。人类中性粒细胞的大小与红细胞相似，但变形性较差，因此中性粒细胞穿过肺毛细血管需要120 s，而穿过红细胞不超过1 s。中性粒细胞缓慢穿过肺毛细血管促进了细胞的黏附。炎症介质可改变中性粒细胞生物力学特性，尤其是使细胞僵硬，进一步阻碍其在肺毛细血管中的运动。一旦黏附在肺毛细血管壁，中性粒细胞可能扁平化，留下一些通畅的毛细血管腔供血液流动，这时，中性粒细胞在上皮细胞释放的趋化因子引导下，通过毛细血管基底膜的小孔向肺组织迁移，期间可能受到组织间隙中成纤维细胞的协助（图30.3）。

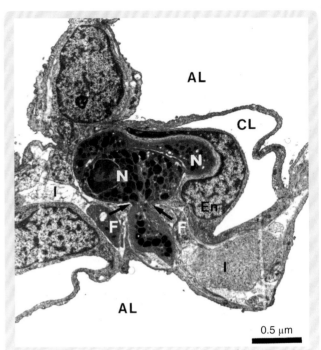

电子显微镜下可见（通常与肺毛细血管直径相同的）中性粒细胞（N）被拉长，使毛细血管腔（CL）仅部分通畅。这些中性粒细胞已经从毛细血管腔穿过内皮细胞（En），其中一个正在通过毛细血管基底膜上小孔（箭头）进入间质（I）。中性粒细胞的伪足与成纤维细胞（F）紧密接触，可能引导中性粒细胞通过基底膜的缺损处。AL：肺泡腔

图30.3 兔肺炎链球菌感染时肺内的中性粒细胞迁移
（Figure kindly provided by Professor D.C. Walker. Reproduced from reference 13 by permission of the author and publishers of Microvascular Research）

三、间质性肺疾病与肺纤维化

弥漫性肺部炎症有许多种病因，表30.1中总结了这些情况。非感染性肺炎（pneumonitis）可能会像实变的肺炎（pneumonia）一样痊愈，不会留下永久性的病变，但长期的炎症使非感染性肺炎也会发展成不同程度的肺纤维化。

肺炎的临床特征因病因而异。单纯非感染性肺炎（无纤维化）最初可能没有症状，而后逐渐出现咳嗽、呼吸困难，严重时会引起全身症状，如发热。当肺炎伴有纤维化时，呼吸困难加重，听诊双下肺可闻及吸气相湿啰音。肺功能检查表现为典型的限制性通气，用力肺活量和第1秒用力呼气量都有类似的下降。胸部X线检查可见弥漫性网状阴影，肺部高分辨率CT扫描显示与非感染性肺炎相关的"磨玻璃样"影，更严重的纤维化则表现为"蜂窝状"影。

（一）肺纤维化的病因

有关肺纤维化的病因在表30.1中进行了总结。

• 药物诱导：博来霉素等药物的氧毒性引起的肺损伤可导致肺纤维化（见第275页），但对其机制知之甚少。

• 无机粉尘：如石棉纤维（石棉肺）或二氧化硅（硅肺）等职业暴露，持续多年后，可导致肺纤维化。直径1~3 μm的粉尘颗粒被人体吸入，到达小气道和肺泡后被巨噬细胞吞噬。不同类型的粉尘在肺中的存留情况各不相同，一部分会被迅速清除，另一部分则会在肺巨噬细胞内持续多年。尚不清楚巨噬细胞如何识别二氧化硅颗粒，但二氧化硅一旦被溶酶体摄入，就会破坏溶酶体膜，将其内容物释放到胞浆中，引发炎症反应。

• 有机粉尘：可通过免疫机制引起肺部炎症，称为外源性变应性肺泡炎。过敏原通常来自患者职业接触的真菌，导致一系列疾病名称，如农民肺、麦芽工人肺等（译者注：农民肺是农民或其他劳动群众在作业环境中接触发霉的稻草或稻谷时，吸入含有嗜热放线菌的有机粉尘所引起的一种外因性变应性肺泡炎。可以在肺内形成巨噬细胞性肉芽肿和肺间质纤维化）。饲鸟者肺则有所不同，其通过暴露于来自家禽的免疫球蛋白A（IgA）而加重（译者注：接触到灰尘中鸟类粪便蛋白或羽毛导致的外因性变应性肺炎。鸽子、长尾鹦鹉、鹦鹉、斑鸠、火鸡和鸡都可导致该病）。在外源性变应性肺泡炎中，肺炎是由T淋巴细胞激活和IgG介导的炎症引起的。如及早发现，并采取防控措施，变应性肺泡炎可完全消退，但若持续暴露，纤维化会进展。

• 全身性疾病：导致纤维化的全身性疾病很多，其机制尚不清楚。许多与肺纤维化相关的疾病都有免疫学基础。例如，结节病由未知刺激激活T淋巴细胞活化所致，而许多结缔组织疾病已知有自身免疫病因，这些免疫系统变化可能会激活肺部炎性细胞，我们将在下文进行描述。

• 放射性肺损伤：胸部或胸部附近肿瘤放射治疗（简称放疗）后可见放射性肺损伤。放射性肺炎通常在放疗后的几周内发生，而纤维化可能需要长达两年的时间才会出现。细胞分裂时会发生细胞辐射损伤，因此肺部易受辐射损伤的细胞是那些更新速率最快的细胞，故辐射最先损伤的是Ⅱ型肺泡细胞和毛细血管内皮细胞，分别引起肺表面活性物质改变和间质性肺水肿（见第319页）。随后会出现一系列的炎症细胞级联反应，通常发展为纤维化。

特发性肺纤维化（idiopathic pulmonary fibrosis, IPF）是指所有病因不明的肺纤维化。其是最常见的肺纤维化类型，多发生于男性，随着年龄的增长而增加。诊断该病须排除所有其他可能导致肺纤维化的病因，并进行CT扫描或经皮肺穿刺活体组织检查。该病预后较差，65岁以上确诊患者的中位生存期为3.8年。过去认为该病主要是一种炎症性疾病，现在更多地认为是继发于肺泡上皮细胞异常激活的纤维化反应。

表 30.1 间质性肺炎和肺纤维化的病因

病因	亚组	举例
药物诱导	抗肿瘤药物	博来霉素、白消安、环磷酰胺、甲氨蝶呤
	抗生素	异烟肼、呋喃妥因、磺胺类药物
	其他	胺碘酮
粉尘	无机	硅肺病
		石棉病
	有机	农民肺
感染	病毒	病毒性肺炎
		人类免疫缺陷病毒
	其他	支原体
		机会性感染
全身性疾病	结缔组织病	类风湿性关节炎、硬皮病、系统性红斑狼疮、强直性脊柱炎
	其他	结节病、组织细胞增多症、尿毒症
其他	急性感染	急性肺损伤
	吸入性损伤	烟、镉、二氧化硫
	放射性肺损伤	
	隐源性纤维化肺泡炎	

（二）肺纤维化的细胞机制

机体任何部位出现炎症，都会自然发生细胞愈合的过程，该愈合过程会有新胶原蛋白的沉积。肺也不例外，肺纤维化是肺细胞外基质中胶原蛋白过度沉积的结果。

在肺纤维化中，最初的疾病进程具有多样性（表30.1），无论是Ⅰ型肺泡上皮细胞及Ⅱ型肺泡上皮细胞，还是肺巨噬细胞、中性粒细胞或T淋巴细胞，都可能发生变化，这些细胞间的相互作用产生多种细胞因子，细胞因子放大炎症反应并启动细胞修复机制。一旦启动这些修复机制，炎症细胞就会凋亡，同时组织开始修复。转化生长因子β（transforming growth factorβ，TGF-β）和血管内皮生长因子A是刺激组织修复的主要细胞因子，而转化生长因子β可能又是导致纤维化大多数机制的最终共同途径的细胞因子。小窝蛋白1（caveolin1，微囊蛋白1）是一种在许多细胞的质膜上形成"穴样"内陷的结构蛋白，现认为其是调节转化生长因子β活性的内源性因子。肌成纤维细胞负责修复肺组织中细胞外基质的细胞，该基质形成了新的肺组织框架。肌成纤维细胞一旦完成任务，也会凋亡。

多数肺纤维化中，这种控制事件的良好顺序是异常的。表现为即使刺激消除，急性炎症细胞的活动也可能不会停止，修复机制长期启动，或终止肌成纤维细胞活动的正常机制可能缺陷。例如在特发性肺纤维化中，肺泡上皮细胞和成纤维细胞的正常衰老过程导致其异常反应，促进了纤维化。约1/3的特发性肺纤维化与遗传因素相关，已知7个基因参与其中，最重要的是编码呼吸道黏蛋白糖蛋白的*MUC5B*（见第156页）。黏蛋白异常如何导致如此严重的肺部疾病尚不清楚，但可能是与其对常见病原体的先天免疫失调有关。然后，细胞水平的反复轻微损伤（如烟草烟雾、感染）会加重这些异常，破坏肺泡上皮细胞，使蛋白质进入肺泡并形成保护性基质或"伤口凝块"。为修复组织损伤，就刺激细支气管和肺泡上皮细胞增殖，当增殖过度时，会释放大量细胞因子和生长因子，吸引成纤维细胞到该区域。甚至某些动物研究表明，转化生长因子β可刺激肺泡上皮细胞转化为间充质细胞，并最终转化为成纤维细胞。

与肺气肿相似（见第312页），过度的肌成纤维细胞活动会导致弹性蛋白含量的减少。且与成年人其他正常器官相比，肺中弹性蛋白的合成又是最低的，尽管某些证据表明肺纤维化时弹性蛋白的合成增加，但形成的是异常的、可能无功能的弹性纤维。该机制导致的弹性丧失会引起肺泡壁和小气道壁的萎陷，降低顺应性及气体交换面积。

（三）治疗原则

尽可能去除肺部炎症或纤维化的刺激因素（如戒烟）至关重要，尽管这可能不会阻止纤维化的发生（如放疗后的纤维化），但可能限制肺损伤。近年来，特发性肺纤维化的药物治疗有了很大的进展。吡非尼酮是一种具有多种抗纤维化作用的药物，包括抑制转化生长因子β、减少成纤维细胞增殖，以及影响胶原的合成。尼达尼布是一种酪氨酸激酶抑制剂，具有抗成纤维细胞生长因子活性。这些药物研究的初步结果证实这些药物可以减缓肺纤维化的进展，减少因呼吸系统病变的住院率，若联合使用，还可以延长预期寿命，但肺移植（见第380页）仍然是目前延长特发性肺纤维化存活期的最佳治疗方法。

四、肺癌

在20世纪初，肺癌是一种罕见病，但到本世纪末，随着寿命的延长及环境致癌物的增加，肺癌已成为世界上最常见的可预防的致死疾病之一。肺癌治疗成功率的改善一直低于其他器官的恶性肿瘤，在大多数国家中，肺癌的5年生存率仍低于16%。据估计，全世界每年有160万人死于肺癌。

（一）流行病学

职业接触如石棉等致癌物是最早被确定为肺部恶性肿瘤的致病因素之一，随后还发现其他几种职业性物质与肺癌有关，如砷、镉、铍和二氧化硅。并存的肺部疾病和饮食习惯也已证明与肺癌的发生相关。然而，与环境中氡暴露和烟草烟雾的决定性作用相比，上述已知因素在导致肺癌方面的作用微不足道。

1. 烟草

全球75%的肺癌及吸烟常见国家90%的肺癌中，吸烟是罪魁祸首（见第二十章），通过对整个人口的分析，肺癌发病率大致等于吸烟率，肺癌发病大约滞后吸烟20年。每天吸烟的数量及烟龄都与患肺癌的风险呈正相关，但烟龄与患肺癌风险的相关性更强。戒烟具有可预见的降低罹患肺癌风险的效果，这种风险会随着戒烟的持续而逐年降低，但不会完全达到与终身非吸烟者完全相同的低风险水平。

相比女性，男性的吸烟率达峰时间约早20年，因此目前男性的肺癌发病率正在下降，而女性的发病率继续上升。女性肺癌发病率增加并不完全是由于吸烟情况的差异，从剂量角度来看，与等效吸烟的男性相比，女性似乎也更易受到香烟烟雾中致癌物质的影响，女性患肺癌的优势比是男性的1.2～1.7（译者注：优势比是病例组中暴露人数与非暴露人数的比值除以对照组中暴露人数与非暴露人数的比值，是反映疾病与暴露之间关联强度的指标）。

烟草烟雾中大多数致癌物质都是在由3500种化合物组成的颗粒相（"焦油相"）中发现的（见第222页），其致癌机制将在后面介绍。

2. 氡

导致肺癌的第二个最重要的原因是环境中氡（Rn）暴露。氡是铀（U）自然衰变后产生的（图30.4），氡和铀在世界各地的土壤和岩石中普遍存在，尽管浓度差别很大。氡的密度大约是空气的8倍，因此往往会积聚在地窖及地下室中，是一种重要的室内污染物。有学者担心为减少全球变暖而开展的家庭更节能的行动可能会增加氡暴露。氡浓度最高的是矿山，特别是铀矿，因此矿工是暴露于氡最多的群体，几个世纪以来，这种职业与肺癌之间的相关性已经被人所熟知。家庭氡暴露可能占肺癌死因的10%，在相对罕见的非吸烟者肺癌病因中可能具有更重要的临床意义。

氡是一种惰性气体，因此吸入肺内时，不会与其他分子发生化学反应，氡分子量为222，在肺泡内扩散（见第111页）及在血液中吸收都很慢。因此，大多数吸入的氡都会在同次呼吸中被呼出，环境中最常见的同位素^{222}Rn的半衰期只有3.8天，所以在呼吸道中，一些氡会衰变。衰变产物大多是可沉积在呼吸道中半衰期很短的固体（图30.4）。因此，吸入的氡及其子体造成了大量α辐射。与β和γ辐射相比，由两个质子和两个中子组成的α粒子能量更大，因此对生物分子的危害更大。对于亚原子粒子来说，α粒子的质量很大，当其以大约15 000 km/s的速度运动时，其动能很大。α粒子的强正电荷与附近原子的电子壳层相互作用，迅速减速α粒子，相比其他形式的辐射，α粒子的辐射区域就小得多。α粒子在空气中只移动几厘米，在活组织中可能只有30～50 μm。目前尚不清楚吸入氡后在肺部释放的α粒子是否能深入到呼吸

道上皮细胞，进而破坏快速分裂的上皮干细胞。与浅表、未分裂的细胞相比，上皮干细胞更可能受到伤害成为恶性肿瘤细胞。另一种解释是，氡的放射性子体被巨噬细胞等其他肺细胞吸收，并带入肺组织深部。

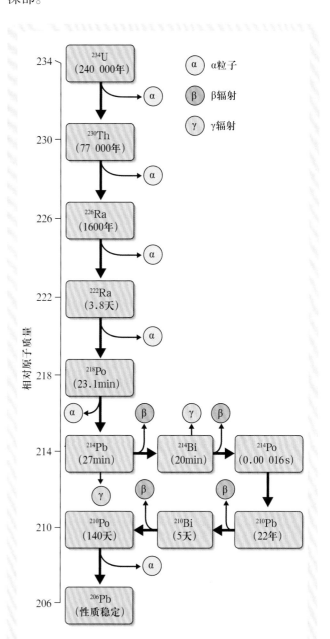

吸入的一个^{222}Rn会在数分钟内衰变为^{210}Pb，在这个过程中释放出3个α粒子和2个β粒子。U：铀；Th：钍；Ra：镭；Rn：氡；Po：钋；Pb：铅；Bi：铋。

图30.4　^{234}U 衰变至稳定的^{206}Pb

（二）肺癌的致癌因素

1. 辐射

α粒子引发恶性肿瘤有3种假定机制。首先，当单个α粒子穿过单个细胞时，只有20%的细胞死亡，

而在幸存的细胞中，分子损伤使其基因突变率翻倍。其次，被α粒子击中的细胞释放分子产物可使其周围的细胞损伤，该效应被称为旁观者效应。最后，α粒子穿过组织时，大部分正电荷与粒子附近的水分子相互作用，中和了α粒子的正电荷，剥夺水分子中的电子，从而产生一系列活性氧（见第二十五章）。

2. 烟草烟雾致癌物

烟草烟雾含有44种已知的人类致癌物质，其中有两类对致肺癌具有重要意义，即多环芳烃和亚硝胺。就像辐射一样，烟草烟雾对分子的许多损伤也是由活性氧造成的。在活性氧的影响下，正常的防御机制（见第271页）不堪重负，DNA、RNA、脂质和蛋白质分子被氧化反应破坏。许多烟草致癌物还通过引起DNA内碱基的甲基化，或通过它们与DNA分子间形成加合物，直接与DNA反应而致肺癌。DNA分子的这些化学变化可立即干扰转录，也可在随后的细胞分裂中DNA复制时引发突变，这也解释了为什么快速分裂的细胞更易恶变。

3. 致癌的分子机制

为了理解不同的分子损伤是如何导致恶变的，回顾细胞核内的基因和细胞周期阶段如何正常产生细胞内功能蛋白并维护正常生化系统运作是有帮助的。

- 基因的暴露：人类基因组巨大，组成这个基因组的大量DNA需要高度紧凑才能适配于细胞核。DNA分子的双螺旋紧紧地包裹在组蛋白复合体周围，在组蛋白的进一步相互作用下将核小体压缩成一种称为染色质的紧凑结构前，这些核小体通过DNA链连接在一起。因此，大多数可能需要的基因是转录蛋白无法获得的，必须重新排列核小体以暴露所需的基因。

- 转录：许多被称为转录因子的蛋白质，需要通过与所需的启动子区域结合来控制和启动基因的转录。与特异性较低的RNA聚合酶蛋白结合，随着整个复合物沿基因移动，就会产生前体mRNA链的单链。

- 转录后加工：前体mRNA经过相当大的加工后才能够翻译。甲基化链末端附近的RNA核苷酸，使分子更加稳定，为更好地显示RNA的末端序列，需从分子末端切割不同量的冗余RNA，大段冗余RNA（内含子）从分子中剪接出来与蛋白质生产所需的片段（外显子）连接在一起，形成最终的mRNA分子。

- 翻译：真核细胞核糖体由两个亚单位组成，在与mRNA分子形成起始复合体（起始tRNA和蛋氨酸分子）之前，两个亚单位必须首先解离。然后，肽链开始延伸，单个tRNA分子转运每个氨基酸时都需要一个GTP分子来提供能量。当到达可翻译的RNA序列的末端时，激活一系列释放因子，这些释放因子完成肽链并将肽链从核糖体中释放，然后将mRNA、tRNA和核糖体亚单位蛋白相互分离。

- 蛋白质修饰：最终留在细胞质的蛋白质是由游离核糖体产生的，而出细胞或细胞膜上的蛋白质是由与内质网结合的核糖体产生的。初始肽链中的许多部分包含引导蛋白质转录后加工的"信号肽"，例如，促进肽链正确折叠的"信号肽"或将细胞内蛋白质与正确的转运蛋白系统结合的"信号肽"。

作为正常细胞周期的一部分，所有细胞都会经历以下不同的分裂阶段。

- G0：细胞处于静止状态，即代谢状态，履行其正常功能，未进入准备分裂的细胞周期。

- G1：细胞通过产生分裂所需的大分子，为分裂做准备。

- S：复制DNA的合成阶段。

- G2：细胞器排列准备好进行有丝分裂这一物理分裂。

- M：细胞有丝分裂。

这些周期之间（特别是G1到S期和G2到M期）的调控，是由一组称为细胞周期蛋白依赖性激酶（cyclin-dependent kinase，CDKs）的复杂蛋白质控制的。例如，在所有DNA复制完成前，这些蛋白质可能需要将细胞"保持"在S期，而这个系统的故障将导致细胞过早复制，产生两个子代，每个子代都有异常的DNA补体。CDK的大部分活性是转录后的，也就是说，不会产生新的CDK分子。相反，蛋白质的调控是通过各种CDK组分的磷酸化和去磷酸化来实施的，磷酸化的程度影响CDK的结构，从而影响其活性。改变*CDK*基因中单个碱基对就会更改CDK分子的单个氨基酸，从根本上干扰细胞分裂的调控。

细胞凋亡或程序性生理细胞死亡可能是促进细胞恶变的另一种分子损伤机制。细胞凋亡受多种控制细胞分裂的相同基因调控，因此，这些系统异常也可延长细胞寿命，使其超过正常的生理期限，从而促进肿瘤生长。

虽然气道细胞持续暴露于有毒化学品和放射线中，以及蛋白质的产生和功能可能在多个环节受到损害，并且细胞分裂可能受到干扰，但令人惊讶的是，并非每个人都会罹患肺癌。放射线辐射或烟草中致癌物质会杀死许多正常细胞，但由此造成的组织损伤会很快修复，从长期来看，尽管这种反复的炎症和修复循环本身可能会损伤肺组织（见图20.1），但未导致肺癌。即使更多的细胞受到损坏，但人体广泛而未知的细胞修复机制会阻止恶变。细胞恶变一定是以组织生长失控的方式彻底改变细胞代谢（生长）周期或其凋亡进程，组织生长失控是细胞恶变的基本特征。

免疫系统具有预防癌症的作用。细胞免疫识别自身细胞的机制涉及T淋巴细胞识别所有细胞表面的主要组织相容性（major histocompatibility，MHC）抗原。癌细胞中，DNA及其蛋白质转录损伤可能导致主要组织相容性蛋白异常或缺失，或可能导致细胞呈现被T淋巴细胞识别为异常的其他反常肽分子，例如，恶性细胞表面的肽链与被病毒感染后引起T淋巴细胞攻击、细胞表面的异常肽链十分相似。通过这种机制，我们可以预防临床上明显的癌症，而免疫应答的差异可以解释为什么某些人更容易患上恶性疾病。

4.肺致癌作用的靶基因

基因突变在肺癌的发生发展中至关重要。吸烟患者的癌细胞全外显子组测序显示，平均每百万个碱基对中有8～10个突变，其中致癌基因和抑癌基因的功能异常（失调）会导致肺癌发生。致癌基因描述如下。

• ras基因编码参与细胞表面生长因子受体信号转导的G蛋白。即使生长因子水平正常，肺癌中ras基因突变也会刺激细胞过度生长。

• myc基因编码的转录因子参与控制细胞从细胞分裂的G0期向G1期转变，即使myc基因在肺癌中结构正常，但其过度表达也会放大其效应。

• Bcl-2癌基因通常参与控制胚胎或成年人干细胞的细胞分裂，还参与调控细胞凋亡的时间。该基因在某些肺癌中也过度表达，从而促进细胞增殖并延缓细胞凋亡。

抑癌基因的生理功能是响应细胞内应激信号。因此，如果细胞经历一段时间的缺氧、氧化应激或者其DNA受到损伤，这些基因就会被激活，或为损伤提供修复时间而延缓细胞周期，或为防止细胞功能进一步损害而加速细胞凋亡。

肺癌的抑癌基因包括以下几种。

• P53基因的激活取决于各种情况，可使细胞保持在G1期或诱导细胞凋亡。肺癌中发生了大范围的P53突变，包括前体mRNA的缺失和剪接改变。

• Rb基因编码参与控制细胞分裂从G1期到S期转变的一种蛋白质，Rb基因突变产生的蛋白质结构可能仅有轻微改变，但不能产生须将细胞保持在G1期的磷酸化，从而使细胞分裂得太快。

虽然到目前为止，改善肺癌患者的生存率仍有限，但更好地理解肺癌的遗传基础，在临床实践中提供基因测序，应有助于提高肺癌的存活率。

（三）临床方面

不幸的是，大多数患者出现症状时，肺癌已经扩散到原发病灶外，与许多其他恶性肿瘤相比，这仍是肺癌治疗效果不佳的主要原因。因此，迫切需要一种可行的肺癌筛查方法。呼出气冷凝液中生物标志物分析正在评估中，但尚未行大规模评价。虽然已证实低剂量CT优于反复的胸部X线检查，但CT发现的大量肺部病变多数是良性的，而这些病变都必须进一步检查才能明确良恶性。尽管如此，对年龄在55～74岁且有30包/年吸烟史的人群而言，无论是目前仍在吸烟或是过去15年内已戒烟，仍推荐进行低剂量CT筛查。

1.病理学

肺癌可分为小细胞肺癌（small cell lung cancer，SCLC）和非小细胞肺癌（non-small cell lung cancer，NSCLC），非小细胞肺癌又可进一步分为鳞癌和腺癌。鳞癌约占肺癌的1/3，主要位于中央气道，通常在支气管周围生长导致气道狭窄，但未能从气道腔内看到肿瘤（译者注：这是因为肿瘤可能在支气管壁内生长，而不是突出到支气管腔内，这意味着，即使肿瘤导致气道狭窄，也不一定能从支气管镜检查中看到肿瘤）。鳞癌往往生长缓慢，晚期转移，在肺的外周可能会出现中心坏死和空洞形成。腺癌同样约占肺癌的1/3，但主要出现在肺的外周，比鳞癌生长更快，并可通过血液或淋巴管早期转移。非小细胞肺癌包含一系列不同病理类型的恶性肿瘤，这些肿瘤都具有包括可早期淋巴扩散的高度恶性特征。

2.临床特征

咳嗽是肺癌患者最常见的临床症状，大多数肺癌患者的某个阶段会咳嗽。虽然咳嗽是吸烟者的常见主诉，但其仍是一种非常常见的非特异性症状。肺癌引起的咳嗽通常由肿瘤直接刺激气道壁导致，无论是来自气道管腔内还是支气管周围组织的刺激，都可能引起咳嗽，且常是体位性咳嗽，因为肿瘤在特定体位下压迫呼吸道。咯血是肺癌患者第二位常见症状，半数患者会咯血，咯血量可表现为痰中带血到肿瘤侵犯胸腔大血管时的大咯血不等。约10%的患者因周围型肺癌阻塞小气道而出现哮鸣音，且可能被误诊为成年人哮喘。较大气道的狭窄会引起喘鸣，但认为只有当气道横截面减少超过75%以上时才会发生。肺癌引起的其他肺部症状还有呼吸困难、胸痛和肺部感染（通常位于被肿瘤阻塞的气道远端）等。最后，所有肺癌（尤其是非小细胞肺癌）均可能出现远处转移的症状和体征。

（四）治疗原则

肺癌治疗的详细内容超出了本书的范围，可参照相应的综述（参考文献26、28、39、40）。主要有以下3种治疗方案，其方案的选择取决于许多因素，其中最重要的两个因素是肿瘤的类型和分期。

• 手术：书中第三十三章介绍了肺切除术。未转移到肺或局部淋巴结以外的非小细胞肺癌，通常可选择肿瘤、肺叶切除或全肺切除。对于早期诊断的小细胞肺癌，为治愈患者可行肺切除，但对于恶性程度更

高的小细胞肺癌，因诊断时必须假设已远处转移，也须使用化学治疗（简称化疗）和放疗。

• 化疗：所有的抗癌药物都必须通过诱导细胞凋亡或坏死的方式作用于恶性肿瘤细胞。表30.2中总结了治疗肺癌最常用的药物，以及其作用机制和常见副作用。

化疗可作为手术治疗患者的辅助治疗，也可作为晚期非小细胞肺癌的主要治疗方法。某些形式的化疗总用于治疗小细胞肺癌。化疗常分多次短程进行，主要是为了使患者从不可避免的毒副作用中恢复（表30.2）。此外，因为反复给药会促使所有的恶性肿瘤细胞处在细胞周期的同一阶段，所以多次短程的给药方式可以增加细胞毒性药物的疗效。单纯化疗不太可能治愈，一个1 cm的肺癌病灶估计含有109个恶性细胞。如果一个疗程的化疗杀死99.9%的恶性细胞，则治疗后仍然有106个恶性细胞，在治疗的间隙期这个数字还会增加。因此，尽管有相关的毒副作用，也必须进行多疗程化疗，而且即使多疗程化疗，理论上也仍不可能杀死每个恶性细胞。然而，鉴于免疫系统也有杀灭肿瘤细胞的显著能力，在化疗降低肿瘤细胞负荷后，T淋巴细胞可达到完全清除肿瘤。

表 30.2 肺癌的化疗药示例

分类	作用机制	毒性	举例
烷化剂	DNA、RNA和蛋白质的烷基化	骨髓抑制 恶心和呕吐	环磷酰胺、异环磷酰胺
铂类似物	DNA间交联	恶心和呕吐 肾毒性	顺铂、卡铂
微管抑制剂	抑制微管蛋白、有丝分裂或者诱导细胞凋亡	神经毒性 骨髓抑制	长春新碱、长春碱、紫杉醇、多西他赛
拓扑异构酶抑制剂	抑制DNA解旋和断裂-聚合反应	骨髓抑制 脱发 心肌毒性	依托泊苷、阿霉素、伊立替康、拓扑替康
抗代谢物	胞苷类似物停止DNA复制	骨髓抑制	吉西他滨

对肿瘤细胞和免疫系统间相互作用的进一步认识，正推动大量新的、广义上称为免疫治疗的、肺癌新治疗生物分子的发展。针对肿瘤细胞产生的有害生物分子（如程序性细胞死亡蛋白1）的单克隆抗体已使某些患者临床获益。在未来，通过疫苗接种的肺癌靶向免疫治疗有望更加方便有效。

• 放疗：放疗的适应证包括对局部扩散非小细胞肺癌手术的辅助治疗、联合化疗治疗晚期非小细胞肺癌，以及治疗小细胞肺癌。鉴于放疗本身可能引起一

定比例的肺癌，使用同样形式的能量治疗肺癌似乎让人不解。正如前文描述的，辐射可轻微地损伤细胞来诱发恶变，而放疗是用相同分子损伤机制来杀死恶性细胞。放疗旨在将最强的辐射能量集中在肿瘤上，同时尽量减少对附近正常组织的辐射暴露，虽然放疗不可避免地会损伤间接组织，且可能会产生相当大的毒副作用。近年来，立体定向体部放疗技术的发展，使放疗更具靶向性，并可能为无法手术的小细胞肺癌患者提供一种替代性治愈性疗法。

肿瘤细胞对放疗的敏感度主要取决于细胞在放疗时的PO_2，大多数哺乳动物肿瘤细胞在缺氧时需要2～3倍以上的辐射才能导致细胞死亡，这一观察证实了放疗引起的大部分分子损伤是通过活性氧介导的假说。动物研究表明，许多实体瘤均是中心缺氧，这是由血管生成无法跟上快速生长的肿瘤，而使一些区域无血供所致。正电子发射体层成像技术可用于检测肿瘤内缺氧组织，在一项对非小细胞肺癌患者的研究中发现，48%的肿瘤组织存在缺氧现象，且大多数肿瘤包含预计PO_2低于0.27 kPa（2 mmHg）的区域，该水平下的放疗敏感度差。

五、胸膜疾病

（一）胸膜腔生理学

胸膜分两层：第一层是覆盖胸腔内侧（包括膈肌）的壁层胸膜，第二层是从肺门向外覆盖肺（包括覆盖大、小肺叶间裂）的脏层胸膜。肺和胸壁的反向弹力（见第二章）导致胸膜腔负压-5～-3 cmH_2O。胸膜腔有助于胸壁和肺的机械耦合，为了最有效的机械耦合（能量损失最小），胸壁和肺之间的摩擦应最小。因此，脏层胸膜和壁层胸膜之间必须很容易相互滑动，这是通过两层胸膜间的少量胸膜液和两层胸膜上间皮细胞表面的一层表面活性物质分子实现的。

平均体重为70 kg的个体胸膜总表面积为4000 cm²，约含有18 mL的胸膜液，这是一种只含有少量蛋白质（约1 g/dL）的血浆超滤液。胸膜液的产生同样是由决定流体跨毛细血管壁运动的Starling力决定（见第318页）的。胸腔内负压导致静水压差增加，有利于体液从体循环供应壁层胸膜的毛细血管中渗出，但与体循环毛细血管相比，胸膜间皮细胞对蛋白质的通透性较低，从而产生阻碍体液从毛细血管流出的渗透压差。最终壁层胸膜产生的净效应是形成体液从毛细血管进入胸膜腔约为6 cmH_2O的压力差。脏层胸膜的血供来自支气管循环或肺循环，无论是支气管循环还是肺循环，均属于低压的肺静脉系统，因此静水压差比壁层胸膜小得多，故认为无体液从脏层胸膜进入胸膜腔。胸膜液的另一个来源是从肺组织间隙直接流出，特别是在病理情况下。

胸膜液直接通过壁层胸膜和淋巴管之间的开口（胸膜孔）的淋巴引流系统离开胸膜腔。胸膜孔直径可达6 um，可通过体液、蛋白质和细胞，在胸膜底部和膈肌区可能分布着更多的胸膜孔，而重力作用使这些区域成为胸膜液积聚的部位。生理状态下，胸膜液的周转量约为0.01 mL/（kg·h），但当胸膜液积聚过多时，其引流量可增加约28倍。

（二）胸腔积液

胸膜液产生过多，超出淋巴系统引流出胸膜腔的能力，最终会造成液体积聚。导致胸腔积液过多的原因众多，主要分为以下两类。

• 漏出液中蛋白质浓度低，源于血液中静水压差增大或蛋白质浓度低，无论是哪种原因，体液都易从毛细血管漏到胸膜腔。常见病因包括充血性心力衰竭、肝硬化和肾病综合征，且因影响两层胸膜腔的因素相同，积液通常为双侧。

• 渗出液的蛋白质含量高，常为单侧，源于间皮细胞通透性增加，通常由恶性肿瘤、感染、创伤等病变或手术累及胸膜引起。胸部恶性肿瘤引起的胸腔积液通常由肿瘤细胞及其坏死物堵塞胸膜孔所致。

为避免不必要的积液引流而可能导致引流相关性感染，对胸腔积液的评估应谨慎。假如患者的血清蛋白水平正常，则可根据胸腔积液中蛋白水平将积液分为渗出液和漏出液，而对于渗出液，细胞学分析可相对容易地诊断出60%的恶性胸腔积液。

胸腔积液引流后肺复张可引起复张性肺水肿，所以建议一次抽液量不超过1 L。某些证据表明，近期复张的肺组织存在微血管渗漏，这是由于破坏了内皮细胞间紧密连接的物理完整性，或由于产生有利于体液从毛细血管流出的间质负静水压（见第319页）。目前尚不清楚肺水肿是否与排出积液量的多少或积液排出后所产生的负压有关。一项185例患者的研究发现，无论积液排出多少，只要胸腔膜内压不低于-20 cmH_2O，就只有2.7%的患者发生复张性肺水肿。

（三）气胸

当空气通过胸壁和壁层胸膜的缺损从外部进入胸膜腔，或通过脏层胸膜的缺损从肺、纵隔进入胸膜腔时，就会发生气胸。气胸的病因很多，通常可分为自发性气胸和获得性气胸，概述见表30.3。

自发性气胸最常见，可原发于健康人群（图30.5A），或继发于肺部疾病的患者。自发性气胸是由紧贴胸膜肺组织的薄壁小囊破裂所致，直径小于2 cm的称为肺小泡，直径大于2 cm的称为肺大疱（图30.5B）。无论是肺小泡还是肺大疱，大多数原发性自发性气胸患者都可能存在，但6%的正常健康人群也可存在，因此它们在引起气胸中的作用仍存在争议。无论气胸的病因是什么，不同程度的肺萎陷将不可避免地损害气体交换，3/4的气胸患者在就诊时会出现动脉低氧血症，而对于较大或伴有基础肺部疾病的气胸，低氧血症会更严重。

1. 张力性气胸

有时，肺或胸壁的破口会形成一种只进不出的活瓣，空气经破口进入胸膜腔就会发生张力性气胸。吸气时，空气被吸入胸膜腔，但呼气时空气不能从胸膜腔排出。这样就形成一个大的气胸，因为只有在峰值吸气时（才能将胸膜腔内压降到负压），空气才会被吸入胸膜腔，故为进一步降低胸膜腔内压，患者会用力吸气，直到在几乎整个呼吸周期中患侧胸腔内压保持在大气压以上，用力吸气才无效。这时患侧肺停止通气，肺萎陷，出现大范围分流和严重低氧血症（译者注：正常自主通气时，胸腔内压先变为负压，从而带动气道内压力变化，若胸腔内压不变为负压，气道内压力变化也不会变为负压，也就没有气体进入气道，肺就停止通气）。更严重的影响是使纵隔向健侧移位，纵隔移位会导致静脉回流量突然且急剧地减少，从而减少心排血量。将导管插入患侧胸腔形成开放性气胸，可减轻胸腔内压，无疑能挽救患者生命。

表 30.3　气胸的常见病因

	自发性		获得性
原发性	胸膜下肺小泡破裂	医源性	中心静脉通路；肺活体组织检查；后腹腔镜检查；钝性伤±肋骨骨折
继发性	大疱性肺病（COPD）；囊性纤维化；哮喘；肺癌；肺转移癌；食道破裂；马方综合征；肺孢子虫肺炎；肺脓肿	创伤性气压伤	穿透性创伤；人工通气（见第三十二章）

注：COPD，慢性阻塞性肺疾病。

2. 自发性气胸的治疗原则

气胸的治疗原则取决于其是原发性还是继发性、气胸量的多少和患者的症状。例如，对于无呼吸困难且胸部X线检查显示肺和胸壁间的气体边缘宽度小于2 cm的原发性气胸患者无须干预。对于较大或有症状

的气胸，须进行抽气，并复查胸部X线检查来确认是否肺复张。若未复张，则须放置胸腔引流管证实肺完全复张（图30.5C，译者注：在放置胸腔引流管后，肺若不能完全复张，可能意味着气胸仍然存在，需要进一步的治疗），并原位留置闭式引流管，直至气体不再漏出及肺完全复张达24 h。如果通过原位留置胸腔引流管无法实现肺复张，或仍漏气持续数天，则通常须行手术治疗。术中切除肺尖任何可见的肺小泡或肺大疱，并行胸膜固定术（见第375页），随后在直视下复张肺。

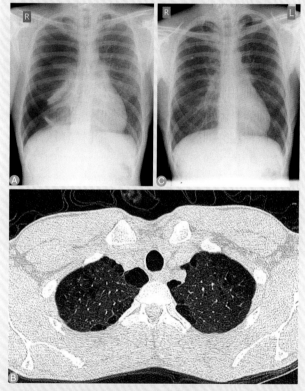

A. 自发性气胸致右肺几乎完全萎陷；B.同一位患者的CT扫描显示肺尖存在多个肺大疱；C.经置入胸腔引流管治疗，肺已完全复张。

图 30.5　气胸的影像图

3. 胸膜腔气体吸收

对于少量且无症状，或经上述治疗后的（较大或有症状）气胸，其完全消退需要胸膜腔内气体的重吸收。气体吸收的快慢取决于胸膜腔和循环系统间各种气体的分压差，尤其是胸膜腔和分压最低的静脉血间分压差（见表25.2）。理论上，气体重吸收分两个阶段：第一阶段，胸膜腔中的气体与静脉血达到平衡；第二阶段，气体被吸收。对于第一阶段，气胸的病因很重要，因为胸膜腔的气体既可能来自空气，也可能来自肺泡气。当胸膜腔的气体来自环境空气（可

能是干燥的）时，首先发生的是空气被胸腔内水蒸气湿化，体积小幅度增加。胸膜腔内氧气被血液吸收，而血液中二氧化碳扩散到胸膜腔，但这两种气体体积变化大致相等，故胸膜腔几乎不会有体积变化（译者注：气胸时，其实不止血液与胸膜腔进行气体交换，肺和其他的体液也与胸膜腔进行气体交换）。

对于气胸胸膜腔的气体来自环境空气后的气体分压，胸膜腔内气体中水蒸气和PCO_2增加部分抵消了PO_2的减少，但总体上，与未发生气胸时相比，氮分压略有增加，部分氮气将被循环缓慢吸收。而当气胸胸膜腔的气体来自肺泡气后则不同，当已湿化且含二氧化碳的肺泡气进入胸膜腔时，唯一的变化是氧气少量吸收和气胸体积略减少，从而发生肺复张〔译者注：当已湿化并含有二氧化碳的肺泡气体（而不是未处理的外界空气）进入胸腔时，由于肺泡气体中已经含有水蒸气和二氧化碳，所以不会像周围空气进入胸腔时发生水蒸气和二氧化碳从血液中扩散到胸腔的过程。唯一的变化是经肺泡气体进入胸膜腔的氧气会被吸收到血液中，这会导致胸膜腔中的气体体积略微减少，从而促使肺复张〕。对于（肺源性）气胸的患者，理论上吸氧更有利，因为吸氧使肺泡几乎充满氧气，（通过与胸膜腔的气体交换，胸膜腔也就几乎充满氧气，）所以大部分气胸气体会很快被血流吸收。在腹腔镜手术时二氧化碳进入胸膜腔引起的气胸（严格意义上称为二氧化碳人工气胸）中也可观察到类似现象，气胸可在随后2 h内完全被吸收。出现气胸时，无论胸膜腔的气体是来自空气，还是来自肺泡气，血液中氮气都会弥散到胸膜腔，但与氧气或二氧化碳吸收相比，氮气的弥散非常缓慢。

在气胸重吸收的第二阶段，胸膜腔内每种气体的分压与静脉血的处于平衡状态。所幸的是，静脉血总气体分压（见表25.2）低于大气压，有利于气胸缓慢重吸收。吸氧时，理论上可能在气胸重吸收的第二阶段进一步获益。吸入氧浓度越高，则血液中氮分压越低，氮气从胸膜腔扩散到血液中的速率就越快。

这些理论对实践的意义很难被证实。虽然几年来未对此作出研究，但一致认为气胸的吸收缓慢，最广泛引用的估计值是每天可吸收半胸容积1.8%的气体量，这意味着占半胸容积15%的少量气胸大约需要10天才能完全被吸收。动物研究表明，随着吸入氧浓度的增加，气胸吸收所需时间呈剂量依赖性减少，与吸入空气相比，吸入50%的氧气可以使气胸持续时间减少约一半。对人类进行的小型研究发现，在吸入非指定浓度的高浓度氧期间，气胸吸收速度大约是呼吸空气时3～4倍。

（四）脓胸

脓胸是无菌胸膜腔的细菌感染性疾病。近2/3的肺炎患者因感染肺组织的间质液直接流向胸膜腔而形成一种"单纯的"非感染性胸腔积液。其中，约10%的胸腔积液患者会因潜在肺炎的细菌扩散到胸腔而发展为脓胸。脓胸的少见原因包括因创伤、胸外科手术、气胸或诊断性胸腔穿刺术发展而来的并发症。胸腔积液的细菌感染遵循一般的炎症过程，白细胞大量聚集，最终形成脓液。在脓胸中，纤维蛋白沉积较早，并发展迅速，几周内，两个胸膜腔都会沉积一层厚厚的胶原蛋白（称为"皮层"或"壳层"）。若未赶在胸膜纤维化前治疗，该持续过程将导致胸壁和肺（纤维胸）的挛缩。

限制型肺功能下降，第1秒用力呼气量和用力肺活量值常降为正常预测值的一半。抗生素、纤维蛋白溶解或胸腔引流等早期治疗干预可能会限制纤维化的进程。若这些有创性较小的治疗失败或限制性肺病已很明显，则需要行手术引流或剥脱治疗等更广泛的干预，剥脱手术是指将"皮层"从胸膜（尤其是从壁层胸膜）上剥离，使得下面的肺可以复张。

（方年新，冯春婷，于佳译；冉雪梅，安荣成，南勇，孙莉，王丽，赵鑫，李萌，张骅，刘岗校对）

———— 参考文献 ————

扫码查看

关键词

肺泡炎；纤维化；肺癌；胸腔积液；气胸；肺部感染；弹性回缩；肺萎陷；肺不张；顺应性。

摘要

• 无论是肺组织受压，还是气道阻塞或严重狭窄影响肺单元的气体吸收，均可致肺萎陷。

• 间质性肺疾病种类繁多，从单纯的炎症性疾病（肺泡炎）到涉及轻症肺炎合并进行性加重的肺纤维化的疾病不等。

• 肺纤维化是由导致炎症和组织修复的细胞系统间的失衡引起的。

• 肺癌是一种较常见的、难以有效治疗的恶性疾病，预防方式主要是戒烟，以及避免氡照射。

• 胸腔积液、感染和气胸仍是呼吸科较常见的疾病，均可短期或长期地损害呼吸功能。

小结

• 肺萎陷通常被称为肺不张，是指部分肺不通气的状态。流经肺不张的血流未氧合，因此会分流而损害氧合，尽管这可能通过缺氧性肺血管收缩改善。

• 肺不张有两个原因：其一，拮抗肺弹性回缩力的缺失，如胸部受到外部压力，或因创伤、胸膜腔占位使胸壁完整性缺失等就可能会发生这种情况；其二，气道阻塞后，阻塞部位远端的肺组织气体被吸收，这时，肺萎陷的程度取决于阻塞部位远端肺内的气体组分，氧气越多，肺萎陷得越快，因为氧气能被毛细血管中血液所吸收。若吸入空气，由于肺泡和血液中氮分压相似，则阻塞部位远端肺内气体中氮气吸收速度较慢，因此会减缓肺萎陷的速度。

• 肺实变（肺炎）是指气道和肺泡内出现渗出液，通常由感染引起。流经实变肺的血流也会分流，因炎症可能降低缺氧性肺血管收缩的效率，故肺炎患者可能高度缺氧。肺组织中的病原体会引起强烈的炎症反应，中性粒细胞在其中起主要作用。在病原体作用下，上皮细胞或巨噬细胞通过释放趋化因子，募集并激活肺毛细血管的中性粒细胞被（着边），从而刺激中性粒细胞通过毛细血管壁向肺组织迁移。

• 弥漫性肺部炎症（肺炎）可在药物、无机或有机粉尘和辐射等多种刺激下发生，也可作为全身性疾病的一部分。肺炎可能会消退并达到肺康复的程度，但更常见的是发展成肺纤维化，导致严重、进行性呼吸功能损伤。肺纤维化的机制大部分未知，但涉及修复机制失调，引起转化生长因子β刺激产生的成纤维细胞数量过多和活性过剩。遗传易感性加上反复的细胞损伤（通常由于吸烟）导致肺泡上皮细胞损伤，然后过度增殖，甚至可能在刺激下转化为间充质细胞或成纤维细胞。

• 会导致严重的肺纤维化的特发性肺纤维化病因不明，这些患者的中位生存期只有3年，尽管已尝试了许多治疗方法，但获益甚少，目前正在研发具有抗转化生长因子β活性的药物，前景喜人。

• 世上可预防的死因中，肺癌位于前列，这种疾病通常就诊较晚，因此存活率仍低。约90%的肺癌是由吸烟所致。从开始吸烟到患上肺癌的时间间隔约为20年，因此对于吸烟人群仍在增加的社会，未来可能会有更多的肺癌患者。

• 肺癌另一个可避免的危险因素是环境中氡暴露，这可能是大多数非吸烟肺癌患者的病因。氡从岩石和土壤中释放出来，比空气重得多，因此在矿井、房屋的地窖或地下室中发现氡的浓度最高。氡的半衰期只有3.8天，但会衰变成可保留在肺内的固体放射性元素。此外，其衰变成的大部分辐射物是对生物组织特别有害的α粒子。

• 肺致癌涉及损害控制细胞分裂的生物系统。辐射对生物分子的损害主要由活性氧介导（见第二十五章），烟草烟雾中的许多致癌物也以活性氧介导。烟草烟雾致癌的另一种机制是DNA直接甲基化。对DNA、RNA或控制这些关键分子的蛋白质进行化学修饰都可能导致恶变。可能会影响细胞周期不同时相间进程的调节。对凋亡的控制（程序性细胞死亡）也可能存在异常，导致细胞存活超过其正常生理期限。最后，致癌物可能会损害具有识别和破坏恶变前异常细胞功能的重要免疫系统。现已发现许多致癌相关基因，这些基因可能是致癌基因（其突变会导致细胞分裂增加）或抑癌基因（其受损时无法控制细胞分裂）。

• 肺癌在病理上分为3种类型，每种类型在生长速度和转移可能性方面都有不同的特点。肺癌最常见的症状，是由肿瘤刺激支气管壁引起的咳嗽。其他症状包括咯血、喘息、胸痛、呼吸困难和胸部感染。肺癌的治疗取决于肿瘤类型和诊断时的分期，包括手术切除、化疗、放疗或三者的联合。

• 胸膜腔位于脏层胸膜和壁层胸膜之间，通常内含有大约20 mL的液体，当肺在胸腔内移动，而带动脏层胸膜和壁层胸膜运动时，胸膜腔内液体可以减少两层胸膜间的摩擦。胸膜液是由壁层胸膜产生的血浆超滤液，然后通过称为胸膜孔的小孔吸收进入淋巴系统。

• 当液体形成增多和（或）清除减少时，就会发生胸腔积液。漏出液蛋白质含量低，通常由毛细血管静水压升高（如心力衰竭）或胶体渗透压降低（如肝脏或肾脏疾病）所致。渗出液的蛋白质含量高，通常由感染或恶性肿瘤等胸膜疾病引起。胸腔积液引流后，肺复张时可能有肺损伤而导致肺水肿的轻度风险，因此应限制引流的液体量或引流后胸膜腔内产生的负压。

• 气胸是指常由胸壁或脏层胸膜的缺损等多种原因引起的胸膜腔内积气。最常见是由脏层胸膜上被称为肺小泡的薄弱区域破裂并向胸膜腔释放空气引起的自发性气胸，可导致肺萎陷、呼吸困难和缺氧。气胸治疗取决于其严重程度，包括观察、抽气、吸氧、置入胸腔引流管，如果几天后漏气仍未停止，则需手术治疗。气胸内气体吸收速度很慢，估计每天吸收量占半胸容积的1.8%，但吸氧可增加吸收速度，因为吸氧会减少血液中的氮分压，从而有利于胸膜腔中氮气吸收入血。

第三十一章　急性肺损伤

要点

◆ 急性肺损伤是由各种肺内及全身性急性病变导致的肺部炎症。

◆ 急性肺损伤的临床特征具有多样性，可从轻度、自限性呼吸困难到快速进展和致命性的呼吸衰竭不等。

◆ 广泛的肺部炎症增加了肺泡毛细血管膜通透性，导致肺泡内充满渗液和塌陷，从而重度影响气体交换。

◆ 尽管使用小潮气量和适当的呼气末正压的"保护性通气"策略有益，但对重度急性肺损伤，人工通气仍具有挑战性。

急性肺损伤是一种典型特征性的肺实质疾病的形式，根据严重程度及其临床表现，可从一过性呼吸困难到可称为急性呼吸窘迫综合征的快速进展性终末期呼吸衰竭。急性肺损伤有许多同义词，包括急性呼吸衰竭、休克肺、呼吸机肺、灌注后肺功能不全和Da Nang肺（译者注：Da Nang肺是一种由于长期接触化学物质和空气污染物而导致的肺损伤和呼吸系统疾病，得名于越南Da Nang地区的美军基地）。

一、急性肺损伤的临床分析

（一）定义

没有一项检查可确诊急性肺损伤，且过去不同的诊断标准导致概念混乱，这使得急性肺损伤在发病率、死亡率、病因，以及治疗效果等方面难以比较。为解决这个问题，1994年欧美共识会议制定了以下被广泛接受的定义。

急性肺损伤的诊断需要具备以下4个标准。

• 急性发作的氧合障碍。

• 严重低氧血症，定义为氧合指数（PaO_2/FiO_2）≤40 kPa或≤300 mmHg。

• 胸部X线检查显示双肺弥漫性浸润影，并与肺水肿影像一致。

• 无左心房高压。

急性呼吸窘迫综合征的定义几乎与之相同，但急性呼吸窘迫综合征气体交换障碍更加严重，氧合指数（PaO_2/FiO_2）≤26.7 kPa或≤200 mmHg。

尽管目前对于急性呼吸窘迫综合征中"急性"的定义、呼吸机设置对氧合指数的影响，以及胸部X线检查的可靠性低存在争议，但以上标准仍被广泛接受，且无论是对急性肺损伤的研究还是治疗都有很大帮助。为解决这些争议，2012年更新了急性呼吸窘迫综合征的诊断标准，即"柏林定义"，首次定义了3种不同级别的缺氧（表31.1；译者注：该表涉及第三方版权，详表请见英文原版）。虽然普遍认为"柏林定义"改进了之前急性呼吸窘迫综合征的诊断标准，但"柏林定义"仍未包括急性呼吸窘迫综合征典型的组织病理学肺部图像（典型的特征性肺泡广泛性损伤），这就使得某些并无典型的特征性肺泡广泛性损伤的患者根据柏林定义诊断为急性呼吸窘迫综合征。

（二）急性肺损伤的诱发条件和危险因素

尽管急性肺损伤有一系列不同诱因，但其临床与组织病理学特征相当一致（表31.2）。然而，由于病因及相关病变的不同，急性肺损伤的进展及其治疗效果差异巨大。尽管有如此差异，但识别诱因，对于预测患者的患病风险及做出早期诊断仍至关重要。

如表31.2中所示，不同的诱因诱导急性肺损伤的可能性不尽相同。研究一致认为，脓毒症是最可能导致急性肺损伤发展的疾病，与肺炎、胰腺炎、创伤相关的急性肺损伤，以及输血相关性急性肺损伤（transfusion-relation acute lung injury，TRALI）也较常见。值得注意的是，危重症患者中，输血相关性急性肺损伤的患病率是其他住院患者的50倍，这使得输血治疗对已经存在急性肺损伤风险的患者特别危险。总体而言，拥有单一风险因素的患者进展为急性呼吸窘迫综合征的比例为25%，两个因素为42%，三个因素则上升至85%。

急性肺损伤的发病率与年龄无关，但可能与性别（女性相对不太常见）及种族群体中相关。类似急性肺损伤，急性呼吸窘迫综合征也可以发生在儿童中，一项针对近15万名18岁以下创伤后入住重症监护病房的患者的研究表明，急性呼吸窘迫综合征的发病率为1.8%。

肺内源性和肺外源性急性肺损伤

根据急性肺损伤是否原发于肺，可分为两组。

肺内源性急性肺损伤是由肺部直接损伤引起的，肺外源性急性肺损伤是由肺间接损伤引起的（表31.2）。这两个急性肺损伤亚组在病理机制、胸部X线检查和CT、呼吸力学异常和通气策略等方面差异显著。

表31.2　急性肺损伤的某些诱因

直接肺损伤	间接肺损伤
常见	**常见**
肺炎	脓毒症
胃内容物误吸	严重的非胸部创伤
	TRALI
少见	**少见**
肺挫伤	急性胰腺炎
近乎溺死	体外循环
吸入有毒气体或蒸汽	严重烧伤
脂肪栓塞或羊水栓塞	药物过量
缺血再灌注性肺水肿，如继发于肺移植术后	弥散性血管内凝血

注：TRALI，输血相关性急性肺损伤。

（三）发病率和死亡率

过去由于缺乏统一的诊断标准，导致对急性肺损伤和急性呼吸窘迫综合征发病率的估计差异很大。尽管近年来诊断标准趋于一致，但对急性肺损伤发病率的估计仍不确定，欧洲每年发病率为5～7/10万，美国为34/10万。出现如此差异的原因尚不清楚，但发病率可能正在下降。约70%的急性肺损伤病例属于重症，可归类为急性呼吸窘迫综合征。虽然急性肺损伤发病率的报告有差异，但普遍认为急性呼吸窘迫综合征的死亡率很高：20年前，无论采用哪个诊断标准，死亡率均超过50%。但近年来，研究显示其死亡率有所改善，从1996年到2013年，死亡率从35%下降到略高于28%。据报道，18岁以下儿童的死亡率为20%，收集过去10年的研究数据未显示儿童的死亡率改善。存活患者中，严重的长期功能障碍很常见，但呼吸系统通常无功能障碍，似乎恢复良好。

（四）临床病程

重度急性肺损伤的进展可分为4个阶段。第一阶段，患者呼吸困难、急促，但无其他异常体征。此阶段胸部X线检查正常，可持续约24 h；第二阶段，出现低氧血症，但$PaCO_2$正常或低于正常，胸部X线检查轻微异常，此阶段可能持续24～48 h。前驱期极易漏诊，故其诊断极度依赖于一个或多个易感因素的病史。随着对可能对改善、恶化或进展为急性呼吸窘迫综合征治疗措施的深入理解，识别出此阶段的急性肺损伤患者越来越重要。

只有到了第三阶段时，肺泡/动脉血PO_2梯度的增加才引起显著的低氧血症，$PaCO_2$可能略有升高，肺顺应性下降，胸部X线检查呈现为特征性的双侧弥漫性浸润影，这时才达到急性肺损伤的诊断标准。通常在该阶段开始通气支持。

第四阶段通常是终末期，表现为双肺大量实变和持续的低氧血症（在高浓度吸氧时也如此），无效腔明显增加，$PaCO_2$难以维持正常。

由于病情可能在任何阶段得到缓解，因此并非每个患者都会经历以上所有阶段。动物研究虽然认为肺泡液清除相关的生物标志物可能与急性肺损伤的消退有关，但目前仍无可靠的实验室检查结果验证在患者上的效果，因此很难预测病情是否会进展。胸部X线检查、肺泡/动脉血PO_2梯度和其他受损器官功能的动态监测最能监测疾病进展。

（五）病理生理学

1.肺泡／毛细血管通透性

在整个急性肺损伤病程中，肺泡/毛细血管通透性都明显增加，通过床旁测量血管外肺水（见第322页）可以证明这一点。急性呼吸窘迫综合征患者血管外肺水量通常是正常值（3～7 mL/kg）的两倍。

2.通气和血流分布不均

急性呼吸窘迫综合征患者的CT扫描显示，双肺不均匀分布着代表塌陷区域的毛玻璃实变影，以重力依赖区为主。随着体位的改变，毛玻璃实变影可在数分钟内转移到肺内新的重力依赖区域。实变最明显的功能障碍是分流（图31.1），通常分流量很大（一般大于40%），以至于增加吸氧浓度也难以维持正常的动脉血氧饱和度（参见等分流图，图7.13）。急性肺损伤患者的CT扫描还提示大量肺组织过度扩张，过度扩张导致无效腔增加，无效腔可能超过潮气量的70%，为维持正常的$PaCO_2$，需要大幅度增加每分通气量。无论分流还是无效腔的肺组织，都很可能在CT上显示为非通气的组织（图31.1；译者注：在CT扫描中，非通气的肺组织通常表现为萎陷、弥散性浸润、闭塞性病变、脂肪密度征象）。

3.肺力学

已确诊的急性呼吸窘迫综合征患者中，肺顺应性大幅降低。呼吸系统（肺+胸壁）的静态顺应性约为

300 mL/kPa（30 mL/cmH$_2$O）。肺内源性与肺外源性急性呼吸窘迫综合征患者（详见前文）的呼吸系统力学异常有所不同。两组患者的呼吸系统顺应性降低程度相似，但肺内源性急性呼吸窘迫综合征患者多表现为肺顺应性异常，肺外源性急性呼吸窘迫综合征多为胸壁顺应性异常。

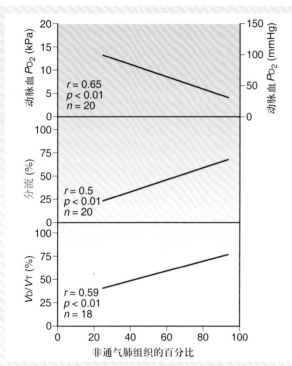

图31.1　在以0.5 kPa（5 cmH$_2$O）的呼气末正压进行机械通气的急性呼吸窘迫综合征患者中，动脉血PO_2、分流和生理无效腔（VD/VT）与CT扫描显示的非通气肺组织的百分比曲线

（Gattinoni L, Pesenti A, Bombino M, et al. Relationships between lung computed tomographic density, gas exchange, and PEEP in acute respiratory failure.Anesthesiology.1988; 69: 824-832.）

功能残气量因肺泡的塌陷及弹性阻力增加而降低。

当使用相同技术测量时，气流平均总阻力约增加到1.5～2.0 kPa·s/L［15～20 cmH$_2$O·s/L］，或约为肺正常的麻醉患者的3倍。通过图3.4中所示模型，虽然气道阻力仍是正常值的两倍左右，但占急性呼吸窘迫综合征患者肺总阻力约2/3的仍是组织黏弹性阻力。

二、急性肺损伤的机制

（一）组织病理学

尽管急性呼吸窘迫综合征的病因多样，但组织病理学非常一致，故可将急性呼吸窘迫综合征视为一种独立的临床疾病。尸检时的组织学变化可分为以下两个阶段。

1. 急性期

急性期的特点是气-血屏障的完整性破坏，一般称之为弥漫性肺泡损伤。主要发生在肺泡间隔，电子显微镜显示Ⅰ型肺泡上皮细胞广泛损伤（甚至完全损伤），基底膜通常完整，内皮层的连续结构常完好，表面细胞结合点完好。然而，内皮细胞通透性增加导致肺间质水肿，与其他肺水肿一样，主要发生在毛细血管的"服务"侧（见第319页）。富含蛋白质的液体渗漏到肺泡中，同时渗出的液体还含有红细胞、白细胞和纤维蛋白。急性肺损伤患者中，血管内凝血很常见，脓毒症诱导的急性肺损伤患者，其毛细血管可能被白细胞完全堵塞，同时内皮细胞也可能受损，这都会加剧血管内凝血。

2. 纤维增生期

此阶段主要是尝试修复肺组织结构。在急性呼吸窘迫综合征发生后几天内，内皮、上皮和间质均增厚。Ⅱ型上皮细胞增殖取代被破坏的Ⅰ型上皮细胞，但通常不会分化成Ⅰ型上皮细胞。为何Ⅰ型上皮细胞会被立方形、厚度为其10倍的Ⅱ型上皮细胞所取代，这可能是对受损Ⅰ型上皮细胞的一种非特异性反应，暴露于高浓度氧也会导致相似的结果（见第275页）。水肿液、纤维和各种增殖细胞增厚了间质。与其他肺纤维化的病因相同，急性呼吸窘迫综合征肺也会重塑细胞外基质（见第332页）。急性呼吸窘迫综合征发生一周后开始肺纤维化，以纤维细胞增生为主，在恢复期也可以看到广泛的纤维化。近期研究表明，纤维增生性改变更多可能是由于治疗性人工通气导致的，而不是急性呼吸窘迫综合征疾病本身的结果，改良的通气策略降低了患者进展到这一阶段的可能性。

（二）细胞机制

尽管最终结果相似，但急性肺损伤的多诱因性表明，至少在急性肺损伤早期阶段可能同时存在几种机制。所有病例的肺损伤似乎都始于肺泡/毛细血管膜。伴随炎症反应的进展，最终导致肺泡上皮细胞损伤、肺泡渗出、肺血管收缩及毛细血管阻塞。

急性肺损伤能破坏肺泡/毛细血管膜细胞（类型包括中性粒细胞、嗜碱性粒细胞、巨噬细胞等）和血小板。损伤物质可能有多种，包括细菌内毒素、活性氧、蛋白酶、凝血酶、纤维蛋白、纤维蛋白降解产物、花生四烯酸代谢物和无数的促炎性细胞因子。似乎不太可能由单一机制造成所有的急性肺损伤病例。更可能的是，不同的机制可能在不同的易感情况、不同的急性肺损伤动物模型中发挥作用。

中性粒细胞在人类急性肺损伤中起着关键作用，急性呼吸窘迫综合征患者的支气管肺泡灌洗液标本中有大量中性粒细胞和相关细胞因子，但在中性粒细胞耗尽的动物中仍可诱导出急性肺损伤。许多物质可激活中性粒细胞，其中某些如图31.2所示，具体哪些物质起重要作用目前尚不清楚，但很可能取决于诱发条件，例如，目前已知补体成分C5a参与了脓毒症相关的急性肺损伤。中性粒细胞从肺毛细血管进入肺实质的着边是其活化的第一阶段（见第330页）。着边并一旦进入间质后，"启动"中性粒细胞，即释放一些预先准备好的介质，并形成溶酶体内的杀菌内容物。最后，整个细胞因子（部分是巨噬细胞、淋巴细胞或内皮细胞等其他炎症细胞释放的，部分是其他中性粒细胞释放的）都参与激活中性粒细胞，放大了这一过程。不仅有整个细胞因子释放大量炎症介质（图31.2），同时还有溶酶体内容物不恰当地释放。溶酶体内容物并未释放到含有细菌的吞噬囊泡中，而是直接接触内皮细胞，损害内皮细胞。

中性粒细胞释放的导致肺损伤的4组物质如下（见图31.2）。

• 细胞因子。中性粒细胞能够产生多种细胞因子，其中大多数促炎。TNF-a和IL-1β促炎作用广泛，包括激活内皮细胞并上调细胞间黏附分子和选择素，从而促进更多炎症细胞着边（见第330页）。此外，补体C5a、血小板活化因子和IL-8可加速着边。粒细胞-巨噬细胞集落刺激因子、IL-3及其他炎症细胞释放的干扰素-γ共同促进了中性粒细胞增殖。最后，IL-1、IL-8和TNF-α均对中性粒细胞产生正反馈，进一步激活中性粒细胞。值得注意的是，转化生长因子β是中性粒细胞产生的主要抗感染细胞因子，可增殖成纤维细胞、促进肺纤维化（见第332页）。

• 蛋白酶广泛损伤肺组织。其中最具破坏性的是弹性蛋白酶，与其命名不同，弹性蛋白酶具有非特异性的蛋白水解活性，不仅针对弹性蛋白，也针对胶原蛋白、纤维蛋白原等多种蛋白。而基质金属蛋白酶更具特异性，对胶原蛋白等单个底物具有选择性水解作用。

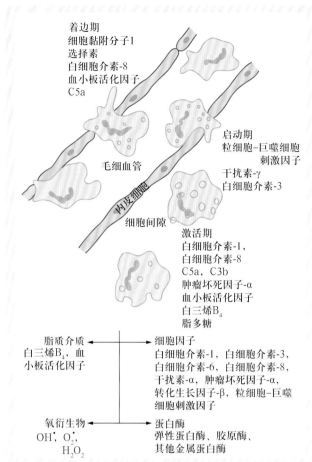

此过程分3个阶段进行。着边期，中性粒细胞黏附在毛细血管（Cap）壁上并从内皮细胞（EC）间迁移到间质（IS）；启动期，细胞生成预制介质和溶酶体内容物；激活期，中性粒细胞释放图示中的各种介质。所示过程基于对全身和肺部炎症的研究。肺毛细血管中的中性粒细胞着边可能通过不同的机制发生（参见第330页）。

图31.2　中性粒细胞活化及参与活化的主要细胞因子和介质

• 活性氧和相关化合物（见第二十五章）是强效且重要的杀菌剂，还可通过脂质过氧化和其他方式来破坏内皮细胞的能力。此外，它们还可失活α1-抗胰蛋白酶（一种重要的抗蛋白酶）（见第158页）。

• 脂质衍生介质包括前列腺素、血栓素和白三烯，但在急性肺损伤中，白三烯B4和血小板活化因子最重要的。与其他细胞因子相同，白三烯B4和血小板活化因子通过增强中性粒细胞的激活发挥作用。此外，血小板活化因子还可直接损伤内皮细胞并促进血管内凝血。

靶向中性粒细胞活性的急性肺损伤治疗策略喜忧参半，一种可能的解释是，一旦疾病得到缓解，中性粒细胞也参与肺修复，故抑制中性粒细胞活性的时机至关重要。

尽管尚不清楚巨噬细胞、肺泡上皮细胞和单核细胞各自的作用，但它们都参与了调节急性肺损伤期间中性粒细胞进入肺泡的过程。虽然正常肺泡中也有巨噬细胞（见第8页），但急性肺损伤时数量大幅度增加。与中性粒细胞类似，巨噬细胞能产生多种杀菌剂和细胞因子。

急性呼吸窘迫综合征患者的肺毛细血管中有大量的血小板，血小板的聚集与毛细血管静水压的升高有关。

除引起肺水肿，炎症细胞释放的多种介质还有其他效应，这些效应也可能导致急性肺损伤时观察到的肺部变化。例如，花生四烯酸代谢物会收缩肺静脉，从而升高肺毛细血管压，以及加重由肺通透性增加的效应。血小板和中性粒细胞聚集，以及血管内凝血会阻塞肺血管，形成肺动脉高压和无灌注肺单元。人们还注意到，许多血浆蛋白和非表面活性剂脂质（如胆固醇）可拮抗表面活性剂的作用。急性肺损伤也会损害表面活性剂的产生和释放，这可能是异常的肺泡扩张模式导致的。表面活性剂功能下降增加了肺泡表面张力，并促进了液体渗出（见第14页）。最后，急性呼吸窘迫综合征时，因为中性粒细胞因子影响起效的离子通道或直接损伤肺泡上皮细胞，使得正常清除肺泡积液的机制受损（见第319页）。

第365页描述了继发于机械通气的肺损伤可能是急性肺损伤的诱因。

三、治疗原则

早期识别急性肺损伤可更及时地治疗潜在病因，并可更早地提供支持治疗，该方法旨在防止急性肺损伤进展为急性呼吸窘迫综合征及人工通气，已证明早期识别是降低致残率和致死率的有效策略。然而，早期急性肺损伤无创通气的研究结果（见第352页）相互矛盾，无创通气时，某些研究显示失败率较高，死亡率更高，其通气效果还受无创通气方法的影响。对于急性肺损伤患者，头盔式无创通气或高流量经鼻氧疗优于面罩式无创通气。

一旦确诊为急性呼吸窘迫综合征，通常就需要人工通气。优化心血管系统和液体平衡是急性肺损伤治疗的重要组成部分，因为无论何种原因（如液体过负荷），只要肺毛细血管压增加，都会加剧肺水肿并进一步损害氧合。

（一）急性呼吸窘迫综合征的人工通气

第三十二章已详细描述了人工通气的一般原理及其生理效应。本节仅描述急性呼吸窘迫综合征患者人工通气相关问题。为最大限度地减少人工通气时呼吸肌无力的可能性（见第62页），大多数重症患者人工通气的重点是支持而非替代呼吸肌的活动。机械通气诱导的急性呼吸窘迫综合征患者膈肌功能障碍已得到清晰描述，主要原因为失用性萎缩：人工通气时间越长，膈肌功能障碍越大。人工通气时保留自主吸气有助于减轻膈肌损伤，但既要保留自主吸气，又要采取多种不同、尽可能全面的肺保护性通气措施，在实际操作上可能具有挑战性。例如，某些研究发现急性呼吸窘迫综合征患者的自主呼吸实际上有害，作为人工通气策略的一部分，使用肌松药可能会改善临床预后。

尽管某些临床亚组可能受益于使用肌松剂的策略，但其他证据却表明，与未常规使用神经肌肉阻滞剂而行浅镇静相比，常规使用神经肌肉阻滞剂无任何益处。因此，神经肌肉阻滞和深镇静的最佳程度和时机尚不确定，这或许说明了急性呼吸窘迫综合征患者病理生理异质性极大。

急性呼吸窘迫综合征患者的肺可简易地分为3个假设的功能区。首先，会有某些"正常"区域，通常位于非重力依赖区。其次，由于肺泡严重塌陷和水肿，会有无法通气的区域，通常位于重力依赖区。最后，会有一个可通过适当的人工通气复张，进而改善气体交换的、含通气不良或塌陷肺泡的"中间"区。虽然每个区域所占比例会因急性呼吸窘迫综合征的严重程度而大不相同，但始终会存在某些有复张潜能的"中间"区域肺组织。然而，一旦人工通气，会出现肺的第4个区域，通常将其描述为位于非重力依赖区过度膨胀的肺区域，该区域可能形成容积伤（见第365页），从而进一步损伤肺。

1. 潮气量

认识到正压通气可导致肺损伤，这促使急性呼吸窘迫综合征患者的通气技术发生改变。大潮气量通气引起的肺泡过度膨胀是肺损伤的一个重要因素，尤其当大面积肺萎陷时，典型的急性呼吸窘迫综合征患者可能仅有约1/3的肺能通气。多年来，概念上这种只有一小部分能有效通气的肺被称为"婴儿肺"。因此，对于少数通气的肺泡来说，使用正常潮气量（10～12 mL/kg）就相当于正常肺的3倍潮气量，这对于一个70 kg的正常受试者来说，就相当于潮气量超过2 L〔译者注：（10～12 mL/kg）·3·70 kg>2 L〕。小潮气量通气是后文所涉及的保护性通气策略的关键部分，但个体患者如何使用恰当的潮气量仍存在争议。

2. 通气模式

为避免肺泡过度膨胀，首选压力控制通气（见第353页）。然而，对于低顺应性的肺，如急性呼吸窘迫综合征，压力控制通气可能难以提供足够的每分通气量。目前提倡用两种方法来解决：首先，可以使用反比通气，即吸气时间长于呼气时间，这就能有更长时间输送更大的潮气量；其次，部分忽略由每分通气量不足引起的高碳酸血症，被称为允许性高碳酸血症，即在呼吸性酸中毒有害之前，允许$PaCO_2$增加。尽管动物研究表明高碳酸血症可能会减轻肺部炎症和细胞凋亡，但广泛使用这种通气策略在临床实践中仍存在争议。

3. 呼气末正压

急性呼吸窘迫综合征患者中，应用呼气末正压可减少CT扫描中看到的非充气肺组织数量，尤其是在肺的重力依赖区。分流分数和PaO_2也得到了改善（图31.3）。相比正常人，急性呼吸窘迫综合征患者的肺顺应性降低意味着应用呼气末正压通气时心排血量更易维持（见第364页），呼气末正压为15 cmH_2O时，心排血量减少约20%（图31.3；译者注：该图涉及第三方版权，详图请见英文原版）。

几十年来，理想呼气末正压通气的设置一直存在争议。不同的终点（在括号中显示）产生了许多术语，如"最优"呼气末正压通气（最低生理分流量）、"最佳"呼气末正压通气（最优静态肺顺应性）、"首选"呼气末正压通气（最佳氧输送）和"最小"呼气末正压通气（可接受的动脉血氧饱和度、吸入氧和心排血量最小值）。高水平呼气末正压通气会增加肺泡复张并改善氧合，但正常肺泡只能在一定程度上随着呼气末正压而扩大又不产生过高压力，超过这一程度，肺泡压力会急剧增加并损伤肺（见第365页及后文）。如何识别这一限值一直让重症监护医师十分困扰。而寻找这一限值的目的是识别具有"可复张"肺组织的患者，然后设定复张这部分肺组织的最低呼气末正压通气。假设复张更多的肺组织会改善氧合，仅根据所使用的FiO_2设置呼气末正压通气是一种简单的方法（译者注：增加FiO_2和呼气末正压通气都是改善氧合的方法，如果固定FiO_2又想改

善氧合，可能就需要增加呼气末正压通气）。目前的策略认为，人工通气的急性呼吸窘迫综合征患者是一个异质性相当大的群体，设定呼气末正压通气应因肺力学而异。其中一种方法是增加呼气末正压时不得超过患者呼吸系统静态顺应性曲线的低位拐点（图31.4的A点），该拐点通常在10～15 cmH_2O。低位拐点的压力表示大多肺泡复张的压力，而高位拐点（图31.4的B点）表示肺泡过度扩张的点。类似的技术包括根据驱动压（见第366页）或牵张指数（吸气时根据压力–时间曲线测量的指标）滴定呼气末正压通气。体重指数超过35 kg/m^2的肥胖患者，通常不纳入急性呼吸窘迫综合征患者呼气末正压通气评价的临床研究中。然而，最近一项关于肥胖患者的小型研究表明，在肺复张后根据最佳呼吸系统顺应性滴定呼气末正压通气有益。鉴于肥胖的患病率不断增加，这将是一个持续深入的研究领域。

某些学者认为使用CT扫描等影像学方法可作为识别可复张肺的"金标准"，然而并非所有学者都发现这一方法有用。对病情不稳定患者行CT扫描不切实际，床旁可采用的微创方法（如超声、电阻抗断层

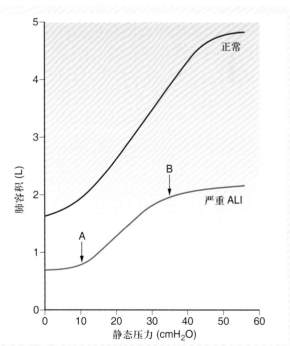

注意急性肺损伤的肺容积和顺应性严重降低。A点表示曲线的低位拐点，超过低位拐点，肺的顺应性显著提高。因此，相对于所需的通气压力，该患者应用约12 cmH_2O的呼气末正压将改善对应的潮气量。B点为高位拐点，超过高位拐点可能发生肺泡过度扩张，因此，该患者理想的气道压应保持在35 cmH_2O以下。

图31.4　正压通气患者的静态压力与肺容积曲线

成像）的研究正在进行（见图32.7）。

在临床实践中，与较低水平的呼气末正压（8.3 cmH$_2$O）相比，较高水平的呼气末正压（13.2 cmH$_2$O）可更好地改善氧合，但生存率无明显差异。缺乏预后改善证据的可能原因包括较高呼气末正压对肺或心血管系统的不利影响，或者某些急性肺损伤患者可复张肺容积可能很少。

4. 保护性通气策略

急性呼吸窘迫综合征患者所采用的通气策略要求必须平衡两种矛盾，即要在严重病变的肺部维持足够的气体交换，同时还要避免因使用大潮气量、高气道压力或高吸入氧浓度损伤肺。保护性通气是一种广泛提倡、可能实现最佳折中的通气策略，包括为防止肺泡过度扩张使用小潮气量，以及为维持肺泡复张使用的适度水平的呼气末正压通气。用于通气的初始潮气量设置应为6 mL/kg（基于标准体重）。个体化呼气末正压通气设置如前文所述。如果平台气道压超过30 cmH$_2$O，或为获得可接受的动脉血氧饱和度需要吸入氧浓度超过65%时，则应考虑其他通气策略。驱动压（见第247页）虽然是保护性通气中与生存率改善最密切相关的部分，但肥胖患者中驱动压与生存率没有相关性，这被认为是肥胖患者的胸壁弹性阻力而非肺的原因造成了驱动压的增加（见第187页）。

保护性通气是急性呼吸窘迫综合征治疗中唯一一种公认的可以提高生存率的干预措施。尽管保护性通气益处明显，但在急性呼吸窘迫综合征患者中仍未得到普遍应用，这导致了本该避免的死亡。

5. 肺复张

与麻醉期间描述的针对肺不张的方法类似，肺复张策略（见第236页）也可用于急性呼吸窘迫综合征患者。尽管短暂性、自限性的心血管变化和（或）氧饱和度下降很常见，但肺复张确实可以改善氧合，然而尚未证明这一治疗可改善预后。最近在急性呼吸窘迫综合征动物模型的研究中发现，肺复张可以驱使气

道黏液移至远端气道，增加了人工通气期间痰液清除异常，恶化了急性呼吸窘迫综合征的可能性。

6. 俯卧位通气

俯卧位机械通气患者的肺泡灌注基本不变，而背侧肺单元的复张超过腹侧肺单元的去复张，使氧合持续改善。此外，胸壁力学和许多患者的二氧化碳清除亦有改善。荟萃分析显示俯卧位通气改善病死率，且严重并发症的发生率更低，提示俯卧位通气不应仅限于难治性低氧血症的挽救性治疗。俯卧位通气的"剂量"差异很大，即每天俯卧通气的小时数在4～24 h不等，但增加俯卧位通气时间可能与改善预后相关。在2020年新型冠状病毒疫情期间（见第329页），有报道指出即便是自主呼吸，早期俯卧位通气也是有益的，为避免气管插管和人工通气的风险，导致俯卧位通气应用普遍。

7. 替代呼吸支持策略

对于某些急性呼吸窘迫综合征患者，尽管已采用肺保护性通气，但仍存在持续且不可接受的气体交换较差。这时，还有其他多种技术可以作为其呼吸支持的一部分。可能的干预措施描述如下。

- 肌松治疗（见讨论）。
- 反比通气（见第356页）。
- NO吸入（见第76页）。
- 高频振荡通气（见第358页）。
- 肺外气体交换（见第367页）。
- 部分液体通气。

（二）其他治疗方案

针对急性肺损伤的特异性治疗（特别是针对性控制脓毒症的治疗），以及开发前述各种介质拮抗剂，是许多研究的目标，在大多数情况下，很难在临床中证明其疗效。对这些治疗及其他几种针对急性肺损伤的药物治疗的详细描述超出了本书范围，摘要见表31.3。

表 31.3　可供选择使用的治疗急性肺损伤或急性呼吸窘迫综合征的药物干预措施摘要

治疗	示例	机制
肺血管扩张剂	前列环素	非特异性肺血管扩张剂
	NO	局部肺血管扩张剂（见正文）
	阿米三嗪	增加缺氧性肺血管收缩
表面活性剂	人工表面活性剂	补充耗尽的肺泡表面活性剂，也可能具有抗感染特性
抗感染药	类固醇	广泛地抗炎作用
	酮康唑	抑制血栓素合成

续表

治疗	示例	机制
	布洛芬/吲哚美辛	抑制前列腺素的产生
	前列腺素E1	抑制血小板聚集、扩张血管
	他汀类药物	抗感染和内皮保护作用
	己酮可可碱	减少中性粒细胞趋化和活化
	内毒素拮抗剂/TNF拮抗剂/IL-1受体拮抗剂	抑制炎症反应的特异方面
抗氧化剂	N-乙酰半胱氨酸	增加谷胱甘肽活性（见第272页）
	重组人锰SOD	补充上皮细胞外SOD（见第272页）
抗凝剂	肝素	减少肺泡中的纤维蛋白沉积
抗血小板药物	阿司匹林	减少肺毛细血管中的血小板黏附

注：列出的所有疗法均已在急性肺损伤的体外或动物研究中显示有益，但无足够的证据表明任何所列的治疗方法可改善预后，因此不建议将其常规用于人体急性肺损伤的治疗。IL-1，白细胞介素-1；SOD，超氧化物歧化酶；TNF，肿瘤坏死因子。

（三）未来发展方向

通过重新分析早期随机研究，已经确定了两种急性呼吸窘迫综合征亚表型：高炎症亚表型，特征为炎症生物标志物的血浆浓度更高，并且脓毒症患病率更高，高炎症亚表型对应更高的死亡率。低炎症亚表型，临床更常见。遗传学研究表明基因型关联急性呼吸窘迫综合征的预后。无论是亚表型还是基因型，尚不清楚是否适合靶向治疗，但提示了这是未来研究领域的热点。

（南勇，安荣成译；王楠，罗玲，祝筱茜，于佳，章文豪，刘岗校对）

参考文献

扫码查看

关键词

呼吸困难；呼吸衰竭；毛细血管膜通透性；保护性机械通气策略；急性呼吸窘迫综合征；通气策略；亚表型。

摘要

• 急性肺损伤是由各种肺内及全身性急性病变发展而成的肺部炎症。

• 急性肺损伤的临床特征具有多样性，可从轻度、自限性的呼吸困难到快速进展和致命性呼吸衰竭不等。

• 广泛的肺部炎症增加了肺泡毛细血管膜通透性，导致肺泡内充满渗液和塌陷，从而重度影响气体交换。

• 尽管使用小潮气量和适当的呼气末正压的"保护性通气"策略有益，但对重度急性肺损伤而言，人工通气仍具有挑战性。

小结

• 急性肺损伤是一种广泛的肺部炎症，其特征是快速发作的氧合障碍，胸部X线检查或CT上表现为斑片状浸润影，无肺静脉压升高的证据。严重急性肺损伤，PaO_2/FiO_2值极低时，称为急性呼吸窘迫综合征。

• 急性肺损伤的病因有很多，有肺内源性（如肺炎、误吸、挫伤或近乎溺死）和肺外源性（如脓毒症、外伤、输血、胰腺炎或重度烧伤）之分。

• 每年每10万人口中就有5～34例急性肺损伤，其中近3/4会进展为急性呼吸窘迫综合征，其病死率约为40%。急性肺损伤早期，患者可能没有症状，但很快会出现呼吸困难和低氧血症，进一步恶化会降低肺顺应性和导致呼吸衰竭。急性肺损伤终末期，患者肺部会出现大面积实变和大量无效腔，肺泡/毛细血管通透性显著增加，广泛的$\dot{V}/\dot{Q}$失调，顺应性降低，肺容积减少，气道阻力增加，患者常需人工通气。

• 病理上，急性呼吸窘迫综合征包括两个阶段。急性期包括肺泡上皮细胞的广泛损伤、毛细血管内凝血和重度肺水肿。数天后进入纤维增生期，这是肺组织的尝试性修复，但导致所有的肺实质成分增厚，随后重塑和纤维化，人工通气可加速纤维增生。

• 许多细胞和机制参与了急性肺损伤，具体细节未知，其机制可能随最初病因的不同而不同。然而，一致认为中性粒细胞发挥了关键作用。上皮细胞或巨噬细胞释放的细胞因子诱导中性粒细胞进入肺中并激活中性粒细胞，中性粒细胞会生成放大炎症反应的细胞因子和脂质衍生介质，并产生能进一步损害肺组织的蛋白酶和活性氧。

• 急性肺损伤的管理包括通过早期识别和治疗诱因，尽量避免加重诱因，尤其是脓毒症。一旦确诊急性肺损伤，治疗是支持性的，包括为尽量减少肺水肿而行精准的液体管理。

• 急性呼吸窘迫综合征的人工通气具有挑战性。肺通常包含数量不等、功能不同的4个区域：实变肺、通过呼气末正压"可复张"的萎陷肺、正常肺和过度通气的肺。对于过度通气的肺区，过高的潮气量或呼气末正压通气可能会损伤这部分肺。"保护性通气"是一种折衷策略，为在可接受的肺损伤风险的情况下最大化气体交换，目的是在可接受的肺损伤风险的情况下，使气体交换最大化。"保护性通气"与改善急性呼吸窘迫综合征患者的生存率相关，该策略包括小潮气量（6 mL/kg的标准体重）通气、适中的呼气末正压通气和限制吸气平台压。

• 维持气体交换的其他策略包括俯卧位、反比通气、吸入NO和高频通气，但其中只证明了俯卧位可改善预后。

第三十二章　呼吸支持和机械通气

要点

◆ 无创机械通气可在无需气管插管或气管切开术的情况下，有效增加气道压力并改善呼吸衰竭。

◆ 实现间歇正压通气的技术众多，其中许多技术可适应患者自身的呼吸努力。

◆ 呼气末正压可增加功能残气量，降低气道阻力，并可能预防或逆转肺萎陷。

◆ 正压通气时，胸腔内平均压的任何增加都会减少静脉回流和增加肺血管阻力，从而降低心排血量。

◆ 当机械通气的压力或潮气量过大，或者小气道随呼吸反复开放和闭合，机械通气就可能损伤肺。

◆ 尽管替代肺气体交换的体外系统仍在不断发展，但人工肺应用于临床仍任重道远。

第二十七至三十一章概述呼吸系统气体交换障碍多种原因。本章将介绍临床上用于改善呼吸系统气体交换功能的技术（包括支持和替代肺通气技术）。

一、呼吸物理治疗

第二十七至三十一章中多种呼吸系统疾病患者通常需物理治疗，物理治疗更多是作为长期管理（如肺康复，见第313页）的一部分，也是治疗急性肺损伤的有效方法，例如，在机械通气和手术后。尽管世界各地的物理治疗师广泛参与呼吸治疗，但物理治疗直接改善临床预后的证据仍薄弱。造成这种情况的原因有多种，包括缺乏合适的研究、低估安慰剂效应，以及物理治疗作为"综合"治疗的一部分，总体上发挥了有益作用。

呼吸干预生理学

呼吸物理治疗目的大致可分为以下3个方面。

1. 增加肺活量

物理疗法有助于减轻因肺不张、实变或胸腔积液所致的肺容积丧失，其技术包括控制性活动，即帮助患者进行运动，其强度在通气量刚好增加到足以产生深呼吸而不导致焦虑或过度疲劳的程度，换言之，学会实现并保持在"轻微呼吸困难"强度。患者体位对于增加肺容积（见第20页）和 $\dot{V}/\dot{Q}$ 比非常重要，而直立坐位通常有益。胸腔积液或胸腔巨大肿瘤的患者通常会自行学会患侧卧位（译者注：这样可扩大健侧肺容积，并减少胸腔积液或肿瘤对呼吸的干扰）。深呼吸练习对呼吸系统有许多益处，大部分益处与肺重力依赖区的复张和通气有关。建议清醒时每小时深呼吸10次，包括尽可能行吸气末屏气。鼓励患者通过激励性肺活量检查实现深呼吸的最大获益，激励性肺量计提供有关其吸气流速和容积的视觉反馈，能够根据患者的最佳肺复张值进行肺量计的调整。持续气道正压通气可用于增加肺容量（见后文）。最后，可采用间歇正压呼吸，吸气时向患者提供气道正压，然后被动呼气。

2. 减少呼吸功

可通过各项技术治疗呼吸困难（见第302页），并尝试通过指导患者控制呼吸的特定技巧来缓解患者对呼吸困难的感知。肺康复（见第313页）或无创通气（见后文的讨论）是两种分别提高呼吸肌效率或工作负荷的技术（译者注：原文"workload"意为工作负荷，指单位时间内的工作强度）。

3. 清除分泌物

该技术常规用于囊性纤维化（见第315页）和其他气道分泌物增加或清除受损患者的（如支气管扩张或慢性阻塞性肺疾病）治疗。常用方法描述如下。

• 气道内气体加湿，包括确保患者全身体液量充足。

• 如前文所述，运动可增加每分通气量，增加呼气流速。这就增加了气流和气道黏液间的剪切力，将黏液从气道清除（见第43页），引起咳嗽、咳痰。

• 主动呼吸技术（含主动循环呼吸）包括深呼吸和随后的短促呼气（开放声门和口腔的快速呼气）。这有助于带动黏液沿气道向声门口移动。深呼吸时，短促呼气的时机可能会影响最大效应的实现位置（称为"阻塞点"位，见第42页）。自主引流包括控制性呼吸（含为了保持气道通畅，防止流速相关塌陷而行缓慢、深吸气、吸气暂停，然后通过缩唇缓慢延长呼气时间，见第29页）。上述操作可逐渐增加肺容量。

• 体位引流是指改变体位，通过重力促进特定肺部区域分泌物的排出，这通常与其他呼吸技术联合使用。

• 手动技术包括叩击或振动胸壁，通常联合体位引流。目的是提高气道壁黏液的清除率，通过叩击或振动胸壁可改变咳嗽时黏液的物理特性、改善气道衬液和纤毛运动、增加呼气流速或释放气道壁黏液。最佳振动频率尚不清楚，但有动物研究表明最佳振动频率在10～15 Hz。

• 正压呼气可通过几种器械实现，所有器械均会增加呼气阻力，其中部分还可引起呼气压力的波动。目前已证实正压呼气能预防呼气性气道闭合并减少气体潴留，但改善分泌物清除的疗效尚不确切。

• 促进咳嗽仍是呼吸物理治疗关键的组成部分，尤其是在肌肉功能障碍的神经疾病中，无论是手动还是机械方法，均可实现刺激和协助患者咳嗽。

二、无创通气

无创通气是指未经气管建立人工气道的呼吸支持，通过负压通气或面罩等类似装置进行正压通气。

（一）负压通气

负压通气是对躯干施加负压而通气，该技术于1864年首次报道，当时使受试者坐在一个与手动活塞相连的硬箱内操作。随着负压通气自动化，其在20世纪50年代脊髓灰质炎流行期间得到广泛应用。自此，虽人们一直对这项技术的热情有所波动，但对于小部分患者，负压通气仍是一个备受关注的治疗方法。

动物研究表明，无论负压通气还是正压通气，肺灌注量相同，但负压通气模式通气分布更均匀，氧合更好。在治疗神经肌肉疾病、中枢性呼吸暂停或儿科重症监护中的呼吸衰竭方面，负压通气仍占一席之地。

铁箱呼吸机（通常称为铁肺）需将除头以外的全身置于铁箱中，颈部周围有密封圈。然后在铁箱中施加间歇性负压，引起吸气，而正常被动呼气。也可施加持续负压，提供与呼气末正压相当大小的负压。就气道与环境的压力梯度而言，铁箱呼吸机的原理与正压通气相同，对心血管和呼吸生理学影响类似（译者注：铁箱呼吸机的原理是负压通气，对心血管和呼吸生理学影响肯定与正压通气不同，这里的意思应该是无论是正压通气还是负压通气，它们都可以在不同的程度上增加或减少胸腔内的压力，从而影响到心血管和呼吸系统的功能。在正压通气下，胸腔内的压力会增加，有助于提高氧合和二氧化碳排出，但也可能对心血管系统造成负面影响。而在负压通气下，胸腔内的压力会减小，这有助于减轻呼吸困难，但也可能影响到循环系统的功能。因此，正压通气和负压通气对心血管和呼吸生理学的影响相似，但也有所不同）。负压通气，吸气时可致胸外上呼吸道塌陷，尤其是在睡眠时。呕吐或胃内容物反流患者在吸气相有误吸危险。

胸甲型呼吸机和夹克式呼吸机是铁箱呼吸机的简化形式，其中负压仅应用于躯干或前腹壁，其功能取决于良好的气密性密封，效率低于铁箱呼吸机，存在相同缺点。但使用更方便，可能有助于补充不足的自主呼吸。

（二）无创正压机械通气

可使用适合口鼻或鼻部的软面罩或适用于整个头部的透明塑料头盔（密封在颈部周围）提供正压通气。大多数使用的无创呼吸机都是压力触发，因此能"耐受漏气"，即漏气导致压力下降时流量能自动增加，但不同呼吸机、不同通气模式，效果不同。经鼻通气时，在正常情况下鼻咽部正压使软腭向前移抵住舌，防止经口漏气（译者注：即软腭上翻，这就像在吹气球时，会自然地闭紧嘴唇，防止气体逸出一样）。

无创通气并发症包括鼻部皮肤损伤或溃疡、胃扩张、幽闭恐惧症和其他不适。头盔无创通气可避免部分并发症，但因其体积约10 L，必然导致一定的重复呼吸，高碳酸血症为常见并发症。由于头盔容量较大，当为支持通气而改变头盔中压力或自主呼吸时感知到压力变化，头盔中容量高也可致时间延迟（见后文；译者注：由于头盔容量较大，因此在头盔中压力变化或患者自主呼吸时，需要更长的时间才能建立和平衡气体压力，或检测到患者自主呼吸的信号，这种延迟可能会影响通气支持的效果，故需要在使用头盔系统时予以注意和控制）。

无创通气技术与有创机械通气类似。使用患者触发自主呼吸的模式耐受性优于控制通气，尤其对于清醒患者。压力控制通气（pressure controlled ventilation，PCV）或压力支持通气（pressure support ventilation，PSV；见后文）通常与持续气道正压通气联合使用。在双水平气道正压通气中，呼吸机压力在吸气和呼气的两个预设值之间变动，除描述压力的术语不同，双水平气道正压通气的其他方面与使用持续气道正压通气的压力支持通气相同（译者注：在双水平正压通气中，吸气和呼气的压力分别称为吸气正压和呼气正压。而在压力支持通气与持续气道正压通气结合使用时，吸气压力称为压力支持通气，呼气压力称为持续气道正压通气，但它们的核心机制大致相同）。

急性呼吸系统疾病发病期间可提供持续通气，长期呼吸疾病时，有时仅夜间通气即可。经鼻持续气道正压通气治疗睡眠呼吸障碍疾病已在第184页描述，经鼻持续气道正压通气仅通过将软腭从咽后壁移位就可获益。对其他呼吸道疾病的获益难以解释，但据报道在2020年COVID-19大流行（见第329页）中，持续气道正压通气（以实际的动脉血气为目标进行气体交换）有效预防了患者病情恶化至需要有创机械通气的程度。无创通气获益的可能机制包括：

- 疲劳呼吸肌得以休息。
- 通过使用紧密贴合的面罩吸入更高浓度的氧。
- 增加每分通气量减少高碳酸血症。
- 使用呼气末正压通气时预防或复张肺不张区域（见后文）。
- 降低心力衰竭患者心脏前负荷（见第363页）。

1. 临床应用

尽管支持其使用的证据不尽相同，提倡由无创通气治疗的多病因性急性呼吸衰竭如下所示：

- 慢性阻塞性肺疾病急性加重（见第311页）：无创通气目前被推荐用于治疗慢性阻塞性肺疾病急性加重导致的呼吸性酸中毒，但不适用于病情较轻的其他急性加重期患者。
- 心源性肺水肿：无创通气可成功治疗，减少气管插管需求并改善死亡率。第322页解释有效性的机制。
- 急性肺损伤（acute lung injury，ALI）：急性肺损伤早期实施无创通气（见第三十一章）可减少气管插管需求，改善气体交换及生存者远期预后，但对死亡率的影响仍不确定。
- 有创通气撤离（见第359页）：无创通气可桥接有创机械通气，这对慢性阻塞性肺疾病或肥胖患者尤其有用。

三、间歇正压通气

（一）呼吸周期的时相

1. 吸气相

间歇正压通气时，口腔（或气道）压力间歇升高至环境压力以上。吸气受呼吸系统阻力和顺应性影响。缓慢吸气，则气体分布主要受肺顺应性影响。若吸气速度快，则时间常数短的那部分肺优先通气（见图2.6）。不同压力时间应用模式如后文所述。

2. 呼气相

间歇正压通气期间，呼气是由口腔压降至环境压力导致的，呼气是被动的，与自主呼气时膈肌张力逐渐降低不同（见第39页；译者注：自主呼气时，膈肌会逐渐放松，帮助气体从肺部呼出是呼气的动力。然而，间歇正压通气期间，呼气是通过使口腔压力降至环境压力来实现的。这意味着呼气是被动的，无需减少膈肌的张力。因此，虽然无论是自主呼吸，还是间歇正压通气，呼气都是被动的，膈肌张力都是下降的，但呼气的实现机制不同，从这方面来说，自主呼气时膈肌可以认为是主动呼气肌），呼气末正压通气可能会阻碍间歇正压通气的呼气。既往曾有通过负压（称为呼气末负压）加速呼气，尽管该技术已不再使用。呼气至大气压称呼气末正压为零（ZEEP）。

若吸气压保持数秒，则产生潮气量可通过以下关系表示。

潮气量 = 持续吸气压 × 总静态顺应性

因此，持续吸气压为10 cmH_2O，静态顺应性为0.5 L/kPa（50 mL/cmH_2O）将导致肺容积高于功能残气量500 mL。

（二）机械通气的吸气和呼气过程

根据前述方程，无论是吸气还是呼气，通常需几秒。吸气时气道压的升高会受到肺和胸壁弹性阻力（见第二章）和气流阻力（见第三章）的拮抗。在任何时刻，充气压力等于克服这两种形式阻抗所需压力的总和。克服弹性阻力所需压力等于高于功能残气量的肺容除以总（动态）顺应性，而克服气流阻力所需压力等于气流阻力乘以瞬时流速。

恒定压力的机械通气效应如图32.1所示。吸气压的两个成分（弹性阻力和气流阻力）在吸气过程中发生变化，但其总和恒定。克服气流阻力的那部分吸气压，初始吸气时最大，在吸气过程中所需的吸气压呈指数下降。克服弹性阻力所需的那部分吸气压随着肺容量增加而增加。在无意识患者呼吸力学正常的情况下，95%的肺容量改变约在1.5 s内完成（如图32.1）。

肺容量达到平衡的方法是符合洗入型的指数函

数（见附录E）。时间常数是充气达到均衡值63%所需的时间，等于阻力乘以顺应性。无意识患者正常值如下。

$$时间常数 = 阻力 \times 顺应性$$

$$0.5\,s = 1\,kPa \cdot s/L \times 0.5\,L/kPa$$

或者

$$0.5\,s = 10\,cmH_2O \cdot s/L \times 0.05\,L/cmH_2O$$

时间常数是指维持初始吸气流速不变，达到平衡所需的时间。使用半衰期更方便，是时间常数的0.69倍。完整充气曲线及其更多数学细节，见附录E。

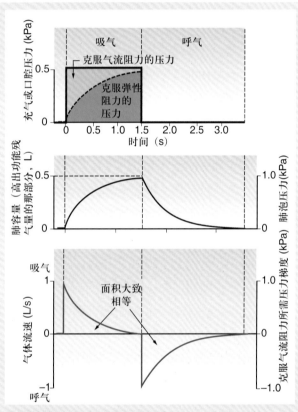

间歇施加恒定压力的机械通气（压力控制通气），然后被动呼气。无论吸气还是呼气，流速都呈指数型。若气流阻力恒定，可在同一张图上显示流速和克服阻力所需的压力梯度。若顺应性恒定，可在同一张图上显示肺容量和肺泡压力。麻醉肌松的患者仰卧位的值具有代表性，总动态顺应性为 0.5 L/kPa（50 mL/cmH_2O）；肺阻力为 0.3 kPa·s/L（3 cmH_2O·s/L）；设备阻力为 0.7 kPa·s/L（7 cmH_2O·s/L）；总阻力为 1 kPa·s/L（10cmH_2O·s/L）；时间常数为 0.5 s。

图 32.1　压力控制通气的充气压、肺容量（高出功能残气量的那部分）、气体流速示意图

通常情况下，吸气相只持续1 s或2 s，但此后肺容积仍在增加。因此吸气压力并非潮气量唯一的决定因素，还须考虑超出吸气相的吸气时间（译者注：吸

气结束后肺容积因为惯性作用下仍然在增加，这是由于吸气结束时，充气压所带来的气流不会马上消失，这会促使肺部继续扩张，直到达到平衡）。

被动呼气时，口腔压等于环境压，由肺和胸壁的弹性回缩产生的高于环境压的肺泡压作为驱动压，用于克服呼气过程中气流阻力。图32.1中，呼气时肺泡压（与高出功能残气量的肺容量成正比）与呼气流速成正比。肺泡压、高出功能残气量的肺容量、呼气流速都按照时间常数的洗出型指数函数逐渐衰减，时间常数也等于顺应性乘以阻力。

（三）吸气压、阻力、顺应性变化的影响

图32.2蓝线基本曲线显示无意识肌松患者正常参数下的充气曲线，这些参数如表32.1所示，这些值与之前讨论的值相同。蓝线基本曲线是接近高于功能残气量0.5 L肺容量的一次指数曲线（译者注：即在充气过程中，肺容积会以指数方式增加，最终充气末肺容积约比功能残气量高0.5 L），时间常数为0.5 s。充气压变化不改变充气时间常数，但会直接影响在既定时间常数内进入肺的充气量。图32.2显示"充气压倍增"时红色曲线上每个点，都是同一时间基准下基本曲线上相应点的两倍高度（译者注：即在相同的时间内，充气压力翻倍时，肺容积增加，这表明，充气压力的变化直接影响了在给定时间常数内充入肺部的充气量）。

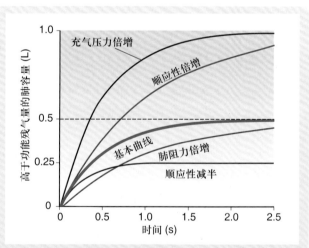

固定关系（译者注：即基本规律）：最终达到的潮气量 = 吸气压 × 顺应性；时间常数 = 顺应性 × 阻力（见表32.1）。

图 32.2　不同因素变化对肺充气量的影响

1. 顺应性和阻力变化的影响

若顺应性加倍，吸气末潮气量也会加倍，由于时

表 32.1　图 32.2 所示充气曲线的参数

	基本曲线	肺阻力倍增	充气压力倍增	顺应性倍增	顺应性减半
充气压力（kPa）	1	1	2	1	1
（cmH₂O）	10	10	20	10	10
顺应性（L/kPa）	0.50	0.50	0.50	1.00	0.25
（mL/cmH₂O）	50	50	50	100	25
最终潮气量（L）	0.50	0.50	1	1.00	0.25
肺阻力（kPa·s/L）	1	2	1	1	1
（cmH₂O·s/L）	10	20	10	10	10
时间常数（s）	0.50	1.00	0.50	1.00	0.25

间常数（顺应性和阻力的乘积）也加倍，因此吸气结束得更慢（图32.2）。反之，若顺应性减半，则时间常数和吸气末潮气量也减半。

阻力变化直接影响充气时间常数，但不影响吸气潮气量。因为阻力增加可通过降低吸气流速而不影响潮气量。一定范围内，可通过延长吸气或增加吸气压力和超压程度来代偿吸气流速的下降（后文解释）。如图32.2所示，这些效应不仅适用于整肺，也适用于可能具有不同顺应性、阻力和时间常数的肺区（见第84页）。

2. 超压

增加吸气压对达到超过功能残气量的特定肺容量所需时间影响重大。图32.3中，肺部特征与图32.2中的"基本曲线"相同。若所需潮气量为475 mL，在充气压力为10 cmH₂O时，可在1.5 s内达到。然而，充气压力加倍时，达到相同的肺容量只需0.3 s。若高压持续，产生潮气量高于预期，则称为超压。超压广泛用于增加吸气流速以缩短吸气相，这与使用负压呼气来增加被动呼气流速的原理相似，但实践过程中会面临空气潴留问题，从而增加了操作的复杂性和挑战性（图32.3B）。

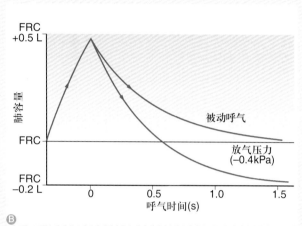

A. 使用超压可能缩短吸气时间，吸气曲线如图所示，+2 kPa（+20 cmH₂O，平衡容量为 1 L）；+1.2 kPa（+12 cmH₂O，平衡容量为 0.6 L）；+1 kPa（+10 cmH₂O，平衡容量为 0.5 L）；当特定潮气量为 0.475 L 时，吸气压从 1 kPa 升高到 2 kPa（10～20cmH₂O）时会使所需吸气时间大幅度缩短。B. 使用负压呼气或者"被动呼气"对呼气相的影响。呼气 0.6 s 后即达 FRC，若达 FRC 仍未终止呼气而实际延长呼气时，此图中肺容积将下降到 FRC 以下 0.2 L 处）。FRC：功能残气量。

图 32.3　超压吸气与负压呼气对相应呼吸时相的影响

3. 呼气真实指数的偏差

将前文所述的气流模式假设成指数型是有益的，这有助于了解情况。然而有很多原因表明气流并非层流严格的指数型，通常部分为湍流（见第三章），因此不能认为阻力是常数。此外随着呼气时相，气道口径减小，瞬时流速降低时，也会转向更多的层流。然而对许多实际应用，近似的单一指数函数已足够。

（四）通气压力的不同应用模式

因易于数学分析，以前讨论的是恒压或方波通气。然而，对于间歇正压通气，可有多种压力曲线。延长最大压力时间，除改善吸入气体分布，让"慢反应"的肺泡得以更好地通气外，其余尚无足够证据表

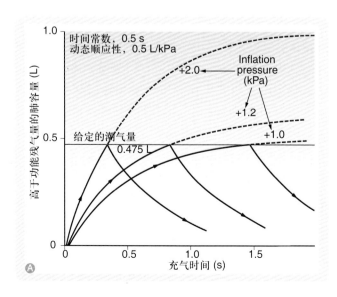

明哪种曲线更优。

恒定流速呼吸模式（容量控制通气）得到广泛应用，图32.4类似于图32.1，显示压力、容积和流速的变化。

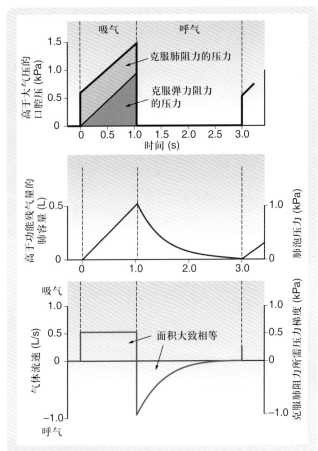

注意吸气流速恒定，若肺阻力不变，则需要恒定的充气压来克服气流阻力。若顺应性恒定，则可以在同一图上显示肺容积和肺泡压力。仰卧位肌松麻醉患者的典型总动态顺应性值为0.5 L/kPa（50 mL/cmH₂O）；肺阻力为0.3 kPa·s/L（3 cmH₂O·s/L）；仪器阻力为0.7 kPa·s/L（7 cmH₂O·s/L）；总阻力为1 kPa·s/L（10 cmH₂O·s/L）；时间常数为0.5 s。FRC：功能残气量。

图 32.4　间歇恒流（容量控制通气）机械通气时口腔压、肺容积与气体流速的变化

（五）吸气相的控制

有3种常用方法，具体如下。

• 时间切换：吸气时，无论是压力恒定还是流速恒定，达到预设时间后终止吸气。流速恒定时，吸气时间直接决定潮气量。压力恒定量时，吸气时间与潮气量关系更复杂（如前文所述，见图32.3）。

• 容量切换：当输送预设容量后，容控呼吸终止，吸气模式切换至呼气模式。无漏气时，即使呼吸系统顺应性或阻力在一定范围内变化，也可保证潮

气量。

• 压力切换：压控呼吸达到特定呼吸道压力时，终止吸气切换至呼气，但潮气量随压力变化而无法保证。例如，增加呼吸道阻力会限制吸气流速，并导致口腔压更快增加，从而终止吸气相。压力切换呼吸机几乎都是流速触发。

吸气持续时间限制。无论何种方式切换送气，均可限制吸气时间作为安全预防措施。可将压力限制添加到时间切换或容量切换呼吸模式，当压力达到限制时，既可启动减压阀，这也可终止吸气相。

（六）吸气与呼气的比值

每分通气量设定后，吸气和呼气的持续时间，以及两者间比值可在很大范围内变化。常见模式是吸气约1 s，然后呼气2~4 s（吸呼气时间比为1:4~1:2），呼吸频率为12~20次/min。问题是，尚不明确这种大小的呼吸比是否会有气体交换方面的明显效益。吸气时间缩短至1 s以下可能导致无效腔增加，但无证据表明吸气持续时间（0.5~3 s）对肺泡/动脉血PO_2梯度有任何显著影响。因此普遍认为1 s是合理的最小吸气时间。

反比通气增加平均肺容量，并可实现呼气末正压通气的部分优点（如后文所述），可通过减慢吸气流速（降低吸气肢斜率）或在吸气结束时屏气（吸气暂停）来实现，后者似乎更合理。已使用高达4:1的吸呼气时间比，但多采用2:1。反比通气的程度受心血管抑制（见后述）和可用呼气时间的限制。若过度缩减可用呼气时间，则功能残气量会增加，产生所谓的内源性呼气末正压（见后文）。

吸气屏气后，气体重分布会减少无效腔（见第90页），可降低相同每分通气量时PCO_2，这就允许使用较低的峰值充气压。

四、间歇正压通气的临床应用

基于上一节呼吸机工作原理，根据气流产生方式（是由恒定流速还是恒定压力触发）对呼吸机分类。目前临床上使用的大多是电控型呼吸机，无论是何种吸气流速模式，也无论是压力还是流速触发，电控型呼吸机均可精确控制整个呼吸机回路中气体压力和流速。此外催生了一系列既往不可能实现的呼吸机技术，其中大部分可适应患者自身的呼吸努力。

（一）患者与呼吸机间的交互作用

多年来，已有通过自主呼吸触发送气的呼吸

机，其已被改良为能进行分钟指令通气（mandatory minute ventilation，MMV）（如后文所述）。无论由患者（自主呼吸）还是机械（呼吸机呼吸）触发，电子呼吸机均可持续监测潮气量。通过电子监测获取这些信息，必要时额外通气支持，通过电子手段，可轻松实现预设每分通气量、呼吸频率等。近年来，为实现人机尽可能同步和最大的灵敏性，设计呼吸机面临的挑战是能够感知和响应患者的呼吸努力。若不同步，自主呼吸患者就开始人机对抗。所有通气患者中都会有某种程度的人机不同步，导致不适、气体交换不良、心血管功能障碍和更差的临床预后。

呼吸机检测出现自主呼吸的方法有3种，如下所示。

1. 压力传感

开始吸气时，会产生一个可被呼吸机感知的回路内压力下降。该压力波以近似声速穿过回路，12 ms内到达呼吸机，随后压力传感器作出反应，增加回路的流量增加来促进吸气。上述过程约100 ms，该时间差患者难以感知。吸气触发所需的压力下降是相对于回路（非大气压）内的压力，故通气可使用持续气道正压通气/呼气末正压通气模式。降低灵敏度设置时，触发呼吸机所需的时间就会增加，即这时需要更大幅度的压力下降来触发呼吸机。

2. 流速传感

检测吸气流速可触发呼吸机以控制或辅助通气（见后文）。目前大多重症监护呼吸机回路持续提供2~20 L/min的基础气流。呼吸机的气流进出回路，流入和流出有流速差就表示患者有呼吸。无论灵敏性如何设置，流速触发需要约80 ms。高基础流速可以在吸气开始时就为患者提供足够吸气流速，呼吸机触发时流速会增加。流速传感还用于压力支持通气中检测吸气的结束（见后文）。

3. 神经调节通气辅助

为协调机械呼吸和自主呼吸的开始和结束，并调整送出的气道压力能匹配膈肌的活动，神经调节辅助通气使用食道探头测量膈肌肌电。这提供了良好的人机同步，并可根据患者的呼吸情况和需求，灵活地调整潮气量，且降低了过度通气的风险，但与其他技术相比，在气体交换方面并无优势。

无论从切换还是流速设置方面，只要改善人机同步，就可能提高患者舒适度，还有证据显示对镇静和肌松的需求减少，呼吸肌失用性萎缩减少，重症监护

室住院时间缩短，生存率提高。

（二）常用呼吸模式

除控制模式通气外，目前还有一系列的通气模式，其中许多模式核心相同但命名不同，因为系呼吸机制造商竞争开发。指令呼吸可采用压力控制通气或容量控制通气模式（图32.1，图32.4）。下面将阐述常用模式，并在图32.5中以图形方式显示。

1. 指令分钟通气

指令分钟通气是于20世纪70年代问世的一种简单技术，用于控制机械通气的容积，确保自主通气和机械通气量的总和不低于预设值。若患者能独立达到预设指令分钟通气量，则不需要呼吸机通气。在重症监护患者中，浅快呼吸模式常会达到预设的指令分钟通气量，这是机械指令分钟通气的主要缺点。电子呼吸机可提供更复杂的指令分钟通气模式，称为适应性支持通气，与之前技术相比，该模式更能协调指令呼吸与自主呼吸，包括调整吸气压力和切换，最大限度地减少患者呼吸功。目前大多呼吸机还可通过自动调整吸气模式和流速的压力控制通气模式，来补偿顺应性或阻力的变化，保证潮气量，这消除了潮气量不足的风险，还降低了标准压力控制通气模式下经常发生的驱动压和潮气量的波动性。

2. 气道压力释放通气

气道压力释放通气（图32.5C）是一种显著不同于其他正压通气的通气模式，本质上是一种反比通气，包括将呼吸系统气道压维持在高压力水平（phigh），间歇性释放压力到低压力水平（plow），使患者呼气至功能残气量。机械通气模式类似于反比通气。患者在整个呼吸周期中能够自主呼吸，但大部分处于phigh阶段，phigh阶段吸气时，将从大于功能残气量的肺容量开始。因此机械通气时设定的潮气量是根据患者功能残气量而设定的常规范围内潮气量，而患者自主呼吸时的潮气量则在他们的吸气储备范围内。更频繁和更长时间的plow阶段可增加每分通气量，改善二氧化碳潴留和降低平均气道压，但也可能增加损伤肺的萎陷，因此会导致氧合恶化。其在临床地位尚不确定，近期有关于其在儿童应用安全性的担忧。

3. 同步间歇指令通气

指令分钟通气是20世纪70年代引入的，如前文所述，数年后实现了根据患者自主呼吸同步机械通气。同步间歇指令通气（synchronized intermittent mandatory ventilation，SIMV；图32.5D）的基本特征是允许患者在机械控制呼吸之间可自主呼吸。具有三大优点：第一，自主吸气不被关闭的吸气阀抑制，有助于改善人机同步；第二，有助于撤机（见后文讨论）；第三，患者在长时间机械通气过程中能够随时自主呼吸，这可防止呼吸肌萎缩，并有助于降低平均胸膜腔内压。现在大多数呼吸机都提供同步间歇指令通气作为正常功能，且常与压力支持通气联合使用（见后文）。

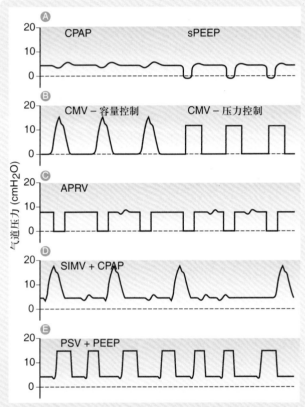

A. 持续气道正压通气和自主呼吸时施加的真实呼气末正压（译者注：所谓真实呼气末正压是指自主呼吸期间应用的呼气末正压，这与机械通气中应用的呼气末正压不同，后者是通过呼吸机施加的。真正的呼气末正压是指在自主呼吸期间，通过使用持续气道正压通气或其他方法来维持气道压力，以防止肺泡塌陷）；B. 持续指令通气（CMV）显示容量控制和压力控制条件下的吸气过程；C. 气道压力释放通气（APRV），气道高压（phigh）为 8 cmH$_2$O，伴有自主呼吸；D. 同步间歇指令通气（SIMV），与持续指令通气相似，但自主呼吸可以发生在机控呼吸的间期；E. 压力支持通气（PSV），由患者触发压力控制呼吸，并控制每次呼吸的持续时间，实际上，许多呼吸机允许这些模式相互组合，如同步间歇指令通气、压力支持通气和呼气末正压组合。

图 32.5　各种常用通气模式下的气道压力

4. 压力支持通气

在压力支持通气（图32.5E）中，自主吸气会触发高速气流，在气道压力达到预先设置水平后停止。此时，呼吸机的流量传感器检测到自主吸气结束，压力支持停止，呼气开始，该模式不是为了提供一个预设的潮气量，而是帮患者进行一个主要由其自身控制的吸气模式。压力支持水平增加可能足以提供全部潮气量（最大压力支持），医师也可随着患者的通气能力改善而逐渐下调压力支持，增加压力支持似乎可减少患者的呼吸功（译者注：压力支持通气提供的压力支持量越高，患者需要做的呼吸功就越少，肺部肌肉就越不活跃，从而导致肺部肌肉的萎缩和通气能力的下降。因此，在患者的通气能力逐渐恢复时，逐渐降低压力支持量可以让患者逐渐恢复自主呼吸的能力，从而有助于促进患者的康复）。

（三）高频通气

高频通气可以分为以下3类。

• 高频正压通气（high frequency positive pressure ventilation，HFPPV），应用频率范围为1~2 Hz（呼吸60~120次/min），可视为常规间歇正压通气技术的延伸。尽管许多常规的呼吸机可在这个频率范围内运行，但已有专门设计的呼吸机。

• 高频喷射通气（high frequency jet ventilation，HFJV），应用频率范围为1~5 Hz。吸气由高速喷射的气流驱动，喷射的气流可能会/不会从辅助供气器中吸入气体。湿化高频喷射的气体技术上有难度，若要操作得当，就需要有与呼吸机一样复杂的设备（译者注：在使用高频喷射通气时，由于流速非常高，传统的加湿方法可能无法有效地加湿，因此需要使用特殊的加湿设备。若加湿不当，可能会导致患者呼吸道干燥，从而引起并发症。因此，若要进行加湿，必须使用正确的设备和方法，以确保加湿的有效性和安全性），其独特的优势是能够通过小口径套管（如环甲膜）进行通气。

• 高频振荡通气（high frequency oscillation ventilation，HFOV），应用频率范围为3~10 Hz，气流量通常由与T型管进行第4个连接点的振荡泵产生。在这种高频率下，呼吸波形（包括主动呼气波形）通常为正弦波。潮气量必定小到难以测量。

高频通气时，潮气量和无效腔间的关系对于理解高频通气至关重要。然而高频通气下，尤其是在人体中，潮气量和无效腔这些变量很难直接测量，但使用在其他通气模式下的测量来推导高频通气的潮气量和无效腔又是无用的。

高频通气下，呼气末压力难免升高，因为呼气持续时间不足以被动呼气到功能残气量，正常呼吸系统的时间常数为0.5 s（见前文的讨论）。因此，使用大于2 Hz的呼吸频率通常会导致"内源性"呼气末正压，从而增加呼气末肺容量，这可能是促进有利气体交换的主要因素。

高频通气下，气道内的气流可能会发生改向。气流方向的突然逆转可能会建立新的气流模式，模糊无效腔和肺泡气体之间的界限，从而提高通气效率。高频振荡通气期间会有各种形式的气体运动，包括少量的整体运动、心源性相容、分子的"增强弥散"或气道内气流线性流动，这就使得气流可同时双向流动。

高频通气的临床适应证仍不清楚，这些技术主要用于成年人的机械通气撤机和婴儿的呼吸支持。高频通气对支气管胸膜瘘患者的特殊价值与作用也达成了共识，例如，呼吸道手术期间，当呼吸机和气管支气管树之间无密闭连接时，高频通气特别方便（见第372页）。毫无疑问，高频通气常可行有效的气体交换，但与传统人工通气相比，临床优势并不明确。在所描述的各种高频技术中，高频振荡通气在重症监护室中最受欢迎，另外，人们对其在严重急性肺损伤患者中的应用有持续的兴趣（见第三十一章），但临床试验结果仍然令人失望。虽然仍有支持者，但其他学者认为高频振荡通气的适应证仍待明确。

（四）撤机

在重症监护室接受机械通气的患者中，有2/3的患者将脱离呼吸机，其余大部分患者将不幸离世。撤机是指逐渐撤离机械通气并使患者恢复正常呼吸的过程。临床上，实际可分为两个阶段：停止呼吸支持和移除人工气道，人工气道通常指气管导管或气管造口术。本部分只涉及第一个阶段，即停止呼吸支持。

1. 预测成功撤机

尝试撤机前，通气负荷和通气能力间的平衡必须是有利于撤机的（译者注：即通气负荷较小并且通气能力较大）。呼吸支持需求增加可能源于氧耗量的增加，最常见的病因就是脓毒症。呼吸系统顺应性降低或气道阻力增加也会增加呼吸系统的负荷。呼吸

系统撤机的能力取决于患者有合适的$\dot{V}/\dot{Q}$比、低肺内分流及低无效腔，并且呼吸肌功能必须良好（见第62页），包括纠正一切代谢紊乱和为肌肉提供充足的血供，即患者心血管功能尚可。据报道，许多不同的参数可以预测能否成功撤机，其例见表32.2所示。

表 32.2　用于评估撤机适宜性的测量方法

测量	成功撤机的值
呼吸机上的测量	
$PaO_2 : FiO_2$	>20（PaO_2，单位为kPa）或150（PaO_2，单位为mmHg）
静息每分通气量	<10 L/min
吸气负压	20～30 cmH$_2$O
Pimax	15～30 cmH$_2$O
P0.1/Pimax	>0.3
膈肌超声	矛盾运动*
在短暂的自主呼吸期间的测量值	
呼吸频率	<0次呼吸/min **
潮气量	>4～6 mL/kg
呼吸频率：潮气量	>60次呼吸/L
残气量R分数	≤105次呼吸/（min·L）
血液标志物	
B型钠尿肽	<200 pg/mL

注：Pimax：最大吸气负压；P0.1：吸气开始后口腔0.1 s的口腔闭合压力；残气量R分数＝频率：容积比分为潮气量，即呼吸频率（R）除以潮气量（VT），测量时不使用人工呼吸机，时间超过1 min。

译者注：残气量R分数类似于浅快呼吸指数，* 译者认为是无矛盾运动，** 译者认为是＜30次呼吸/min

无单一变量足够可靠地成功预测撤机，最新的研究侧重于使用膈肌超声和生物标志物来预测成功撤机。

2. 撤机技术

最新的指南建议，一旦这些预测指标表明可以撤机，就应进入自主呼吸试验。自主呼吸试验约30 min，患者仅在最低限度的呼吸支持下自主呼吸（如5～8 cmH$_2$O的持续气道正压通气），并应密切观察以确保呼吸模式、患者舒适度、气体交换和心血管稳定性都可接受。若自主呼吸试验失败，应重新开始适当程度的通气支持，若成功撤机的预测指标仍然令人满意，则需要隔24 h才能进行下一次自主呼吸试验。

非自主呼吸试验期间的通气策略侧重于使用前述的技术以逐渐停止呼吸支持。通常使用同步间歇指令通气或辅助-控制通气（assist-controlled ventilation，

ACV）模式代替控制通气模式，当患者有足够的呼吸努力后，可逐渐减少呼吸机的机控次数。通过人工气道呼吸时，患者常需要一定程度的呼吸支持，通常由压力支持通气提供，其支持水平也可逐渐降低。

想要撤机，重要的是不要过度依赖现代呼吸机系统，还必须密切关注营养状态、心理状态（如建立正常的昼夜睡眠模式），以及在拔管后早期使用无创通气（见第332页）。为确保所有问题都得到处理，目前撤机方案已被广泛使用，但仍有患者须维持数周的机械通气，现有专门的病房治疗这些撤机困难患者。

五、呼气末正压

多种病理状况及全身麻醉会降低功能残气量，这对气体交换的不利影响已在前文中讨论过（见第241页），因此可考虑应用呼气末正压来增加功能残气量。

无论机械通气还是自主呼吸，只要应用呼气末正压，呼气时压力都会升高，故最好将两者结合考虑。"呼气末正压"这个术语定义混乱，本章遵循图32.5中所示的定义。需要特别注意的是自发性呼气末正压，即患者在环境压力下自主吸气，但呼气时必须克服呼气末正压，这将使患者增加大量的呼吸功，因为所有通气都必须克服呼气末正压，但这并不可取，持续气道正压通气比呼气末正压更受欢迎。

诚然，持续气道正压通气比呼气末正压更难实现。可以使用偏置的按需阀，但常会导致吸气压明显下降，从而增加呼吸总功（译者注：按需阀是根据调节要求，在吸气期或呼气期完全开放或完全关闭的一种吸气阀或呼气阀形式。其典型特点是送气时呼气阀关闭，吸气阀开放，气体由呼吸机进入肺；屏气时，呼气阀和吸气阀皆关闭，保持一定的气道压力，形成平台压；呼气时，呼气阀开放，吸气阀关闭，气体从呼气口排出，而不至于反流入吸气管。按需阀的密闭性好，潮气量精确，但由于阀门的开放须克服一定阻力，会延迟触发时间，降低同步性。所谓偏置就是只在呼气期使用或只在吸气期使用）。最简单的方法是将具有高流量新鲜气体排放功能的T型管与呼气肢上安装的呼气末正压阀串联，最终通过呼气末正压阀呼气。对于电动呼吸机，则可通过类似在呼吸机回路内循环高流速气体的方式产生所需的持续气道正压通气（译者注：对于使用T型管的方法，新鲜气体进入T型管的吸气支，同时在呼气支路上设置呼气末正压

阀，这样在整个呼吸过程中都会有高流量的气体需要克服呼气末正压阀的阻力才能排出，从而产生正压。该方法简单易行，但需要保证气体流量足够高，以便在整个呼吸周期中保持恒定的正压。对于使用电子呼吸机的方法，则是高流量的气体被通过呼吸机回路循环，同时在呼气末设置正压阀，这样就会在整个呼吸周期中产生所需的正压。这种方法需要使用电子呼吸机，但其可以自动调整气体流量和正压水平，能适应患者的需要）。

呼气末正压可通过多种技术实现，最简单的方法是将呼气口浸没在预设深度的水面下，但更方便的方法是使用弹簧加载的阀门或由气体、水柱或弹簧加压的膜片。电动呼吸机中，呼气末正压通常是通过设置逆呼气流向的风扇来实现。

内源性呼气末正压

如果在肺容积尚未恢复到功能残气量前，就终止被动呼气，肺泡内残余的本该呼出的气体便会升高肺泡压，被称为内源性呼气末正压、动态过度充气、自发性呼气末正压。升高的肺泡压力不会被呼吸机压力传感器感知，因此内源性呼气末正压不能被检测到。通气时，呼气时间短于吸气时间可能会导致内源性呼气末正压，但更常见的原因是气道疾病、黏液潴留，或气管插管导致呼气气流阻力增加（图32.6）。最终，肺泡压力和肺容积增加到足以降低肺顺应性和气道阻力，然后呼气流速增加，内源性呼气末正压趋于稳定。

乍一看，内源性呼气末正压可能有益，例如，增加功能残气量和复张肺泡，且很可能是反比通气改善气体交换是内源性呼气末正压导致的（至少是部分机制）。然而，内源性呼气末正压的第一个危害是其易变性。气道阻力的微小变化，如黏液潴留，可迅速升高内源性呼气末正压。内源性呼气末正压对心血管的影响显著（见后文），被描述为"右心的止血带"。最后，由于肺泡压更大程度下降才能克服内源性呼气末正压而触发呼吸支持，所以内源性呼气正压将阻碍患者触发呼吸机。

外源性呼气末正压通过保持呼气末气道开放，从而改善呼气流速，在一定程度上可减少内源性呼气末正压的产生。

六、正压通气的生理效应

胸腔内正压有显著的生理损伤效应，自主呼吸

时，通常仅在咳嗽、用力等情况下短暂出现，但这些情况下胸腔内正压可能非常高。间歇正压通气的大多数生理效应与整个呼吸周期的平均压力有关，而平均压又受许多通气设置的影响，如通气模式、潮气量、呼吸频率和吸呼气时间比。呼气末正压可大幅度增加平均胸膜腔内压。例如，在肺功能正常的患者中使用设置10次/min的呼吸频率、10 mL/kg的潮气量，以及吸呼气时间比为1∶2的间歇正压通气，将产生约5 cmH$_2$O的平均气道压力，因此5 cmH$_2$O的轻度呼气

末正压将使平均气道压增加一倍，从而导致与间歇正压通气相关的生理损伤。为此，许多关于机械通气的生理效应的研究都侧重于呼气末正压上。

（一）呼吸效应

机械通气可以使呼吸肌得到有效的休息，其对肌肉功能的影响已在第62页描述。

1. 通气分布

间歇正压通气的气体分布由充气压、局部顺应性和时间常数决定。通过外部测量和电阻抗断层成像，发现间歇正压通气下吸入气体的分布与自主呼吸时分布不同。与自主呼吸相比，间歇正压通气使骨性胸廓（rib cage）扩张得更大，且通气向腹侧肺区转移（图32.7）。但是，急性肺损伤患者的情况并非如此，随着肺萎陷和部分肺过度通气，气体分布反常（347页）。呼气末正压增加了肺容积，并在高水平呼气末正压时复张萎陷的肺泡，这改善了肺重力依赖区的肺顺应性和通气。

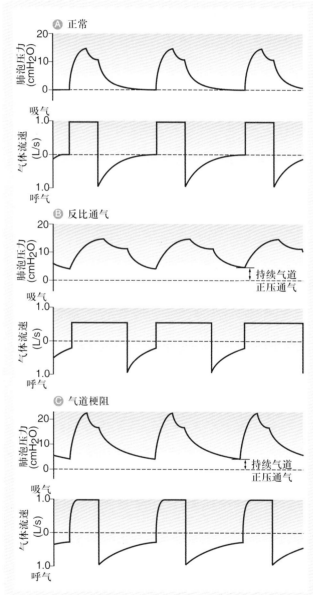

A. 正常通气，肺泡压力和气流在下一次呼吸前恢复至零；B. 反比通气，虽然呼气时压力和流速的下降是正常的，但未有足够的时间完全呼气；C. 气道梗阻，呼气时间正常，但压力和流速的下降速度延迟导致呼气不完全。

图 32.6　内源性呼气末正压的压力和流速曲线

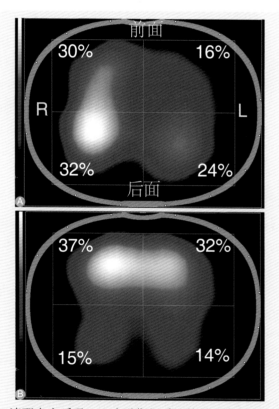

A. 清醒自主呼吸；B. 麻醉期间采用简易呼气器，在自然解剖气道下行间歇正压通气。麻醉期间的自主呼吸时，此处所示的腹侧通气再分布情况不会发生，但无论何种气道，只要间歇正压通气，就会发生腹侧通气再分布。译者注：前面即腹侧，后面即背侧。

图 32.7　电阻抗断层扫描成像显示健康受试者的局部通气

2. 设备无效腔

正压通气，无论有创还是无创，都需要紧密连接患者的气道，这不可避免地增加了一些设备无效腔。经口气管插管和气管切开术会避开大部分正常的解剖学无效腔，这样整个解剖无效腔可能不变或减少。在使用面罩行无创通气时，设备无效腔可能很大。间歇正压通气（用于输送气流）的呼吸机管道通常是波纹状的，每次吸气均会纵向膨胀。对于一般的呼吸机管道，这种膨胀量可能达到2～3 mL/（cmH₂O的正压），这部分容量就构成了无效腔。

3. 生理无效腔

与自主呼吸相比，麻醉期间单用间歇正压通气对正常肺的VD/VT影响很小。主要由于心排血量下降导致肺血流减少（见后文的讨论），麻醉期间$\dot{V}/\dot{Q}$比失调略有增加（见第95页），这些变化通常不足以影响气体交换。肺损伤患者或平均胸膜腔内压较高的患者（如使用高呼气末正压时）的通气可能会增加肺泡的生理无效腔。平均胸膜腔内压较高的患者，肺容积增加可能不仅降低心排血量，而且也增加肺血管阻力（见图6.4）。过度扩张肺泡灌注减少，$\dot{V}/\dot{Q}$比高的区域增加，形成肺泡无效腔。在健康的肺中，只有当呼气末正压超过10～15 cmH₂O时，才能看到这种影响。然而，急性肺损伤患者使用间歇正压通气时，本就数量减少的功能正常肺泡会过度膨胀（见第347页），故这些肺单元的局部灌注就可能会受损。

4. 肺容积

间歇正压通气和呼气末正压为零对功能残气量没有影响。然而，在使用呼气末正压时，呼气末肺泡压力将等于所应用的呼气末正压水平，这将改变肺的压力和容积关系，功能残气量会随着新的压力-容积关系而变化（见图2.7）。例如，顺应性为0.5 L/kPa（50 mL/cmH₂O）的患者，10 cmH₂O的呼气末正压将使功能残气量增加500 mL。在许多患者中，这可能会在正常潮气量吸气时将肺容积提高到肺泡闭合容积量以上（见第29页），从而减少肺萎陷。呼气末正压最大的优势就是防止肺萎陷。由于肺容积和气道阻力间呈反比关系，呼气末正压还可通过增加肺容积来降低气道阻力（见图3.5）。呼气末正压还可能改变肺上下部分的相对顺应性（图32.8），进而改善重力依赖区的过度灌注肺组织部分的通气。

5. 动脉血 PO₂

肺部健康患者，无论是间歇正压通气还是呼气末

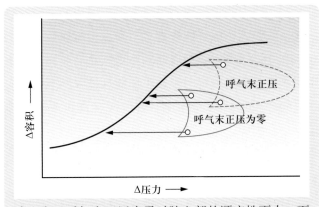

请注意，呼气末正压为零时肺上部的顺应性更大，而应用呼气末正压后肺下部的顺应性更高，从而改善了肺重力依赖区的通气。

图 32.8 呼气末正压对（仰卧位）肺内局部压力和容积关系的影响

正压，都不能显著改善动脉氧合。在麻醉期间，反复观察到呼气末正压对改善健康患者的动脉氧合几乎无效。虽然肺分流减少，但伴随的心排血量减少降低了混合静脉血氧饱和度，从而抵消了分流减少的作用，导致动脉血PO₂增加极小。然而，毫无疑问，在多种病理情况下，正压通气能改善动脉血PO₂。大多数情况下，PO₂改善与能达到的平均气道压有关，如前文所述，呼气末正压是一种提高气道压的简单方法。塌陷肺单元的复张、低$\dot{V}/\dot{Q}$比肺泡通气的改善，以及血管外肺水的再分布都有助于改善氧合。第236页介绍了呼气末正压用于预防麻醉中肺不张的作用，而第322页和第347页分别描述了呼气末正压在治疗肺水肿和急性肺损伤中的作用。

（二）肺中性粒细胞滞留

中性粒细胞的直径与肺毛细血管的直径相似，这使得它们在肺内的通过速度减慢，并促进了中性粒细胞的着边作用，而着边作用又是肺防御机制的重要部分（见第332页）。因此，任何原因引起肺毛细血管直径减小都可预期能增加肺中性粒细胞的滞留，这在人类接受Valsalva操作或应用呼气末正压时已经得到证实。若以这种方式激活捕获的中性粒细胞，例如，在体外循环后，肺损伤可能随之而来。

（三）Valsalva效应

众所周知，增加胸腔内压具有复杂的循环效应，称为Valsalva效应，即当受试者在关闭声门的情况下将气道压力提高到约50 cmH₂O，持续约30 s的循环反应［译者注：通常来说，执行Valsalva动作的方法是

先用口鼻充分深吸气，然后用力闭气（关闭声门，用力呼气），即不让气体从喉咙流出，用力闭气使得呼吸道、胸腔压力升高，保持这种状态约30 s，达到峰值压力通常在40～50 cmH$_2$O]。正常循环反应分为4个阶段（图32.9，A）。首先，升高的胸腔内压改变了循环压力的基线，因此动脉压（相对于大气压的测量）也随之增加（阶段1）。同时，因外周静脉到心室的压差减少，心室舒张充盈降低，导致心排血量降低。在第2阶段，动脉压下降，但通常可通过3个因素来缓解，包括心动过速、全身血管阻力增加（后负荷）和外周静脉压增加，这些因素往往会恢复静脉回流。因这些代偿，动脉压通常稳定在一个较接近开始Valsalva动作前的水平。当胸膜腔内压恢复正常时，由于基线改变，动脉压会立即降低。同时静脉回流改善，因此心排血量在几秒钟内增加。然而，小动脉床暂时保持收缩状态，动脉压出现短暂的压力过冲。

图32.9B显示了舒张末压升高或左心室衰竭或两者兼而有之的异常"方波"模式。动脉压最初升高（见第1阶段）正常地发生，但未出现第2阶段的压力下降，因为充血心脏的心排量通常不受舒张末期压力的限制。因为心排血量不变，所以未增加脉搏或全身血管阻力，当胸膜腔内压恢复正常时也无压力过冲。

图32.9C显示了一种不同的异常模式，这种异常模式可能见于全身血管收缩不良的情况（如自主神经病变或脊髓麻醉）。第1阶段是正常的，但在第2阶段，心排血量的减少并没有伴随着全身血管阻力的增加，因此动脉压继续下降。随着心排血量恢复到基准值时，不呈现常规的压力过冲，而表现为动脉压缓慢地恢复。

（四）正压通气的心血管的效应

最初，人们很抵制呼气末正压，部分原因是众所周知的Valsalva效应，部分原因是Cournand和他的同事在1948年发表的经典论文中描述了呼气末正压的循环风险。间歇正压通气和呼气末正压的心血管效应仍然是临床实践中的常见问题，尽管又经过半个世纪的研究，其效应仍未完全阐明。

1. 心排血量

在无肺部病变的麻醉患者中，Bindslev等报道间歇正压通气和呼气末正压导致心排血量进行性下降。与麻醉时自主呼吸相比，间歇正压通气不伴呼气正压时，心排血量减少了10%，9 cmH$_2$O呼气末正压减

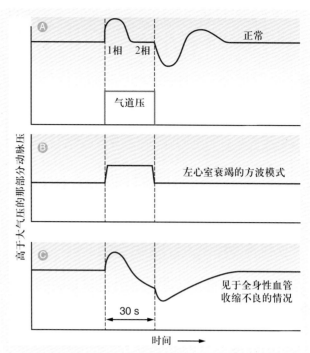

在 Valsalva 操作期间，正常受试者（图 A）和两类异常患者，包括左心室衰竭（图 B）和全身性血管收缩不良（图 C）患者的平均动脉血压的定性变化。有关这些变化的解释，请参见正文。

图 32.9　Valsalva 对平均动脉血压的定性影响

少18%，16 cmH$_2$O呼气末正压减少36%。另一项对严重急性肺损伤患者的研究中，也表明呼气末正压在5～30 cmH$_2$O范围内，心排血量进行性下降，但该效应可因扩容部分逆转（图32.10；译者注：该图涉及第三方版权，详图请见英文原版）。

普遍认为心排血量下降主要因胸腔内压升高，引起右心房充盈受阻。自主呼吸时，吸气时产生的胸腔内负压将血液从大静脉吸入胸腔（称为胸泵）。胸腔内正压消除了这一效应，并进一步降低了胸外和胸内间血流的驱动压。右心室充盈压降低迅速引起左心室充盈不足，心排血量下降。这些变化在低血容量的情况下显然会更加明显，该现象构成了当前评估循环容量的临床技术基础，如脉压变异率和每搏输出量变异率。另一方面，通过施加吸气阻力进一步降低吸气负压和改善静脉回流，同样的生理反应也可以用来治疗自主呼吸时的低血容量。

心排血量减少的第二个原因可能与高气道压、中度呼气末正压或肺过度膨胀（如内源性呼气末正压）有关。如前文所述，肺容积增加导致肺血管阻力增加，这将导致右心室容量增加（译者注：即右室后负荷增加，右室心排血量下降）。现在有充分的证据表

明，右心室扩张对左心室功能影响深远，会减少左心室充分的充盈并降低左心室顺应性，这两者都会降低心排血量。现不认为胸腔内正压的改变会影响左心室的收缩能力。图32.11显示了呼气末正压可能通过某些因素的相互作用影响心排血量和体循环动脉压。

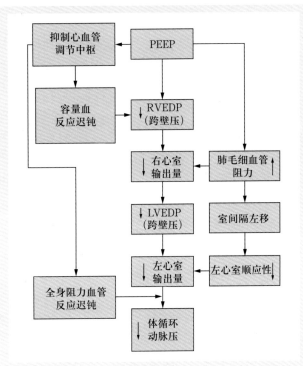

完整解释看正文。RVEDP：右心室舒张压；LVEDP：左心室舒张末压；RV：右心室；LV：左心室。

图 32.11　呼气末正压可能的心血管效应概述

2. 氧输送

在许多有肺部疾病的患者中，呼气末正压常改善动脉血PO_2，同时减少心排血量。随着呼气末正压的增加，氧输送（心排血量和动脉氧含量的乘积；见第144页）常上升到最大值，然后下降。对使用间歇正压通气或呼气末正压的患者，若需要正常或更高的氧输送，需通过补液或正性肌力药物来优化心排血量，这也是目前重症监护病房的常规做法。

3. 动脉血压

图32.10显示了随着呼气末正压的增加，平均动脉压的下降紧跟心排血量的下降而下降。尽管体循环血管阻力有所增加，但在心排血量下降时，只能代偿到维持动脉压所需血管阻力的一半。

4. 血管压力的解读

心房压通常是相对于大气压而言。正压通气时，相对于大气压，心房压常升高，然而相对于胸膜腔内压，使用高水平的呼气末正压时，心房压常降低。心

房压跨壁压力梯度（即高于胸膜腔内压而不是高于大气压的心房压）决定了心脏的充盈。

5. 气道压向胸腔内其他结构的传递

肺的跨壁压力梯度保护胸膜腔内压少受气道压的影响，因此在肺部健康的患者中，增加的气道压只有2/3传到胸腔，而传到心包的只有1/3（译者注：胸膜腔内压就是胸腔内压，正常自主通气时，胸腔内压先变化，从而带动气道内压力变化。而机械通气时，是气道内压力先变化，然后影响整个胸腔压甚至腹腔压）。动物研究表明，肺顺应性是控制气道压力传递到其他胸部结构的主要因素。随着顺应性的降低，胸膜腔内压升高对心排血量的影响也会减少。肺部病变的患者往往肺顺应性降低，这限制了胸膜腔内压的上升（图32.12）。因此，这些患者的心血管系统能更好地抵御间歇正压通气和呼气末正压的不良作用（译者注：但肺部病变的患者，在机械通气的过程中，使用的压力往往不低，即便是传导比例降低，绝对值仍然可能偏高）。

6. 心力衰竭患者的血流动力学反应

到目前为止，所描述的机械通气的心血管反应仅适用于心功能正常的患者，且与Valsalva效应一样，

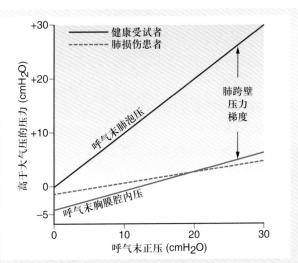

下面的非虚线（译者注：即蓝实线）表示健康受试者放松时的胸腔内压。虚线为文献32中急性肺损伤患者的胸腔内压值。压力的绝对值可能反映了实验技术，各研究间无法进行直接比较。

图 32.12　呼气末正压对呼气末肺泡压和呼气末胸膜腔内压的影响

（Reproduced from Nunn JF. Positive end-expiratory pressure. Int Anesthesiol Clin. 1984, 22: 149-164, by permission of the publishers of International Anesthesiology Clinics）

对于心室舒张末期压力升高（无论是否有心力衰竭）的患者，机械通气的心血管反应显著不同。对于容量超负荷和衰竭的右心，减少静脉回流将使右心室回到Frank-Starling曲线上更有利泵血的区域（见图29.3），从而改善右心功能。减少右心室舒张末期容积将减少心力衰竭中心室相互作用的不良影响，进而改善左心室功能。这些都是持续气道正压通气治疗心源性肺水肿成功的关键要素。

（五）肾脏影响

迄今，所描述的机械通气的心血管效应不可避免地会影响肾功能。动脉压常降低，而中心静脉压升高，因此肾动脉、肾静脉的压力梯度减小，直接影响肾血流量和肾小球滤过率。此外，正压通气会激活交感神经和肾素-血管紧张素系统，从而抑制心房钠尿肽的活性。最后，重症患者的组织缺氧也会损害肾功能，任何危重疾病伴随的全身炎症都可能损伤肾脏。这种对肾功能的综合影响意味着，持续的机械通气使少尿和急性肾损伤几乎不可避免。

七、呼吸机相关性肺损伤

1745年，John Fothergill首次描述了人工通气可能对肺部造成危害。在使用口对口人工呼吸而不是当时流行的风箱成功复苏患者后，Fothergill写道：

风箱并不一定能判断一个人的肺是否可以承受与另一个人的肺一样大的力量而不受损伤（译者注：即由风箱施加多少力才不会对肺造成潜在危害，因人而异）。

尽管人们越来越重视间歇正压通气在引发术后肺部并发症中的作用，但对于正常肺，只有在长时间高气道压或大潮气量通气后，才可能损害（见第246页）。在异常的肺（如急性肺损伤期间，见第三十一章），呼吸机相关肺损伤（ventilator-induced lung injury，VILI）不仅可能加重肺损伤，还可能影响身体其他系统，导致多器官功能衰竭。

（一）气压伤

持续增加的跨壁压梯度可能会损伤肺。无论是否使用呼气末正压，机械通气引起气压伤的最常见形式是皮下气肿、纵隔气肿和气胸。肺气压伤可能开始于肺泡膜的破裂，随后空气进入间质，并沿着支气管血管束进入纵隔，从纵隔进入腹膜、胸膜腔或皮下组织。肺间质气体的放射学显像可早期预警气压伤。

（二）容积伤

许多动物研究表明，高充气压力的机械通气后会出现肺水肿，其中一项研究表明，通过限制胸部运动来防止肺部过度膨胀，可减轻高充气压力下的肺损伤，这表明损伤肺的原因是肺泡大小而不是压力，称为容积伤。现认为容积伤是急性肺损伤患者肺损伤的重要原因，对于那些只有一小部分有功能的肺泡的急性肺损伤患者，却可能接受了整个潮气量（见第347页）。容积伤通常表现为间质性肺水肿或肺泡性肺水肿，有几种可能且密切相关的潜在机制。

肺泡扩张导致渗透性肺水肿（见第322页）。在动物研究中，随着极度的肺膨胀，渗透性肺水肿快速发生，这可能直接损伤了肺泡结构。利用体外培养的肺细胞进行的研究揭示了这种细胞损伤的某些机制。严重拉伸细胞可诱导细胞凋亡，促进释放炎性细胞因子，或破坏细胞间的紧密连接或直接损伤质膜（译者注：即细胞膜）。除了拉伸程度，拉伸频率也是肺损伤的一个重要的决定因素，因此支持在肺损伤患者中使用低呼吸频率。在较大的动物和人类中，渗透性变化进展缓慢（几个小时），很可能是由于后述的表面活性物质和炎症介质的改变，而非广泛的细胞损伤所致。

（三）萎陷伤

每次呼吸时，小气道反复闭合和开放导致的气道损伤，被称为萎陷伤。体外研究表明，当肺复张时，上皮细胞受到很大的应力，足以破坏紧密连接蛋白，进而增加细胞间隙的通透性。在体内，损伤会导致黏膜水肿逐渐加重，气道越来越难以打开，直至塌陷。虽然正压通气复张肺单元有益于气体交换，但这也鼓励了使用更高的压力和容量来打开更多的气道，从而恶化呼吸机相关性肺损伤。

机械通气会影响表面活性物质的功能，进而加重萎陷伤。动物研究表明，机械通气增加表面活性物质的释放，但表面活性物质的作用很快会减弱，可能是因为表面活性物质在板层小体中新合成的速度跟不上释放量的增加。呼气时气道周期性关闭导致肺泡表面活性物质从肺泡进入气道，而渗透性水肿时渗出的肺泡蛋白会灭活表面活性物质。由此产生的肺泡表面张力的增加不仅会影响肺的顺应性，还会增加局部微血管的通透性，促进肺泡塌陷（译者注：既往对萎陷伤，一般国内和国际上主流看法都认为是肺萎陷伤，较少谈及气道的作用，国内的定义是肺泡周期性开放和塌陷导致高剪应力，从而引起的肺损伤，实质是剪应力伤的一种形式。国际上的定义是在机械通气过程中，相邻的肺泡相互塌陷和重新膨胀，由于剪切力而造成了肺损伤。为限制呼气末肺泡塌陷来预防萎陷伤，可以通过施加足够的呼气末正压。现在的研究显示，萎陷伤也可以是气道闭陷导致）。

（四）生物伤

呼吸机相关肺损伤会伴有肺部炎症，称为生物伤，指的是前述的机械性肺损伤引起促炎反应。目前认为生物伤无关感染，可能的机制包括激活免疫和凝血系统，以及细胞生长和凋亡。在前文已经描述过中性粒细胞迁移至肺组织并参与生物伤。促炎反应一旦激活（如通过前文提及的肺泡过度扩张和肺泡基底膜的暴露），炎症介质就会增加肺泡膜的通透性，从而导致肺水肿和进一步丧失肺泡表面活性物质。

（五）预防呼吸机相关肺损伤

尽管呼气末正压会提高平均气道压，但动物研究显示适量的呼气末正压有助于减少呼吸机相关肺损伤。可能的机制包括减少肺间质水肿、避免气道周期性闭合、维持肺泡表面活性物质的功能，如何在肺损伤患者中设定恰当的呼气末正压见347页。

应尽可能降低潮气量和气道压，呼吸机测量的平台压或驱动压最能反应肺泡扩张程度，二者均与诸如死亡率等的不良预后相关，但仍缺乏呼吸机参数与临床疗效因果关系的研究，目前推荐，若患者胸壁顺应性正常，平台压应不应超过30 cmH$_2$O。

综合这些要求的"保护性"通气策略见第348页，为减少呼吸机相关肺损伤，临床实践已广泛接受"保护性"通气策略。

八、复苏中的人工通气

约1960以前，人工通气常以直接按压患者躯干的方式来尝试的，该方法是按顺序操控患者的手臂及躯干，这能改变肺容积，从而产生一定程度的肺通气。

用呼出气通气（口对口人工呼吸）

当意识到手动操控的人工通气方法的不足后，直接导致了紧急情况下人工通气的一种激进新方法，约在1960年，对将施救者的呼出气用于被救者肺内充气这一理念，进行了激烈的重新审视。

乍一看，呼出气似乎并不适合被救者通气，但若施救者通气量翻倍，则他不仅可以为自己通气，还可以为被救者通气。如果双方均无生理无效腔，则双方肺泡气体浓度的关系就正如表32.3所示，而实际上，施救者的无效腔改善了这种关系。施救者开始吸气时，无效腔内填充了新鲜空气，这些新鲜空气最先进入被救者的肺内，如果施救者使用器械人为地增加无效腔，将增加被救者吸入的新鲜空气，并降低施救者发生低碳酸血症的可能性。

表 32.3　口对口人工呼吸时的肺泡气体浓度

	正常自主呼吸	通气量翻倍时的口对口人工呼吸	
		施救者	被救者
肺泡CO$_2$浓度	6%	3%	6%
肺泡O$_2$浓度	15%	18%	15%

注：通气量翻倍将他 / 她的肺泡氧浓度增加到介于正常肺泡氧浓度至室内空气氧浓度的中间值。

译者注：（15% 正常肺泡氧浓度 +21% 大气氧浓度）/2=18% 施救者肺泡氧浓度

除极特殊的情况外，呼出气通气已取代了更早之前手动操作的方法，其成功取决于以下因素。

· 尽管可发生症状性低碳酸血症，但通常可长时间无疲劳地充分通气。

· 施救者的双手可以解放出来开放被救者的气道。

· 施救者可以直接观察被救者的胸廓起伏，也可以听诊气道是否堵塞，并且还可以通过自己胸壁的本体感受器去体会潮气量变化（译者注：例如，通过自己的呼吸来感知自己和被救者的呼吸是否同步）。

· 这种方法适应性极强，例如，其可以在溺水者的头脱离水面，其余身体部分可能尚未脱离水面前就实施，也可以为在吊架上工作时触电的架线员实施，在这种环境下，手动操控的早期人工通气方法没有任何成功的希望。

· 这种方法似乎是自然而然的，很多施救者只需很少的培训就能成功掌握。

"院外"心搏骤停时，旁观者通常不愿意尝试心肺复苏，尤其是口对口人工呼吸，以至于仅有1/3的受害者接受了心肺复苏。基于此原因，研究者对通气的作用进行了广泛的研究，比较了标准心肺复苏和单纯胸外按压的效果。在心搏骤停期间氧的消耗和二氧化碳的生成很低，而血液中氧储存足够维持机体10 min以上，因此，在发生心搏骤停后的这段时间内无需通气。迄今为止，观察性研究的结果并不一致，最近的研究发现，无论通气是否中断，患者的预后都无差异。在院外心搏骤停中，部分心肺复苏总比什么都不做更好，胸外按压应当快速启动，而且目前来说，人工通气也只在施救者受过培训、有经验时才可尝试。需要注意的是，即使是院内训练有素的人员，在心肺复苏期间处理气道也会中断有效的胸外按压。最近的研究发现院内心搏骤停时，若在复苏的前15 min内进行插管，临床预后更差。

九、肺外气体交换

开发人工肺仍任重而道远，但短期肺功能替代技术或较长期的部分呼吸支持技术已使用多年。为便于心肺转流术，允许在停跳的心脏上手术，最初的体外气体交换器用于心脏手术，随后体内/外气体交换器的应用扩展到呼吸衰竭的治疗。

（一）设计因素

成年人肺的气血交换面积约为126 m²。人工替代物无法做到这一点，可以认为人工肺"弥散能力"很差。尽管如此，许多原因，它们仍能在一定条件下满足临床需求。

1.有利于性能的因素

• 真实肺（功能）需要能匹配最大的运动量，但肺外气体交换患者的代谢率通常接近基础代谢率，若使用低体温疗法（如在心脏手术期间），则代谢率更低。

• 在海平面静息状态下，肺的弥散能力储备巨大，因此，弥散能力降低并不一定会导致动脉低氧血症。

• 使用人工肺时，可以将"肺泡"氧浓度增加到大于90%，而正常环境下，真实的肺泡氧浓度为14%，这极大地增强了人工肺（在弥散能力下降时）的供氧。

• 与真实肺相比，人工肺的"毛细血管通过时间"可延长0.75 s以上，这有助于血PO_2接近"肺泡PO_2"（见图8.2）。

• 人工肺可以气血逆流，这在动物界广泛存在，而在哺乳动物的肺中则不存在（见第二十六章）。

因血液和脂质中的高溶解度，CO_2比O_2更容易交换。因此，总的来说，清除CO_2并不是主要问题，氧合才是人工肺的限制因素。

2.不利因素

除了非常大的表面积外，真实肺还有一些人工肺中难以模仿的优势。

• 肺毛细血管的直径相近红细胞，因此，每个红细胞能与肺泡气体密切接触（见图1.8），而人工肺的弥散距离则远得多。

• 血管内皮特别具有预防血液有形成分（特别是中性粒细胞和血小板）的不良变化，而大多数人工肺的表面则会引起血液凝固和激活血小板。

• 肺是一个极其高效的过滤器，血流速度高达约25 L/min，有效孔径约10 μm，这是任何人造过滤器都难以匹及的。

3.鼓泡式氧合器

通过把气流分解成小气泡，可有更大的界面。但气泡越小，血液回流时，气泡越容易保持悬浮状态。这在心肺转流时非常危险，因为血流会直接汇入体循环。假设红细胞通过鼓泡式氧合器的平均时间为1～2 s，给氧浓度＞90%，需要鼓泡式氧合器的流速高达6 L/min，才能让流出血PO_2达到可接受的范围。

细胞和蛋白在鼓泡式氧合器的血气界面受到破坏，在短期的应用时（如心脏手术），不会有严重后果，但当长时间用于呼吸治疗时，可出现严重的后果。

4.膜式氧合器

弥散性能。不同于早期的膜，目前使用的膜对于氧和二氧化碳的弥散几乎无阻力。人工膜厚度为25～50 μm，是肺泡/血管膜的功能侧面厚度的数倍（见图1.8），人工膜含有小孔（＜1 μm），可显著增加氧供。膜材料的疏水性可以防止水进入小孔，日常使用中，膜能够耐受与正常动脉压力量级的静水压力梯度。随着时间的推移，小孔逐渐被蛋白填充，这就逐渐降低了膜的性能。

血液中气体的弥散是限制膜式氧合器效率的重要因素。现认为，正常肺中，红细胞几乎紧贴毛细管壁，但气体通过血浆的缓慢弥散限制了正常肺内气体的转运（见第105页）。膜式氧合器血流通道更宽，当血液以层流形式通过时，红细胞距离血气界面仍有一定距离。据估计，膜式氧合器中，氧的弥散距离是肺的25倍。人们已致力于通过"混合"血液形成湍流以抵消该效应，不幸的是，这必然会增加细胞破坏的程度（见后文）和血液通过氧合器的阻力。

生物相容性。膜吸附蛋白，尤其是白蛋白后，可减少血小板、中性粒细胞和补体的激活（见后文），因此，在氧合器使用前可用白蛋白预充。为了模拟内皮细胞的功能，肝素涂层膜应运而生，这可减少后续大多数过程的激活。

（二）血液破坏

因呼吸衰竭需长时间体外氧合，氧合器和泵的类型很重要，而膜式氧合器要优于鼓泡式氧合器。

- 蛋白质变性：无论是气泡还是人工合成材料，与血液接触后，均会导致血液中蛋白质变性，而人工合成材料表面会被一层蛋白所覆盖。在膜式氧合器中，该过程是自限性的，而且蛋白膜不会脱落。鼓泡式氧合器则会引起持续性和进展性的蛋白丢失，比如变性的蛋白会脱落至循环当中，可能引起生物效应。

- 激活补体：血液与任何人工合成的材料表面接触后都会激活补体，已知心肺转流手术后会形成补体C5a。

- 红细胞：湍流或者气泡引起的剪切力会破坏红细胞或缩短红细胞的存活时间。溶血在体外膜氧合（extracorporeal membrane oxygenerator，ECMO）中很常见，并且氧合器的血流速度越大，溶血越严重。

- 白细胞和血小板：白细胞和血小板计数下降，下降的量通常超过血液稀释引起的变化量。血小板因黏附和聚集而损失，而中性粒细胞可能在体外循环中激活，导致远处器官的病理效应。

- 凝血：任何氧合器都可能导致凝血，因此，抗凝是该技术所必需的，通常使用肝素。肝素涂层可显著地减少全身抗凝的需求，延长回路的寿命，但凝血障碍仍是体外循环最常见的并发症。

（三）肺外气体交换系统

用于心脏外科手术的心肺转流术仍是肺外气体交换最常见的场景，其应用时间非常短，很少引起术后生理紊乱。而长时程的呼吸支持要罕见和困难得多，目前有以下3种。

1. 体外膜氧合

传统的体外膜氧合系统需要把血液从患者体内持续泵到储液器中，通过氧合器和加热器回输到患者体内。静脉-静脉体外膜氧合可用于治疗呼吸衰竭，并可通过经皮静脉穿刺置管实施。如果还需循环支持，则可实施静脉-动脉体外膜氧合技术，这通常需要建立外科血管通路。一套标准的成年人体外膜氧合回路，可有7 m^2的膜肺提供氧合，氧合器使用纯氧来为血液氧合，血流量为2~4 L/min，该技术只由专业体外膜氧合中心应用，因此须使用便携式体外膜氧合系统将患者转运至体外膜氧合中心。

2. 体外二氧化碳清除技术

体外二氧化碳清除技术是另一种体外气体交换技术，由Gattinoni等首次应用。体外二氧化碳清除中，体外膜氧合器仅用于清除二氧化碳，氧合则通过改进窒息时气团的被动运动来维持（见第124页）。肺要么静止，要么每分钟通气2~3次。该技术利用了氧和二氧化碳气体交换的差异，首先，膜式氧合器中，清除二氧化碳的效率是摄氧效率的10~20倍。其次，正常动脉血氧含量为20 mL/dL，即使气相中氧浓度加到100%，其最大氧含量也只增加到22 mL/dL，与正常动脉血氧含量非常接近。因此，为补偿较大部分未氧合的心排血量血，而对另一小部分心排血量的血进行超氧合，其实效果很差。相比之下，正常混合静脉血二氧化碳含量为52 mL/dL，动脉血二氧化碳含量为48 mL/dL。因而，如此之低的二氧化碳含量差只须将小部分心排血量分流通过膜式氧合器，除去超过正常值的部分二氧化碳即可维持动脉血二氧化碳的稳态（译者注：同时其余部分的心排血量仍可经过肺部氧合，这样可在不自然地改变肺的生理状态的情况下，有效减轻肺部的负担，使患者得到支持治疗。因为膜氧合器可以更有效地去除二氧化碳，而同时往往不能完全解决氧合问题，所以体外二氧化碳清除技术将用于去除二氧化碳以补偿肺部不能完成气体交换的部分功能，而不是取代肺的气体交换功能）。

3. 血管内氧合器

将气体交换膜放置到患者自身循环当中，无需任何的体外循环。相应地，气体交换面积非常有限，而且膜周血流不再受控，该装置需要通过外科手术经股静脉置管，一直延伸到下腔静脉、上腔静脉，最后进入右心房。经典的血管内氧合装置长40~50 cm，有600~1000根纤维，组成的氧交换面积0.21~0.52 m^2。如此小的膜面积不足以进行完全的体外气体交换，仅适用于部分呼吸支持。由于血管内氧合装置周围容易形成血栓，该装置在临床中已很少使用。

（四）临床应用

1. 新生儿和婴儿

多种病因可引起新生儿和婴儿急性呼吸衰竭，如胎粪吸入综合征、先天性膈疝、急性呼吸窘迫综合征和各种感染等。体外膜氧合器适用于治疗预期生存率低于20%的急性呼吸衰竭患儿。尽管生存率因病因而异，但普遍认为体外膜氧合技术能显著改善新生儿预后，在有的中心其生存率甚至能达到80%。然而，使用体外膜氧合技术的并发症众多。婴儿建立血管通路相对困难，虽然使用双腔导管进行静脉-静脉体外膜氧合已广泛应用，但更常使用的是需要在颈动脉和颈静脉置管的静脉-动脉体外膜氧合。无论哪种形式，体外膜氧合都有可能影响大脑血流，因此有相当多使用体外膜氧合技术治疗的婴儿出现脑损伤，部分婴儿出现长期残疾。因为包括人工通气等其他治疗方式的改进，所以重症患儿使用体外膜氧合技术治疗的数量正逐步减少。

2. 成年人

肺外气体交换技术可"桥接"肺移植，但其主要适应证是重度急性肺损伤（见第三十一章）。由于重度急性肺损伤中机械通气诱发呼吸机相关肺损伤（见第365页），会加重呼吸衰竭，因此使用体外气体交换技术促进"肺休息"的前景则很吸引人。

不幸的是，在婴儿中应用体外膜氧合技术的临床益处在成年人难以证实，其在治疗中的地位仍不明确。由于体外气体交换的有创性和潜在的严重并发症，意味着体外膜氧合器技术仅限于极重症的患者。此外，现有的4个随机对照研究均有方法学上的缺陷，提示接受体外膜氧合器治疗的患者无显著的生存获益。

目前对体外气体交换的研究更多地侧重于体外二氧化碳清除技术，当前进行的研究正在探索其可行性和潜在用途。

（方年新，冯春婷，杨小艳，马炜全译；刘凯雄，刘彦飞，孙思庆，马炜全，王楠，刘岗，谭建龙，罗玲校对）

———— 参 考 文 献 ————

扫码查看

关键词

无创通气；间歇正压通气；呼气末正压；心血管效应；体外系统；呼吸理疗。

摘要

• 无创机械通气可在无需气管插管或气管切开术的情况下，有效增加气道压力并改善呼吸衰竭的技术。

• 可通过多种不同的技术实现间歇正压通气，其中许多技术可被患者自身的呼吸努力所调控。

• 呼气末正压可增加功能残气量，降低气道阻力，并可预防或逆转肺萎陷。

• 正压通气时，无论多大的胸腔内平均压增加都会减少静脉回流和增加肺血管阻力，从而降低心排血量。

• 当机械通气的压力或潮气量过大，或者小气道随呼吸反复的开放-闭合，机械通气就可能损伤肺。

• 尽管替代肺气体交换的体外系统仍在不断发展，但人工肺应用于临床仍任重道远。

小结

• 呼吸系统疾病的患者通常可通过呼吸理疗改善症状。呼吸理疗旨在增加肺容积（常通过复张肺来实现）、减少呼吸功或者辅助清除气道分泌物。呼吸理疗复张肺的方式包括控制性运动（直到患者轻微气喘）、体位（通常是端坐位）、深呼吸练习或肺功能激发试验。清除分泌物需要运动、体位引流、主动呼吸技术或者胸壁叩击/震荡（松动气道分泌物便于患者咳出）的辅助，这些方法可以将分泌物从气道壁上松脱，以便咳出。

• 无创通气是一种无须建立人工气道的呼吸支持方式。负压通气需要将患者的整个身体（除了头部）置入到一个负压的密闭腔室（或称为"铁肺"）当中。虽然这种方法已经很少在临床使用，但这是一种更生理的支持方式，通过胸膜腔内负压将空气吸入肺部。

• 正压无创通气需要一个贴合的面罩/鼻罩，或将头部围在头盔中以确保呼吸机和气道间的密闭。呼吸机允许漏气补偿，即当呼吸机漏气时能够增加气流以维持设定的压力。无创通气可输送可控、浓度高的氧，产生的气道正压可预防小气道塌陷和提高每分通气量。常用的模式包括持续气道正压通气或双水平气道正压模式（吸气相压力高于呼气相压力）。无创通气广泛用于治疗慢性阻塞性肺疾病急性加重，并在心源性肺水肿或术后呼吸支持方面也很有效。

• 机械通气指的是通过气管通气道（气管导管或气管切开套管）进行间歇正压通气的。吸气期的切换、气流模式、潮气量或者压力均可设置，而呼气通常是被动的。吸气时，设定的压力必须克服弹性阻力和非弹性阻力（见第2、3章）。在压力控制通气模式中，非弹性阻力吸气初达到最大值，随后随着肺充气，非弹性阻力呈指数级下降，而弹性阻力随着肺的膨胀而增加。因此，流速随着肺的膨胀而下降，尤其是当肺顺应性下降或者气道阻力增高时。为了增加肺充盈的速率，有必要增加充气压，该技术称为超压。若吸气时，维持气流速恒定（容量控制通气），非弹性阻力就保持不变，而弹性阻力随着肺充气而增加，因此，肺充气压力在整个吸气过程中都会增加，并始终受到肺顺应性和阻力的影响。

• 机械通气的设置包括吸气时间和呼气时间，这两者共同决定了吸呼气时间比（通常为$1:3\sim1:2$）。

• 重症临床实践中，机械通气中常让患者决定部分通气参数，尤其是每次呼吸的开始与结束。当患者试图吸气时，呼吸机可检测到呼吸回路中流速或者压力的变化，以触发呼吸机按设定参数送气。为更好地根据患者的需求去匹配患者呼吸的切换和送气的大小，更复杂的系统正在开发中。得益于人机同步性进步，通气的舒适度和效率得到提高，同时也更好地保持呼吸肌的活动和肌力。

• 目前有多种通气模式，其中绝大部分的吸气是基于压力控制或容量控制。指令分钟通气模式可以确保呼吸机按预设呼吸频率和潮气量送气。辅助-控制通气模式则允许患者触发呼吸机送气，但当患者无自主呼吸时，呼吸机也可以强制送气。同步间歇指令通气模式是一种常用的模式，类似于辅助-控制通气，但患者可在机控呼吸的间期自主呼吸。气道压力释放通气模式允许气道压力维持在较高的基线水平，并间歇地释放压力以呼气。在机控呼吸之间，患者能够在较高压力水平下自主呼吸。最后，压力支持通气是一种压力控制性通气，由患者自主决定每一次呼吸的开始和结束。

• 高频通气是指呼吸频率＞1 Hz（60次/分）的通气方式，传统呼吸机上也可行高频通气，但更多的是来自1~5 Hz喷射式呼吸机也的高压气流。3~10 Hz的高频振荡通气可在气道内产生正弦气流。高频通气通常可增高气道内压力，产生有效的呼气末正压，该通气方式的潮气量必定很小，通常＜无效腔容量，因此气体交换是由于气道内气体混合、层流（目前对混合和层流效应原理还知之甚少），以及少量的整体流动导致的。在某些需要尽量减少肺运动的手术中，高频通气很有效，并已用于成年人和儿童的呼吸支持，但其在临床管理中的地位尚不明确。

• 撤离呼吸机的前提是患者的基础疾病已经恢复，呼吸需求已不高。尚无很好的预测成功撤机的方法，因此尝试了许多指标和复杂的评分。目前的撤机策略是每日进行自主呼吸试验，使患者能在最小的持续气道正压通气辅助下呼吸。若自主呼吸试验失败，呼吸支持时间则需要更长，并逐渐减少呼吸支持，同时也应关注镇静、营养、睡眠模式等。

• 在机械通气中，常用外源性呼气末正压以减少呼气末气道塌陷。而当设置的呼气时间不足以让肺充分回缩并出现气体"堆积"时，会导致肺过度充气，产生内源性呼气末正压，这就降低了肺顺应性和气道阻力，让肺稳定在一个更高的容量状态。尽管内源性呼气末正压拥有潜在益处，但实际上很少对患者有益，因为产生的内源性呼气末正压不固定，而所致的高胸膜腔内压又会影响心血管系统。

• 对于正常肺，常规的间歇正压通气对通气分布、无效腔和 $\dot{V}/\dot{Q}$ 比的影响很小，但当应用呼气末正压时，可能会影响血流和增加肺泡无效腔。

• Valsalva效应描述了血压对胸膜腔内压长时间增加的应答，包括减少静脉回流、降低心排血量，这可以通过血管收缩自身调节纠正。因间歇正压通气可增加平均胸膜腔内压（尤其是应用呼气末正压后），故有类似效应。由于胸膜腔内压增加，右心充盈障碍，且在气道压力更高时，肺血管阻力增加，共同降低了心排血量。这些变化在合并心力衰竭或低血容量的患者中更显著。

• 许多长时间机械通气的患者会出现呼吸机相关肺损伤，呼吸机相关肺损伤有3种类型：①气压伤，指空气进入肺组织损伤的肺泡上皮，引起纵隔积气或者气胸；②容积伤，指肺组织过度扩张，破坏肺泡上皮细胞屏障，引起肺水肿、气道塌陷和炎症；③萎陷伤，指每次呼吸时，肺组织周期性闭合和开放，持续损伤肺泡上皮和肺泡表面活性功能，促进肺萎陷。

• 在心肺复苏期间，对被救者来说，使用呼出气通气是一种有效的供氧方式。施救者可以很轻松地翻倍每分通气量，将含有湿润空气、呼出无效腔的气体，吹入到患者的肺泡。然而，不幸的是，院外心搏骤停时，施救者常因不愿意口对口通气而不进行任何复苏。

• 目前的肺外气体交换技术因气体交换面积不足、血流量低和气体弥散距离大于正常肺等缺点，只能够部分替代肺功能。肺外气体交换系统的类型有鼓泡式氧合器和膜式氧合器，血液进入氧合器的方式则有静脉–静脉泵系统、静脉–动脉泵系统（依靠动脉压力驱动血流）和血管内装置（置于腔静脉内，氧气流经其中）。这些系统的缺点包括破坏红细胞、激活炎症通路和需要抗凝（尽管肝素涂层材料已经让抗凝的问题易于管理）。

• 肺外气体交换系统最常见于心脏手术中的心肺转流术，因其使用时间短，能够降温，从而可减少患者的呼吸需求，这让其应用成为可能。有时在专业中心，新生儿和成年人使用体外膜氧合技术支持呼吸衰竭，但其在临床管理中的地位仍然有争议。对这项技术的最新兴趣侧重于使用体外系统清除二氧化碳以控制高碳酸血症，避免机械通气，包括避免慢性阻塞性肺疾病患者的机械通气。

第三十三章　肺外科

要点

◆ 主要用于对于治疗肺癌的开胸肺组织切除术是常规术式，需仔细评估患者的生理储备。

◆ 微创外科技术（如胸腔镜手术）发展迅速；其对生理功能影响较小，并发症发生率较低。

◆ 许多肺手术需要单肺通气，了解所涉及的生理学对其安全使用至关重要。

◆ 肺移植是治疗晚期肺部疾病确切有效的技术，慢性阻塞性肺疾病是最常见的适应证。

◆ 肺移植导致肺部完全失神经支配，虽然不影响呼吸模式，但损害咳嗽反射。

［译者注：对 "dependent lung" 与 "non-dependent lung" 的翻译，国内未有统一意见，本书考虑到肺外科手术常采用侧卧位，手术侧朝上，非手术侧朝下，手术侧肺常不通气，非手术侧肺通气，故本章把 "dependent lung" 与 "ventilated Lung" 翻译成：下肺（非手术侧通气肺），而把 "non-dependent lung" 与 "nonventilated Lung" 翻译成：上肺（手术侧非通气肺）］

在目前的肺外科中，肺、纵隔和胸壁手术是常规手术，依据现代外科标准，尽管风险较高，但多数患者的预后良好。肺外科手术术中和术后对生理功能影响较大，本章将对其进行概述。

一、常见介入措施的生理功能方面

（一）支气管镜检查

支气管镜检查可直接观察气道，必要时可收集气道、肺和纵隔组织的灌洗液和活体组织检查（简称活检）标本。此外，该技术可用于临床治疗，如异物取出、肿瘤切除或气道梗阻时置入支架。支气管镜有两种类型：可弯曲支气管镜（软性支气管镜）和硬质支气管镜。

1. 可弯曲支气管镜

纤维支气管镜的灵活性使术者能够在最小的创伤和不适风险下观察气管-支气管树的所有主要分支。因此，尽管需要对气道进行充分的局麻，多数医生还使用镇静剂减轻患者的焦虑，但该检查无需全麻。可弯曲支气管镜检查期间的常见并发症是缺氧，一项研究表明17%的患者在气管镜检查时缺氧，因此术中吸氧非常重要。支气管镜检查时肺功能明显受损，如呼气受阻，主要表现为功能残气量增加约20%，用力肺活量、第1秒用力呼气量和最大呼气峰流速均下降，

但这些结果并不能简单地用支气管镜阻碍气流解释。因为观察到气道流速受限始于气道局麻后（在插入支气管镜之前），并在取出支气管镜后持续数分钟，这表明局麻所致的支气管收缩是主要原因。呼吸抑制可能发生在支气管镜检查期间或之后不久，原因尚不清楚，可能与镇静药物或气道的局部麻醉有关。可弯曲支气管镜检查受限于支气管镜外径的大小，其适用于气道的观察和活检，支气管内超声的发展使可弯曲支气管镜也可用于纵隔淋巴结和肿瘤的活检，有助于肺癌的诊断和分期。然而，只能在更粗的支气管镜下才能实现异物取出或其他复杂的气道操作。

2. 硬质支气管镜

硬质支气管镜内径可达8 mm，进入气管后成为工作通道，可通过支气管镜使用多种器械。为了观察支气管树的拐角，可使用30°或90°的成角目镜。硬支气管镜可取出气管内异物、切除气管肿瘤、治疗气道内出血，并可为改善气道梗阻或渗漏放置支架，该技术的主要缺点是需要全身麻醉，通常应用于有严重呼吸系统疾病的患者。

硬支气管镜检查期间通气具有挑战性，主要使用4种通气模式。

• 自主通气：可将麻醉机连接到支气管镜的侧孔上。为防止麻醉气体逸出，需要阻塞支气管镜近端。在操作时患者自主呼吸，通过吸入或静脉注射药物维持麻醉。医师置入或拿出器械通常会导致气体泄漏，故自主通气现在很少使用，主要用于儿童，因为儿童环状软骨较小，所以可以最大限度地减少镜周气体泄漏。

• 正压通气：同样存在气体泄漏问题，其通过一个小直径的 "注射器（Sanders）" 间歇性地为硬质支气管镜的近端提供高压氧（4个大气压）。由于文丘里效应，高速氧喷射气流会吸入室内空气并增加支气

管镜周围的压力，从而导致肺膨胀，该通气方式必须使用静脉麻醉。只能通过观察胸部而非通常的二氧化碳图（见第125页）来评估通气是否充分。该技术允许外科医师在患者通气时顺着支气管镜进行操作。对于肺病患者，使用Sanders注射器系统通气可能会有问题，因为吸入的氧浓度和肺膨胀压不仅受支气管镜直径和侧端口的影响，还受患者肺部呼吸力学的影响，故实际的吸入氧浓度和肺膨胀压可能个体差异较大。

• 高频喷射通气（见第358页）：可在支气管镜检查中使用，该技术能够在最低程度增加气道压力的情况下进行肺通气，特别适合支气管胸膜瘘等气道漏气的患者。

• 窒息氧合：可在硬质支气管镜检查中使用，但通常只在无其他通气手段时短时间使用，当出现高碳酸血症时停止（见第124页）。

（二）胸腔镜检查

为了诊断或治疗，经胸壁将摄像头置入胸膜腔，可直接检查胸膜、肺、纵隔和膈肌。胸腔镜检查有以下3种。

• 内科胸腔镜：当胸腔穿刺术等微创介入措施未能明确诊断时，该技术可用于评估胸腔积液或气胸的病因。在清醒或镇静患者中，使用局部麻醉将一个或两个端口置入胸腔，类似于置入胸腔引流管。在大多数情况下，切口选在胸腔积液或气胸所在胸腔部位，所以生理创伤很小。恰当镇痛时，可进行镜下活检、分离胸膜粘连或滑石粉胸膜固定术（见第375页）等有创操作。

• 人工气胸胸腔镜检查：全身麻醉下向胸腔注入二氧化碳以创造手术操作空间。该技术使胸腔内压力高于大气压而导致张力性气胸（见第338页），因此必须合理控制注入气体的压力并尽可能保持在较低水平（通常小于10 mmHg）。为最大限度地减少人工气胸对气体交换的影响，术侧肺可持续间歇正压通气。当出现血流动力学变化时，需迅速释放二氧化碳。术后残留的二氧化碳会被很快吸收（见第339页）。

• 电视胸腔镜外科手术（video-assisted thoracic surgery，VATS）：即将视频摄像机置入胸腔进行外科手术。通常须做一个小的胸部切口使摄像机和手术器械均穿过此切口进入胸腔，而其他切口可能位于胸壁的其他地方。不同于前面所述的胸腔镜检查，因为电视胸腔镜外科手术时胸腔是开放的，不会产生胸腔内正压。因此需要单肺通气，术侧肺在其自身顺应性下塌陷，或者由外科医师操作下塌陷。与传统开胸手术相比，电视胸腔镜外科手术的小切口有许多优势（见后文），该技术被广泛用于胸膜手术，如胸膜固定术（见第375页）和气胸手术。电视胸腔镜外科手术特别适合用于肺部微创手术（如楔形切除和肺活检），这已成为许多中心肺叶切除的标准方法，甚至是某些医疗中心全肺切除的标准方法。

（三）开胸手术

100多年前首次应用开胸手术，常用于治疗脓胸（见第339页）和肺结核。在目前的外科实践中，开胸手术的适应证已扩大到包括肺、大血管、食管和胸椎等的手术。多数开胸手术采用侧卧位，并通过后外侧切口进行手术，侧卧位对呼吸生理有显著影响（见后文）。

由于胸壁水肿、疼痛、肌肉解剖结构破坏，以及术后胸壁瘢痕形成显著降低胸壁顺应性和呼吸肌活动，从而使开胸术对术后呼吸功能影响显著。术后24 h内，用力肺活量和第1秒用力呼气量仅为术前的30%~50%，有证据表明开胸手术切口的类型可能会影响这些数值。术后第3天，胸壁顺应性下降至术前的60%左右，然后缓慢改善。术后1周时用力肺活量、第1秒用力呼气量为术前的70%~80%，此阶段后不同的切口对术后恢复影响不大。

开胸手术后呼吸肌力量的其他衡量指标（如最大吸气和呼气口腔压）也降至术前约一半，一项研究显示这些指标术后12周仍未恢复正常，但同样的研究显示电视胸腔镜外科手术术后两种呼吸肌功能指标均迅速恢复正常。与年轻患者相比，呼吸肌的肌力较差的老年患者在术后需更长时间才能恢复肌肉功能，这可能是高龄患者肺部并发症高发的原因之一。因此，仅开胸手术对呼吸肌功能的损害这一项，就可能使通气无法满足大手术术后相关的额外通气需求，肺泡通气不足可伴随局部肺塌陷和氧合受损。即使是通气损害较轻的患者，咳嗽能力也会减弱，胸部并发症的风险也会增加。经开胸手术进行肺切除患者的肺顺应性也降低至术前的一半左右，这进一步恶化了前述提及的术后不利影响。

（四）肺切除

1. 评估患者是否适合肺切除

使用第1秒用力呼气量或对患肺实质性疾病者使

用一氧化碳弥散量（DL_{CO}；见第109页），评估肺功能。如果实测值小于预测值的80%，则尝试根据需要预测切除的肺组织计算术后的数值。由于放射性核素通气或灌注扫描及定量CT可用于测量具有生理功能的肺单元，故可显示哪些病变肺组织对肺整体功能无作用。创伤较小的方法是将肺分为19个等值功能的解剖段，并且知道切除哪些肺段可预测术后肺功能。多年来肺切除的一般原则是，若预计术后第1秒用力呼气量小于0.8～1.0 L，则风险极大，为肺切除禁忌，但支持该原则的循证医学证据较少。由于性别、年龄和身高都会影响正常值，因此使用第1秒用力呼气量或一氧化碳弥散量的绝对值评估肺功能较为困难，因此，目前应依据该患者预测正常值的百分比来评估（见第22页）。

对于术后第1秒用力呼气量或一氧化碳弥散量的预测百分比与预后的相关性，不同研究的结果不同，但目前公认小于正常预计值的40%与死亡率和并发症的增加有关。对于此类患者，包括对心血管功能评估的术前运动耐量评估，具有一定有优势，并可能有助于进一步确定风险和预后。量化运动耐量最客观的方法是测量$\dot{V}O_{2peak}$（见第174页）。$\dot{V}O_{2peak}<$ 1.5 mL/（min·kg）与临床预后不良有关。临床检测运动耐量具有一定的价值，但必须在监督下进行，因为患者通常会夸大自己的运动耐量。在预测肺切除后疗效方面作用有限的试验包括往返试验、6分钟步行试验（见第175页）及爬楼梯（患者能爬的楼梯数或楼梯高度）。

2. 肺部分切除术

肺切除术从切除肺周围的小肿瘤到全肺切除各不相同，较小手术通过电视胸腔镜外科手术进行，较大手术通过开胸术进行。应尽可能地在叶间或段间平面分离。在操作肺血管（尤其是肺动脉）时，由于血管壁薄，容易受到损伤，因此在操作时需要小心谨慎，否则可能会导致难以控制的大出血。

肺切除后，剩余的肺组织可迅速膨胀填满剩下的胸腔。为便于引流空气或血液，通常在胸腔内放置一根或两根胸腔引流管，并连接水封瓶。如果余肺未完全复张，可在引流管上施加不超过20 cmH_2O的负压以促进肺膨胀。

3. 全肺切除术

全肺切除术通常用于切除大的中央型肺肿瘤（图33.1A）。全肺切除术后，正确处理患侧胸部空腔至关重要。如果腔内空气排出太快，将会发生纵隔扑动，影响静脉回流，导致严重心血管事件。一种选择是不在胸腔内放置引流管，并每天用胸部X线检查监测纵隔的位置，或者放置胸腔引流管（图33.1B），但大多数时间均夹闭，只短暂、间断地开启来确保术侧胸腔内压力近似于大气压。一种更有创性的方法是测量胸腔内压力，注入或排出空气，来保持胸腔内压力在吸气时为-4～-2 cmH_2O和呼气时为2～4 cmH_2O的压力。在全肺切除术后数周，由于纵隔移位、膈肌升高和胸壁收缩，患侧胸腔体积减小，胸腔积液替代胸腔内气体（图33.1C）。在随后数月或数年中，随着纵隔移位，胸腔内液体量持续减少，对侧肺越过中线向前或向后疝出，部分填充患侧胸腔。

在动物研究中已证明了肺切除后"新肺泡形成"的有趣现象。在小鼠肺切除后20天内，剩余肺中肺泡

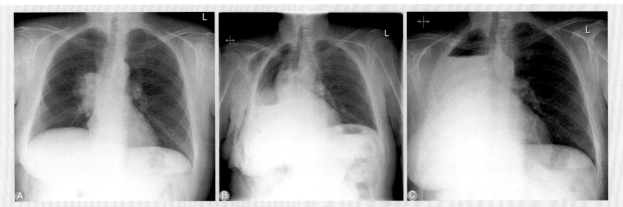

A. X线检查显示右肺门巨大肺癌；B. 同一患者在右肺全切除术 24 h 后。注意气管和纵隔移位、右侧胸腔收缩、右侧空胸腔早期积液；C. 1个月后，右侧胸部空腔已几乎完全充满液体，左肺过度膨胀。

图 33.1　肺切除后"新肺泡形成"

数量增加了50%，完全恢复了气体交换表面积。新肺泡可能是在现有肺泡导管和呼吸性细支气管壁中形成的，但该现象目前只在幼年动物中出现，与哺乳动物中观察到出生后形成肺泡相一致（见第166页）。

（五）手术治疗肺气肿

手术治疗适用于以肺气肿为主要表现的重症慢性阻塞性肺疾病。肺气肿导致肺泡相互融合，超过1 cm时称为肺大疱，巨大肺大疱甚至可占据胸腔体积的1/3。与肺气肿一样，肺大疱对气体交换几乎没有影响，因为肺大疱的通气量和血流量均可忽略不计（见第312页）。然而，巨大肺大疱的气腔作用类似于气胸（见第338页），可压迫周围肺组织，导致气道塌陷，影响气体交换。肺大疱切除术是有效的治疗方案。手术技术的改进激发了临床医师对慢性阻塞性肺疾病手术的兴趣，并将适应证扩大到无肺大疱的肺病患者。

肺减容术（lung volume reduction surgery，LVRS）指切除包括最严重的肺气肿区域在内的20%~30%的肺容积，疗效显著。与最佳药物治疗相比，肺减容术可提高活动能力差和上叶肺气肿患者的长期生存率，但在运动能力好和其他部位肺气肿的患者术后死亡率高于药物治疗。尽管该术式生存预后不一，但通过筛选合适的患者，肺减容术可提高患者运动能力、肺容量、生活质量、动脉血氧饱和度和心血管功能。

除肺减容术外，还可以通过其他微创方式达到同样的效果，如支气管镜下置入支气管内瓣膜治疗肺气肿，该瓣膜只允许气体单向流出，从而导致部分肺叶塌陷（图33.2）。效果与外科肺减容术类似，但需要明确肺叶间无侧支通气，否则会影响支气管内瓣膜效果。肺大疱封闭治疗的研究目前也在进行中，其包括阻塞上叶支气管来塌陷受累肺区。

对肺减容术改善患者病理生理机制的理解仍不全面。肺减容术的潜在益处包括减少肺大疱区附近的肺塌陷、改善剩余肺组织的弹性回缩力，以及因减少肺过度膨胀而改善呼吸肌功能（见图5.1）。

（六）胸膜固定术

胸膜固定术是指引起脏层和壁层胸膜粘连的各种手术，最常见的适应证是保守治疗无效的气胸（见第338页）和恶性胸腔积液。尽管适应证不同，首选的技术也不同，但无论何种胸膜固定术，其关键在于

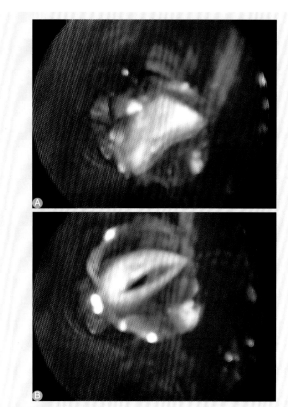

"鸭嘴"瓣膜固定在金属支架上，由其在僵直性气道内的扩张径向力使之保持在适当的位置。这些图像是在瓣膜置入后立即拍摄的，可以看到瓣膜在吸气（图A）时关闭，在呼气（图B）时打开。

图33.2　4 mm 的支气管内瓣膜置于上叶段支气管内

确保两层胸膜紧密贴合的同时诱导胸膜炎症，使正常的炎症和组织修复造成胸腔粘连。胸膜贴合常通过胸腔引流实现，但若需要，实现胸膜贴合的炎症反应方法众多，如胸膜切除术（将壁层胸膜从胸腔内侧剥离），或用干纱布摩擦胸膜，或将硬化剂注入胸膜腔中，硬化剂包括抗生素（如多西环素）、防腐剂（如聚维酮碘）、抗癌药物或矿物质（如滑石粉）。滑石粉胸膜固定术最常用，可将滑石粉悬浮液，通过引流管注入，也可以在手术时把干滑石粉洒入胸膜腔。滑石粉颗粒的大小对术后并发症至关重要。若滑石粉颗粒进入肺实质或体循环，则有肺纤维化或全身炎症反应的风险。由于较大的滑石粉颗粒无法通过胸膜上气孔（见第337页）进入淋巴管和循环，因此使用直径大于5 μm的滑石粉颗粒可降低并发症发生率。

固定胸膜可能会长期损害肺功能，肺功能在术后立即出现下降，但总肺活量约6个月后恢复正常。这与1700年代首次观察到的奇怪现象相一致，即大象没有胸膜腔，大象的肺通过纤维结缔组织紧密地固定于胸壁内侧，但对大象来说并未有明显的长期不良影响

（译者注：大象的肺与胸壁直接相连，没有胸膜腔来分隔它们，这种特殊的解剖结构被称为直接肺通气。与其他哺乳动物不同，大象的肺部没有弹性组织来帮助呼吸，而是需要通过肋骨和膈肌的运动来实现呼吸。通过直接肺通气，大象可以更有效地利用每次呼吸的氧气，并将其传递到身体的各个部分。此外，大象的直接肺通气还可以防止肺塌陷，因为它们的肺部与胸腔壁直接相连，没有胸膜腔分隔它们，这使得大象能够在长时间的潜水和深呼吸中保持肺部的完整性和功能）。

二、单肺通气

大多数肺部手术须采用单肺通气。表33.1显示了单肺通气的相关适应证，分为绝对适应证（无单肺通气时患者的生命有危险）和相对适应证（单肺通气有助于控制病情但非必须使用）。

表 33.1　单侧肺通气的适应证

绝对适应证	相对适应证
为避免交叉感染而行肺隔离：肺脓肿、大出血	有助于术野暴露：胸主动脉手术、肺切除、电视胸腔镜手术、食管切除术、胸椎手术
单侧通气：支气管胸膜瘘、巨大肺囊肿或肺大疱、支气管树断裂、全肺切除术	重症监护：单侧肺病致严重缺氧
重症监护：单侧肺病所致危及生命的缺氧	

（一）肺隔离技术

大气道两大解剖学特点。第一，左右主支气管与气管分叉的角度变化很大：右主支气管与气管垂直方向平均成角25°，左主支气管与气管垂直方向平均成角45°，虽然右主支气管几乎总与气管成较小的锐角，但无论是健康人群还是患者群，该角度均有很大的个体差异；第二，隆突与右上叶支气管开口之间的距离为2.5 cm，与左上叶支气管开口距离为5 cm。当封堵右主支气管时，右上叶有可能被套囊阻塞。

有以下3种方法可以实现单侧肺通气。

• 支气管内插管：该方法是将一根直径较小的单腔气管导管放置于一侧主支气管内（图33.3A）。支气管内插管很少使用，因为很难定位，若错误定位，另一侧肺则无法通气。

• 支气管封堵器：支气管封堵器是一种末端带有

球囊的导管，通过单腔气管导管将封堵器置入需要隔离的主支气管内，气囊间歇充气以阻止气体进入肺（图33.3B）。支气管封堵器的优点是不需双腔支气管插管（double-lumen tube，DLT），而且气囊较小，不易阻塞段支气管。封堵器缺点也很明显，如封堵器管腔较细，无法抽吸非通气侧肺，非通气侧肺萎陷缓慢，虽然在封堵前吸入纯氧或一氧化二氮/氧气混合物可加速非通气肺的萎陷（见第379页）。

• 双腔气管插管：这是最常见的肺隔离技术，左双腔和右双腔支气管插管如图33.3C和图33.3D所示。右主支气管与气管方向所形成的较小角度有利于右侧双腔支气管导管置入，但右主支气管较短，球囊容易堵塞右上叶支气管开口，导致上叶不张。左侧双腔支气管导管避免了上叶阻塞的问题，但导管进入错误支气管的风险也随之增加。一旦正确放置，无论左侧还是右侧双腔支气管插管，两肺均可独立通气或吸痰管单独通过，两肺相互隔离可防止血液或感染性分泌物交叉污染。

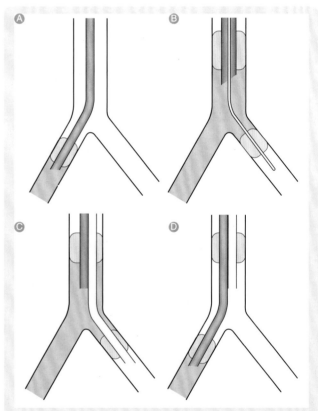

A. 右主支气管的单腔支气管插管；B. 支气管封堵器通过标准气管导管进入右主支气管；C. 左侧双腔支气管插管，通过支气管腔通气；D. 右侧双腔支气管插管，通过支气管腔通气。在上述情况下，粉红色区域表示肺通气区。

图 33.3　实现右侧单肺通气的 4 种方法

（二）单肺通气的生理学

虽然单肺通气目前是一种适用于多种手术的常规技术，但仍有5%～10%的患者缺氧。因此，详细了解单肺通气的生理学对有效进行单肺通气至关重要。首先，需要考虑的是单肺通气期间影响肺功能的因素。

1. 患者体位

尽管仰卧位手术也可能需要单肺通气，但侧卧位是胸外科手术最常用的体位，侧卧位显著影响肺通气及血流。全身麻醉后胸壁和膈肌的肌张力消失（见第233页），上方纵隔和腹内脏器的重量使膈肌向头侧移动，下肺（非手术侧通气肺）的肺容积随之减少。表7.1（见第83页）显示了麻醉且左右侧卧位时左右肺的功能残气量分布和通气情况。与上肺（手术侧非通气肺）相比，下肺（非手术侧通气肺）的功能残气量约低1 L，在全身麻醉时下肺（非手术侧通气肺）不可避免地出现肺不张（见图21.9B）。在术侧打开肋间隙进入胸腔，会进一步压缩下肺（非手术侧通气肺）。

肺容积的这些变化影响每侧肺在区域顺应性曲线上所处的位置。自主呼吸的清醒患者侧卧位时，下肺（非手术侧通气肺）位于顺应性曲线的陡峭部分，因此有更多的通气（图33.4A），而手术患者的下肺（非手术侧通气肺）通气也由于膈肌向头侧移动而增强。麻醉、肌松和通气时膈肌作用消失，两侧肺功能残气量的减少导致上肺（手术侧非通气肺）处于顺应性曲线的陡峭中间部分，此时上肺（手术侧非通气肺）接受了大约60%的通气量（图33.4B）。由于右肺体积较大，肺通气差异还受患者哪侧卧位的影响，左侧卧位时，两肺的功能残气量和通气量差别更大（右肺通气比左肺通气进一步增大）。在侧卧位，下肺（非手术侧通气肺）的血流量总是大于上肺（手术侧非通气肺），这种血流量差异大多不受麻醉和肌松剂的影响。因此，当患者清醒侧卧位时，肺的$\dot{V}/\dot{Q}$比相匹配，但麻醉和人工通气时则导致$\dot{V}/\dot{Q}$比失调，上肺（手术侧非通气肺）有更大的通气量，而下肺（非手术侧通气肺）血流量更大。

因此，单肺通气也就停止了高顺应性的上肺通气，对低容量、低顺应性的下肺（非手术侧通气肺）通气是有难度的，但下肺（非手术侧通气肺）通气也会纠正大部分$\dot{V}/\dot{Q}$比值失调。

2. 开胸

空气进入上肺（手术侧非通气肺）胸腔会加剧上述变化。胸腔上部的负压有助于支撑纵隔，当负压消失时，心脏和其他纵隔结构的下坠压迫下肺（非手术侧通气肺，图33.4C）。开胸手术中胸壁的顺应性消失，此时肺顺应性（见第12页）决定上肺（手术侧肺）的通气，如果两肺继续通气，那么上肺（手术侧肺）将显著扩张。

3. 非通气性肺的血流

一旦上肺（手术侧肺）通气停止，肺通气与血流的匹配几乎完全取决于呼吸暂停的上肺（手术侧非通气肺）的血流量。影响肺血管阻力的因素在第六章中已详细描述，包括重力和肺容量等被动因素，以及控

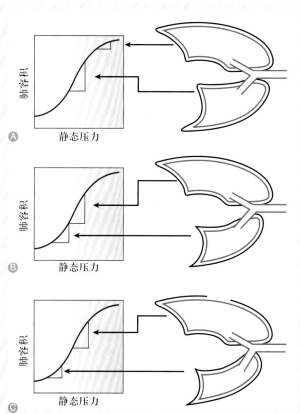

A. 清醒患者自主呼吸时，与仰卧位相比，左侧上肺的功能残气量更高，因此在顺应性曲线中处于不利位置，右侧下肺将获得相对更多的通气；B. 与图A患者处于同一体位，将患者麻醉并使用肌松剂，膈肌和胸壁肌肉活动减少降低了两肺的功能残气量，纵隔的重量压缩了下肺（非手术侧通气肺），这改变了双肺在顺应性曲线上的位置，此时左侧上肺（手术侧非通气肺）通气更好；C. 与图B类似情形下行开胸手术，上肺（手术侧非通气肺）胸膜腔负压的丧失导致纵隔进一步移位，从而进一步损害下肺（非手术侧通气肺）的功能。左侧卧位生理变化相同，但当较小的左肺为下肺（非手术侧通气肺）时影响更大。

图33.4　右侧卧位肺容积和局部肺顺应性示意图

制肺血管大小的主动因素。在单肺通气期间，重力的影响取决于患者的体位：在侧卧位时，上肺（手术侧非通气肺）的血流会减少，在侧卧位单肺通气期间氧合易受损，仰卧位时则有较高血流量能得到氧合。在功能残气量时肺血管阻力最小（见图6.4），所以当上肺（手术侧非通气肺）向残气量方向塌陷时，肺血管阻力增加，肺血流量会出现小幅度下降。肺部的手术操作也可能会减少肺血流，如牵拉肺组织会降低肺血流量，或术中夹闭肺血管。

在主动调控肺血管阻力的多种机制中（见表6.2），缺氧性肺血管收缩（见第74页）是非通气肺中调控肺血流最重要的决定因素。缺氧性肺血管收缩预计会将通过上肺（手术侧非通气肺）40%~50%的心排血量减少到20%~25%。与缺氧性肺血管收缩的影响相比，现认为肺容量减少导致的肺血管阻力被动增加对肺血流影响较小。如果在单肺通气期间未通气的肺重新充气并用氮气通气，则不影响该侧肺血流的降低（即不影响缺氧性肺血管收缩），但氧气通气可使肺血流量恢复正常。缺氧性肺血管收缩的效果受肺泡和混合静脉血PO_2的影响（见图6.7），因此心排血量或氧耗量这些影响混合静脉血PO_2的因素，均可能影响上肺（手术侧非通气肺）的肺血流量。混合静脉血PO_2的下降会增强缺氧性肺血管收缩，当氧从肺泡毛细血管血液弥散到不通气的肺泡时，异常高的混合静脉血PO_2可能会减弱缺氧性肺血管收缩，可能不利于氧合。

多年来，全身麻醉对缺氧性肺血管收缩的影响一直存在争议。体外或动物实验结果表明所有吸入麻醉剂（包括一氧化二氮）都对缺氧性肺血管收缩有一定的抑制作用，而丙泊酚和芬太尼则无影响。但由于可能存在影响缺氧性肺血管收缩的许多其他因素，因此将这些观察结果应用于临床实践是有一定问题的，具体如下。

- 心排血量：大多数全身麻醉药物可以降低心排血量。心排血量下降减少了通过肺分流区和正常区的血流量（见第95页），并降低混合静脉血的PO_2，如前所述混合静脉血的PO_2会影响缺氧性肺血管收缩。

- 缺氧性肺血管收缩反应的个体差异：个体差异很大且难以预测。高海拔地区人群对缺氧性肺血管收缩反应的差异性影响了其发生肺水肿的可能性（见第197页）。

- 非麻醉药物，特别是血管活性药物：常用的血管扩张剂（如钙通道阻滞剂）可减弱缺氧性肺血管收缩。而常规使用的血管收缩剂（如去氧肾上腺素）可能优先收缩含氧量正常的肺血管。

- $PaCO_2$与碱中毒：低碳酸血症或代谢性碱中毒可减弱缺氧性肺血管收缩，而高碳酸血症和酸中毒则可加强缺氧性肺血管收缩。因此，$PaCO_2$或酸碱平衡失衡都可能对单肺通气期间双肺间的相对血流量产生不利影响。

- 硬膜外麻醉：其在胸外科手术中广泛使用，可能通过体循环变化影响混合静脉血氧饱和度来影响缺氧性肺血管收缩反应。在单肺通气期间胸段硬膜外麻醉对氧合影响较小，除非使用大剂量的局麻药，大剂量的局麻药可能引起交感神经抑制而导致肺血管扩张。

- 温度：温度会影响缺氧性肺血管收缩，动物研究显示低温时缺氧性肺血管收缩反应减弱，反之亦然。

使用不同麻醉剂行单肺通气的临床研究未能显示不同麻醉方法对缺氧性肺血管收缩效应有明确差异。临床上适当剂量（约一个最小肺泡浓度）的吸入麻醉剂与静脉麻醉氧合受损程度相等，尤其是当两种麻醉方式深度相当时。在单肺通气肺切除期间使用吸入麻醉药与长期临床预后改善相关，但这一现象的原因尚不清楚。

使用药物增强缺氧性肺血管收缩亦可用于改善单肺通气期间的氧合状况。吸入一氧化氮（见第77页）可改善肺通气区血流，但预期的氧合改善似乎只发生在已缺氧或肺动脉高压的患者中。阿米三嗪是一种全身给药的外周化学受体激动剂，可增强缺氧性肺血管收缩，从而改善单肺通气期间的氧合状况，其作用是剂量依赖性的，若药剂量过大则会出现广泛，而非仅仅在缺氧区的肺血管收缩，将出现肺动脉高压和更大的分流。这两种潜在增强缺氧性肺血管收缩的药物治疗技术尚未在临床中常规使用。

（三）单肺通气的管理

从呼吸生理学角度管理单肺通气，一般目标是通过维持足够的肺泡通气，同时尽量减少下肺（非手术侧通气肺）的分流量来维持动脉血PO_2和PCO_2分压尽可能接近正常。

1.通气

若单肺通气期间的每分通气量与双肺通气时相

似，理论上二氧化碳的排出也保持不变，但实际上充分的肺泡通气，尤其是患病肺的充分肺泡通气可能很难。传统通气技术是使用比双肺通气小的潮气量及快呼吸频率，调整呼吸频率来达到正常的动脉血PCO_2，减少潮气量会增加生理无效腔（见第91页），为维持肺泡通气可能需要显著增加呼吸频率。若呼吸频率过快，可能会出现内源性呼气末正压（呼气末正压；第360页），导致下肺（非手术侧通气肺）的过度扩张，气道压增加并减少下肺（非手术侧通气肺）的血流量，引起分流和氧合恶化。无论何种原因引起气道阻力增加，呼吸频率过快都是危险因素。应用于单肺通气的最佳潮气量大小仍不确定。若使用双肺通气的标准值（10~15 mL/kg）通常会导致无法接受的高气道压，可能导致肺泡过度膨胀（潜在地损害肺）、肺血管阻力增加（因此增加分流），并导致术后肺损伤。若使用较小的潮气量，如5~8 mL/kg，则肺泡通气难以维持，更易导致肺不张。最后，单肺通气期间对通气肺使用呼气末正压，似乎是对肺容积减少和易于进展到肺不张的合理治疗策略，但呼气末正压也会增加下肺（非手术侧通气肺）的肺血管阻力，并可能使分流恶化。许多研究对单肺通气期间下肺（非手术侧通气肺）应用呼气末正压对氧合利弊的报道相互矛盾，最近的研究表明，单肺通气的最佳呼气末正压为10 cmH₂O。

无论潮气量、呼吸频率还是呼气末正压，极端值时均具有相反且不良的作用，一种极端情况是可能导致肺泡通气不足从而致缺氧或高碳酸血症，另一种极端情况是可能引起通气肺的急性肺损伤。建议单肺通气的最佳呼吸机设置遵循急性肺损伤（见第348页）和全麻患者（见第246页）关于通气的争论，管理这些患者难点在于只有一个小的功能性肺。建议的"保护性通气"策略是使用压力控制通气、低潮气量（6 mL/kg预测体重）和中等水平的呼气末正压（5~10 cmH₂O），部分研究已证明此策略可有效改善单肺通气期间的氧合，降低与单肺通气相关的全身炎症反应，并减少重要的术后并发症。

为在$\dot V/\dot Q$比低但大于零的范围内最大限度地改善肺区的氧合，在单肺通气期间常规高浓度（FiO_2）吸氧，但在肺容量已减少时，使用纯氧有肺不张的风险（见第236页）。相反，如前所述，对于正常肺，高浓度吸氧实现了高混合静脉血PO_2，这可降低通气肺的肺血管阻力，从而改善肺内分流。

为重新扩张下肺（非手术侧通气肺）的肺不张，

可在单肺通气前或单肺通气期间的双肺通气（见第236页）期间进行肺复张（译者注：经查原文，应该是在单肺通气前及"单肺通气后"的双肺通气期间），已证明这一策略可以减少无效腔和改善氧合。单肺通气的肺复张操作包括以12次/min的呼吸频率、50%的吸气时间进行容量控制通气。然后每5次呼吸增加潮气量和呼气末正压，使吸气峰压和呼气末正压值分别达到30/10、35/15和40/20，然后在压力下降时，也以逐步方式在吸气峰压和呼气末正压值分别达到40/20、35/15、30/10时进行10次呼吸后回到原有的设置。

2. 上肺（手术侧非通气肺）的管理

某些患者肺萎陷后的气体交换尚可接受，无须对上肺（手术侧非通气肺）采取措施。遗憾的是，情况往往并非都如此。考虑到单肺通气期间低氧最可能的原因是上肺（手术侧非通气肺）的分流，改善低氧的首要方法应该是尽量减少这种分流。在肺隔离前用纯氧通气可提升肺萎陷速率，尽管理论上纯氧通气将延迟启动缺氧性肺血管收缩，但在一项临床研究中，纯氧通气肺隔离10 min后对氧合无不良影响。故如前所述，手术期间，尽快让术侧肺萎陷，适当时夹闭肺血管，可以有效减少上肺（手术侧非通气肺）的灌注。应常规避免已知能减弱反应缺氧性肺血管收缩反应的各种因素来促进有效的缺氧性肺血管收缩。第二种方法是接受上肺（手术侧非通气肺）的分流不可避免，并通过窒息氧合使血液氧合。在呼气末压力为0的情况下，每分钟往上肺（手术侧非通气肺的）呼吸回路内提供几升氧气可能有部分效果，但须注意，为避免上肺（手术侧非通气肺的）肺扩张及气压伤，要确保部分气体经上肺（手术侧非通气肺）回流。

呼气末压力为0时，上肺（手术侧非通气肺的）将持续萎陷，因此氧无法进入该肺区导致分流。更有效保证氧供的技术之一是使用纯氧对上肺（手术侧非通气肺）施加持续气道正压通气，并限制肺内可达到的最大压力，来减少肺塌陷量。研究表明应用5~10 cmH₂O的持续气道正压通气可使肺适当复张，改善氧合非常有效且不会干扰手术，但应用持续气道正压通气的时机很重要，因为若肺已萎陷，则效果不明显，这时，若手术允许，可对萎陷肺短暂地重新充气，并应用持续气道正压通气。

（四）单肺通气的临床管理综述

在开始单肺通气之前，初始呼吸机设置如下。

- 氧浓度设置为0.6~1.0。
- 呼吸频率15次/min。
- 压力控制通气，调节吸气压保证潮气量（6 mL/kg预测体重）。
- 呼气末正压为5~10 cmH$_2$O。

若缺氧：

- 确定双腔支气管插管位置是否正确，非通气肺是否仍使用所需的混合气体进行通气。
- 若手术允许，则在单次肺充气后，对上肺（手术侧非通气肺）使用100%氧气和5~10 cmH$_2$O的持续气道正压通气。

若缺氧持续：

- 如前所述，对上肺（手术侧非通气肺）进行肺复张操作；
- 确保心排血量不下降；
- 考虑是否可以夹闭非通气侧肺的血流，或者间歇性双肺通气。

单肺通气后的肺损伤

急性肺损伤（见第三十一章）是一种严重的并发症，全肺叶及全肺切除术后其发生率为2.5%~9.0%，小范围局部肺切除术（如肺叶切除术）后较少见。急性肺损伤一旦发生，死亡率（25%）就很高。虽然现在肺切除术后急性肺损伤的病理生理学机制得到了进一步阐明，但远比单纯过量静脉输液更复杂，由于很多临床医师认为围术期容量负荷过度是主要原因，因此肺切除术后急性肺损伤的病理生理学机制还存在争议。由于肺毛细血管内皮细胞损伤，大约在术后24 h会发生高蛋白渗出性肺水肿，肺毛细血管内皮细胞损伤的发生机制尚不清楚，但确定与术中单肺通气有关。在单肺通气期间，导致通气肺潜在损伤的因素描述如下。

- 手术时潮气量过大导致肺过度扩张，或呼气末正压导致肺泡-毛细血管屏障的破坏。
- 麻醉期间功能残气量降低及肺不张。
- 单肺通气期间高吸入PO$_2$引起氧化损伤。
- 由于侧卧位和手术侧肺血流减少而导致下肺（非手术侧通气肺）的高灌注。下肺（非手术侧通气肺）内毛细血管血流量的增加可能导致内皮细胞的拉伸或血管内的过度剪切力，这两者都可能破坏毛细血管内皮细胞间连接，导致毛细血管应力衰竭。
- 术后应激反应释放炎性细胞因子，导致数天内毛细血管通透性增加。

一旦初始肺损伤，包括液体管理、氧合水平和通气策略等其他因素也将影响临床表现的严重程度及其管理，这些因素都应该统一遵循急性肺损伤的基本处理原则（见第三十一章）。

五、肺移植

1963年进行了首次人肺移植，但之后的几年里，很少有患者存活一个月以上。20世纪80年代初，免疫抑制改善了存活率，重新引起了人们对于肺移植术的兴趣，现该项技术已成为一种既定的治疗手段。移植肺的功能对受体的健康很重要，也加深了我们对肺生理学某些基本问题的理解。

（一）临床方面

1. 适应证

罹患严重的呼吸系统疾病，已行最佳治疗，但效果不佳，预期寿命仍少于2~3年的患者，可考虑肺移植。未控制的呼吸道感染、其他器官重大疾病、持续吸烟或年龄超过55~65岁的患者，通常是肺移植的禁忌证。当然，不同移植中心和呼吸系统疾病对肺移植受者的选择标准各不同，但一般来说，行肺移植的患者主要临床表现：第1秒用力呼气量预测值<30%、静息性缺氧、高碳酸血症及常见的肺动脉高压。肺移植的主要适应证见表33.2，可以看出肺移植的目标人群绝大多数是重症间质性肺病和慢性阻塞性肺疾病患者。

近年来，可用的供体器官数量不变，而肺移植的需求量却迅速增加。等待移植的患者远远超过了器官捐献者数量。因此，中位等待时间增加，许多患者在等待时死亡。尸体供肺多取自吸烟史有限且无肺疾病的患者。据目前的标准，只有15%~20%的器官捐赠者适合肺捐赠，某些迹象表明，随着器官捐献者的并发症增加，这一数字仍在下降。目前提高肺移植数量的策略包括活体肺叶移植（见后文）、使用更客观的肺功能测试从而扩大供肺选择、循环死亡后或离体肺通气和灌注保存肺的肺捐赠。鉴于停止循环后为保证供肺的氧合而进行的离体通气和灌注，可保留肺功能长达5 h，这种方法可为供肺捐献提供独特的优势。现有一种便携式系统，可在常温下使用氮、氧和二氧化碳混合气体对供肺通气，用高渗溶液和红细胞灌注。据报道，使用这种技术可有效降低早期严重的移植物抗宿主反应的发生率，长期预后仍待长期研究。

表 33.2　肺移植的主要适应证和常规手术类型

适应证	总数	每一适应证的移植类型	
		双侧（%）	单侧（%）
间质性肺病	18 440	55.7	44.3
慢性阻塞性肺疾病	18 030	58.3	41.7
囊性纤维化	9096	97.5	2.5
$α_1$-抗胰蛋白酶缺乏症	2862	71.8	28.2
肺动脉高压	2605	91.2	8.8
结节病	1454	77.4	22.6

注：双肺移植包括双肺同时移植和双侧单肺移植手术。

资料来源：Data are from the Registry of the International Society for Heart and Lung Transplantation,44 and include transplants performed worldwide between 1995 and June 2017 for the indications shown.

2. 移植类型

供肺和受者的胸部大小必须匹配，受限于目前的器官保存方式，肺移植必须在器官摘取后8 h内进行。

单肺移植是肺移植中最简单的。通过单肺通气切除患者的一侧全肺（见第376页），植入供体肺，供体肺与主支气管、左或右肺动脉和其一侧包含上下肺静脉的左心房环吻合。某些患者需要体外循环，尤其是术前肺动脉高压的患者，这些患者单肺通气期间发生右心衰竭的风险极高。

双肺移植有两种形式。单次手术同时移植双肺更复杂，需要切开胸骨和体外循环，供肺与气管或两侧支气管、主肺动脉和包含4个肺静脉的左心房后部吻合。另一种更简单的方式是通过双侧开胸术依次移植两个肺（称为双侧单肺移植），双侧单肺移植现在几乎取代了双肺同时移植。

心肺联合移植最初用于原发性肺动脉高压和艾森门格综合征患者，目前仍用于先天性心脏病的治疗。心肺联合移植需要体外循环，吻合口包括右心房、主动脉和气管。心肺移植很复杂，并发症发生率很高，因此现在尽可能使用其他替代手术。

手术方式取决于移植适应证（表33.2）。单肺移植受到青睐，部分原因是该手术术后的死亡率较低，但也因为每个合适的供体可用于移植两个受体。先天性心脏病通常需要心肺联合移植，而与肺动脉高压相关的疾病为了恢复正常的肺动脉压，在理想情况下也要心肺联合移植或双肺移植。单纯肺部疾病单肺移植的疗效令人满意。

世界上有几个中心能进行亲属间的活体供肺移植，将供体的左下叶或右下叶移植到受体的一侧胸腔中，因此该技术仅适用于儿童或小个子成年人。活体肺移植的选择标准与尸肺移植相同，罹患囊性纤维化的患者必须接受双肺移植，因此需要有两个亲缘供体。活体肺移植生存率至少与其他形式的肺移植相当。儿童活体肺移植可能预后更好。

3. 移植的预后

因手术性质，肺移植必然有极高的围手术期和术后早期死亡率。肺移植患者术前预计生存期一般少于两年，而最近的临床预后报告移植后中位生存期为6.5年，与术前预测生存期相比，肺移植死亡率其实较低。

肺移植后，起初因手术影响，第1秒用力呼气量相对较低，但术后逐渐改善，术后3～6个月达到峰值。从移植前预测正常值的20%～30%，到术后接受单肺移植的患者升至50%～60%，接受双肺移植的患者通常正常。通气功能的改善有助于提高肺移植后生活质量。

运动能力取决于许多因素，除了肺功能外，还包括循环、肌肉的状况、运动意愿、运动后是否疼痛等。肺移植后功能确实有所改善，但运动受限仍很常见，最大摄氧量（见第174页）约为正常水平的一半。运动受限不仅是因肺功能不良，还更可能是肌肉原因，可能与免疫抑制剂引起的肌病相关。

4. 排斥反应

急性排斥反应是由"识别"外来组织的辅助性T淋巴细胞激活了细胞毒性T淋巴细胞导致的。约15%的患者发生急性排斥反应，在移植后72 h内表现为急性肺损伤（见第三十一章）。治疗包括免疫抑制和其他的升级治疗，以及与其他形式的肺损伤相同的支持治疗。移植肺可能会恢复，但急性排斥反应所致的死亡率很高。

肺部慢性排斥反应表现为闭塞性细支气管炎综合征，但何时进展为慢性排斥反应尚不清楚。有研究表明移植后5年内，近一半的患者进展为闭塞性细支气管炎综合征。发现慢性排斥反应比较困难，因为在急性排斥反应的早期，都很难区分排斥反应和感染，更遑论何时进展为慢性排斥反应，急性排斥反应和感染都表现为动脉低氧血症、发热、白细胞增多、呼吸困难和运动能力下降，随后是肺弥散能力和第1秒用力呼气量下降，然后胸部X线检查可见肺门周围浸润或移植肺磨玻璃样改变。顾名思义，闭塞性毛细支气管炎会导致显著的气流限制，第1秒用力呼气量既可用作筛选检查，又可用于排斥程度的分期。

（二）肺移植术的生理效应

移植不可避免地破坏了神经支配、淋巴和支气管循环。免疫抑制治疗进一步影响患者健康状况。

1. 移植肺失神经支配

移植肺没有传入或传出神经支配，也无证据表明人类肺移植后出现神经再支配。然而，有研究发现犬肺移植后3~6个月，刺激迷走神经观察到支气管收缩，4~5个月后证实交感神经再支配。

在第四章中，注意到人类的肺牵张反射较弱。因此，我们预计肺去神经支配（阻断延髓的肺压力感受器输入）对呼吸节律的影响极小，这与犬和大多数其他实验动物不同，已知迷走神经阻滞会导致犬和大多数其他实验动物呼吸深慢。而人类志愿者的双侧迷走神经阻滞几乎不会改变呼吸节律，因此，当研究发现双肺移植对患者清醒或睡眠时的呼吸频率和节律无显著影响，也就不足为奇。

肺移植后，在气管或支气管吻合水平以下的传入咳嗽反射永久消失。单肺移植后，另一侧病变肺仍能刺激性咳嗽，这将有助于清除移植肺的分泌物。同样，双侧单肺移植优于双肺移植，因为有功能性的隆突咳嗽反射保持完整。咳嗽反射异常和黏液清除率的改变（如后文所述）是移植后肺部感染的主要原因。

2. 通气／血流比

双侧肺或心肺移植通常$\dot{V}/\dot{Q}$正常，但单肺移植后，情况更为复杂。对于大多数适应证（包括慢性阻塞性肺疾病），单个移植肺接受大部分肺通气（占总通气的60%~80%）和类似比例的肺血流量，因此虽不正常但仍可接受。但单肺移植治疗原发性肺动脉高压又不相同，两肺通气大致相等，而大部分血流（通常为>80%）流向移植肺，幸运的是，这种$\dot{V}/\dot{Q}$比值失调几乎不影响静息时动脉氧合。

影响缺氧性肺血管收缩的机制似乎完全是局部的，尽管有些研究发现某些肺移植患者（特别是肺动脉高压患者）缺氧性肺血管收缩异常，但正如预期，已证明在人类移植肺中缺氧性肺血管收缩依然存在。

3. 黏膜纤毛清除作用

肺移植术后黏液纤毛清除功能异常，这似乎是黏液分泌的问题，而非纤毛功能的改变。加上气道吻合口以下咳嗽反射消失，意味着患者清除分泌物障碍。免疫抑制的副作用加剧了这些变化，使得移植肺更易感染。虽然这些因素不会明显妨碍移植肺的长期存活，但1/4肺移植患者死亡是由感染引起的。

（李爱民，赵鑫译；王楠，刘岗，王冲，张骅校对）

———— 参考文献 ————

扫码查看

关键词

　　开胸手术；电视胸腔镜外科手术；单肺通气；肺移植；支气管镜检查；高频喷射通气；肺切除；一氧化碳弥散量。

摘要

• 治疗肺癌，开胸手术切除肺组织是主要的常规手术，需要仔细评估患者的生理储备。

• 微创外科技术（如胸腔镜手术）正迅速增加，生理功能障碍和临床并发症的发生率较低。

• 许多肺手术需要单肺通气，了解单肺通气的生理学对其安全使用至关重要。

• 肺移植是治疗晚期肺病的确切有效技术，慢性阻塞性肺疾病是目前最常见的适应证。

• 肺移植导致肺部完全失神经支配，虽然不影响呼吸模式，但损害咳嗽反射。

小结

• 无论是诊断还是治疗肺部疾病，都可使用支气管镜检查，在清醒或镇静状态下，可使用可弯曲支气管镜进行。在支气管镜检查中，缺氧是常见并发症。肺容积减少表明气道阻力会增加，可能因气道中支气管镜堵塞，但更可能因支气管收缩而导致气道阻力增加。硬质支气管镜检查需要全身麻醉。硬质支气管镜检查时可以自主通气（特别是儿童），也可以采用正压通气（常使用高压文丘里系统）、高频通气或简单的窒息氧合。

• 胸腔镜检查为胸膜腔内使用内镜检查胸部结构。内科胸腔镜检查常在局部麻醉下进入胸腔已有空间，如胸腔积液区。在全身麻醉和单肺通气下进行的外科胸腔镜检查中，通过人工气胸或开放切口都可以使肺萎陷来获得操作空间。电视胸腔镜外科手术可明显降低开胸手术创伤。

• 开胸术是在胸壁上做一个手术切口，通过该切口手术。呼吸肌、肋骨和胸膜的创伤严重影响呼吸系统，相比于术中，术后影响尤其大。术后前几天，胸壁水肿使胸壁顺应性降低了近一半，并伴有肺体积减小。呼吸肌功能不良和疼痛损害通气和分泌物清除，常导致呼吸衰竭或胸部感染。

• 肺切除术最常用于肺恶性肿瘤的治疗，术前评估应确定可安全切除多少肺，即不会引起不可接受的围手术期并发症或长期呼吸功能障碍。这可以根据术前值和待切除肺的比例，通过计算术后第1秒用力呼气量或一氧化碳肺弥散量的预测值来估计，若一氧化碳肺弥散量的预测值低于正常值的40%，则手术的风险较大。

• 部分肺切除后，为填补残腔，剩余肺会迅速扩张。因纵隔过度移位可能会损害心血管功能，全肺切除后，为防止纵隔过度移位，必须仔细控制胸腔的压力。几周内纵隔移位、胸壁收缩和膈肌升高都会减少术侧胸腔的体积，来自胸膜壁层的渗液也逐渐充满

术侧胸腔。肺切除术（特别是全肺切除术）24 h后，易发生残余肺的急性肺损伤。可能原因包括高肺血流量、全身炎症、呼吸机相关肺损伤，甚至单肺通气时的氧毒性，过量的静脉液体输注几乎一定会加剧急性肺损伤。

• 严重的肺气肿可行肺减容术或肺大疱切除术。切除病变最严重的肺区域使剩余的肺组织扩张，减少过度通气、改善呼吸肌功能。虽然风险高，但选择合适的患者，生存率和运动能力都能得到提高。为达到同样的结果，还可尝试气管内瓣膜植入等介入微创治疗方法。支气管内瓣膜只允许空气从肺区域流出，从而导致远端肺组织塌陷，但由于肺气肿的肺叶间有侧支通气，该方法只部分有效。

• 胸膜固定术是一种使壁层和脏层胸膜粘连，防止气胸或积液复发的技术。最常见的是于胸腔注入滑石粉，引起胸膜炎症，虽然术后肺功能受损，但似乎无长期的不良反应。

• 单肺通气可以通过插入支气管导管、经气管单腔管置入支气管阻断器或通过双腔支气管置入支气管阻断器来实现，经双腔支气管置入支气管阻断器最常用。气道解剖结构和拟定的手术都影响单肺通气的策略，单肺通气时还必须保持上叶支气管通畅，肺切除时手术区域的支气管不能置入导管，通常在侧位进行单肺通气。

• 单肺通气期间，由于全身麻醉、侧卧位和打开的上方胸腔使得纵隔压迫下肺（非手术侧通气肺），导致下肺（非手术侧通气肺）的功能残气量降低、顺应性也降低，肺不张和分流常见，这些变化与急性肺损伤相似。因此单肺通气期间的人工通气策略应与肺损伤相似，包括小潮气量通气、中等呼气末正压和可接受的氧饱和度下的最低FiO_2。

• 单肺通气期间，下肺（非手术侧通气肺）接收大部分的肺血流。任何通过上肺（手术侧非通气肺）的血流都是分流，并引起低氧血症。分流量取决于患者体位、肺容积、手术操作和缺氧性肺血管收缩。缺氧性肺血管收缩反射受患者个体差异、混合静脉血PO_2、多种药物、PCO_2、pH和温度的影响。

• 肺移植用于因各种病因引起的严重肺病变且预期寿命少于2～3年的患者。目前最常见的适应证是慢性阻塞性肺疾病。移植手术包括单肺或双单肺移植，或使用体外循环的双肺或心肺联合移植。术后肺功能下降明显，但几周后改善到接近正常水平，患者的生活质量提高。T淋巴细胞的激活可导致排斥反应，并引起闭塞性毛细支气管炎。

• 移植肺失神经支配，肺的正常生理神经反射消失，这似乎对呼吸节律无影响，但支气管敏感性增加，气道吻合口下咳嗽反射减弱。移植肺的$\dot{V}/\dot{Q}$比是正常的，但单肺移植后，实际上新肺接受了大部分的通气，也接受了相应的大部分血流。

第三十四章　大气

要点

◆ 地球的质量及其与太阳间的距离，为地球的重力和温度提供了最佳条件，使液态地表水能长期存在，并在大气中保留氧、氮和二氧化碳。

◆ 通过光合作用，原始生命产生能量，释放氧气，从而促进含氧大气和需氧生物的发展。

◆ 二氧化碳最初是地球大气的主要成分，但在3亿年前，经岩石风化和光合作用，其浓度降至目前的低水平。

◆ 现普遍认为，人类活动正在增加大气中二氧化碳的浓度，这在过去4000万年前所未有。

地球的大气层与太阳系中其他行星的大气层都截然不同（表34.1），甚至与整个宇宙其他恒星的行星相比，很可能也是罕见的。地球大气为何独一无二，主要有两个原因。首先，温度使液态地表水至少存在了38亿年，液态地表水致使硅酸盐岩风化，风化降低了二氧化碳的浓度，使其浓度远低于目前岩石行星（如金星和火星）的水平。其次，液态地表水促进了超早期生命有机体的出现，随后，生命形式逐渐进化到能产氧的光合作用阶段。当氧沉降饱和时，大气中出现了氧，某些生物开始了高效的氧化代谢途径（译者注：原文"oxygen sinks"意为氧沉降，指的是能够吸收或储存氧的环境或过程。地球上，有多种吸收或储存氧的方式，如生物呼吸、海洋生物固碳和岩石

氧化作用等过程。当氧的吸收和储存速率与其产生速率相当时，就会达到氧的动态平衡，这意味着氧气无法继续积累或被耗尽，而是保持相对稳定。氧沉降主要是将氧从大气中移除的机制，防止其积累到过高的水平）。含氧的大气打破了无机化学一统天下的局面，这标志着有机生命的产生。

一、大气层的演变

（一）地球和生命起源前大气层的形成

约45.6亿年前，围绕新形成太阳旋转的较大星云，通过短暂但强烈的引力积聚过程最终形成地球〔译者注：该过程被称为引力吸积，是太阳系形成的机制之一，这一理论由伊曼纽尔·康德提出并发表在

表 34.1　地球及近地行星大气层的组成

行星	大气层				
水星	非常稀薄				
金星	二氧化碳	96.5%	+微量：氩、氦、氖、氪（全部，<20 ppmv）		
	氮气	3.5%			
地球	氮气	78.08%	水蒸气，含量多变		
	氧气	20.95%	氖气	18.2 ppmv	
	氩气	0.93%	氦气	5.2 ppmv	
	二氧化碳	0.039%	甲烷	1.8 ppmv	
火星	二氧化碳	95.3%	氧气	0.13%	
	氮气	2.7%	一氧化碳	0.27%	
	氩气	1.6%	+微量：氖、氪、氙		
木星	氢气	89%	甲烷	1750 ppmv	
	氦气	11%	+微量：氨、水蒸气等		
土星	氢气	94%	甲烷	4500 ppmv	
	氦气	6%	+微量：乙烯、磷化氢		

注：ppmv：百万分之一体积。地球二氧化碳的数据已经更新（见正文）。

资料来源：Planetary data are from Taylor, reference 1 reproduced from Nunn, reference 2 by permission of the Geologists' Association.

其《宇宙发展史概论》（1755年）中，后来在1796年被皮埃尔·拉普拉斯修改，过去认为地球整个形成时间约1000万~2000万年。但2023年6月，科学家报告的证据表明地球可能仅在300万年内形成，比原先认为的快得多〕。星云相撞释放的能量足以将温度提高到几千摄氏度，这个温度可融化整个地球，导致原始大气层的损失（译者注：这是因为地球的体积和质量足够大，可以吸收和分散来自碰撞的能量，而不会完全融化。虽然形成过程中有高温，但随着时间的推移，地球逐渐冷却，并形成了固态的地壳和岩石层。这样，地球保留了原始大气，并经过进一步的演化和作用，逐渐形成了现代的大气层）。

当最初的碰撞作用减弱时，地球通过辐射迅速冷却，据信超高温（hadean）阶段的持续时间不超过几亿年。地壳逐渐凝固，但大规模的火山喷发仍持续，导致大气主要由二氧化碳和水蒸气组成（表34.2），金星和火星也可能发生这一过程。在冷却过程中，地球上水蒸气凝结成地表水，充分证据表明约38亿年前甚至更早时期就有海洋。一旦地壳冷却，又有地表水，彗星和陨石就可能在撞击地球的过程中留下它们的内部物质（水和各种有机化合物），形成次生覆盖层（译者注："次生覆盖层"指的是行星或天体表面的一层薄薄的物质沉积。当彗星或陨石撞击地球时，它们可能释放出内部的物质，这些物质可能融入到地球的大气层、海洋或地表层中，添加到了行星的现有组成中，形成次生覆盖层。这个概念表明，彗星和陨石带来的物质可以对地球的化学演化和环境发展产生影响，可能在生命的起源或前生物分子形成中发挥了作用）。

表 34.2　夏威夷火山爆发释放的气体在一段时间内的平均值

成分	百分比（%）
水蒸气	70.75
二氧化碳	14.07
二氧化硫	6.40
氮气	5.45
三氧化硫	1.92
一氧化碳	0.40
氢气	0.33
氩气	0.18
硫	0.10
氯气	0.05

资料来源：Data are from reference 5, reproduced from reference 2 by permission of the Geologists' Association.

在早期的次生大气中，发生了重要的物理化学变化。氦和氢往往逸出地球的引力场。氨分解为氮和氢，氮保留，而氢从大气中消失。某些二氧化碳可能被氢还原为微量的甲烷，但大量的二氧化碳通过缓慢地与地球表面的硅酸盐反应，被保留成碳酸盐，同时生成二氧化硅（风化），致使二氧化碳浓度下降。微量水蒸气被光分解成氢气和氧气。然而，只有极少量的氧气来源于水的光分解，早期的大气层也不再像以前被认为的那样具有强烈的还原性（译者注：在过去，科学家们认为早期的地球大气层富含氢气和甲烷等具有还原性的气体，而缺乏氧气，这种还原性的大气层被认为是生命起源的条件之一，因为其为化学反应提供了适宜的环境。然而，随着科学研究的深入和新证据的出现，发现早期大气可能含有更多的二氧化碳和氮气，而不是氢气和甲烷，还可能存在一定数量的氧气或氧化物，因此现在认为早期大气层的还原性可能没有之前所认为的那么强）。

最初，非常高分压的二氧化碳（可能还有一定的甲烷）为早期最微弱太阳热辐射（比今天少了约30%）提供了强大的温室效应（图34.1；译者注：该图涉及第三方版权，详图请见英文原版）。然而，约30亿年前，太阳开始了主序列的热核聚变，即由氢核聚变到氦核（译者注："主序列"是指一颗恒星在其生命周期中的主要阶段，此时恒星通过将氢核聚变成氦核来产生能量。这个过程会持续数十亿年，直到恒星的核心用尽氢为止）。从那时起，随着太阳无情地朝着红巨星的方向发展，热辐射一直在稳步增加，最终太阳会包围附近所有的行星（译者注：当恒星在主序列阶段耗尽其核心的氢燃料后，其就会开始进入下一个阶段，变成一颗红巨星。此时恒星的核心用尽了氢，开始燃烧氦。随着核心燃料耗尽，太阳核反应减弱，内部核心会逐渐收缩，同时外部的气体层会膨胀，其外层会非常接近或甚至超过内层行星的轨道，因此内层行星可能会被太阳外层的气体所包围，这意味着地球可能会被红巨星的外层物质所吞噬。之后，当一颗恒星进入红巨星阶段时，其热辐射也是稳步增加。在红巨星阶段，尽管这些恒星的能量密度较低，但由于它们的体积巨大，所以它们的热辐射实际上在增加。而且，虽然红巨星的表面温度相对较低，只有约5000 开尔文，但是随着核心的进一步收缩，核心温度会继续升高，因此红巨星阶段的恒星会释放出更多的能量）。幸运的是，递增的太阳辐射几乎被递减的温室效应所抵消（主要因二氧化碳水平下降，见后文）。因此，地球的温度一直保持相对稳定的状态，这使得地球在过去的38亿年中存在地表水。

（二）地球质量及其与太阳距离的重要性

小天体（如水星和大多数行星卫星）因其引力场太弱，而无法留住任何重要的大气层（图34.2）。含气巨星（木星、土星、天王星和海王星）的引力场够强，足以保留包括氦和氢在内的所有气体，从而确保保留住还原性气体。地球的引力场大小中等，从而较重的气体（氧、二氧化碳和氮）则得到不同程度的保留，而氢和氦可能逃逸。正如我们所知，不同气体的保留对氧化大气和生命发展至关重要。如果不是对流层顶部的"冷阱（译者注：原文"cold trap"，物理学名词，通过冷却表面冷凝而工作的阱）"，水蒸气（分子量只有18）将从大气中丢失，但在对流层顶部的"冷阱"区域，温度下降到足够低，可以把水蒸气变成冰（译者注：对流层顶部，约距地表10～15公里，也就是对流层和平流层的边界处，是大气垂直结构的一个重要界面。在这个高度，温度开始停止下降并保持稳定，然后在更高的平流层中温度开始上升。这个温度最低的区域就是"冷阱"，在"冷阱"区，水蒸气冷却并凝结成冰晶，从而不再以气体的形式存在于大气中，这样就会阻止水蒸气继续向上升至更高的大气层，从而将水蒸气捕获在较低的大气层中，防止其在大气层中失去，该过程对于地球的气候和水循环至关重要，因为其能帮助维持大气中水分平衡，并影响云的形成和天气模式）。

对生命必不可少的液态水能否存在，行星表面温度至关重要，因此其对大气层组成也至关重要。行星表面温度的影响因素中，最重要的是行星到太阳的距离和太阳辐射的强度（图34.2）。次重要因素是行星可能拥有的大气层温室效应。水星和金星的表面温度远高于水的沸点。所有比地球离太阳远行星（及其卫星）的表面温度都太低，目前不存在液态水。然而，现有证据表明，火星过去有液态水而现在只呈现为冰。

太阳系中，地球是唯一一颗既有足够的质量来保持氧化性大气层，又与太阳有合适的距离来保持地表液态水的行星。太阳系中，很难想象在图34.2所示的小平行四边形之外的任何地方，会有我们所知的生命形式。然而，宇宙中有1022颗类似太阳的恒星，对于这些恒星的某些行星，其环境可能与地球相类似。

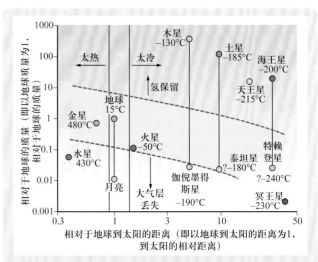

横坐标是到太阳的距离，纵坐标是质量，两种坐标单位都是相对于地球的对数。还显示了平均表面温度。据我们所知，潜在的生命只存在于地球周围的平行四边形中。伽倪墨得斯星：木星的最大卫星；特赖登星：海王星的最大卫星。

图34.2　行星和它们中一些较大的卫星

（三）生命的起源与光合作用的发展

在一种被称为碳质球粒陨石中发现了氨基酸和多种有机化合物。因此，早期的地球上，无论这些化合物是否真的已合成，正如斯坦利·米勒所提出的那样：在形成液态海洋时，尚未出现生命的地球上，很可能就存在大量的有机化合物。

解释生命进化的下一个阶段就不那么容易了。所有生命的一个基本特征是利用RNA模板合成蛋白质，这个RNA模板通常转录自DNA的遗传密码，这似乎陷入了经典的"先有鸡还是先有蛋"的争论。若无适当的RNA或DNA序列，就无法形成有用的蛋白质，若无适当的酶（通常是蛋白质），RNA和DNA就不能聚合。然而，生命确实出现了，也许最初遗传密码只携带在RNA上，甚至在更简单的肽核酸上。

生命的一个基本要求是有生物可利用的能源供应。在生命诞生之初，可利用的能量形式和它们来自何处仍是一个谜。但是，人们不能忽视能量来自热液喷口的可能性，例如，深海中脊的黑烟囱，仍支持着非常简单的生命形式，其生物化学形式是基于化学自养（译者注：原文"hydrothermal vent"意为热液喷口，通常位于海底裂缝，从这些裂缝中排放出地热加热的水。它们通常位于火山活跃的地方，如大洋中脊、海洋盆地和热点地区。当海水遇到岩浆时，就会形成热液喷口），这些微生物群完全不受阳光的影响，利用不断涌出的热、还原性酸性水（含有硫化氢、甲烷、氨、磷和一系列金属）与周围海水深度不平衡，发生复杂的化学反应（译者注：热液喷口可能会被称为"黑烟囱"或"白烟囱"。黑烟囱是由铁硫化物沉积形成的，颜色为黑色。白烟囱则是由钡、钙和硅的沉积物形成的，颜色为白色。相对于深海的大部分区域，热液喷口周围的区域在生物上更具生产力，通常会孕育出复杂的生物群落，这些生物群落依赖于海水和与海底火山相关的热岩浆相互作用产生的化学过程。在这些深度，由于极大的压力，热液喷口中海水的温度可能超过700华氏度。尽管如此，深海热液喷口的热海水并不会沸腾）。可以推测，只要地表水与火山活动共存，地球上就可能一直存在热液喷口，因此化学自生体可能早在38亿年前就存在。

热液喷口为生命提供了一个极度受限且危险的环境，该环境中生命依赖持续的能源供应。一个更有吸引力的自养替代方案是利用无尽的太阳可见光。最常见的反应是葡萄糖的产氧光合作用，简要说明如下。

$$6CO_2+6H_2O+能量=C_6H_{12}O_6+6O_2$$

从热液喷口热感应的生存方式进化到光合作用的生化适应，很难但似乎并非不可逾越，人们认为在27亿年前可能就存在能光合作用的蓝藻（蓝绿藻）。然而，最近学者提出，这一关键的发展可能发生在晚些时候——约24亿年前氧首次出现于大气层的时候。后来，通过共生，蓝藻成为某些真核生物细胞的叶绿体，然后赋予它们的宿主（包括所有的植物）光合作用的生化效益。

（四）大气中氧气的出现

作为氧光合作用的副产品，氧被释放。最初，氧聚集在海洋的表层海水中，在那里氧化玄武岩中析出的可溶性亚铁（Fe^{2+}），然后以不溶的氧化铁（Fe^{3+}）的形式沉积在巨大的所谓带状铁矿床中。约23.2亿年前，这一氧化反应阻止了大气中氧浓度达到10-5巴（译者注：bar译为巴，气压单位）。约18亿年以前，大气的氧达到了一个较高的危险水平，氧化速度加快后带状铁矿层就很少出现，铁开始沉积在红色铁床层中（译者注：该过程称为"海洋生锈"，其使海洋变成了红色）。

氧继续在海洋和大气中积累，约在3亿年前达到约峰值的25%～35%（图34.3），之后下降到约14%，导致了古生代末期（约2.5亿年前）的二叠纪末物种大

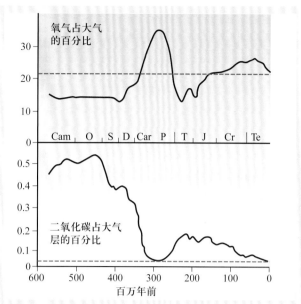

虚水平线表示目前大气中氧气和二氧化碳的水平。用大写字母表示的地质年代分别是：寒武纪（Cam）、奥陶纪（O）、志留纪（S）、泥盆纪（D）、石炭纪（Car）和二叠纪（古生代纪，P）、三叠纪（T）、侏罗纪（J）、白垩纪（中生代纪，Cr）和第三纪（Te）。最近的研究表明，过去二氧化碳的水平可能被高估，但变化的性质（即基本特征和规律）毋庸置疑。

图 34.3　过去 6 亿年间，氧气和二氧化碳浓度的长期变化

（From Nunn, reference 2 reproduced by permission of the Geologists' Association）

灭绝。此后约有1亿年，氧略高于目前的大气水平。

（五）氧化环境的生物学后果

分子氧似乎能抑制厌氧生物。第二十五章描述了氧及其衍生的活性氧的毒性，原始厌氧菌可能对氧和活性氧无防御能力。厌氧菌对氧气及其活性氧的应对措施有3条。某些厌氧菌寻求厌氧微环境来继续生存。另一部分厌氧菌进化出对氧及其衍生的活性氧的强大防御能力（见第271页）。最佳应对措施是发展出有氧代谢，与无氧代谢相比，有氧代谢具有巨大的能量优势（见第143页），这就需要紫色细菌的共生结合，最好紫色细菌变成线粒体（内共生起源学说），这种共生关系使得宿主能够利用有氧呼吸来获取更高的能量，这对于微生物进化到更复杂的生命形式非常重要。

光合作用和有氧代谢最终建立了植物和动物之间能量交换的循环，其最终的能量输入形式是太阳可见光，只有在特殊情况下才会中断太阳可见光。这种特

殊情况包括大的流星撞击和异常的火山活动，这两种情况都会向大气持久排放大量的灰尘，并通过阻止光合作用导致生物灭绝。

（六）二氧化碳水平的变化

在新形成的地球经历了主要排气阶段后（译者注：地球是由于原始的星云物质逐渐聚集和凝结形成的。当地球形成并开始冷却时，地球内部的岩浆逐渐冷却和固化，同时释放出其中包含的气体。这些气体主要包括水蒸气、二氧化碳和氨气，它们是地球大气层的主要组成部分，这一过程被称为"排气"），大气中二氧化碳的浓度可能超过90%。然而，由于风化作用（$CO_2 + CaSiO_3 \rightarrow SiO_2 + CaCO_3$）和光合作用，其浓度迅速下降，在形成明显的化石记录开始时（约5.7亿年前的古生代），已降至约0.5%的浓度（图34.3）。在石炭纪，由于森林（煤的来源）大规模的光合作用和碳沉积，发生了规模稍小但仍重要的二氧化碳下降（从约0.5%下降到接近现在的大气水平，即0.03%）。约2.5亿年前的二叠纪末期（古生代纪末期）二氧化碳浓度急剧增加，可能促成了二叠纪末期的生物大灭绝。二氧化碳浓度急剧增加与上述提及的氧浓度下降同时发生。2亿年前，二氧化碳浓度上升到大气的0.2%，然后下降，约2000万年前停止下降，维持其百万分体积比（ppmv百万分体积比）为180～300，直到最近几十年才全面超过之前的水平。

（七）二氧化碳和冰河时代

二氧化碳是一种温室气体，浓度加倍会导致全球平均地表温度上升"…可能2～4.5℃…不能排除远高于4.5℃的值"。DeConto指出，南极冰川增长和进一步扩展的二氧化碳浓度阈值750 ppmv，而北半球则为280 ppmv〔译者注：DeConto和Pollard（2003）的研究使用冰盖模型和GENESIS气候模型，提出了南极和北半球冰川化的大气二氧化碳阈值。在气候系统中，二氧化碳是重要的温室气体，其浓度的增加可以导致地球的平均温度上升，这可能会对全球气候产生复杂的影响，包括冰川和冰盖的形成和融化。一般认为，当二氧化碳浓度升高时，其会增加地球的温度，从而导致冰川融化。然而，在某些情况下，二氧化碳浓度的增加也可能导致更多的降雪和积雪，从而促进冰川的形成和扩展。二氧化碳对气候的影响取决于许多因素，包括温度、降水模式、地形等，并且当前科学还在不断研究和了解这些过程〕。此外，太

阳日照也存在周期性（米兰科维奇周期），从而启动了冰期和间冰期循环（译者注：米兰科维奇周期描述了地球运动变化对其气候的影响，这些周期性变化包括地球轨道的偏心率、地球轴倾角和岁差运动，它们共同导致太阳辐射在地球表面的年内和纬度分布的循环性变化，从而强烈影响地球的气候模式）。在过去的50万年中，主导米兰科维奇周期的是地球轨道的椭圆度，周期约10万年。从南极冰核获得的最近42万年的数据可知，该周期对全球平均温度的影响非常显著（图34.4）。

图34.4还显示出温度与大气中二氧化碳浓度间的密切关系。对时间关系的详细分析表明，冰川末期变暖通常比二氧化碳开始增加早几千年。最初的变暖释放了储存的二氧化碳，然后二氧化碳浓度的增加对温度提供了强大的正反馈，由此产生的变暖程度远大于简单日照变化解释的范围。

简单观察一下图34.4，发现下一个冰期早该来临。然而，观察过去42万年，全球平均温度的节律性变化似乎不再继续，因为地球轨道几乎为圆形，现周期变得漫长。10万年的周期几乎停顿了约50万年，在此期间将经历一个持久的间冰期。然而，由于目前大气中二氧化碳浓度出现了过去2000万年中前所未有的增高，全球平均温度恒定的可能性非常小。

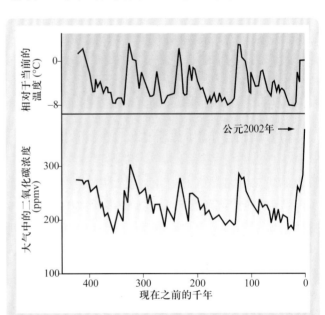

图34.4 过去42万年，从南极洲沃斯托克的冰核中获得的温度和大气二氧化碳浓度的总趋势

(Data from Petit et al., reference 20, and reproduced in part from reference 21, with the permission of the Editor of the Optimum Population Trust Journal.)。

（八）近期二氧化碳水平的变化

从本次间冰期开始到工业革命兴起（公元1750年），大气中的二氧化碳一直保持在接近280 ppmv的水平。接下来的200年增加到310 ppmv，平均增加0.155 ppmv/年（表34.3）。此后，年增长率逐步上升，从公元2000年到2009年，达到1.89 ppmv/年，是上一个冰期过后快速回暖期间的近200倍（图34.4）。

表34.3　大气二氧化碳浓度的近期变化

时间	大气二氧化碳		变动率
	质量 Gt	ppmv	ppmv/ 年
1.8万年以前	426	200	
1万年以前	597	280	0.01
公元1750	597	280	0
公元1950	661	310	0.15
公元2000	789	370	1.20
公元2006	810	380	1.74
公元2013	842	395	2.54

注：Gt：10亿吨级；ppmv：百万分之一体积。不同渠道来源。

资料来源：Reproduced from Nunn2 by permission of the Geologists' Association。

在此基础上，以公元1750年到现在的趋势向后推断，到公元2100年，浓度可能达到1000 ppmv。该预测值与基于分析控制大气二氧化碳浓度的许多主要因素的计算预测值相似。因此，可以预计到公元2100年，大气二氧化碳浓度将达到2400万年前以来的最高浓度，并超过南极冰川形成的临界值。变化速度是否会继续目前的指数增长，关键取决于全球碳汇（carbon sinks）的持续效率和控制排放的努力，以及目前政治相关的所有不确定性（译者注："carbon sinks，碳汇"与"oxygen sinks，氧沉降"的概念有类似之处，是指任何自然或人造的能积累和储存含碳化合物的系统或区域，从而从大气中移除二氧化碳）。全球最重要的两个碳汇是植被和海洋。土壤是一个重要的碳储存介质，森林通常是碳汇，因为通过光合作用，它们不断地从大气中吸收碳。海洋也是重要的碳汇，其从大气中吸收了大量的二氧化碳）。唯一确定可限制碳排放的似乎是全球化石燃料的枯竭。全球变暖可能会对洋流产生令人不安的短期影响，特别是减弱北大西洋温盐环流（the north Atlantic conveyor，包括墨西哥湾），这可能导致欧洲西北部大幅度降温。

二、温室效应

太阳辐射获得的热平衡是传入辐射（主要是可见波长辐射）和传出辐射（主要是红外线辐射）间的差值。传出辐射在对流层被拦截并重新辐射回地面，主要由水蒸气（60%）和二氧化碳（25%）完成（译者注：由此可见，水蒸气是比二氧化碳更重要的温室气体）。大气水蒸气浓度随全球气温升高而增加，因此为全球变暖提供了正反馈。据估计，目前的温室效应使地球表面的平均温度升高了约30℃。二氧化碳是金星表面温度极高（480℃）的主要原因，虽然离太阳更远，但金星比水星热。

其他温室气体

水蒸气和二氧化碳不拦截波长为7～13 µm的红外线辐射，因此该波段热量损失相当大。由此可见，在这一范围波段内，任何具有强红外吸收的气体或蒸气都不会产生如水蒸气和二氧化碳那么强大的温室效应。这一波段的气体与其说像温室里的加厚玻璃，不如说是装上了一块本不存在的玻璃。

除水和二氧化碳外，最重要的温室气体是臭氧（占总效应的8%）和甲烷（占总效应的3%），甲烷在大气中的浓度只有2 ppmv，但正迅速增加，其吸收红外辐射的效率约为二氧化碳的25倍。目前，溶解的甲烷正从融化的苔原湖泊中逸出，但更令人担忧的是储存在地下或海底高压低温水分子笼内的大量甲烷，称为水合物或包合物（译者注：甲烷水合物是一种极具发展潜力的新能源，也称"可燃冰"，是甲烷气体和水分子形成的笼状结晶，将两者分离，就能获得普通的天然气，这种外面看起来像冰一样的物质是在高压低温条件下形成的，其通常存在于大陆架海底地层，以及地球两极的永久冻结带。"可燃冰"外表上看像冰霜，从微观上看其分子结构就像一个一个"笼子"，由若干水分子组成一个笼子，每个笼子里"关"一个气体分子）。现认为，水合物的大量逸出是5500万年前的古新世/始新世温度最高的主要因素，使温度升高5～6℃。幸运的是，甲烷在大气中的半衰期只有6年左右。氯氟碳化物（占总温室效应的2%）吸收红外的效率约为二氧化碳的10 000倍，但其目前大气浓度只有0.003 ppmv左右。然而，由于它们的半衰期很长，不能被忽视。主要源于生物的氧化亚氮，也有小的温室效应。

接下来的5万年里，地球运行轨道近似圆形，太阳辐射可能会相当稳定，因此温室气体现在主导全球气温。二氧化碳快速上升，接近过去2400万年的最高水平，而水蒸气也随温度的上升而增加。预计到2100年，全球平均气温将上升1.5～4.5℃（90%的置信区间）。在上个世纪，主要是自1950年以来，气温已经上升了0.6℃。其中的后果之一就是极地冰层融化，理论上最终可能使海平面上升67 m。从1850年开始，海平面以1.8 mm/年的速度上升。但从2004年开始，已有多个报告称海平面上升速度达3.0 mm/年，预测到2100年，本世纪海平面总计上升0.35～0.50 m。

三、大气气体的周转率

二氧化碳的生物和地质周转率在数量上完全不同。生命体、大气和海洋表层水含有约22 000亿吨碳。光合作用和有氧代谢间的碳交换量约为1000亿吨/年，如图34.5所示。化石燃料燃烧和来自制造岩石中碳酸盐水泥的总碳释放量从1983年的50亿吨/年上升到2014年的98亿吨/年。

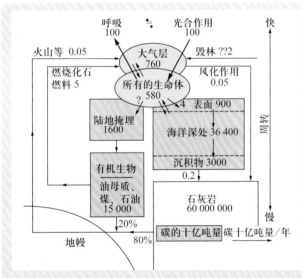

储存以10亿吨为单位，年周转量以10亿吨/年为单位。最近化石燃料燃烧的增加见正文。

图34.5　二氧化碳的储存和周转

（After reference 2, where sources are cited. Reproduced by permission of the Geologists' Association）

与此鲜明对比的是，地质储库（海洋深处、有机生物量和石灰岩）的碳含量超过了3亿吨，但年周转量（火山爆发、风化等）不到1亿吨。因此，虽然人类的活动导致大气迅速变化，但长远的二氧化碳变化仍然由地质储库控制。化石燃料经历了3.5亿年的埋藏，所有可开采的燃料很可能在300年内燃尽。

大气中氧储量几乎是二氧化碳储量的600倍。如果氧气减少的速度与目前二氧化碳增加的速度相同，那海平面PO_2将需要4万年才能降到今天丹佛市的水平〔译者注：丹佛市位于美国科罗拉多州，海拔约1609 m（或称一英里），因此被昵称为"一英里高城"。由于海拔较高，丹佛市的氧浓度比海平面要低〕。

四、氧气、臭氧和屏蔽紫外线

除了氧毒性和更高效的代谢潜力，氧还屏蔽紫外线，对生物进化产生深远影响。氧本身能吸收一定的紫外线，但臭氧的作用要大得多。臭氧在平流层中由氧形成，氧分子在平流层中经过光解离，产生自由的氧原子，然后氧原子与氧分子迅速结合形成臭氧，过程如下。

$$O_2 \rightleftharpoons 2O$$
$$\downarrow$$
$$O + O_2 \rightleftharpoons O_3$$

臭氧的绝对数量非常少，一层纯臭氧只有几毫米厚。一个多布森（dobson）单位的臭氧相当于0.01 mm厚的一层纯臭氧层。总量的10%臭氧位于对流层，主要以污染物的形式存在，这也起到屏蔽紫外线的作用，未来可能会相对更重要。

生命在水中进化，水提供了足够的紫外线辐射屏蔽。第一批陆生动植物出现在4亿年前的志留纪后期，现认为在那时氧气和臭氧均达到相应的紫外线屏蔽的程度，能允许生物离开水环境的遮蔽。

平流层中，臭氧处于动态平衡，其浓度除一年中呈现出明显的变化外，还明显呈现逐年的变化。许多自由基（氯和NO等）可清除臭氧。高活性氯自由基通常不能通过对流层到达平流层，但用于推进剂和制冷剂的氯氟烃（如CF_2Cl_2）扰乱了这一稳定，在对流层中高度稳定、半衰期约100年的氯氟烃使得高活性氯自由基通过对流层扩散到平流层，在平流层中氯自由基光解离，释放出游离的氯自由基，然后与臭氧反应，相应反应式如下。

$$Cl + O_3 \rightarrow ClO + O_2$$
$$\uparrow \qquad\qquad \downarrow$$
$$Cl + O_2 \leftarrow ClO + O$$

氯被循环利用，据估计，一个氯自由基在与氢结合形成相对无害的盐酸前，会破坏10 000个臭氧分子。每年10月，当南半球的春光引发光化学反应时，南极臭氧层的"洞"就会形成。从1960年的300多布森单位下降到1995年的最低点（88多布森单位），此后水平有所回升，自2012年以来一直高于110多布森单位，同时空洞面积逐渐减少。

五、进化与适应

本章概述了大气演化为目前成分所经历的环境条件和生物因素。回首往昔，无一永恒，展望未来，生物与其环境间的相互作用仍将继续。新的情况是，现在一种物种有能力引起环境（尤其是大气）的重大变化，这些变化已影响到人类呼吸系统的健康，由于导致呼吸道疾病恶化的热浪、加剧的空气污染，甚至野火烟雾吸入的长期损害，因此预计对人类呼吸系统的影响将很快加剧。

（刘彦飞译；张龙举，刘杰，刘岗，李萌，王楠校对）

———— 参考文献 ————

扫码查看

关键词

重力；温度；氧气；二氧化碳；光合作用；地表水；有机体；大气；进化。

摘要

• 地球的质量及其与太阳间的距离，为地球的重力和温度提供了最佳条件，使液态地表水能长期存在，并在大气中保留氧、氮和二氧化碳。

• 通过光合作用，原始生命产生能量，释放氧气，从而促进含氧大气和需氧生物的发展。

• 二氧化碳最初是地球大气的主要成分，但在3亿年前，经岩石风化和光合作用，其浓度降至目前的低水平。

• 现普遍认为，人类活动正在增加大气中二氧化碳的浓度，这在过去4000万年前所未有。

第三十五章　呼吸生理学的历史

要点

◆ 5000年前，古埃及文明就清楚呼吸对生命很重要，但为何如此重要尚不清楚。

◆ 早期对呼吸功能的解释是，吸入肺部的空气在心脏中燃烧，并将"烟熏火燎的精气"从体内呼出。

◆ 文艺复兴时期，解剖学知识的进步促使了肺循环的发现，并观察到血液经过肺部时颜色会改变。

◆ 在17世纪有研究者进行了更严谨的生理学科学实验，并推动了关于呼吸力学和功能学的若干发现。

◆ 基础科学（尤其是化学和物理学）的发展，促进了对当前呼吸和呼吸作用知识的阐释。

在获得当前呼吸生理知识的道路上，历史的进程漫长且多样。某些时期，我们的认知在短短几年内就取得了飞跃性的进展，但中间也有段时间长期停滞不前，甚至有时还会倒退。从一开始，人们就很清楚呼吸对于生命非常重要，但是呼吸的机制和呼吸为何如此重要在很长时间内仍难以捉摸。对呼吸认知的进步通常与对其他科学学科（特别是化学、物理学和解剖学）的理解同步进行。不止一次，探索呼吸生理学新认知导致了生理学家的早逝，同时，呼吸生理学的历史还包括了一些医学史上最著名的争议。

本章只对100年前的呼吸生理学历史做简要概述。而近100年来爆炸性的科学进展颇多，无法进行简短总结，这段时期呼吸生理学的巨大进步在本书的其他章节均已经阐述，对其感兴趣的读者可参考更权威的资料（参考文献1~3）。按历史标准，关于呼吸生理学历史的更多基本信息，许多最近的资料（译者注：包括学术期刊、专业书籍、会议论文等，这些最近的来源提供了关于呼吸生理学历史的更全面、更深入的信息）可供参阅（参考文献4~6）。

一、古代文明

（一）埃及生理学

古埃及文明大约为公元前3100—公元前332年，之后，开始了希腊-罗马时期。古埃及人对历史最杰出的贡献是其著作，尽管在公元500年后，他们的大部分语言已消失。约1300年后，19世纪的学者们能够使用科普特语来帮助翻译古埃及著作，这使得人们能够深入了解早在公元前1820年的医学知识，当时便将医学知识记录于卡洪纸草卷，形成了已知最早的医学著作［译者注：卡洪纸草卷（kahun papyrus），最早的医学文献，成书于公元前1825年（约3835年前），

1889年发现，1893年译出〕。

医学草卷

许多埃及纸莎草卷都涉及医学主题，大多数描述的是治疗各种疾病的实用"配方"。

最久远和最著名的医学草卷是埃伯斯纸草卷（ebers papyrus），其可以追溯到公元前1534年，认为是各种早期医学作品的汇编。埃伯斯纸草卷的独特之处在于其包含了一章生理学内容，其中包括了对呼吸的论述，呼吸的大体意义描述如下：

空气通过鼻进入体内，然后进入心脏和肺，由心脏和肺为全身提供空气。

后面的章节详细描述了将"水分和空气"传导到身体多个部位的特定数量的"metu"（译者注：脉络），这些脉络似乎主要与血管相关，但也可能包括诸如肌腱、肌肉和输尿管等结构。起初，研究者惊讶于古埃及人竟具备这种原始的解剖学知识，但想到古埃及人高超的尸体防腐水平后也就不难理解（译者注：可能因此会认为他们对人体内部结构有更深入的了解），但实际上，古埃及人的尸体防腐其实是通过小到极不起眼、几乎不能显露内部解剖结构的伤口进行的。每只耳朵都有两个脉络，通过脉络"生命的气息进入右耳，死亡的气息进入左耳"，说明了当时医学"神奇"的一方面。

（二）古希腊

希腊作家多数是哲学家，但他们也是杰出的医师，其中一位名为希波克拉底（hippocrates）的哲学家创造了一个学派，该学派现在被广泛认为是现代医学行为的基础。早期希腊哲学家，如阿那克西美尼（Anaximenes，公元前570年—？），明确指出"气息（pneuma）"或空气对生命至关重要（译者注："pneuma"是古希腊哲学中的一个术语，常被

翻译为"气息""气体"或"精气"。其是古希腊哲学家用来描述一种无形、具有生命力的物质或能量，被认为是存在于人体和自然界的一种主导力量。"pneuma"被认为与生命和健康密切相关，被认为是维持生命活动的重要要素），但与这一正确观察相反，据说阿尔克米翁（Alcmaeon）声称山羊通过耳朵呼吸，一些空气从鼻子直接进入大脑。恩培多克勒（Empedocles，公元前495—公元前435年）质疑了阿尔克米翁的许多著作，他认为呼吸是通过皮肤进行的，来自心脏的血流本质上是潮汐式的，涨落不定地流向和流出心脏。在描述心脏中"内生热"时，恩培多克勒成功地结合了生理学和哲学，他认为"内生热"与灵魂密切相关，并通过心脏分布到全身，这种心脏内产热的概念在整个古希腊时期被接受，并在约1000年的时间里一直是呼吸生理学的核心思想。

柏拉图、亚里士多德和希波克拉底学派的著作很少直接涉及呼吸，但是他们的著作对科学方法和思维的贡献是巨大的。随后的哲学家/医学家采用了更科学的方法来研究生理学。在这个时期，无论对动物还是人体，开始广泛应用解剖研究，有时还在公开场合进行。还有动物活体解剖，甚至还有关于罪犯活体解剖的争议报道。约公元前325年，赫罗菲勒斯（Herophilus）区分了动脉和静脉，并与亚里士多德一起断言无论动脉还是静脉，内部都含有空气。埃拉西斯特拉图斯（Erasistratus，公元前304—公元前250年）更广为人知的身份是哲学之父，他也是第一个应用科学原理解释呼吸的人。他认为，空气进入肺部，并沿着肺动脉流向心脏。在心脏中，空气被转化为"生命之气（vital spirit）"并通过动脉分布到全身各部位（译者注：spirit来自古法语"espirit"，意为精神、灵魂、精气，来自拉丁语"spiritus"，意为呼吸、吐气、神灵的呼吸。在古代的哲学和医学观念中，人们认为呼吸是灵魂或精气的表现之一，根据这种观点，呼吸被看作是生命力和精神活动的体现，呼吸所带来的氧气被认为是灵魂或精气的一部分。因此，呼吸的过程被视为与身体和心理状态之间的关系密切相关。某些文化和宗教传统中，呼吸也与精神和灵性实践有关，如冥想、瑜伽和各种形式的身心灵练习，人们相信在这些练习中，通过调整呼吸的方式和节奏，能够达到身心平衡和超越常态意识的状态，故在这里，"vital spirit"被翻译成"生命之气"），而

大脑则进一步将生命之气化为"精神之气"并沿着中空的神经向下传播，激活肌肉（译者注：在古代的一些哲学和宗教观念中，"animal"可以指"灵魂"，因此，这里将"animal spirit"翻译为"精神之气"。在古代的哲学和医学中，"animal spirit"被用来描述一种被认为在脑部产生的特殊物质或能量，通过神经系统传递到肌肉，以激活身体的运动和感知功能）。埃拉西斯特拉图斯似乎明白心脏瓣膜只允许血液单向流动，但却未能应用这一知识来阐明生命之气在身体中的运输。埃拉西斯特拉图斯之后，希腊人的兴趣从医学转向哲学和自然科学（译者注：自然科学包括物理学、化学、天文学、地质学等非生命科学），生理学知识的发展停滞了约400年。

（三）罗马医学和盖伦（公元前129—199年）

28岁时，克劳迪亚斯·盖伦（Claudius Galen）成为帕加马角斗士的医师，12年后他成为罗马皇帝马可·奥勒留（Marcus Aurelius）的御医。他写了大量关于解剖学和生理学的著作，其中很多仍以现代书籍的形式存在，其中有两部书含有大量呼吸相关的内容：*On the usefulness of the parts of the body*和*On the use of breathing*。盖伦的著作首次应用实验和观察临床病例来研究生理学，为解释生理学现象提供了直接证据。

1. 盖伦的生理学和解剖学系统

在盖伦的描述中，食物先在肠道中进行加工，然后经肝脏处理产生血液，血液流入右心。右心流出的血液中大部分流入肺动脉以滋养肺，而其余部分则通过室间隔中看不见的孔隙与通过肺静脉从肺带来的"气息"结合起来（图35.1）。正如埃拉西斯特拉图斯所描述的那样，在左心，气息连同生命之气注入血液，然后循环到全身和大脑。

在解剖学上，盖伦认为肺有3种交织的血管，即肺动脉、肺静脉和"粗动脉"（气管）。在呼吸力学方面，盖伦认为肋骨主要为胸腔内器官（特别是心脏）提供保护，但他也清楚地描述了肋间肌和膈肌在影响吸气和呼气运动中的作用。他了解膈肌夹板固定的潜在问题（译者注：膈肌夹板固定指膈肌运动不良或不能运动，这可能导致功能残气量丧失、小气道闭合和呼吸功增加，因此患者容易发生低氧血症），描述了在怀孕和"肝脏积水或有痰"等情况下呼吸为"浅而快"。

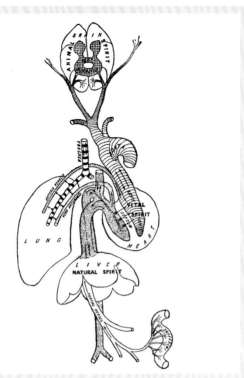

该插图重建盖伦在著作中所述的心血管和呼吸生理学体系。盖伦的著作中没有使用插图，该插图摘自参考文献12。

图35.1　盖伦心血管和呼吸生理学体系示意

2. 呼吸试验

盖伦的实验结果有对有错。

• 他首次证明动脉中不含空气，只含血液，方法是结扎动脉的两端后于水中打开血管。他写了一篇文章，详述了血液流动，文中指出每次随呼吸波动进出肺部的潮汐式血流，"绝不适合血液"。他的观察和理论暗示存在毛细血管，这在1500年后才被证实，他指出：全身的动静脉通过共同的开口互通，并通过某些看不见的极其狭窄的通道交换血和气息。

• 盖伦结扎了一只犬的双侧颈动脉，观察到这种结扎并未对动物造成可察觉的伤害。他得出结论，大脑可以直接经鼻吸气，使得骨希腊人能更早地描述到灵魂和精气（盖伦称之为"精神气"）。

• 在角斗士竞技场，他观察到角斗士颈部严重受伤会影响他们的呼吸，因此证明了呼吸起源于大脑。为更准确的确定负责呼吸的神经起源于哪个脊髓层面，他做了许多动物实验，并继续描述了膈神经的神经根和止点。

• 关于经口鼻呼吸的必要性，盖伦并不清楚，他在早期的著作中写到，气息可以通过咽、心脏或皮肤，以及肺部进入动脉。为了试图证明这一点，他做

了如下实验：

用一个大的牛膀胱或其他类似的器皿盖住一个男孩的嘴和鼻孔，使其无法呼吸到外面的空气，但发现其一整天都呼吸通畅。

盖伦从这项研究中得出了与现代医学相矛盾的结论："因此，很明显，动物全身的动脉很少或根本不吸入外界空气。"现代人对这一实验的看法是，牛膀胱可能不太气密，或者盖伦的助手们一定是在盖伦没有直接监视实验的情况下取下了牛膀胱，这就让孩子轻松呼吸。

3. 呼吸的功能

除了给心脏提供气息，盖伦还描述了呼吸的其他功能。

• 调节热量。盖伦的著作着重类比了心脏与火焰，*On the use of breathing* 中有几页涉及两者间的相似处。例如，火焰在缺乏空气时熄灭，或者油灯在其燃料（油）用完时熄灭，这些现象被认为类似于人类"在没有空气时死亡"或缺乏足够营养（而死亡）。盖伦对心脏和肺都会产生内生热感到矛盾和困惑，他意识到必须在"内生产热和适当冷却间取得微妙的平衡（译者注：即心脏和肺部既能产生热量，也能通过呼吸来调节体温）"，并举例当打破平衡时，会发热伴呼吸增快。

• 声音。盖伦详细描述了喉软骨和肌肉的解剖结构，并撰写了一篇关于声音的全面详细的论文，清楚认识到肺在发音中的重要性。粗大的动脉（气管）为发音提供了初步的调节，发声产生于喉部，并在口腔顶部放大，悬雍垂起到琴拨的作用。肺中有如此大量空气的目的是连续发音。

• 去除烟熏火燎的精气。血液中废物从肺中排出，这就是呼气的功能。若不能持续呼气，心脏就会像一团燃烧的火焰，被其"烟雾"所窒息。随着时间的推移，盖伦对"烟熏火燎的精气"是如何从气息中分离的解释变得不那么确定了，一种解释是，烟熏火燎的精气通过功能不全的二尖瓣反流，沿着肺静脉返回肺。

• 心脏的物理保护。肺组织的海绵状性质，以及心脏位于胸部中心，导致盖伦认为肺可以缓冲身体运动对心脏的影响。

4. 盖伦的遗留问题

盖伦是第一位将希波克拉底的科学思维方法用于生理学的医师，他巧妙地将前人的知识与自己独自的

思考相结合，撰写了一部令人印象深刻的关于人体运作的专著。另外，正是从盖伦的著作中，我们获得了许多在他之前的前辈的知识，关于埃拉西斯特拉图斯大部分的生理学观点的了解，都来自盖伦的评论。由于盖伦的著作是史无前例的未受到质疑的科学著作之一，因此在医学史上占有一席之地。本节描述的生理学在世界各地的医学院校里教授，将近有1400年在科学上未受到质疑。

盖伦也有更阴暗和更具争议的一面，人们普遍认为他自负、教条，并会恶劣对待那些批评他的人。On the usefulness of the parts of the body 一书中包含了他对前人的观点进行的多次、长时间的个人反驳，例如，指责"最聪明的人——阿斯克勒庇俄斯（Asclepiades）"，犯的错"任何孩子都能看出来，更不用说一个如此自视甚高的人"。

（四）后盖伦时代

盖伦去世后，生理学和解剖学的研究实际上已停止。罗马帝国正在衰落，公元389年，基督教狂热分子烧毁了亚历山大图书馆，其中馆藏有许多希腊哲学家/医学家的著作。

这样，知识的继承和保存落到了拜占庭帝国和阿拉伯帝国的学者身上。阿拉伯学者热情地接受了盖伦的思想，并将许多希腊作品翻译成阿拉伯语，几乎可以肯定的是，他们在翻译过程中加入了改进意见。这些阿拉伯学者中最伟大的是阿维森纳（Avicenna，约980—1037年），其经典著作是一个令人印象深刻的文献汇集，对当时所有的医学知识进行汇集分类，创造了一部被称为中世纪时期流行的医学百科全书。几年后，涉猎广泛且多产的阿拉伯语作家伊本·纳菲斯（Ibn Al Nafis，1210—1288年），研究了阿维森纳的著作，并写下了论著 Sharh Tashirh Al-Qanun（《阿维森纳经典解剖学注解》）。在这本论著里，他质疑了盖伦关于血液通过室间隔中孔隙的理论，而是提出血液通过肺，利用肺组织与空气进行气体交换，这是解释肺循环真正本质的早期突破，但是伊本·纳菲斯的著作直到几个世纪后才众所周知。

二、文艺复兴

在12世纪和13世纪，随着许多欧洲大学的建立，再次开始学术追求，首先是牛津大学、剑桥大学和博洛尼亚大学，紧随其后的是巴黎大学、那不勒斯大学和帕多瓦大学。很快，许多古代文献从希腊文或阿拉伯语翻译成拉丁文，在教皇阻止了多个世纪后，人体解剖再次开始进行。解剖学知识随之再次开始发展，尽管如此，对人体功能研究的兴趣，直到15世纪的列奥纳多·达·芬奇（Leonardo da Vinci）才再次开始。

（一）列奥纳多·达·芬奇（1452—1519年）

文艺复兴时期，列奥纳多·达·芬奇是将艺术和科学相结合的典范。他的解剖素描既内容广泛又具有独创性，素描周围大多还附有详尽的注释。这些注释都是用拉丁文，并且以镜像书写方式书写，原因可能只是列奥纳多·达·芬奇是左撇子，没有接受过正规的学校教育来纠正他的镜像书写，又或者可能是为了使他的笔记更难被他所描述的"坏家伙"（未受过教育的人）读懂。

尽管已知列奥纳多·达·芬奇解剖了30多具人类尸体，但他对呼吸系统的大部分绘图都是基于动物的解剖结构，包括图35.2（译者注：该图涉及第三方版权，详图请见英文原版），其出色地展示了猪肺的细节结构。在这幅图的注释中，列奥纳多·达·芬奇思索着肺"实质"的功能，并扩展了盖伦对肺实质的保护功能的论述，他指出"在气管的分支和胸部肋骨中间穿插了一层柔软的覆盖物"。进入胸腔的结构被标记为a～e，其功能描述如下。

a. 气道：声音传播的通道。

b. 食道：食物传输的通道。

c. "怒张"的动脉（颈动脉）：生命之气的通道。

d. 背脊：肋骨起始的地方。

e. 脊椎（脊椎的棘突）：肌肉起点，止于项后棘突，（牵拉该肌肉）可将面部仰向天空。

列奥纳多·达·芬奇坚持盖伦的其他观点，例如，胸膜腔中存在空气，但不确定空气是如何进入或离开胸膜腔的。在后期的绘画中，他显然开始怀疑空气是否一直存在。但在某些领域，列奥纳多·达·芬奇毫不动摇地坚持盖伦观点，特别是他在几幅心血管系统的绘图中描绘了不存在的室间孔。

然而，他确实通过运用他的工程专业知识对盖伦的某些观点发出质疑。例如，他不接受心脏内源产热的说法，而是写道心脏内热量的产生是血液和心脏壁之间机械摩擦的结果。同样，他的工程学知识使他对胸壁和呼吸肌的作用（包括如何区分肋间内肌和肋间外肌复杂的功能、范围和性质）产生了兴趣。

对于膈肌，列奥纳多·达·芬奇描述了4种功能：扩张肺进行吸气、按压胃将食物送入肠道、与腹肌同步收缩以排出腹内多余的东西，以及将呼吸的（胸部）器官与自然（腹部）器官分开。最终，他深思了呼吸时气管和支气管的运动，如图35.3（译者注：该图涉及第三方版权，详图请见英文原版）右侧所示，展示了吸气时在分支处气管和支气管扩张并打开地更大。

列奥纳多·达·芬奇和支气管循环

在图35.3中，列奥纳多·达·芬奇详述了肺循环与支气管的关系。图中大部分注释强调了绘画的优势，认为通过绘画而不是文字，可以更好地描述这种解剖结构（译者注：列奥纳多·达·芬奇认为图像可以更直观地展示复杂的解剖形态，比文字更能传达细节和形象），该图清楚地显示了肺的双重血供，并表明较小的血供用于"气管的滋养和赋予生命力"。尽管存在争议，但很多学者认为从这幅图中显示列奥纳多·达·芬奇发现了支气管循环。现认为这幅图认为是以牛为原型的，最近证明牛有独特的小肺静脉直接流入左心房，这可能正是列奥纳多·达·芬奇发现的那些静脉。

列奥纳多·达·芬奇的绘画，可能有艺术创作的成分，这引起了不眠不休、可能永远无法解决的争论，如对支气管循环的争论。例如，在图35.2中，肺表面支气管的完美分支（译者注：即看起来非常整齐和规则的分支）模式显然不是基于对猪肺的真实观察。在图35.3中，牛肺的右上叶支气管直接从气管起源，但实际上在牛身上却不存在。然而，尽管对他的绘画存有这些疑虑，但列奥纳多·达·芬奇在生理学研究中结合艺术、科学和工程的天才创举无可争议。

（二）文艺复兴时期的解剖学

在列奥纳多·达·芬奇之后，高校师生探索医学知识的追求仍在继续，解剖学尤其得益于持续复兴的解剖和活体解剖的推动。安德烈亚斯·维萨利乌斯（Andreas Vesalius，1514—1564年）主要作为现代解剖的奠基人而被人们铭记，他的解剖学成就在1543年最终完成并出版 *De Humanis Corporis Fabrica* 一书后达到巅峰，该书共有7卷，解剖学插图超过250幅（图35.4）。

每当他的观点与盖伦不一致时，他就会遭到同时代人的抵制，这最终迫使维萨利乌斯停止了对解剖学的

研究，回归到医师的工作。然而，*De Humanis Corporis Fabrica* 继续获得认可，并成为未来解剖学教材的基础。维萨利乌斯也是位技术娴熟的生理学家。他是第一个描述这样一个可重复的实验的人，在该实验中，其小心翼翼地切除部分动物胸壁，但未破坏下面的胸膜，从而通过透明的胸膜直接观察肺的运动。

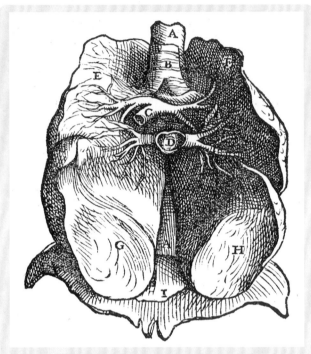

图片摘自维萨利乌斯的作品卷六（参考文献19），显示的是移除心脏后，肺的前视图。A：食道；B：气管；C：肺动脉；D：肺静脉；I：膈肌；E-H指的是肺叶，维萨利乌斯的插图表面总是显示每侧肺有4个肺叶。

图35.4　肺的前视图

（Reproduced by permission of the Special Collections, Leeds University Library.）

1. 肺循环

不知晓伊本·纳菲斯早期著作的情况下，塞维图斯（Servetus，1509—1553年）在他的宗教论著 *Christianismi restitutio*（《恢复基督教》）中，再次质疑盖伦的室间孔观点。他写道："血液并不穿过心脏的中间壁，而是经历长途跋涉跨肺向前流动……并从肺动脉流入肺静脉"。他还指出，血液通过肺部时，变成"红黄色"，尽管对这一观察结果的解释又等了两个世纪。可悲的是，当时的基督教教会视 *Christianismi restitutio* 为异端邪说，1553年，塞维图斯被烧死在火刑柱上，连同该书也被焚毁。尽管现有更多的 *Christianismi restitutio* 的重印本，但据传现今流传下来的当时的副本只有3本。

仅仅几年后，雷尔德斯·科伦坡（Realdus Colombo，1516—1559年，维萨利乌斯的学生）出版了其解剖学遗著 *De Re Anatomicae*，书中他清楚地描述了血液流经肺部时与空气混合的情况，从而成为第三位独立描述肺循环的生理学家。有人怀疑科伦坡以前曾接触过塞维图斯的 *Christianismi restitutio*，或者他知道早在300年前伊本·纳菲斯的著作，从而使人们不清楚这些著名的生理学家哪个才应该是肺血流的发现者。

三、17世纪的实验生理学

17世纪初，意大利大学在医学和解剖学方面的主导地位逐渐下降，而推进呼吸理解的任务转移到了正在发展实验验证和实证研究的英格兰。

（一）对呼吸生理学家有帮助的发现

1. 循环

威廉·哈维（William Harvey，1578—1657年）曾在剑桥大学和帕多瓦大学做研究，因此能很好地结合意大利的解剖学方法和知识与弗朗西斯·培根（Francis Bacon）提倡的英国生理实验方法。帕多瓦大学哈维的老师中最著名的是西罗尼姆斯·法布里休斯（Hieronymus Fabricius），他因发现了静脉瓣膜并在手臂静脉中简单演示了瓣膜如何阻止血液向远端流动，而受到赞誉。1616年，哈维在伦敦医学院的演讲中首次提出了关于血液持续循环的观点，又经过长达12年的实验，哈维发表了 *De Motu Cordis*，在论著中他描述了血液在较小（肺）和较大（体）循环中的循环流动。哈维在 *De Motu Cordis* 对呼吸的评论很少，虽然他在几个地方提到了未来会有关于呼吸的单独论著，但似乎从未写过。

2. 大气压

意大利物理学家贝尔蒂（Berti）和托里拆利（Torricelli）在试图创建真空时意外地发现了大气压。首先是贝尔蒂，他在罗马的房子上安装了一个由铅管制成的水压计，测量出水柱的高度为27英尺。然后，托里拆利和数学家同事维维安尼（Vivianni）用水银制作了第一个水银气压计，将装满水银的玻璃管倒置在一碗水银内，通过直视汞柱高度估计大气压。

3. 显微镜

哈维和他的众多前辈都描述了血液流经肺组织，但怎么流经无法确定，也无法确定血液和空气如何混合。哈维认为，血液和空气最有可能是通过肺结构中的孔隙接触。马塞勒斯·马尔皮基（Marcelus Malpighi，1628—1694年）使用原始显微镜观察肺组织后，其于1661年在两封写给他在比萨担任科学教授的朋友博雷利（Borrelli）的信中，介绍了他的最初论著论文 *De Pulmonibus*。马尔皮基用青蛙进行研究，并详细描述了所使用的肺部标本，他说他"几乎将所有青蛙种族都用于研究了"。他将肺组织描述为"非常轻薄的膜组成的聚合体，这些膜绷紧而弯曲，形成几乎无限多的圆形囊泡和空腔，正如我们在蜜蜂蜂巢中看到的那样"。这是对肺泡的首次描述，附有他对标本的绘图（图35.5），他接着描述了这些囊泡是如何成为支气管分支的末端，以及正常情况下，囊泡是如何分隔血液和空气的。

现在，肺组织结构之谜已揭晓。血液从右心流向肺，穿过马尔皮基所称的"最小血管"，流过含有空气的肺泡，回到左心。然而，科学家们离真正理解为何机体肺循环如此巧妙排列仍任重道远。

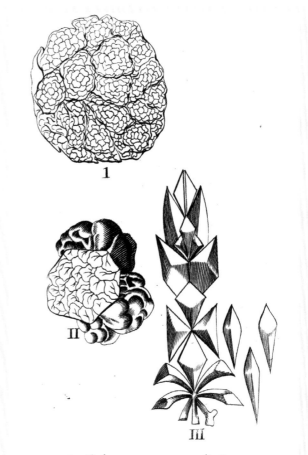

De Pulmon: pag. 144 to.2.

Ⅰ：肺的表面；Ⅱ：肺的切面［包括囊泡（肺泡）表面的血管］；Ⅲ：支气管分支成为囊泡。

图35.5　马尔皮基制作的蛙肺标本图

（Reproduced by permission of the Special Collections, Leeds University Library.）

（二）牛津生理学家和"呼吸的应用"

17世纪中叶，一群杰出的科学家在伦敦偶遇，他们经常在其住所举行会议，交流思想，讨论科学话题。最初，该组织在伦敦被其成员称为"看不见的学院"，但后来在牛津变成了"实验哲学俱乐部"。经过约15年的发展，国王授予该俱乐部皇家特许状，并成立了伦敦皇家学会（伦敦皇家自然知识促进学会）。在众多杰出的俱乐部成员中，有4位因为他们对呼吸知识的贡献，值得在此特别提及。

1. 罗伯特·玻意耳（Robert Boyle，1627—1691年）

在胡克的协助下，玻意耳建造了一台"新型气动引擎"，能够从封闭的容器中抽出空气，产生真空。他很快证明在真空中火焰会熄灭，动物会死亡，因此开始相信空气中有着某种对燃烧和动物生命都必需的重要成分，但其他的实验使玻意耳误解了呼吸的真正作用。他把一支蜡烛和一只小鸡关在一个密闭容器内，观察到小鸡存活时间要比火焰燃烧时间长很多，这表明燃烧和呼吸不同。同样，观察到在动物死亡时用水银计测量闭合容器内的压力，发现并未改变，这让玻意耳相信，空气中生命成分量极少。对一名致力于实验的科学家来说，玻意耳被认为不善于解释他的研究结果，经常将解释这一重要任务留给他的密友罗伯特·胡克。

2. 罗伯特·胡克（Robert Hooke，1635—1702年）

胡克和玻意耳之间的重要合作促成了上段中提到的研究。然而在呼吸领域，胡克最著名的是1667年向皇家学会进行的一次引人注目的演示，列奥纳多·达·芬奇和维萨利乌斯之前曾多次演示用风箱人工通气使动物存活。然而，在胡克的演示中，他使用了两对风箱来为一只胸壁部分切除并在"肺的外层（胸膜）上刺了许多小孔"的犬提供持续的空气流，该实验中，一个多小时的窒息性通气他成功使动物存活，从而确凿地证明了"没有新鲜空气进入的肺单纯运动对动物的生命毫无益处"（译者注：肺的单纯运动是指肺部自身的收缩和扩张）。

3. 理查德·洛厄（Richard Lower，1631—1691年）

为研究血液暴露于空气时已知的颜色变化，洛厄进行了很多动物实验。首先，他通过显示肺动脉和肺静脉血间的色差，证明了血液颜色变化发生在肺部，而不是心脏。然后他通过例如停止动物的人工呼吸，观察到肺静脉中的血液迅速变蓝等研究，进一步证明只在肺内有空气时才会有颜色变化。

4. 约翰·梅奥（John Mayow，1641—1679年）

梅奥是牛津大学最年轻的生理学家，他曾与洛厄一起学习，并担任过玻意耳的实验室助理。他在呼吸方面的主要著作 *Tractatus Quinque Medico-Physici* 于1674年出版，也就是在玻意耳、洛厄、胡克结束他们的呼吸研究几年后。*Tractatus Quinque Medico-Physici* 是一部令人印象深刻的专著，其汇集了梅奥杰出同事们的观点，并补充了梅奥自己的实验工作和关于化学及呼吸生理学的观点。梅奥的许多实验都用包含6个图形的单页图阐明（图35.6）。梅奥再次表明，动物呼吸对封闭玻璃内的空气体积影响与燃烧类似。幸运的是，与玻意耳发现的较小压力变化相比，梅奥发现体积（即压力）的变化就要大得多。梅奥使用水，并行较长时间的观察，这既能使CO_2溶解于水，也能使容器内的温度恢复到环境温度，这使他拓展了玻意耳的观点，即空气含有一种重要的成分，梅奥命名为硝石样气体（nitro-aerial spirit）。当动物吸入硝石样气体时，其与血液中的硫化盐碱性颗粒结合产生"发酵"，最终导致肌肉收缩。肌肉收缩来自梅奥对运动期间呼吸增快的认识。

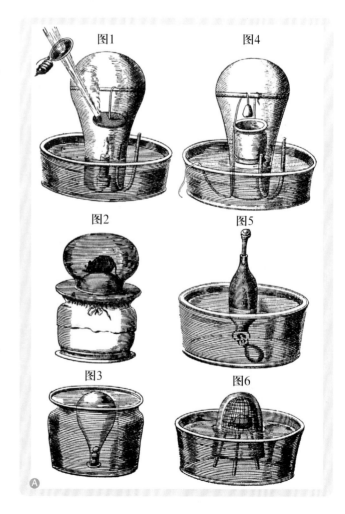

图1 图4 图2 图5 图3 图6

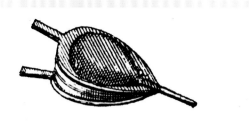

A. 由放大镜和太阳热点燃（图1）可燃材料或者动物呼吸模拟（图6），使水在封闭玻璃瓶内上升，或使一个湿润的囊状物被吸入玻璃瓶内（图2），化学反应在封闭的玻璃瓶中进行，例如，直接将铁加入硝石样气体中（图4），或将玻璃底部的铁珠与稀释的硝基气体接触。图5表明梅奥将空气从一个玻璃瓶到另一个玻璃瓶的系统；B. 关于通过在风箱中的囊状物来演示胸壁的运动导致肺的被动扩张和收缩。

图35.6　梅奥呼吸实验图解

Tractatus Quinque Medico-Physici 还包含对呼吸力学的优秀章节。梅奥清楚认识到，肺的运动仅由胸壁的扩张和收缩引起。通过将囊状物放在一对安装有玻璃窗的风箱内（图35.6B）观察，来证明肺只是随着胸壁的运动而被动运动。然后，梅奥将他的生理学知识应用于病理学，解释如果腹部内容物阻碍了膈肌的下降（常见于暴饮暴食、腹内容物扩大、端坐呼吸，甚至"歇斯底里"），就会呼吸困难。他充分了解气胸的问题，给外科同事出谋划策：

在此，顺便提醒一下外科医师，若胸部被穿透（开放性胸外伤），只有在胸廓回缩到最大时（用力呼气末）才可封闭创口，若在胸廓扩张时（吸气时）封闭伤口，胸腔就会因内部空气阻力阻碍了胸廓回缩（呼气），由此肺也不能扩张（吸气），除非肺部分性扩张，否则就会窒息。

Tractatus Quinque Medico-Physici 在写完后不久就引起了争议，梅奥被指责没有恰当地承认他使用了其他人的观点，并"在作品中充斥着他自己的荒谬内容"。这部作品很少被他的同行提及，并在一个多世纪里一直默默无闻。特别是，下个世纪发现氧气的化学家很可能完全不知道梅奥的工作（见后文）。

（三）生理学停滞

梅奥离世后，呼吸生理学的研究再次停滞并且时间长达百年。牛津大学的其他科学家在梅奥离世前已转向不同的行业领域，比如物理化学（玻意耳）、建筑学（胡克）和利润丰厚的私人医学（洛厄）。欧洲其他大型学术中心并未接过呼吸生理学相关研究的重

任。学术停滞的原因尚不确定：这是欧洲历史上又一个政治动荡期，这种动荡可能不利于学术研究。还可能是其他密切相关的学科（特别是化学）还处于非常原始的阶段，这甚至可能让相关研究者产生错觉，以为呼吸生理学已得到有效的解释，无须进一步研究。

四、化学与呼吸

（一）空气的不同成分

1. 燃素

18世纪初，格奥尔格·恩斯特·斯塔尔（George Ernst Stahl，1660—1734年）开始研究燃烧的化学成分，他向科学界提出了一个完全错误却被广泛接受的解释。所有可燃物都有两种成分：灰渣和一种名为燃素的燃烧要素。可燃物燃烧时，其内的燃素逸出，只留下灰渣或灰烬。像木炭等燃烧后灰烬很少的物质，其必含更大比例的燃素。当密闭空间的空气内燃素饱和时，燃烧就熄灭。金属煅烧（在空气中烈火加热直至氧化）被解释为除去金属所含的燃素，而燃烧木炭将金属氧化物转化（实际为还原）为金属，则被解释为木炭向金属氧化物提供燃素以重新生成金属。一项强有力的证据反驳了金属煅烧的燃素说。玻意耳、梅奥及其他研究者均证实，金属煅烧时会增重，因而不可能失去燃素。斯塔尔对此给出一个非常可疑的解释，他认为金属煅烧时也会失去一些"负重量"。

尽管燃素说与现代已知事实完全相反，但与18世纪几乎所有对燃烧的已知观察结果相符（前述金属煅烧例外）。因此，斯塔尔的燃素说经久不衰，且被认为其对理解气体化学成分所造成的的阻碍长达数十年。

2. 固定空气与浊气

约瑟夫·布莱克（Joseph Black，1728—1799年）是一位苏格兰化学家，主要研究碱的化学反应，而碱是当时广泛用于治疗肾脏疾病的一类药物。他证实加热石灰石后会释放气体而失重。为解释观察到的大幅重量减少，布莱克认为释放的是空气，而不是燃素。经过进一步的实验，他发现发酵和木炭燃烧都能产生该气体，且该气体也存在于呼出气中。基于这些观察，他将其命名为"固定空气"，认为"固定空气"是空气中不可呼吸的所有气体。仅仅几年后的1772年，"浊气"（氮气）的发现证明空气中仅有少量固定空气。鉴于燃素说在当时化学界居基础地位，布莱克解释CO_2化学反应时根本未涉及燃素，这一定

令人惊讶，但仍构成不了对燃素说的挑战。

3.脱燃素气体

在英格兰，约瑟夫·普利斯特列（Joseph Priestley，1733—1804年）对呼吸气体进行了一系列实验，试图了解、揭示和描述我们现在所知的一种名为氧气的成分。他发表了研究著作Experiments and observations on different kinds of air，书中包括设备的图示（图35.7）。最初，普利斯特列将通过加热氧化汞产生的气体描述为"纯净空气"，他发现该气体让蜡烛燃烧时"火焰非常强烈"，并使老鼠比在"普通空气"中存活得更久。普利斯特列本人尝试吸入纯净空气，没有出现明显不良反应。他对植物的研究有了重大发现：植物（尤其是菠菜等生长迅速的品种）能在密闭容器内逆转因呼吸、蜡烛燃烧或腐烂引起的气体改变（译者注：植物能够通过光合作用吸收二氧化碳并释放氧气，从而改变封闭容器内的气体组成）。他充分认识到在全球范围内这一发现的重要性，他评论说，经呼吸或燃烧，普通大气中的空气已变为一种有害状态，这种有害空气"能被植物完美修复，因而，地球表面满布生长中的植物可能是大气得以净化的原因"。作为燃素说的推崇者，普利斯特列很快将"纯净空气"更名为"脱燃素气体"。他认为他的实验已证实了燃素说，即在空气内燃素饱和前，加热氧化汞除去空气内燃素，所以蜡烛燃烧时间更久，或动物呼吸时间更长。

4.火空气

卡尔·舍勒（Carl Scheele，1742—1786年）在瑞典研究化学和药学。在不知普利斯特列研究成果的情况下，舍勒也用各种方法制造了氧气，他将其命名为"火空气"。他尽管也证明了"火空气"对蜡烛燃烧和动物呼吸的影响，但也未能利用其研究结果挑战燃素说。

（二）氧气

安托万-洛朗·拉瓦锡（Antoine-Laurent Lavoisier，1743—1794年）生于巴黎，20岁前获科学学位，不久后专攻化学。1772年前后的几年里，拉瓦锡研究了燃烧和呼吸，成果显著。在此期间，普利斯特列拜访拉瓦锡，与拉瓦锡讨论其"纯净空气"的实验。拉瓦锡进行化学研究的方法不同，实际上他将定量研究引入前辈们的定性研究。他指出，当金属在一个密封罐子里煅烧时，仪器、空气和罐子的总重量不

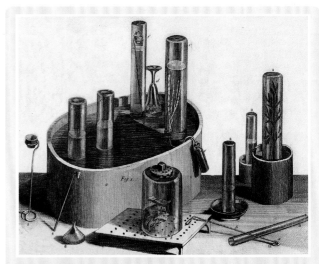

该图展示了他在实验中使用的各种仪器。图中可见小鼠被关在啤酒杯（d）中，杯中"普通空气"可供其呼吸20～30 min。而其他小鼠则被放在顶部和底部均敞开的容器中，以供后续实验使用（插图前面）。最右边罐子里可看到生长中的植物。

图35.7 普利斯特列 *Experiments and observations on different kinds of air* 的卷首插图
（Reproduced by permission of the Special Collections, Leeds University Library.）

变，因此证明是空气和金属结合而增加了金属重量。在吸入近乎纯氧的动物实验中，他观察到动物在所有氧气耗尽前就已死亡，这促使他研究大气中CO_2的有害效应。

拉瓦锡进行呼吸实验，让呼吸产生的CO_2形成酸化水而被吸收，这样就能同时定量氧耗量，他测量静息受试者的氧耗量为1200立方英寸/h（≈330 mL/min），该结果非常接近现代值（见第145页）。然而，拉瓦锡令世人铭记的是他发现了"极适合呼吸的空气"是一种化学元素，并将其命名为氧。当时的科学家再次对这一开创性发现的贡献而争议，例如，普利斯特列后来对拉瓦锡使用他们在1774年对"氧"讨论过的观点而恼怒，而且尽管拉瓦锡当时已意识到梅奥对"氧"研究的贡献，但拉瓦锡在著作中从未提及梅奥的研究。拉瓦锡的兴趣不限于科学研究，他还密切参与法国一家负责税收的金融机构——包税商集团（the Ferme Generale）的工作。由此获得的收入显然为拉瓦锡的大量实验提供了经济支持，但这也造成对他财务行为不当的指控，以至于他在1794年因被送上断头台而早世。拉瓦锡死后，其朋友拉格朗日（Lagrange）评论说："仅仅一瞬间，他的头颅便被砍下，但是再过一个世纪也未必再有如此的头脑出现"。

五、现代呼吸生理学思想的早期发展

（一）组织呼吸

在16世纪，人们认为热量由不断流动的血液内摩擦产生，而不是过去认为的心脏中某类物质的燃烧产生。随着化学的发展，燃烧和呼吸间的相似性越来越瞩目，但该氧化反应在哪里发生，对于拉瓦锡也是个谜（他认为氧化反应发生在支气管中）。促使人们超越心肺寻找人体燃烧部位的是阿代尔·克劳福德（Adair Crawford，1748—1795年），他发现了量热法（也称热量测定法）。克劳福德和拉瓦锡对人体产热量进行的测量，使拉瓦锡的数学家朋友拉格朗日明确指出，如果所有热量都由肺产生，那么温度"必然会升高到有理由担心会摧毁肺的程度"。

在意大利，拉扎罗·斯帕拉捷（Lazzaro Spallanzani，1729—1799年）进一步研究了人体燃烧部位，然而他的成果直到1803年才被追授发表。他研究各种各样生物的呼吸作用，包括昆虫、爬行动物、两栖动物和哺乳动物，并描述了那些没有肺的生物如何通过其皮肤进行氧和CO_2交换（见第287页）。生物在没有肺的情况下仍会呼吸的这一事实，让斯帕拉捷有了最重要的呼吸发现，他展示了新近死亡生物（包括人类）的各种组织会继续呼吸一段时间，从而表明组织是耗氧场所。

19世纪，科学进步改进了气体和温度测量技术。测量了动物和人类的产热，发现产热与消耗的氧气和产生CO_2的比热容相关。测定的呼吸商值为$0.6 \sim 1.0$，数值取决于饮食。最后，随着有机化学诞生和能量守恒定律奠基，能量代谢的当代理论得以阐明。

（二）血气

一旦明确氧代谢发生在组织中，就有研究者着手研究血液是如何将氧足量地运送到组织，组织释放的CO_2又如何足量地回到血液。然而，在这个问题得到详尽阐明前，还需要其他基础的科学发现。

1. 气体分压

约翰·道尔顿（John Dalton，1766—1844年）提出的气体分压定律（见第410页）直到今天仍被广泛应用，他首先提出概念：无论气体混合物的压力和温度如何，各种气体均可共存。按道尔顿的描述，每种气体的颗粒与其他气体颗粒间无相互作用，因此"就

像在一个真空空间中自我排列（译者注：真空空间也就是一个没有任何物质存在的空间，在这种空间中，气体分子之间没有相互作用，它们可自由移动，不会受到彼此存在的影响）"，同时又矛盾地占据容纳气体混合物的整个空间（译者注：因为我们通常认为，如果每种气体都像在真空空间中一样排列，那么它们应该各自占据一部分空间，而不是占据整个空间。然而，在混合气体中，每种气体都占据了整个空间，这就是道尔顿所描述的矛盾情况）。他对这一点给出了说明，如图35.8所示。

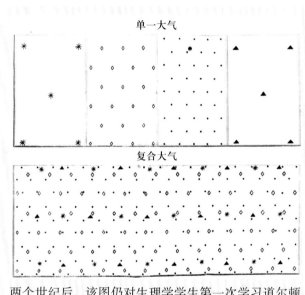

两个世纪后，该图仍对生理学学生第一次学习道尔顿分压定律有帮助。含水气体（水蒸气）；含氧气体（氧气）；含氮气体（氮气）；碳酸气体（二氧化碳）。

图35.8　道尔顿绘图阐明复合大气由各单一大气混合而成

（Reproduced by permission of the Wellcome Library, London.）

保罗·伯特（Paul Bert，1833—1886年）因对高原生理学和医学方面的研究而闻名，也因发现影响生物系统的是呼吸气体分压而不是其浓度，而对基础呼吸生理学做出了重大贡献。他进行了一系列巧妙的实验，将动物暴露于不同大气压下，但保持PO_2恒定，未对动物造成不良影响。无论吸入气体的总压力如何，每当吸入气PO_2低于正常大气压下空气的PO_2时，动物都会遭受缺氧的影响。他在一个大型特制舱内重复了人体实验（图35.9），结果表明，通过吸氧，可完全减轻低环境压（由此带来的低氧压）的有害影响。

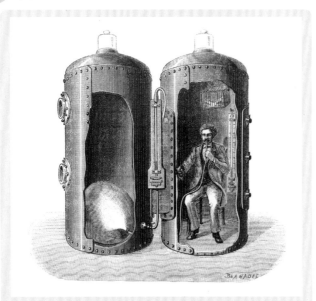

图片显示保罗·伯特坐在一个正常大气压的舱内吸氧，舱内压力逐渐降低，越来越低于大气压。请注意伯特上方笼子里的麻雀，当压力降至450 mmHg时，麻雀就会坍倒在笼子里，但伯特坚持将舱内压力降至410 mmHg，而他通过间歇性吸氧保持清醒。

图35.9 来自 *La pression barométrique*
（Reproduced by permission of the Wellcome Library, London.）

伯特将吸氧应用在当时兴起的热气球娱乐飞行中，并帮助他朋友加斯顿·蒂桑迪埃（Gaston Tissandier）在热气球上升时吸氧，从而突破原有的上升高度。然而，为追求到达更高的海拔，蒂桑迪埃和两个朋友进行了一次旨在达到8 000 m（26 200英尺）高度的热气球飞行，然而他们太过狂热，都未来得及向伯特咨询高空飞行相关的可能吸氧需求。热气球异常快速上升（图35.10），由此引起的缺氧导致三名热气球飞行者意识模糊，无法呼吸氧气而失去意识（见第193页）。只有蒂桑迪埃意识部分恢复，记录到他们曾飞到8 600 m（28 200英尺）的海拔高度，在他通过间歇性吸氧和控制性下降热气球的海拔高度来改善缺氧前，就发现了此次飞行的全部悲剧，他的两个朋友已去世。

2. 血红蛋白及其解离曲线

玻意耳和梅奥都曾利用真空泵从血液中提取气体，并推测这些气体可能是空气或硝石样气体（氧气）。19世纪，德国化学家们的卓越成就促使他们主导了这一领域的研究。古斯塔夫·马格努斯（Gustav Magnus，1802—1870年）从血液中提取出氧气和

CO_2，结果显示氧气在动脉血中含量更高，而CO_2在动脉血中含量低。1857年，洛塔尔·迈耶尔（Lothar Meyer）做了类似的实验，但他的实验表明随着压力降低，氧的释放不是线性的，因此证明氧并不简单地溶解在血液中。与此同时，血液中的红色化合物被识别出来，而且很快从化学层面确定是球蛋白和含铁血红素的化合物。这种新发现的"血红蛋白"对氧气的亲和力很快被解析，许夫纳（Hüfner）对这种结合进行量化，并非常精确地测定出1.34 mL氧气与1 g结晶血红蛋白结合（见第134页）（译者注：血红蛋白本身就是显示酸性、溶解度较低的物质，因此其在高浓度或血红蛋白的酸度饱和时，会自然而然地析出结晶的物质，但实验室中使用的结晶血红蛋白可能与体内正常血红蛋白特性略不同）。1888年，许夫纳使用血红蛋白溶液记录PO_2与血红蛋白饱和度之间的关系，得到一个矩形双曲线。最后，1904年克里斯蒂安·波尔（Christian Bohr）和他同事指出，当用新鲜全血测量血红蛋白解离时，会形成一条"S"形曲线，且该曲线会随着PCO_2变化而改变（图35.11）。

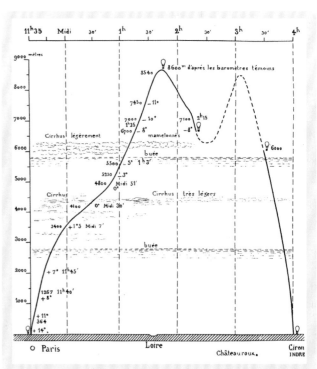

其中虚线表示估计的高度，因为此次飞行唯一的幸存者——加斯顿·蒂桑迪埃过度缺氧，无法记录准确高度。

图35.10 1875年4月15日，热气球"Zenith"高空上升示意图

（Reproduced by permission of the Wellcome Library, London.）

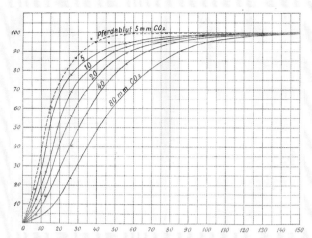

注意血液 PCO_2 对曲线位置和形状的影响（见第136页）。Pferdeblut（德语）：马血。

图35.11　首次出版的刊物（1904年）展示了氧合血红蛋白解离曲线的形状

（Reproduced by permission of the Special Collections, Leeds University Library.）

3. 氧分泌的争论

在19世纪，PaO_2测量引发了巨大的科学争论。1870年，波尔和其同事研制了一个原始的气压计，测得PaO_2约80 mmHg（10.7 kPa），然而在某些测量中发现PaO_2略高于PAO_2。大约在这时，研究身体其他系统的生理学家发现，肾脏和肠道等部位有众多主动膜转运系统。这让波尔猜测肺部可能存在氧的主动转运，他这个假设很快得到著名呼吸生理学家约翰·斯科特·霍尔丹（John Scott Haldane）的支持。在牛津大学实验室，霍尔丹发明了一种测量PaO_2的新技术。这项新技术需要受试者吸入低浓度一氧化碳，然后将受试者血样与标准血样直接配色，来确定碳氧血红蛋白的浓度，从而计算出PO_2。为标准化用于比色的光，实验必须在白天进行。根据现今的标准，该技术的几个方面似乎非常主观，但即使如此，霍尔丹仍是应用严格方法论的优秀科学家。利用这项技术，霍尔丹测得平均PaO_2为200 mmHg（26.7 kPa），因此他声称已证明肺部存在氧的分泌（氧的主动转运）。

奥古斯特·克罗（August Krogh）和玛丽·克罗（Marie Krogh）这对丹麦夫妇科研团队反驳了霍尔丹氧分泌的观点。奥古斯特·克罗曾是波尔学生，他继续改进气压测量法，使用连续流动血液样本行更小体积的气体分析，他的研究结果始终提示无论吸氧浓度是多少，PaO_2总略低于PAO_2。同时，他的妻子对肺一氧化碳的扩散能力进行了大量研究，表明理论上

肺很容易被动吸收足量氧气而无需主动分泌。

两种相互矛盾的研究结论经长达20年的激烈交锋，胜利的天平逐渐倒向克罗夫妇。1911年，霍尔丹和他的团队似乎接受了氧分泌仅可能发生在吸入气中氧水平低时。他们在海拔4300米（14 100英尺）的派克峰（pikes peak）山顶进行了一项冒险研究，使用常用的方法测量PO_2，再次测得PaO_2高于PAO_2。

虽然霍尔丹从未放弃对氧分泌的执念，但巴尔柯洛夫特（Barcroft）在他有生之年进行的后续研究也发现氧分泌现象并不存在。为什么像霍尔丹这样杰出生理学家会对一个错误假设有如此执念，至今无法解释，因此争论仍在继续。1985年，《柳叶刀》杂志发表了一篇对这些事件的综述，再次引发对霍尔丹提倡的氧分泌的争论。

（三）肺力学

盖伦知道肺充气是一种被动现象，是呼吸肌引起胸廓运动的结果。然而，几个世纪以来，人们都不了解肺充气是如何发生的，直到发现了气压，才很快明白是胸廓扩张把空气引入肺部。即使在当时，也有人不认可这种科学解释。1662年，勒内·笛卡尔（Rene Descartes）提出，当胸廓扩张时，胸廓外部的空气被推离胸廓，压缩邻近空气，直到嘴附近的空气被挤进肺部。梅奥利用风箱内的气囊巧妙演示上述肺充气过程，清晰地证明了该科学理论。

在盖伦后约1500年，维萨里（Vesalius）的实验证明，当刺破胸膜，肺在胸腔内会回缩。他的诸多后继者都重复了这一观察，梅奥评论称："一旦光线进入肺部揭示肺内情况时，肺就会立即停止运动并塌陷，仿佛在光照下逃避观察"。又过了约160年，才进一步研究肺的弹性回缩力。1820年，卡森（Carson）测量了开胸时气管内压力（在气道封闭的情况下），因此首次测量了肺的弹性回缩压。不久后，路德维希（Ludwig）记录到胸膜内压低于正常大气压，致使唐德斯（Donders）在1849年提出，完整受试者中，胸壁向外的弹性回缩力等于肺向内的弹性回缩力（见第二章）。最终，约翰·哈钦森（John Hutchinson）（其对肺容量的研究所述如下）在新鲜尸体中绘制出第一条人肺顺应性曲线。

1. 肺弹性回缩力和表面活性物质

有一段时间，似乎仅由肺组织固有弹性回缩力就能充分解释肺回缩。20世纪初，肺泡的几何形状和大

小已众所周知，距拉普拉斯（Laplace）描述压力、表面张力和曲率半径间的关系已过去约100年（见第13页）。然而，直到1929年，库尔特·冯·尼尔加德（Kurt von Neergard）首次质疑仅凭组织弹性是否足以解释肺组织特性时，才认识到基于这些定律的肺组织的固有不稳定性。冯·尼尔加德的实验证明，肺泡表面张力确实低于拉普拉斯定律的预期，仅仅几年后，理查德·帕特尔（Richard Pattle）证明肺组织中含有一层可将肺泡表面张力降至几乎为零的不溶性蛋白质，就此发现了表面活性物质（见第14页）。

2.肺容积

17世纪，博雷利（Borelli）首次测量了肺内的空气体积，并提出了残余容积的概念。此后，许多科学家通过各种方法（如利用尸体胸腔制作的石膏模型估计肺总量）测量肺容积，结果可能差异很大，令人困惑。类似现代肺容积的测量由约翰·哈钦森在1846年首次进行，同时他描述了第一台肺量计。哈钦森的肺量计（图35.12）与直到最近才使用的水封式肺量计差别不大，为尽量不造成受试者呼吸阻力，水上的容积测量室用砝码平衡（译者注：放置砝码是为了平衡水上的容积测量室，由于放置在水上，容易受浮力影响失去水平位）。哈钦森描述了胸内空气的以下分类，括号中是现代对应词。

余气：最剧烈肌肉运动后残留在肺部，我们无法控制呼出的气体量（残气量）。

储气：平静呼吸运动后，在需要时可以呼出的肺内空气量（补呼气量）。

参与呼吸的气体：正常平静吸气和呼气所涉及的那部分气体量（潮气量）。

补吸气：剧烈呼吸运动时可吸入肺部的空气量（补吸气量）。

肺活量：上述最后三个部分的总和。

就在同一篇论文中，为确立正常的肺活量数值，哈钦森报告了他对1970名健康受试者肺活量的测量数据，其测量很准确地表明，肺活量与受试者身高和年龄直接相关，测量结果与当代数据类似，例如，55岁身高5英尺4英寸的男性受试者，在60华氏摄氏度下测得的肺活量为188立方英寸（生理条件下，188立方英寸等于3.31 L，而现代正常预测值为3.64 L）。然后，他测量了60名不同病因表现为咳嗽的肺结核患者的肺活量，并将所得结果与根据身高、体重等预测的正常值进行比较，结果证明肺容量随呼吸系统疾病进

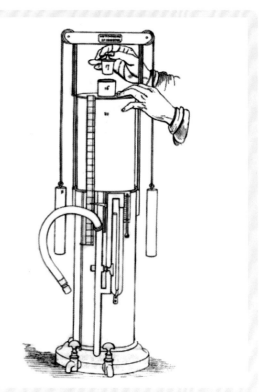

该图显示，操作人员在再次测量前，移除塞子来重置肺量计液位。

图 35.12　哈钦森的肺量计（1846 年）
（Reproduced by permission of the Special Collections, Leeds University Library.）

展而下降。

（四）通气控制

盖伦对角斗士伤势的观察表明，大脑控制呼吸活动，而膈神经参与其中。

对呼吸中枢的更具体定位直到18世纪才开始，当时法国生理学家安托万·洛里（Antoine Lorry，1725—1783年）指出，切除动物脑干以上的所有大脑，也不会导致呼吸停止。1812年，法国生理学家安托万·勒加劳斯（Antoine Legallois）发表了类似但更精准的实验报告，研究表明只有切除脑延髓时，节律性吸气运动才会停止。接下来的150年里，一系列杰出研究人员对与呼吸调控有关的神经元进行了更详细定位，并研究了其间的相互作用。这些动物实验描述了呼吸调控的解剖部位，当将这些部位（如长吸中枢和呼吸调整中枢）与整体离断，就会形成特定的呼吸模式。完整动物的呼吸调控极为复杂，以至于用这种粗略的解剖方法阐明各种呼吸调控间的相互作用受限，而在近代成像技术发展之前，人类呼吸功能（定位）研究几乎不可能进行（见第38页）。

19世纪，呼吸中枢节律性的起源受到生理学家的广泛关注，呼吸中枢的传入神经（尤其是迷走神经）的作用得到了明确证实。特别是，海林（Hering）和布洛伊尔（Breuer）描述了肺充气如何抑制吸气活动，也描述了肺"萎陷"反射（见第44页）。这些观察结果奠定了自我控制（selbsteuerung）假说的基础，该假说认为节律产生只是两个交替的抑制性反射。

呼吸的化学调控

17世纪，牛津大学的生理学家将动物置于密闭环境进行实验，观察到动物急促呼吸，随后喘息和死亡。随着血液中气体分析技术的改进，呼吸的化学调控得以阐明。1868年，弗鲁格（Pflüger，德国生理学家）对犬进行了一项全面研究，显示缺氧和二氧化碳过量都会兴奋呼吸，缺氧兴奋作用更强。不久后，德国生理学家米歇尔–鲁施（Miescher-Rusch）研究了人类对二氧化碳的反应，结果表明呼吸系统严格控制二氧化碳浓度，并得出结论，二氧化碳是呼吸的主要化学刺激物，而不是氧气。莱昂·弗雷德里克（Leon Fredericq）通过一系列非常巧妙的实验证明，相比前一段所述的迷走反射调控，呼吸的化学调控作用更大。他成功地交叉连接了A动物和B动物头部的流入和流出的血液供应，其中B动物的改变会让A动物呼吸暂停，例如，即使A犬的肺没有充气而不能诱发肺牵张反射（hering-breuer reflex），但让B犬过度通气也可使A犬呼吸暂停（见第44页）。最后，20世纪初，分析化学的进一步改进促使霍尔丹和普利斯特列的研究成果于1905年发表，其中包含对呼吸的化学调控，以及氧气、二氧化碳和运动之间的相互作用进行了精细的定量分析。

（孔祥龙，孙莉译；杨小艳，孙思庆，苏俊，阮志强，赵鑫，洪作佩，才万龙，刘岗校对）

——— 参考文献 ———

扫码查看

关键词

古代文明；埃伯斯纸草卷；文艺复兴时期；盖伦；伊本·纳菲斯；列奥纳多·达·芬奇；实验生理学；伦敦皇家学会；约瑟夫·普利斯特列；脱燃素气体；拉瓦锡。

摘要

• 5000年前，古埃及文明就清楚呼吸对生命很重要，但为何如此重要尚不清楚。

• 早期对呼吸功能的解释是，吸入肺部的空气在心脏中燃烧，并将"烟熏火燎的精气"从体内呼出。

• 文艺复兴时期，解剖学知识的进步促使发现了肺循环，并观察到血液经过肺部时颜色会改变。

• 17世纪进行了更严谨的生理学科学实验，并推动关于呼吸力学和功能学的若干发现。

• 基础科学（尤其是化学和物理）的发展，促进了对当前呼吸和呼吸作用知识的阐释。

第四部分 附录

4

附录 A　物理量和计量单位

国际单位制

新旧计量单位间的转换并未很清晰。旧的计量单位以厘米-克-秒（centimetre-gram-second，CGS）为基础，并且还有许多与厘米-克-秒非相干的衍生单位，如表示压力（译者注：原文中"Pressure"，指垂直并均匀作用在单位面积上的力。在物理学上称为"压强"，此处结合第二版及医学术语翻译为压力）的毫米汞柱（mmHg）和表示功的卡路里，衍生单位实际上无法通过转换系数（十进制）与基本单位联系起来。新的度量系统即国际单位制（système internationale，SI）以米-千克-秒（MKS）为基础，包含基本单位和派生单位，这些单位通过简单的乘除法得到，无需转换系数，甚至也不需要十的乘方。

基本单位包括：①长度单位：米（m）；②质量单位：千克（kg）；③时间单位：秒（s）；④电流单位：安培（A）；⑤热力学温度单位：开尔文（K）；⑥物质的量单位：摩尔（mol）；⑦发光强度单位：坎德拉（cd）。

衍生单位包括：①力单位：牛顿（N）或kg·m/s^2；②压力单位：帕斯卡（Pa）或N/m^2；③功单位：焦耳（J）或N·m；④周期频率单位：赫兹（Hz）或s^{-1}。

现认为保留特殊的非SI单位用于一般和特殊应用非常重要，这些非SI单位包括升、天、小时、分钟和标准大气压。

不推荐使用的单位包括达因、巴和卡路里，以及重力相关的单位，如千克力、厘米水柱（cmH$_2$O）和毫米汞柱（mmHg），但其中许多单位今天仍在使用。

SI单位在呼吸生理学和临床实践中的使用仍不完善。在欧洲，kPa已取代毫米汞柱作为血气分压的单位，但美国和澳大拉西亚仍在使用旧单位。在医学领域引入kPa来测量流体压力还未能实现。临床上，我们继续以mmHg记录动脉血压，以cmH$_2$O记录静脉压。

事实证明，为方便不熟悉其中任何一种单位的读者，本书有必要像前几版那样将文本和图形同时用SI和CGS单位表示。表A.1列出了一些有用的转换系数。在生理学和医学的某些领域中，非SI单位仍被广泛使用，例如用来表示大多数血管压力的mmHg和用于气道压力的cmH$_2$O，为帮助阐释，本书保留了这些单位。

表 A.1　计量单位的换算

力	
1 N（牛顿）	= 10^5 dyn（达因）
压力	
1 kPa（千帕）	= 7.50 mmHg
	= 10.2 cmH$_2$O
	= 0.00987 标准大气压
	= 10 000 dyn/cm^2
1 标准大气压	= 101.3 kPa
	= 760 mmHg
	= 1033 cmH$_2$O
	= 10 m 的海水（S.G.1.033）
1 mmHg	= 1.36 cmH$_2$O
	= 1托（近似）
顺应性	
1 L/kPa	= 0.098 L/cmH$_2$O
气流阻力	
1 kPa·s/L	= 10.2 cmH$_2$O·s/L
功	
1 J（焦耳）	= 0.102 千克力米（kgf·m）
	= 0.239 卡
功率	
1 W（瓦特）	= 1 J/s
	= 6.12（kp·m）/min
表面张力	
1 N/m（牛顿/米或帕/米）	= 1000 dyn/cm

在本书的数字、图表和正文中，1 kPa等于7.5 mmHg或10 cmHg。

与呼吸生理学相关的物理量及其质量/长度/时间（mass/length/time，MLT）单位定义如下。这些单位充分验证了呼吸功能研究过程中导出的方程式和其他表达式的有效性。只有MLT单位相同的量才能加减，且方程两边的单位必须相同。

（一）容积（量纲：L^3）

本书中，涉及的是血液和气体的容积，严格的SI单位是立方米及其约数，但是升（L）和毫升（mL）被认为是特殊的、可继续使用的非SI单位。在实际应用中，我们可能忽略由温度变化引起的液体容积的变化。然而由温度或压力的变化所引起的气体容积的变化，无论如何绝不能忽略，否则，将是重要误差的来源。相关描述见附录C。

（二）液体流速（量纲：L³/T或L³·T⁻¹）

在液体中，流速是与心排血量、局部血流量等有关的物理量。严格的SI单位为立方米/秒（m³/s），但升每分钟（L/min）和毫升每分钟（mL/min）也是可以使用的特殊非SI单位。对于气体，该量纲应用于分钟呼吸量、肺泡通气量、呼气峰流速、氧耗量等物理量。除在吸气和呼气时的瞬时高流速使用L/s外，气体流速与液体流速单位相同。

与测量容积一样，测量气体流速应极其注意温度和压力的问题（见附录C）。

（三）力（量纲：MLT⁻²）（译者注：LT⁻²是加速度的单位）

力的定义是质量乘以加速度。理解力的单位对于理解压力的单位至关重要。当力施加在自由物体时，可引起物体速度或方向的改变。

力的单位有两种。第一个是重力，与重量同义，重力单位包括千克力和磅力。SI中不推荐千克力和磅力用于重力单位，也几乎不应用。第二种力的单位是绝对的，且与重力大小无关。在CGS系统中，力的绝对单位是达因，在MKS系统和SI系统中，力的绝对单位是牛顿（N），牛顿（N）定义为能使1 kg质量的物体产生1 m/s²加速度时所需的力。

$$1\ N = 1\ kg \cdot m/s^2$$

（四）压力（量纲：MLT⁻²/L²或ML⁻¹·T⁻²）

压力定义为单位面积上的力。SI单位是帕斯卡（Pa），即每平方米1牛顿。

$$1\ Pa = 1\ N/m$$

帕斯卡单位很小（1/10⁵个大气压），使用不便，在医学领域中通常使用千帕斯卡（kPa）。主要是因为kPa非常接近大气压的1%而可简化计算。一个标准大气压是101.3 kPa，因此在干燥的空气中，PO_2非常接近21 kPa。

标准大气压在SI下可以继续使用，定义为1.01325×10⁵帕斯卡。

托（torr）是只在向SI国际单位制过渡前不久才使用的单位，因为托不再使用，所以托对于多数人来说是陌生的。托准确的定义为标准大气压的1/760，因此非常接近毫米汞柱，从实用观点看，可认为两单位相等。唯一的区别是托是绝对单位，而毫米汞柱是基于重力的单位。

巴（bar）是旧CGS制中压力的绝对单位，定义为10⁶ dyn/cm²。这个单位很方便，因为1巴接近1个大气压（1个大气压 = 1.013巴），1毫巴接近1 cmHg（1 cmH₂O = 0.9806毫巴）。

（五）顺应性（量纲：M⁻¹L⁴T²）

"顺应性"一词在呼吸生理学中被用来表示肺在压力变化时的容积变化。因此，量纲是容积除以压力，最常见的单位是L/cmH₂O或mL/cmH₂O，这个单位将继续缓慢地转变为L/kPa。

（六）对液流的动阻力（量纲：ML⁻⁴T⁻¹）

层流时（见图3.2），对气流阻力可以表示为压差/气体流速。这类似于电阻表示为电位差/电流。气流阻力的量纲是压力差/气体流速，呼吸领域的经典单位是cmH₂O·s/L或是dyne·sec/cm⁵（绝对单位）。

（七）功（量纲：ML²T⁻²，由MLT⁻²·L或ML⁻¹T⁻²·L³导出）

当力使其作用点移动或气体应压力梯度而移动时，就做了功。因此，功的大小是力乘以距离或压力乘以容积，在每种情况都简化为ML²T⁻²。功曾因单位的多样性造成了混乱。在SI下，已不再使用尔格、卡和千克力米（kgf·m），取而代之的是焦耳（J），焦耳（J）定义为当1 N的力使其作用点移动1 m时所做的功。其同时也是1 kPa的压力梯度导致1 L气体运动时所做的功。这是一个受到欢迎的简化方式。

$$1\ J = 1\ N \cdot m = 1\ kPa$$

（八）功率（量纲：ML²T⁻²/T或ML²T⁻³）

功率是做功时的速率，功率的大小就是以功/时间表示。功率的SI单位是瓦特，等于1 J/s。功率是生物能量持续消耗速率的正确量度法，人们泛泛谈论的"呼吸功"是不正确的，"呼吸的功率"才是正确的术语。

（李刚译；刘岗，张钰，方年新，于佳，王楠校对）

附录 B　气体定律

气体的某些物理属性通常在气体定律的总标题下呈现，这些气体定律在呼吸生理学中非常重要。

玻意耳定律描述了在恒定温度时，理想气体的容积和绝对压力呈反比，相应方程式如下。

$$PV = K \qquad [方程式 A.1]$$

方程式中P表示压力，V表示容积。当温度接近沸点时，玻意耳定律便不再适用。在室温下，氧气和氮气的计算偏差可以忽略不计，对二氧化碳或一氧化二氮的计算偏差也没有实际意义。

查理定律描述了理想气体在恒定压力时，容积和绝对温度间的正比关系，具体如下。

$$V = KT \qquad [方程式 A.2]$$

方程式中T表示绝对温度。当温度高于气体沸点时，会有明显的偏差。公式A.1和A.2可合并为以下公式。

$$PV = RT \qquad [方程式 A.3]$$

方程式中R是通用气体常数（对所有理想气体都相同），其值为8.1314 J/（K·mol）。由此可以得出，在标准温度、一个大气压、干燥（standard temperature and pressure，dry，STPD）时，1 mol理想气体的容积为22.4 L。二氧化碳和一氧化二氮稍偏离理想气体，在STPD下的1 mol的容积约为22.2 L。

亨利定律描述的是气体在与其不发生反应的液体中的溶解情况。亨利定律的一般原理很简单，气体在液体中溶解的分子数与液体表面气体的分压成正比，比例常数就是气体在液体中的溶解度。对于特定气体、特定液体、特定温度，这就是一个常数，但通常随着温度升高而下降。

物理学家更倾向于用本森系数来表示溶解度。因此，溶液中溶解的气体量（标准温度、一个大气压、干燥）表示为单位溶剂容积中的气体含量（总量的1%，以vols表示%），压力以大气压表示。

此外，生物学家更喜欢使用奥斯特瓦尔德系数。奥斯特瓦尔德系数表示在某一温度和压力下溶液所溶解的气体容积，人们可能认为其会随着气相中的压力而变化，然并非如此。若压力加倍，根据亨利定律，溶解的气体分子也会加倍。然而，根据玻意耳定律，当压力加倍时气体占据的容积就只有原来的一半。因此，如果遵守亨利定律和玻意耳定律，奥斯特瓦尔德系数不随溶解时的压力变化而改变。奥斯特瓦尔德系数与本森系数的不同之处，仅在于奥斯特瓦尔德系数将气体容积表示为实验温度下而非0℃时的容积。因此，转换符合查理定律，在0℃时，两个系数相同。奥斯特瓦尔德系数与本森系数一样，也是随温度而随温度升高而降低，这点两者是一致的。

分配系数是当两个相内的气体分子达到平衡时，一个相内的气体分子数与另一个相内的气体分子数之比。如果一个是气相，另一个是液相，则液/气分配系数将与奥斯特瓦尔德系数相同。分配系数也用于描述两种介质（如油/水、脑/血等）之间的分配。

格雷厄姆定律是分子量对气体混合物中气体扩散的影响。通过孔口或多孔板的扩散速率与分子量的平方根成反比，该定律仅适用于气体从周围空气环境向组织间扩散，通常仅在分子量大于氧气或二氧化碳的分子量时才具有意义。格雷厄姆定律对气体通过肺泡/毛细血管膜的"扩散"过程意义不大（见第102页）。

道尔顿分压定律指出，在混合气体中，每种气体形成的压力与单独占据容器时形成的压力相同（见图35.8）。该压力称为分压，分压之和等于混合气体的总压力。因此，在总压力为101 kPa（760 mmHg）的5%二氧化碳与氧气的混合物中，二氧化碳产生的分压为5/100 × 101=5.05 kPa（38 mmHg）。一般而言：

$$PCO_2 = FCO_2 \times PB$$

在海平面的肺泡气中，水蒸气约有6.2%，其分压为6.3 kPa（47 mmHg）。因此，其他气体的压力为（P_B-6.3）kPa或（P_B-47）mmHg，这是因为气体浓度通常在干气相中测量，因此在体内必须减去肺内的水蒸气压。

（韩平译；刘岗，潘春熹，方年新，洪作佩，王楠校对）

附录 C　气体容积转换系数

通常用转子流量计在干燥环境条件［实际环境温度、大气压，但充分干燥后的气体状态（ambient temperature and pressure，dry，ATPD）］下测量气缸中的气体容积，而测量呼气样品中的气体容积则通常在水蒸气饱和环境条件［实际环境温度、大气压、水蒸气饱和后的气体状态（ambient temperature and pressure，saturated，ATPS）］下进行。

一、气体容积转换–从ATPS到BTPS

肺活量测定法和其他方法测量的气体体积通常是在ATPS下测定的。潮气量、每分通气量、无效腔、肺容积、通气气体流速等应在患者生理条件［正常体温、标准大气压、水蒸气饱和后的气体状态（body temperature and pressure，saturated，BTPS）］下测量肺部所占的容积。

从ATPS到BTPS的转换基于查理定律和玻意耳定律（见附录B），转换系数列于表C.1中。

转换系数的推导

$$容积_{(BTPS)} = 容积_{(ATPS)} \left(\frac{273 + 37}{273 + t} \right) \left(\frac{P_B - P_{H_2O}}{P_B - 6.3} \right)$$

式中，P_B为大气压（kPa），表C.1为大气压

是100 kPa（750 mmHg）而制的，大气压99～101 kPa（740～760 mmHg）对系数的影响可忽略。t为环境温度（℃）。表C.1是针对37℃的体温而制：35～39℃对结果影响不大。

P_{H_2O}是样品在环境温度下的水蒸气压（kPa）（见表C.1）。

二、气体容积转换——ATPS到STPD

测量气体的绝对量（如摄氧量、二氧化碳排出量和"惰性"气体的交换量）时，我们需要知道交换气体的实际数量（如分子数），这最方便的是转换为标准条件［0℃、气压101.3 kPa（760 mmHg）和干燥状态（standard temperature and pressure dry，STPD）］下的气体容积。在这些条件下，每摩尔理想气体占22.4 L。

再次通过应用查理定律和玻意耳定律将ATPS转换为STPD，如下所示。

$$容积_{(STPD)} = 容积_{(ATPS)} (273/273 + t)(P_B - P_{H_2O}/101)$$

P_B是大气压力（kPa）。

t为环境温度（℃）。

P_{H_2O}是在环境温度下样品的饱和水蒸气压（kPa）（见表C.1）。

表 C.1　从水蒸气饱和环境条件（ATPS）下测量的气体容积转换为生理条件（BTPS）下的容积转换系数

环境温度（℃）	转换系数	饱和水蒸气压	
		kPa	mmHg
15	1.129	1.71	12.8
16	1.124	1.81	13.6
17	1.119	1.93	14.5
18	1.113	2.07	15.5
19	1.108	2.20	16.5
20	1.103	2.33	17.5
21	1.097	2.48	18.6
22	1.092	2.64	19.8
23	1.086	2.80	21.0
24	1.081	2.99	22.4
25	1.075	3.16	23.7
26	1.069	3.66	25.2

（韩平译；刘岗，王鹏，洪作佩校对）

附录 D　符号和缩写

本书中使用的符号符合英国医学科学出版物编辑的建议。虽然不同期刊间仍有差异，尤其在欧洲和美国的期刊之间，但这些符号非常有助于理解呼吸生理学中重要的定量关系。

第一级符号（大型大写斜体字母）表示物理量

F 气体分数浓度

P 气体的压力、张力或分压

V 气体容积

Q 血容量

C 血中气体含量

S 血红蛋白的氧饱和度

R 呼吸交换率（呼吸熵RQ）

D 弥散量

B 结合量

· 表示时间因素的符号，例如，

$\dot{V}$，通气量；$\dot{Q}$，血流量

第二级符号表明量所在位置

在气相中（小号大写字母）

I 吸入气

E 呼出气

A 肺泡气

D 无效腔

T 潮气

B 大气的（通常为压力）

在血液内（小写字母）

a 动脉血

v 静脉血

c 毛细血管

t 总量

s 分流

－（上划线）表示混合或平均，例如，

$\bar{v}$，混合静脉血；$\bar{E}$，混合呼出气

′ 表示终末，例如，

e′，呼气末气体；c′，终末毛细血管血

第三级符号表示特定气体

O_2　氧

CO_2 二氧化碳

N_2O 氧化亚氮

……

f 表示呼吸频率

BTPS、ATPS和STPD见附录C

呼吸符号示例

P_AO_2 肺泡氧分压

$C\bar{v}O_2$ 混合静脉血含氧量

$\dot{V}O_2$ 氧耗量

（韩平译；刘岗，王丽，方年新，洪作佩，王楠校对）

附录 E 与呼吸生理学相关的数学函数

我们在学习生物科学过程中会汲取（大量）新知识，从而承受巨大压力，难免会遗忘所学过的数学知识。而本书中包含许多数学示例，具体会涉及某些特定条件下的呼吸变量参数。笔者旨在通过附录E唤起读者对既往数学知识的回忆，从而更好地理解本书。

呼吸生理学最基本的学习至少要熟悉4种类型的数学函数。分别是①线性函数；②矩形双曲线或反函数；③抛物线或平方函数；④指数函数。

我们将根据本书中的例子分别介绍这4种类型的函数。

一、线性函数

示例

压力梯度与层流流速的关系（见第26页）。不存在常数关系，当流速为0，压力梯度也为0。

PCO_2与每分通气量的关系（见第45页），当PCO_2为0时，每分通气量对应着一个"负值"常数。

在一定范围内，肺容积与跨壁压力梯度成正比（见第16页）。曲线的斜率即为顺应性。

1. 数学说明

线性函数描述一个变量（因变量或y变量）与另一个变量（自变量或x变量）成正比。当x为0时，y可能是常数。因此，

$$y = ax + b$$

其中a是曲线的斜率，b是常数因子。在任何一种特定条件下，假定a和b为常数，但在其他条件下，二者可以是不同的值。因此，它们不是真正的常数（如π），更精确地称为参数，而y和x是变量。

2. 图示

图E.1表示线性函数图，该图按惯例横坐标表示自变量（x），纵坐标表示因变量（y）。请注意，x和y是直线关系，简单回归分析就是基于直线关系做的此类型的假设。如果直线斜率（a）为正，则该线向右上移动。如果斜率为负，则该线向左上移动。

二、矩形双曲线或反函数

示例

低氧的通气应答（以PO_2表示）近似于矩形双曲线，高PO_2时的每分通气量在渐近于水平轴（无限小），假定通气量增加到无穷大时，PO_2渐近于垂直轴（无限大）。

肺泡气体张力与肺泡通气的关系可用矩形双曲线简单地描述（二氧化碳见第120页，氧气见第130页）。对于呼出的气体（如二氧化碳），曲线向上凸；对于吸入的气体（如氧气），曲线向下凹。曲率由气体呼出（或吸入）决定，无论是吸气还是呼气，当零通气量（x轴）和吸入气中的气体分压（y轴）达极值时为渐近线。

气道阻力近似于肺容积的反函数（见第29页）。

1. 数学说明

矩形双曲线描述了因变量y与自变量x的反比关系，因此，

$$y = a/x + b$$

由于是矩形双曲线，在靠近y轴和x轴时都是渐近线，当y无穷大时，x无限小；当x为无穷大时，y无限小。如果b为0，则关系可以简单地表示如下。

$$xy = a$$

2. 图示

图E.2 A显示了带和不带常数因子的矩形双曲线。a值的变化会改变曲率，但不会改变渐近线。图E.2 B显示了绘制在对数坐标上的相同关系。这种关系现在是线性的，但是有一个负的单位斜率，因为，

如果

$$xy = a$$

那么

$$\mathrm{Log}\, y = -\log x + \log a$$

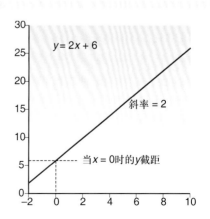

图例包括层流时的压力／流速曲线（见图3.2）和PCO_2／通气应答曲线（见图4.6）。

图 E.1 绘制在线性坐标系上的线性函数

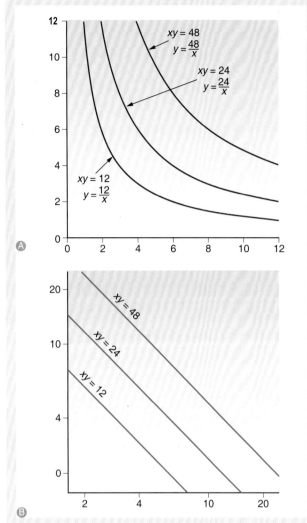

图例包括肺泡气体张力与肺泡通气量的曲线（见图9.9和图10.2），PO_2/通气应答曲线（见图4.8），以及气道阻力与肺容积的曲线（见图3.5和图21.12）。

图 E.2　在线性坐标系（图 A）及对数坐标系（图 B）上绘制矩形双曲线

二、抛物线或二次函数

示例

对于完全的湍流，压力梯度依据气流流速的平方而变化，绘制出的图形是典型的抛物线图（见第三章）。

1. 数学说明

当因变量（y）与自变量（x）的平方成比例变化时，则为抛物线方程：

$$y = ax^2$$

2. 图示

在线性坐标系中（横坐标为正值），抛物线显示了一条急剧上升的曲线（图E.3A），这可能与指数函数（见后文）混淆，但其实截然不同。在对数坐标系

中，根据横坐标与纵坐标的值，抛物线就变成斜率为2的直线（图E.3B），因为$\log y = \log a + 2\log x$（其中$a$和$\log a$是参数）。

例如，湍流时的压力-容积曲线（见图3.3B）。

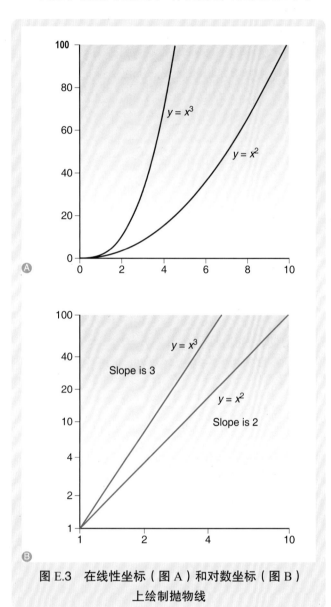

图 E.3　在线性坐标（图 A）和对数坐标（图 B）上绘制抛物线

三、指数函数

（一）一般说明

指数函数描述因变量的变化率与自变量的大小成比例。因此，y 相对于 x 的变化（dy/dx）[a]与当时 y 的值成比例地变化。也就是说

[a]：dy/dx是 y 相对于 x 的变化率的数学简写。"d"表示"极少量的"；因此，dy/dx意味着极少量的y除以极少量的 x，这等于在该点的 y 对 x 的曲线斜率。对于曲线，其是在该点在曲线上正切的斜率。]

$$dy/dx = ky$$

其中k是一个常数或参数。

上述通用方程式可加以小小的变动而以3种主要方式表现。对生物学工作者来说，它们可以方便地描述为无限递增（tear-away）、洗出（wash-out）和洗入（wash-in）函数（译者注：对于呼吸而言，洗出就是呼出，洗入就是吸入）。

（二）无限递增指数函数（tear-away exponential function）

该指数函数虽然是3种函数中对呼吸功能最不重要的，但必须首先说明，因为它是指数函数的最简单形式。

1. 简单说明

在无限递增指数函数中，所关注数值（译者注：即应变量）的增长速度与其实际数值（译者注：即自变量）成正比。就像一个人越富有，其赚钱的速度也越快。

2. 示例

经典的例子是计算复利（译者注：复利即"利滚利"），以及神话中直径每天增大一倍的睡莲（图E.4）。典型的生物学例子是细菌菌落的自由繁殖，假设其中每个细菌每20 min分裂一次，那么该示例中每20 min细菌菌落数就翻1倍。

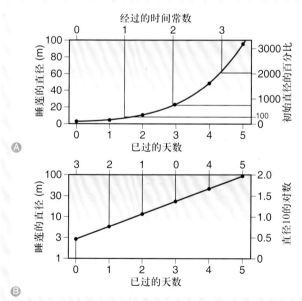

这是一个典型的无限递增指数函数。初始直径，3 m；大小每天翻倍（翻倍时间一天）。

图 E.4　睡莲的生长每天呈直径加倍

3. 数学说明

对于与呼吸功能有关的指数函数，自变量 x 几乎总是表示时间，因此我们可能需要用 t 代替 x。因此，无限递增指数函数可以描述如下。

$$dy/dt = ky$$

稍加数学演算，就可以把这个方程转换成一种更有用的形式，其可以表示在任何时候 $y(t)$ 的瞬时值。

首先将两侧乘以dt/y：

$$1/y \cdot dy = kdt$$

接下来，以 t 为变量，两边进行积分：

$$\text{Log}_e y + C_1 = kt + C_2$$

其中C_1和C_2是积分常数，将其移到方程式中的右侧：

$$\text{Log}_e y = (C_2 - C_1) + kt$$

最后，两侧取以e为底的指数：

$$y = e^{(C_2 - C_1)} \times e^{kt}$$

在 $t = 0$和$e^{kt} = 1$时，因此，常数 $e^{(C_2 - C_1)}$ 等于 y 的初始值，我们称之为y_0，那么，

$$y = y_0 e^{kt}$$

k是常数，定义了特定函数的速度。例如，如果我们神话中的睡莲每12 h而不是每天增加1倍，则k（12 h）将是k（24 h）的2倍。在洗出和洗入时，我们将看到k与某些重要的生理量直接关系，从中我们可以预测某些生物变化的速度。

如果不对e取对数，而是以底数为10取对数，那么，

$$y = y_0 10^{k_1 t}$$

这是表示无限递增指数函数的一种非常有效的方法，但是您可能注意到常数k已更改为k_1。这个新常数不具有上述生理变量的简单关系。但其与k有恒定的关系，如下所示。

$$k_1 \approx 0.4343\,k$$

4. 图示

在线性图纸上，无限递增曲线指数函数从纸的顶部迅速消失（图E.4）。如果绘制在半对数纸上（横轴为时间轴，y轴为对数轴），则该曲线将变成直线，这是表示此类函数的最方便方法。图E.4至E.6中的对数图均绘制在半对数纸上。

（三）洗出型或指数衰减函数（wash-out or die-away exponential function）

对无限递增指数函数的描述实际上是对洗出型（Wash-Out）或指数衰减函数的必要介绍，这对生物学家（尤其是呼吸生理学家）来说非常重要。

1. 简单说明

在洗出型指数函数中，所观察的数值下降的速率与它下降的距离成比例递减。理论上这个数值会无限接近但永远不会达到 0。

2. 示例

常见的例子有冷却曲线、放射性衰变和水从浴缸中流出。在最后一个示例中，浴水流向废水的流速与水压成正比，水压与浴缸中浴水的深度成正比，而水深又与浴缸中的水量成比例（假设浴缸的边垂直）。因此，浴水流向废水的流速与浴缸中剩余的水量成比例，并随着浴缸中的水排空而降低。浴缸中最后一分子水需要无限长的时间才能排出。

在呼吸生理学领域，示例如下。

被动呼气（图E.5）。

消除吸入麻醉剂。

通气量逐步增加后，动脉血PCO_2降至新水平。

通气量逐步减少后，动脉血PCO_2降至新水平（译者注：原文如此，应该是PO_2）。

血液中PCO_2沿肺毛细血管向肺泡弥散时，血液中PCO_2水平下降。

当血液通过组织毛细血管时，血氧向组织水平弥散时，血液中PO_2下降。

3. 数学说明

当数值随时间减少时，其变化率为负值（变化率下降）。因此，洗出型指数函数如下。

$$dy/dt = -kt$$

从中我们可以导出以下方程式，其中给出了任意时间 t 的 y 值。

$$y = y_0 e - kt$$

即

$$y = y_0/e^{kt}$$

其中，y_0 还是零时刻 y 的初始值。在图E.5中，y_0 是呼气开始阶段时的初始值（肺容积-功能残气量），也就是说，吸入的潮气量；e 是自然对数的底数（e = 2.718 28…）。

k 是定义衰变速率的常数，是最重要的时间常数的倒数，由希腊字母tau（τ）表示。关于时间常数，我们应该知道以下3件事。

图E.5显示了绘制曲线第一部分的正切线。这表明，如果保持初始速率，而不是以消除曲线特征的方式减慢速率，那么完成消除所需的时间将是时间常数（τ）或1/k。因此，消除指数函数可以写成如下方程式。

$$y = y_0 e^{-t/\tau}$$

在1个时间单位之后，y 将下降到其初始值的1/e，或约为其初始值的37%。

在2个时间常数之后，y 将下降到其初始值的$1/e^2$，或约为其初始值的13.5%。

在3个时间单位之后，y 将下降到其初始值的$1/e^3$，或约为其初始值的5%。

在5个时间单位之后，y 将下降到其初始值的$1/e^5$，或约为其初始值的1%。

时间常数通常由生理因素决定。当空气从扩张的肺被动呼出时，时间常数由两个变量控制，即顺应性和阻力（见第2章、3章和32章）。我们现在可以考虑被动呼气的例子。假设V代表超过功能残气量的肺容积，然后 $-dV/dt$ 是瞬时呼气流速。假设遵守泊肃叶定律，相应公式如下。

$$-dV/dt = P/R$$

式中，P是瞬时肺泡到口腔的压力梯度，R是气道阻力。然而，顺应性（C）= V/P。因此，

$$-dV/dt = 1/CR \cdot V$$

或者是

$$dV/dt = -1/CR \cdot V$$

如前所述，通过积分和两侧取以e为底的指数，我们可以得到，

$$V = V_0 e^{-(t/CR)}$$

通过类比洗出型指数函数的一般方程，很明显 $CR = 1/k = \tau$（时间常数）。因此，时间常数等于顺应性和阻力的乘积。[b] 这类似于有电阻的电容器放电，放电的时间常数等于电容和电阻的乘积时。

[b 乍一看，很奇怪，像顺应性和阻力这样复杂的两个变量相乘竟然会有一个像时间这样的简单结果。事实上，质量/长度/时间（MLT）单位（见附录A）也会有类似的结果。

$$顺应性 \times 阻力 = 时间$$

$$M^{-1}L^4T^2 \times ML^{-4}T^{-1} = T]$$

4. 半衰期

用半衰期代替时间常数通常比较方便。这是y变化到其先前值一半所需的时间。半衰期的特别吸引人的是其易于测量。放射性元素的半衰期可以很简单地确定。首先，测量其活性并记录时间。然后跟踪其活性，并记录其活性正好为初始值一半的时间。两次时间之间的差异是半衰期，无论活性大小，半衰期都是恒定的。半衰期如图E.4至E.6所示，为曲线上的点。

对于一个特定的指数函数，时间常数和半衰期之间关系恒定。

$$半衰期 = 0.69 \times 时间常数$$
$$时间常数 = 1.44 \times 半衰期$$

5. 图示

绘制洗出型指数函数类似于无限递增指数函数（图E.5）。半对数图特别方便，因为曲线（实际上是直线）可以通过更少的观察值来绘制。如果需要初始值，但却因为某些原因无法直接测量初始值时，在半对数图则也很容易向后推断到零时刻的值。例如，绘制消除指数函数图是循环中染料快速稀释法测量心排血量的关键步骤（见第79页）。

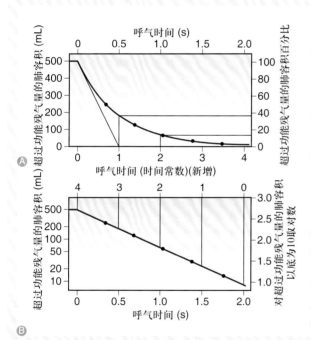

潮气量：500 mL；顺应性：0.5 L/kPa（50 mL/cmH₂O）；气道阻力：1 kPa（10 cmH₂O·s/L）；时间常数：0.5 s；半衰期：0.35 s。曲线上的点表示连续半衰期的过程。请注意，对数坐标没有零，这与最小肺容积接近（但实际上从未达到）功能残气量相一致。

图 E.5　被动呼气 - 典型的洗出型指数函数

（四）洗入型（趋限递增wash-in）指数函数

洗入型指数函数对呼吸生理学家来说也特别重要，与指数衰减函数呈镜像。

1. 简单说明

在洗入型指数函数中，所讨论的数值朝极限值上升时，其速度与仍需上升的距离成比例递减。

2. 示例

一个典型的例子是假设一名登山者每天设法爬上

在夜宿营地与山顶之间剩余距离的一半。他的上升速度呈指数地下降，他将永远无法到达顶峰。他的海拔高度与时间绘制的曲线也类似于洗入型曲线。

生物学示例，包括与所列洗出型函数相反的情况。

通过持续增加口腔压力给肌松患者行肺通气（图E.6）。

吸入性麻醉剂的摄取。

通气量逐步降低后，动脉血PCO_2上升到至其新的水平。

通气量逐步增加后，动脉血PO_2上升到至其新的水平。

当肺泡氧向肺毛细血管弥散时，血液中PO_2上升至肺泡PO_2的水平。

当血液通过组织毛细血管时，二氧化碳向血液弥散，血液PCO_2上升至静脉血PCO_2的水平。

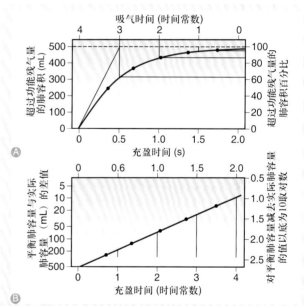

最终潮气量：500 mL；顺应性：0.5 L/kPa（50 mL/cmH₂O）；气道阻力：1 kPa·s/L（10 cmH₂O·s/L）；时间常数：0.5 s；半衰期：0.35 s。曲线上的点表示连续半衰期的过程。注意，对于半对数图，对数标度（纵坐标）从上到下，表示平衡肺容积（无限期维持的充气压力）与实际肺容积之间的差值。

图 E.6　持续口腔压力下的被动肺充气 - 典型的洗入型指数函数

3. 数学说明

在洗入型指数函数中，y随时间而增加，因此其变化率为正数。随着时间的推移，变化率降至0。y的初始值通常为0，y可接近的我们认定的最终极限值y_∞，这个y_∞值就是当时间为无穷大时，y的值

（∞）这种类型的变化可表示如下。：

$$dy/dt = k(y_\infty - y)$$

当 y 接近 y_∞ 时，括号内的数值接近0，变化速率也会变慢。表示 y 瞬时值的对应公式如下。

$$y = y_\infty(1 - e^{-kt})$$

其中 y_∞ 是 y 的极限值（仅在时间趋近于正无穷时达到）。

e 还是自然对数的底数。

k 定义为增大的速率的常数，与洗出型指数函数的情况一样，它是时间常数的倒数，其意义如上所述。如果保持最初的变化速度而不放缓，则 k 是完成工作所需的时间。

在1个时间常数之后，y 约上升到最终值的 100%-37% = 63%。

在2个时间常数之后，y 约上升到最终值的 100%-13.5% = 86.5%。

在3个时间常数之后，y 约上升到最终值的 100%-5% = 95%。

在5个时间常数之后，y 约上升到最终值的 100%-1% = 99%。

与代表被动呼气的洗出型指数函数一样，相应的洗入型指数函数（肺部被动通气）的时间常数等于顺应性和阻力的乘积。对于物质进入器官的洗入，时间常数等于组织体积除以血流速或功能残气量除以肺泡通气（视情况而定）。如前文所述，时间常数约为半衰期的1.5倍。

在许多情况下，同一系统的洗入型和洗出型指数函数的参数相同。每个函数的时间常数也将是相同的。一个典型的例子是给有电阻的电容器充电，并让它通过相同的电阻对大地进行放电。充电和放电时的时间常数相同，均等于电容和电阻的乘积。在顺应性和气道阻力保持不变的前提下，被动呼气和肺通气（图E.5和E.6）也大致如此。

4.图示

对于其他类型的指数函数，洗入型指数函数也可以在线性图上表示。然而，对于在半对数曲线图中，必须将纸张倒置，并按照图E.6所示绘图，那么曲线将是一条直线。

（苏海荣译；刘岗，方年新，孔祥龙，洪作佩，王楠校对）

附录 F　名词汇总

A

Abdominal muscle	腹肌
Absorption atelectasis	吸收性肺不张
Accessory muscle	辅助呼吸肌
Acetazolamide	乙酰唑胺
Acetone	丙酮
Acetylcholine	乙酰胆碱
Acoustic pharyngometry	咽声学测量
Acute hypoxic ventilatory response（AHVR）	急性低氧通气反应
Acute interstitial pneumonia	急性间质性肺炎
Acute lung injury（ALI）	急性肺损伤
Acute mountain sickness（AMS）	急性高山病
Acute respiratory distress syndrome（ARDS）	急性呼吸窘迫综合征
Adenosine monophosphate（AMP）	腺苷一磷酸
Adenosine triphosphate（ATP）	腺苷三磷酸
Adhesion molecule	黏附分子
Ad-receptor	肾上腺素受体
Adrenaline	肾上腺素
Adrenergic sympathetic nerve	肾上腺素能交感神经
Air embolism	空气栓塞
Air pollution	空气污染
Airway closure	气道关闭
Airway collapse	气道塌陷
Airway diameter	气道直径
Airway disease	气道疾病
Airway hyperresponsiveness（AHR）	气道高反应性
Airway irritant reflex	气道刺激性反射
Airway lining fluid	气道衬液
Airway mucosa	气道黏膜
Airway obstruction	气道梗阻
Airway occlusion	气道阻塞
Airway patency	气道开放
Airway pressure release ventilation	气道压力释放通气
Airway reflex	气道反射
Airway remodelling	气道重塑
Airway resistance anaesthesia	气道阻力麻醉
Airway smooth muscle	气道平滑肌
Alcoho	酒精
Alkalosis	碱中毒
Alkylating agent	烷化剂
Allergy	过敏
Allopurinol	别嘌呤醇
Almitrine	阿米三嗪
Alpha motor neurone	α运动神经元
Alpha-stat hypothesis	稳态假说
Altitude decompression sickness	高空减压病
Alveolar/arterial PCO_2 gradient	肺泡/动脉PCO_2梯度
Alveolar/arterial PO_2 gradient	肺泡/动脉PO_2梯度

A

Alveolar/capillary diffusion pathway	肺泡/毛细血管弥散通路
Alveolar/capillary permeability	肺泡/毛细血管通透性
Alveolar dead space	肺泡无效腔
Alveolar distension	肺泡扩张
Alveolar ducts	肺泡管
Alveolar epithelium	肺泡上皮
Alveolar epithelial cell	肺泡上皮细胞
Alveolar PCO_2（$PACO_2$）	肺泡PCO_2
Alveolar PO_2（PAO_2）	肺泡氧分压
Alveolar pressure	肺泡压
Alveolar septa	肺泡隔
Alveolar stage	肺泡期
Alveolar surfactant	肺泡表面活性物质
Alveolar macrophage	肺泡巨噬细胞
Alveolar ventilation	肺泡通气量
Alveoli	肺泡
Amines	胺类
Amino acid	氨基酸
Ammonia	氨气
Amniotic fluid embolism	羊水栓塞
Amphibians	两栖动物
Anaemia	贫血
Anaerobic metabolism	无氧代谢
Anaerobic pathway	无氧途径
Anaesthesia	麻醉
Anatomic dead space	解剖无效腔
Anatomic（extrapulmonary）shunt	解剖（肺外）分流
Angiogenesis	血管发生
Angiotensin	血管紧张素
Angiotensin-converting enzyme inhibitor	血管紧张素转化酶抑制剂
Annelida	环节动物门
Anterior horn cell	前角细胞
Antibacterial effect	抗菌作用
Anticholinergic drug	抗胆碱能药物
Antimetabolites	抗代谢药物
Antioxidants endogenou	内源性抗氧化剂
Apnoea	呼吸暂停
Apnoeic oxygenation	窒息氧合
Apparatus dead space	器官无效腔
Arachidonic acid derivative	花生四烯酸衍生物
Argon	氩
Arousa	唤醒
Arrhythmias	心律失常
Arterial blood pressure	动脉血压
Arterial oxygen content	动脉血氧含量
Arterial/end-expiratory PCO_2 difference	动脉/呼气末PCO_2差
Arterial gas embolism	动脉气体栓塞

A

Arterial oxygen saturation	动脉血氧饱和度
Arterial PCO_2 carbon dioxide steady state tension	动脉血CO_2分压
Arterial PO_2	动脉血氧分压
Arterial to end-expiratory PCO_2 gradient	动脉呼气末CO_2分压差
Artificial ventilation	人工通气
Arytenoid cartilage	杓状软骨
Ascorbic acid	抗坏血酸
Aspartate	天冬氨酸
Asphyxia	窒息
Aspirin-induced asthma	阿司匹林哮喘
Aspirin sensitivity	阿司匹林敏感性
Asthma	哮喘
Atelectasis	肺不张
Ateletrauma	萎陷伤
Atmosphere	大气压
Atmosphere evolution	大气演化
Atmospheres absolute（ATA）	绝对大气压
Atmospheric pressure	大气压
Atrial natriuretic peptide（ANP）	心房钠尿肽
Autogenic drainage	自主引流

B

Bacterial colonization	细菌定植
Band 3 protein	带3蛋白
Barometric pressure	气压
Baroreceptor reflex	压力感受性反射
Barotrauma	气压伤
Basal cells	基底细胞
Base excess	碱剩余
Basement membrane	基底膜
Benzodiazepines	苯二氮䓬类药物
Bicarbonate ion	碳酸氢盐离子
Bilateral lung transplantation	双肺移植
Bilevel positive airway pressure	双水平气道正压通气
Biocompatibility	生物相容性
Biosphere	生物圈
Biotrauma	生物伤
Bird fancier's lung	饲鸟者肺
Birds	鸟类
Birth	出生
Bleomycin	博来霉素
Blood electrolyte level	血液电解质含量
Blood gas tension	血气分压
Blood gas	血气
Blood pressure	血压
Body plethysmograph	体积描记仪
Body position	体位
Body temperature	体温
Bötzinger complex	包钦格复合体
Bovine respiratory disease（BRD）	牛呼吸系统疾病
Boyle's law	玻意耳定律

B

Brachiopoda	腕足动物门
Bradykinin	缓激肽
Breath holding	屏气
Breathlessness	呼吸急促
Bronchi cartilage	支气管软骨
Bronchial carcinoma	支气管肺癌
Bronchial circulation	支气管循环
Bronchioles	细支气管
Bronchoconstriction	支气管狭窄
Bronchodilators for asthma	支气管扩张药
Bronchopneumonia	支气管肺炎
Bronchopulmonary dysplasia	支气管肺发育不良
Bronchoscopy	支气管镜检查
Bronchospasm	支气管痉挛
Bubble model	气泡模型
Bubble oxygenator	鼓泡式氧合器
Bunsen coefficient	本森系数
Buprenorphine	丁丙诺啡

C

Caisson working	沉箱工作
Calcium	钙离子
Calcium antagonist	钙拮抗剂
Canalicular stage	小管期
Capillaries diameter	毛细血管直径
Capillary pressure	毛细血管压力
Capillary transit time	毛细血管通过时间
Capnography	二氧化碳描记术
Carbon dioxide（CO_2）	二氧化碳
Carbon dioxide tension	二氧化碳张力
Carbon monoxide（CO）	一氧化碳
Carbonic acid	碳酸
Carbonic anhydrase	碳酸酐酶
Carboniferous period	石炭纪
Carboxyhaemoglobin	碳氧血红蛋白
Carboxyl group	羧基
Carcinogenesis	致癌作用
Cardiac arrest	心脏停搏
Cardiac failure	心力衰竭
Cardiac output	心输出量
CO_2 transport	CO_2运输
Cardiogenic pulmonary oedema	心源性肺水肿
Cardiovascular system	心血管系统
Carotid body	颈动脉体
Cartilage	软骨
Catalase	过氧化氢酶
Catecholamine	儿茶酚胺
Caudal ventral respiratory group	尾腹侧呼吸组
Caveolin-1	小窝蛋白-1
Cell cycle	细胞周期
Cell-receptor hypothesis	细胞受体假说

C

Cellular energy state	细胞能量状态
Central chemoreceptor	中枢化学感受器
Central cyanosis	中心性发绀
Central fatigue	中枢性疲劳
Central pattern generator（CPG）	中枢模式发生器
Cerebral blood flow（CBF）	脑血流量
Cerebral cortex	大脑皮层
Cerebral oedema	脑水肿
Cerebrospinal fluid（CSF）	脑脊液
Chemical hazard	化学危害
Chemical inactivation	化学失活
Chemical stimulation	化学刺激
Chemokines	趋化因子
Chemoreceptor	化学受体
Chemosensitivity	化学敏感性
Chest shape	胸廓形状
Chest wall	胸壁
Chlorine	氯
Chlorofluorocarbon	氯氟化碳
Cholinergic parasympathetic nerve	胆碱能副交感神经
Chordata	脊索动物
Chronic heart failure	慢性心力衰竭
Chronic mountain sickness（Monge disease）	慢性高山病（蒙赫病）
Chronic obstructive pulmonary disease（COPD）	慢性阻塞性肺疾病
Ciliary function	纤毛功能
Ciliary movement	纤毛运动
Ciliated epithelial cell	纤毛上皮细胞
Circulation	循环
Circulatory arrest	循环停止
Citric acid cycle（Krebs cycle）	柠檬酸循环（克雷布斯循环）
Citrulline	瓜氨酸
Closed breathing system	密闭呼吸系统
Closed environment	密闭环境
Closing volume	闭合容积
Club cell	棒状细胞
Cnidaria	刺胞动物门
Coagulation	凝血
Cold receptor	冷感受器
Cold shock	冷休克
Collateral ventilation	侧支通气
Complement activation	补体激活
Compliance	阻力
Compression atelectasis	压迫性肺不张
Computed tomography（CT）	计算机断层扫描
Concentration	浓度
Concentration gradient	浓度梯度
Congenital heart disease	先天性心脏病
Consciousness	意识
Constitutive nitric oxide synthase（cNOS）	结构型一氧化氮合酶

C

Continuous positive airway pressure（CPAP）	持续气道正压通气
Conversion factor	转换因子
Corner capillarie	交界毛细血管
Cough	咳嗽
Cricoid cartilage	环状软骨
Cricothyroid muscle	环甲肌
Crustacea	甲壳动物
Cyanobacteria	蓝藻
Cyanosis	发绀
Cyclooxygenase（COX）	环氧合酶
Cystic fibrosis	囊性纤维化
Cystic fibrosis transmembrane regulator（CFTR）	囊性纤维化跨膜转导调节因子
Cytochromes	细胞色素
Cytokine	细胞因子

D

Dead space	无效腔
Decompression illness	减压病
Decompression sickness	减压病
Deflation reflex	萎陷反射
Dephlogisticated air	氧气
Depressants	抑制剂
Depressurisation	减压
Derivation	起源
Dexamethasone	地塞米松
Diaphragm	膈肌
Diffusing capacity	弥散量
Diffusion	弥散
Diffusion hypoxia	弥散性缺氧
Diffusion respiration	弥散性呼吸
Dipalmitoyl phosphatidyl choline（DPPC）	二棕榈酰磷脂酰胆碱
Disease	疾病
Distension	膨胀
Diving	潜水
Diving bell	潜水钟
Diving reflex	潜水反射
Dopamine	多巴胺
Dorsal respiratory group	背侧呼吸组
Double lumen tubes（DLT）	双腔导管
Doxapram	多沙普仑
Driving pressure	驱动压
Drowning	溺水
Drugs	药物
Dry barometric pressure	干燥大气压
Dry spirometer	干式肺量计
Dye dilution	燃料稀释
Dynamic compliance	动态顺应性
Dynamic lung volume	动态肺容积
Dysanapsis	睡眠失调
Dyspnoea	呼吸困难

E	
Earth	地球
Echinodermata	棘皮动物门
E-cigarette	电子烟
Eicosanoid	类花生酸
Elastic force	弹力
Elastic recoil	弹性回缩力
Elastic resistance	弹性阻力
Elasticity	弹性
Electroencephalogram（EEG）	脑电图
Electron transfer oxidase	电子传递氧化酶
Electro-oculogram（EOG）	眼电图
Emboli	栓子
Emphysema	肺气肿
Empyema	脓胸
End-expiratory PCO_2（$PE'CO_2$）	呼气末二氧化碳分压
End-expiratory pressure	呼气末压
Endobronchial tube	支气管导管
Endocrine system	内分泌系统
Endothelial cells	内皮细胞
Endothelin	内皮素
Endothelin receptor	内皮素受体
Energy production	产能
Eosinophil	嗜酸性粒细胞
Epidural anaesthesia	硬膜外麻醉
Equivalent oxygen concentration	等效氧浓度
Ethanol	乙醇
Eustachian tube	咽鼓管
Excitatory amino acid	兴奋性氨基酸
Excitatory postsynaptic potential	兴奋性突触后电位
Exercise	运动
Exercise-induced arterial hypoxaemia（EIAH）	运动性动脉低氧血症
Exercise performance	运动能力
Exercise testing	运动试验
Exercise tolerance	运动耐量
Exogenous compounds	外源化合物
Expiration	呼气
Expiratory reserve volume	补呼气量
Expiratory resistance	呼气阻力
Expired air ventilation	呼出气通气
Exponential functions	指数函数
External gills	外鳃
External intercostal muscles	肋间外肌
External oblique muscle	腹外斜肌
Extraalveolar vessel	肺泡外血管
Extracellular matrix	细胞外基质
Extracorporeal carbon dioxide removal	体外二氧化碳去除
Extracorporeal membrane oxygenation（ECMO）	体外膜肺氧合
Extrapulmonary gas exchange	肺外气体交换
Extrinsic allergic alveolitis	外源性变应性肺泡炎
Exudative pleural effusion	胸腔渗出液

F	
Facial structure	面部结构
Fast alveolu	快反应肺泡
Fat embolism	脂肪栓塞
Feedback loop	反馈回路
Fenton（Haber-Weiss）reaction	芬顿（哈伯-韦斯）反应
Ferrous iron（Fe^{2+}）	二价铁离子
Fetus	胎儿
Fibre scaffold	纤维支架
Fick principle	菲克原理
Fire air	火气
Flexible bronchoscopy	可弯曲支气管镜
Flow-related airway collapse	流量相关气道陷闭
flow/volume plot	流量容积曲线
Flow resistance	流阻
Flow sensing	流量传感器
Flow-volume curve	流量-容积曲线
Fluid exchange	体液交换
Fluid flow	液体流量
Fluid flow rate	液体流速
Flying	飞行
Foam model	泡沫模型
Foetal haemoglobin（HbF）	胎儿血红蛋白
Foramen ovale	卵圆孔
Force	力学
Forced expiratory volume in one second（FEV1）	第1秒用力呼气量
Forced mouth breathing	用力张口呼吸
Forced vital capacity（FVC）	用力肺活量
Frank-Starling curve	Frank-Starling曲线
Free submarine escape	潜艇逃生
Freshwater	淡水
Fuel cell	燃料电池
Functional residual capacity（FRC）	功能残气量

G	
GABA	γ-氨基丁酸
Gamma motor neurone	γ运动神经元
Gas（es）	气体
Gas diffusion	气体弥散
Gas exchange	气体交换
Gas-exchange apparatus	气体交换器官
Gas flow	气流
Gas laws	气体定律
Gas space	气体空间
Gas tensions in foetus	胎儿气压
Gaseous phase	气相
Gene exposure	遗传
Gene therapy	基因疗法
General anaesthesia	全身麻醉
Genioglossus muscle	颏舌肌
Genome-wide scan	全基因组扫描
Geological stores	地质贮存

G

Glossopharyngeal exsufflation	舌咽呼气
Glottic closure	声门关闭
Glutamate	谷氨酸
Glutathione	谷胱甘肽
Glutathione peroxidase system	谷胱甘肽过氧化物酶系统
Glycine	甘氨酸
Glycolysis	糖酵解
Glycolysis pathway	糖酵解途径
Glycolytic enzyme	糖酵解酶
Goblet cell	杯状细胞
Graham's law	格雷厄姆定律
Greenhouse effect	温室效应
Growth factor	生长因子

H

Haemerythrin（Hr）	蚯蚓血红蛋白
Haemocyanin（Hc）	血蓝蛋白
Haemodynamic pulmonary oedema	血流动力学
Haemoglobin（Hb）	血红蛋白
Haemoglobin concentration	血红蛋白浓度
Haemoptysis	咯血
Hagen-Poiseuille equation	哈根-泊肃叶方程
Haldane effect	霍尔丹效应
Halothane	氟烷
Heart failure	心力衰竭
Heart-lung transplant	心肺移植
Heart rate	心率
Heavy exercise	超常训练
Helium	氦气
Helium/oxygen mixture（Heliox）	氦/氧混合物（氦氧混合气体）
Helium/oxygen/nitrogen mixture（Trimix）	氦/氧/氮混合物（氦氧氮混合气体）
Henry's law	亨利定律
Hepatopulmonary syndrome	肝肺综合征
Hering-Breuer reflex	肺牵张反射
High-altitude pulmonary oedema（HAPE）	高原肺水肿
High-energy compound	高能化合物
High-frequency jet ventilation（HFJV）	高频喷射通气
High-frequency oscillatory ventilation（HFOV）	高频振荡通气
High-frequency positive pressure ventilation（HFPPV）	高频正压通气
High pressure	高压
High-pressure nervous syndrome（HPNS）	高压神经综合征
Histamine	组胺
Homeostatic control, in sudden infant death syndrome	婴儿猝死综合征，稳态控制
Hormone	荷尔蒙
Hospital treatment	住院治疗
House dust mite	房屋尘螨
Human b-defensin（HBD）	人β-防御素
Human lymphocyte antigen（HLA）	人淋巴细胞抗原

H

Humidification	湿化
Humidity	湿度
Humoral mechanisms	体液机制
Hutchinson spirometer	哈钦森肺量计
Hydrogen peroxide	过氧化氢
Hydrogen sulfide（H_2S）	硫化氢
Hydroperoxyl radical	过氧羟自由基
Hydrostatic pressure	静水压
Hydrothermal vent	热液喷口
Hydroxyl radical	羟基
Hygiene hypothesis	卫生假说
Hyperbaric oxygenation	高压氧治疗
Hypercapnia	高碳酸血症
Hyperventilation	过度通气
Hypocapnia	低碳酸血症
Hyponatraemia	低钠血症
Hypoperfusion	灌注不足
Hypothermia	低温
Hypoventilation	肺泡低通气
Hyoxemia	低氧血症
Hypoxia	低氧
Hypoxia-inducible factor（HIF）	低氧诱导因子
Hypoxia-inducible factor 1（HIF-1）	低氧诱导因子-1
Hypoxic endocrine responses	缺氧性内分泌反应
Hypoxic pulmonary vasoconstriction（HPV）	缺氧性肺血管收缩
Hypoxic ventilatory decline（HVD）	低氧性通气下降
Hypoxic ventilatory response	低氧通气应答
Hysteresis	滞后现象

I

Idiopathic pulmonary fibrosis（IPF）	特发性肺纤维化
Imidazole group	咪唑基团
Immune system	免疫系统
Immunoglobulin A（IgA）	免疫球蛋白A
Immunoglobulin E（IgE）	免疫球蛋白E
Immunologic activation	免疫激活
Immunosuppression	免疫抑制
Impedance	阻抗
Impeller	叶轮
Indoor air pollution	室内空气污染
Inducible nitric oxide synthase（iNOS）	诱导型一氧化氮合酶
Inert tracer gases	惰性示踪气体
Inertance	惯性
Inertial impaction	惯性碰撞
Infants	婴儿
Inflammation	炎症
Inflammatory airway disease（IAD）	炎症性气道疾病
Inflammatory mediator	炎症介质
Inflation reflex	肺扩张反射
Infrared analysis	红外分析
Inhalation	吸入

I	
Inhalational anaesthetic	吸入麻醉药
Inorganic dusts	无机粉尘
Inositol triphosphate（IP3）	肌醇三磷酸
Inspiration	吸气
Inspiratory phase	吸气阶段
Inspiratory reserve	吸气储备
Inspiratory resistance	吸气阻力
Integument respiration	皮肤呼吸
Intercostal muscle	肋间肌
Intermittent positive pressure ventilation（IPPV）	间歇正压通气
Internal gill	内鳃
Internal intercostal muscles	肋间内肌
International System of Units	国际单位制
Interrupter technique	单阻断法
Interstitial lung disease	间质性肺疾病
Interstitial pneumonia	急性间质性肺炎
Interstitial space	间质间隙
Intraalveolar pressure	肺泡内压
Intracellular PO_2	细胞内氧分压
Intrathoracic pressure	胸内压
Intravascular oxygenator	血管内氧合器
Intravascular pressure	血管内压
Intravenous anaesthetic	静脉麻醉药
Intrinsic positive end-expiratory pressure（PEEP）	内源性呼气末正压
Inverse function	反函数
Ion channel	离子通道
Ionizing radiation	电离辐射
Iron-chelating agent	铁螯合剂
Irritant receptor	激惹感受器
Iso-shunt diagram	等分流图
Jacket ventilator	夹克式呼吸机
Jaw position	下颌位置

K	
Kidney	肾脏
Krebs cycle（citric acid cycle）	克雷布斯循环（柠檬酸循环）

L	
Lactacidosis	乳酸酸中毒
Lactic acid	乳酸
Lamellar body	板层小体
Lamina densa	致密层
Lamina reticulary	网状板
Laminar flow	层流
Laminin	层粘连蛋白
Laplace equation	拉普拉斯方程
Laryngeal mask airway	喉罩
Larynx	喉
Late-phase reactions	迟发反应
Lateral position	侧位

L	
Left atrial pressure	左房压力
Left heart disease	左心疾病
Leptin	瘦素
Leukocytes	白细胞
Leukotriene	白三烯
Leukotriene antagonists	白三烯拮抗药
Linear function	线性函数
Lipid-derived mediator	脂源性介质
Lipids	脂类
Lipoxygenase	脂氧合酶
Living-related lung transplant	活体肺移植
Lobar bronchi	叶支气管
Long-term residence	长期居住
Low birth weight	低出生体重
Low cardiac output	低心输出量
Lower airway	下呼吸道
Lower motoneurones	下运动神经元
Lung（s）	肺
Lung cancer	肺癌
Lung compliance	肺顺应性
Lung development	肺发育
Lung disease	肺疾病
Lung inflammation	肺部炎症
Lung isolation technique	肺隔离技术
Lung liquid	肺内液体
Lung recoil	肺回缩
Lung resection	肺切除术
Lung transfer factor	肺转移因子
Lung transplantation	肺移植
Lung volume reduction surgery（LVRS）	肺减容术
Lung volume	肺容量
Lung water	肺水
Lymphatic system	淋巴系统
Lymphocytes	淋巴细胞

M	
Magnetic resonance imaging（MRI）	磁共振成像
Main bronchi	主支气管
Maldistribution	不良分布
Malignant pleural effusion	恶性胸腔积液
Mandatory minute volume	指令每分输出量
Mass movement	大量运动
Mast cells activation	肥大细胞激活
Mastication	咀嚼
Maximal breathing capacity（MBC）	最大通气量
Maximal oxygen uptake（VO_2max）	最大摄氧量
Maximal voluntary ventilation（MVV）	最大自主通气量
Mean inspired CO_2 concentration	平均吸入二氧化碳浓度
Mean pulmonary capillary PO_2	平均肺毛细血管血氧分压
Mean tissue PO_2	平均组织氧分压
Measurement	测量

M

Mechanoreceptor	机械性感受器
Medulla	髓质
Metabolic acidosis	代谢性酸中毒
Metabolic equivalent（MET）	代谢当量
Metabolic rate	代谢率
Metabolism	新陈代谢
Meteorologic conditions	气象条件
Metered dose inhalers（MDI）	定量吸入器
Methacholine	乙酰甲胆碱
Methaemoglobin	高铁血红蛋白
Methane	甲烷
Microscopy	显微镜
Microtubular inhibitor	微管抑制剂
Miliary atelectasis	粟粒性肺不张
Minimal work of breathing	最小呼吸功
Minimum alveolar concentration（MAC）	最小肺泡浓度
Minute volume	每分输出量
Mitochondrial enzyme	线粒体酶
Mixed function oxidases	混合功能氧化酶
Mixed venous oxygen content	混合静脉血氧含量
Mixed venous oxygen content difference	混合静脉血含氧量差
Moderate exercise	适度运动
Molecular sieve	分子筛
Mollusca	软体动物门
Monge disease	蒙赫病
Monocytes	单核细胞
Morphine	吗啡
Mouth anatomy	口腔解剖学
Mouth-to-mouth ventilation	口对口呼吸
Mucin	黏蛋白
Mucociliary clearance	黏液纤毛清除作用
Mucous layer	黏液层
Mucous production	黏液生产
Multiple inert gas elimination technique（MIGET）	多重惰性气体消除技术
Multiple sclerosis	多发性硬化症
Muscle	肌肉
Musculoskeletal system afferent	肌肉骨骼系统传入神经
Myeloperoxidase reaction	髓过氧化物酶反应
Myocardial contractility	心肌收缩力
Myofibroblasts	成肌纤维细胞
Myoglobin	肌红蛋白
Myopathy	肌病

N

NADPH oxidase system	NADPH氧化酶系统
Nasal airway	鼻气道
Nasal breathing	鼻式呼吸
Nasal continuous positive airways pressure（NCPAP）	鼻腔持续气道正压通气
Nasal resistance	鼻阻力
Nasopharynx	鼻咽

N

Near-infrared absorption spectra	近红外吸收光谱
Near-infrared spectroscopy	近红外光谱学
Neck position	颈部位置
Negative end-expiratory pressure	呼气末负压
Negative pressure loading	负压加载
Negative pressure ventilation	负压通气
Neoalveolarisation	新肺泡形成
Neonate	新生儿
Nervous system	神经系统
Neural control	神经调控
Neurally adjusted ventilatory assist	神经调节辅助通气
Neuroepithelial cell	神经上皮细胞
Neurogenic pulmonary oedema	神经源性肺水肿
Neurological disorder	神经功能障碍
Neuromuscular junction	神经肌肉接头
Neurotransmitters	神经递质
Neutrophil activation	中性粒细胞活化
Neutrophil a-Defensins	中性粒细胞α-防御素
Neutrophils	中性粒细胞
Newton（N）	牛顿
Nicotine	尼古丁
Nifedipine	硝苯地平
Nitric oxide（NO）	一氧化氮
Nitric oxide synthase（NOS）	一氧化氮合酶
Nitrogen	氮气
Nitrogen dioxide	二氧化氮
Nitrogen narcosis	氮麻醉
Nitrogen wash-out	氮气洗出
Nitrous oxide	一氧化二氮（笑气）
NMDA receptor	NMDA受体
Noncholinergic parasympathetic nerve	非胆碱能副交感神经
Nonhypoxic cyanosis	非缺氧性青紫
Noninvasive ventilation	无创通气
Non-rapid eye movement（non-REM）sleep	非快速眼动（非REM）睡眠
Nonventilated lung	非通气性肺
Noradrenaline（norepinephrine）	去甲肾上腺素
Nose	鼻
Nuclear powered submarine	核动力潜艇
Nucleus ambiguous	疑核
Nucleus retroambigualis	疑核后核

O

Obesity	肥胖
Obesity hypoventilation syndrome（Pickwickian syndrome）	肥胖低通气综合征（Pickwickian综合征）
Obstructive sleep apnoea	阻塞性睡眠呼吸暂停
Obstructive sleep hypopnoea	阻塞性睡眠呼吸暂停
One-lung ventilation	单肺通气
Opioid	阿片类药物
Oral appliance	口腔矫治器
Organic dust	有机粉尘

O	
Oropharynx	口咽
Oscillating airflow	振荡气流
Osmotic pressure	渗透压
Ostwald coefficient	奥斯特瓦尔德系数
Overpressure	超压
Owles point	Owles点
Oxidative phosphorylation	氧化磷酸化
Oxygen	氧气
Oxygen administration	氧气管理
Oxygen affinity	氧亲和力
Oxygen binding	氧结合
Oxygen breathing	氧气呼吸
Oxygen/carbon dioxide exchange	氧气/二氧化碳交换
Oxygen carriage	氧输送
Oxygen-carrying molecules	携氧分子
Oxygen cascade	氧降阶梯
Oxygen consumption	氧耗量
Oxygen debt	氧债
Oxygen delivery	氧输送
Oxygen extraction	氧摄取
Oxygen level measurement	氧水平测定
Oxygen molecule	氧分子
Oxygen sensing	氧敏感
Oxygen stores	氧贮备
Oxygen toxicity	氧毒性
Oxygen transferases（dioxygenases）	氧转移酶（双加氧酶）
Oxygenation of blood	血液氧合
Oxyhaemoglobin dissociation curve	氧合血红蛋白解离曲线
Ozone	臭氧

P	
Parabola	抛物线
Paracetamol（acetaminophen）	扑热息痛（对乙酰氨基酚）
Paradoxical air embolism	反常性空气栓塞
Paramagnetic analyser	顺磁分析仪
Paraquat	百草枯
Parasternal intercostal muscle	胸骨旁肋间肌
Parasympathetic system	副交感神经系统
Partial lung resection	部分肺切除术
Partial pressure	分压
Particulate matter	颗粒物
Partition coefficient	分配系数
Pascal（Pa）	帕斯卡
Passavant's ridge	帕萨万特嵴
Pasteur point	巴斯德点
Pathogen	病原体
Pathologic shunt	病理性分流
Pathology	病理学
PCO_2	二氧化碳分压
PCO_2-sensitive electrode	PCO_2敏感电极
PCO_2/ventilation response curve	PCO_2/通气反应曲线

P	
Peak expiratory flow rate	呼吸峰流速
Pectorals	胸肌
Pediatrics	儿科
Peptides	多肽类
Perfluorocarbon	全氟化碳
Perfusion	灌注
Periciliary layer	纤毛周围层
Periodic apnoea	周期性呼吸暂停
Periodic breathing	周期性呼吸
Peripheral chemoreceptor	外周化学感受器
Peripheral cyanosis	周围性发绀
Peripheral fatigue	外周疲劳
Peripheral input	外周输入
Permeability pulmonary oedema	渗透性肺水肿
Pharyngeal airway resistance	咽部气道阻力
Pharyngeal dilator muscle	咽扩张肌
Pharyngeal dilator reflex	咽扩张反射
Pharyngotympanic（Eustachian）tube	咽鼓管
Pharynx	咽
Phlogiston	燃素
Phonation	发声
Phosphocreatine	磷酸肌酸
Phosphodiesterase（PDE）	磷酸二酯酶抑制剂
Physical quantities	物理量
Physiologic dead space	生理无效腔
Physiologic shunt	生理分流
Physiological changes	生理变化
Pickwickian syndrome	皮克威克综合征
Plasma	血浆
Plasma layer	血浆层
Plasma proteins	血浆蛋白
Plateau pressure	平台压
Platelets	血小板
Platinum analogue	铂类似物
Platyhelminthes	扁形动物门
Pleural cavity	胸膜腔
Pleural disease	胸膜疾病
Pleural effusion	胸腔积液
Pleural space	胸膜腔
Pleurodesis	胸膜固定术
Pneumonectomy	肺切除术
Pneumonitis	肺炎
Pneumotachography	呼吸流速描记术
Pneumothorax	气胸
PO_2	氧分压
PO_2/PCO_2 plot	PO_2/PCO_2点
PO_2/ventilation response curve	PO_2/通气反应曲线
Polarographic electrodes	极谱电极
Pollutant	污染物
Pollution	污染

P	
Polycythaemia	红细胞增多症
Polyneuropathy	多发性神经病
Polynuclear aromatic hydrocarbon（PAH）	多环芳烃
Pons	脑桥
Pontine respiratory group（PRG）	脑桥呼吸组
Pores of Kohn	Kohn孔
Porifera	海绵动物门
Positive airway pressures	气道正压
Positive end-expiratory pressure（PEEP）	呼气末正压
Positive expiratory pressure（PEP）	呼气正压
Positive pressure ventilation intermittent	间歇正压通气
Positron emission tomography（PET）	正电子发射体层成像
Postinspiratory phase	吸气后期
Postoperative pulmonary complication（PPC）	术后肺部并发症
Posttranscriptional processing	转录后加工
Postural drainage	体位引流
Posture	姿势
Potassium	钾
Potassium channel	钾通道
Power	力量
Pre-Bötzinger complex	前包钦格复合体
Precapillary anastomoses	毛细血管前吻合
Pregnancy	妊娠
Premature birth	早产
Preoxygenation	预吸氧
Pressure	压力
Pressure-controlled ventilation	压力控制通气
Pressure cycling	压力循环
Pressure-flow technique	压力-流量技术
Pressure measurement	压力测量
Pressure sensing	压力感应
Pressure support ventilation	压力支持通气
Pressure/volume relationship	压力-容积关系
Primary alveolar hypoventilation syndrome（Ondine's curse）	原发性肺泡低通气综合征（翁丁咒语）
Primary pollutants	原生污染物
Progressive hypoxia	渐进性低氧
Prone position	俯卧位
Prostacyclin	前列环素
Prostaglandin	前列腺素
Protease/antiprotease system	蛋白酶/抗蛋白酶系统
Protease enzyme	蛋白酶
Protective ventilation strategy	保护性通气策略
Protein buffering	蛋白质缓冲
Protein denaturation	蛋白质变性
Protein kinase C	蛋白激酶C
Protein modifications	蛋白修饰
Pseudoglandular stage	假腺性阶段
Pulmonary absorption collapse	吸收性肺萎陷
Pulmonary acinu	肺腺泡

P	
Pulmonary arteriy	肺动脉
pressure measurement	压力测量
Pulmonary artery	肺小动脉
Pulmonary artery occlusion pressure（PAOP）	肺动脉闭塞压
Pulmonary blood flow	肺血流
Pulmonary capillaries	肺毛细血管
Pulmonary circulation	肺循环
Pulmonary collapse	肺萎陷
Pulmonary compliance	肺顺应性
Pulmonary consolidation	肺实变
Pulmonary embolism	肺栓塞
Pulmonary end-capillary oxygen content	肺毛细血管末端氧含量
Pulmonary fibrosis	肺纤维化
Pulmonary hypertension	肺动脉高压
Pulmonary lymphatics	肺淋巴管
Pulmonary neutrophil retention	肺中性粒细胞滞留
Pulmonary oedema	肺水肿
Pulmonary stretch receptor	肺牵张感受器
Pulmonary surgery	肺部手术
Pulmonary thromboembolus	肺血栓栓塞症
Pulmonary transudation	肺渗出液
Pulmonary vascular disease	肺血管疾病
Pulmonary vascular pressures	肺血管压力
Pulmonary vascular resistance（PVR）	肺血管阻力
Pulmonary vasculature	肺血管
Pulmonary vein	肺静脉
Pulmonary ventilation	肺通气
Pulmonary venules	肺小静脉
Pulse oximetry	脉搏血氧饱和度监测
Pulsus paradoxus	奇脉
Purine derivative	嘌呤衍生物
Purine nucleoside	嘌呤核苷

R	
Radiation lung damage	放射性肺损伤
Radioactive tracers	放射示踪剂
Radon	氡
Rapid eye movement（REM）sleep	快速眼动（REM）睡眠
Rapidly adapting stretch receptor（RAR）	快适应牵张感受器
RB gene codes	RB基因编码
Reactive oxygen species（ROS）	活性氧
Rebreathing method	重复呼吸法
Recirculation systems	再循环系统
Rectangular hyperbola	直角双曲线
Rectus abdominis muscle	腹直肌
Red blood cell（RBC）	红细胞
Reexpansion	再膨胀
Reexpansion pulmonary oedema	复张性肺水肿
Reflex bronchoconstriction	反射性支气管收缩
Regional airway obstruction	区域性气道阻塞
Regional anaesthesia	局部麻醉

R

Regional hypoxic pulmonary vasoconstriction	局部缺氧性肺血管收缩
Regulatory T-cells（Treg）	调节性T细胞
Renal effects	肾效应
Renal failure	肾衰竭
Reperfusion injury	再灌注损伤
Reptiles	爬行动物
Respiratory alkalosis	呼吸性碱中毒
Respiratory arrest	呼吸停止
Respiratory bronchiole	呼吸性细支气管
Respiratory centre	呼吸中枢
Respiratory control	呼吸调控
Respiratory cycle	呼吸周期
Respiratory diseases	呼吸系统疾病
Respiratory distress syndrome（RDS）	呼吸窘迫综合征
Respiratory epithelium	呼吸上皮
Respiratory failure	呼吸衰竭
Respiratory fatigue	呼吸疲劳
Respiratory gases	呼吸气体
Respiratory inductance plethysmography	呼吸感应体积描计术
Respiratory medium	呼吸介质
Respiratory muscles	呼吸肌
Respiratory physiology	呼吸生理学
Respiratory physiotherapy	呼吸物理疗法
Respiratory rate	呼吸频率
Respiratory support	呼吸支持
Respiratory system	呼吸系统
Respiratory system resistance	呼吸系统阻力
Respiratory tract	呼吸道
Respired volume	呼吸容积
Respirometer	呼吸计
Resuscitation	复苏
Retinopathy of prematurity	早产儿视网膜病变
Retrotrapezoid nucleu（RTN）	斜方体后核
Reversed Fick technique	反向菲克技术
Reynolds number	雷诺数
Rib cage	胸腔
Ribonucleic acid（RNA）	核糖核酸
Rigid bronchoscopy	硬质支气管镜检查
Riley approach	Riley法
Rostral ventral respiratory group	腹侧呼吸组吻端
Ruminant	反刍动物

S

Saccular stage	囊状阶段
Salt-defensin hypothesis	盐-防御素假说
Saturation dives	饱和潜水
Scalene muscles	斜角肌
SCUBA diving	水肺潜水
Seawater	海水
Secondary drowning	二次溺水
Secondary messenger	次级信使
Secondary pollutant	二次污染物
Sedimentation	沉降
Segmental bronchi	段支气管
Sepsis	脓毒症
Severe exercise	剧烈运动
Shunt	分流
Sickle cell disease	镰状细胞疾病
Side-stream smoke	侧流烟雾
Sildenafil	西地那非
Single lung transplantation	单肺移植
Single-breath method	单次呼吸法
Single-photon emission computed tomography（SPECT）	单电子发射计算机断层成像
Singlet oxygen	纯态氧
Sleep	睡眠
Sleep apnea/hypoventilation syndrome（SAHS）	睡眠呼吸暂停/低通气综合征
Sleep disturbance	睡眠障碍
Sleeping position	睡姿
Slowly adapting stretch receptor（SAR）	慢适应牵张感受器
Small airway obstruction	小气道梗阻
Small airway resistance	小气道阻力
Small bronchi	小支气管
sneezing reflex	喷嚏反射
Snoring	打鼾
Sodium	钠
Soft palate	软腭
Space travel	太空旅行
Spacer device	储雾罐装置
Spatial distribution	空间分布
Speech	发言
Spinal anaesthesia	脊髓麻醉
Spinal curvature	脊柱弯曲
Spirometer	肺量计
Spontaneous pneumothorax	自发性气胸
Spontaneous ventilation	自主通气
Sputum retention	痰液潴留
Squared function	平方函数
Starling equation	Starling方程
Static compliance	静态顺应性
Static lung loading	静态肺负荷
Static lung volume	静态肺容积
Steady-state method	稳态法
Steroids	类固醇
Stimulant	兴奋剂
Stress	应激
Stress relaxation	应力松弛
Stridor	喘鸣
Submarines	潜水艇
Sudden infant death syndrome（SIDS）	婴儿猝死综合征
Sulphur dioxide	二氧化硫

S

Sulphydryl-containing protein	含巯基蛋白质
Sun distance	太阳距离
Superoxide anion	超氧阴离子
NADPH oxidase system	NADPH氧化系统
Superoxide dismutase	超氧化物歧化酶
Supine position	仰卧位
Surface temperature	地表温度
Surface tension	表面张力
Surfactant	表面活性剂
Surfactant proteins A	表面活性蛋白A
Surfactant proteins D	表面活性蛋白D
Surgery	外科手术
Swallowing	吞咽
Symbol	象征
Sympathetic system	交感神经系统
Synchronised intermittent mandatory ventilation	同步间歇指令通气
Systemic vascular tone	全身血管张力

T

Tadalafil	他达拉非
Tar	焦油
Tear-away exponential function	无限递增指数函数
Temperature	温度
Tensegrity structure	张拉结构
Tension pneumothorax	张力性气胸
Terminal bronchioles	末端细支气管
Th1 cells	Th1细胞
Th2 cells	Th2细胞
Thalassaemia	地中海贫血
Thebesian veins	Thebesian静脉
Thermal dilution	热稀释
Thiopentone	硫喷妥钠
Third gas or Fink effect	第三气体或芬克效应
Thoracic blood volume	胸腔血容量
Thoracic cage	胸廓
Thoracic compression	胸廓压迫
Thoracoscopy	胸腔镜
Thoracotomy	胸廓切开术
Thrombi	血栓
Thromboembolism	血栓栓塞
Thromboplastin	促凝血酶原激酶
Thrombosis	血栓形成
Thromboxane	血栓素
Tidal volume	潮气量
Time constant	时间常数
Time course	时程
Time cycling	时间循环
Tissue barrier	组织屏障
Tissue bubble formation	组织囊泡形成
Tissue hypoxia	组织缺氧
Tissue PO_2	组织氧分压

T

Tissue respiration	组织呼吸
Tissue surface electrodes	组织表面电极
Tobacco smoking	吸烟
Topoisomerase inhibitors	拓扑异构酶抑制剂
Total lung capacity（TLC）	肺总量
Toxicity	毒性
Trachea	气管
Tracheal intubation	气管插管
Tracheal system	气管系统
Tracheobronchial tree	气管支气管树
Tracheostomy	气管切开术
Transcription	转录
Transcutaneous PO_2	经皮血氧分压测定
Transforming growth factor-b	转化生长因子-β
Transmural pressure	跨壁压
Transudative pleural effusions	渗出性胸腔积液
'Triple therapy' for COPD	COPD "三联疗法"
Trunk	躯干
Tunnel working	隧道作业
Turbines	涡轮
Turbulent flow	湍流

U

Ultraviolet screening	防紫外线
Umbilical veins	脐静脉
Unstimulated ventilation	无刺激通气
Upper airway	上呼吸道
Upper airway resistance syndrome	上气道阻力综合征
Upper motoneurones	上运动神经元
Uranium	铀

V

Valsalva effect	Valsalva效应
Valsalva manoeuvre	Valsalva动作
Vascular architecture	血管结构
Vascular pressure	血管压力
Vascular remodelling	血管重塑
Vascular weir	血管堰
Vasoactive intestinal peptide	血管活性肠肽
Vasoconstriction	血管收缩
Vena caval thrombosis	腔静脉血栓形成
Venae cordis minimae（Thebesian veins）	心最小静脉
Venous admixture or shunt	静脉血掺杂或分流
$\dot{V}/\dot{Q}$ scatter	$\dot{V}/\dot{Q}$分布
Ventilation	通气
Ventilation distribution	通气分布
Ventilation perfusion, obesity	通气灌注
Ventilation/perfusion inequality acute lung injury	通气/灌注不均性急性肺损伤
Ventilation/perfusion ratio $\dot{V}/\dot{Q}$	通气/灌注比（$\dot{V}/\dot{Q}$）
Ventilation strategies	通气策略
Ventilator-associated lung injury（VALI）	机械通气相关性肺损伤
Ventilatory capacity	通气量

V	
Ventilatory failure	通气衰竭
Ventilatory volumes	通气容量
Video-assisted thoracic surgery（VATS）	电视胸腔镜外科手术
Virtual shunt	虚拟分流
Vital capacity	肺活量
Vitamin E（a-tocopherol）	维生素E（α-生育酚）
Vitiated air	空气污染
Volume	容量
Volume cycling	容量切换
Volume-related airway collapse	容量相关气道塌陷
Voluntary lung volume reduction	肺减容术
maximal voluntary ventilation	最大自主通气量
Volutrauma	容积伤

W	
Wash-in exponential function	洗入型指数函数
Wash-out or Die-away exponential function	洗出型指数函数或指数衰减函数
Water	水
Water-sealed spirometer	水封式肺量计
Water solubility	水溶性
Weaning	脱机
Wheezing	喘息
World Health Organization（WHO）	世界卫生组织
Wound healing	伤口愈合
X	
Xanthine oxidoreductase（XOR）	黄嘌呤氧化还原酶
Z	
Zero end-expiratory pressure（ZEEP）	呼气末零压

（翟哲，张欣译；王鹏，柳威校对）